新スタンダード薬学シリーズ 第5巻

# 衛生薬学

新スタ薬シリーズ編集委員会 編

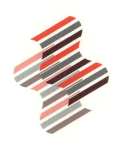

東京化学同人

# 薬剤師として求められる基本的な資質・能力

薬剤師は，豊かな人間性と医療人としての高い倫理観を備え，薬の専門家として医療安全を認識し，責任をもって患者，生活者の命と健康な生活を守り，医療と薬学の発展に寄与して社会に貢献できるよう，以下の資質・能力について，生涯にわたって研鑽していくことが求められる．

## 【① プロフェッショナリズム】
豊かな人間性と生命の尊厳に関する深い認識をもち，薬剤師としての人の健康の維持・増進に貢献する使命感と責任感，患者・生活者の権利を尊重して利益を守る倫理観を持ち，医薬品等による健康被害（薬害，医療事故，重篤な副作用等）を発生させることがないよう最善の努力を重ね，利他的な態度で生活と命を最優先する医療・福祉・公衆衛生を実現する．

## 【② 総合的に患者・生活者をみる姿勢】
患者・生活者の身体的，心理的，社会的背景などを把握し，全人的，総合的に捉えて，質の高い医療・福祉・公衆衛生を実現する．

## 【③ 生涯にわたって共に学ぶ姿勢】
医療・福祉・公衆衛生を担う薬剤師として，自己及び他者と共に研鑽し教えあいながら，自ら到達すべき目標を定め，生涯にわたって学び続ける．

## 【④ 科学的探究】
薬学的視点から，医療・福祉・公衆衛生における課題を的確に見出し，その解決に向けた科学的思考を身に付けながら，学術・研究活動を適切に計画・実践し薬学の発展に貢献する．

## 【⑤ 専門知識に基づいた問題解決能力】
医薬品や他の化学物質の生命や環境への関わりを専門的な観点で把握し，適切な科学的判断ができるよう，薬学的知識と技能を修得し，これらを多様かつ高度な医療・福祉・公衆衛生に向けて活用する．

## 【⑥ 情報・科学技術を活かす能力】
社会における高度先端技術に関心を持ち，薬剤師としての専門性を活かし，情報・科学技術に関する倫理・法律・制度・規範を遵守して疫学，人工知能やビッグデータ等に係る技術を積極的に利活用する．

## 【⑦ 薬物治療の実践的能力】
薬物治療を主体的に計画・実施・評価し，的確な医薬品の供給，状況に応じた調剤，服薬指導，患者中心の処方提案等の薬学的管理を実践する．

## 【⑧ コミュニケーション能力】
患者・生活者，医療者と共感的で良好なコミュニケーションをとり，的確で円滑な情報の共有，交換を通してその意思決定を支援する．

## 【⑨ 多職種連携能力】
多職種連携を構成する全ての人々の役割を理解し，お互いに対等な関係性を築きながら，患者・生活者中心の質の高い医療・福祉・公衆衛生を実践する．

## 【⑩ 社会における医療の役割の理解】
地域社会から国際社会にわたる広い視野に立ち，未病・予防，治療，予後管理・看取りまで質の高い医療・福祉・公衆衛生を担う．

# シリーズ刊行の趣旨

　2002年薬学教育モデル・コアカリキュラム（以下コアカリ）が最初に日本薬学会のもとで策定され，2013年改訂を経て，今般2022年度版（令和4年度改訂版）が，文部科学省『薬学系人材養成の在り方に関する検討会』のもとでまとめられ，薬学教育モデル・コア・カリキュラム（以下改訂コアカリ）として2024年度から各薬系大学のカリキュラムにおいて運用されることになりました．今回の改訂では，「薬剤師の臨床に係る実践的な能力」，「薬剤師の社会的活動」，「課題発見能力と問題解決能力の醸成とその実践」等の学修目標が従前より明瞭かつ重視され，各大学のカリキュラムや授業，および薬剤師を目指す学生の学修に変革と希望がもたらされています．そこで，改訂コアカリ策定に携わった方々を中心とする編集委員会を分野ごとに立ち上げ，改訂コアカリの趣旨を普及することを目的に，"新スタンダード薬学シリーズ"の編集を計画しました．

　また今回，医・歯・薬の各学部教育モデル・コア・カリキュラムの内容の一部が「多様な場や人をつなぎ活躍できる医療人育成」のキャッチフレーズのもとで共通化されました．薬学の改訂コアカリにおいては，新たな「薬剤師として求められる基本的な資質・能力」（左ページ）が生涯にわたってのものとして提示され，従来のGIO/SBOを廃止して学修成果基盤型の学修枠組みを目指した形となり，また将来の薬剤師に必要な，総合的に患者を見る姿勢や個別最適化医療の提供，地域包括医療での多職種連携，情報科学技術を活かす能力，課題の発見と解決を科学的に探究する姿勢などの醸成が一層に求められるようになりました．本シリーズはこのような新たな取組みに対応し，医療人としての薬剤師養成教育に資する新たな教科書です．

　本シリーズの企画にあたっては，縦軸を「社会に貢献する薬剤師の多彩な職業分野（予防，医療，介護，福祉）の理解」，横軸を「薬剤師につながる基礎薬学，臨床薬学等の諸科目の理解」として，相互に密接な関係があることがわかることを目標としました．特に第1巻"モデル・コア・カリキュラムで学ぶ薬学"では，改訂コアカリで学ぶ趣旨と学びを活かす方法について，また社会に貢献する薬剤師の業務・実践能力と大学で学ぶ薬学の学問領域や主体的学修の繋がりなどについて，多くの事例をもとに説明し，シリーズの柱としてまた振り返りにも役立つよう編集しました．第2巻以降の専門科目は，専門知識を臨床に繋げて統合的に利用できる能力を育てることを目標に，学修成果基盤型学修内容のエッセンスを提供しています．各巻は改訂コアカリの各項目を参考に組立て，部や章の冒頭に"他領域・項目とのつながり"マップおよび"ねらい"，"学修目標"を示しました．さらに基礎知識と臨床の繋がりを意識しながら学ぶことで臨床に関わる実践的能力を身につけられるよう，随所に各科目間のつながりを示しました．医薬品の安全性・有効性・適性使用や個別最適化の薬物治療をはじめ，薬剤師に必要とされる広範な知識を，ストーリー性のあるわかりやすい記述で伝えることを心がけています．

　"新スタンダード薬学シリーズ"が将来薬剤師を目指す学生の道標となり，薬剤師としての能力を生涯にわたって高め続ける知識，技能，態度を身につける一助となることを編集委員一同願っています．

　2024年3月

市川　厚・井上圭三・本間　浩

新スタンダード薬学シリーズ　編集委員会

| | | | |
|---|---|---|---|
| 総監修 | 市 川 　 厚 | 京都大学名誉教授，武庫川女子大学名誉教授，薬学博士 |
| 編集顧問 | 井 上 圭 三 | 帝京大学 副学長，東京大学名誉教授，薬学博士 |
| | 本 間 　 浩 | 薬学教育協議会 代表理事，北里大学名誉教授，薬学博士 |
| 企画委員 | 赤 池 昭 紀 | 和歌山県立医科大学薬学部 教授，京都大学名誉教授，薬学博士 |
| | 伊 藤 　 喬 | 昭和大学名誉教授，薬学博士 |
| | 入 江 徹 美 | 熊本大学大学院生命科学研究部 特任教授，熊本大学名誉教授，薬学博士 |
| | 太 田 　 茂 | 和歌山県立医科大学薬学部 教授，広島大学名誉教授，薬学博士 |
| | 奥 　 直 人 | 帝京大学薬学部 特任教授，静岡県立大学名誉教授，薬学博士 |
| | 亀 井 美 和 子 | 帝京平成大学薬学部 教授，博士(薬学) |
| | 小 佐 野 博 史 | 帝京大学名誉教授，薬学博士 |
| | 鈴 木 　 匡 | 名古屋市立大学大学院薬学研究科 教授，薬学博士 |
| | 中 村 明 弘 | 昭和大学薬学部 教授，薬学博士 |
| | 平 井 み ど り | 神戸大学名誉教授，医学博士 |
| | 平 田 收 正 | 和歌山県立医科大学薬学部 教授，大阪大学名誉教授，薬学博士 |

(2024 年 3 月現在)

# ま え が き

2004年に"スタンダード薬学シリーズ",2015年に"スタンダード薬学シリーズⅡ"が刊行され,薬学教育モデル・コア・カリキュラムに準拠した教科書として使用されてきた.そして,このたび,2024年から各薬系大学のカリキュラムにおいて"薬学教育モデル・コア・カリキュラム令和4年度改訂版"(以下,改訂コアカリ)が運用されることに伴い,"新スタンダード薬学シリーズ"を刊行することとなった.改訂コアカリでは,"薬剤師として求められる基本的な資質・能力"が生涯にわたってのものとして提示され,従来の一般到達目標(GIO)/到達目標(SBO)を廃止して学習成果基盤型の学修枠組みを目指したものになっている.薬剤師には,医薬品の製造,調剤,供給における任務を遂行し,適切に品質管理された医薬品を過不足なく効率的に国民に提供するとともに,広く薬事衛生,患者・生活者の健康増進等に寄与する社会的責務を担うことが求められる.本書でとりあげる"E 衛生薬学"は,今回の改訂コアカリでは,"B 社会と薬学""C 基礎薬学""D 医療薬学"で修得した基礎知識や技能をもとに,"F 臨床薬学"における患者への薬物治療の実践と並行して,社会・集団における人の健康を科学し,薬剤師として身体的,精神的な健康の維持・増進に貢献するために必要な学修領域と位置づけられ,平成25年度改訂版とは"医療薬学"と順番が入れ替えられている.

本書の構成と内容は改訂コアカリに従って組立ててある.現在の人の健康が環境に脅かされ,高度高齢化が進む社会的情勢に鑑み,"第Ⅰ部 健康の維持・増進をはかる公衆衛生"では,感染症の予防・まん延防止への貢献に,"第Ⅱ部 健康の維持・増進につながる栄養と食品衛生"では,高度な栄養管理と食品衛生による疾病の予防・治療への貢献に,特に重点を置いた内容とした.また,"第Ⅲ部 化学物質の管理と環境衛生"は,従来の"化学物質・放射線の生体への影響"と"生活環境と健康"を包括し,環境衛生の視点から,化学物質の適正な管理・使用と,化学物質や環境汚染・生活環境の悪化による健康被害に対する防止策を学修する内容となっている.

衛生薬学では,能動的な学修を通して,保健統計・疫学的手法による解析や科学的根拠に基づいた考究を行うことにより,公衆衛生や食品衛生,環境衛生に係る実課題の解決を目指す姿勢を身につけることが重要である.本書では,読者の理解度を深めるためにいくつかの"例題"を付した.また,感染症や生活習慣病の予防,少子化問題,化学物質による健康障害など,私たちの身近には衛生薬学と密接に関わる実課題が存在する.いくつかの新しい実課題については"コラム"としてとり上げた.読者の方々にはぜひ,衛生薬学に関わる話題に触れるなかで,いかに,自らの専門知識を活用し,社会全体の健康の維持・増進に寄与していくかの"すべ"を身につけてほしい.本書がその助けとなれば幸いである.

最後に,本書の執筆に携わってくださった多くの先生方,編集にご尽力くださった橋本貴子氏をはじめとする東京化学同人の方々に深く感謝する.

2025年2月

編集委員を代表して 原 俊太郎

# 第 5 巻　衛 生 薬 学

## 編 集 委 員

太 田　　茂** 和歌山県立医科大学薬学部 教授，広島大学名誉教授，薬学博士
川 﨑 直 人 近畿大学薬学部 教授，博士(薬学)
古 武 弥 一 郎 広島大学大学院医系科学研究科 教授，博士(薬学)
中 川 公 恵 神戸学院大学薬学部 教授，博士(薬学)
原 俊 太 郎* 昭和医科大学薬学部 教授，薬学博士

(＊ 編集責任，＊＊ アドバイザー)

## 執 筆 者

石 井　　功 昭和薬科大学薬学部 教授，博士(薬学) [§3・3]
石 井 祐 次 九州大学大学院薬学研究院 准教授，博士(薬学) [§5・6，§5・7]
石 川 文 博 昭和医科大学遺伝子組換え実験室 准教授，博士(薬学) [§2・5]
市 原　　学 東京理科大学薬学部 教授，博士(医学) [§1・11，§1・12]
今 井 浩 孝 北里大学薬学部 教授，博士(薬学) [§3・5，§4・1，§4・2]
大 河 原　晋 横浜薬科大学薬学部 教授，博士(薬学) [§6・13]
緒 方 文 彦 近畿大学薬学部 准教授，博士(薬学) [§6・5，§6・6]
小 椋 康 光 千葉大学大学院薬学研究院 教授，博士(薬学) [§5・10，§5・11，§5・15]
亀 井 大 輔 昭和医科大学薬学部 准教授，博士(薬学) [§2・8]
川 崎 清 史 同志社女子大学 学長・教授，博士(薬学) [§2・1]
川 﨑 直 人 近畿大学薬学部 教授，博士(薬学) [§6・14]
河 野 貴 子 立命館大学薬学部 准教授，博士(バイオサイエンス) [§6・1]
清 野 正 子 北里大学薬学部 教授，博士(薬学) [§1・2，§1・13]
久 下 周 佐 東北医科薬科大学薬学部 特任教授，薬学博士 [§2・9，§2・10]
桑 田　　浩 昭和医科大学薬学部 准教授，博士(薬学) [§4・8]
古 武 弥 一 郎 広島大学大学院医系科学研究科 教授，博士(薬学) [§5・1]
斎 藤 芳 郎 東北大学大学院薬学研究科 教授，博士(薬学) [§5・5]
坂 崎 文 俊 大阪大谷大学薬学部 教授，博士(薬学) [§4・4，§4・5]
神 野 透 人 名城大学薬学部 教授，博士(薬学) [§1・14]
榛 葉 繁 紀 日本大学薬学部 教授，薬学博士 [§1・9，§1・10]
杉 山 晶 規 岩手医科大学薬学部 教授，博士(薬学) [§3・9]
鈴 木 彰 人 九州医療科学大学薬学部 教授，博士(医学) [§3・6]
鈴 木 俊 英 帝京大学薬学部 教授，博士(農学) [§5・2，§5・3]
鈴 木　　亮 金沢大学医薬保健研究域薬学系 教授，博士(薬学) [§4・3]
角　　大 悟 徳島文理大学薬学部 教授，博士(医学) [§5・12]
副 田 二 三 夫 第一薬科大学薬学部 教授，博士(薬学) [§6・4]
高 根 沢 康 一 北里大学薬学部 准教授，博士(薬学) [§4・6，§4・7]
高 橋 隆 幸 神戸学院大学薬学部 講師，博士(薬学) [§3・2]
竹 田 修 三 福山大学薬学部 教授，博士(薬学) [§5・13，§5・14]

立 花 　 研 　山陽小野田市立山口東京理科大学薬学部 准教授，博士(薬学) [§6・9, §6・10]

徳 本 真 紀 　愛知学院大学薬学部 講師，博士(薬学) [§6・2, §6・3]

内 藤 結 花 　昭和医科大学薬学部 講師，博士(薬学) [§2・11]

中 川 公 恵 　神戸学院大学薬学部 教授，博士(薬学) [§3・10]

長 澤 一 樹 　京都薬科大学薬学部 教授，博士(薬学) [§3・1]

中 西 　 剛 　岐阜薬科大学薬学部 教授，博士(薬学) [§6・7, §6・8]

袴 塚 高 志 　元日本薬科大学薬学部 教授，博士(薬学) [§3・7]

服 部 研 之 　明治薬科大学薬学部 教授，博士(薬学) [§6・11, §6・12]

原 　 俊太郎 　昭和医科大学薬学部 教授，薬学博士 [§1・1, §1・6〜1・8, §5・4]

樋 口 敏 幸 　日本薬科大学薬学部 教授，博士(薬学) [§1・5]

肥 田 重 明 　名古屋市立大学大学院薬学研究科 教授，博士(医学) [§2・6, §2・7]

松 沢 　 厚 　東北大学大学院薬学研究科 教授，博士(薬学) [§3・8]

三 隅 将 吾 　熊本大学大学院生命科学研究部 教授，博士(薬学) [§2・2, §2・3]

光 嶋 紳 吾 　三重大学大学院医学系研究科 助教，修士(公衆衛生学) [§2・4]

光 本 篤 史 　城西国際大学薬学部 教授，博士(薬学) [§3・4]

村 橋 　 毅 　日本薬科大学薬科学部 教授，博士(薬学) [§5・8, §5・9]

山 岸 由 和 　千葉大学大学院医学研究院 特任助教，博士(薬科学) [§5・15]

山 﨑 正 博 　星薬科大学薬学部 教授，博士(薬学) [§4・9〜4・11]

山 本 千 夏 　東邦大学薬学部 教授，博士(薬学) [§1・3, §1・4]

(五十音順, [ ] 執筆担当箇所)


## 協 力 者

“スタンダード薬学シリーズⅡ 第5巻 衛生薬学”より，
下記の方々から許可を得て，図表を転載使用しました.


上 野 　 仁 (図6・8〜図6・11, 図6・13)

小 椋 康 光 (表5・5)

清 宮 健 一 (図5・16, 図5・17, 図5・19, 図5・20)

西 村 哲 治 (図6・21〜図6・23)

平 塚 　 明 (図5・8〜図5・11)

# 目　　　次

## 第 5 巻　衛 生 薬 学

### 第 I 部　健康の維持・増進をはかる公衆衛生

**第 1 章　環境要因によって起こる疾病の予防と健康被害の防止** ················ 3

1・1　健康と疾病の概念の変遷と，衛生薬学の重要性 ······················· 4
1・2　疾病予防の重要性，ならびに一次，二次，三次予防 ················· 7
1・3　疾病の予防における疫学の役割 ······································· 10
1・4　疫学の種類 ························································· 11
1・5　集団の健康と疾病の現状およびその影響要因を把握するうえでの人口統計の意義 ········ 23
1・6　人口動態の変遷 ····················································· 31
1・7　母 子 保 健 ························································· 43
1・8　生活習慣病の動向 ··················································· 49
1・9　生活習慣病の代表的なリスク要因と，生活習慣病の予防法 ··········· 59
1・10　健康増進政策（健康日本 21 など）や健康増進法などの生活習慣病対策 ········ 63
1・11　代表的な労働災害，職業病，作業関連疾患 ························· 67
1・12　労働関連法規などの労働衛生管理 ································· 70
1・13　学校保健，学校薬剤師の役割 ····································· 74
1・14　生活習慣病，労働災害，職業病に対するリスクコミュニケーション ········ 78

**第 2 章　人の健康を脅かす感染症の予防とまん延防止** ···················· 83

2・1　現代における感染症の病原体や感染経路などの特徴，ならびに発生の動向 ········ 84
2・2　感染症の予防・まん延防止に係る規制・法規，
　　　ならびに感染症法における感染症とその分類 ····················· 95
2・3　国際的に問題となりうる感染症とその対策 ························· 103
2・4　疫学的手法を用いた感染症の発生や原因の解析 ··················· 107
2・5　感染症の検査法 ····················································· 112
2・6　感染症に対する基本的な予防法 ····································· 116
2・7　予防接種法における予防接種の位置づけと意義 ··················· 120
2・8　ワクチン接種を実施するうえで薬剤師に求められる副反応などへの適切な対応 ········ 127
2・9　代表的な性感染症とその予防措置 ··································· 129
2・10　母子感染する代表的な疾患とその予防対策 ······················· 131
2・11　感染症に関するリスクコミュニケーション ························· 135

### 第 II 部　健康の維持・増進につながる栄養と食品衛生

**第 3 章　食品機能と疾病の予防・治療における栄養** ······················ 143

3・1　五大栄養素の役割と機能 ············································· 144
3・2　消化・吸収と栄養素の体内動態 ····································· 153

3・3　五大栄養素以外の食品成分（食物繊維，抗酸化物質など）の機能 ……………… 168

3・4　身体活動とエネルギー代謝 ……………………………………………………… 173

3・5　栄養素の過不足によるおもな疾病 ……………………………………………… 181

3・6　疾病治療における栄養の重要性 ………………………………………………… 191

3・7　食薬区分 …………………………………………………………………………… 197

3・8　特別用途食品と保健機能食品 …………………………………………………… 202

3・9　日本人の食事摂取基準 …………………………………………………………… 208

3・10　日本人の食事摂取・栄養摂取の現状・問題点 ………………………………… 216

## 第4章　健康をまもる食品衛生 …………………………………………………………… 221

4・1　炭水化物・タンパク質・脂質といった食品成分が変質する機構 ……………… 222

4・2　食品の変質を防ぐ方法（保存法） ……………………………………………… 231

4・3　食物アレルギーによる健康被害と安全性管理 ………………………………… 234

4・4　細菌，ウイルス，寄生虫による食中毒とその予防法 ………………………… 236

4・5　自然毒による食中毒の原因物質とその作用機構 ……………………………… 241

4・6　化学物質（重金属，残留農薬など）やカビ毒による食品汚染と健康影響 …… 246

4・7　食品成分由来の発がん性物質とその生成機構 ………………………………… 257

4・8　代表的な食品添加物の働きと安全性 …………………………………………… 261

4・9　遺伝子組換え食品の安全性管理 ………………………………………………… 273

4・10　食品の安全性管理に係る規制・制度や関連法規 ……………………………… 276

4・11　食品の安全性に関するリスクコミュニケーション …………………………… 281

## 第Ⅲ部　化学物質の管理と環境衛生

## 第5章　人の健康に影響を及ぼす化学物質の管理と使用 …………………………… 287

5・1　健康に影響を及ぼす代表的な有害化学物質の体内動態
　　　　（吸収，分布，代謝，排泄） ……………………………………………… 288

5・2　有害化学物質の各臓器に対する毒性 …………………………………………… 295

5・3　代表的な有害化学物質，農薬の急性毒性，慢性毒性 ………………………… 300

5・4　化学物質による発がん …………………………………………………………… 310

5・5　重金属や活性酸素に対する生体防御因子 ……………………………………… 314

5・6　化学物質の毒性を評価するためのおもな試験法 ……………………………… 319

5・7　毒性試験の評価: 量-反応関係，閾値，無毒性量（NOAEL），
　　　　化学物質の安全摂取量（許容一日摂取量など） …………………………… 325

5・8　廃棄物の種類と処理方法，化学物質の適切な廃棄 …………………………… 331

5・9　マニフェスト制度など廃棄物処理に関する規制・制度，法規 ……………… 335

5・10　化学物質による健康被害の背景や原因 ………………………………………… 338

5・11　化学物質の適正使用とリスクコミュニケーション …………………………… 339

5・12　有害物質による人体影響を防ぐための法的規制（化審法，化管法など） …… 342

5・13　薬物の乱用による健康への影響 ………………………………………………… 349

5・14　代表的な中毒原因物質（乱用薬物を含む）の試験法と，解毒処置法 ……… 356

5・15　死因究明における毒性学・法中毒学的アプローチ …………………………… 368

## 第6章 生活環境・自然環境の保全 ……………………………………… 373

6・1 地球生態系内における化学物質の環境内動態 ……………………… 374
6・2 地球環境問題ならびに地球環境の保全に関する国際的な取組み ……… 378
6・3 わが国における典型七公害とその現状，および四大公害 …………… 383
6・4 環境汚染（大気汚染，水質汚濁，土壌汚染など）を防止するための法規制 … 387
6・5 原水から水を浄化する過程 …………………………………………… 394
6・6 水道水の水質基準のおもな項目と，その基準ならびに測定法 ……… 403
6・7 下水処理および排水処理のおもな方法 ……………………………… 414
6・8 水質汚濁のおもな指標と，その基準ならびに測定法 ………………… 421
6・9 おもな大気汚染物質の推移と発生源，健康影響 …………………… 431
6・10 おもな大気汚染物質の測定法 ………………………………………… 439
6・11 電離放射線の健康影響 ………………………………………………… 443
6・12 非電離放射線の健康影響 ……………………………………………… 451
6・13 室内環境を評価するための代表的な指標と，その基準ならびに測定法 … 454
6・14 環境汚染や生活環境の悪化が健康に及ぼす影響とリスクコミュニケーション ……… 465

索　引 ……………………………………………………………………… 467

### コラム

| | | |
|---|---|---|
| **コラム 1・1** | ポピュレーションアプローチとハイリスクアプローチ ……………… 9 |
| **コラム 1・2** | 丙午（ひのえうま） …………………………………………………… 33 |
| **コラム 2・1** | レプリコン・ワクチン ……………………………………………… 126 |
| **コラム 3・1** | 食物繊維市場の拡大 ………………………………………………… 170 |
| **コラム 3・2** | リフィーディングシンドローム …………………………………… 182 |
| **コラム 3・3** | 食薬区分における濃度の概念 ……………………………………… 200 |
| **コラム 3・4** | トランス脂肪酸 ……………………………………………………… 214 |
| **コラム 4・1** | グリコヘモグロビン（HbA1c） …………………………………… 227 |
| **コラム 4・2** | 食物アレルギーの意外な発症原因 ………………………………… 235 |
| **コラム 5・1** | 複合曝露 ……………………………………………………………… 330 |
| **コラム 5・2** | 有機フッ素化合物（PFAS）に対する世界の取組み …………… 348 |
| **コラム 5・3** | ハートショット乱用による死亡と交通事故の多発 ……………… 355 |
| **コラム 5・4** | 死後の血中薬物濃度の変化 ………………………………………… 372 |
| **コラム 6・1** | 化学物質の環境中での変換 ………………………………………… 378 |
| **コラム 6・2** | ラドン温泉とホルミシス効果 ……………………………………… 445 |
| **コラム 6・3** | 温熱指標 ……………………………………………………………… 457 |
| **コラム 6・4** | 熱 中 症 ……………………………………………………………… 460 |
| **コラム 6・5** | 微生物由来揮発性有機化合物 ……………………………………… 462 |

# 本 書 の 構 成

本書は，薬学教育モデル・コア・カリキュラム（令和4年度改訂版，文部科学省のホームページに掲載，以下コアカリ）に準拠した教科書であり，下記 (1)～(3) のように構成されている．

## (1) 本書の構成とコアカリの対照

| 本書の構成 | 対応するコアカリ項目 |
|---|---|
| **第Ⅰ部**<br>第1章<br>第2章 | E 衛生薬学<br>E-1 健康の維持・増進をはかる公衆衛生<br>　E-1-1 環境要因によって起こる疾病の予防と健康被害の防止<br>　E-1-2 人の健康を脅かす感染症の予防とまん延防止 |
| **第Ⅱ部**<br>第3章<br>第4章 | E-2 健康の維持・増進につながる栄養と食品衛生<br>　E-2-1 食品機能と疾病の予防・治療における栄養<br>　E-2-2 健康をまもる食品衛生 |
| **第Ⅲ部**<br>第5章<br>第6章 | E-3 化学物質の管理と環境衛生<br>　E-3-1 人の健康に影響を及ぼす化学物質の管理と使用<br>　E-3-2 生活環境・自然環境の保全 |

## (2) 部・章冒頭の中扉

対応するコアカリ項目の“ねらい”および“学修目標”の全文を記載した．

## (3) “他領域・項目とのつながり”の表示

本文中のキーワードや記述に対し，関連する“他領域・項目とのつながり”を つながり アイコンを用いて表示した．たとえば右の例では“ビタミン”について，コアカリのC-4-2，C-6-1，D-2-9 に関連があることを示している．

コアカリ 以下は対応するコアカリ項目を示す．
　▨▨▨ 内は，本シリーズ中，上記コアカリ項目が収載されている巻・分冊・書籍名を示す．

【例】

ビタミン vitamin
つながり コアカリ C-4-2 生体分子とその反応
→ 3巻 V. 医薬品化学 ，
つながり コアカリ C-6-1 生命の最小単位としての細胞
→ 3巻 Ⅶ. 生命科学
つながり コアカリ D-2-9 血液・造血器系の疾患と治療薬
→ 4巻 Ⅰ. 薬理・病態

# 第 I 部

## 健康の維持・増進をはかる
## 公衆衛生

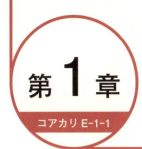

# 第1章 環境要因によって起こる疾病の予防と健康被害の防止

コアカリ E-1-1

### コアカリの"ねらい"

"B 社会と薬学"，"C 基礎薬学"および"D 医療薬学"で学修したさまざまな疾病や健康被害に関する基礎的な知識をもとに，公衆衛生の視点から，環境要因によって起こる疾病や健康被害と予防策・防止策について学修する．

### 他領域・項目とのつながり

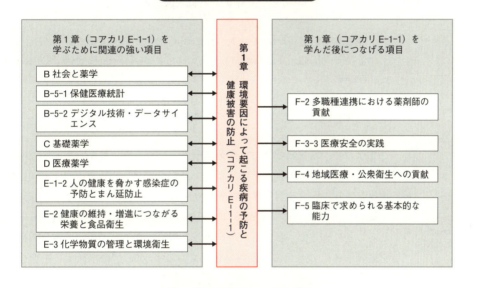

### コアカリの"学修目標"

1. 人の健康の維持・増進のために，公衆衛生上の課題の疫学的解析の手法と，これに基づいて解決策を見出すプロセスについて説明する．
2. 社会や集団において環境要因によって起こるさまざまな疾病や健康被害について，関連する情報の収集・解析と評価に基づいて適切に予防・防止することの必要性を説明する．
3. 環境要因によって起こる疾病や健康被害について，社会的な影響や国際的な動向の解析と関連する規制・制度や関連法規の理解のもとに，実効性のある予防策や防止策を立案する．
4. 環境要因によって起こる疾病や健康被害に対する予防策や防止策の効果を検証・評価する．

4　第1章　環境要因によって起こる疾病の予防と健康被害の防止

## 1・1　健康と疾病の概念の変遷と，衛生薬学の重要性

　衛生薬学ではどのようなことを学び，何を目指し学修を進めるのか．衛生薬学で重要なのは，疾病を予防し健康を増進することである．ここでは，疾病構造ならびに健康の概念がどのように変化してきたか，そして，その変化の結果として，衛生薬学がいかに重要であるかを学ぶ．

### 1・1・1　衛生薬学とは

衛生薬学 pharmaceutical health science

衛生 hygiene

　**衛生薬学**の“**衛生**”は江戸時代末期の医学者，長与専斎によりつくられた語であり，“生（生命または生活）を衛る（まもる）”を意味している．“衛生薬学”は，以前の薬剤師国家試験科目において“衛生化学・公衆衛生学”とよばれていたものを基盤とする，“生を衛る”に関わるさまざまな内容を含む薬学独自の学問分野である．

公衆衛生 public health

　衛生薬学の重要な柱である“公衆衛生学”の“**公衆衛生**”については，C.E.A. Winslow により 1920 年に以下のように定義されている．

> 　Public health is the science and art of preventing disease, prolonging life, and promoting physical and mental health and efficiency through organized community efforts⋯
> 　“公衆衛生とは，共同社会の組織的な努力を通じて，疾病を予防し寿命を延長し，肉体的・精神的健康と能率の増進をはかる科学・技術である．”

　すなわち，衛生薬学とは，各種疾病のさまざまな角度からの原因究明や化学物質の健康栄養とその作用機構解析といった“化学”を基盤とし，人間集団全体の健康レベルの向上を目指す学問領域と実践活動と捉えることができる．

薬剤師法
つながり　コアカリ B-1 薬剤師の責務→ 2巻 社会と薬学

　**薬剤師法** 第 1 条に“薬剤師は，調剤，医薬品の供給その他薬事衛生をつかさどることによって，公衆衛生の向上及び増進に寄与し，もって国民の健康な生活を確保するものとする”と規定されているように，“公衆衛生”を含む“衛生薬学”を学び，“公衆衛生の向上”に努めることは，医療人としての薬剤師のきわめて重要な役割である．

### 1・1・2　疾病構造の変化

　“衛生薬学”で重要なのは“疾病を予防し健康を増進する”ことであるが，この“疾病”の捉え方は社会の発達段階によって異なっている．

感染症 infectious disease
つながり　コアカリ C-6-3 微生物の分類，構造，生活環
→ 3巻 Ⅷ. 微生物学・免疫学
つながり　コアカリ D-2-15 感染症と治療薬
→ 4巻 Ⅰ. 薬理・病態
つながり　コアカリ E-1-2 人の健康を脅かす感染症の予防とまん延防止→ 2章

　現在から 1 万年以上前の狩猟採集漁労社会では，周産期において胎児，新生児の多くが死亡し，子どもが生まれるかどうかが大きな問題であった．その後，農耕牧畜社会となり，腸炎や寄生虫病，疫病による死亡が増加し，それからの人類の歴史は**感染症**との戦いとなった．中世にはペストのパンデミック（世界的大流行）が起こり，梅毒やハンセン病も流行した．さらに，産業革命以降には急速に都市化・工業化が進んだことで，結核，腸チフス，コレラも人々を苦しめるよう

になった．そして，20世紀前半には，インフルエンザ，通称"スペインかぜ"のパンデミックが生じた．しかし，第二次世界大戦後，こうした感染症は特効薬やワクチンの開発を通じて，かなり克服された．特に，1948年に設置された**世界保健機関**（WHO）による国際保健協力のもと，天然痘，ポリオ，マラリアの撲滅運動が実施されたことで，急性感染症の脅威をかなり減らすことができた．この急性感染症の激減に伴い新たに問題になってきたのは，がんや循環器病などの**生活習慣病**である．現代は（少なくともコロナ禍以前は）生活習慣病の時代と言ってよいかもしれない．

　わが国における明治以降における死亡統計をみても，この疾病構造の変化は明らかである．第二次世界大戦前は結核，肺炎，気管支炎など呼吸器系や消化器系の感染症による死亡が多く，特に結核は国民病として恐れられ，1940年には国民の約500人に1人が結核で亡くなっていた．しかし，第二次世界大戦後から経済成長期に入ると，上下水道の整備などの衛生環境の改善，抗生物質をはじめとする各種医薬品の開発，ワクチンの開発による予防接種の普及，医療技術全般の進歩，経済水準の上昇に伴う国民全体の栄養状態の向上などにより，感染症による死亡は急速に減少した．そして，脳血管疾患，心疾患，悪性新生物〈腫瘍〉*といった生活習慣病による死亡が増加し，現在では，悪性新生物〈腫瘍〉が死亡の第1位となり（2023年現在），生活習慣病が死亡原因の半数程度を占めるようになっている（§1・6の図1・20参照）．

　このような疾病構造の変化は，**平均寿命**の延伸につながったが，一方で人々の健康に対する概念にも影響を与えている．

**世界保健機関** World Health Organization, WHO: 1946年設立．2024年現在，194カ国が加盟．"世界のすべての人民が可能な限り最高の健康水準に達すること"を目的とし，感染症対策，衛生統計，基準づくり，技術協力，研究開発など保健分野の広範な活動を行う．

**生活習慣病** lifestyle related disease: §1・8，§1・9参照．

〔つながり〕〔コアカリ〕E-1-1 環境要因によって起こる疾病の予防と健康被害の防止→1章

\* 人口動態統計（§1・6）では"がん"を"悪性新生物〈腫瘍〉"と扱う．

**平均寿命** life expectancy at birth: §1・6参照．

### 1・1・3　健康の概念の変化

　**健康**の定義は，1946年のWHO憲章前文で掲げられた，以下のものが広く知られている．

**健 康** health

> 　　Health is a state of complete physical, mental and social well-being and not merely the absence of disease or infirmity.
> 　"健康とは単に疾病がないとか，虚弱でないということではなく，身体的・精神的・社会的に完全に良好な状態である"

　この前文では，健康を単に"病気でない"と消極的に捉えるのではなく，"完全に良好な状態"と積極的に捉えていること，また，健康の身体的側面だけを考えるのではなく，精神的・社会的側面にも注目していることが重要である．

　ただ，この健康についての概念は70年以上前の定義であり，近年は，上述した疾病構造の変化や，さらには高齢者の増加という年齢構成の変化により，健康と疾病（病気）との境界が不明瞭になってきている．感染症が疾病の中心であった時代には，健康と疾病の境界線が比較的はっきりしていた．疾病の発症はすぐに死につながるケースも少なくなかった．しかし，非感染性・慢性疾患，特に生活習慣病が多くなってきた現代では，健康と疾病の境界が不明瞭となり，半健康

**QOL**: quality of life（生活の質）

**健康寿命** healthy life expectancy

状態，あるいは半病人状態のような境界領域（半健康状態）が増大してきた（図1・1）．多くの人が健康と疾病の間を行き来していると言ってもよいかもしれない．死には至らないものの，半健康状態になると，**QOL**（生活の質）を低下させてしまう．現代では，単に長生きすることが健康の証となるのではなく，QOLを高めることが健康問題を考えるうえで最も重要視されている．WHOは，病気や認知症，衰弱などで要介護状態となった期間を平均寿命から差引いた寿命のことを**健康寿命**とよぶように提唱している．わが国のように平均寿命が長い国ほど，平均寿命と健康寿命の差は一般に大きい．図1・2には，わが国における平均寿命と健康寿命の推移を示す．現代では，平均寿命だけでなく，この健康寿命を延伸し，両者の差を小さくすることが大きな課題となっている．

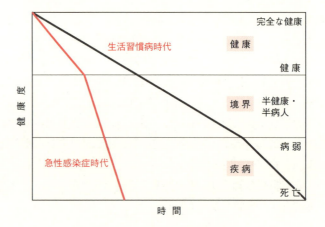

図1・1　健康・疾病とその境界領域

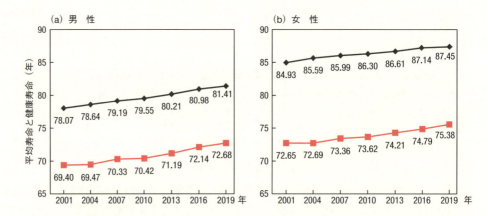

図1・2　平均寿命と健康寿命の差　◆：平均寿命，■：健康寿命（日常生活に制限のない期間の平均）．"令和5年版厚生労働白書"より．

### 1・1・4　衛生薬学の重要性

　生活習慣病の時代といってよい現代においては，健康な人を半健康状態の境界領域に行かせない，境界領域にいる人を疾病の領域に行かせないことが重要に

なっている．このためには社会全体として，健康に悪影響を及ぼす環境や行動，社会的要因を取除き，個人防衛を支援するような対策により，健康障害を予防し，各自の健康状態と QOL を向上させることが重要である．

一方で，克服したかにみえていた感染症に関しては新たな問題が生じている．結核などの再興感染症の活発化，日和見感染症の出現に加え，何と言っても，新型コロナウイルス感染症の感染拡大を中心とする新興感染症の問題である．これら感染症に対しては，一人一人の個人防衛も重要であるが，それ以上に集団防衛的な対策の構築が重要なことは言うまでもない．

個人防衛を支援する生活習慣病の対策，集団防衛的な感染症に対する対策，いずれを講じるうえでも，各種疾病をさまざまな角度から捉え，社会全体の健康の増進を考える衛生薬学は，きわめて重要である．この科目の学修を通じ，疾病予防の重要性を学んでほしい．

## 1・2　疾病予防の重要性，ならびに一次，二次，三次予防

近年，超高齢社会に突入したわが国において，平均寿命の延伸に重きをおく段階は過ぎ，健康寿命の延伸を目指す段階にある．健康寿命の延伸のためには，疾病予防が特に重要である．疾病予防の学問体系として，**予防医学**がある．予防医学は，公衆衛生学や社会科学的アプローチを基盤とした"病気にならないための医学"である．ここでは，疾病予防の重要性と予防医学（**一次予防，二次予防，三次予防**）の概念について学ぶ．

### 1・2・1　疾病予防の重要性

疾病を予防するためには，個人が疾病の予防に努めるだけでなく，地域，国，さらには国際的な公衆衛生活動を通して，集団として疾病を予防することが必要である．新型コロナウイルス感染症はその際たる例で，手洗い，うがい，手指消毒，マスクなどの個人防衛は重要であるが，それ以上に集団防衛として，地域，国，国際間におけるシステム構築や協力体制が欠かせない．また，がん，循環器疾患，糖尿病，慢性呼吸器疾患などの**非感染性疾患（NCDs）**の発症や症状の悪化を防ぐためにも，個人防衛だけでなく，集団防衛が重要視されている．2013年に WHO によって"NCDs の予防と管理に関するグローバル戦略の 2013 年から 2020 年行動計画"が策定され，開発途上国を含めた世界各国において，個人防衛と集団防衛の両面からの対策が展開されている．

### 1・2・2　予防医学（一次，二次，三次予防）

予防医学では，疾病予防を"健康と疾病"のそれぞれの状態の全段階を通じて行われるものとされる．健康と疾病との間に明らかな境界線を引くことは困難であるため，疾病予防は疾病の進展防止，後遺症軽減を目指した治療やリハビリテーションも含まれる．疾病は，その進行段階（自然史）から，疾病前段階（感

予防医学 preventive medicine
つながり コアカリ B 社会と薬学→ 2巻 社会と薬学

一次予防 primary prevention
二次予防 secondary prevention
三次予防 tertiary prevention
つながり コアカリ E-1-2 人の健康を脅かす感染症の予防とまん延防止→1章
つながり コアカリ E-2 健康の維持・増進につながる栄養と食品衛生→Ⅱ部
つながり コアカリ F-4 地域医療・公衆衛生への貢献，コアカリ F-5 臨床で求められる基本的な能力
→ 7巻 臨床薬学

**非感染性疾患** non-communicable diseases, NCDs: §1・8・1 および §1・9 参照．

受性期）と前期疾病段階（前臨床期），後期疾病段階（臨床期）に区分される（図1・3）．それらの段階ごとの対策をそれぞれ一次予防，二次予防，三次予防の三つに分類し，疾病の各段階に応じた予防手段が適用される．

| | 予防段階 | 一次予防 | 二次予防 | 三次予防 |
|---|---|---|---|---|
| 予防医学（疾病予防） | 予防手段 | ① 健康増進<br>・健康教育・栄養指導<br>・生活指導・環境整備<br>・健康相談・健康日本 21<br>・ポピュレーションアプローチ<br>② 特異的予防<br>・予防接種・事故防止<br>・職業病予防<br>・発がん性物質対策 | ③ 早期発見・早期治療<br>・総合的健康診断<br>・スクリーニング検査<br>・選択的検診<br>・ハイリスクアプローチ | ④ 機能障害防止<br>・後遺症防止<br>・再発防止<br>・悪化防止（適切な治療）<br>⑤ リハビリテーション<br>・機能回復訓練<br>・理学療法・作業療法<br>・職業訓練 |
| 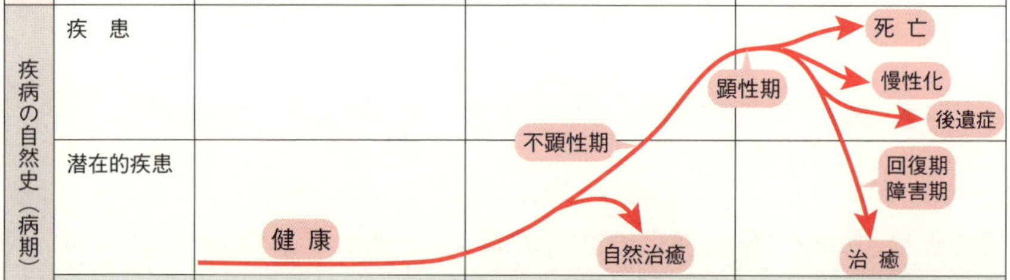 疾病の自然史（病期） | 疾患<br>潜在的疾患 | 健康 | 不顕性期　　顕性期<br>自然治癒 | 死亡<br>慢性化<br>後遺症<br>回復期・障害期<br>治癒 |
| | 疾病段階 | 疾病前段階（感受性期） | 前期疾病段階（前臨床期） | 後期疾病段階（臨床期） |

**図 1・3　予防医学（一次・二次・三次予防）と疾病の自然史（疾病段階）**

**健康増進** health promotion

**特異的予防** specific prevention

**ポピュレーションアプローチ** population approach：コラム 1・1 参照.

**a. 一 次 予 防**　一次予防は，健康増進および疾病や事故の発生防止（罹患率の低下）を目的としている．**健康増進**は，健康な人（疾病前段階）において将来起こりうる不特定多数の疾病に対する抵抗力の向上を目指すものであり，**特異的予防**は，健康な人において将来起こりうる特定の疾病の発生を防止するものである．健康増進には，健康教育，栄養・生活指導，環境整備，健康相談，健康日本 21，**ポピュレーションアプローチ**などがあてはまる．具体例として，生活習慣病教室・禁煙教室・減塩などの栄養指導・適切な運動指導による生活習慣病の発生率の低下があげられる．一方，特異的予防には，予防接種，事故防止，職業病予防，発がん性物質対策などがあてはまる．具体例として，ワクチン接種による感染症の予防，職場におけるストレスチェックによる労働者のメンタルケア，環境衛生の改善による職業病の防止，予防接種・母子健康手帳交付・母親教室による母子の健康増進などがある．

　予防医学のなかでも一次予防は，乳幼児期から成人に至るまでの生活環境や食生活，運動，喫煙，飲酒などの生活習慣への適切な対応をする重要な意味合いをもっている．

**早期発見・早期治療** early case detection/early treatment

**b. 二 次 予 防**　二次予防は，**早期発見・早期治療**による健康障害の進展防止（有病率，死亡率の低下，生存期間の延長）を目的としている．自覚症状はないが，検診で疾病を診断できる時期（前期疾病段階）から，自覚症状が現れる時

期（後期疾病段階）への移行を防ぐ意味合いがある．早期発見・早期治療には，総合的健康診断，スクリーニング検査，選択的検診，**ハイリスクアプローチ**などがあてはまる．具体例として，人間ドック，新生児マススクリーニング，特定健康診査・特定保健指導，がん検診，じん肺健康診断などにより，疾患の早期発見・早期治療が行われている．

ハイリスクアプローチ
high risk approach：コラム 1・1 参照．

**c. 三次予防** 　三次予防は，適切な治療と管理指導により機能障害や能力低下を防止し，リハビリテーションなどにより，日常生活動作（ADL），QOLの向上や社会復帰を目的としている．自覚症状がある患者の病状改善と後遺症の軽減を目指すものである．**機能障害防止**には，後遺症防止，再発防止，悪化防止（適切な治療）などがあてはまる．具体例として，がんの緩和医療，人工透析などがある．一方，**リハビリテーション**には，機能回復訓練，理学療法・作業療法，職業訓練などがあてはまる．具体例として，脳梗塞患者のリハビリテーション，職場復帰後の適正配置，うつ病患者への社会復帰支援，難病患者への生活支援などがある．

ADL：activities of daily living

機能障害防止 prevention of functional disorders

リハビリテーション rehabilitation

**コラム 1・1**
### ポピュレーションアプローチとハイリスクアプローチ

疾病予防の一次予防の意味合いを強くもつ健康日本21（第三次）*では，ポピュレーションアプローチとハイリスクアプローチを適切に組合わせて対策を進めることを推奨している．ポピュレーションアプローチとは，ある集団に対する疾病予防活動において，集団全体に働きかけることで集団全体のリスクの低減を図るための方法であり，一次予防の役割をもつ．ハイリスクアプローチとは，ある疾患に対する高リスク群に働きかけることで高リスク群のリスクの低減を図るための方法であり，二次予防の役割をもつ．表にそれぞれの特徴をまとめる．脳卒中を例にあげると，集団全体に生活習慣病予防キャンペーンなどを行い，脳卒中発症数の減少を図るポピュレーションアプローチと，高リスク群の高血圧患者に降圧薬を投与して血圧を下げ，減塩指導を行うなどし，高血圧患者における脳卒中発症数を減少させるハイリスクアプローチを行い，両群にそれぞれアプローチすることが集団の健康づくりに効果的である．

\* 健康日本21（第三次）については §1・10・1 b 参照．

表　ポピュレーションアプローチとハイリスクアプローチ

|  | ポピュレーションアプローチ | ハイリスクアプローチ |
|---|---|---|
| 役割 | 一次予防 | 二次予防 |
| 対象 | 低リスク群，境界域を含む集団全体 | 高リスク群 |
| 目的 | 集団全体のリスクの低減を図る | 高リスク群のリスクの低減を図る |
| メリット | 集団全体への効果が高い | 個人への効果が高く，費用対効果は高い |
| デメリット | ・コストが高い<br>・個人への効果が低く，費用対効果は低い | 集団全体への効果が低い |
| 事例 | 生活習慣病予防キャンペーンにより生活習慣の改善による脳卒中発症率の低下 | 高血圧患者の減塩指導・降圧薬投与による脳卒中発症率の低下 |

## 1・3 疾病の予防における疫学の役割

中世ヨーロッパでは，伝染病（感染症）は人類にとって最大の脅威であった．その時代の学問体系の一つが疫学である．**疫学**は感染症のみならず，環境汚染による公害，現代の生活習慣病や治験を含む臨床疫学などにも応用されるようになり，人のあらゆる健康に関わる現象の究明に欠くことのできない手法である．

日本疫学会の疫学の定義には"明確に規定された人間集団の中で出現する健康関連のいろいろな事象の頻度と分布およびそれらに影響を与える要因を明らかにして，健康関連の諸問題に対する有効な対策樹立に役立てるための科学"との記載がある．一般に医療では，患者個人を対象に治療を行うが，疫学では個人ではなく人間集団を対象にすることが大きな特徴である．

疾病の発生に関わる要因は**宿主要因**，**病因**，**環境要因**のおもに三つに大別される．これらを疫学の三要因（図1・4）という．疫学研究において着目すべき要点である．しかしながら，感染症は，それぞれ特定の病原体の感染により発症するが，化学物質によってひき起こされる疾患においては病因が環境要因でもあり，広い意味では，病因は環境要因に含まれることになる*．この場合は要因を宿主要因と環境要因に分けることとなり，三要因に分類することがきわめて難しくなってきた．生活習慣病などでは複数の要因により発症するケースも認められる．そのため，現在では先天的あるいは後天的に宿主が獲得する要因を宿主要因とし，環境要因として病因を生物的環境要因に含め，物理・化学的環境要因，社会・経済的環境要因の三つを環境要因とする車輪モデル（図1・5）の考え方が普及していった（表1・1）．

疫学 epidemiology

宿主要因
病因
環境要因

\* 疫学的手法を用いた感染症の発生や原因の解析については§2・4参照．

表1・1 疫学の要因の具体例

| 宿主要因 | 先天的: 遺伝的素因，人種，性差 など |
| | 後天的: 年齢，体格・体質，性格・性質，栄養状態，既往歴，免疫 など |
| 広域の環境要因 | 病因要因（疾病要因） | 生物的: ウイルス，細菌，寄生虫，原虫 など |
| | | 物理的: 気温，気湿，気圧，高度，水質，大気汚染，紫外線，放射線，騒音 など |
| | | 化学的: 化学物質，医薬品，微量元素，重金属，自然毒 など |
| | | 心理的: 精神的ストレス |
| | 環境要因 | 生物的: 媒介動物，媒介昆虫 など |
| | | 社会・文化的: 経済，労働，教育，宗教，風習 など |
| | | 習慣: 嗜好品，飲酒，喫煙，運動などの食習慣と生活習慣 |
| | | その他: 地震，津波，台風，火災，戦争，犯罪などの天災や人災 |

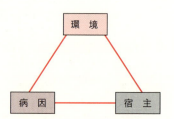

図1・4 疫学の三要因

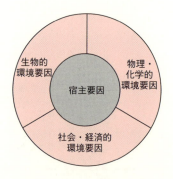

図1・5 疫学の車輪モデル

## 1・4 疫学の種類

研究手法により疫学研究は，**観察研究**と**介入研究**の二つに分類される（**表1・2**）．観察研究は要因と疾病の関係について，疾病発生の頻度と分布について観察から情報を得ることで関連を明らかにする研究方法である．一方，介入研究は，人為的に要因を加えたり，取除いたりするように，調査者が介入することにより，疾病の発生が変わるかについて実験的に確かめる研究方法である．

観察研究は，さらに**記述疫学**と**分析疫学**の二つに分けられる．記述疫学は，疾病発生の原因が不明であっても，疾病発生の特徴や分布の特性を観察して，発生原因についての仮説を立てるものである．一方，分析疫学は，比較対照を設定，あるいは時間的な調査などの統計学的手法を用いることで，記述疫学で立てられた仮説について検証するものである．また，介入研究は実験疫学ともよばれ，ある疾患の発生に関連する要因が認められた場合に，その疾病発生要因を付加したり除去したり研究者が介入することにより，その疾病の発生が変化するかなどを評価し検討するものである．

疫学研究では原因がわからない状況では，まず記述疫学に着手し要因が不明な場合に，時・人・場所について調査し，疾病発生の特徴を正確に把握し"仮説を立てる"．次に分析疫学で，疾病の発症と要因の関連性を検証し"仮説を立証する"．最終的に，介入疫学（介入研究）では，人為的に要因を除去あるいは付加し，実験的に疾病の発生率がどのように変化するか確かめ，"疾患の原因の解明，疾患の予防策や治療策の有効性評価"などを行う．

**観察研究** observational study

**介入研究** intervention study：**実験疫学**ともいう．

**記述疫学** descriptive epidemiology

**分析疫学** analytical epidemiology

表1・2　疫学の種類

| 観察研究 | 記述疫学 | |
| --- | --- | --- |
| | 分析疫学 | 生態学的研究<br>横断研究<br>症例対照研究<br>コホート研究 |
| 介入研究 | 介入疫学 | ランダム化比較試験<br>非ランダム化比較試験 |

### 1・4・1 記述疫学

疾病発生の疫学調査を行う場合に，時，人，場所における異常な集積性を流行という．記述疫学では，発症の原因が不明であったとしても，人間集団における疾病の発生頻度と分布を，時，人，場所について観察して記述することで，疾病の集積性の原因を解明するために仮説を立てることである．

記述疫学の代表的な例として，J. Snow の疫学調査が知られている．コレラ菌がまだ発見されていなかった1854年にロンドンでコレラが大流行した．Snow は死者の発生を地図上に記述し，ブロードストリートにある井戸の周辺に死者が集中していることを見いだした（**図1・6**）．すなわち，この井戸水を飲んだ住民にコレラの死者が多く，一方，他の地域の井戸水を飲んでいた人達にはコレ

**John Snow**

ラの死者が少ないことを突き止めた．ブロードストリート（▇）にある井戸（●）の水は"何か"で汚染されているため，この井戸を封鎖した．結果としてSnowは疫学の三要因のうち感染経路を特定し，阻止することで感染拡大を抑えることに成功した．疫学的手法を用い原因不明の疾病であっても予防できることを示した実例である．1884年にH.H.R. Koch がコレラ菌を発見する約30年も前に，疫学的手法を導入し感染予防を行ったSnowは疫学の父とよばれている．

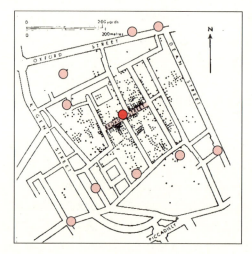

図1・6 ロンドン **Broad street** の井戸の位置とコレラ死者の分布　http://www.york.ac.uk/depts/maths/histstat/snow_map.htm をもとに作成

## 1・4・2 分析疫学

分析疫学の目的は，記述疫学で得られた，疾病発生の原因についての仮説を検証（立証）することである．分析疫学には，**生態学的研究，横断研究，症例対照研究，コホート研究（要因対照研究）**が含まれる．分析疫学の手法として，時間的な視点が調査に取入れられている．横断的視点には，ある一時点について調査する横断研究がある．一方，縦断的視点には，現在から過去にわたって調査する**後ろ向き研究**と現在から将来について調査する**前向き研究**がある．症例対照研究は後ろ向き研究であり，コホート研究は多くの場合，前向き研究である．要因と疾病の発生状況について時間を追って調べる場合と対照集団の既存データを使用する場合がある．

**a. 生態学的研究**　　生態学的研究は，調査の対象を個人ではなく，地域あるいは集団単位（国，都道府県，市町村）とし，集団のデータを用いて異なる地域や国の間で，要因と疾病の関連を検討し疾病発生の危険因子を模索する方法である．既存データを用いるため調査が比較的容易であるが因果関係の推測が困難である．

**b. 横断研究**　　横断研究は，ある一時点における疾病の有無と要因の保有状況との関連性を調べる研究である．要因と疾病の関連性を評価するために，**有**

---

生態学的研究 ecological study

横断研究 cross-sectional study

症例対照研究 case-control study

コホート研究 cohort study

要因対照研究 factor control study

後ろ向き研究 retrospective study：過去にさかのぼって調査を行う研究．

前向き研究 prospective study：現時点から将来に向かって調査を進める研究．

有病率 prevalence rate

病率が用いられる．また，横断研究は研究期間が比較的短く，経済的で調査が比較的容易であり，調査対象者に対し多くの要因に関する調査が可能であることが利点である．一方で，ある一時点のみで評価するため，疾病と要因曝露の時間的な前後関係が不明であるため，因果関係の推測が困難である．慢性疾患の調査では，疾病罹患で変化した要因である可能性もあり，有病率では真の要因ではなく，関連する要因を評価してしまう可能性がある．

**c. 症例対照研究** 集団の中から，現時点においてある疾病に罹患した患者（症例）群と罹患していない者（対照）群を選び出し，これまでに疾病の原因となる要因に曝露したかどうかを比較検討する（図1・7）．記述疫学で立てた要因曝露に関する情報を過去に向かって，病歴，家族歴，生活習慣などの経歴を調査する．症例群と対照群を選ぶときに選択バイアス[*1]が生じやすいためマッチングを行う必要がある．

*1 選択バイアスについては§1・4・4参照．

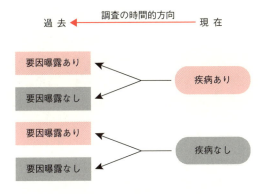

図1・7 症例対照研究の方法

まず，調査したい疾病の患者群を選び出す．次に，病気にかかってない対照群を患者群に**マッチング**[*2]させて選び出す．この両群について要因曝露の有無やその程度について，過去にさかのぼって聞取り調査を行う．調査結果から，疾病発症が要因曝露と関連性があるかについてオッズ比を求める．

たとえば，肺がん患者とその対照者についてこれまでの喫煙歴を調べる場合，喫煙という要因が肺がんの発症に寄与しているかについて調査するものである．この調査の場合，曝露程度は患者の記憶や記録をもとにするので，疾病発生率を用いることができないため，要因曝露が疾病発生にどの程度寄与しているかを評価するためには**オッズ比**を求める．

*2 マッチング matching: 集団の中から，標本（調査対象者）を選び出す際に，調査対象の疾病以外の特徴（年齢，性別，居住地など）を合わせること．

オッズ比 odds ratio

オッズとは，本来賭け事に用いられていた用語で，賭けに勝つ見込みを表す．たとえば，サイコロで1の目がでる確率（$p$）は1/6であり，逆に，1の目が出ない確率（$p-1$）は5/6である．オッズとはある事象が起こる確率（$p$）と起こらない確率（$p-1$）の比〔$p/(p-1)$〕であり，サイコロの場合では，1/5で0.2が1の目が出るオッズ比となる．

この考え方を疫学に応用すれば，肺がん患者に喫煙という要因曝露があった見込み，すなわちオッズ比を計算することができる．表1・3の例では，肺がん患者が喫煙という要因に曝露していたオッズは，$60/(100-60) = 1.5$である．一

方で，対照群が喫煙という要因に曝露していたオッズは $20/(200-20) = 0.11$ である．オッズ比は，患者群のオッズが対照群のオッズの何倍になっているかを表すものであり，リスク要因に曝露した可能性が，患者群で対照群の何倍になっているかを計算したものである．

**表 1・3 2×2 分割表（症例対照研究）**

| | | 疾病あり<br>肺がん患者群 | 疾病なし<br>対照群 | 合 計 |
|---|---|---|---|---|
| 喫 煙 | あ り | 60 人 | 20 人 | 80 人 |
| | な し | 40 人 | 180 人 | 220 人 |
| | 合 計 | 100 人 | 200 人 | 300 人 |

$$\text{オッズ比} = \frac{\text{患者群のオッズ}}{\text{対照群のオッズ}} = \frac{60/40}{20/180} = \frac{1.5}{0.11} = 13.5$$

症例対照研究では上記のように患者群と対照群について要因曝露の有無を表すことが可能であり，患者群のオッズ，対照群のオッズが表に示されており，オッズ比を求めることができる．この表から求められるオッズ比は，患者群のオッズ/対照群のオッズ $= (60/40)/(20/180) = (60 \times 180)/(40 \times 20) = 13.5$ である．

　この表を"2×2 分割表"や"四分割表"といい，リスク比やオッズ比，あるいは有意差を算出するには，まずこの表を作成する．分割表では左側に要因（喫煙など），上側に疾病（肺がんなど）を記載するのが一般的である．

**例題 1・1**　下表は薬剤の服用と副作用の発生との結果をまとめたものである．オッズ比はいくらか．

| | | 副作用の発生（人） | | 合 計 |
|---|---|---|---|---|
| | | あ り | な し | |
| 薬剤の服用<br>（人） | あ り | 30 | 1000 | 1030 |
| | な し | 35 | 3000 | 3035 |
| | 合 計 | 64 | 4000 | 4065 |

**解 答**　オッズ比 = 患者群のオッズ/対照群のオッズ
$$= (30/35)/(1000/3000) = (30 \times 3000)/(35 \times 1000)$$
$$= 2.571\cdots \fallingdotseq 2.6$$

罹患率 incidence rate

　　**d. 累積罹患率と人年法による罹患率**　　ある集団において一定期間に新たに発生した健康に関わる事象（疾病）の発生を数値化したものを**罹患率**という．ある 1 年間に起こった死亡数についてみたものが粗死亡率となる．コホート研究では，要因曝露群と要因非曝露群を数年から数十年間追跡調査をし，新たに起こっ

た健康に関わる事象（疾病）の発生率（罹患率）を両群で比較する．罹患率は人口統計や感染症患者の発生率や食中毒の発生などでもよく使用されている．疫学の領域のうち特にコホート研究では，対象者を長期間追跡調査するために，**累積罹患率**を使用し，単なる罹患率と区別して使用していた．

コホート研究の場合，調査対象者が固定され人数の増減がない場合は調査年数の期間内に発症した人の罹患率を累積罹患率として表す（図 1・8 a）．一方で，調査対象者が固定されておらず，途中で追跡不可能となるケースや途中から調査に加わるケースもあり，調査の対象者の人数が増減する場合がある．対象者の個々について追跡開始から疾病発症までの期間，あるいは調査終了期間を求めて，対照者（人）に調査期間（年）を乗じた人年を求め，すべての対象者の人年を合計したものに対し，発生数から罹患率を求めたものが**人年法**による累積罹患率である（図 1・8 b）．近年は，この二つの累積罹患率が混在して用いられており，どちらも累積罹患率として示されていることがある．

累積罹患率 cumulative incidence rate

人年法 person-year method

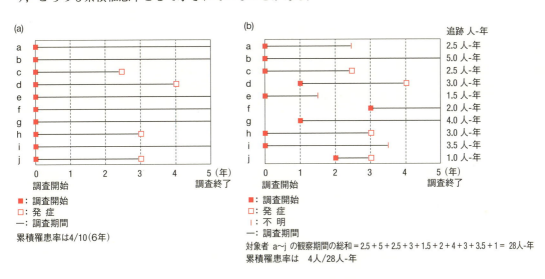

図 1・8　累積罹患率（a）と人年法による累積罹患率（b）

### e. コホート研究

コホート*研究は，何らかの共通の特性（要因）をもつ集団を追跡調査し，その集団にどのような疾病が発生するかを観察することで，要因と疾病発症の関係を検討する．追跡観察の方法によりコホート研究は前向きと後ろ向きに分けられる．現時点から将来に向かって追跡調査を行う前向きコホート研究と，過去の一時点における記録などをもとに現時点へ向かって追跡調査する後ろ向きコホート研究があるが，一般的にコホート研究という場合は，前向き研究のことである．コホート研究では要因と疾病の発症との関係を検討するため，まず健康な集団の中から要因曝露群と要因非曝露群を選び出し，疾病が発症するまで将来に向け追跡調査を行う（図 1・9）．数年間の調査期間の中で要因曝露が疾病の発症にどのように寄与するかを判断するために，要因曝露群と要因非曝露群の疾病の発生率等を用いて**相対危険度**と**寄与危険度**を計算し評価する．

\* コホート：もともとは古代ローマの軍隊の数百人規模の重装歩兵隊を表すものであった．疫学ではある共通の要因をもった集団の意味で使用されている．

相対危険度 relative risk
寄与危険度 attributable risk

一般に，要因曝露の有無で集団から調査対象集団（標本）を選び出す際には，まず，調査を始める段階で，疾病のない健康な集団の中から，要因曝露群と要因非曝露群を選び出す．現時点での要因曝露程度など質的な状況について調査を始める前に調べる．要因曝露群と要因非曝露群について罹患率（死亡率）について将来に向かって追跡調査を行う．当然，現時点では疾病に罹患していない者についてある疾患を発症するまで調査し続けるため，調査にかかる時間も手間も費用もかかることが想定できる．この調査の場合，要因曝露群あるいは要因非曝露群のそれぞれの集団において，集団のうち何人に疾病が認められたかという罹患率（あるいは死亡率）を求めることが可能であり，この罹患率を用いて相対危険度と寄与危険度を求めることができる．

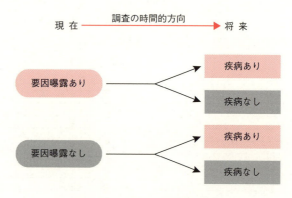

図1・9 コホート研究の方法

表1・4に，コホート研究の例を示す．要因曝露群と要因非曝露群について10年間追跡調査した．要因曝露群の累積罹患率は50/1000，要因非曝露群の累積罹患率は10/1000となる．相対危険度は，要因曝露群の累積罹患率/要因非曝露群の累積罹患率であり，(50/1000)/(10/1000) = 5となる．多くの薬学部の教科書では相対危険度をリスク比の計算方法として記しているものがほとんどである．ここでは，相対危険度をリスク比として，寄与危険度をリスク差として示す．

表1・4 コホート研究の例

|  |  | 疾病あり 肺がん | 疾病なし 健康 | 合計 |
|---|---|---|---|---|
| 喫煙 | あり | 50人 | 950人 | 1000人 |
|  | なし | 10人 | 990人 | 1000人 |
|  | 合計 | 60人 | 1940人 | 2000人 |

調査対象者（各1000人）を5年間追跡

$$相対危険度（リスク比） = \frac{要因曝露群の累積罹患率}{要因非曝露群の累積罹患率} = \frac{50/1000}{10/1000} = 5$$

$$\text{寄与危険度（リスク差）} = \text{要因曝露群の累積罹患率} - \text{要因非曝露群の累積罹患率}$$

$$= \frac{50}{1000} - \frac{10}{1000} = \frac{40}{1000}$$

相対危険度は，要因曝露によって疾病に何倍かかりやすくなったかを示す指標である．また，個人への影響をみているものであり，因果関係の関連の強さを考えるうえで重要な指標である．この例の場合，喫煙をする者は喫煙しない者に比べ，5倍肺がんにかかりやすくなることを示している．

一方で，寄与危険度は，要因曝露によって疾病に罹患するのは何人増加したかを示す指標であり，逆にいえば要因に曝露しなければ疾病に罹患する者がどれだけ減少するかを表している．このように寄与危険度は，集団への影響をみているものであり，その集団の公衆衛生対策などを考えるうえで重要な指標である．この例の場合，40人（人口千対）が要因に曝露したために肺がんに罹患したことを示しており，逆に，要因に曝露しなければ，肺がんに罹患しなくてすむことを示している．

---

**例題1・2** 下表は喫煙と疾病罹患のコホート研究の結果を示したものである．

|  | 罹患率（対 10,000 人） | |
|---|---|---|
|  | 喫煙者 | 非喫煙者 |
| 肺がん | 414 | 115 |
| 慢性気管支炎 | 153 | 85 |
| 虚血性心疾患 | 1491 | 994 |
| 肝硬変 | 30 | 25 |

1) それぞれの疾患の相対危険度はいくらか．
2) それぞれの疾患の寄与危険度（人口万対）はいくらか．
3) 喫煙をやめると，罹患する患者の割合が最も多く減少すると想定される疾病はどれか．
4) 喫煙により罹患するリスクが最も高い疾患はどれか．

**解 答**
1) 相対危険度　肺がん：3.6，慢性気管支炎：1.8，虚血性心疾患：1.5，肝硬変：1.2
2) 寄与危険度（人口万対）肺がん：299，慢性気管支炎：68，虚血性心疾患：497，肝硬変：5
3) 寄与危険度が最も大きい虚血性心疾患である．
4) 相対危険度が最も大きい肺がんである．

---

**f. 症例対照研究とコホート研究の特徴**　　分析疫学のなかで，症例対照研究とコホート研究は調査の時間的方向性が過去あるいは将来である．また，調査に必要な期間や費用・労力なども真逆の特徴を示すことが多い．症例対照研究とコホート研究の特徴について**表1・5**に示す．

18    第1章　環境要因によって起こる疾病の予防と健康被害の防止

表1・5　症例対照研究とコホート研究の特徴の比較

|  | 症例対照研究 | コホート研究 |
|---|---|---|
| 調査期間 | 短い（症例の収集が基本であるため） | 長い（疾病の発生を追跡調査するため） |
| 費用と労力 | 小さい | 大きい |
| 複数の疾病の評価 | 不可（基本的に単一の疾病） | 可 |
| 複数の要因の評価 | 可<br>（複数の要因の評価ができる） | 不 可<br>（調査開始時に設定した単一要因のみ） |
| 相対危険度 | 近似値の推定（オッズ比） | 直接計算できる |
| 寄与危険度 | 計算不可能 | 直接計算できる |
| まれな疾患<br>例）10万人に1人発生する疾病 | 適（まれな疾患であっても患者が存在すれば，調査することは可能である） | 不適（集団の中からまれな疾患に罹患する可能性が低い） |
| まれな要因 | 調査不可能 | 調査可能 |
| 調査の時間軸 | 過 去 | 未 来 |
| 情報の収集方法 | 面接調査 | 追跡調査（罹患・死亡情報の収集） |
| 収集する情報 | 過去の要因曝露の有無 | 疾病発生（罹患・死亡）の有無 |
| 要因曝露の信頼性 | 低い（過去にさかのぼって情報を収集するため記憶による偏りが入りやすい） | 高い（調査時に関連要因の有無が判明しているため） |
| 疾病の判定 | 確 実 | 調査中に診断基準が変更されたり，追跡不能となる場合がある |

**95％信頼区間**
95% confidence interval,
95% CI

　　**g. 95％信頼区間**　　疾病発生のリスク評価は，母集団や分散から求められるオッズ比あるいは相対危険度による一つの値により推定する手法であり，点推定といわれている．しかしながら，精度を高めるためには平均値をある区間（幅）で推定することが必要であり，これを区間推定という．推定する区間は信頼区間といい，**95％信頼区間**（95％CI）は母集団の平均値が95％の確率で推定した信頼区間に含まれることである．"母集団から標本を抽出し，そのつど95％信頼区間を求める作業を100回繰返したときに，95回は信頼区間の中に母平均が含まれる"という頻度あるいは割合を意味する．オッズ比や相対危険度の95％信頼区間が1を含まない場合には，5％の有意水準で統計学的に関連があると考える．後述するメタアナリシス（図1・12）の例には，オッズ比と95％CIが示されている．

## 1・4・3　介 入 研 究

　　分析疫学によって要因と疾病との間に因果関係が推定された場合，次にその要因を負荷あるいは除去するなど調査する者が積極的に介入を行い，要因曝露状況を変えることで実際に疾病の発症状況に変化が生じるかを検討する．介入研究では，薬剤の治療効果や予防効果，**治験**や多くの**臨床研究**も介入研究に含まれる．

**治 験** clinical trial

**臨床研究** clinical research

つながり　コアカリ B-4 医薬品
等の規制→ 2巻 社会と薬学

　　介入研究では，対象者にある要因を負荷したり，取除いたりと人間を対象に調査が行われる．そのため調査開始前にインフォームドコンセントを得るなど，倫理的な対応が必要となる．また，介入研究では調査対象者を要因曝露群あるいは

要因非曝露群の割付けを行う際には，偏りや調査結果にひずみを生じるような意図的な割付けが起こらないようにするために，無作為比較試験や二重盲検試験などさまざまな手法の導入が行われている．

**無作為化（ランダム化）比較試験**は，対象者を介入群と対照群に割付ける際に，乱数表などを用いてランダムに割付けする．無作為化（ランダム化）比較試験は最も信頼度の高い介入研究と考えられる．

疫学的手法の介入研究を用いて疾病予防を行った感染症以外では高木兼寛の脚気の予防が知られている．明治時代，海軍の軍人が脚気で多く亡くなっていた．海軍軍医の高木兼寛はこの原因を明らかにするため，疫学調査を行った．患者の発症は軍艦や身分による差があることから，白米食が原因ではないかと考え，タンパク質と炭水化物の割合について調査を行った．海軍は軍艦で生活をするため，白米を多く摂り，おかずが少ない食事となる．そこで，軍艦"龍驤"では，白米中心とする食事，軍艦"筑波"では，大麦や牛肉を含む洋食を取入れた．各軍艦の太平洋横断の演習で脚気の発症を比較した．その結果，"龍驤"では 25 人が脚気で死亡したのに対し，"筑波"では死者をゼロに抑えることができた．食事を洋食に変更するという介入を行っているため，現在の疫学の介入疫学と考えられる．脚気はビタミン $B_1$ の欠乏が原因であり，高木兼寛が提唱したタンパク質と炭水化物の割合ではなかったことは，数年後明らかになった．脚気の原因は間違っていたが，高木兼寛の主食を白米から大豆に変えた対策は正しかった．

**無作為化（ランダム化）比較試験** randomized control trial

### 1・4・4 疫学におけるバイアスと交絡因子

研究や実習においても測定を行うとばらつきや誤差が生じる．疫学研究においても調査の対象が人間集団であるのでさまざまな誤差が生じる．誤差には，偶然誤差と統計誤差がある．偶然誤差は偶然に起こるものであり，偶然誤差を制御するためには，標本サイズ（調べる数）を大きくすることである．一方，系統誤差は**バイアス（偏り）**ともいうが，系統的に起こるものであり，一定の方向性をもった誤差であり，研究デザインを適正に行うことで，制御可能なものが多い．

**バイアス** bias

疫学におけるバイアスとしては，**選択バイアス**（選択の偏り），**情報バイアス**（情報の偏り），**出版バイアス**（公表の偏り）に分けられる．

選択バイアスは調査対象者（標本）の選び方が適当でないために起こるバイアスである．たとえば，症例対照研究での調査では症例，対照それぞれの集団から無作為抽出しなければならないが，母集団の中から曝露者または非曝露者に偏って調査対象者が選ばれたときに選択バイアスが発生する．この場合の対策としては，症例群と対照群を同じ方法で選び出し，症例以外をそろえるというマッチングを行うことである．コホート研究では，一般的に地域単位で一般人口を代表する調査対象者が選ばれる．特定の従業員や特殊な集団を対象とした場合には，得られた結果を一般化できるとは限らない．調査集団の大きさは観察しようとする疾病の発生頻度と関係しているため，まれな疾病ほど多くの対象者を必要とす

**選択バイアス** selection bias: サンプリングバイアスともいう．

**情報バイアス** information bias: 測定バイアスともいう．

**出版バイアス** publication bias

る．この場合の対策としては，要因曝露群と要因非曝露群を設定する段階で要因以外をできるだけそろえることである．

情報バイアスは測定バイアスともよばれ，調査対象者についての情報が不正確であるために起こるバイアスである．情報の誤りが症例と対照または曝露者と非曝露者に異なった確率で発生する場合，リスクは高くあるいは低く評価される傾向となる．たとえば，患者の方が，対照より曝露したと評価されやすい場合，研究結果によって得られたオッズ比は真の値より高くなりやすい．一方，情報の偏りが症例と対照または曝露者と非曝露者とで同じ確率で起こる場合，リスクは消極的な方向に偏る傾向になる．この場合の対策は難しいが，情報バイアスが存在しうることを理解したうえで調査の聞き取りをより具体的に行うことが重要となってくる．さらに，調査時点における要因との関係を検討する場合，要因によっては時間経過によって変化するような血圧値，食事摂取量，喫煙，飲酒，運動習慣なども少なくないので，追跡期間中にその変化の有無と程度も調べる必要がある．

出版バイアスは，疫学調査では，一般に否定的な結果が出た研究は，肯定的な結果が出た研究に比べて論文などに公表されにくいために起こりうるバイアスである．研究結果の方向や統計的に有意か否かによって研究が論文として出版されるかどうかが決まる場合に発生する．有意差のない結果になった場合は，論文として発表されない可能性が高くなり，一方で有意差のある結果ばかりが発表されていると，偏った情報しか公表されないことになる．**ファンネルプロット**[*1]（図 1・10）は，その形からつけられたプロットのことである．システマティックレビューやメタアナリシス[*2]で，出版バイアスの有無を視覚的に判断するために用いられる．横軸はオッズ比やリスク比など効果の大きさを表し，縦軸はサンプルサイズや分散などを表し，それぞれの調査の結果をプロットしてまとめる．出版バイアスがない場合には，左右対称にプロットされる．効果が小さい側のプロットが少ない場合には出版バイアスがあると考えられる．

調査対象の曝露要因に調査対象とする曝露要因以外の原因が存在し，それが調査対象とする曝露要因と関連しているときに，これらの原因を**交絡因子**という．つまり，一つの調査対象の要因の結果にひずみを与えるような，別の要因をいう（図 1・11）．たとえば，肺がんと飲酒の関係を調査した場合，飲酒

[*1] **ファンネルプロット** funnel plot：funnel はロートのことで円錐形の道具で，液体を容器に注ぐときに使用する．ファンネルプロットはロートを直径が大きい面を下向きに置き横からみると三角形にみえることから，出版バイアスの有無を確認するグラフのことをいう．

[*2] システマティックレビューおよびメタアナリシスについては§1・4・6参照．

**交絡因子** confounding factor

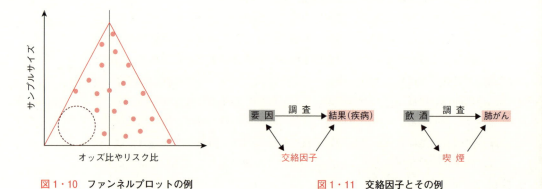

図 1・10 ファンネルプロットの例　　　図 1・11 交絡因子とその例

量の多い人に肺がんの罹患率が高いという疫学調査で結果が得られたと仮定する．この場合，飲酒以外の要因についての確認も必要であり，飲酒量の多い人に喫煙率が高い可能性や，本人が喫煙しなくとも，飲酒をする環境に喫煙者が多い可能性も考えられる．交絡因子の存在を想定しておかなければ，飲酒は肺がんの危険因子であるといった誤った結論を出しかねない．この肺がんと飲酒の疫学調査では喫煙は交絡因子であることになる．調査方法にもよるが，コホート研究の場合であれば，喫煙習慣のほかに，年齢や性別などを対照群と要因曝露群でそろえることで，交絡因子の影響を最小限に制御することが可能である．

### 1・4・5 因果関係の判断基準

　疫学調査を進めていくと要因と疾病発生に関連性があるかどうかを判断することになる．因果関係を判断するためのガイドラインがつくられているが，因果関係の判断は難しく，数多く多様な疫学調査が行われているなかで単純にガイドラインに従えばよいというものでもない．ある原因と疾病発生の因果関係を検討するには，まず選択バイアスなどの可能性を取除かなければならない．

　喫煙と肺がんとの因果関係に関する米国医務総監の報告書によって，因果関係についての系統的な検討が行われ，さらに A.B. Hill[1] によってさらにさまざまな検討が追加され，その後 “因果関係を検討するためのガイドライン” が示された（**表1・6**）．

*1 *Proc. R. Soc. Med.,* 58, 5, p.295-300 (1965).

表1・6　**因果関係の判断基準**[2]

| | |
|---|---|
| 時間性 | 要因曝露は，疾病の発症より先行している |
| 強固性 | 要因と疾病の発症が強く関連する（相対危険度やオッズ比が高い） |
| 一致性 | 他の疫学調査の方法や異なる設定での研究でも，同様の結果が得られる |
| 妥当性 | 生物学的知見が存在する |
| 特異性 | 要因曝露があった者からのみ発症する |
| 一貫性（整合性） | 要因と結果の関係が，既知の事実と矛盾しない |
| 量反応関係 | 曝露量の増加に伴って疾病の発症リスクが上昇する |
| 実験性 | 観察された関連性を支持する実験的研究が存在する |
| 類似性 | 類似した関連性が存在する |

*2 このうち，米国公衆衛生局は因果関係の判断基準として，一致性，特異性，時間性，整合性，強固性の5条件を提唱している．

　因果関係を考えるうえで，第一に関連の時間的関連性，つまり要因曝露が疾病発症の生じる前に存在しているかどうかを考慮する必要がある．曝露が疾病発症の後に存在するならば，因果関係は否定されることとなる．そのほか，関連が強ければ強いほど，一般に偶然やバイアスによって生じた関連である可能性は小さくなる．生物学的妥当性や**量反応関係**[3]は，因果関係を示唆する積極的な根拠となるが，生物学的妥当性，関連の一致性，関連の強さ，量反応関係，関連の可逆性のいずれかの根拠が否定されたからといって，因果関係が否定されるわけではない．

*3 **量反応関係**：ある要因（たとえば喫煙）の曝露量とある疾患発生（たとえば肺がん）の関係を，量−反応の関係という．疫学の領域では，ある要因の曝露量が増えるとある疾患の発生が増えることを量反応関係があるという．用量反応関係や用量応答関係ともいう．

### 1・4・6 システマティックレビューとメタアナリシス

これまでに国内外で多くの疫学調査が実施され，数多くの論文が報告されている．**システマティックレビュー**は系統的レビューともいい，現存する質の高い論文について一定の基準や方法論をもとに徹底的にレビューを行い，明らかにしたい課題について論じるものである．システマティックレビューでは，明瞭で再現性があり，バイアスを最小限に抑える方法を用いて，課題に関連する研究の科学的根拠について，系統的な検索，特定，選択，評価，統合を行うため，研究成果の情報源としてレベルが高いと考えられている．システマティックレビューは，科学的根拠に基づいて評価が行われるため，疾病の予防や治療だけでなく，治験やリスク因子，診断検査の正確性など，その他の分野でも応用可能である．

**メタアナリシス（メタ解析）**とは，過去に行われた既存のランダム化比較試験の結果を集めシステマティックレビューを行い，その根拠を統合して評価を行うことをいう．近年ではさまざまな疫学調査でメタアナリシスが行われるようになり，自分自身が実験を行わずとも，既存の論文を用いてメタアナリシスを行った報告が多数ある．

たとえば，疾病を発症した患者へのある薬物 X の投与による症状の改善効果を明らかにするために介入研究が実施されたとする．システマティックレビューによってある薬物 X の投与効果を明確にするためには，過去に行われた複数の独立した研究成果をできるだけ系統的・網羅的に収集するように注意し，研究の質についても吟味しなければならない．また，メタアナリシスを行う場合は，統合の可否を十分に検討したうえで，適切な統計モデルを用いて解析を行わなければならない．メタアナリシスでは，これまでに報告されてきたオッズ比とその 95％信頼区間を年代順に複数の論文の結果をまとめ，検討した結果を最後に統合オッズ比として調査に用いた複数の論文とともにする．この記載をフォレストプロットという（図 1・12）．このようなまとめ方は，オッズ比以外の解析の場合も同様に用いられる．

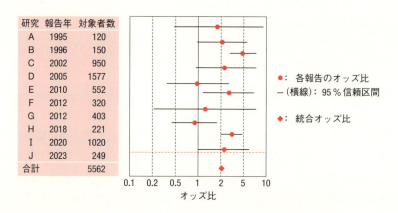

図 1・12　メタアナリシスにおけるフォレストプロットの例

システマティックレビューおよびメタアナリシスの有効性や精度を高めるためには，数多くの疫学研究を蓄積し，利用できる論文の数を増やす必要がある．1992

年に英国がコクラン共同計画に取組み，無作為比較試験（CRT）の成果を中心に成果を蓄積し，解析を行っており，コクランライブラリーはシステマティックレビューに関する国際的なセンターとなっている．

## 1・5　集団の健康と疾病の現状およびその影響要因を把握するうえでの人口統計の意義

### 1・5・1　集団の健康水準を把握するうえでの人口統計の意義

　人々の健康は生活を営んでいる社会・集団の生活環境に影響を受ける．そのため，人々の健康増進のための公衆衛生活動（公衆衛生行政）を実施するためには，集団の人口規模，出生や死亡状況，死亡の原因となる疾病（傷病）の種類や罹患状況などの特徴など，個人のみならず，集団がどのような健康状態であるかを知ることが必要である．集団の健康の状態（健康度）を直接調べることはできないが，集団の平均寿命（平均余命），粗死亡率，疾病罹患率や死因別死亡率などを知ることにより，一定地域の集団の健康度を把握することができる．その集団の健康度を**健康水準**といい，健康水準を判断するための指標を**健康指標**という．健康指標は，下記の三つに大別される．

**健康水準** health level
**健康指標** health indicator

> 出生に関わる指標： 出生率，合計特殊出生率，総再生産率，純再生産率など
> 死亡に関わる指標： 死亡率（粗死亡率），年齢調整死亡率，平均寿命（0歳平均余命），1歳平均余命，50歳以上死亡割合（PMI），65歳以上死亡割合，死産率，乳児死亡率，周産期死亡率，死因別死亡率など
> 疾病（傷病）に関わる指標： 罹患率，有病率，有訴者率，通院者率，受療率など

　健康指標を算出するために必要となるのが調査集団の**人口統計**と**疾病統計**（傷病統計）である．人口統計は**人口静態統計**と**人口動態統計**の二つに大別される．一定地域内の集団の人口状況は絶えず変動しているが，**人口静態統計**は，ある特定日（ある一時点）における人口の規模，地理的分布，性別や年齢構成，婚姻・家族関係，職業構成などを調査するものであり，**人口動態統計**は，ある期間内（通常1年間）における出生，死亡，死産，婚姻，離婚などの人口の変動状態を調査するものである．また，疾病（傷病）の量と質を把握することを目的とした疾病統計（傷病統計）は，疾病の罹患状況に関する疾病統計や死亡原因である疾患別に分類したものである．

**人口統計** population statistics
> つながり　コアカリ B-5-1 保健医療統計，コアカリ B-5-2 デジタル技術・データサイエンス→ 2巻 社会と薬学

**疾病統計** statistic on disease

**人口静態統計** static statistics of population

**人口動態統計** vital statistics of population

　世界に例のない超高齢社会となったわが国では，今後の社会経済や社会保障をいかにして円滑に実践するかが急務の課題となっており，集団における健康水準向上のための対策や少子高齢化によってもたらされる諸問題に対する対策を企図するうえで，健康指標は不可欠な情報である．また，健康指標は，国際間や都道府県間などの地域間における健康水準を比較する際や行政が健康水準を向上させるために行う公衆衛生活動の計画，実施，評価，目標設定などに利用されている．

## 1・5・2 国勢調査

国勢調査 census

人口静態統計は，ある時点（通常，10月1日現在）における人口とその構造を調査するものであり，代表的な人口静態統計として総務省統計局が実施する**国勢調査**がある．国勢調査は，10月1日午前0時現在，わが国に常住（3カ月以上）している外国人を含む全人口を対象として5年ごとに行われ，原則として，50世帯につき1人の調査員が調査票を各世帯に配付・集配し，市区町村，都道府県を経由して総務省統計局において集計される＊．国勢調査には，10年ごとの大規模調査（西暦の末尾が0の年に行う）と，その中間年（西暦の末尾が5の年に行う）の簡易調査がある．大規模調査では，氏名，性別，出生年月日，婚姻状態，国籍などの基本的属性，世帯主との続柄，就業状況，事業の種類，従業上の地位などの経済的属性，住居の種類，居住室数，住宅の建て方などの住居状況，人口移動（5年前の住居の所在地），教育の状況（在学，卒業）などの世帯員に関する事項（15項目）および世帯に関する事項（4項目）の19項目について調査を行う（**表1・7**）．

＊ 2015年の国勢調査からは，インターネット回答も導入されている．

確定人口

推計人口

一方，簡易調査では調査項目は年次によって若干異なるが，基本的属性，経済的属性，住宅に関する事項（16項目程度）について調査する．国勢調査の結果は，総務省統計局より**確定人口**として公表される．なお，国勢調査が行われない年の人口静態統計は，国勢調査人口による人口をもとに，その後の各月の人口の動きを他の人口関連資料から毎月1日現在の人口を算出し，**推計人口**として公表されている．

国勢調査で得られた国および地域の人口規模，人口分布，人口構造などの統計データは，行政施策（保健・社会福祉政策，少子・高齢化対策など），人口分析や将来人口推計などの学術研究・教育や経済活動などに幅広く利用されている．

**表1・7 国勢調査（大規模調査）の調査項目**

| 世帯員に関する事項 | 世帯に関する事項 |
| --- | --- |
| ① 氏 名 | ① 世帯の種類 |
| ② 男女の別 | ② 世帯員の数 |
| ③ 出生の年月 | ③ 住居の種類 |
| ④ 世帯主との続柄 | ④ 住宅の建て方 |
| ⑤ 配偶の関係 | |
| ⑥ 国 籍 | |
| ⑦ 現在の住居における居住期間 | |
| ⑧ 五年前の住居の所在地 | |
| ⑨ 在学，卒業等教育の状況 | |
| ⑩ 就業状態 | |
| ⑪ 所属の事業所の名称および事業の種類 | |
| ⑫ 仕事の種類 | |
| ⑬ 従業上の地位 | |
| ⑭ 従業地又は通学地 | |
| ⑮ 従業地又は通学地までの利用交通手段 | |

## 1・5・3 わが国の人口推移

人口増減率

**表1・8**にわが国の人口推移を示す．**人口増減率**（増減人数/前年人口）でみ

ると，第二次世界大戦後の第一次ベビーブーム（1947〜1949年）以降に増加し続けていたが，2005年に前年比で減少に転じた．2005〜2010年は横ばい状態で維持されたが，2011年以降は減少傾向が続いている．この人口減少は，第二次ベビーブームの1973年をピークとして出生率の低下が続いているためである．

表1・8　わが国の人口推移[a]

|  | 総人口[†1]<br>（千人） | 人口増減率[†2]<br>（％） | 人口密度[†3]<br>（1 km² 当たり） | 人口性比<br>（女100対男） |
|---|---|---|---|---|
| 1950年（昭和25年） | 83 200 | 1.75 | 226 | 96.3 |
| '55 （ 30 ） | 89 276 | 1.17 | 242 | 96.6 |
| '60 （ 35 ） | 93 419 | 0.84 | 253 | 96.5 |
| '65 （ 40 ） | 98 275 | 1.13 | 266 | 96.4 |
| '70 （ 45 ） | 103 720 | 1.15 | 280 | 96.4 |
| '75 （ 50 ） | 111 940 | 1.24 | 301 | 96.9 |
| '80 （ 55 ） | 117 060 | 0.78 | 314 | 96.9 |
| '85 （ 60 ） | 121 049 | 0.62 | 325 | 96.7 |
| '90 （平成 2 ） | 123 611 | 0.33 | 332 | 96.5 |
| '95 （ 7 ） | 125 570 | 0.24 | 337 | 96.2 |
| 2000 （ 12 ） | 126 926 | 0.20 | 340 | 95.8 |
| '05 （ 17 ） | 127 768 | △0.01 | 343 | 95.3 |
| '10 （ 22 ） | 128 057 | 0.02 | 343 | 94.8 |
| '15 （ 27 ） | 127 095 | △0.11 | 341 | 94.8 |
| '20 （令和 2 ） | 126 146 | △0.32 | 338 | 94.7 |
| '22 （ 4 ） | 124 947 | △0.44 | … | 94.7 |
| '23 （ 5 ） | 124 352 | △0.48 | … | 94.7 |

a）厚生労働統計協会，"国民衛生の動向 2024/2025"
†1　各年10月1日現在人口（昭和45年までは沖縄県を含まない）．
†2　人口増減率は，前年10月から当年9月までの増減数を前年人口で除したもの．
†3　人口密度は国勢調査（総務省統計局）による．

## 1・5・4　人口構成——人口ピラミッド

人口静態統計で得られた情報をもとに，縦軸に年齢，横軸左右に男女の年齢別人口をヒストグラム状に人口構成を表したものを**人口ピラミッド**という．人口ピラミッドは，集団の人口構成が一目でわかることから，人口構成を類型化するのに利用される．人口ピラミッドの特徴的な類型パターンとしては，出生率と死亡率がいずれも高く，人口が急増している発展途上国に多くみられる**ピラミッド型（人口増加型）**，ピラミッド型に比べて出生率と死亡率がいずれも低下し，年少人口が減少し老年人口が増加している人口が静止している先進国に多くみられる**つりがね型（人口静止型）**，つりがね型に比べ出生率がさらに著しく減少した地域にみられ，将来人口が減少することが想定されている先進国に多くみられる**つぼ型（人口減少型）**などがある．また，若い年齢層（生産年齢人口）が流入してくる都市部にみられる星型や，生産年齢人口の都市部への流出によって，子どもと高齢者の割合が多くなっている集団でみられるひょうたん型がある（図1・13）．

第二次世界大戦前のわが国の人口構成はピラミッド型であったが，戦後，つりがね型を経て，近年は少子高齢化が進み，つぼ型に近い型となっている．図1・

人口ピラミッド

ピラミッド型（人口増加型）

つりがね型（人口静止型）

つぼ型（人口減少型）

26　第1章　環境要因によって起こる疾病の予防と健康被害の防止

第一次ベビーブーム
第二次ベビーブーム
＊コラム1・2参照.

図1・14に2023年10月1日現在のわが国の人口ピラミッドを示す．わが国の人口ピラミッドは典型的なつぼ型ではなく，**第一次ベビーブーム**（1947〜1949年）および**第二次ベビーブーム**（1971〜1974年）の二つの膨らみと，丙午（ひのえうま）＊生まれ（1966年生まれ）が少ないことによってくぼんだ部分があり，当時の社会情勢の影響を受けた出生の状況を反映したものになっているのが特徴である．

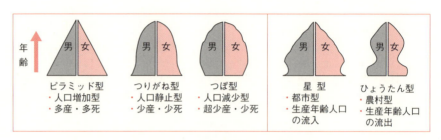

図1・13　人口ピラミッドの類型

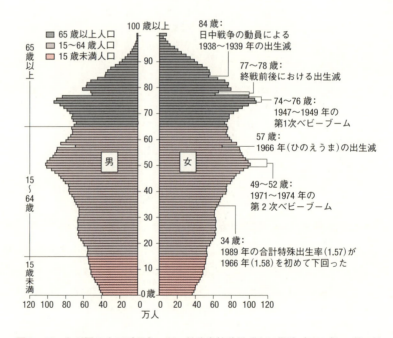

図1・14　わが国の人口ピラミッド　総務省統計局"人口推計（2023年10月1日現在）"2024/2025

## 1・5・5　人口構成——年齢3区分別人口

人口静態統計で得られた総計データから人口の年齢構成を知るための指標として，総人口を年少人口（0〜14歳），生産年齢人口（15〜64歳），老年人口（65歳以上）の三つの群に分けた**年齢3区分別人口**が用いられている．また最近では，場合によって老年人口をさらに65〜74歳（前期高齢者）および75歳以上（後期高齢者）の二つに分けた年齢4区分別人口が用いられている．年齢3区分別人口の総人口に対する割合（％）をそれぞれ**年少人口割合**，**生産年齢人口割合**，

年齢3区分別人口

年少人口割合
生産年齢人口割合

**老年人口割合**という．これらの割合は，人口年齢構成の若さや高齢化の指標となる．また，年少人口と老年人口の和を**従属人口**といい，年少人口，老年人口，従属人口は被扶養人口にあたる．労働社会を支える人口にあたる生産年齢人口の社会的負担度を表す指標として**年少人口指数**，**老年人口指数**，**従属人口指数**がある．これらの指数は，生産年齢人口 100 人が扶養すべき年少人口，老年人口，従属人口を意味するものである．また，年少人口に対する老年人口の割合として算出される**老年化指数**は，少子高齢化の程度や人口高齢化のスピードを表す指標である．

年少人口割合

従属人口

年少人口指数

老年人口指数

従属人口指数

老年化指数

　**表1・9**に年齢3区分別人口の諸指標の年次推移を示した．2023（令和5）年の年少人口割合，生産年齢人口割合，老年人口割合は，それぞれ 11.4%，59.5%，29.1% であり，総人口の約3人に1人が65歳以上人口となりつつある．また近年，老年人口指数が上昇し続けており，生産年齢人口の老年人口に対する扶養負担が年々増加している．さらに，老年化指数の上昇が顕著であり，今後も少子高齢化が急速に進行することが予想される．

**表 1・9　わが国の年齢 3 区分別人口と諸指標の推移**[a]

| | 年齢 3 区分別人口（千人）[†] | | | 年齢 3 区分別人口構成割合（%）[†] | | | | 指　　数[†] | | | |
| --- | --- | --- | --- | --- | --- | --- | --- | --- | --- | --- | --- |
| | 総　数 | 年少人口<br>（0〜14 歳） | 生産年齢人口<br>（15〜64 歳） | 老年人口<br>（65 歳以上） | 総　数 | 年少人口<br>（0〜14 歳） | 生産年齢人口<br>（15〜64 歳） | 老年人口<br>（65 歳以上） | 年少人口<br>指数 | 老年人口<br>指数 | 従属人口<br>指数 | 老年化<br>指数 |
| 1950 年 | 83 200 | 29 428 | 49 658 | 4 109 | 100.0 | 35.4 | 59.7 | 4.9 | 59.3 | 8.3 | 67.5 | 14.0 |
| 1960 | 93 419 | 28 067 | 60 002 | 5 350 | 100.0 | 30.0 | 64.2 | 5.7 | 46.8 | 8.9 | 56.7 | 19.1 |
| 1970 | 103 720 | 24 823 | 71 566 | 7 331 | 100.0 | 23.9 | 69.0 | 7.1 | 34.7 | 10.2 | 44.9 | 29.5 |
| 1980 | 117 060 | 27 507 | 78 835 | 10 647 | 100.0 | 23.5 | 67.4 | 9.1 | 34.9 | 13.5 | 48.4 | 38.7 |
| 1990 | 123 611 | 22 486 | 85 904 | 14 895 | 100.0 | 18.2 | 69.7 | 12.1 | 26.2 | 17.3 | 43.5 | 66.2 |
| 2000 | 126 926 | 18 472 | 86 220 | 22 005 | 100.0 | 14.6 | 68.1 | 17.4 | 21.4 | 25.5 | 46.9 | 119.1 |
| 2010 | 128 057 | 16 803 | 81 032 | 29 246 | 100.0 | 13.2 | 63.8 | 23.0 | 20.7 | 36.1 | 56.8 | 174.0 |
| 2015 | 127 095 | 15 951 | 77 354 | 33 790 | 100.0 | 12.6 | 60.9 | 26.6 | 20.6 | 43.7 | 64.3 | 211.8 |
| 2020 | 126 146 | 15 032 | 75 088 | 36 027 | 100.0 | 11.9 | 59.5 | 28.6 | 20.0 | 48.0 | 68.0 | 239.7 |
| 2022 | 124 947 | 14 503 | 74 208 | 36 236 | 100.0 | 11.6 | 59.4 | 29.0 | 19.5 | 48.8 | 68.4 | 249.9 |
| 2023 | 124 352 | 14 173 | 73 952 | 36 227 | 100.0 | 11.4 | 59.5 | 29.1 | 19.2 | 49.0 | 68.2 | 255.6 |

a) 厚生労働統計協会，"国民衛生の動向 2024/2025"
† 2010 年までの国勢調査値には総数に年齢不詳を含む．年齢 3 区分別人口には年齢不詳の案分はなく，構成割合は年齢不詳を除いた人口を分母として算出している．2015 年，2020 年は年齢不詳補完値による．

## 1・5・6　人口の少子高齢化将来推計人口

　人口に占める老年人口の割合が 7% を超えると**高齢化社会**，14% を超えると**高齢社会**，21% を超えると**超高齢社会**とよばれる．わが国は 1970 年に高齢化社会に，1994 年に高齢社会に，2007 年に超高齢社会となった（表 1・9）．老年人口割合が 2 倍となるのに要する年数を**倍加年数**（7%→14%）といい，わが国の老年人口割合 7% から 14% となるのに要した倍加年数は 24 年であった．現在，わが国の老年人口割合は 28% を超えており，14%（1994 年ころ）から 2 倍の 28%（2018 年ころ）になるのに要した年数も倍加年数とほぼ同年数であった．これに対して，他の先進諸国の倍加年数（7%→14%）は，フランス 115 年，スウェーデン 85 年，米国 70 年，英国 47 年でわが国よりも明らかに長い．さらに，わが国の老年化指数（高齢化のスピード/程度）は，先進諸国のなかで最も高値

高齢化社会
高齢社会
超高齢社会

つながり　コアカリ B-3-1 地域の保健・医療，コアカリ B-3-2 医療・介護・福祉の制度→ 2 巻 社会と薬学

つながり　コアカリ F-4-1 地域住民の疾病予防・健康維持・増進の推進，介護・福祉への貢献→ 7 巻 臨床薬学

倍加年数

28 　第 1 章　環境要因によって起こる疾病の予防と健康被害の防止

表 1・10　年齢 3 区分別人口割合と年齢構造指数の国際比較 a), †

| | 推計時点<br>（調査時点） | 総　数<br>（千 人） | 総人口に占める割合（%） | | | 年 齢 構 造 指 数 | | | |
|---|---|---|---|---|---|---|---|---|---|
| | | | 年少人口<br>（0～14 歳） | 生産年齢人口<br>（15～64 歳） | 老年人口<br>（65 歳以上） | 年少人口<br>指数 | 老年人口<br>指数 | 従属人口<br>指数 | 老年化<br>指数 |
| 中　　　　　　国 | 2021 | 1 425 893 | 17.7 | 69.2 | 13.1 | 25.5 | 19.0 | 44.5 | 74.4 |
| イ　ン　ド | 2021 | 1 367 173 | 25.7 | 67.5 | 6.8 | 38.0 | 10.1 | 48.2 | 26.6 |
| 米　　　　　　国 | 2022 | 333 288 | 17.8 | 64.8 | 17.3 | 27.5 | 26.8 | 54.3 | 97.2 |
| インドネシア | 2022 | 275 774 | 24.0 | 69.3 | 6.7 | 34.7 | 9.7 | 44.4 | 28.1 |
| ナイジェリア | 2022 | 216 783 | 42.1 | 55.1 | 2.8 | 76.4 | 5.2 | 81.6 | 6.7 |
| ブ ラ ジ ル | 2022 | 214 829 | 20.5 | 69.1 | 10.5 | 29.6 | 15.2 | 44.8 | 51.3 |
| バングラデシュ | 2022 | 171 730 | 28.6 | 65.5 | 5.9 | 43.7 | 9.0 | 52.6 | 20.5 |
| メ キ シ コ | 2022 | 130 118 | 25.1 | 66.8 | 8.1 | 37.6 | 12.1 | 49.7 | 32.2 |
| 日　　　　　　本 | 2022 | 124 947 | 11.6 | 59.4 | 29.0 | 19.5 | 48.8 | 68.4 | 249.9 |
| フィリピン | 2022 | 111 572 | 29.7 | 64.3 | 6.0 | 46.1 | 9.3 | 55.4 | 20.1 |
| エチオピア | 2022 | 105 028 | 37.2 | 59.5 | 3.2 | 62.5 | 5.4 | 67.9 | 8.7 |
| エ ジ プ ト | 2022 | 103 605 | 34.3 | 61.9 | 3.9 | 55.4 | 6.2 | 61.6 | 11.3 |
| コンゴ民主共和国 | 2020 | 101 758 | 48.1 | 49.2 | 2.7 | 97.8 | 5.4 | 103.2 | 5.5 |
| ベ ト ナ ム | 2022 | 99 462 | 24.1 | 67.4 | 8.5 | 35.8 | 12.7 | 48.4 | 35.4 |
| イ　ラ　ン | 2022 | 84 700 | 23.5 | 69.5 | 7.0 | 33.8 | 10.1 | 43.9 | 29.8 |
| ト　ル　コ | 2021 | 84 147 | 22.4 | 67.9 | 9.7 | 33.0 | 14.3 | 47.4 | 43.5 |
| ド　イ　ツ | 2022 | 83 237 | 13.9 | 63.9 | 22.1 | 21.8 | 34.7 | 56.5 | 158.8 |
| イ ギ リ ス | 2021 | 67 026 | 17.2 | 64.1 | 18.7 | 26.9 | 29.2 | 56.1 | 108.6 |
| タ　　　　　　イ | 2022 | 66 809 | 16.4 | 70.6 | 12.9 | 23.3 | 18.3 | 41.6 | 78.7 |
| フ ラ ン ス | 2022 | 65 647 | 17.3 | 61.5 | 21.2 | 28.1 | 34.4 | 62.5 | 122.6 |
| 南 ア フ リ カ | 2022 | 60 605 | 28.1 | 65.7 | 6.2 | 42.7 | 9.4 | 52.1 | 22.1 |

a) UN, "Demographic Yearbook 2022", 日本は総務省統計局, "人口推計", 中国は UN, "World Population Prospects 2022"
†　　人口 6000 万人以上の国について, 2020 年以降で比較可能な推計値を示した.

である（表 1・10）. これらのことから, わが国の高齢化は世界一のスピードで
進行していることがわかる.

## 1・5・7　将来推計人口

図 1・15 および表 1・11 は, 国立社会保障・人口問題研究所の人口, 年齢 3
区分別人口および年齢構造指数の将来推計（2023 年推計）を示す. 2020 年に
28.6% であった老年人口割合は 2070 年には 38.7% にまで増加し, 65 歳以上の割
合がおよそ 5 人に 2 人の超高齢化が進む. 一方, 年少人口割合は減少し続け,
2070 年には 9.2% となり, 少子化も進行する. 労働で社会を支えている生産年齢
人口も減少し続け, 生産年齢人口の負担がますます増えていくものと考えられて
いる. すなわち, 老年人口指数が 48.0 であった 2020 年は生産年齢人口 2.1 人で
老年人口 1 人を扶養する人口バランスであったが, 2070 年には老年人口指数が
74.2 となり, 生産年齢人口 1.3 人で老年人口 1 人を扶養しなければならないバラ
ンスになることが予測されている. また, 2070 年の年少人口も含めた従属人口
割合（47.9%）と生産年齢人口割合（52.1%）がほぼ 1：1, 従属人口指数は 91.8
となり, 生産年齢人口 1.09 人で老年人口 1 人を扶養しなければならない社会に
なるものと考えられている.

図 1・16 はわが国の 2045 年および 2070 年における人口ピラミッドの予測を
示す. 2023 年の人口ピラミッド（図 1・14）よりも将来の人口構成が明らかに高

齢者に偏ったものになることがわかる．この急速な少子高齢化によって，将来の労働力，経済力，高齢者医療費，年金，介護，福祉など，多様な課題が生じており，少子化および高齢化の両面からの対策が必要となっている．

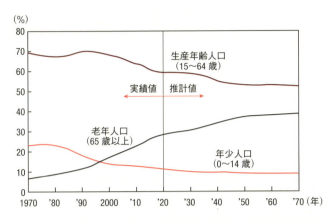

図1・15　年齢3区分別人口割合の将来推計推移　国立社会保障・人口問題研究所，"日本の将来推計人口（2023年推計）"

表1・11　人口，年齢3区分別人口および年齢構造指数の将来推計[a]

| | 人口（千人） | | 年齢3区分割合（%）[†] | | | 指　　数 | | |
|---|---|---|---|---|---|---|---|---|
| | 総数 | うち65歳以上 | 0〜14歳 | 15〜64歳 | 65歳以上 | 年少人口 | 老年人口 | 従属人口 |
| 2020年（令和2年） | 126 146 | 36 027 | 11.9 | 59.5 | 28.6 | 20.0 | 48.0 | 68.0 |
| '30　（　12　） | 120 116 | 36 962 | 10.3 | 58.9 | 30.8 | 17.5 | 52.2 | 69.8 |
| '40　（　22　） | 112 837 | 39 285 | 10.1 | 55.1 | 34.8 | 18.4 | 63.2 | 81.6 |
| '50　（　32　） | 104 686 | 38 878 | 9.9 | 52.9 | 37.1 | 18.8 | 70.2 | 89.0 |
| '60　（　42　） | 96 148 | 36 437 | 9.3 | 52.8 | 37.9 | 17.6 | 71.8 | 89.3 |
| '70　（　52　） | 86 996 | 33 671 | 9.2 | 52.1 | 38.7 | 17.6 | 74.2 | 91.8 |

a) 国立社会保障・人口問題研究所，"日本の将来推計人口（2023年推計）"
† 年齢3区分割合は，年齢不詳を案分補正した人口を分母として算出している．

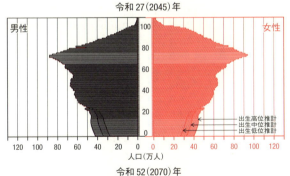

図1・16　わが国の2045年および2070年における人口ピラミッドの予測　国立社会保障・人口問題研究所，"日本の将来推計人口（2023年推計）"

## 1・5・8 都道府県別人口

2023年10月1日現在におけるわが国の人口を都道府県別にみると，1409万人の東京都が1位で，ついで神奈川県，大阪府，愛知県，埼玉県，千葉県，兵庫県，福岡県，北海道の順となっており，いずれも500万人を超えている．一方，100万人未満は10県あり，54万人の鳥取県が最少人口となっている（表1・12）．都道府県別人口を年齢3区分別人口の構成割合で比較すると，年少人口割合は出生率が高い沖縄県（16.1％）が最も高く，最も低いのは秋田県（9.1％）である．老年人口割合は，秋田県（39.0％）が最も高く，ついで高知県，山口県，徳島県など35道県で30％以上となっており，北日本や西日本に高いところが多い．生産年齢人口割合は，東京都（66.5％）が最も高く，最も低いのは秋田県（51.9％）である．前年比（2022年比）でみると，すべての都道府県で年少人口割合は減少，東京都，大阪府および埼玉県以外の道府県で老年人口割合は増加，生産年齢人口割合は三大都市圏（首都圏，近畿圏，中部圏）を中心に13都府県で微増，19道県では微減となっている．また，都道府県別の2022年10月〜2023年9月における人口増減率より，人口が増加したのは東京都のみであった．地域別人口の将来推計（国立社会保障・人口問題研究所）によると，2040〜2045

表1・12 都道府県別人口と年齢3区分別人口割合 [a)]

| | 総人口（千人） | 年齢3区分別構成割合（％） | | | | | 総人口（千人） | 年齢3区分別構成割合（％） | | | |
|---|---|---|---|---|---|---|---|---|---|---|---|
| | | 総数 | 年少人口（0〜14歳） | 生産年齢人口（15〜64歳） | 老年人口（65歳以上） | | | 総数 | 年少人口（0〜14歳） | 生産年齢人口（15〜64歳） | 老年人口（65歳以上） |
| 全 国 | 124 352 | 100.0 | 11.4 | 59.5 | 29.1 | 三 重 | 1 727 | 100.0 | 11.5 | 57.9 | 30.6 |
| 北 海 道 | 5 092 | 100.0 | 10.1 | 56.9 | 33.0 | 滋 賀 | 1 407 | 100.0 | 13.0 | 60.0 | 27.0 |
| 青 森 | 1 184 | 100.0 | 10.0 | 54.8 | 35.2 | 京 都 | 2 535 | 100.0 | 10.8 | 59.4 | 29.7 |
| 岩 手 | 1 163 | 100.0 | 10.3 | 54.7 | 35.0 | 大 阪 | 8 763 | 100.0 | 11.2 | 61.1 | 27.7 |
| 宮 城 | 2 264 | 100.0 | 11.1 | 59.7 | 29.2 | 兵 庫 | 5 370 | 100.0 | 11.7 | 58.3 | 30.0 |
| 秋 田 | 914 | 100.0 | 9.1 | 51.9 | 39.0 | 奈 良 | 1 296 | 100.0 | 11.2 | 56.2 | 32.6 |
| 山 形 | 1 026 | 100.0 | 10.7 | 54.2 | 35.2 | 和歌山 | 892 | 100.0 | 11.1 | 54.7 | 34.2 |
| 福 島 | 1 767 | 100.0 | 10.8 | 56.0 | 33.2 | 鳥取県 | 537 | 100.0 | 12.0 | 54.7 | 33.3 |
| 茨 城 | 2 825 | 100.0 | 11.1 | 58.3 | 30.6 | 島 根 | 650 | 100.0 | 11.8 | 53.2 | 35.0 |
| 栃 木 | 1 897 | 100.0 | 11.1 | 58.7 | 30.2 | 岡 山 | 1 847 | 100.0 | 11.9 | 57.1 | 31.0 |
| 群 馬 | 1 902 | 100.0 | 11.0 | 58.0 | 30.9 | 広 島 | 2 738 | 100.0 | 12.1 | 57.8 | 30.1 |
| 埼 玉 | 7 331 | 100.0 | 11.3 | 61.2 | 27.4 | 山 口 | 1 298 | 100.0 | 11.0 | 53.7 | 35.3 |
| 千 葉 | 6 257 | 100.0 | 11.2 | 60.7 | 28.1 | 徳 島 | 695 | 100.0 | 10.6 | 54.1 | 35.3 |
| 東 京 | 14 086 | 100.0 | 10.7 | 66.5 | 22.8 | 香 川 | 926 | 100.0 | 11.6 | 55.9 | 32.6 |
| 神奈川 | 9 229 | 100.0 | 11.2 | 62.9 | 25.9 | 愛 媛 | 1 291 | 100.0 | 11.1 | 54.8 | 34.2 |
| 新 潟 | 2 126 | 100.0 | 10.7 | 55.4 | 33.8 | 高 知 | 666 | 100.0 | 10.5 | 53.2 | 36.3 |
| 富 山 | 1 007 | 100.0 | 10.8 | 56.2 | 33.1 | 福 岡 | 5 103 | 100.0 | 12.6 | 58.9 | 28.5 |
| 石 川 | 1 109 | 100.0 | 11.6 | 57.9 | 30.5 | 佐 賀 | 795 | 100.0 | 12.9 | 55.4 | 31.7 |
| 福 井 | 744 | 100.0 | 12.0 | 56.5 | 31.5 | 長 崎 | 1 267 | 100.0 | 12.1 | 53.6 | 34.3 |
| 山 梨 | 796 | 100.0 | 10.9 | 57.3 | 31.7 | 熊 本 | 1 709 | 100.0 | 12.8 | 54.9 | 32.3 |
| 長 野 | 2 004 | 100.0 | 11.4 | 55.9 | 32.7 | 大 分 | 1 096 | 100.0 | 11.6 | 54.2 | 34.2 |
| 岐 阜 | 1 931 | 100.0 | 11.6 | 57.2 | 31.2 | 宮 崎 | 1 042 | 100.0 | 12.7 | 53.6 | 33.7 |
| 静 岡 | 3 555 | 100.0 | 11.4 | 57.6 | 31.0 | 鹿児島 | 1 549 | 100.0 | 12.7 | 53.5 | 33.8 |
| 愛 知 | 7 477 | 100.0 | 12.4 | 61.9 | 25.7 | 沖 縄 | 1 468 | 100.0 | 16.1 | 60.1 | 23.8 |

a) 総務省統計局，"人口推計（2023年10月1日現在）"

年以降は，すべての都道府県が人口減少に転じ，それと同時に高齢化も地域差を
もちながら進むものと予測されている．老年人口の急速な増加が見込まれている
三大都市圏と沖縄県における急激な人口バランスの変化に伴う問題，老年人口割
合が高い状態が続いている地方では老年人口1人を何人の生産年齢人口で支える
かという人口バランスに関する問題がさらに深刻化することが危惧される．

## 1・6 人口動態の変遷

　集団の人口規模，人口構造は絶えず変動しており，この変動を把握するのが**人口動態統計**である．人口規模は，出生により増加し死亡により減少するが，この出生と死亡の差を**自然増減**という．出生と死亡だけでなく，婚姻，離婚も間接的に自然増減を左右する．そこで，§1・5・1で取上げたように，人口動態統計では，**出生，死亡，死産，婚姻，離婚**という五つの要因の一定期間（通常1年間）における動きを表す．

**人口動態統計** vital statistics of population

**自然増減**

**出　生**
**死　亡**
**死　産**
**婚　姻**
**離　婚**

　表1・13に，わが国における出生，死亡，自然増減，死産，婚姻，離婚の2022年および2021年の件数，率を示す．日本では，ここ最近，死亡数が出生数を上回っており，人口の自然減少がみられる．

　本節では，出生および死亡に関する健康指標，ならびにこれらの値のわが国における変遷について学ぶ．人口動態指標のうち，死産については，母子保健とも関連するので，§1・7で取上げる．年齢別死亡率がわかると，生命表をつくることが可能となり，生命表からは平均寿命を知ることができる．本節では，人口動態指標ではないが，この平均寿命についても学ぶ．

### 1・6・1　出生数・再生産率とその変遷

　**a. 出生数と出生率**　　人口当たりの1年間の**出生数**を**出生率**といい，通常人口千人当たりで表す．

**出生数**
**出生率** birth rate

$$出生率 = \frac{出生数}{人口} \times 1000$$

　図1・17にはわが国における出生数と後述する合計特殊出生率の推移を示す．出生数，出生率ともに減少し続け，2006年以降一時横ばいになったときもあるが，ここ数年はさらに減少に拍車がかかった．2023年の人口動態統計によると，出生数は8年連続で減少し，1899年の人口動態調査開始以来最低で約72万人である．千人当たりの出生率は6.3であり，この値の低下からもわが国の人口は減少していくと予測されるが，この出生率の値は，その人口集団の中で子を産む能力をもつ年齢の女性（妊娠可能年齢女子人口）の多い少ないを加味していないため，人口の将来予測にこのまま用いるのには適していない．

　**b. 再生産率**　　将来の人口を予測する指標としては，合計特殊出生率（粗再生産率），総再生産率，純再生産率の3種類の**再生産率**が用いられる（表1・

**再生産率** reproduction rate

**合計特殊出生率（粗再生産率）** total fertility rate (crude reproduction rate)

**総再生産率** gross reproduction rate

**純再生産率** net reproduction rate

**人口置換水準** population replacement rate

14). これらの再生産率はいずれも出生率とは異なり，子どもを産む能力をもつ年齢である 15〜49 歳（再生産年齢）の女性人口を分母としており，**合計特殊出生率（粗再生産率）** は 1 人の女性が一生の間に産む男女児の数を，**総再生産率** は 1 人の女性が一生の間に産む女児の数を示す．このため，総再生産率は合計特殊出生率のほぼ 1/2 の値となる．総再生産率は，生まれた女児が成長して母の年齢になるまでの生存確率を考慮していないのに対し，**純再生産率** は，後述する生命表から求めた母の年齢になるまでの生存確率を考慮して算出される．

図 1・17 からもわかるように，わが国の合計特殊出生率は，1950 年以前には 4 を超える水準であったが，1950 年代に入ると急速に低下し，1966 年は "丙午（ひのえうま）" の迷信による影響から 1.58 まで低下した．その後，合計特殊出生率の値は，将来人口が静止すると予測される数値（この値を**人口置換水準**といい，現在は 2.07 であるが，1960 年以降ほぼ約 2.1 である）を上回って推移したが，1970 年代後半より長期的な低下傾向となり，1990 年に公表された 1989 年の合計特殊出生率が "丙午" を下回ったことは "1.57 ショック" として大きな話題となった．その後の 2005 年には 1.26 となったが，2006 年以降は若干の上昇傾向

表 1・13　人口動態統計の年間発生件数・率 a)

| | 件　　数 | | | 率 | |
|---|---|---|---|---|---|
| | 2023 年 | 2022 年 | 対前年増減 | 2023 年 | 2022 年 |
| 出　　生 | 727,288 | 770,759 | △ 43,471 | 6.0 | 6.3 |
| 死　　亡 | 1,576,016 | 1,569,050 | 6,966 | 13.0 | 12.9 |
| 自然増減 | △ 848,728 | △ 798,291 | △ 50,437 | △ 7.0 | △ 6.5 |
| 死　　産 | 15,534 | 15,179 | 355 | 20.9 | 19.3 |
| 婚　　姻 | 474,741 | 504,930 | △ 30,189 | 3.9 | 4.1 |
| 離　　婚 | 183,814 | 179,099 | 4,715 | 1.52 | 1.47 |

a) 厚生労働省，"令和 5 年人口動態統計" をもとに作成．

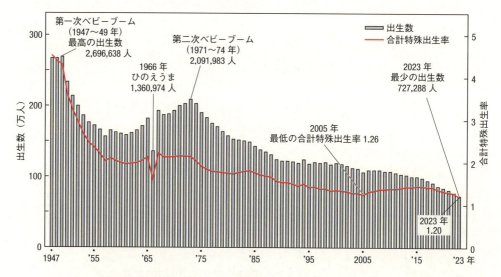

図 1・17　**出生数および合計特出生率の年次推移**　厚生労働省，"令和 5 年（2023）人口動態統計月報年計（概数）の概況"

を示し，2015年に1.45となった後に再び低下傾向へ転じている．コロナ禍の影響などもあり，2023年の合計特殊出生率は1.20であり，前年の2022年（1.26）と比べ0.06低下して戦後最低となった．

総再生産率は，戦前から戦後直後まで2を上回る水準にあったが，1950年に2.0を割り込み，1950年代半ばから1970年代半ばまで1.0付近にあった．しかし1974年に1.0を下回ってから2005年まで持続的に低下し，その後やや上昇したが再び低下して2022年は0.61となった．純再生産率も近年は低下を続け，2022年は0.61となっている．純再生産率は1940年以前でも1.3～1.6にとどまり，1947～49年も1.7と，総再生産率と比べるとかなり低い水準であったが，近年では母親世代になるまでの死亡率の低下を反映し，純再生産率と総再生産率はほぼ同一の水準となっている．

表1・14 3種類の再生産率 a)

| | 意 味 | 計 算 式 | 将来人口予測 | 日本における値 |||||||
|---|---|---|---|---|---|---|---|---|---|
| | | | | 2022 | 2020 | 2010 | 1990 | 1970 | 1950年 |
| 合計特殊出生率（粗再生産率） | 1人の女性が一生の間に産む平均子ども（男女児）数 | $\left(\dfrac{母親の年齢別出生数}{年齢別女性人口}\right)$ の15歳から49歳までの合計（再生産年齢） | 2.1超で増加<br>2.1で静止<br>2.1未満で減少 | 1.26 | 1.33 | 1.36 | 1.54 | 2.13 | 3.65 |
| 総再生産率 | 1人の女性が一生の間に産む平均女児数 | $\left(\dfrac{母親の年齢別女児出生数}{年齢別女性人口}\right)$ の15歳から49歳までの合計（再生産年齢） | 1.0超で増加<br>1.0で静止<br>1.0未満で減少 | 0.61 | 0.65 | 0.66 | 0.75 | 1.03 | 1.77 |
| 純再生産率 | 1人の女性が一生の間に産む平均女児数で，生まれた女児が母親世代になるまでの生存確率を考慮したもの | $\left(\dfrac{母親の年齢までの生存確率 \times 母親の年齢別女児出生数}{年齢別女性人口}\right)$ の15歳から49歳まで（再生産年齢）の合計 | 1.0超で増加<br>1.0で静止<br>1.0未満で減少 | 0.61 | 0.64 | 0.65 | 0.74 | 1.00 | 1.50 |

a) 厚生労働省，"人口動態統計"および国立社会保障・人口問題研究所，"人口統計資料集"をもとに作成

**コラム1・2　　丙午（ひのえうま）**

干支（えと）というと，子丑寅卯辰巳午未申酉戌亥をさすと思う方も多いが，干支は十干（甲乙丙丁戊己庚辛壬癸）と十二支の組合わせからなる六十干支のことである．干支のうち，丙午（ひのえうま）年生まれの女性は，気性が激しく，夫を尻に敷き，夫の命を縮める（一説には男を食い殺すまで）と，一般庶民の間では言われてきた．特に江戸時代中期に盛んに信じられており，1846年の丙午には，女の嬰児が間引きされたという話が残っている．1906年の丙午では，この年生まれの女性の多くが，丙午生まれという理由で結婚できなかったと言われている．この迷信は昭和時代まで尾を引いており，1966（昭和41）年の丙午では，子どもをもうけるのを避けた夫婦・もしくは妊娠中絶を行った夫婦が多く，出生数は他の年に比べて極端に少なくなった．その余波により1966年の前年，翌年の出生数は増えた．干支は60年で一回りする（干支の組合わせが60年で一巡し還るのが，還暦である）ので，1966年の次の丙午は2026年である．このとき，わが国の出生状況はどうなるのであろうか．

**c. 出生数低下の背景**　わが国における出生数，再生産率の低下は，主として 20 歳代の女性の出産の減少によるものである．図 1・18 は母親の年齢各歳別にみた女性人口千人当たりの出生率の年次推移を示しているが，出生率が最も高い母親の年齢は，1981 年は 26 歳でその出生率は 198.7，2001 年は 29 歳で 111.5 であるのに対し，2021 年は 30 および 31 歳で 102.4 と，年々遅くなる（**晩産化**）とともに，出生率のピークの値も約半分に減少している．こうした変化の背景には男女の**晩婚化**と**未婚率の上昇**があげられる．人口動態統計によると，平均初婚年齢は 1980 年の夫 27.8 歳，妻 25.2 歳から，2022 年には夫 31.1 歳，妻 29.7 歳となっている．また，2020 年の国勢調査によると，20 歳代後半の女性，30 歳代前半の男性の未婚率はそれぞれ 65.8％，51.8％であり，**生涯未婚率**とされる 50 歳における未婚率が男女とも上昇し続け，2020 年では男性 28.3％，女性 17.8％となっている．また，結婚した後の出産も減少しており，夫婦の**完結出生児数**（結婚持続期間が 15〜19 年の初婚同士の夫婦の平均出生子ども数）をみると，1970 年代から 2002 年まで 2.2 人前後で安定的に推移していたが，2005 年から減少傾向となり，2021 年には 1.90 と，過去最低となっている．

*晩産化*
*晩婚化*
*未婚率の上昇*

*生涯未婚率　lifetime unmarried rate*

*完結出生児数　total period fertility rate*

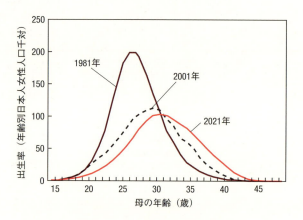

**図 1・18　母の年齢別にみた出生率の年次推移**　厚生労働統計協会，"国民衛生の動向 2023/2024", p.52

### 1・6・2　死亡数・死亡率とその変遷

*死亡率　death rate*
*粗死亡率　crude death rate*

**a. 粗死亡率と年齢調整死亡率**　人口当たりの 1 年間の死亡者数を**死亡率**（次に述べる年齢調整死亡率と区別するためには**粗死亡率**）といい，通常人口千人当たりで表す．

$$（粗）死亡率 = \frac{死亡数}{人口} \times 1000$$

図 1・19 には，わが国における死亡数および死亡率の年次推移を示した．1947 年に死亡数は 114 万人，死亡率は 14.6 であったが，医学や医療の進歩および公衆衛生の向上などにより死亡の状況は改善され，1966 年には死亡数が最も少ない 67 万人，1979 年には死亡率が最も低い 6.0 となった．その後，人口の高齢化

を反映して緩やかな増加傾向に転じ，2003年には死亡数は100万人を超え，死亡率も上昇傾向にある．

死亡状況は年齢により差があるため，全年齢の死亡数と全人口の比である粗死亡率は年齢構成に大きく影響される．老年人口の多い集団と年少人口の多い集団の粗死亡率を比べれば，当然前者の死亡率が大きくなる．図1・19からも明らかなように，わが国における死亡数の増加および粗死亡率の上昇も，75歳以上の死亡数の増加によるものである．年齢構成に大きく影響されるため，粗死亡率は，年齢構成の異なる人口集団の死亡率を比較するのには適していない．そこで，年齢構成による影響をなくすために，基準となる人口構成に集団の人口を標準化し求めた死亡率を，**年齢調整死亡率**という．

年齢調整死亡率
age-adjusted death rate

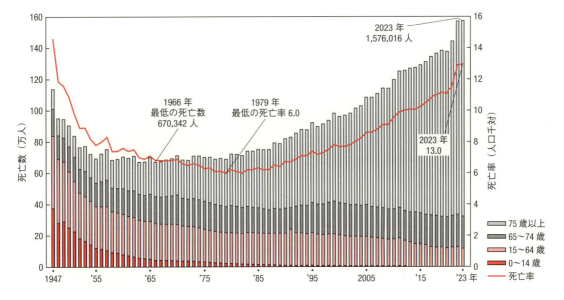

**図1・19　死亡数および死亡率の年次推移**　厚生労働省，"令和5年（2023）人口動態統計月報年計（概数）の概況"

日本国内での死亡率の地域差や年次推移を評価するためには，基準人口として，以前は1985（昭和60）年人口を用い，この人口構成ならば死亡率はどうなるか計算し直して年齢調整死亡率としてきた．しかし，厚生労働省は2020年から，高齢化を反映した新しい基準人口として"**2015（平成27）年モデル人口**"(2015年の国勢調査人口をもとに補正した人口) を使用することとしており，人口動態統計の値も順に変更されている．いずれの基準人口を用いた場合も，粗死亡率は1980年頃から人口の高齢化により緩やかだが上昇傾向になっているのに対し，年齢調整死亡率は戦後減少し続けている（表1・15には，粗死亡率と年齢調整死亡率の年次推移を示す）．

一方，国家間の死亡率を比較するためには，年齢調整死亡率を算出する基準人口として世界人口を用いる場合が多い．表1・16のように，わが国の死亡率を他の先進諸国と比べると，粗死亡率は決して低くないが，年齢調整死亡率は最も低いレベルとなっている．

36　第 1 章　環境要因によって起こる疾病の予防と健康被害の防止

　年齢調整死亡率の計算法には，直接法と間接法がある．直接法は，観察対象の年齢構成が基準人口と同一であると仮定して，下式により計算する．

年齢調整死亡率

$$= \frac{（観察集団の年齢階級別死亡率 \times 基準人口の年齢階級別人口）の各年齢階級の総和}{基準集団の総人口}$$

表 1・15　粗死亡率・年齢調整死亡率の年次推移 [a]

| | 粗死亡率 | | | 年齢調整死亡率 (2015 年モデル人口を基準人口とする) | | 年齢調整死亡率 (1985 年モデル人口を基準人口とする) | |
|---|---|---|---|---|---|---|---|
| | 総数 | 男 | 女 | 男 | 女 | 男 | 女 |
| 1950 年 | 10.9 | 11.4 | 10.3 | 42.2 | 32.8 | 18.6 | 14.6 |
| 1960 年 | 7.6 | 8.2 | 6.9 | 37.5 | 27.8 | 14.8 | 10.4 |
| 1970 年 | 6.9 | 7.7 | 6.2 | 32.3 | 23.7 | 12.3 | 8.2 |
| 1980 年 | 6.2 | 6.8 | 5.6 | 25.7 | 17.9 | 9.2 | 5.8 |
| 1990 年 | 6.7 | 7.4 | 6.0 | 21.3 | 13.4 | 7.5 | 4.2 |
| 2000 年 | 7.7 | 8.6 | 6.9 | 17.6 | 9.8 | 6.3 | 3.2 |
| 2010 年 | 9.5 | 10.3 | 8.7 | 15.6 | 8.3 | 5.4 | 2.7 |
| 2015 年 | 10.3 | 10.9 | 9.7 | 14.3 | 7.9 | 4.9 | 2.6 |
| 2020 年 | 11.1 | 11.8 | 10.5 | 13.3 | 7.2 | 4.5 | 2.4 |
| 2021 年 | 11.7 | 12.4 | 11.1 | 13.6 | 7.4 | 4.6 | 2.4 |
| 2022 年 | 12.9 | 13.5 | 12.3 | 14.4 | 7.9 | — | — |
| 2023 年 | 13.0 | 13.6 | 12.4 | 14.1 | 7.8 | — | — |

a) 厚生労働省，"人口動態統計"をもとに作成

表 1・16　粗死亡率・年齢調整死亡率の国際比較 [a]

| | | 粗死亡率（人口十万対） | 年齢調整死亡率（人口十万対） |
|---|---|---|---|
| 日　本 | (2022 年) | 1285.8 | 295.7 |
| カ ナ ダ | (2019 年) | 755.8 | 352.4 |
| 米　国 | (2018 年) | 867.8 | 470.9 |
| フランス | (2017 年) | 911.1 | 349.6 |
| ド イ ツ | (2020 年) | 1185.1 | 406.0 |
| イタリア | (2019 年) | 1079.2 | 323.6 |
| オランダ | (2020 年) | 963.2 | 383.5 |
| スウェーデン | (2018 年) | 906.6 | 352.9 |
| イギリス | (2020 年) | 1026.9 | 430.9 |
| オーストラリア | (2021 年) | 667.5 | 317.4 |
| ニュージーランド | (2016 年) | 669.1 | 364.0 |

a) 厚生労働省，"人口動態統計"，WHO，"Mortality Database"および厚生労働統計協会，"国民衛生の動向 2024/2025"，p.63 をもとに作成

　単に年齢調整死亡率と行った場合には直接法で計算されたものをさし，国家間，年代間の比較に使用される．直接法では，観察集団の年齢別死亡率がわかる必要があるが，間接法では，観察集団の年齢別死亡率が不明であっても計算できる．間接法では，まず，下式により期待死亡数を求め，

期待死亡数

$$= \frac{(\text{基準人口の年齢階級別死亡率} \times \text{観察集団の年齢階級別人口}) \text{の}}{1000}$$

この期待死亡数に対する観察集団の死亡数の比として，標準死亡比率（SMR）を求める．

$$\text{標準死亡比率} = \frac{\text{観察集団の死亡数}}{\text{期待死亡数}}$$

基準人口の死亡率とこの標準死亡比率をかけ，年齢調整死亡率を計算する．

$$\text{年齢調整死亡率} = \text{基準人口の死亡率} \times \text{標準死亡比率}$$

間接法で求めた年齢調整死亡率は，都道府県間の比較など観察集団の人口が少ない場合に使用される．

---

**例題1・3** 年齢調整死亡率を求める．

| 年齢集団 | 基準人口 | | | 観察集団(1) | | | 観察集団(2) | | |
|---|---|---|---|---|---|---|---|---|---|
| | 人口 | 死亡数 | 死亡率 | 人口 | 死亡数 | 死亡率 | 人口 | 死亡数 | 死亡率 |
| 0～14 歳 | 10,000 | 200 | 20 | 400 | 8 | 20 | 300 | 6 | 20 |
| 15～64 歳 | 6000 | 60 | 10 | 300 | 3 | 10 | 300 | 3 | 10 |
| 65 歳以上 | 4000 | 200 | 50 | 300 | 30 | 100 | 400 | 33 | 82.5 |
| 計 | 20,000 | 460 | 23 | 1000 | 41 | 41 | 1000 | 42 | 42 |

観察集団(1)，観察集団(2)の粗死亡率はそれぞれ 41,42 であるが，直接法により年齢調整死亡率を求めると，観察集団(1)では，

$$(20 \times 10,000 + 10 \times 6000 + 100 \times 4000)/20,000 = 33$$

観察集団(2)では，

$$(20 \times 10,000 + 10 \times 6000 + 82.5 \times 4000)/20,000 = 29.5$$

となる．一方，間接法では，観察集団(1)では，標準死亡比率が，

$$41 \times 1000/(400 \times 20 + 300 \times 10 + 300 \times 50) = 1.577$$

となり，年齢調整死亡率は，

$$23 \times 1.577 = 36.3$$

観察集団(2)では，標準死亡比率が，

$$42 \times 1000/(300 \times 20 + 300 \times 10 + 400 \times 50) = 1.448$$

となり，年齢調整死亡率は，

$$23 \times 1.448 = 33.3$$

となる．計算の仕方により，年齢調整死亡率は異なるが，高齢者が多い集団では，年齢調整死亡率がより低くなることがわかる．

**b. 50歳以上死亡割合（PMI）**　　年齢調整死亡率を用いることにより，年齢構成の影響なく集団間の死亡状況を比較することが可能となるが，ある集団の年齢調整死亡率を求めるためには，年齢別人口数などの人口統計データが必要不可欠である．しかし，開発途上国の中には人口統計が十分発達していない国も少なくない．このような国でも年齢別死亡数さえ入手できれば求めることができる死亡に関する指標として，50歳以上の死亡数の全死亡数に占める割合，**50歳以上死亡割合（PMI）** がある．

集団の健康水準が上昇すると，乳児や若年者の死亡率が減少し，高齢になってから死亡する人の割合が増えてくる．PMIが100％に近ければ，ほとんどの人が50歳になるまで死なないということを意味する．すなわち，健康水準が高い国ほどPMIの値は大きくなる．年齢別の死亡数さえ入手できればPMIは計算できるので，PMIは発展途上国を含めた死亡状況の国際間比較に有用であり，WHOも健康水準をはかる包括的指標の一つとしてPMIを推奨している．しかし，わが国をはじめ先進国ではいずれもPMIは飽和状態にあり，先進国同士の比較にはあまり適しておらず，最近はあまり用いられない．1950年に49.0％であったわが国のPMIも1990年頃から90％を超え，2022年には97.6％となっている．

**c. 死因分類とわが国における死因別死亡率の変遷**　　死因統計は，保健衛生行政，学術研究，さらには社会経済的にも広く活用される．死因統計の分類は，WHOの**“疾病及び関連保健問題の国際統計分類（ICD）”** に準拠して作成された“疾病，傷害及び死因の統計分類”をもとに行われる．2017年の人口動態統計からは，ICD-10（2013年版）準拠が適用されている．また，死因別死亡率は，死因別にすると死亡数が少なくなる場合があるので，人口千対ではなく人口十万対で示される．

図1・20にわが国における**死因別死亡率**の1899年以降の年次推移を示す．明治から第二次大戦前にかけては，**肺炎，気管支炎，結核**などの感染症が死因の上位を占めており，戦後の1950年においても死因の第1位は結核であった．しかし，その後の医療の発達と公衆衛生の改善により，戦後，結核をはじめとするこれらの感染症は急激に減少し，これらに代わって**脳血管疾患，心疾患，悪性新生物**のいわゆる**三大生活習慣病**が死因順位の上位を占めるようになった．脳血管疾患の死亡率は戦後上昇したものの，その後横ばいとなり，最近は明らかな減少傾向を示している．1981年に悪性新生物が脳血管疾患に代わり死因第1位となり，その後も悪性新生物の死亡率は上昇し続けている．また，1995年に，急激に心疾患の死亡率が減少し，逆に脳血管疾患の死亡率が増加しているが，これは同年にICD-10の適用に伴って死亡診断書様式が改正された影響によると考えられる．また，昭和初期まで死因第1位だった肺炎の死亡率は，戦後急速に低下したが，その後1980年以降，高齢化の影響を受け上昇傾向となった．この肺炎の死亡率が2017年に減少しているのも，ICD-10（2013年版）の適用による死因分類の変更によるものと考えられる．さらに，肺炎の死亡率は2020年も減少しているが，これはコロナ禍に伴い，マスク着用など公衆衛生への意識が高まったことが要因ではないかと考えられている．

表 1・17 には 2023 年の日本における死因順位上位 10 疾患を示す．悪性新生物 24.3％，心疾患 14.7％，脳血管疾患 6.6％と，これらの三大生活習慣病で死因の半数近くを占める．また，図 1・20 からも明らかなように，ここ最近，高齢者で他に記載すべき死因がない，老衰による死亡率が著しく上昇しており，老衰は現在，わが国における死因の第 3 位となっている．新型コロナウイルス感染症による死亡が第 8 位となっているが，死亡数自体は前年の 47.6 万人から 38.1 万人へと大きく減少している．

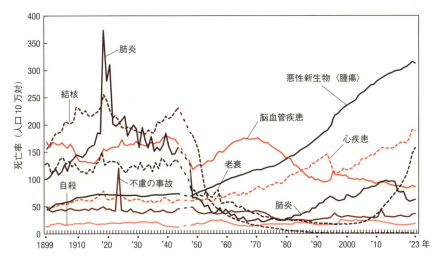

**図 1・20 おもな死因別にみた死亡率の年次推移** 厚生労働省，"令和 5 年（2023）人口動態統計（報告書）"

表 1・17 日本における死因順位上位 10 疾患[a]

| 死因順位 | 死　因 | 死亡数 | 死亡率<br>(人口十万対) | 前年比<br>(2022 年の値<br>を 100 とする) | 死亡総数に<br>対する割合<br>(％) |
|---|---|---|---|---|---|
| | 全死因 | 1,576,016 | 1,300.4 | 100.4 | 100.0 |
| 第 1 位 | 悪性新生物〈腫瘍〉 | 382,504 | 315.6 | 99.1 | 24.3 |
| 第 2 位 | 心疾患 | 231,148 | 190.7 | 99.2 | 14.7 |
| 第 3 位 | 老　衰 | 189,919 | 156.7 | 105.8 | 12.1 |
| 第 4 位 | 脳血管疾患 | 104,533 | 86.3 | 97.3 | 6.6 |
| 第 5 位 | 肺　炎 | 75,753 | 62.5 | 102.4 | 4.8 |
| 第 6 位 | 誤嚥性肺炎 | 60,190 | 49.7 | 107.3 | 3.8 |
| 第 7 位 | 不慮の事故 | 44,440 | 36.7 | 102.3 | 2.8 |
| 第 8 位 | 新型コロナウイルス感染症 | 38,086 | 31.4 | 79.9 | 2.4 |
| 第 9 位 | 腎不全 | 30,208 | 24.9 | 98.3 | 1.9 |
| 第 10 位 | アルツハイマー病 | 25,453 | 21.0 | 102.4 | 1.6 |

a) 厚生労働省，"令和 5 年人口動態統計"をもとに作成

**d. 年齢階級別死因の変遷** 図 1・21 に，2023 年における性・年齢別にみた死因の構成割合を示す．すべての年齢を合わせた死因の第 1 位は悪性新生物となっているが，0 歳児および 1～4 歳児では先天異常，10～39 歳では自殺，90 歳以上では老衰が死因の第 1 位になっている．

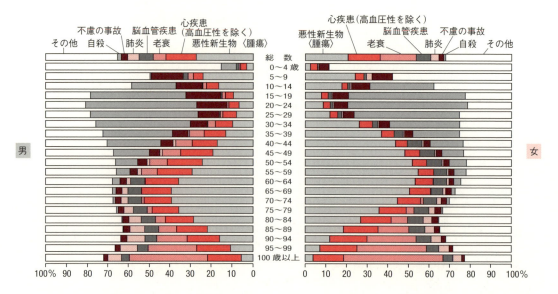

図1・21　性・年齢階級別にみた死因の構成割合（2023年）　厚生労働省，"令和5年人口動態統計月報年計（概数）の概況"

死因順位は年齢階級により異なっており，それぞれの死因による死亡率の推移も年齢階級により違いがみられる．1950年代前後には若年層の死亡率の改善もみられたが，これは結核による死亡が激減したためである．20〜24歳の男性では，1947年の人口十万対死亡率は465.8もあったのが，1965年には3.2と急激に低下しており，この若年層の死亡率の改善は，この時期にみられる平均寿命の延伸の大きな原因の一つとなった．近年では20歳代の死亡率はかなり低いうえ，その内訳は男女とも不慮の事故と自殺といった外因死が主要な死因となっている．

### 1・6・3　平均余命・平均寿命とその変遷

**a. 生命表と平均余命**　$x$歳の生存者が平均してその後何年生きられるかを表した期待値を$x$歳の**平均余命**といい，**生命表**により導かれる．生命表とは，ある時点における観察集団の年齢別死亡率が一定のまま永遠に続くものと想定した場合，その集団の生存者数が死亡によって減少していく様相を各種の関数によって示したものである．ある時点で同時に出生した10万人の人間集団を想定し，この集団の人間が観察集団の各年齢別死亡率に従って年々死亡していくとすると，この仮想集団の生存者数曲線として図1・22が得られるが，毎年10万人が出生し，年齢別死亡率が不変だとすれば，この図1・22に示した仮想集団の人口構造はやがて定常状態に達する．その定常状態における人口構造の様相を明らかにし，平均余命などを算出するのが生命表である．図において，$x$歳での生存数を$l_x$，$x$歳以上の定常人口総数を$T_x$とすると，$T_x$は$x$歳に達した人々におけるその後の生存年数の合計と考えることができるから，$x$歳における平均余命は$T_x/l_x$と計算される．平均余命などの生命表における諸関数値は，最初に設定した年齢別死亡率のみによって規定され，集団の人口構成等には影響されないため，死亡

平均余命　life expectancy at specific age
生命表　life table

状況の厳密な分析には不可欠である.

0歳の平均余命を特に**平均寿命**という.平均余命は単純に平均寿命から年齢を差引いた数値ではなく,0歳以外では常にそれより大きい数値となる.平均寿命は全年齢の死亡状況を集約したもので,保健福祉水準の総合的指標として広く活用されている.しかし,人口統計が十分発達していない国では,平均寿命の算出に必要な0歳における死亡率が不明なことが多い点を考慮し,WHOは健康水準をはかる包括的指標の一つとして**1歳平均余命**を推奨している.

**平均寿命** life expectancy at birth

**1歳平均余命** life expectancy at 1 year old

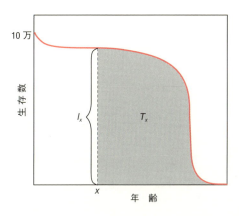

図1・22 生命表における平均余命算出の考え方

厚生労働省では,生命表として,**完全生命表**と**簡易生命表**の2種類を作成,公表してきている.完全生命表は,1960年に公表された第10回生命表年以降,5年ごとに行われる国勢調査年次の人口動態統計(確定数)と国勢調査人口(確定人口)に基づき作成され,現在,第23回生命表(2020年)に至っている.一方,簡易生命表は人口動態統計(概数)と推計人口を用いて作成され,計算方法も簡略化されているが,毎年作成され,完全生命表の間を埋めている.

**完全生命表** complete life table
**簡易生命表** abridged life table

図1・23には,わが国における平均寿命,20歳,40歳,65歳の平均余命の推

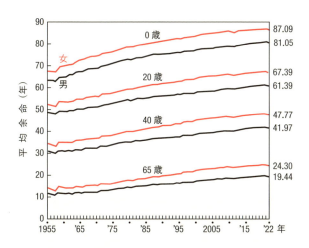

図1・23 **わが国における平均余命の推移** 厚生労働省,"簡易生命表","完全生命表"(厚生労働統計協会,"国民衛生の動向 2024/2025",p.71)

移を示す．日本人の平均寿命は，明治，大正期には低い水準にあったが，昭和に入ると伸び始め，1935・36 年の第 6 回生命表では男 46.92 年，女 49.63 年だったものが，1947 年の第 8 回生命表では男 50.06 年，女 53.96 年と，男女とも 50 年を超えた．さらに戦後，男女とも平均寿命は伸び続け，ここ 2020 年以降，やや低下したものの，2023 年の簡易生命表では男 81.09 年，女 87.14 年と，世界でもトップレベルにある（表 1・18）．また，図 1・24 には，第 6 回（1935・36 年），第 13 回（1970 年），第 23 回（2020 年）完全生命表における生存者曲線を示す．

表 1・18　平均寿命の国際比較 [a]

|  |  | 男 | 女 |
|---|---|---|---|
| 日　本 | （2023 年） | 81.09 | 87.14 |
| カナダ | （2020〜22 年） | 79.28 | 83.84 |
| 米　国 | （2022 年） | 74.8 | 80.2 |
| フランス | （2023 年） | 80.03 | 85.75 |
| ドイツ | （2020〜22 年） | 78.33 | 83.18 |
| イタリア | （2023 年） | 81.090 | 85.225 |
| オランダ | （2022 年） | 80.10 | 83.09 |
| スウェーデン | （2023 年） | 81.58 | 84.90 |
| イギリス | （2020〜22 年） | 78.57 | 82.57 |
| オーストラリア | （2020〜22 年） | 81.22 | 85.26 |
| ニュージーランド | （2021〜23 年） | 80.25 | 83.73 |

a）厚生労働省，"令和 5 年簡易生命表の概況"をもとに作成

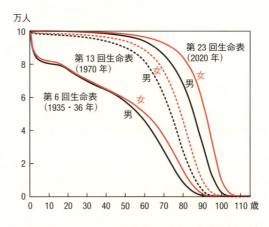

図 1・24　第 6 回，第 13 回，第 23 回完全生命表における生存者数曲線の違い　厚生労働省　第 6 回（1935・36 年），第 13 回（1970 年），第 23 回（2020 年）完全生命表

　このグラフからも明らかなように，終戦前後の平均寿命の延伸には，4 歳未満の乳幼児死亡率の改善が大きく寄与したのに対し，近年の寿命の延伸は，60 歳以上の高齢者の死亡率の改善による寄与が大きい．この改善は，男性では悪性新生物，女性では脳血管疾患の死亡率の改善によるものと考えられる．現在すでに乳幼児，若年層の死亡率の改善はほぼ限界に達しており，今後の平均寿命は，中高年層における生活習慣病による死亡率の動向に左右されると思われる．

## 1・7 母子保健

### 1・7・1 母子保健とは

　母子保健とは，母と子の健康管理が不可分のものであるとの考えをもとに，思春期から妊娠，分娩，新生児期，乳児期を通じて一貫して行う保健活動のことをいう．戦後間もない1947年，わが国の乳児死亡数は年間20万人を超えていたが，母子保健水準の飛躍的な向上により，1984年には9000人以下となり，2023年の乳児死亡率は出生1000対1.8と，日本は世界でも最も母子保健が進んだ国の一つになっている．これは保健医療技術の進歩と国民の生活水準の向上によるところが大きい．特に1965年に制定された**母子保健法**に基づく，一貫性と統合性のある母子保健対策の果たした役割は大きい．

母子保健 maternal and child health

母子保健法

### 1・7・2 母子保健関連指標

**a. 母子保健関連死亡率とその変遷**　　出産前後の時期における母子の死亡率は，集団の衛生状況を反映し，母子保健水準を示す重要な指標となる．人口動態統計では，**妊産婦**は"妊娠中または出産1年以内の女子"をさすが，"妊娠・分娩・産褥の合併症による妊娠中あるいは分娩後42日以内の死亡"を妊産婦死亡として扱い，出産あるいは出生10万対の妊産婦死亡数を**妊産婦死亡率**という．わが国の出産10万対の妊産婦死亡率をみると，1950年代後半から大きく低下し，1987年に1桁となった．その後も緩やかな低下傾向にあり，2022年は4.2となっている．

　また，人口動態統計でいう**死産**とは，妊娠満12週以後の死児の出産であり，**自然死産**と**人工死産**に分けられる．人工死産とは，胎児の母胎内生存が確実なときに人工的処置を加えたことにより死産に至った場合をいい，それ以外はすべて自然死産となる．**図1・25**には，全死産，自然死産，人工死産に分けた出産1000対の**死産率**の年次推移を示す．全死産率，自然死産率はいずれも，1960年

母子保健関連死亡率: §1・6参照．

妊産婦 expectant mother

妊産婦死亡率 maternal mortality rate

死産 stillbirth
自然死産
人工死産

死産率 stillbirth rate

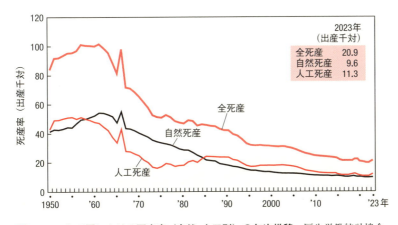

**図1・25　わが国における死産率（自然-人工別）の年次推移**　厚生労働統計協会，"国民衛生の動向 2024/2025"．2023年は概数．

代前半以降低下傾向を示し，ここ数年は横ばいになっている．一方，人工死産率は 1974 年以降一時上昇傾向を示し，1995 年に自然死産率を上回ったが，その後はやや低下したもののほぼ横ばいになっている．1966 年の特殊な変動は，同年が丙午の年であり，異常な出生減少が観察されたことに起因している．

死産のうち妊娠満 22 週以後の死産，さらに，生後 1 週未満の早期新生児の死亡は，母体の健康状態に強く影響されるため，人口動態統計では，この二つの死亡を合わせ，**周産期死亡**として扱う．また，下式で表される値を，**周産期死亡率**という．

$$周産期死亡率 = \frac{周産期死亡数}{出生数 + 妊娠満 22 週以後の死産数} \times 1000$$

周産期死亡率は 1980 年には 20 を超えていたが，その後大きく減少し，2023 年は 3.3 となっている．

さらに，図 1・26 には，それぞれ，出生 1000 対の生後 1 週未満の死亡（**早期新生児死亡**）数，生後 4 週未満の死亡（**新生児死亡**）数，生後 1 年未満の死亡（**乳児死亡**）数を示す**早期新生児死亡率**，**新生児死亡率**，**乳児死亡率**の年次推移を示した．いずれの死亡率も終戦直後には欧米諸国と大きな隔たりがあったが，その後着実に改善され，欧米諸国よりも低い値となっている．わが国において，5 歳ごとの年齢別にみた場合，0〜4 歳の人口 10 万対死亡率は，1947 年から 1955 年の間に 3401.7 から 1074.8 と，他の年齢層に比べて急激に低下した．この死亡率の改善は，肺炎，気管支炎や腸炎およびその他の下痢性疾患といった感染性の疾患による死亡の著しい減少に負うところが大きく（表 1・19），1960 年代後半頃までのわが国における平均寿命の延伸の最大の要因となっている．日本を含む先進国では乳児死亡率，新生児死亡率はさらなる減少が望めないレベルにまで減少している．一方で，先天奇形，変形および染色体異常や周産期に発生した病態による死亡は，感染性の疾患ほどは減少しておらず，2022 年における乳児死亡，新生児死亡の原因はいずれも，"先天奇形，変形および染色体異常"が最も多く，

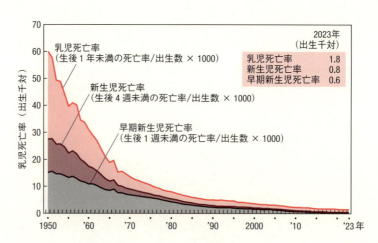

**図 1・26　わが国における生存期間別乳児死亡率の年次推移**　厚生労働統計協会，"国民衛生の動向 2024/2025"より．2023 年は概数．

ついで"周産期に特異的な呼吸障害および心血管障害"となっている."先天奇形,変形および染色体異常"による死亡は,乳児死亡数,新生児死亡数のそれぞれ 35.6,40.1% となっている.

表1・19　おもな死因別乳児死亡数の推移 a)

| 死因 | 1950年 | 1960年 | 1970年 | 1980年 | 1990年 | 2000年 | 2010年 | 2020年 |
|---|---|---|---|---|---|---|---|---|
| 全死因 | 140,515 | 49,293 | 25,412 | 11,841 | 5616 | 3830 | 2450 | 1512 |
| 腸管感染症 | 19,160 | 3745 | 909 | 108 | 15 | 11 | 11 | 2 |
| 肺炎 | 23,996 | 12,877 | 3102 | 553 | 136 | 73 | 42 | 12 |
| 急性気管支炎 | 7159 | 884 | 193 | 35 | 12 | 8 | 6 | 2 |
| 先天奇形,変形および染色体異常 | 5540 | 3056 | 3914 | 3131 | 2028 | 1385 | 916 | 544 |
| 周産期に特異的な呼吸器障害および心血管障害 | 2462 | 2494 | 3757 | 3397 | 987 | 603 | 341 | 232 |
| 乳幼児突然死症候群 | - | - | - | 108 | 323 | 317 | 140 | 92 |
| 不慮の事故 | 2189 | 1315 | 1142 | 659 | 346 | 217 | 113 | 58 |

a) 厚生労働省"人口動態統計"をもとに作成

**b. 低出生体重児問題**　これまで述べてきたように,わが国における母子保健関連死亡率の値は,いずれも戦後急激に減少し,欧米諸国をも下回り,さらなる減少が望めないレベルにまで到達している.しかし,出生数に占める**低出生体重児**(体重が 2500 g 未満の新生児)の割合は 1980 年代から増加傾向にあり,2005 年ころからは 9% 台半ばで横ばいが続いている(図1・27).2015 年の値でみると,わが国の低出生体重児割合は 9.5% であり,この値は OECD 加盟国の平均は 6.5% に比べてかなり高いレベルにある.

低出生体重児は,出生後にも医療的ケアが必要となる場合も多く,また発育・

**低出生体重児** low birth weight infant

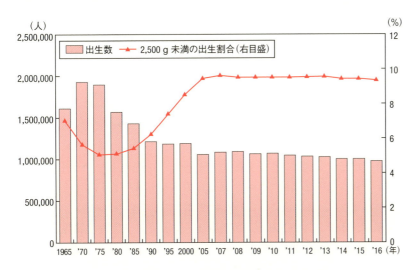

図1・27　わが国における低出生体重児の割合の年次推移
厚生労働省,"人口動態調査"をもとに作成

46　第1章　環境要因によって起こる疾病の予防と健康被害の防止

発達の遅延や障害，成人後も含めた健康に係るリスクが大きいことが指摘されている．その原因としては，① 妊娠中の摂取エネルギーの過剰な制限（医師の指導と美容上の理由），② 妊娠中の喫煙の増加，③ 多胎児の増加（不妊治療のための排卵誘発剤の影響），④ 高齢出産の増加，⑤ 医療技術の進歩による超低出生体重児（出生時体重 1000 g 未満）の生存率の向上，などが指摘されている．

### 1・7・3　母子保健対策

**a. 母子健康手帳の交付**　　1942 年に妊産婦手帳規定が制定されたことに始まる母子保健管理のシステムは，名称を**母子健康手帳**と変えて発展し，現在に至っている．妊娠した者は速やかに市区町村長に妊娠の届出をすることになっており，市区町村は届出をした者に対して母子健康手帳を交付する．母子健康手帳は，妊娠，出産，育児に関する母との一貫した自己健康管理の記録としてだけでなく，妊娠や育児に関する行政からの情報提供の手段，保健指導の際の参考資料などとしても重要である．

**母子健康手帳** maternity handbook

**b. 妊産婦ならびに乳幼児の健康診査**　　妊婦は妊娠 7 カ月までは 4 週間に 1 回，8〜9 カ月は 2 週間に 1 回，10 カ月から出産までは毎週 1 回検診を受けるのが望ましいとされる．近年，出産年齢の上昇などにより，健康管理がより重要となる妊婦が増加傾向にあったこともあり，2008 年からは，必要な回数（14 回程度）の**妊婦健康診査**が公費負担されている．妊婦健康診査では，血圧，体重などのほか，梅毒，B 型肝炎といった感染症に関する検査が行われているが，2010 年からは HTLV-1 抗体検査，2011 年からは性器クラミジア検査が標準的な検査項目に追加されている．また，産婦についても，産婦の身体の回復や精神状況の把握をはじめ，産後うつや新生児への虐待を予防する観点からも，出産後間もない時期の産婦の健康診査の重要性が指摘され，2017 年から 2 回分の**産婦健康診査**が公費負担されている．

**妊婦健康診査**

**産婦健康診査**

一方，乳幼児については，**乳児健康診査**，1 歳 6 カ月児健康診査，3 歳児健康診査が行われ，1 歳 6 カ月児健診では，運動機能，視聴覚，精神の発達のチェック，3 歳児健診では，身体の発育と精神の発達について総合的な健診が行われる．

**乳児健康診査**

**c. 新生児マススクリーニング**　　**先天性代謝異常**疾患のなかには，早期に発見すれば，特殊ミルクを与えることにより心身障害の発生を防ぐことが可能なものがある．わが国では，すべての新生児を対象に，いくつかの先天性代謝異常疾患に対し，**マススクリーニング**が公費で行われており，患者が発見された場合は，公費で治療を受けることができる．検査は，新生児の足底から採取した少量の血液を沪紙に浸み込ませてから，従来は**ガスリー法**や ELISA 法を用いての検査が行われてきた．従来法による対象疾患は，フェニルケトン尿症，メープルシロップ尿症，ホモシスチン尿症，ガラクトース血症，先天性甲状腺機能低下症（クレチン症），先天性副腎過形成症の 6 種類であり，このうち，これまで最も発見率が高かったのは先天性甲状腺機能低下症である．その発見頻度は約 1/3000 である．

**新生児マススクリーニング** neonatal mass screening

**先天性代謝異常** inborn errors of metabolism

つながり コアカリ C-6-5 生体エネルギーと代謝→
3巻 Ⅶ. 生命科学

**マススクリーニング** mass screening

**ガスリー法** Guthrie test

近年，マススクリーニングの新しい検査方法として**タンデムマス法**が導入され，2014 年からはすべての都道府県，指定都市において，このタンデムマス法が用いられている．ガラクトース血症，先天性甲状腺機能低下症，先天性副腎過形成症の 3 疾患については現在も従来法が用いられているが，従来法からタンデムマス法に変更された 3 疾患を加えて全 17 種類の先天性代謝異常疾患についてタンデムマス法を用いた検査が行われている．これらの 20 疾患は，アミノ酸代謝異常症，有機酸代謝異常症，脂肪酸代謝異常症，糖代謝異常症，そのほかの先天性代謝異常症に分類することができる．

i）**アミノ酸代謝異常症**：新生児マススクリーニングの対象となるアミノ酸代謝異常症には，従来法で検査されてきた**フェニルケトン尿症，メープルシロップ尿症，ホモシスチン尿症**に加え，シトルリン血症（1 型），アルギニノコハク酸尿症がある．これらの疾患では，アミノ酸代謝経路の酵素遺伝子の異常によって酵素機能が失われ，アミノ酸代謝の中間体や未代謝物が体内に蓄積する．その蓄積の結果として，発育・知能の障害や痙攣発作など，関係するアミノ酸の種類によりさまざまな症状をひき起こす．蓄積するそれぞれのアミノ酸含量の低い特殊ミルク（たとえば，フェニルケトン尿症では，フェニルアラニンを除去したミルク）による食事療法を早期に開始することが，発症の予防に有効である．

ii）**有機酸代謝異常症**：メチルマロン酸血症，プロピオン酸血症，イソ吉草酸血症，メチルクロトニルグリシン尿症，ヒドロキシメチルグルタル酸血症，複合カルボキシラーゼ欠損症，グルタル酸血症 1 型といった有機酸代謝異常症では，体内でタンパク質を代謝するさまざまな酵素の異常により，タンパク質代謝の中間代謝物である有機酸が体内に蓄積する．有機酸が蓄積すると，新生児期や乳児期に血液中のアンモニアが異常に高くなったり，強い嘔吐や意識障害，痙攣などの症状が出現したりする．タンデムマス法では，代謝異常で生じたさまざまなアシルカルニチンを測定する．予防のためには，タンパク質全体を制限したり，ロイシン，リシン，トリプトファンといったもともと代謝されるべきアミノ酸を除去したりしたミルクが必要である．

iii）**脂肪酸代謝異常症**：脂肪酸代謝異常症としては，中鎖アシル CoA 脱水素酵素（中鎖アシル CoA デヒドロゲナーゼ，MCAD）欠損症，極長鎖アシル CoA 脱水素酵素（極長鎖アシル CoA デヒドロゲナーゼ，VLCAD）欠損症，三頭酵素（TFP）/長鎖 3-ヒドロキシアシル CoA 脱水素酵素（長鎖 3-ヒドロキシアシル CoA デヒドロゲナーゼ，LCHAD）欠損症，カルニチンパルミトイルトランスフェラーゼ（CPT）1 欠損症，CPT2 欠損症が，新生児マススクリーニングの対象である．CPT2 欠損症は 2018 年に対象に加えられた．これらの疾患では，脂肪酸代謝に必要な酵素に異常があり，脂肪酸をうまく活用できない．その結果，長い空腹時に体内の脂肪からエネルギーをつくりだす過程が障害され，発熱時や絶食時に痙攣や意識障害をひき起こす．タンデムマス法では，代謝異常で生じたさまざまなアシルカルニチンを測定する．予防・治療には，**中鎖脂肪酸**（炭素数 8～10）を主体とした脂肪酸強化ミルクが用いられる．

iv）**糖代謝異常症**：現在も従来法により検査が行われる**ガラクトース血症**で

---

**タンデムマス法**
【つながり】【コアカリ】C-2-5 有機化合物の特性に基づく構造解析-原理
→ 3 巻 Ⅲ. 機器分析

**アミノ酸代謝異常症**
disorders of amino acid metabolism

**フェニルケトン尿症**
phenylketonuria

**メープルシロップ尿症**
maple syrup urine disease

**ホモシスチン尿症**
homocystinuria

**有機酸代謝異常症**
disorders of organic acid metabolism

**脂肪酸代謝異常症**
disorders of fatty acid metabolism

**MCAD**：medium-chain acyl-CoA dehydrogenase

**VLCAD**：very long-chain acyl-CoA dehydrogenase

**TFP**：trifunctional protein

**LCHAD**：long-chain 3-hydroxyacyl-CoA dehydrogenase

**CPT**：carnitine palmitoyl transferase

**中鎖脂肪酸** medium-chain fatty acid

**ガラクトース血症**
galactosemia

は，乳糖の成分であるガラクトースを代謝する過程が障害され，哺乳力低下，体重減少，肝腫，黄疸などがみられたり，白内障を発症したりすることがある．発症の予防には，乳糖やガラクトースを含まないミルクが用いられる．

**先天性甲状腺機能低下症（クレチン症）** congenital hypothyroidism（cretinism）

**先天性副腎過形成症** congenital adrenal hyperplasia

**v）そのほかの先天性代謝異常症：先天性甲状腺機能低下症（クレチン症）**では，神経の発達や新陳代謝をつかさどる甲状腺ホルモンが正常に分泌されないため心身の発育不良が起こる．早期に甲状腺ホルモン補充療法などを開始する必要がある．また，**先天性副腎過形成症**では，副腎からのホルモンが不足し体内のカリウムやナトリウムなどのバランスが崩れ，死に至ることもある．早期のステロイドホルモン投与が必要である．

**SMA**: spinal muscular atrophy

**SCID**: severe combined immunodeficiency

**BCD**: B cell defect

これらの20疾患に加え，2024年度からは，**脊髄性筋萎縮症（SMA），重症複合免疫不全症（SCID），B細胞欠損症（BCD）**の3疾患が，新生児マススクリーニングの対象に加えられた．

**母子感染** mother-infant infection：§2·10参照.

**d. 母子感染症対策**　　**母子感染**とは，妊娠中の胎内感染，出産時の産道感染，出生後の母乳を介する感染などによって，病原体が母から子に感染することであるが，母子保健においては，母子感染をいかに予防するかもきわめて重要である．母子感染の予防としては，妊娠前の予防接種，妊娠中の妊婦健診，出産直後のワクチン接種などが行われている．

**先天性風疹症候群**：§2·7，§2·10参照.

**i）先天性風疹症候群の予防：**妊娠早期における妊婦の風疹罹患は，高率に胎児の先天性風疹症候群をひき起こすため，風疹のサーベイランスと定期予防接種が実施されている．1995年に男女ともに風疹の定期予防接種を制度化して以来，先天性風疹症候群は著しく減少したが，2012年ころに20〜40代の成人男性を中心とした風疹の流行があり，それに伴う先天性風疹症候群の報告数の増加がみられた．その後の風疹の発生状況も踏まえ，2018年から数年間，抗体保有率が他の世代より低い，1962年4月2日から1979年4月1日までの間に生まれた男性に対して，予防接種・抗体検査が実施された．

**B型肝炎母子感染防止事業**：§2·10参照.

**ii）B型肝炎母子感染防止事業：**妊婦のHBs抗原検査を行い，HBs抗原陽性の妊婦から出生した子どもを対象とし，出生直後に抗HBヒト免疫グロブリン（HBIG）とB型肝炎（HB）ワクチンを投与，さらに1カ月と6カ月後にHBワクチンを投与することにより，乳児のキャリアー化を抑止する．妊婦のHBs抗原検査は公費により負担され，その後の乳児へのHBIG，HBワクチンの投与には医療保険が適用される．

**健やか親子21**

**e. 健やか親子21**　　"健やか親子21"は，2001年から開始した，母子の健康水準を向上させるためのさまざまな取組みを国民全体で推進する運動である．安心して子どもを産み，健やかに育てることの基礎となる少子化対策としての意義に加え，少子化社会において，国民が健康で明るく元気に生活できる社会の実現を図るための国民の健康づくり運動（健康日本21）の一翼を担うものと位置づけられている．2015年度からは，現状の課題を踏まえ，"すべての子どもが健やかに育つ社会"の実現を目指し，"健やか親子21（第2次）"が開始された．

**こども家庭庁**

2023年には"こども家庭庁"が設立され，"成育過程にある者及びその保護者並びに妊産婦に対し必要な成育医療等を切れ目なく提供するための施策の総合的な

推進に関する法律"（**成育基本法**）およびこの"健やか親子 21"を通じて，子ど
もの健やかな成育を確保するため，妊娠期から子育て期にわたる切れ目ない施策
を推進している．

成育基本法

## 1・8　生活習慣病の動向

### 1・8・1　生活習慣病とは

　戦後わが国では，衛生環境の整備や抗生物質の発見をはじめとする医療技術の
進歩により，感染症による死亡が激減し，脳血管疾患，がん，心疾患といった**非
感染性疾患（NCDs）**による死亡が増加した．これらの NCDs は，"40 歳前後か
ら死亡率が高くなり，しかも全死亡の上位を占め，40〜60 歳の働き盛りの年齢
に多い疾病"であることから，わが国では従来"**成人病**"とよばれてきた．しか
し，喫煙と肺がんや心臓病，動物性脂肪の過剰摂取と大腸がん，肥満と糖尿病な
ど，食生活や運動などの生活習慣と成人病との関係が明らかとなり，生活習慣の
改善によりある程度予防が可能であることがわかってきた．そこで，1997 年に
公衆衛生審議会から"今後の生活習慣病対策について"が提出され，"**生活習慣
病**"という概念が導入された．脳血管疾患，悪性新生物，心疾患をあわせて**三大
生活習慣病**とよぶ．2023 年現在，三大生活習慣病で，日本人の死因の半数近く
を占めている*．すなわち，"生活習慣病"とは，従来"成人病"として**二次予
防**（早期発見・早期治療）にその対策の重点を置いていた疾患に対し，**一次予防**
対策も推進していく方針を新たに導入した疾患概念である．

非感染性疾患 non-communicable diseases, NCDs

成人病 adult disease

生活習慣病 lifestyle disease

三大生活習慣病

＊詳細は §1・6・2 c 参照.

二次予防 secondary prevention

一次予防 primary prevention

　生活習慣病の増加は医療費を増大させ，大きな社会問題となっている．生活習
慣病の患者数は増え続け，2020 年の患者調査によると，医療機関を受診してい
る高血圧性疾患，糖尿病，がん，虚血性心疾患，脳血管疾患の総患者数を合計す
ると 3000 万人近くにものぼる．この患者数の増加に伴い，2021 年度国民医療費
は，これらの疾患の合計で 9 兆 6369 億円にのぼり，医科診療医療費の 29.7 ％を
占めている．

### 1・8・2　がん（悪性新生物）の動向

　"がん"は，死亡率などに関する保健統計では，国際疾病分類（ICD）に基づ
いて，**悪性新生物〈腫瘍〉**として扱われる．悪性新生物による粗死亡率は戦後増
加し，1981 年以降わが国の死因順位の 1 位であり，現在わが国では 4 人に 1 人
が悪性新生物で亡くなっている（§1・6 の図 1・21，表 1・17 参照）．ただし，
年齢調整死亡率の年次推移でみると，その死亡率は最近ほぼ横ばいか，やや減少
傾向を示している（図 1・28）．死亡数の増加は人口の**高齢化**の反映である．

　また，性，部位別に悪性新生物による粗死亡率の年次推移（図 1・29）をみる
と，部位によりその推移が大きく異なることがわかる．男女とも，悪性新生物の
なかでも特に，**大腸がん，肺がん**で亡くなる人が増加していることがわかる．女
性における**乳がん**による死亡者数の増加も著しい．一方，戦後しばらくの間部位

悪性新生物 malignant neoplasm: §1・9・1 参照.
つながり コアカリ D-2-16 悪性腫瘍（がん）と治療薬→ 4 巻 I. 薬理・病態

腫瘍 tumor

高齢化

大腸がん colon cancer

肺がん lung cancer

乳がん breast cancer

胃がん gastric cancer
子宮がん uterine cancer

別で最も大きかった**胃がん**による死亡者数は，最近ではほぼ横ばいで，1950年ころに比べ男女ともほとんど変化していない．また，女性における**子宮がん**による死亡者数はやや減少した．現在部位別で最も死亡者数が多いのは，男性では肺がん，女性では大腸がんである．この部位別死亡率の推移を年齢調整死亡率でみる（図1・28）と，部位ごとの違いがより強調されてくる．すなわち，男女とも肺がん，大腸がん，膵がんによる年齢調整死亡率が50年ほど前に比べ増えているのに対し，胃がん，子宮がんによる死亡率は著しく低下している．一方，男性の前立腺がん，女性の乳がんによる死亡率は，現在も増加し続けている．わが国の悪性新生物による死亡率を欧米先進国と比較すると，すべてのがんを合わせた死亡率には大きな差はみられないが，部位別にみると，男女ともに胃がんによる死亡率が著しく高く，肺がんによる死亡率が低い傾向にあることがわかる．また

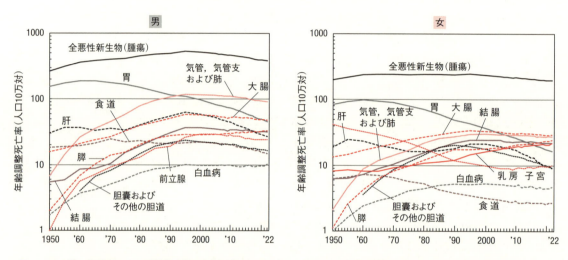

**図1・28 性・部位別にみた悪性新生物の年齢調整死亡率（人口10万対）の年次推移** 厚生労働省，"人口動態統計"をもとに作成．1) 年齢調整死亡率の基準人口は，2015年モデル人口である，2) 大腸は，結腸と直腸S状結腸移行部および直腸を示す，3) 結腸は大腸の再掲である，4) 1994年以前の子宮は，胎盤を含む，5) 肝は，肝および胆管を含む．

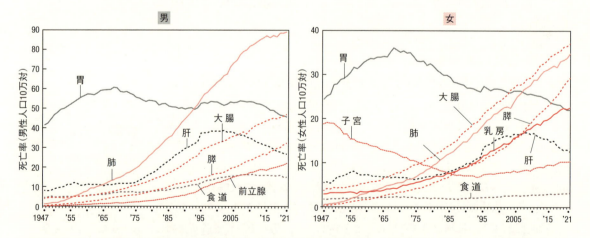

**図1・29 性・部位別にみた悪性新生物の粗死亡率（人口10万対）の年次推移** 厚生労働省，"令和3年人口動態統計"をもとに作成．1) 死亡率の"男"は，男性人口10万対，"女"は，女性人口10万対である，2) "大腸"は，結腸と直腸S状結腸移行部および直腸を示す．ただし，1967年までは直腸肛門部を含む，3) 1994年以前の"子宮"は胎盤を含む．

女性における乳がんによる死亡率は明らかに低い（表 1・20）．部位別悪性新生物の年齢調整死亡率の違いの原因は，わが国と欧米先進国の生活習慣の違いにあると予想されるが，最近の食生活や生活習慣全般の欧米化に伴い，わが国における部位別悪性新生物の死亡率の傾向も欧米化し，胃がんが減少し肺がんと乳がんが増加している．

さらに，図 1・30 には，部位別にみたがんの罹患数の年次推移を示した．臨床の現場では，実際にがんの治療を受けている患者数が重要となる．男性では，胃がんの患者数が現在もなお多いが，経年変化をみたときに増加傾向が著しいのは，肺がん，大腸がん，**前立腺がん**であり，なかでも，前立腺がんの患者数の増加が顕著であり，その患者数は最も多くなっている．女性では，胃がんの患者数が横ばいであるのに対し，乳がん，大腸がんの患者数の増加が著しく，乳がんの患者数が最も多くなっている．

前立腺がん prostate cancer

表 1・20 部位別にみた悪性新生物の年齢調整死亡率（人口 10 万対）の国際比較[a]

|  |  | 総数 | 胃 | 肺[†1] | 乳房[†2] |
|---|---|---|---|---|---|
| 日 本 | （2020 年） | 90.1 | 9.9 | 17.0 | 9.6 |
| カナダ | （2019 年） | 103.9 | 2.6 | 25.3 | 13.8 |
| 米 国 | （2016 年） | 106.2 | 2.1 | 26.2 | 14.5 |
| フランス | （2016 年） | 115.9 | 3.2 | 25.6 | 17.1 |
| ドイツ | （2019 年） | 111.2 | 4.2 | 23.2 | 17.2 |
| イタリア | （2017 年） | 108.4 | 5.7 | 22.3 | 16.4 |
| オランダ | （2018 年） | 118.0 | 2.9 | 28.0 | 16.6 |
| スウェーデン | （2018 年） | 96.4 | 2.6 | 15.8 | 12.3 |
| イギリス | （2016 年） | 122.8 | 3.3 | 26.6 | 17.3 |
| オーストラリア | （2018 年） | 101.4 | 2.5 | 19.1 | 13.5 |
| ニュージーランド | （2016 年） | 116.2 | 4.0 | 22.1 | 17.3 |

a）厚生労働統計協会，"国民衛生の動向 2022/2023"
年齢調整死亡率の基準人口は世界標準人口による．日本も同様である．
†1 気管，気管支と肺を示す．
†2 女性のみである．

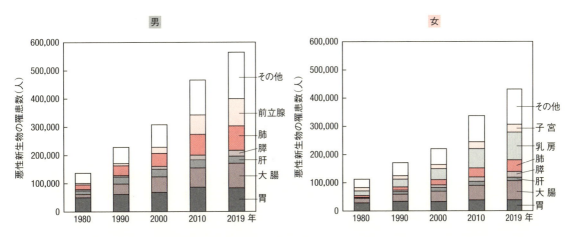

図 1・30 性・部位別にみた悪性新生物の罹患数の年次推移　がん研究振興財団，"がんの統計 2023"をもとに作成．
1）大腸は，結腸および直腸を示す，2）乳房は 2000 年以前は上皮内がんを含む．

### 1・8・3 循環器疾患の動向

循環器疾患 circulatory disease：§1・9・2参照.
つながり コアカリ D-2-8 循環器系の疾患と治療薬→4巻 I. 薬理・病態

高血圧, 脳血管疾患, 心疾患を合わせて**循環器疾患**という. わが国の循環器疾患による死亡者は全死亡者の約1/4（2023年）を占めている. 先進諸国のなかで, わが国は脳血管疾患の死亡率が高く, 虚血性心疾患の死亡率が低いのが特徴であった. しかし, 脳血管疾患の死亡率については, 1960年代をピークに大きく低下した（図1・20参照）. 一方, 虚血性心疾患を含む心疾患の死亡率は1960年代より増加した（図1・20参照）. 医療機関にかかる患者数が非常に多いのも循環器疾患の特徴である. 高血圧は, それ自体が直接の死因になることは少ないが, 脳血管疾患, 心疾患のリスク要因となる基礎病変として重要であり, 高血圧の予防はすべての循環器疾患の予防につながる.

高血圧 hypertension
本態性高血圧症 essential hypertension

**a. 高血圧の動向** 高血圧症のうち, 高血圧を来した原因が明らかでないものを**本態性高血圧症**といい, 腎疾患や内分泌疾患などの原因疾患が明らかな高血圧症を二次性高血圧症という. 本態性高血圧症は高血圧の80〜90%を占め, 単に高血圧といった場合は本態性高血圧症をさすことが多い. 日本高血圧学会が2019年に作成した"**高血圧治療ガイドライン**"の基準では, 診察室血圧における収縮期血圧140 mmHg以上または拡張期血圧90 mmHg以上を高血圧とし, さらに高血圧をⅠ度, Ⅱ度, Ⅲ度高血圧, および（孤立性）収縮期高血圧と分類している（図1・31）.

高血圧治療ガイドライン

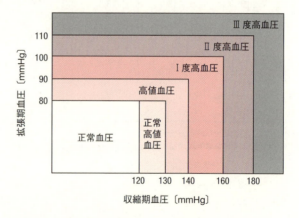

図1・31 **血圧値（診察室血圧）の分類** 日本高血圧学会, "高血圧ガイドライン（2019）".（孤立性）収縮期高血圧は, 収縮期血圧≧140, かつ拡張期血圧＜90.

2019年の国民健康・栄養調査によると, 20歳以上の収縮期血圧の平均値は男性132.0 mmHg, 女性126.5 mmHgであり, 収縮期血圧140 mmHg以上の人の割合は男性29.9%, 女性24.9%であった. これらの値は男女いずれにおいても, この10年間でみると有意に減少している. 一方, 収縮期血圧平均値の低下傾向にもかかわらず, 高血圧有病率（高血圧の人に降圧薬服用の人を加えた割合）は依然として高く, 特に40歳以上の男性では40年ほど前に比べてあまり低下がみられない（図1・32）. このことは, 高血圧発症予防がまだ成功していないことを意味しており, 生活習慣修正による高血圧発症予防対策のさらなる強化が必要である.

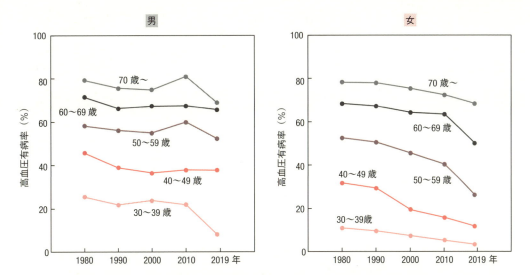

**図1・32 性・年齢階級別にみた高血圧有病率の年次推移** 新旧（1980～2020年）のライフスタイルからみた国民代表集団大規模コホート研究: NIPPON DATA80/90/2010/2020 報告書"国民代表集団における36年間の高血圧の有病率・治療率・管理率の推移"および厚生労働省，"令和元年度国民健康・栄養調査．高血圧有病率とは，血圧値140/90 mmHg以上または降圧薬服用の人の割合を示す．

**b. 脳血管疾患の動向**　脳血管疾患は，急激に起こった脳の血管循環障害による神経系疾患で，**脳卒中**ともよばれる．脳血管疾患は，脳血管が破れて出血する**出血性病変**（脳出血，くも膜下出血），脳血管がつまって閉塞する**虚血性病変**（脳梗塞）に大別される．脳血管疾患は，1951年から1980年までの30年間，日本人の死亡原因の第1位であったが，1970年代から死亡率が減少し始め，1981年からは第2位，1985年からは第3位となっている（図1・20参照）．1995年に行われた死亡診断書の記入方式変更により，同年と翌年は死因第2位となったが，1997年には再び第3位となり，2018年からは第4位となっている．脳血管疾患による死亡が改善された大きな要因は，脳出血による死亡が減少したことにより，現在のわが国の脳血管疾患の死亡の多くは脳梗塞による（図1・33）．

脳血管疾患による死亡率は減少傾向にあるものの，総患者数は2020年においても174万2千人とまだまだ高いレベルにある（1987年では114万4千人）．脳

**脳血管疾患**
cerebrovascular disease
つながり コアカリ D-2-5 中枢神経系，精神系の疾患と治療薬→ 4巻 I．薬理・病態

**脳卒中** cerebral stroke

**出血性病変**

**脳出血** cerebral hemorrhage

**くも膜下出血** subarachnoid hemorrhage

**虚血性病変**

**脳梗塞** cerebral infarction

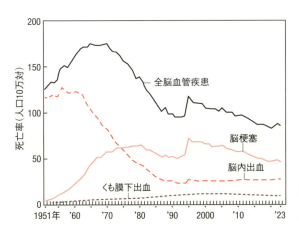

**図1・33 脳血管疾患の死亡率（人口10万対）の年次推移** 厚生労働統計協会，"国民衛生の動向2024/2025"．2023年は概数．

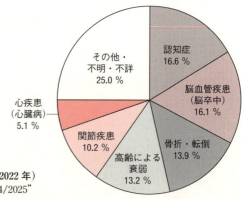

図1・34 **介護が必要となった原因（2022年）**
厚生労働統計協会，"国民衛生の動向 2024/2025"

血管疾患は，死亡を免れても後遺症として障害が生じたり，療養時の長期の臥床などがきっかけとなり，介護が必要となることが多く，2022年の国民生活基礎調査によると，介護が必要となった原因の16.1％を占める（図1・34）。

**c. 心疾患の動向と予防**　心疾患は，**心筋梗塞**，**狭心症**などの**虚血性心疾患**，心不全，リウマチ性心疾患に分類される．虚血性心疾患は冠動脈が動脈硬化によって狭くなり，供給される血液が減少するために心筋に酸素と栄養が十分に供給されなくなることで，心筋の機能低下や壊死が起こる疾患である．一方，心不全は心臓のポンプ機能が低下して全身への血液の供給が低下した疾患であり，リウマチ性心疾患はリウマチ熱が原因で心臓の弁の機能が低下した疾患である．

わが国における心疾患の粗死亡率は年々上昇しており，1960年以降，日本人の死亡原因の第3位となり，1985年からは（死亡診断書の記入方式変更により第3位となった1995，1996年を除き）第2位となっている（図1・20参照）．一方，年齢調整死亡率でみると，男女とも心疾患による死亡率は減少傾向が続いており，心疾患による死亡が高齢に多く，心疾患の粗死亡率の増加が人口の高齢化を反映していることが示唆される．心疾患のなかでも，虚血性心疾患による死亡は1970年ころまで増加傾向にあり，現在，心疾患による死亡の約半数を占める（図1・35）．しかし，その後は横ばい状態になっている．

**心筋梗塞** myocardial infarction
**狭心症** angina pectoris
**虚血性心疾患** ischemic heart disease

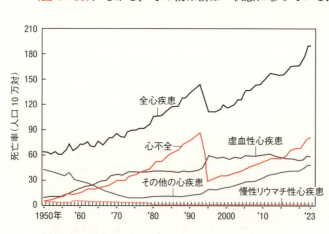

図1・35 **心疾患の死亡率（人口10万対）の年次推移**　厚生労働統計協会，"国民衛生の動向 2024/2025"．2023年は概数．

## 1・8・4 糖尿病の動向

糖尿病は1型と2型に分けられるが，わが国のほとんどの糖尿病は2型糖尿病であり，この2型糖尿病の発症も食事や運動などの生活習慣と強く関係している．2019年の国民健康・栄養調査によると，糖尿病が強く疑われる人（ヘモグロビン $A_{1c}$ の値が6.5％以上，または質問表で現在糖尿病の治療を受けていると答えた人）は1,196万人，糖尿病の可能性が否定できない人（ヘモグロビン $A_{1c}$ の値が6.0％以上6.5％未満で，糖尿病が強く疑われる人以外の人）は1,055万人，合わせて2,251万人にも上ると計算される．特に，男女とも50歳代以降になると，糖尿病が強く疑われたり，その可能性が否定できない人の割合が大きくなっている（図1・36）．

糖尿病が全死亡に占める割合は1.0％（2023年）と，それ自体は死因の上位とはなっていないが，わが国の主要な死亡原因となっている脳血管疾患や虚血性心疾患のリスク要因である．また，糖尿病は症状が出現したときには，すでに病状が進行した状態となっていることもあり，透析を必要とする腎症や視覚障害を来す網膜症といった糖尿病に関連した合併症が重大な問題となっている．

糖尿病 diabetes mellitus: §1・9・3参照.

つながり コアカリ D-2-6 代謝系・内分泌系及び骨の疾患と治療薬
→ 4巻 I. 薬理・病態

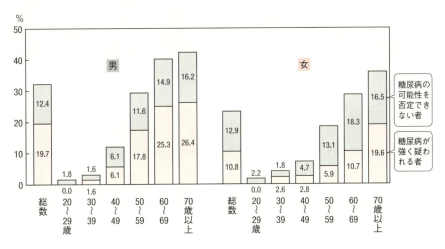

図1・36　性別・年齢階級別にみた糖尿病の現状（2019年）　厚生労働統計協会，"国民衛生の動向 2024/2025"

## 1・8・5 メタボリックシンドローム

生活習慣病はそれぞれの疾患が相互に連関しており，リスク要因を複数もっている患者では，動脈硬化や心疾患などの発症率が増加する．特に，肥満（内臓脂肪型肥満），高血圧，耐糖能異常（糖尿病），脂質異常症の四つの因子が重なっていると，動脈硬化が関与する虚血性心疾患の発症率が高くなることが知られていた．これらの四つの因子をもっている状態をかつては"死の四重奏"などとよんでいたが，WHOは1998年に，メタボリックシンドロームという名称とその診断基準を発表した．メタボリックシンドローム（内臓脂肪症候群）は，肥満により内臓脂肪が蓄積して，肥大化した脂肪細胞からのサイトカインやケモカインなどの生理活性物質*の分泌が亢進しているうえに，高血圧，耐糖能異常（糖尿

メタボリックシンドローム
metabolic syndrome

＊ 内臓の肥大化した脂肪細胞から分泌される生理活性物質を総称し，"アディポカイン"という．

病），脂質異常症といった因子が重なっている状態を示す．わが国では 2005 年に，WHO や米国の基準とは異なる独自の診断基準が設定され，現在この基準による診断が行われている．

わが国の診断基準は，ウエスト周囲（腹囲）長で評価する内臓脂肪型肥満を診断必須項目としている．臍の位置の腹囲が男性 85 cm 以上，女性 90 cm 以上で，内蔵脂肪が蓄積していると判断し，この条件を満たしたうえで，高血圧（収縮時血圧 130 mmHg 以上，拡張期血圧 85 mmHg 以上のいずれか，または両方），高血糖（空腹時血糖 110 mg/dL 以上），脂質代謝異常（血清中性脂肪 150 mg/dL 以上，血清 HDL コレステロール値 40 mg/dL 未満のいずれか，あるいは両方）のうちの二つの条件を満たすと，メタボリックシンドロームと診断される．2019（令和元）年の国民健康・栄養調査の結果によると，40〜74 歳の男性 29.8 ％，女性 9.5 ％でメタボリックシンドロームが強く疑われている．

2008 年 4 月からは，老人保健法が全面的に改正され制定された**高齢者の医療の確保に関する法律**に基づき，生活習慣病対策としてメタボリックシンドロームに着目した**特定健康診査・特定保健指導**が開始されている．

**高齢者の医療の確保に関する法律**

**特定健康診査・特定保健指導**：§1・9・4 参照．

## 1・8・6　その他の生活習慣病の動向

**a. 慢性腎臓病の動向**　　**慢性腎臓病（CKD）**は腎機能が慢性的に低下している状態をさし，腎機能の低下が 3 カ月以上にわたり確認されると CKD と診断される．CKD は慢性腎不全へとつながっていくが，慢性腎不全は腎機能がもとに戻る急性腎不全とは異なり，もとの状態に回復することはない．腎機能の低下が著しく，進行を止められなくなると，人工透析や腎移植が必要となってくる．高血圧や糖尿病，脂質異常症などの生活習慣病は CKD の発症リスクを高め，肥満，喫煙，多量の飲酒，運動不足，ストレスなども CKD の発症や悪性化に深く関与する．また，CKD があると，狭心症や心筋梗塞といった心疾患や，脳梗塞などの脳血管疾患を発症するリスクが高まる．かつて腎臓病と生活習慣はあまり関係がないと考えられていたが，近年，CKD は生活習慣病の一つとして扱われるようになっている．WHO によるメタボリックシンドロームの診断基準には，腎臓病の項目が加えられている．CKD 患者は年々増加傾向にあり，日本透析医学会によると，2022 年に新規に透析導入となった患者は 39,683 人であり，2022 年末時点で維持透析療法（腎不全のために非常的に透析を続けること）を受けている患者は 347,474 人となった．また，2023 年の"人口動態統計"によると，腎不全の死亡数は約 3 万人，全死亡数の 2 ％を占めている．

**慢性腎臓病** chronic kidney disease, CKD
つながり コアカリ D-2-13 泌尿器系の疾患と治療薬 → 4巻 I. 薬理・病態

**b. 慢性閉塞性肺疾患の動向**　　**慢性閉塞性肺疾患（COPD）**もまた近年問題となっている生活習慣病である．COPD とはタバコ煙を主とする有害物質を長期に吸入曝露することで生じた肺の炎症性疾患であり，呼吸機能検査で正常に復すことのない気流閉塞を示す．COPD は肺がんのリスク要因ともなり，COPD 患者では肺がんの発症リスクが約 5 倍高まるという報告もある．わが国において，COPD による死亡数は 2000 年ころより増加し，近年その増加は頭打ちでは

**慢性閉塞性肺疾患** chronic obstructive pulmonary disease, COPD
つながり コアカリ D-2-12 呼吸器系の疾患と治療薬 → 4巻 I. 薬理・病態

あるものの，2023 年の"人口動態統計"によるとその死亡数は約 1.7 万人，全死亡数の 1.1％を占める．また，2017 年の"患者調査"によると，その総患者数は 22 万人にも上るが，2001 年の NICE スタディとよばれる COPD に関する大規模疫学調査によると，その患者数は約 530 万人とされ，その多くは適切な治療を受けていないと考えられる．年齢が上がるほど COPD の患者は増え，60 歳代以上が患者全体の約 9 割を占めている．COPD は 20 年以上の喫煙歴を経て発症するといわれ，日本でも 20 年以上前の喫煙率上昇の影響が COPD の死亡率を高めていると考えられている．

**c. 歯周病の動向**　　**歯周病**もまた生活習慣病の一つであり，30 歳代以上の 8 割以上が歯周病に罹患しているといわれている．歯周病の原因は歯周病菌であるが，食習慣，歯磨きの習慣に加え，喫煙などのさまざまな生活習慣がその発症リスクを上昇させる．口腔ケアの向上はもちろんのこと，禁煙は歯周病の予防につながる．また，歯周病は，動脈硬化，狭心症，心筋梗塞といった心疾患，がん，糖尿病といった他の生活習慣病の発症，進行にも関わる．特に，糖尿病においては，糖尿病が歯周病の発症リスクを上げる一方で，歯周病が糖尿病を悪化させる．歯の健康を保つことは，中高年の生活習慣病の予防においても重要である．

**歯周病** periodontal disease

## 1・8・7　老年症候群の動向

これまで述べてきた生活習慣病は，食習慣，運動習慣，喫煙，飲酒などの生活習慣が，その発症・進行に関与し，若年期からの生活習慣の改善によりある程度予防が可能である．しかしながら，いくら予防に努めてきても，人々は老い，加齢に伴い，運動機能や認知機能の低下など身体機能に変化が生じてくる．わが国において，人口構成における老年人口割合は増加し続け，2023 年の時点で老年人口割合は 29.1％に達し，今後は 40％近くにもなるものと予測されている．加齢に伴い高齢者に多くみられる，医師の診察や介護・看護を必要とする症状・徴候を総称し，**老年症候群**という．この超高齢社会においては，老年症候群に対応し，"いかに"老いていくかがきわめて重要になっている．

**a. 骨粗鬆症の動向**　　**骨粗鬆症**は，骨を形成する骨塩（ヒドロキシアパタイト）と骨基質（主としてコラーゲン）が失われることにより骨量が減少し，骨が空洞化して脆くなる疾患である．平均骨密度が若年時（20〜44 歳）の 70〜80％になると骨量減少，70％未満になると骨粗鬆症と診断されるが，骨粗鬆症の発症頻度は 50 歳代から 60 歳代にかけて急速に増加し，3 倍程度男性より女性の方が高い．70 歳代後半の女性では約 2 人に 1 人が骨粗鬆症になり，人口の高齢化が進むわが国には 1000 万人以上の骨粗鬆症患者がいると推定されている．

**老年症候群** geriatric syndrome

**骨粗鬆症** osteoporosis
**つながり** **コアカリ** D-2-6 代謝系・内分泌系および骨の疾患と治療薬
→ **4巻 Ⅰ. 薬理・病態**

**b. ロコモティブシンドローム（運動器症候群）とサルコペニア**　　2022 年の国民生活基礎調査によると，"骨折・転倒"に"関節疾患"などを加えた運動器の障害は，介護が必要となった原因の約 4 分の 1 に達する（図 1・34 参照）．このような現状を踏まえ，日本整形外科学会は，2007 年，**ロコモティブシンド**

**ロコモティブシンドローム** locomotive syndrome

ローム（運動器症候群）という名称を提案した．ロコモティブシンドロームとは，運動器の障害により，要介護になるリスクが高い状態になることを示し，変形性関節症や骨粗鬆症，変形性脊椎症，脊柱管狭窄症といった運動器自体の疾患に加え，加齢に伴う筋力低下などの運動器機能不全を含む．年をとり，加齢や運動不足に伴う身体機能の低下や，運動器自体の疾患による痛み（腰痛や膝痛など）や軽微な骨折などの多様な要因があいまって，"負の連鎖"により，バランス能力，体力，移動能力が低下していくと，ついには最低限の**日常生活動作**（**ADL**）が自立的にできなくなっていってしまう．そして動けなくなり安静仰臥状態が長期間続くと，さらに運動器の障害が増していく廃用症候群をきたし，最終的には寝たきりの要介護状態になってしまう．これがロコモティブシンドロームである．

**日常生活動作** activities of daily living, ADL

また，ロコモティブシンドロームに関連する疾患として，**サルコペニア**がある．サルコペニアとは，加齢により筋肉量の減少および筋力の低下が生じた状態である．筋肉（筋力）は40歳ころから少しずつ減少し，70歳を超えたころから自覚症状を認めるようになる．この筋力の低下が大きく，歩いたり立ち上がったりするといった日常生活の基本的な動作に影響が生じ，介護が必要になったり，転倒しやすくなったりするのが，サルコペニアである．65歳以上の高齢者の15％程度がサルコペニアに該当すると考えられている．また，サルコペニアの割合は，加齢に伴って増加すること（65歳よりも75歳，85歳で増える），女性よりも男性で高くなることなどの特徴がある．

**サルコペニア** sarcopenia

**c. フレイル**　　さらに最近になり，高齢者は，健常な状態から要介護状態になるまでに，"**フレイル**"という中間的な段階を経ていると考えられるようになった．この"フレイル"とは，多くの高齢者の生活機能の維持・向上を目指して，海外の老年医学の分野で使用されている英語の"frailty（フレイルティ）"をもとに，2014年に日本老年医学会が提唱した概念である．厚生労働省研究班の報告書によると，フレイルとは，"加齢とともに心身の活力（運動機能や認知機能等）が低下し，複数の慢性疾患の併存などの影響もあり，生活機能が障害され，心身の脆弱性が出現した状態であるが，一方で適切な介入・支援により，生活機能の維持向上が可能な状態像"とされている．すなわち，身体的問題のみならず，認知機能障害やうつなどの精神・心理的問題，独居や経済的困窮などの社会的問題が含まれる，多面的な概念である．

**フレイル**

高齢者は，フレイルの時期に，心身および社会性など広い範囲でダメージを受けたときに回復できる力が弱くなり（生理的予備能の低下），環境や外敵からのストレスに対しても抵抗力が弱くなる．しかし，この時期は，適切に支援を受けることで健常な状態に戻ることができる時期でもあり，フレイルの状態や兆候を知っておくことで，その後の身体的・精神心理的・社会的に不健康になることを予測し，予防しやすくなるとされる．

健常な段階からフレイルを予防するには，生活習慣病の予防をしながら，運動機能・認知機能の低下を防ぎ，社会的に関わりを保ち続けることが大切である．すでに糖尿病，心臓病，腎臓病などの慢性疾患がある場合には持病のコントロー

ルをして悪化させず，また，高齢者が罹患しやすい感染症を予防することも重要である．さらに，栄養素をバランスよくしっかりと摂取して，低栄養状態に陥らないようにすることがフレイルの予防には不可欠であり，運動機能を維持するために日常生活で運動習慣を取入れること，しっかり栄養分を取込むために口腔・嚥下機能を保つことも大切である．一人でこもらず，社会とのつながりをもち続けることもフレイルの予防につながる．

## 1・9　生活習慣病の代表的なリスク要因と，生活習慣病の予防法

　第二次世界大戦前，日本人の死亡原因の多くは感染症であった．しかしながら，§1・8でも取上げたように戦後，公衆衛生の向上や国民皆保険の確立によって，感染症による死亡は減り，がんや心臓・脳血管疾患などの**非感染性疾患**（NCDs）による死亡者数が増加してきた．NCDsとは，世界保健機関（WHO）の定義で，不健康な食事や運動不足，喫煙，過度の飲酒，大気汚染などにより引き起こされる，がん・糖尿病・循環器疾患・呼吸器疾患・メンタルヘルスをはじめとする慢性疾患の総称である．NCDsによる死亡のリスク因子は，すでにいくつかは特定されており，その多くは高血圧，喫煙，高血糖など生活習慣と深く関係している（図1・37，図1・38，表1・21）．したがってその一次予防対策は，生活習慣の改善となる．また，生活習慣に起因した疾患は自覚症状を伴わずに進行することが多く，早期発見・早期治療ならびに治療の継続が重要である．

非感染性疾患 non-communicable diseases, NCDs: §1・2および§1・8・1参照．

つながり　コアカリ D-2-6 代謝系・内分泌系及び骨の疾患と治療薬，コアカリ D-2-8 循環器系の疾患と治療薬
→ 4巻 I. 薬理・病態

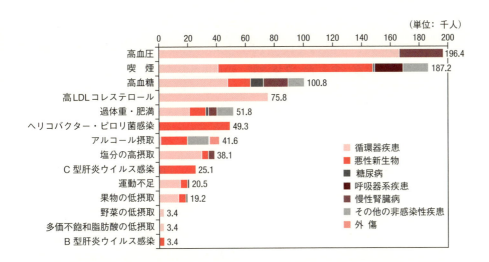

図1・37　わが国における非感染性疾患と障害による成人死亡について，喫煙・高血圧などの予防可能なリスク因子別の死亡者数の推計（2019年）　S.Nomura, H.Sakamoto, C.Ghaznavi M.Inoue, "Toward a third term of Health Japan 21 — implications from the rise in non-communicable disease burden and highly preventable risk factors. The Lancet Regional Health — Western Pacific 2022" より一部抜粋

表 1・21 生活習慣病による死亡のリスク因子

| 生活習慣病 | リスク因子 |
|---|---|
| 悪性新生物 | ・肺がん：喫煙，大気汚染物質，石綿<br>・食道がん：過度の飲酒，喫煙，熱い飲食物の摂取<br>・乳がん：肥満（閉経後）<br>・胃がん：食塩の過剰摂取，ヘリコバクター・ピロリ感染<br>・結腸がん：肥満，運動不足，加工肉，赤肉<br>・白血病：ウイルス，放射線<br>・子宮頸がん：パピローマウイルス感染 |
| 心疾患 | ・喫煙，高脂肪食，食塩，肥満，高血圧，糖尿病，運動不足<br>・高 LDL コレステロール<br>・$n-6$ 系不飽和脂肪酸の過剰摂取 |
| 脳血管疾患 | ・脳内出血：高血圧，食塩，過労，寒冷刺激<br>・脳梗塞：高血圧，動脈硬化，喫煙，食塩，糖尿病，高脂肪食 |
| 糖尿病 | ・肥満，運動不足，過食，ストレス，遺伝的要因 |

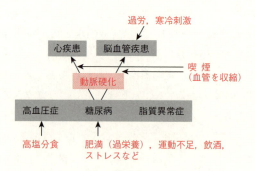

図 1・38 生活習慣病におけるリスク因子

### 1・9・1 がんのリスク因子とその予防法

　国立がん研究センターなどは，日本人のがんの予防にとって重要な生活習慣として，**禁煙，節酒，食生活，身体活動，適正体重の維持**をあげている．この五つの健康習慣を実践する者のがんになるリスクは，ゼロまたは一つを実践する者に比べ，男性で 43％，女性で 37％低くなるとされている．また，これらの生活習慣に"感染"を加えた六つの要因を"日本人のためのがん予防法（5+1）"としている．

　タバコの煙からベンゾ[a]ピレン，ジメチルニトロソアミンなど約 200 種類の**発がん性物質**が見いだされており，喫煙は肺がんをはじめとして口腔がん，咽頭がんなどの多くの部位のがんのリスク因子であることが知られている．喫煙者は非喫煙者に比べて肺がんの危険度は数倍であり，また喫煙本数が多いほど危険度も高い．発がん性物質はタバコから出される主流煙だけではなく副流煙にも多く含まれており，**受動喫煙**によるリスクも高い．

　飲酒は少量（1 日 1 合以下）であれば発がん率をやや低下させることが知られているが，過剰（1 日 2 合以上）の飲酒は咽頭がん，食道がん，胃がんなどの発症を促進する．

発がん性物質 carcinogen

受動喫煙 passive smoking

食生活の欧米化によりがんの発症部位も欧米型に移行している．1960年代ころまでは胃がんの死亡率が特に高かったが，現在では肺がん，乳がん，大腸がんなどの方が高い死亡率を示す．胃がんのおもなリスク因子は，塩分の過剰摂取と**ヘリコバクター・ピロリ**である．胃がんに代わり増加してきた大腸がん，乳がんそして前立腺がんは，欧米人に多いがんであり，それらのリスク要因としては，**脂肪エネルギー摂取比率の増加**とそれに伴う**肥満**があげられる．

男女とも，身体活動量が多い群ほど，何らかのがんにかかるリスクが低下することが知られている．たとえば身体活動量が最大群のがん罹患リスクは，最小群に比較して，男性で0.87倍，女性で0.84倍である．さらに部位別にみると結腸がんの罹患リスクが運動により低下することが示されている．

適切な食生活や身体活動による適性体重の維持は，がんの予防に有効である．たとえば肥満は，閉経後の乳がんのリスクを上げると考えられている．一方で，日本人などのアジア人を対象とした研究結果からは，やせすぎによってもがんのリスクが上がることが観察されている．また，適性体重の維持は糖尿病の予防にも重要である．糖尿病は，一見，がんとは関係ないようにみえるが，糖尿病の罹患により，肝臓がん，膵臓がんそして子宮体がんの罹患リスクが2倍程度上昇する．

ウイルス感染によってもいくつかのがんの危険度が上昇する．**B型肝炎ウイルス**および**C型肝炎ウイルス**の肝がんに対する寄与率は8割程度と見積もられている．**ヒトT細胞白血病ウイルス**は，おもに母子感染により伝播するレトロウイルスであり感染するとその約1％が白血病を発症する．このほか，**ヒトパピローマウイルス**は，子宮頸がんの原因となる．

## 1・9・2　循環器疾患のリスク因子と予防法

循環器疾患のおもなリスク因子は，性別と年齢を除くと，**高血圧，脂質異常症**（特に高LDLコレステロール血症），**糖尿病，喫煙**の四つがあげられる．したがってこれらの疾患を増加させる生活習慣，たとえば過剰な動物性脂肪や食塩の摂取，ストレス，喫煙，飲酒などは，心疾患および脳血管疾患のリスク要因となる．

高血圧は，脳卒中や冠動脈疾患に共通する最も重要なリスク因子の一つである．高血圧症は，原因不明である本態性高血圧症がほとんどであるため，明確なリスク要因をあげることはできないが，疫学調査などから食塩の過剰摂取があげられている．

脂質異常症は，血液検査上ではLDLコレステロール量や中性脂肪量の増加，あるいはHDLコレステロール量の低下などの状態をさす．LDLコレステロールは，余分なコレステロールを血管の壁に沈着させ，動脈硬化を起こす．HDLコレステロールはその血管内にたまったコレステロールを肝臓へ戻す．そのためHDLコレステロール量の減少は，過剰なコレステロールを血管内に残すことになり，動脈硬化の原因となる．脂質異常症は，遺伝的要因や生活習慣によってひき起こされる．たとえば，食事中の飽和脂肪酸の過剰摂取，運動不足，肥満，喫

---

ヘリコバクター・ピロリ
*Helicobacter pylori*

脂肪エネルギー摂取比率の増加

肥　満　obesity

**B型肝炎ウイルス**
hepatitis B virus
つながり コアカリ E-1-2 人の健康を脅かす感染症の予防とまん延防止→2章
つながり コアカリ F-4-2 地域での公衆衛生，災害対応への貢献→7巻 臨床薬学

**C型肝炎ウイルス**
hepatitis C virus
つながり コアカリ E-1-2 人の健康を脅かす感染症の予防とまん延防止→2章

**ヒトT細胞白血病ウイルス** human T-cell leukemia virus
つながり コアカリ E-1-2 人の健康を脅かす感染症の予防とまん延防止→2章

**ヒトパピローマウイルス** human papilloma virus
つながり コアカリ E-1-2 人の健康を脅かす感染症の予防とまん延防止→2章
つながり コアカリ F-4-2 地域での公衆衛生，災害対応への貢献→7巻 臨床薬学

**高血圧** hypertension
つながり コアカリ D-2-8 循環器系の疾患と治療薬
→4巻 I. 薬理・病態

**脂質異常症** dyslipidemia
つながり コアカリ D-2-8 循環器系の疾患と治療薬
→4巻 I. 薬理・病態

**糖尿病** diabetes
つながり コアカリ D-2-6 代謝系・内分泌系及び骨の疾患と治療薬
→4巻 I. 薬理・病態

煙，アルコールの過剰摂取などがリスク因子となる.

糖尿病などの血液中のグルコース量が増加した状態では，余剰のグルコースが血管内皮細胞と反応し酸化ストレスを発生する．この酸化ストレスにより血管内皮細胞が傷害を受ける．また余剰のグルコースは血管内皮細胞内のシグナル伝達を阻害し，細胞機能を低下させる．また糖尿病状態では多くの場合インスリン抵抗性を伴うが，それにより血中の中性脂肪量が増加し，血管内に沈着して血管内皮細胞機能を障害する.

喫煙は，タバコに含まれる活性酸素が末梢血管を収縮させ，一時的に血圧を上昇させる．タバコに含まれるニコチンは，交感神経を刺激して血圧と脈拍を上昇させる．また，タバコに含まれる一酸化炭素は喫煙により，血中の酸素不足をひき起こし，それにより脈拍を増加させる.

### 1・9・3　糖尿病のリスク因子と予防法

上記のように糖尿病はさまざまな生活習慣病のリスク因子となる．2型糖尿病の予防においては，肥満対策が最も重要である．日本人は欧米人に比較してインスリン感受性は高いが，インスリン分泌能は低い．すなわちインスリン感受性が低下すると，全身においてインスリン作用が著しく減弱することになる．そのため，欧米人に比較して軽度な肥満でも2型糖尿病の発症に至る．現在，日本人の平均的な総摂取エネルギー量は 2000 kcal/日前後であり，決して過剰ではない．日本人をはじめとする東アジア民族は，進化の過程において農耕民族であり，エネルギーを炭水化物から得ていた．そのため，体質（遺伝）的にエネルギーとして脂質の利用率は低い．一方，現在では食生活の欧米化により動物性脂肪から得るエネルギー量が増加しており，余剰分は脂肪として蓄積される（肥満）．そのため肥満対策として摂取エネルギー量と栄養バランスの是正，適度な運動の実践が必要となる.

### 1・9・4　特定健康診査・特定保健指導

糖尿病などの生活習慣病は，自覚症状が乏しいまま進行するため治療が遅れがちである．そこで，糖尿病などの生活習慣病の有病者ならびに予備群を減少させること（病気の予防）を目的として 2008 年から**特定健康診査（特定健診）・特定保健指導**が導入された.

特定健康診査 specified medical checkups

特定保健指導 specified health guidance

特定健康診査（特定健診）は，生活習慣病のリスク因子である内臓脂肪型肥満に着目し，生活習慣病予防のための保健指導を必要とする人を選び出すための健診である．そのため健診項目には，腹囲（内臓脂肪の蓄積の程度を反映している）の計測など，特定保健指導の対象者を的確に抽出するための検査項目が導入されている．対象者は 40 歳以上 75 歳未満の医療保険加入者であり，被保険者だけでなく被扶養者も対象となる（法的根拠 **"高齢者の医療の確保に関する法律"**）.

高齢者の医療の確保に関する法律

特定健診の結果をもとに，内臓脂肪蓄積の程度とリスク要因の数に着目して，リスクのレベル別（**"動機づけ支援"・"積極的支援"**）に特定保健指導の対象者の選定（階層化）を行う．なお，特定健診の受診者全員に健診結果に基づいた"情

動機づけ支援

積極的支援

報提供"が行われる．

　特定保健指導は，特定健診での階層化により"動機づけ支援"・"積極的支援"に該当した人に対して実施される（図1・39）．ただし65歳以上75歳未満については，1）予防効果が多く期待できる65歳までに特定保健指導がすでに行われてきていると考えられること，そして2）日常生活動作能力，運動機能などを踏まえ，QOLの低下に配慮した生活習慣の改善が重要であることなどの理由により，積極的支援の対象となった場合でも動機づけ支援とする．

　動機づけ支援では，医師，保健師，管理栄養士らの指導のもとに行動計画を作成し，生活習慣改善に取組めるように，専門家が原則1回の動機づけを行う．

　積極的支援では，医師，保健師，管理栄養士らの指導のもとに行動計画を作成し，生活習慣改善に取組めるように，個別支援，グループ支援，電話，Eメールなどにより専門家が3カ月以上の定期的・継続的に働きかけを行う．

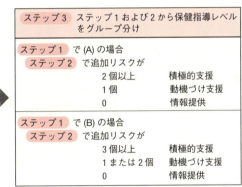

図1・39　特定保健指導の基本的な流れ

## 1・10　健康増進政策（健康日本21など）や健康増進法などの生活習慣病対策

　わが国の平均寿命，健康寿命は，世界でも最高の水準にある．一方で，人口の急速な高齢化が進み，それに伴い疾病構造も変化している．すなわち，がん，心疾患，脳卒中，糖尿病，歯周病などの生活習慣病が増加している．生活習慣病は，痛みなどの自覚症状が現れないうちに進行し，最終的には生活の質を著しく

低下させる．そのため健康寿命のさらなる延長と生活の質の向上を実現し，健全な高齢社会を築くためには，疾病の早期発見や治療だけではなく，生活習慣の見直しなどを通じて積極的に健康を増進し，疾病を予防する"一次予防"に重点を置いた対策の推進が重要である．このため，2000年より"21世紀における国民健康づくり運動（健康日本21）"を推進している．また，"健康日本21"を中核とする国民の健康づくり・疾病予防をさらに積極的に推進するための医療制度改革の一環として，健康増進法が2003年5月1日から施行されている．さらに2020年4月1日からは，望まない受動喫煙の防止を図るため"改正健康増進法"が全面的に施行されている．

### 1・10・1 健康日本21

**a. これまでの健康づくりの動向**　わが国においては健康増進に係る取組みとして，"国民健康づくり対策"が1978年から数次にわたって展開されてきた（図1・40）．特に第3次国民健康づくり対策（2000年）からは**21世紀における国民健康づくり運動（健康日本21）**を推進している．

2000～2012年に実施された健康日本21では，1）壮年期死亡の減少，2）健康寿命の延伸，そして3）生活の質の向上を実現することを目的として，一次予防の観点を重視した情報提供などを行う取組みを推進した．これをひき継いだ健康日本21（第二次）（2013～2022年）では，1）健康寿命の延伸と健康格差の縮小，2）生活習慣病の発生予防と重症化予防の徹底，3）社会生活を営むために必要な機能の維持および向上，4）健康を支え，守るための社会環境の整備，そして5）栄養・食生活，身体活動・運動，休養，飲酒，喫煙，歯・口腔の健康に関する生

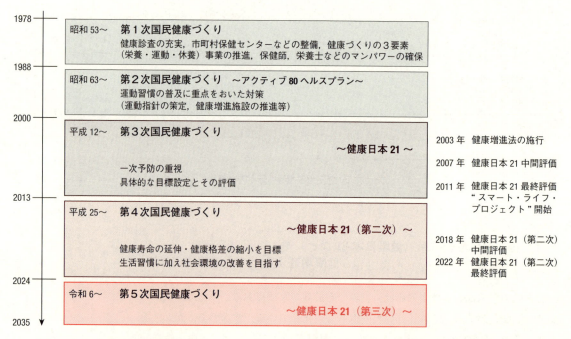

図1・40　これまでの健康づくりの動向　"国民の健康の増進の総合的な推進を図るための基本的な方針の全部を改正する件の参考資料"

活習慣の改善および社会環境の改善が目標として盛込まれた．2024年度からは，これまでの取組みの変遷に踏まえながら，新しい健康課題や社会背景，国際的な流れなどを考えながら取組んでいくために第5次国民健康づくり対策である健康日本21（第三次）が開始された．

**b. 健康日本21（第三次）（図1・41, 図1・42）** 健康日本21（第二次）において，設定された目標のうち男性・女性ともに"健康寿命の延伸"の達成が認められた．一方で，多くの課題（一次予防に関連する指標が悪化している，一部の性・年齢階級別で悪化している指標がある，健康増進に関連するデータの見える

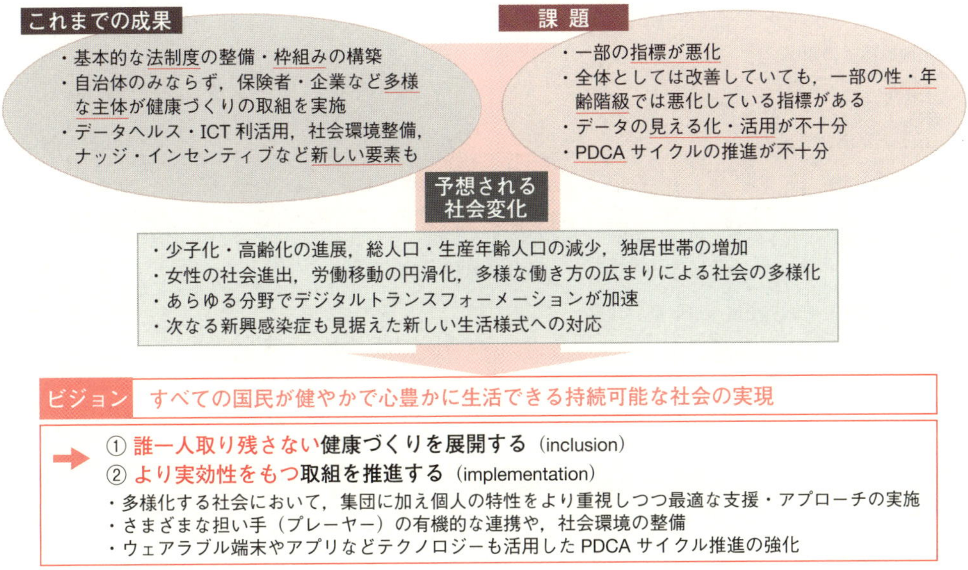

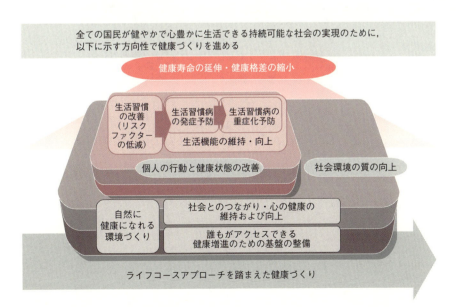

図1・41 **健康日本21（第三次）のビジョン** "健康日本21（第三次）の推進のための説明資料", p.14

図1・42 **健康日本21（第三次）の概念図** "健康日本21（第三次）の推進のための説明資料", p.15

*1 **PDCA サイクル**: plan（計画），do（実行），check（測定・評価），action（対策・改善）の四つのプロセスを通じて仮説と検証を繰返し，目標達成や業務改善を継続的に進めていく方法.

*2 **労働移動**: 労働市場における労働力（人）の企業間，産業間，職業間，地域間などの動き.

化・活用が不十分である，PDCA サイクル*1 の推進が国・自治体とも不十分である）が指摘されている．さらには今後，少子高齢化がさらに進み，総人口および生産年齢人口の減少，独居世帯の増加，女性の社会進出，労働移動*2 の円滑化，多様な働き方の広まりなどによる社会の多様化が進む．さらにデジタルトランスフォーメーション（DX）の加速や次なる新興感染症も見据えた新しい生活様式への対応が進むなどの社会変化が予想されている．そのため健康日本 21（第三次）は，すべての国民が健やかで心豊かに生活できる持続可能な社会の実現を

**表 1・22　健康日本 21（第三次）における取組み分野・領域**　厚生労働省 健康局健康課栄養指導室，"健康日本 21（第三次）について～栄養・食生活関連を中心に～"(2003 年)

**A. 健康寿命の延伸・健康格差の縮小**

| 健康寿命の延伸・健康格差の縮小 | 健康寿命<br>健康格差 |
| --- | --- |

**B. 個人の行動と健康状態の改善**

| | | |
| --- | --- | --- |
| 生活習慣の改善 | 栄養・食生活 | 適正体重<br>肥満傾向児<br>バランスの良い食事<br>野菜・果物・食塩の摂取量 |
| | 身体活動・運動 | 歩数・運動習慣者<br>子どもの運動・スポーツ |
| | 休養・睡眠 | 休養感・睡眠時間<br>週労働時間 |
| | 飲酒 | 生活習慣病のリスクを高める飲酒<br>20 歳未満の飲酒 |
| | 喫煙 | 喫煙率<br>20 歳未満の喫煙<br>妊婦の喫煙 |
| | 歯・口腔の健康 | 歯周病<br>よく噛んで食べる<br>歯科検診 |
| 生活習慣病（NCDs）の発症予防/重症化予防 | がん | 年齢調整罹患率・死亡率<br>がん検診受診率 |
| | 循環器病 | 年齢調整死亡率<br>高血圧・脂質異常症<br>メタボ該当者・予備群<br>特定健診・特定保健指導 |
| | 糖尿病 | 合併症（腎症）<br>治療継続者<br>血糖コントロール不良者<br>糖尿病有病者数<br>メタボ該当者・予備群<br>特定健診・特定保健指導 |
| | COPD[†] | COPD 死亡率 |
| 生活機能の維持・向上 | | ロコモ・骨粗鬆症<br>心の健康 |

**C. 社会環境の質の向上**

| | |
| --- | --- |
| 社会とのつながり・心の健康の維持および向上 | ソーシャルキャピタル<br>共食<br>メンタルヘルスに取組む職場 |
| 自然に健康になれる環境づくり | 食環境イニシアチブ<br>まちなかウォーカブル<br>望まない受動喫煙 |
| 誰もがアクセスできる健康増進のための基盤の整備 | スマート・ライフ・プロジェクト<br>健康経営<br>特定給食施設<br>産業保健サービス |

**D. ライフコースアプローチを踏まえた健康づくり**

| | | |
| --- | --- | --- |
| ライフコースアプローチを踏まえた健康づくり | 子ども | 子どもの運動・スポーツ<br>肥満傾向児<br>20 歳未満の飲酒・喫煙 |
| | 高齢者 | 低栄養傾向高齢者<br>ロコモ<br>高齢者の社会活動 |
| | 女性 | 若年女性やせ<br>骨粗鬆症<br>女性の飲酒<br>妊婦の喫煙 |

† COPD: 慢性閉塞性肺疾患(chronic obstructive pulmonary disease)

"ビジョン"とし，そのために，誰一人取残さない健康づくりの展開（inclusion）と実効性をもつ取組みの推進（implementation）を推進する（図1・41）．

上記のビジョンの実現のため，基本的な方向を1）健康寿命の延伸・健康格差の縮小，2）個人の行動と健康状態の改善，3）社会環境の質の向上，4）ライフコースアプローチを踏まえた健康づくりの四つとしている（図1・42）．各取組み分野・領域と目標は表1・22のとおりである．

### 1・10・2 健康増進法

**健康増進法**は，"国民の健康の増進の総合的な推進に関し基本的な事項を定めるとともに，栄養の改善その他の国民の健康の増進を図るための措置を講じ，もって国民保健の向上を図る"ことを目的として制定された．その基本方針として1）厚生労働大臣による国民の健康増進のための基本方針の策定，2）都道府県，市町村における健康増進計画の策定，3）健康診査の実施等に関する指針の策定，4）**国民健康・栄養調査**の実施，保健指導等，特定給食施設における栄養管理，食事摂取基準の策定，**受動喫煙防止**，**特別用途表示**の許可などである．また2018年に公布された"改正健康増進法"は，"望まない受動喫煙の防止を図るため，多数の者が利用する施設等の区分に応じ，当該施設等の一定の場所を除き喫煙を禁止するとともに，当該施設等の管理について権限を有する者が講ずべき措置等について定める"ことを趣旨としている．すなわち喫煙を行うためには，施設の分類に沿った喫煙場所や喫煙室の設置が必要となった．

**健康増進法**
つながり コアカリ B-3 社会・地域における薬剤師の活動 → 2巻 社会と薬学

**国民健康・栄養調査**
つながり コアカリ B-5-1 保健医療統計→ 2巻 社会と薬学

**受動喫煙防止**

**特別用途表示**
つながり コアカリ D-2-20 セルフケア，セルフメディケーション→ 4巻 I. 薬理・病態
つながり コアカリ F-4-1 地域住民の疾病予防・健康維持・増進の推進，介護・福祉への貢献→ 7巻 臨床薬学

---

## 1・11 代表的な労働災害，職業病，作業関連疾患

### 1・11・1 職業病と作業関連疾患

**職業病**または業務上疾病は，職場そのものの組織的な要因，あるいは職場における物理的，組織的，化学的，生物学的リスク要因あるいはそれらの混合への曝露によってひき起こされる疾病のことである．わが国においては労働基準法施行規則別表第一の二にあげられている（表1・23）．また，今は認知されていなくとも将来，新たに職業病として認定されることもありうることを念頭に，事実に基づいて職業要因と疾病との関係を判断することが産業衛生に関わる実践家，研究者に求められる．職業曝露と疾病との間の因果関係が明らかな場合，職業病の認定は労災補償とも関係する．なお，**労働災害**は，もともとは突発的な事故でひき起こされる負傷のことをさし，比較的長期の労働によってひき起こされる職業病とは区別される概念であるが，**労働安全衛生法**で用いられている労働災害という用語には狭義の労働災害だけでなく，職業病も含まれている．また，労働基準法施行規則別表第一の二の職業病リストには負傷に起因する疾病が含まれており，文脈によって労働災害と職業病の包含関係が異なることがあるので注意が必要である．

1976年，世界保健機関（WHO）総会は**作業関連疾患**という概念を提唱し，1982年に設置された専門委員会で採択された．一般住民にも広く存在する疾患ではあるが，作業条件や作業環境の状態によって発症率が高まったり，悪化した

**職業病**
occupational disease

**労働災害**
industrial accident

**労働安全衛生法**
つながり コアカリ B 社会と薬学 → 2巻 社会と薬学

**作業関連疾患** work-related disease

68    第1章　環境要因によって起こる疾病の予防と健康被害の防止

表1・23　職業病の要因と具体例

| 職業病の要因 | 要因または疾病の具体例 |
|---|---|
| 業務上の負傷 | 墜落・転落, 転倒, 激突, 飛来・落下, 崩壊・倒壊, 激突され, はさまれ・巻込まれ, 切れ・こすれ, 踏み抜き, おぼれ, 高温・低温の物との接触, 有害物などとの接触, 感電, 爆発, 破裂, 火災, 交通事故, 動作の反動・無理な動作など |
| 物理的因子 | 紫外線, 赤外線, レーザー光線, マイクロ波, 電離放射線, 高圧室内作業/潜水作業, 高山病/航空減圧症, 暑熱な場所, 高熱物体取扱い, 寒冷な場所, 騒音, 超音波など |
| 身体に過度の負担のかかる作業態様 | 筋肉, 腱, 骨, 関節の疾患, 内臓脱, 重量物取扱い, さく岩機・鋲打ち機・チェーンソーの使用による手指, 前腕の振動障害, 電子計算機への入力反復業務, 上肢に過度の負担のかかる業務など |
| 化学物質など | 厚生労働大臣の指定する単体化学物質および化合物, フッ素樹脂・塩化ビニル樹脂・アクリル樹脂の熱分解生成物による皮膚疾患, すす・鉱物油・うるし・テレビン油・タール・セメント・アミン系の樹脂硬化剤による皮膚疾患, タンパク質分解酵素による皮膚炎・結膜炎・鼻炎・気管支喘息, 木材粉じん・獣毛じんあい, 抗生物質によるアレルギー性鼻炎・気管支喘息, 石綿などの粉じんによる呼吸器疾患, 石綿による良性石綿胸水・びまん性胸膜肥厚, 酸素欠乏症など |
| 粉じん | じん肺 |
| 細菌, ウイルスなどの病原体 | 病原体を取扱う業務による伝染性疾患, 動物性の物・古物取扱いによるブルセラ症・炭疽病, 湿潤地における業務によるワイル病, 屋外業務によるツツガムシ病など |
| がん原性物質, 因子または工程 | ベンジジン・ベータナフチルアミン, 4-アミノジフェニル・4-ニトロジフェニルによる尿路系腫瘍, ビス (クロロメチル) エーテル・ベリリウム・ベンゾトリクロライドによる肺がん, 石綿による肺がん・中皮腫, ベンゼンによる白血病, 塩化ビニルによる肝血管肉腫・肝細胞がん, オルトトルイジンによる膀胱がん, 1,2-ジクロロプロパンによる胆管がん, 電離放射線による白血病・肺がん・皮膚がん・骨肉腫・甲状腺がん・多発性骨髄腫・非ホジキンリンパ腫, オーラミン・マゼンタ製造工程による尿路系腫瘍, コークスまたは発生炉ガス製造工程による肺がん, クロム酸塩・重クロム酸塩製造工程またはニッケル製錬・精錬工程による肺がん・上気道のがん, ヒ素含有鉱石を用いた製錬・精錬工程または無機ヒ素化合物製造工程による肺がん・皮膚がん, すす・鉱物油・タール・ピッチ・アスファルト・パラフィンにさらされる業務による皮膚がんなど |
| 長期間の長時間業務, 血管病変を著しく増悪させる業務 | 脳出血, くも膜下出血, 脳梗塞, 高血圧性脳症, 心筋梗塞, 狭心症, 心停止 (心臓性突然死を含む), 重篤な心不全, 大動脈解離など |
| 人の生命に関わる事故への遭遇, 心理的な過度の負担 | 精神および行動の障害 |

a)“労働基準法施行規則別表第一の二”をもとに作成.
参考: 厚生労働省　職場のあんぜんサイト (https://anzeninfo.mhlw.go.jp/user/anzen/tok/bnsk00.html).

りする疾患と定義されている. これは古典的な職業病の概念よりも大きく職業に起因する疾患を捉えようとするものである. 作業関連疾患は, 職業要因との因果関係が明確な職業病に比べて, 職業要因と非職業要因を含むより多くの複雑な原因によってひき起こされる疾病のことをさす (表1・24).

## 1・11・2　労働災害, 業務上疾病, 作業関連疾患の発生状況

　職業病, 作業関連疾患という言葉とは別に, 法律用語として業務上疾病という言葉がある. 業務上疾病としての認定は, 労働者の休業補償, 療養補償, 解雇制限などの労働者保護の法律規定を適用するうえで必要である. わが国の労働災害 (業務災害と通勤災害) による死傷者数は, 変動はあるものの, おおむね減少の傾向にある. 一方, 欧州では年に20万人, 世界的に年に240万人が作業関連疾患によって死亡しているとの報告があり, 労働に関連する疾病の予防は依然として先進国を含めた世界が取組むべき問題であることを示している.

表1・24　作業関連疾患とその原因[a]

| 作業関連疾患 | 原因, 疾患の具体例 |
|---|---|
| 筋骨格系障害 | 身体的および生体力学的要因（かがみ，ねじり姿勢における重量物取扱い，繰返しあるいは強い動き，ぎこちないまたは静的姿勢，振動，暗い照明，寒い労働環境，ペースの速い労働，長時間の同一姿勢での座位，立位，組織的，心理的リスク要因（高い仕事上の要求と低い自律性，休憩や作業姿勢を変える機会の欠如，新技術導入の結果であることを含む早い速度での作業，長時間労働，シフト労働，ハラスメント，低い仕事上の要求），個人要因（既往歴，体力，生活習慣） |
| ストレスおよびメンタルヘルス障害 | 不十分な労働の組織化と管理，心理社会的問題（仕事制御の欠如，低い決定権，低い事由裁量権，仕事の緊張，努力報酬不均衡など）と関係した抑うつ，低い健康機能，不安，苦痛，疲労，仕事の不満足，燃え尽き，病欠 |
| 作業関連がん | 発がん物質，放射線，ストレス，その他労働組織・条件に関連した要因，農薬を含む内分泌かく乱物質やナノマテリアルなどの潜在的要因<br>EUおよび他の先進国における作業関連死の53％が作業関連がんによるもの |
| 皮膚疾患 | 化学物質起因性皮膚疾患<br>　接触性皮膚炎（刺激性接触性皮膚炎，アレルギー性接触性皮膚炎，空気接触性皮膚炎，接触性じんましん），職業性ざ瘡（にきび），化学物質曝露による皮膚がん<br>感染性皮膚疾患<br>　細菌感染，真菌感染（酵母，皮膚糸状菌），ウイルス性皮膚疾患，寄生虫性皮膚病変<br>物理因子による皮膚疾患<br>　機械的外傷，温度（熱，低温），電離放射線（急性放射線皮膚障害，慢性放射線皮膚障害），非電離放射線（紫外線） |
| 生物学的要因による作業関連疾患 | 健康管理，旅行および旅行者との接触を伴う職業，動物取扱業，廃棄物管理，排水処理，耕作農業 |

a）参考: European Agency for Safety and Health at Work（https://osha.europa.eu/en/themes/work-related-diseases/biological-agents）.

## 1・11・3　職業病の発生要因

職業病には，大きく分けて，労働環境によるものと，労働態様によるものがある（表1・23参照）.

**a. 労働環境要因**　労働環境の要因として物理的，化学的，生物的要因がある.

1）物理的要因による健康障害: 物理的要因による職業病には，熱中症，減圧症（潜函病，潜水病），騒音性難聴，振動障害（白ろう病またはレイノー症候群），電離放射線障害，非電離放射線障害，酸素欠乏などがある.

2）化学的要因による職業病: 金属中毒，じん肺症，有機溶剤中毒，有毒ガス中毒，職業性アレルギー，職業がんなどがある.

3）生物的要因による健康障害: かつて産業革命時代の英国，あるいはわが国においても，紡績工場で働く労働者の間に結核がまん延した例があるが，現代においても結核，インフルエンザが職場において広がることから，労働現場における**感染症**対策が必要である. また，医療従事者はHIVを含むさまざまな病原微生物への感染リスクがある.

**b. 労働態様要因**　労働態様の要因として，人間工学的，心理社会的要因がある.

1）人間工学的要因による健康障害: 重量物取扱い，作業動作・姿勢・姿勢保持，繰返し動作，早い・急激に変化する作業速度，長い連続作業時間，座位作業が，筋骨格系の障害をひき起こすことがある. VDT（visual display terminal）作業は，高い視覚負荷，拘束性の高い作業姿勢，高いメンタルワークロード*，身体的不

**感染症** infectious disease
つながり　コアカリ C-6-3 微生物の分類，構造，生活環
→　3巻 Ⅶ. 微生物学・免疫学
つながり　コアカリ D-2-15 感染症と治療薬
→ 4巻 Ⅰ. 薬理・病態
つながり　コアカリ E-1-2 人の健康を脅かす感染症の予防とまん延防止 → 2章

* メンタルワークロード: 精神作業課題遂行に伴う負荷.

70 第1章 環境要因によって起こる疾病の予防と健康被害の防止

活動による筋力および筋持久力の低下により，眼の充血，ドライアイ，眼精疲労，視力低下，中枢性疲労，食欲減退，不安感，抑うつ症状をひき起こすほか，頸，肩，腕，背部における痛み，異常感覚（しびれ）を特徴とする頸肩腕障害をひき起こす．また，重筋作業，介助作業における前傾姿勢を伴う反復動作は腰痛をひき起こすことが知られている．

2）心理社会的要因による健康障害：メンタルヘルス，過重労働と脳・心臓疾患
近年，職場でのメンタルヘルス不調により休業する労働者が増加している．また，業務による過重負荷が脳，心疾患を発症させたと労災認定される例が出てきている．

## 1・12 労働関連法規などの労働衛生管理

### 1・12・1 主要な労働法および労働安全衛生法

わが国の労働法のうち，主要なものとして労働基準法，労働組合法，労働関係調整法がある．**労働安全衛生法**は労働基準法のなかにあった安全衛生に関わる部分を一つの法律として独立させたものである．

労働安全衛生法
つながり コアカリ B 社会と薬
学 → 2巻 社会と薬学

### 1・12・2 労働衛生管理

職場における労働衛生管理は，作業環境管理，作業管理，健康管理の"3管理"から成り立ち，産業医，保健師，看護師，衛生管理者，作業環境測定士，および一部の大企業では薬剤師を含む労働衛生管理スタッフによって実施される．

**a. 作業環境管理**　作業環境管理は，作業環境中に存在するさまざまな有害要因を除去・低減することにより，労働者の有害要因による健康障害を予防することを目的としている．労働安全衛生法 第65条は事業者に作業環境測定を行い，その結果を記録することを求めている．作業環境測定法により，作業環境測定は作業環境測定士に行わせなければならならない．また，労働安全衛生法に基づき，厚生労働大臣は，作業環境評価基準を定め，測定結果をこの基準と比較して，管理区分に分け，区分に応じた措置を行う．新たに導入された化学物質の自律的管理においても，一部の化学物質については厚生労働省が定める基準濃度以下にする必要がある．医師免許，歯科医師免許，薬剤師免許をもつものは作業環境測定士受験における全科目が免除となる．

**許容濃度と管理濃度の違い**：許容濃度は，労働者が1日8時間，週40時間程度肉体的に激しくない労働強度で有害物質に曝露される場合に，当該物質の濃度がこの数値以下であればほとんどすべての労働者に健康上の悪影響がみられないと判断される濃度であり，日本産業衛生学会が提案している．許容濃度は，ピアレビューされた科学論文またはそれに準ずる報告書のデータのみを根拠とし，当該物質の産業上の有用性や経済的な観点は考慮されない．American Conference of Industrial Hygienist（ACGIH）が提案する Threshold Limit Value（TLV），米国国立労働安全衛生研究所（NIOSH）が提案する Recommended Exposure limit（REL）も同様の考え方で科学的知見から提案される濃度であり，いずれも法的

拘束力はない．一方，管理濃度は，作業場所の作業環境管理の良否を判断する際の管理区分を決定し，区分に基づいた曝露低減策の実行を事業者に求めるための基準値である．管理濃度には法的拘束力があり，米国労働安全衛生庁（OSHA）が設定する permissible exposure limit（PEL），化学物質の自律的管理における濃度基準も同様のカテゴリーに入る．管理濃度は，前出の科学的見地から決めた許容濃度，TLV，REL などの曝露限界値，および各国の曝露規制のための基準の動向，作業環境管理上の実現可能性，その他作業環境管理に関する国際的動向などをもとに行政的見地から設定したものである．

**b. 作業管理**　　作業管理は，労働者の作業方法を適正に行うことで，健康障害の発生や増悪を防ぐことを目的としている．作業に着目することによって，健康障害に影響を与える複合要因を取上げることが可能である．人，物，情報，作業の流れ，姿勢，有害要因の管理，個人用防護具などを用いた曝露防止を行うことで健康障害のリスクを減らす．作業管理は有害物取扱い作業だけでなく，腰痛を生じやすい作業，VDT 作業，振動工具取扱い業務，夜勤交代勤務による健康障害などを防止するうえでも有効である．

**c. 健康管理**　　健康管理には健康診断，疾病管理，保健指導，健康・衛生教育，健康の保持増進などの方策が含まれる．事業者は労働基準法に基づいた一般健康診断，じん肺法，労働安全衛生法，行政指導に基づいた特殊健康診断を行わなければならない．1988 年に改正された労働安全衛生法では，全労働者を対象とした健康保持増進を図るための措置，Total Health Promotion（THP）が事業者の努力義務となった．化学物質の自律的管理においても，対象物質のリスクアセスメントに基づき，関係労働者の意見を聴き，必要に応じて医師，歯科医師による健康診断を行わなければならない．また，労働者が濃度基準値設定物質に基準値を超えて曝露された場合，速やかに医師または歯科医師が必要と認める項目について健康診断を行うことが義務づけられている．

### 1・12・3　過重労働による脳・心疾患，精神障害による自殺

近年，過重労働による脳・心疾患，心理的負荷による精神障害，自殺について労働災害保険給付の請求がなされ，これらが業務上疾病と認定される例が出ている．また，労働契約法第 5 条（労働者の安全への配慮）では，"使用者は，労働契約に伴い，労働者がその**生命，身体等の安全**を確保しつつ労働することができるよう，**必要な配慮をするものとする**"とされており，一部の労働災害に伴う民事賠償請求訴訟において，事業者の安全配慮義務違反が認められる場合がある．

### 1・12・4　ストレスチェック制度

労働安全衛生法に基づき，ストレスチェック制度が導入されている．同制度はメンタル不調を未然に防ぐ一次予防を目的とし，労働者のストレスを質問紙法を用いてスコア化し，その結果を労働者に返すことで自らのストレス状況の自覚を促す．さらに結果を集団ごとで分析し，職場におけるストレス要因を評価し，その低減ために職場環境を改善することを事業者に促す．ストレスの高い労働者に対

して医師による面接指導を行うことで，労働者のメンタル不調を未然に防止する．

### 1・12・5　有機溶剤中毒予防規則

　有機溶剤中毒予防規則（有機則）では有機溶剤に関する設備，換気装置の性能，管理，測定，健康診断，保護具，有機溶剤の貯蔵と空容器の処理，有機溶剤作業主任者技能講習について定められている．有機溶剤に応じて定められた健康診断検査項目は下記のとおりである（表1・25）．

表1・25　有機溶剤中毒予防規則によって定められている検査項目

| 有機溶剤 | 項　目 |
| --- | --- |
| エチレングリコールモノエチルエーテル（別名セロソルブ）<br>エチレングリコールモノエチルエーテルアセテート（別名セロソルブアセテート）<br>エチレングリコールモノ-ノルマル-ブチルエーテル（別名ブチルセロソルブ）<br>エチレングリコールモノメチルエーテル（別名メチルセロソルブ） | 血色素量および赤血球数の検査 |
| オルト-ジクロロベンゼン<br>クレゾール<br>クロロベンゼン<br>1,2-ジクロロエチレン（別名二塩化アセチレン） | 血清グルタミン酸オキサロ酢酸トランスアミナーゼ（GOT），血清グルタミン酸ピルビン酸トランスアミナーゼ（GPT）および血清ガンマ-グルタミルトランスペプチダーゼ（$\gamma$-GTP）の検査（以下“肝機能検査”という） |
| キシレン | 尿中メチル馬尿酸の量の検査 |
| N,N-ジメチルホルムアミド | 肝機能検査，尿中のN-メチルホルムアミドの量の検査 |
| 1,1,1-トリクロロエタン | 尿中のトリクロロ酢酸または総三塩化物の量の検査 |
| トルエン | 尿中馬尿酸の量の検査 |
| 二硫化炭素 | 眼底検査 |
| ノルマルヘキサン | 尿中2,5-ヘキサンジオンの量の検査 |

### 1・12・6　特定化学物質障害予防規則

　化学物質による労働者のがん，皮膚炎，神経障害その他の健康障害を予防することを目的とし，特定化学物質障害予防規則（特化則）が制定されている．同規則では，製造等に関わる措置，用後処理，漏えいの防止，管理，特殊な作業等の管理，健康診断，保護具，製造許可等，特定化学物質および四アルキル鉛等作業主任者技能講習，報告について定められている．改正された規則（2014年11月1日施行）では，クロロホルム他物質が有機則の対象物質から特化則の対象物質に移行し，がん原性を踏まえた措置が義務づけられるようになった．

### 1・12・7　化学物質の自律的管理

　前述した化学物質に対する規制に対して見直しが始まっている．化学物質による休業4日以上の労働災害のうち，特化則等の規制対象外の物質による労働災害

が8割を占めること．特化則等に追加されるとその物質の使用を止め，危険性・有害性を十分に確認，評価せずに規制対象外の物質に変更し，その結果，労働災害が発生する事例が相次いでいる．従来の特化則等による個別具体的規制を中心とする規制から，自律的管理を基軸とする規制への移行を図るために，労働安全衛生規則が改正された．改正点は次のとおりである．

1) リスクアセスメントが義務づけられている化学物質（リスクアセスメント*1対象物）の製造，取扱いまたは譲渡提供を行う事業場ごとに，化学物質管理者を選任すること．

2) 化学物質のSDS*2（安全データシート）における"人体に及ぼす作用"の内容の定期的な確認・見直しや，通知事項の拡充

3) 事業者が自ら選択して講ずる曝露措置により，労働者がリスクアセスメント対象物に曝露される程度を最小限度にすること，加えて，一部物質については厚生労働大臣が定める濃度基準以下とすることや，皮膚または眼に障害を与える化学物質を取扱う際に労働者に適切な保護具を使用させること．

4) 衛生委員会において化学物質の自律的な管理の実施状況の調査審議を行うことを義務づけること．

5) 雇入れ時等の教育について，特定の業種で一部免除が認められていた教育項目について，全業種での実施を義務とすること．

*1 リスクアセスメントについては§1・14参照．

*2 SDSについては§1・14参照．

## 1・12・8　衛生委員会

労働安全衛生法に基づき，一定の規模に該当する事業場では，一部の業種で安全委員会，すべての業種で衛生委員会を設置しなければならない．衛生委員会は総括安全衛生管理者または事業の実施を統括管理する者1名以外に衛生管理者，産業医，当該事業場の労働者で衛生に関し経験を有する者から事業者が指名した者によって構成される．衛生委員会では総括安全衛生管理者等1名以外の委員の半数を過半数労働組合の推薦，過半数労働組合がない場合は労働者過半数代表の推薦により選ばなければならない．衛生委員会は，労働者の健康障害防止，健康保持増進のための基本対策と重要事項，労働災害の原因および再発防止対策で衛生に関するものについて意見を述べさせるために設置される．衛生委員会では前出のストレスチェック制度の実施方法の審議，化学物質自律的管理の実施状況についての調査審議を行わせることが事業者に義務づけられている．

## 1・12・9　産業医

労働安全衛生法では，事業者に対して政令で定める規模の事業場ごとに産業医を選任し，労働者の健康管理その他の厚生労働省令で定める事項を行わせることを義務づけている．産業医は健康診断，面接指導，作業環境の維持管理，作業管理，健康管理，健康教育，健康相談そのほか労働者の健康の保持増進を図るための措置，衛生教育，労働者の健康障害の原因の調査および再発防止のための措置に関する事項を行わなければならない．産業医は毎月1回作業場等を巡視し，作業方法または衛生状態に有害のおそれがあるときは，直ちに，労働者の健康障害

を防止するために必要な措置を講じること，そして事業者は産業医が上記措置を講じるための権限を与えることを義務づけている．

## 1・13 学校保健，学校薬剤師の役割

学校保健行政の対象は，幼稚園から大学に至る教育機関と，そこに学ぶ幼児，児童，生徒，学生および教職員である．学校保健行政の法的基盤は，文部科学省設置法，教育基本法，学校教育法，**学校保健安全法**（2009 年 4 月施行），学校給食法である．日本医師会，日本学校歯科医会，日本薬剤師会などは，学校保健行政に対して指導や協力をする立場にある．ここでは，学校保健行政の一部を構成する**学校保健**，**学校薬剤師**の役割について学ぶ．

### 1・13・1 学 校 保 健

学校保健は，文部科学省設置法 第 4 条 12 項によって“学校における**保健教育**及び**保健管理**をいう”と定められている．

保健教育とは学校教育法に基づいた教育活動であり，保健学習と保健指導に大別される．保健学習とは，体育，保健体育，生活，道徳などの教科での学びのことである．保健指導とは，総合的な学習の時間，特別活動，保健室における指導や日常の学校生活における指導のことである．一方，保健管理は，対人管理と対物管理に大別される．対人管理は，健康観察，健康診断，健康相談など，人を対象としている．対物管理は，学校環境の安全，衛生管理など，環境を対象としている．

次に，学校保健安全法 第 1 条によると，保健管理とは，“児童生徒等及び教員の健康の保持増進を図り，学校における教育活動が安全な環境において実施され，もって学校教育の円滑な実施とその成果の確保に資することを目的とする”*とされている．また，同条は，学校における保健管理に関し必要な事項を定めるとしており，保健管理は，法令上，学校環境衛生，健康診断，健康相談，感染症予防をさす．保健管理に関係するおもな職員は，学校教育法に規定された保健主事と養護教諭，学校保健安全法に規定された学校医，学校歯科医と学校薬剤師である．学校医，学校歯科医，学校薬剤師は，学校三師とよばれる（図 1・43）．学校医は健康診断，健康相談，感染症および食中毒の予防措置，救急措置などに従事し，学校保健安全計画の立案に参与すると共に，学校環境衛生についても保健管理上必要な助言をする．学校歯科医は，歯に関する検査や健康相談などの保険管理に従事する．学校薬剤師は学校保健安全計画の立案に参与すると共に環境衛生の維持や改善のために必要な検査をし，指導や助言をする．また，医薬品や器具などの管理を行う．これら学校三師の職務は，学校保健安全法に定められている．さらに，学校三師は学校保健活動に積極的に参加することが求められる．

### 1・13・2 学校薬剤師の役割

学校薬剤師の歴史は 1930 年，ある小学校で女子児童に薬を服用させるつもりが，誤って昇汞〔塩化水銀（Ⅱ）〕を飲ませ死亡させる事故が発生したことが発端

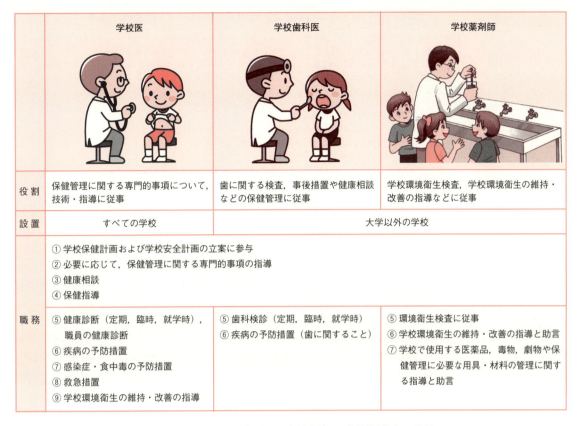

図 1・43　学校三師（学校医，学校歯科医，学校薬剤師）の役割

となり，同年東京麹町に"学校薬剤師"が置かれたことに始まる．以後，日本薬剤師会の働きかけなどにより，1954年に学校薬剤師が法制化され，続いて1958年に学校保健法が制定され，学校薬剤師の設置が明記された．その後，2009年に学校保健法が改正され，学校保健安全法となったことを契機に，学校に係わる事項について児童生徒および職員の健康を保持するうえで望ましい基準として**"学校環境衛生基準"**が定められた．これにより，学校の設置者は当該基準に沿った適切な環境の維持に努められなければならないとされ，学校保健における学校薬剤師の活動が重要となった．

学校環境衛生基準

学校保健における学校薬剤師については，学校保健安全法（2009年4月施行）第23条2項によって"大学以外の学校には，学校歯科医及び学校薬剤師を置くものとする"，第23条3項によって"学校医，学校歯科医及び学校薬剤師は，それぞれ医師，歯科医師又は薬剤師のうちから，任命し，又は委託する"，第23条4項によって"学校医，学校歯科医及び学校薬剤師は，学校における保健管理に関する専門的事項に関し，技術及び指導に従事する"と定められている．さらに，学校薬剤師の任務については，**学校保健安全法施行規則**（2014年4月施行）第1条および第24条において詳しく定められている（表 1・26）．

学校保健安全法施行規則

**学校薬剤師の職務**は，学校保健安全法および学校保健安全法施行規則に定められているように，1) 学校保健計画および学校安全計画の立案への参与，2) "学

学校薬剤師の職務

**表1・26 学校保健安全法施行規則における学校薬剤師の任務**

**（環境衛生検査）**
**第1条**　学校保健安全法（昭和三十三年法律第五十六号．以下「法」という．）第五条の環境衛生検査は，他の法令に基づくもののほか，毎学年定期に，第六条に規定する学校環境衛生基準に基づき行わなければならない．

2　学校においては，必要があるときは，臨時に，環境衛生検査を行うものとする．

**（学校薬剤師の職務執行の準則）**
**第24条**　学校薬剤師の職務執行の準則は，次の各号に掲げるとおりとする．
一　学校保健計画及び学校安全計画の立案に参与すること．
二　第一条の環境衛生検査に従事すること．
三　学校の環境衛生の維持及び改善に関し，必要な指導及び助言を行うこと．
四　法第八条の健康相談に従事すること．
五　法第九条の保健指導に従事すること．
六　学校において使用する医薬品，毒物，劇物並びに保健管理に必要な用具及び材料の管理に関し必要な指導及び助言を行い，及びこれらのものについて必要に応じ試験，検査又は鑑定を行うこと．
七　前各号に掲げるもののほか，必要に応じ，学校における保健管理に関する専門的事項に関する技術及び指導に従事すること．

2　学校薬剤師は，前項の職務に従事したときは，その状況の概要を学校薬剤師執務記録簿に記入して校長に提出するものとする．

校環境衛生基準"に基づいた環境衛生検査および環境衛生の維持及び改善に対する指導，3) 児童生徒等の心身の健康に関しての健康相談および保健指導，4) 医薬品，毒物，劇物ならびに保健管理に必要な用具および材料の管理に対する指導を定期的あるいは日常的に行うことである．学校内での調剤活動を職務とはしていない．

　上述2) の職務は表1・27に示す"学校環境衛生基準"に従って行われ，この基準は学校保健安全法 第6条第1項に基づいている．

＊ 教室等の環境に係る検査については§6・13参照．飲料水等の水質，施設・設備に係る検査については§6・6参照．水泳プールに係る検査については§6・6・4参照．

**表1・27　学校環境衛生基準*** 　2009（平成21）年文部科学省大臣告示第60号

| | |
|---|---|
| 第1 | 教室等の環境に係る学校環境衛生基準<br>（換気及び保温等，採光及び照明，騒音） |
| 第2 | 飲料水等の水質及び施設・設備に係る学校環境衛生基準<br>（水質，施設・設備） |
| 第3 | 学校の清潔，ネズミ，衛生害虫等及び教室等の備品の管理に係る学校環境衛生基準<br>（学校の清潔，ネズミ，衛生害虫等，教室等の備品の管理） |
| 第4 | 水泳プールに係る学校環境衛生基準<br>（水質，施設・設備の衛生状態） |
| 第5 | 日常における衛生管理に係る学校環境衛生基準<br>（教室等の環境，飲料水等の水質及び施設・設備，学校の清潔及びネズミ，衛生害虫等，水泳プールの管理） |
| 第6 | 雑則（臨時検査） |

　学校薬剤師がその役割とする環境衛生活動の定期検査の一例を示す（図1・44）．年度はじめには，学校保健計画の確認および修正を行い，年度の終わりには，学校保健委員会（定期検査の報告および評価），学校保健計画案の作成（学校環境衛生活動に関する計画立案）などを実施する．定期検査としては，教室等の環境に係わる検査，飲料水などの水質，施設・設備に係わる検査，学校の清潔，ネズミ，衛生害虫など，教室などの備品の管理に係わる検査，水泳プールに係わる検査を行う．これらの定期検査は，それぞれの検査項目についてその実態

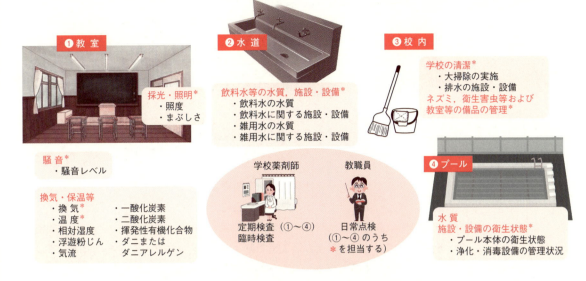

図 1・44　学校環境衛生基準に基づいた学校環境衛生活動

を客観的，科学的な方法で定期的に把握し，その結果に基づいて事後措置を講じるためのものである．検査の実施に当たっては，その内容により，学校薬剤師が自ら行う，学校薬剤師の指導助言のもとに教職員が行う，または学校薬剤師と相談のうえ外部の検査機関に依頼する．いずれの場合も各学校における検査の実施について責任の所在の明確化を図り，確実および適切に実施することに留意しなければならない．特に，検査機関に検査を依頼する場合には，検査機関に任せきりにするのではなく，検査計画の作成，検体採取（または検体採取立会い），結果の評価等について，学校薬剤師等学校関係者が中心となって行い，適切な検査の実施に努めなければならない．なお，学校薬剤師を置いていない大学においては，保健所などに相談して信頼できる検査機関に依頼するなど，適切に実施することが求められている．

　また，定期検査のみならず日常点検すべき事項について，毎授業日の授業開始時，授業中，または授業終了時などにおいて，主として感覚的にその環境を点検し，必要に応じて事後措置を講じるためのものである．それらの結果については，定期検査および臨時検査を実施するときの参考となるようにすべきである．学校環境衛生活動は，身のまわりの環境がどのように維持されているかを知る保健教育の一環として，児童生徒等が参加し，実施することも考えられる．その際，教職員が指導するなど，日常点検等が適切に行われるようにする必要がある．学校においては，次のような場合，必要があるときは，臨時に必要な検査を行う．さらに，臨時に行う業務としては，感染症または，食中毒のおそれがあり，また，発生したとき，風水害により環境が不潔になりまたは汚染され，感染症のおそれがあるとき，新築，改築，改修等および机，いす，コンピュータなど新たな学校用備品の購入等により揮発性有機化合物の発生のおそれがあるとき

など，必要な検査を行う．

前述の 3)（p.76 参照）について，学校薬剤師は，児童生徒等の心身の健康に関しての健康相談・保健指導に従事することになっており，“医薬品の適正な使用”，“MDMA，大麻，違法ドラック等の特定薬物乱用防止”，“未成年の喫煙，飲酒防止”などについての活動を行っている．

## 1・14　生活習慣病，労働災害，職業病に対するリスクコミュニケーション

リスクコミュニケーション
risk communication

**リスクコミュニケーション**は，利害関係者（ステークホルダー）の間で情報の共有や意見の交換を行うことであり，意見交換会や新たな規制を設定する際などに実施する意見聴取（パブリック・コメント）のほかに，ホームページや印刷物を通じた情報発信なども広い意味でのリスクコミュニケーションに含まれる．

本節では，生活習慣病や化学物質による労働災害や職業病に対するリスクコミュニケーションについて概説する．

### 1・14・1　生活習慣病に対するリスクコミュニケーション

すべての国民が健やかで心豊かに生活できる持続可能な社会の実現に向けて，国民が主体的に取組める新たな国民健康づくり対策として，2024 年度から健康日本 21（第三次）が推進されている．

＊ NCDs については §1・8 参照．

生活習慣病（NCDs）＊であるがん，循環器病，糖尿病および慢性閉塞性肺疾患（COPD）は，生活習慣の改善によって，発症あるいは重症化を予防することができる．そのような NCDs のリスク要因を取除くためには，食生活，運動，休養，飲酒，喫煙，歯の健康の保持その他の生活習慣に関する正しい知識の普及が不可欠であり，マスメディア，ホームページや SNS，学校教育，健康相談など，多様

健康手帳ダウンロード
一人ひとりの健康づくりに役立つ健康手帳をダウンロードできます．日本語版と英語版の２種類をご用意しています．
健康手帳
Health Handbook
“受動喫煙のない社会を目指して”ロゴマーク
公共の場等における受動喫煙防止の取組を積極的に推進するためのロゴマークをダウンロードできます．
３アクションを学ぼう
らくらくWEB-Learning
“運動”，“食生活”，“禁煙”の３アクションについて正しい知識を学べる学習ページです．
毎日＋10分
身体を動かそう！
1
禁煙で健康を
取り戻そう！
1
ロコモをご存知ですか?
あなたは，片足で40 cmの椅子から立ち上がれますか？立ち上がれなければ，あなたはロコモです．
ロコモをご存知ですか？
飲酒についての啓発ポスター
飲酒についての啓発ポスターが出来ました！ぜひご活用ください！
多量飲酒
無理強い
アルハラ
イッキ飲み

図１・45　スマート・ライフ・プロジェクト 啓発ツールの例
https://www.smartlife.mhlw.go.jp/tools/

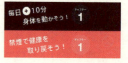

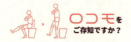

な媒体や方法を組合わせてリスクコミュニケーションを行うことが重要である.

健康日本 21（第三次）の推進を目的として，健康増進法に基づいて "国民の健康の増進の総合的な推進を図るための基本的な方針" が定められている.

国民の自覚を高め，社会全体で健康づくりを支え合う環境を醸成するための取組みとして，9 月を健康増進普及月間とし，あわせて食生活改善普及運動が実施されている．また，女性の健康問題に対する意識を高めるための女性の健康週間（3 月 1～8 日）や受動喫煙対策をさらに推進するための禁煙週間（5 月 31 日～6 月 6 日）が設けられている.

また，"健康寿命をのばそう！" をスローガンに，国民全体が人生の最後まで元気で健康で楽しく毎日が送れることを目標とする国民運動として，企業・団体・自治体の協力・連携のもと，"運動"，"食生活"，"禁煙" の 3 分野を中心にスマート・ライフ・プロジェクト（https://www.smartlife.mhlw.go.jp/）が実施されている（図 1・45）.

### 1・14・2 化学物質による労働災害・職業病のリスクコミュニケーションとリスクアセスメント

**a. 労働災害・職業病のリスクコミュニケーション** 化学物質による休業 4 日以上の労働災害（がんなどの遅発性疾病を除く）の原因となった化学物質の多くは，化学物質関係の特別規則（特定化学物質障害予防規則，有機溶剤中毒予防規則，鉛中毒予防規則，四アルキル鉛中毒予防規則）の規制の対象外となっている（表 1・28）.

そこで，化学物質による労働災害の防止を目的として，2022 年 5 月 31 日に労働安全衛生規則等が改正され，これら規制の対象外であった有害な化学物質をおもな対象として，国による曝露の上限となる基準の策定や危険性・有害性情報の伝達の整備拡充などを前提として，事業者がリスクアセスメント（後述）の結果に基づき，曝露防止のための措置を適切に実施する制度が導入された.

改正前は，特定化学物質障害予防規則（特化則*）で第 1 類～第 3 類物質，あるいは有機溶剤中毒予防規則（有機則*）で第 1 種～第 3 種有機溶剤に分類され，自主管理が困難で有害性が高い 123 物質を含む 674 物質が "ラベル表示" および**安全性データシート**（SDS）交付の対象とされてきた（図 1・46）.

一方，見直し後は，国による GSH 分類（後述）で危険性・有害性が確認されたすべての物質について，

1) 譲渡・提供時に，ラベル表示・SDS 交付により危険性・有害性情報を伝達する義務
2) 製造・使用時に，SDS の情報等に基づくリスアセスメントを実施する義務
3) 労働者が吸入する濃度を国が定める管理基準以下に管理する義務（管理基準が設定されていない物質については，曝露濃度をなるべく低くする義務）
4) 薬傷や皮膚吸収による健康影響を防ぐための保護眼鏡，保護手袋等を使用する義務

が課せられることとなった．現時点で国がモデルラベル・SDS 作成済の物質は

\* 特化則については §1・12・6，有機則については §1・12・5 参照.

**安全性データシート**
safe data sheet, SDS

約2900に及ぶ．また，従来，特化則や有機則で規制されてきた123物質については，改正から5年後を目途に自律的な管理に移行できる環境を整え，個別の規制は廃止される予定となっている．

表1・28 規制種類別化学物質労働災害発生状況（2018年）

| | 件数 | 障害内容別の件数（重複あり） | | |
|---|---|---|---|---|
| | | 中毒等 | 眼障害 | 皮膚障害 |
| 特別規則対象物質 | 77 (18.5%) | 38 (42.2%) | 18 (20.0%) | 34 (37.8%) |
| 特別規則以外のSDS交付義務対象物質 | 114 (27.4%) | 15 (11.5%) | 40 (30.8%) | 75 (57.7%) |
| SDS交付義務対象外物質 | 63 (15.1%) | 5 (7.5%) | 27 (40.3%) | 35 (52.2%) |
| 物質が特定できていないもの | 162 (38.9%) | 10 (5.8%) | 46 (26.7%) | 116 (67.4%) |
| 合計 | 416 | 68 (14.8%) | 131 (28.5%) | 260 (56.6%) |

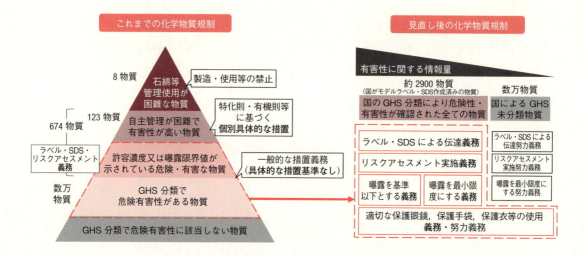

図1・46 労働安全衛生法令における化学物質管理の体系

化学品の分類および表示に関する世界調和システム
The Globally Harmonized System of Classification and Labelling of Chemicals, GHS

**b. ラベル表示・SDS交付による危険性・有害性情報の伝達** 化学品の分類および表示に関する世界調和システム（**GHS**）は，化学物質の危険性・有害性を世界的に統一された一定の基準に従って分類し，その結果をラベルやSDSとして伝達することで，災害防止およびヒトの健康や環境の保護に役立てることを目的とした国連文書（通称：パープルブック）である．

わが国では，GHSに対応したJIS Z 7253:2019〔GHSに基づく化学品の危険有害性情報の伝達方法—ラベル，作業場内の表示および安全データシート（SDS）〕でラベルの記載項目が規定されている．

【ラベルの記載項目】
1. 化学品の名称（product identifier）
2. 注意喚起語＊（signal words）
3. 絵表示（pictograms）
4. 危険有害性情報（hazard statements）
5. 注意書き（precautionary statements）
6. 供給者を特定する情報（supplier identification）

＊"危険（danger）"と"警告（warning）"の2種類があり，重大な危険性・有害性がある場合には"危険"が用いられる．

GHSハザードピクトグラム（絵表示）は9種類の表示が決められており，危険有害性区分に応じて表示することとなっている（図1・47）．これらのピクトグラムはすべて，白地に黒のグラフィックと赤い枠線を使用している．

SDSは，化学物質や化学物質を含む混合物を譲渡あるいは提供する際に，その物理化学的性質や危険性・有害性および取扱いに関する情報を相手方に提供するための文書であり，わが国では，2000年4月から"労働安全衛生法"においてSDSの提供が義務化された．また，"毒物及び劇物取締法"および"特定化学物質の環境への排出量の把握等及び管理の改善の促進に関する法律（化管法）"で指定される化学物質に関しても，SDSの作成・配布が義務づけられてきた．

改正後は，GHSで危険性・有害性が確認されたすべての物質が対象となり，GSH未分類の物質についても，ラベルおよびSDSの交付が努力義務とされている．

【SDSの記載項目】
1. 化学品および会社情報
2. 危険有害性の要約（GHS分類）
3. 組成および成分情報
4. 応急措置
5. 火災時の措置
6. 漏出時の措置
7. 取扱いおよび保管上の注意
8. 曝露防止および保護措置
9. 物理的および化学的性質
10. 安定性および反応性
11. 有害性情報
12. 環境影響情報
13. 廃棄上の注意
14. 輸送上の注意
15. 適用法令
16. その他の情報

**急性毒性**
（区分1～区分3）

**腐食性**
金属腐食性化学品・皮膚腐食性（区分1）・眼に対する重篤な損傷性（区分1）

**感嘆符**
急性毒性（区分4）・皮膚刺激性（区分2）・眼刺激性（区分2A）・皮膚感作性・特定標的臓器毒性（区分3）

**健康有害性**
呼吸器感作性・生殖細胞変異原性・発がん性・生殖毒性（区分1，区分2）・特定標的臓器毒性（単回曝露）（区分1，区分2）・特定標的臓器毒性（反復曝露）・吸引性呼吸器有害性・呼吸器感作性・誤えん有害性

図1・47　GHSピクトグラムの例

82 第1章 環境要因によって起こる疾病の予防と健康被害の防止

リスクアセスメント risk
assessment

**c. 職場における化学物質のリスクアセスメント**　わが国では，自主管理が困難で有害性が高い 123 物質を含む 674 物質が**リスクアセスメント**の対象とされてきたが，2022 年の労働安全衛生規則等の改正によって，GHS 分類により危険性・有害性が確認されたすべての物質を対象に，リスクアセスメントの実施が義務化された（図 1・46 参照）．

　リスクアセスメントは，取扱い物質の危険性・有害性の調査と曝露濃度の調査の二つのアセスメントで構成されており，後者の調査方法に基づいて，数理モデルなどにより曝露濃度を推定するものと実測するもの二つに大別できる．数理モデルとしては Create Simple などが用いられている．また，実測する方法として，検知管やリアルタイムモニターによる簡易測定法や，個人曝露測定や作業環境測定などの手法が用いられている．労働者の曝露濃度の程度を評価するためには実測が推奨されるが，いずれの方法を用いるかは事業者が選択できる．さまざまなリスクアセスメント支援ツールが，"職場のあんぜんサイト"で公開されている（https://anzeninfo.mhlw.go.jp/user/anzen/kag/ankgc07.htm）．

　リスクアセスメントの結果をもとに，事業者は，曝露濃度をなるべく低くする措置を講じなければならない．リスクアセスメント対象物に曝露される程度を最小限度にするための方法として，1) 代替物等の使用，2) 発散源を密閉する設備，局所排気装置または全体換気装置の設置，稼働，3) 作業方法の改善，4) 有効な呼吸用保護具の使用などがあげられる．

　一方，濃度基準値が設定されている物質については，屋内作業場で労働者が曝露される程度を，濃度基準値以下としなければならない．また，皮膚への刺激性・腐食性・皮膚吸収による健康影響については，そのおそれがないことが明らかな物質以外のすべての物質について，保護眼鏡，保護手袋，保護衣などを使用することが義務づけられている．

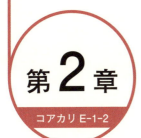

# 第2章 人の健康を脅かす感染症の予防とまん延防止

コアカリ E-1-2

### コアカリの"ねらい"

"B 社会と薬学","C 基礎薬学"および"D 医療薬学"で学修した感染症に関連する基礎的な知識・技能と"E-1-1 環境要因によって起こる疾病の予防と健康被害の防止"で学修した保健統計や疫学的手法をもとに,公衆衛生の視点から,健康を脅かす感染症と予防策・まん延防止策について学修する.

### 他領域・項目とのつながり

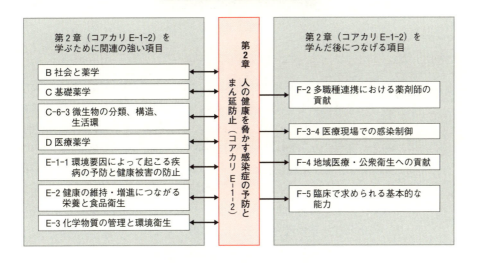

### コアカリの"学修目標"

1. 人の健康の維持・増進のために,人の健康を脅かす感染症について,関連する情報の収集・解析と評価に基づいて適切に予防・まん延防止することの必要性を説明する.
2. 発生した感染症について,感染状況や保健・医療体制の把握,社会的な影響や国際的な動向の解析と関連する規制・制度や関連法規の理解のもとに,実効性のある予防策やまん延防止策を立案する.
3. 感染症に対する予防策やまん延防止策の効果を検証・評価する.

**84** 第2章 人の健康を脅かす感染症の予防とまん延防止

## 2・1 現代における感染症の病原体や感染経路などの特徴，ならびに発生の動向

**病原体** pathogen

**病原微生物** pathogenic microorganism
【つながり】【コアカリ】C-6-3 微生物の分類・構造・生活環
→ 3巻 Ⅷ. 微生物学・免疫学

**薬剤耐性菌** drug resistant bacterium
【つながり】【コアカリ】D-2-15 感染症と治療薬
→ 4巻 Ⅰ. 薬理・病態

**易感染性宿主** compromised host

**日和見感染** opportunistic infection

**院内感染** nosocomial infection
【つながり】【コアカリ】F-3-4 医療現場での感染制御
→ 7巻 臨床薬学

**市中感染** community-acquired infection, community transmission

**新興感染症** emerging infectious disease

**再興感染症** re-emerging infectious disease

**外因性感染** exogenous infection

**内因性感染** endogenous infection

**顕性感染** apparent infection

**不顕性感染** subclinical infection

**潜伏感染** latent infection

**カンジダ症** candidiasis

感染症はそれぞれに対応する**病原体**が体内に侵入・増殖して組織に傷害を与えることにより成立する．病原体のほとんどは細菌，ウイルス，真菌，原虫に分類される微生物である．微生物のうち感染症の原因となるものを**病原微生物**とよぶ．わが国では戦後間もないころまでは赤痢やコレラ，結核などの細菌感染症が流行した．その後，抗生物質の発見や抗菌薬の開発により，細菌感染症は激減した．しかし，抗生物質の濫用を引き金とする**薬剤耐性菌**の出現が問題となってきた．さらに，さまざまな疾患の治療下にあり免疫低下がみられる**易感染性宿主**が高齢者を中心に増加した結果，**日和見感染**が増加している．臓器移植や造血幹細胞移植，炎症疾患に対する抗体医薬の利用などの医療の広がりも易感染性宿主の増加をもたらしている．病院などの医療機関は易感染性宿主と薬剤耐性菌が交差する場であり，**院内感染**が問題となっている．これに対して，医療機関に立ち入らず日常生活を送っている人が，感染症に罹患することを**市中感染**とよぶ．また国境を越えた人の交流の活発化や未開の地の開発などの社会変化に伴い，これまで世界的には知られていなかった感染症の流行がみられるようになってきた．この新しい感染症は**新興感染症**とよばれる．また，上述の要因が複合的に影響した結果，かつて流行していた感染症が再流行することがある．これは**再興感染症**とよばれる．

### 2・1・1 日和見感染

感染の成立には病原体の性質のほかに宿主側の生体防御能力が大きく影響する．生体防御機構が未成熟な乳幼児やその機能が低下している高齢者，がん患者，免疫不全者などの易感染性宿主に対しては，健常人には無害な微生物でも感染して発病する．これを"日和見感染"とよぶ．日和見感染には外部から新たに病原体が感染する**外因性感染**と，すでに感染または常在している病原体の活性化による**内因性感染**がある．一方，感染が成立しても宿主が必ず発症するわけではない．病原体感染に伴う症状が現れていることを**顕性感染**とよび，症状が現れていない状態を**不顕性感染**とよぶ．不顕性感染の人も病原体を排泄して感染源となる可能性がある．また，感染の成立後，病原体が生体内に存在し続けるが症状が現れない状態を**潜伏感染**とよび，一時的に症状が現れることを回帰発症という．

**a. カンジダ症** カンジダ属真菌による感染症は大きく表在性カンジダ症と深在性カンジダ症に分けられ，深在性カンジダ症の方が重篤である．表在性カンジダ症には口腔カンジダ症，性器カンジダ症，爪カンジダ症などがある．一方，深在性カンジダ症では深部臓器・組織への侵襲および全身へのカンジダの播種による複数臓器病変を形成する．病態としては消化管カンジダ症，カンジダ血症，播種性（侵襲性）カンジダ症が知られている．カンジダ属真菌は菌血症における分離頻度が高く，カンジダ血症の死亡率は30〜50％程度と高い．原因

真菌は ***Candida albicans*** が最も多い．*C. albicans* は至適生育環境では酵母形を示し，生育環境が悪化すると菌糸形を示す**二形性真菌**である．ヒト常在菌で，口腔，腸管，および膣などの粘膜や皮膚の間擦部位（脇下，陰部など）に常在する．基礎疾患をもつ易感染性宿主が内因性感染により発症する．あるいは易感染性宿主が留置カテーテルなどの医療行為が引き金となり外因性感染により発症する．

**二形性真菌**
dimorphic fungus

**b. アスペルギルス症**　　アスペルギルスは環境常在真菌であり，その**分生子**は広く環境中に存在する．健常人では吸入しても物理的バリアや自然免疫の働きにより処理されるが，易感染性宿主では分生子（無性胞子）が肺胞や気管支に定着して増殖することでアスペルギルス症が発症する．菌種としては *Aspergillus fumigatus* が最も多い．病態として，侵襲性アスペルギルス症，肺アスペルギルス症，アレルギー性気管支アスペルギルス症がある．侵襲性アスペルギルス症は抗がん剤投与に伴う好中球減少時や臓器移植患者の免疫抑制剤投与時などに発症する急性呼吸器感染症であり，死亡率は 50 %程度と高い．アスペルギルス症では全身免疫は正常であるが過去の肺結核などによってできた空洞性病変などの肺局所の免疫低下箇所にアスペルギルスが定着・増殖している．アレルギー性気管支アスペルギルス症では分生子を吸い込むことで気管支や肺のアレルギー反応を誘導する．

**アスペルギルス症**
aspergillosis
**分生子** conidia
つながり コアカリ C-6-3 微生物の分類・構造・生活環
→ 3 巻 Ⅷ. 微生物学・免疫学

**c. 肺炎球菌感染症**　　**肺炎球菌**は 2 個の菌が対をなす双球菌状を示し，肺炎双球菌，肺炎レンサ球菌ともよばれる．厚い**莢膜**を有する菌は抗食菌作用があり病原性が高い．健常人の 25～50 %の鼻咽腔に常在している．市中肺炎の代表的な起因菌であり，ウイルス感染や外的刺激による粘膜の損傷や，免疫抑制により二次的な感染を起こす．小児，高齢者では中耳炎，副鼻腔炎，髄膜炎の起因菌になる．予防接種法の A 類疾病として小児の髄膜炎予防のための小児肺炎球菌ワクチン（13 価）と B 類疾病として 65 歳以上高齢者の肺炎予防の 23 価成人用肺炎球菌ワクチンがある．

**肺炎球菌** *Streptococcus pneumoniae*
**莢膜** capsule
つながり コアカリ C-6-3 微生物の分類・構造・生活環
→ 3 巻 Ⅷ. 微生物学・免疫学

**d. 単純ヘルペスウイルス感染症**　　ヒトヘルペスウイルスは 150～200 nm の球形で，エンベロープをもつ二本鎖 DNA ウイルスであり，後述する水痘・帯状疱疹ウイルスやサイトメガロウイルスなどを含めて 8 種が知られている．ヘルペスウイルスは初感染後に標的臓器の細胞内で潜伏感染する．宿主の細胞性免疫がさまざまな原因で低下すると潜伏しているウイルスが再活性化して日和見感染（内因性感染）を起こす．

**単純ヘルペスウイルス（HSV）**は抗原性の違いにより 1 型（HSV-1）と 2 型（HSV-2）に分類される．HSV による感染症は不顕性感染から皮膚粘膜の病変（歯肉口内炎，口唇ヘルペス，性器ヘルペス），中枢神経感染症，全身感染症まで，多彩な病態を示す．皮膚粘膜病変に関しては，HSV-1 はおもに顔面に，HSV-2 はおもに外陰部に病巣を形成する．初感染時に局所で増殖したウイルスは知覚神経線維を上向し，HSV-1 は三叉神経節に，HSV-2 は腰髄から仙髄部位の神経根節に潜伏感染することが多いが，棲み分けは厳密ではない．乳幼児が家族などの HSV-1 排泄者と接触した場合に歯肉口内炎を発症する．思春期以降は

**単純ヘルペスウイルス 1/2 型** herpes simplex virus 1/2 (HSV-1/2), *Human herpesvirus 1/2*

**水痘・帯状疱疹ウイルス**
varicella zoster virus（VZV），
*Human herpesvirus* 3

**サイトメガロウイルス**
human cytomegalovirus，
*Human herpesvirus* 5

**ニューモシスチス肺炎**
pneumocystis pneumonia，
PCP

**トキソプラズマ症**
toxoplasmosis

**シスト** cyst：トキソプラズマの場合，ネコ科以外の動物がオーシストを摂取して感染すると，無性生殖で増殖する（増殖型）がしだいに宿主免疫により増殖が抑制されて筋肉や脳などにシストが形成される．シストは厚い壁に包まれ，内部に多数の虫体が包蔵されている．

**オーシスト** oocyst：トキソプラズマの場合，ネコ科動物の腸管内で有性生殖によりつくられて糞便中に排出される．

コアカリ C-6-3 微生物の分類・構造・生活環
→ 3巻 Ⅷ. 微生物学・免疫学

**先天性トキソプラズマ症**：
§2・10 参照．

HSV 感染者との性交により，性器やその周辺に水疱や潰瘍の病変が形成される性器ヘルペスを生じる．口唇ヘルペスは三叉神経節に潜伏感染している HSV-1 が再活性化して口唇やその周囲に水疱が形成されることで起こる．単純ヘルペス脳炎は成人では三叉神経節に潜伏感染している HSV-1 の再活性化により起こる．小児では初感染に伴うものが多い．単純ヘルペス脳炎は抗ウイルス薬による治療により死亡率は 10% 程度に低下したが，3〜5 割程度に重度の後遺症が残ることが多い重篤な疾患である．

**e. 帯状疱疹**　水痘・帯状疱疹ウイルス（**VZV**）に子供が感染すると水痘を発症し，回復後も VZV は知覚神経節に潜伏感染する．帯状疱疹は VZV の再活性化により発症する．免疫低下が発症の原因であるが，加齢の影響は大きく，50 代以降に発症率が増加する．初発症状として特定の神経領域における神経痛を呈し，その後小水疱，紅色丘疹，小紅斑などの皮疹を呈する．

**f. サイトメガロウイルス感染症**　サイトメガロウイルス感染は通常は乳小児期に不顕性感染して，生涯その宿主に潜伏感染する．感染経路は母乳感染，唾液や尿による水平感染である．成人後に初感染すると伝染性単核症の原因になりうるが，自然軽快する．一方，胎児や低免疫状態の宿主への感染は問題となる．かつてわが国のサイトメガロウイルス抗体保有率は高かったが，近年，妊娠可能な女性の保有率が低下している．抗体陽性の母親から出生した児の経胎盤感染の頻度は 0.2〜2.2％であるが，妊娠中に初感染を受けた場合は 20〜40％である．感染を受けた胎児の 5〜10％で小頭症，難聴，脳内石灰化，肝機能異常，子宮内発育遅延，精神発達遅滞などの症状がみられ，一般的に初感染の場合に重篤になる．低免疫状態の宿主としては臓器移植や骨髄移植のレシピエント，AIDS 患者などがある．発熱，間質性肺炎，肝炎，腸炎，網膜炎などの症状が現れる．

**g. ニューモシスチス肺炎（PCP）**　PCP は 真 菌 で あ る *Pneumocystis jirovecii* によってひき起こされる．代表的な AIDS 指標疾患であり，ヘルパー T 細胞が $200/mm^3$ 以下で発症しやすくなる．自己免疫疾患（リウマチや膠原病）のステロイドや生物学的製剤による治療も発症リスクとなる．*P. jirovecii* は健常者には不顕性感染し，無症候キャリアからのヒト-ヒト感染が起こる．

**h. トキソプラズマ症**　原虫である *Toxoplasma gondii* は本来ネコの腸管上皮細胞内（有性生殖を行う）に寄生するが，ヒトを含む多くの動物（哺乳類と鳥類）を中間宿主（無性生殖を行う）として，生活環を完結させている．トキソプラズマは動物に感染すると宿主免疫応答により増殖能を失いシストを形成して潜むようになる．感染のリスク因子は感染ネコ糞便中のオーシストとの接触とシストが形成されている獣肉の不完全調理である．世界的には人類の 1/3 以上が感染しているとされ，広くまん延している．健常者が感染した場合は，臨床症状なし，あるいは軽度の急性感染症状の後に，生涯にわたり保虫者となる．エイズ患者などの免疫不全者には重篤な症状を起こす．また，妊娠中の女性が感染することにより起こる**先天性トキソプラズマ症**は，死産および自然流産だけではなく子どもに精神遅滞，視力障害，脳性麻痺など重篤な症状をもたらすことがある．

## 2・1・2 院内感染

医療機関の中で新たに病原体に感染することを"院内感染"とよぶ．院内感染には病院で患者が新たな病原体に感染することだけでなく，医療従事者が針刺し事故などでB型肝炎をはじめとする血液媒介性感染をすることも含まれる．また，近年では医療機関に加えて療養型施設や在宅医療等の医療サービスが多様化してきた．この医療関連施設で患者あるいは医療従事者が感染症に罹患することを**医療関連感染**とよぶ．院内感染は病原性の低い微生物が易感染性宿主に重篤な感染症をひき起こす日和見感染として起こることが多い．病原体は一般に化学療法薬や消毒薬に対して抵抗性が高い多剤耐性菌である場合が多い．

**a. メチシリン耐性黄色ブドウ球菌（MRSA）感染症**　メチシリンに耐性の黄色ブドウ球菌を MRSA とよぶ．MRSA はメチシリンなどの β-ラクタムをはじめ，アミノ配糖体，マクロライドなどの多くの薬剤に耐性を示す多剤耐性菌である．MRSA の病原性は通常の黄色ブドウ球菌と比べて特に高いわけではない．近年は院内感染対策等により MRSA 感染症は減少傾向にある（図2・1）．黄色ブドウ球菌は健常人の約30％が鼻腔粘膜や皮膚に保菌しているとされており，無症候のまま保菌状態となっている場合が多く，発症には宿主側の要因が大きく関わる．黄色ブドウ球菌による疾患としては化膿性疾患，特に皮膚に伝染性膿痂疹（とびひ）や癤，癤が集まって大きくなった癰，皮下組織にも感染が広がった蜂窩織炎を起こす．皮膚以外にも，結膜炎，咽頭扁桃炎，肺炎，心内膜炎，骨髄炎，関節炎，尿路感染症などを起こす．一方，スーパー抗原である TSST-1 による毒素性ショック症候群や，表皮剝奪毒素による黄色ブドウ球菌性熱傷様症候群が知られている．また，産生される耐熱性のエンテロトキシンは食品中への混入により食中毒の原因になる．

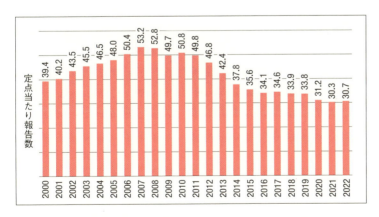

**図2・1　MRSA 感染症の年別定点当たり報告数**　国立感染症研究所感染症疫学センターのホームページより

**b. 多剤耐性緑膿菌（MDRP）感染症**　通常の緑膿菌に対して強い抗菌活性をもつカルバペネム系，フルオロキノロン系，アミノグリコシド系の3系統に対してすべて耐性の緑膿菌を MDRP という．MDRP は一般的な緑膿菌と病原性に差があるわけではない．発生動向は2012年から2017年までは減少傾向であった

がその後は横ばいである（図2・2）．緑膿菌は青緑色色素ピオシアニンや蛍光性の黄緑色色素ピオベルジンを産生する．外膜透過性の低さと**多剤排出ポンプ**の働きにより消毒薬や抗菌薬に高い自然耐性を示す．汚水や土壌，ヒトを含む動物の消化管に広く存在する．医療施設では流し台などの水回りからしばしば分離される．健常人の場合は保菌に留まりほとんど病原性を示さない．免疫力の低下した易感染性宿主に日和見感染症や菌交代症を起こす．病態は多彩で，皮膚の化膿，尿路感染症，呼吸器感染症，敗血症などを起こす．留置カテーテル表面で**バイオフィルム**を形成し，難治性感染症となる場合も多い．

多剤排出ポンプ multi-drug efflux pumps

バイオフィルム biofilm
つながり コアカリ D-2-15 感染症と治療薬
→4巻 I．薬理・病態

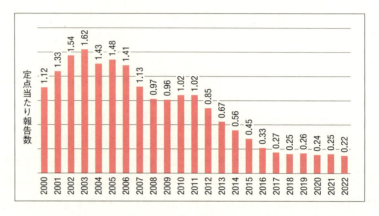

図2・2 **MDRP感染症の年別定点当たり報告数** 国立感染症研究所感染症疫学センターのホームページより

c. **カルバペネム耐性腸内細菌（CRE）感染症**　CREとはメロペネムなどのカルバペネム系薬および広域β-ラクタム剤に対して耐性を示す腸内細菌である．2013年3月に**米国疾病予防管理センター（CDC）**はCREが急速に増加してきている現状に対して警告を発しており，わが国では2014年9月からCRE感染症は**感染症法**の五類全数把握対象疾患に指定されている．2021年の報告症例数2066件のうち原因菌種は *Klebsiella aerogenes* 800例（39％），*Enterobacter cloacae* 514例（25％），*Klebsiella pneumoniae* 215例（10％），*Escherichia coli* 128例（6％）である．主要伝播経路は接触感染である．

カルバペネム耐性腸内細菌 carbapenem-resistant enterobacteriaceae, CRE
つながり コアカリ D-2-15 感染症と治療薬
→4巻 I．薬理・病態

米国疾病予防管理センター Centers for Disease Control and Prevention, CDC

感染症法：§2・2参照．

d. **多剤耐性アシネトバクター（MDRA）感染症**　多剤耐性アシネトバクターはカルバペネム系，フルオロキノロン系，アミノグリコシド系すべてに耐性を示す．アシネトバクター属菌は土壌や河川などに生息する環境菌で，健常人には無害である．感染は集中治療室の患者やその他の重症患者で起こり，人工呼吸器関連肺炎，血流感染症，創部感染症などの疾患をひき起こす．おもな感染経路は接触感染である．起因菌として *Acinetobacter baumannii* が問題になっている．1990年代以降に欧米で問題となり，近年はアジアで流行が報告されている．比較するとわが国の多剤耐性アシネトバクター検出は際立って低い．2014年9月から五類全数把握対象疾患に指定されている．2016年以降2021年まで報告数は減少傾向にあるが，海外からのもち込みが懸念されている．

多剤耐性アシネトバクター multidrug-resistant Acinetobacter spp. (MDRA)
つながり コアカリ D-2-15 感染症と治療薬
→4巻 I．薬理・病態

**e. ディフィシル菌感染症**　　**ディフィシル菌**は一部の健常者の腸内に定着するグラム陽性偏性嫌気性菌であり，細胞毒性をもつ外毒素を産生する．保菌者に抗菌薬治療が行われると腸内細菌叢が乱れ，比較的抗菌薬に耐性のディフィシル菌が増殖して毒素産生が起こり，下痢症や大腸粘膜の潰瘍と偽膜の形成と下痢を主体とする偽膜性大腸炎を発症することがある（**菌交代現象**）．また，本菌は芽胞形成細菌であり環境中では芽胞として存在するため，アルコールなどの消毒薬に抵抗性があり，病院内環境（トイレ，ベッド，床など）に生残する．そのため，長期入院患者に感染することが知られており，院内感染対策が必要とされている．

ディフィシル菌
*Clostridioides difficile*

菌交代現象 microbial substitution
つながり コアカリ D-2-15 感染症と治療薬
→ 4 巻 I. 薬理・病態

## 2・1・3　新興・再興感染症

　人類は感染症の脅威にさらされてきたが，ワクチンの開発や抗生物質の発見により，感染症の予防・治療法が飛躍的に進歩した．そのため，感染症はもはや脅威ではないと考えられたが，1976 年にエボラ出血熱，1983 年に AIDS が出現するなど新しい感染症が発見され，1990 年代から "新興感染症" が問題となってきた．**世界保健機関（WHO）**や CDC では新興感染症を 1990 年に "かつては知られていなかった，この 20 年の間に新しく認識された感染症で，局地的にあるいは国際的に公衆衛生上の問題となる感染症" と定義している． "この 20 年"とされているが，1970 年代以降に知られるようになった感染症を新興感染症とよぶことが多い（**表 2・1**）．一方， "既知の感染症で，すでに公衆衛生上の問題とならない程度にまで患者数が減少していた感染症のうち，再び流行しはじめ患者数が増加した感染症" を再興感染症とよぶ．わが国では結核や**梅毒**があてはまる．

世界保健機関 World Health Organization, WHO

梅 毒: §2・9 参照.

　新興・再興感染症が問題となってきた背景として，社会や環境の変化がある．たとえば，食生活の変化や食物の大量生産は腸管出血性大腸菌 O157 の流行や変異型クロイツフェルトヤコブ病の発生に関係している．また，国境を越えた航空機による移動や大人数の旅行は感染症の流行速度を速める．未開の地の開発は感染動物との接触機会を増加させる．薬剤耐性菌の流行は抗生物質の濫用が一因である．このように，新興感染症流行の背景は社会や環境の変化によるところが大きい．

**a. 重症急性呼吸器症候群（SARS）**　　**コロナウイルス科ウイルス**による新興感染症として SARS，**中東呼吸器症候群**，そして**新型コロナウイルス感染症**がある．コロナウイルスはエンベロープを有し，プラス鎖一本鎖 RNA をゲノムとしている．SARS の原因ウイルスは SARS-CoV である．2002 年に中国広東省で発生し，2002 年 11 月から 2003 年 7 月の間に 30 以上の国と地域に拡大した．2003 年 12 月時点で SARS 患者として 8069 人のうち 775 人が重症の肺炎で死亡しており，死亡率は 9.6 ％であった．コウモリのウイルスがヒトに感染して重症肺炎をひき起こすようになったと考えられている．ヒトからヒトへの感染は飛沫感染である．スーパースプレッダーとよばれる，一人から十数人に感染を広げる患者の存在も特徴である．2004 年以降，流行はみられていない．

重症急性呼吸器症候群 severe acute respiratory syndrome, SARS

コロナウイルス coronavirus

中東呼吸器症候群 Middle East respiratory syndrome, MERS

新型コロナウイルス感染症（COVID-19）

**表 2・1　新　興　感　染　症**

| 発生年 | 病原体 | 疾病 | 起源・感染経路 |
|---|---|---|---|
| 1973 | ロタウイルス | 感染性胃腸炎 | ヒト→ヒト（糞口感染） |
| 1976 | クリプトスポリジウム | 下痢症 | 水道水，食品 |
| 1976 | エボラウイルス | エボラ出血熱 | 野生動物→ヒト，ヒト→ヒト |
| 1976 | ハンタウイルス | 腎症候性出血熱 | ネズミ→ヒト |
| 1977 | レジオネラ | 肺炎 | 人工循環水由来のエアロゾル |
| 1980 | HTLV-1 | 成人 T 細胞白血病 | 母子感染 |
| 1982 | 大腸菌 O157 | 出血性大腸炎，溶血性尿毒症 | 家畜→ヒト，ヒト→ヒト |
| 1983 | HIV | AIDS | ヒト→ヒト（性行為，血液） |
| 1983 | ヘリコバクター・ピロリ | 胃潰瘍 | 経口感染 |
| 1983 | E 型肝炎ウイルス | E 型肝炎 | ブタ，シカ，イノシシの摂取，汚染された飲料水 |
| 1984 | リケッチア・ジャポニカ | 日本紅斑熱 | ダニ媒介 |
| 1989 | C 型肝炎ウイルス | C 型肝炎 | 血液 |
| 1993 | ビブリオ・コレラ O139 | コレラ | 汚染された水・食料の摂取 |
| 1996 | 異常プリオン | 変異型クロイツフェルト・ヤコブ病 | BSE ウシ→ヒト |
| 1997 | トリインフルエンザウイルス A（H5N1） | 鳥インフルエンザ | トリ→ヒト |
| 1998 | ニパウイルス | 急性脳炎 | ブタ→ヒト |
| 2002 | SARS コロナウイルス | 肺炎 | コウモリ由来　ヒト→ヒト |
| 2009 | インフルエンザウイルス A/H1N1pdm | インフルエンザ | ブタ由来　ヒト→ヒト |
| 2011 | SFTS ウイルス | 重症熱性血小板減少症候群 | ダニ媒介 |
| 2012 | MERS コロナウイルス | 中東呼吸器症候群 | ヒトコブラクダ |
| 2013 | トリインフルエンザウイルス A（H7N9） | 鳥インフルエンザ | トリ→ヒト |
| 2019 | 新型コロナウイルス（SARS-CoV-2） | COVID-19（肺炎など） | コウモリ由来　ヒト→ヒト |

**b. 中東呼吸器症候群（MERS）**　　MERS-CoV が原因ウイルスである．2012 年にサウジアラビアで発見された．2019 年の時点で 27 カ国 2494 人の感染者が WHO に報告されており，そのうち 858 人が死亡している（死亡率 34.4 ％）．MERS-CoV はラクダには風邪症状を起こす．ヒトからヒトへの感染は，限定的であるが，病院や家庭内で重症者からの飛沫を介して起こっている．病院内ではスーパースプレッダーによる感染拡大が何度も起こっている．2015 年に韓国の病院で中東からの帰国患者から 186 人に伝播した．

**c. 新型コロナウイルス感染症（COVID-19）**　　SARS-CoV-2 が原因ウイルスである．2019 年に中国武漢市で発見され，世界に感染拡大した．2023 年 4 月までの集計では感染者の累計が 7 億 6367 万人，そのうち死亡者は 691 万人である．

ヒトからヒトへの感染は飛沫感染が主である．コウモリのウイルスを祖先とすると考えられている．高齢者や基礎疾患のある人は重症の肺炎をひき起こすことが多いが，20〜50歳代でも呼吸器症状，高熱，下痢，味覚障害などの諸症状がみられる．子供への感染は軽症あるいは不顕性であることが多い．新しい技術を用いたワクチン開発が進められ，わが国では2021年からワクチン接種が行われた．開発された**mRNAワクチン**の有効性は社会的に認知された．

**d. 重症熱性血小板減少症候群（SFTS）**　SFTSウイルスによるダニ媒介性感染症である．わが国では2013年1月に国内での初感染例が報告された．感染すると6日から2週間の潜伏期を経て発熱，消化器症状（嘔気，嘔吐，腹痛，下痢，下血）を呈し，ときに腹痛，筋肉痛，神経症状，リンパ節腫脹，出血症状などを伴う．死亡率は10〜30%程度である．2013年3月に四類感染症全数把握対象疾患に定められて以降，2024年4月までに963症例が報告されている．年齢中央値は75歳であり，感染地域は九州・中国・四国地域が多い．発病時期は春から夏が多い．

**e. エボラ出血熱**　エボラウイルスが原因ウイルスである．ウイルス性出血熱に分類されるが，患者が必ずしも出血症状を呈するわけではないことから**エボラウイルス病（EVD）**とよばれるようになってきた．1976年から2019年までに30回を超えるアウトブレイクが報告されている．EDVの一般的な症状は突然の発熱，強い脱力感，筋肉痛，頭痛，喉の痛みに始まり，その後は嘔吐，下痢，発疹がみられる．肝機能と腎機能の異常も伴う．進行すると出血症状や意識障害が出現する．死亡率は90%に達することがある．感染は発病あるいは死亡した野生動物の血液などとの接触，あるいは発症した患者の体液（血液，唾液，分泌物など）との接触を介して起こる．

**f. 後天性免疫不全症候群（AIDS）**　**ヒト免疫不全ウイルス（HIV）**が原因ウイルスである．全身性免疫不全により重篤な日和見感染や悪性腫瘍がひき起こされる病態をAIDSとよぶ．早期に治療を受ければ免疫力を低下させることなく通常の生活を送ることが可能になってきた．五類感染症全数把握対象疾患であり，わが国での2023年の新規HIV感染者は669人，AIDS患者は291人であり，ピークの2010年ころと比べるとどちらも5割強程度にまで減少してきた（図2・3）．全世界では2021年に150万人が感染し，65万人が死亡している．減少傾向ではあるが，依然重要な疾患である．

HIVはエンベロープを有する**レトロウイルス**で，（＋）鎖RNAゲノム，**逆転写酵素**や**インテグラーゼ**を含むコア構造とそれを取囲む球状エンベロープからなる．エンベロープには糖タンパク質gp120とgp41からなる**スパイク**がある．スパイクはヘルパーT細胞やマクロファージなどの宿主細胞表面に発現しているCD4とケモカインレセプターCCR5またはCXCR4に結合する．感染後にRNAゲノムは逆転写酵素によって二本鎖DNAに変換され，さらにインテグラーゼよって宿主染色体に組込まれる．ウイルスの前駆体タンパク質が合成されると，細胞膜に輸送されて未成熟ウイルス粒子が宿主細胞表面から放出される．放出と同時または放出後にウイルスのプロテアーゼによって前駆体タンパク質は切断さ

----

mRNAワクチン：コラム2・1（p.126）参照．

**重症熱性血小板減少症候群** severe fever with thrombocytopenia syndrome, SFTS

**エボラウイルス病** Ebola virus disease, EVD

**後天性免疫不全症候群** acquired immune deficiency syndrome, AIDS：§2・9参照．

**ヒト免疫不全ウイルス** human immunodeficiency virus, HIV

**エンベロープ** envelope

**レトロウイルス** retrovirus
［つながり］［コアカリ］C-6-3 微生物の分類・構造・生活環
→ 3巻 Ⅷ. 微生物学・免疫学

**逆転写酵素** reverse transcriptase

**インテグラーゼ** integrase

**スパイク** spike
［つながり］［コアカリ］C-6-2 生命情報を担う遺伝子
→ 3巻 Ⅶ. 生命科学

れ，感染性を獲得した成熟ウイルス粒子となる．

母子感染：§2・10参照．

おもな感染経路には性的接触，**母子感染**，血液がある．HIV感染の経過は感染初期（急性期），無症候期，エイズ発症期の3期に分けられる．AIDS発症期ではヘルパーT細胞数が200/mm$^3$以下になり，ニューモシスチス肺炎などの日和見感染症を発症しやすくなる．さらに50/mm$^3$以下になるとサイトメガロウイルス感染症，非定型抗酸菌症，中枢神経系の悪性リンパ腫など普通の免疫状態ではみられない日和見感染症や悪性腫瘍を発症する．

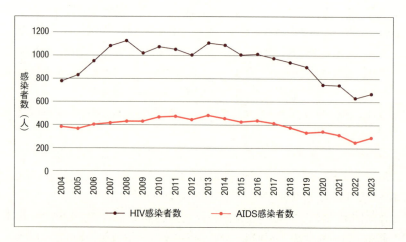

図2・3　**HIV感染者数およびAIDS患者数の年次推移**　厚生労働省エイズ動向委員会資料より

**g．腸管出血性大腸菌感染症**　大腸菌の一部にはさまざまな病原性因子を獲得した病原性大腸菌がある．**ベロ毒素**を産生し，出血を伴う腸炎や溶血性尿毒症症候群（HUS）を起こすものは**腸管出血性大腸菌（EHEC）**とよばれ，腸管出血性大腸菌O157がよく知られている．ヒトを発症させるのに必要な菌数は100個程度と少ないのでヒトからヒト，あるいはヒトから食材の経路で二次感染が起こりやすい．1982年に米国でハンバーガーを原因とする出血性大腸炎が集団発生し，大腸菌O157が分離された．わが国では，1996年7月に大阪府堺市での患者9523名に上る集団発生事件が有名である．腸管出血性大腸菌感染症患者および無症状病原体保有者（患者発生時の積極的疫学調査や調理従事者等の定期検便などで発見される）合計の年間届け出数（2011～2019年）は平均で3848例であり，2020年代に入ってからもほぼ横ばいである．

ベロ毒素　Vero toxin, Shiga-like toxin

腸管出血性大腸菌　enterohemorrhagic *Escherichia coli*, EHEC

**h．変異型クロイツフェルト・ヤコブ病（変異型CJD）**　クロイツフェルト・ヤコブ病（CJD）は100万人に1人の割合で孤発性あるいは家族性に生じる，脳組織の海綿状変性を特徴とする疾患である．原因は異常プリオンタンパク質の中枢神経組織への蓄積であり，高齢者の発症が多い．異常プリオンは立体構造の変化によりタンパク質分解酵素耐性を生じているため代謝されにくく，蓄積する．さらに異常プリオンには正常プリオンを異常プリオンに変換する性質（感染性）がある．中枢神経に異常プリオンが蓄積することにより発症する疾患を**プリオン病**とよぶ．ウシのプリオン病である**ウシ海綿状脳症（BSE）**はヒツジのプ

クロイツフェルト・ヤコブ病　Creutzfeldt-Jacob disease, CJD

プリオン病　prion disease

ウシ海綿状脳症　bovine spongiform encephalopathy, BSE

リオン病であるスクレイピーに由来する．異常プリオンの感染性は種差を乗り越えるが，異常プリオンの同種間の感染性は圧倒的に高く，BSE のまん延は発症したウシ由来の肉骨粉をウシの飼料としたことにある．そして，1996 年に英国で報告された若年性の変異型 CJD は BSE に起因する．変異型 CJD は異常プリオンタンパク質が病原体であり，感染経路は異常プリオンを含む食品の摂取である．変異型 CJD は初発症状として，抑うつ，不安，自閉，異常行動などの精神障害がみられる．発症後 6 カ月〜1 年ほどで無反応の寝たきり状態となり，1〜2 年で肺炎などの合併症を発症し，死に至る．

　世界の BSE の発生頭数は 1992 年をピークに減少しており，変異型 CJD の発生患者数は 2000 年をピークに減少している．国内では 2001 年 9 月の BSE の発生を受けて，と畜場でウシの特定部位（異常プリオンがたまる部位）の除去・焼却が義務化され，現在も対策が継続されている．わが国ではこれまでに変異型 CJD の発生患者数は 1 例のみである．対して，孤発性 CJD は疑い例も含めて 1999 年から 2022 年までに 3289 例ある．一方，死体由来のヒト硬膜を利用した凍結乾燥硬膜が，1973 年から輸入されわが国で使用されてきた．CJD 患者由来凍結乾燥硬膜の移植を原因とする CJD がわが国では疑い例も含めて 93 例報告されている．

**i. インフルエンザ/新型インフルエンザ**　　インフルエンザはインフルエンザウイルス感染が原因であり，これまでに知られていない型による疾患を新型インフルエンザとよぶ．**インフルエンザウイルス**は，分節ゲノムを特徴とするオルトミクソウイルス科に属する RNA ウイルスであり，A, B, C 型に分類される．A 型と B 型ウイルスのエンベロープには宿主細胞表面**シアル酸**に結合する**赤血球凝集素（HA）**と宿主細胞からの出芽・放出に必要な**ノイラミニダーゼ（NA）**がある．分節ゲノム数は A 型と B 型が 8 個，C 型が 7 個である．HA には 16 種類，NA には 9 種類の抗原性の異なる亜型があり，HA と NA の組合わせにより A 型ウイルスには亜型が複数存在する．A 型ウイルスはカモ，ウマ，ブタなど多くの哺乳類にも感染する．B 型と C 型には抗原性の異なる系統は存在するが，亜型はない．感染経路はおもに飛沫を介して上気道に感染する．A, B 型の感染により，1〜5 日の潜伏期の後に発熱，悪寒，頭痛，筋肉痛，関節痛などの全身症状が現れる．38℃から 40℃の高熱が続くことが多い．重要な合併症として，肺炎と脳炎がある．C 型はインフルエンザとは区別されるかぜ症候群を起こす．

　インフルエンザが毎年のように流行するのは，ウイルス粒子表面の HA と NA 遺伝子の点変異によりその抗原性が周期的に変化する性質による．この変異は**連続抗原変異**とよばれる．一方，A 型インフルエンザウイルスは 10〜40 年の周期で世界的大流行（パンデミック）をひき起こしている．1918 年のスペインかぜ（H1N1 亜型），1957 年のアジアかぜ（H2N2 亜型），1968 年の香港かぜ（H3N2 亜型），そして 2009 年のパンデミック（H1N1 亜型）が代表例である．パンデミックの原因の一つは分節ゲノムが入れ替わる**不連続抗原変異**である．ヒトのウイルスと動物のウイルスが一つの細胞に同時に感染した場合に，両ウイルスの 8 個の分節ゲノムが混ざり合い新しいハイブリッドウイルスが出現することがあ

---

インフルエンザウイルス
influenza virus

シアル酸　sialic acid

赤血球凝集素
hemagglutinin, HA

ノイラミニダーゼ
neuraminidase, NA

連続抗原変異
antigenic drift

不連続抗原変異
antigenic shift

**94** 第2章 人の健康を脅かす感染症の予防とまん延防止

**インフルエンザA/H1N1pdm
亜型** influenza A/
H1N1pdm subtype

る．ブタはヒトとトリの両ウイルスに感染できるため新しいウイルスの発生源となる．2009年に世界的流行を起こした**インフルエンザA/H1N1pdm亜型**は8分節のうち5分節をブタH1N1から，2分節をトリH1N1から，1分節をヒトH3N2から得ている．

**j. 高病原性鳥インフルエンザ** カモはA型インフルエンザの自然宿主と考えられており，HA亜型のH1からH16，NA亜型のN1からN9までのすべてを保有している．これらのウイルスが他の水禽，家禽，家畜，そしてヒトでのA型インフルエンザの供給源となっている．インフルエンザウイルスが水禽に病原性を示すことはまれで，家禽に対しては病原性を示したとしても死に至らしめることはない．しかし，**高病原性鳥インフルエンザ**は強毒株であり，ニワトリに対して75％以上の致死率を示す．高病原性鳥インフルエンザはヒトに感染する場合もある．1997年発生の鳥インフルエンザA（H5N1）と2013年発生の鳥インフルエンザA（H7N9）でトリからヒトへの感染が起こっている．鳥インフルエンザA（H7N9）のヒトへの感染では2022年までの1568例のうち少なくとも616例が死亡しており，致死率は40％近くできわめて病原性は高い．

**高病原性鳥インフルエンザ**
highly pathogenic avian
influenza

ウイルスが感染する際に，HAは宿主細胞のシアル酸に結合する．隣接するガラクトースとの結合様式によりシアル酸は2種類が存在し，ウイルス増殖の場であるトリ腸管粘膜上皮細胞とヒトウイルスが感染するヒト気道粘膜上皮細胞とでは種類が異なる．この違いのため，種の壁を越えたトリからヒトへのウイルス感染は効率が悪い．一方，ヒトの肺深部にはトリ型のシアル酸が存在するので，大量のウイルスに暴露されると感染が起こりうる．一方，鳥インフルエンザウイルスが変異して，ヒト気道粘膜上皮細胞シアル酸への結合能力を獲得すると，ヒト→ヒト感染が容易になるので，警戒されている．

**結核菌** *Mycobacterium
tuberculosis*

**k. 結 核** 結核の感染経路は細胞内寄生性細菌である**結核菌**を含む飛沫の吸入であり，経気道的に侵入した結核菌は肺胞に到達して肺胞マクロファージ内で増殖・定着して初感染病巣を形成し（肺結核），さらにリンパ節で感染を広げる．結核菌の細胞壁にはミコール酸などの長鎖脂肪酸エステルを豊富に含むワックス層があるため通常の染色では染まらない特徴があり，乾燥に抵抗性がある．また血行性あるいはリンパ行性に他の臓器に運ばれると胸膜炎，脊椎カリエス，頚部リンパ節結核などの肺外結核を起こす．結核はかつて国民病とよばれ1950年には死因の1位であった．その後，死亡者数は減少し，2021年の統計では罹患率（人口10万人当たりの罹患者数）が10を割り込み9.2となり国際的に"結核低まん延国"となった．しかし，かつて罹患率の上昇が起こったこともあり，再興感染症として警戒が必要とされている．懸念材料として，若い世代で免疫をもつ人が減少したことや高齢者の発病増加に加えて，外国生まれの患者の増加があげられる．2021年の新規登録患者の外国生まれの割合は，全体では11％，20代では73％に達している．

**l. デ ン グ 熱** フラビウイルス科のデングウイルスがネッタイシマカを媒介してヒトに感染するとデング熱，あるいはさらに病態が進行してデング出血熱，の病態を示す．熱帯・亜熱帯地域が発生地域であるが，国内では2014年に

終戦時以来 70 年ぶりに非海外渡航者間で感染が広がり再興感染症として話題となった.

## 2・2　感染症の予防・まん延防止に係る規制・法規，ならびに感染症法における感染症とその分類

　感染症の予防・まん延防止に関する規制・法規には，感染症の発生を最小限に抑え，その拡散を防ぐため，感染症の監視，報告，検疫，予防接種，公衆衛生教育，環境衛生管理，医療提供体制の整備など，多岐にわたる対策が含まれる．これらの規制・法規は，公衆衛生の向上と感染症によるリスクの管理を目的としており，国民の健康を保護するための重要な役割を果たしている．以下の代表的な七つの法規は，感染症の予防，治療，管理，または感染症に関連する専門家の資格や行動に直接言及しており，本節では，特に感染症の予防および感染症の患者に対する医療に関する法律（**感染症法**）について概説する．

**感染症法**：［正式名称］感染症の予防及び感染症の患者に対する医療に関する法律
**つながり** コアカリ F-3-4 医療現場での感染制御
→ 7 巻 臨床薬学

［主務官庁：厚生労働省］

1. 感染症の予防及び感染症の患者に対する医療に関する法律（感染症法）：1998 年 10 月 2 日に公布され，直接感染症の予防，管理，治療に関する包括的な規定を定めている．

2. 検疫法：1951 年 6 月 6 日に公布され，国境を越える人や物からの感染症の侵入を防ぐための検疫措置に関して定めている．

3. 予防接種法：1948 年 6 月 30 日に公布され，感染症予防のための予防接種に関する法律で，国民の予防接種に関する義務や権利，予防接種等による健康被害の救済措置などを規定している．

4. 医療法：1948 年 7 月 30 日に公布され，医療提供体制の基準や医療機関の運営，病院・診療所・助産所の開設・管理・施設などの基準および監督など，医療全般に関する重要な法律で，感染症の予防及び感染症の患者に対する医療に関する措置について規定している．

5. 労働安全衛生法：1972 年 6 月 8 日に公布され，職場における安全と衛生を確保するための法律で，伝染性の疾病その他の疾病で，厚生労働省令で定めるものにかかった労働者に就業禁止に関する規定が含まれている．

［主務官庁：内閣官房］

6. 新型インフルエンザ等対策特別措置法：2012 年 5 月 11 日 に公布され，新型インフルエンザや急激に流行して国民に重大な影響を及ぼすおそれのある新たな感染症に対して特別な措置を定める法律で，緊急事態宣言や感染症対策に必要な行動制限等の発令が実施される．

［主務官庁：文部科学省］

7. 学校保健安全法：1958 年 5 月 10 日に公布され，学校における健康管理と安全確保に関する法律で，感染症予防措置に関して定めている．

### 2・2・1　感染症の予防および感染症の患者に対する医療に関する法律（感染症法）とは

**新興感染症**: §2・1参照.
〔つながり〕〔コアカリ〕F-3-4 医療現場での感染制御
→ 7巻 臨床薬学

感染症法が制定された背景として，感染症の出現およびその拡散の様式における変化と，以前の伝染病予防法の枠組み内で直面した感染症管理の問題点があげられる．1970年以降，世界では20種類以上の新しい感染症（**"新興感染症"**）の原因ウイルスが確認されており，エボラウイルス（1977年），ヒト免疫不全ウイルス（HIV）（1983年），鳥インフルエンザウイルス（A/H5N1）（1997年），SARSコロナウイルス（2003年），MERSコロナウイルス（2012年），新型コロナウイルス（SARS-CoV-2）（2019年）などが含まれる．これらは，現代における感染症の脅威が拡大していることを示唆している．また，現代においては，医療の進歩と衛生水準の向上，国民の健康意識の高まりにより，感染症に対する環境が大きく変化してきた．さらに，航空機による大量輸送の普及により，海外からの感染症の国内へのもち込みリスクが増加していた．これらの状況の変化に対応するために，感染症対策の再構築が必要とされた．従来の"伝染病予防法"，"性病予防法"，"後天性免疫不全症候群の予防に関する法律"の三つを統合し，感染症法は1998年に制定・公布され，1999年4月1日に施行された．感染症法の特長として，おもに下記の三つがあげられる．

**感染症発生動向調査**
〔つながり〕〔コアカリ〕F-3-4 医療現場での感染制御
→ 7巻 臨床薬学

1) 危機管理の観点から**感染症発生動向調査**体制の整備・確立などを進め，事前対応型の制度を構築し，感染症に迅速に対応できる体制を整えた．
2) 感染症類型の再整理や，一般の疾病と同様にまず医療保険を適用し，その基盤の上に公費負担を組合わせるといった医療体制の再整理を進めた．
3) 検疫体制・動物由来感染症対策の整備を行った．

その後，重症呼吸器症候群（SARS）の発生や緊急時の対応強化のために，2003年11月の改正を経て，2007年4月1日には，"結核予防法"を統合し，また人権意識の高まりに応じて**"人権尊重"**の視点が加えられるとともに，"病原体管理体制の導入"などの改正が行われた．その後の改正として，以下の主要な内容に関する改正が追加されている．

**人権尊重** respect for human rights

**一類感染症** category Ⅰ infectious disease
**二類感染症** category Ⅱ infectious disease
**三類感染症** category Ⅲ infectious disease
**四類感染症** category Ⅳ infectious disease
**五類感染症** category Ⅴ infectious disease
〔つながり〕〔コアカリ〕F-3-4 医療現場での感染制御
→ 7巻 臨床薬学

| 2008年4月 | **"新型インフルエンザ等感染症"**の新類型を追加．鳥インフルエンザ（H5N1）を二類感染症に追加 |
| 2014年11月 | 二類感染症としてMERSと鳥インフルエンザ（H7N9）を追加 |
| 2016年2月 | ジカウイルス感染症を，四類感染症に追加 |
| 2021年2月 | 新型コロナウイルス感染症（COVID-19）の拡大防止に向けた関連法案の修正が行われ，感染症対応の実行性が強化された |
| 2023年5月 | COVID-19が感染症法上の五類に分類されることとなり，全数把握から定点把握に変更された |

### 2・2・2　感染症法による感染症の分類

感染症法では，対象とする感染症が，その感染力や罹患した場合の症状の重篤性などに基づいて**一類から五類感染症**に分類されるとともに（**表2・2**），危機管

表2・2　感染症法による感染症の分類 [a]

| 分　類 | 分類の考え方 | 感　染　症　名 |
|---|---|---|
| 一類感染症 | 感染力および罹患した場合の重篤性からみた危険性がきわめて高い感染症 | エボラ出血熱，クリミア・コンゴ出血熱，痘そう，南米出血熱，ペスト，マールブルグ病，ラッサ熱 |
| 二類感染症 | 感染力および罹患した場合の重篤性からみた危険性が高い感染症 | 急性灰白髄炎（ポリオ），結核，ジフテリア，重症急性呼吸器症候群（SARS），中東呼吸器症候群（MERS），鳥インフルエンザ（H5N1，H7N9） |
| 三類感染症 | 特定の職業への就業によって感染症の集団発生を起こしうる感染症 | コレラ，細菌性赤痢，腸管出血性大腸菌感染症，腸チフス，パラチフス |
| 四類感染症 | 動物，飲食物等の物件を介してヒトに感染する感染症 | E型肝炎，ウエストナイル熱（ウエストナイル脳炎を含む），A型肝炎，エキノコックス症，エムポックス，黄熱，オウム病，オムスク出血熱，回帰熱，キャサヌル森林病，Q熱，狂犬病，コクシジオイデス症，ジカウイルス感染症，重症熱性血小板減少症候群（病原体がSFTSウイルスであるものに限る），腎症候性出血熱，西部ウマ脳炎，ダニ媒介脳炎，炭疽，チクングニア熱，つつが虫病，デング熱，東部ウマ脳炎，鳥インフルエンザ（H5N1型およびH7N9型を除く），ニパウイルス感染症，日本紅斑熱，日本脳炎，ハンタウイルス肺症候群，Bウイルス病，鼻疽，ブルセラ症，ベネズエラウマ脳炎，ヘンドラウイルス感染症，発しんチフス，ボツリヌス症，マラリア，野兎病，ライム病，リッサウイルス感染症，リフトバレー熱，類鼻疽，レジオネラ症，レプトスピラ症，ロッキー山紅斑熱 |
| 五類感染症 | 国が感染症発生動向調査を行い，その結果等に基づいて**必要な情報を国民一般や医療関係者に提供・公開していく**ことによって，**発生・まん延を防止すべき感染症** | 【全数把握】<br>アメーバ赤痢，**ウイルス性肝炎**（E型およびA型肝炎を除く），カルバペネム耐性腸内細菌科細菌感染症，急性弛緩性麻痺（急性灰白髄炎を除く），急性脳炎（ウエストナイル脳炎，西部ウマ脳炎，ダニ媒介脳炎，東部ウマ脳炎，日本脳炎，ベネズエラウマ脳炎およびリフトバレー熱を除く），**クリプトスポリジウム症，クロイツフェルト・ヤコブ病**，劇症型溶血性レンサ球菌感染症，**後天性免疫不全症候群**，ジアルジア症，侵襲性インフルエンザ菌感染症，侵襲性髄膜炎菌感染症，侵襲性肺炎球菌感染症，水痘（入院例に限る），先天性風しん症候群，**梅毒**，播種性クリプトコックス症，破傷風，バンコマイシン耐性黄色ブドウ球菌感染症，バンコマイシン耐性腸球菌感染症，百日咳，**風しん，麻しん**，薬剤耐性アシネトバクター感染症<br>【定点把握】<br>RSウイルス感染症，咽頭結膜熱，**インフルエンザ**（鳥インフルエンザおよび新型インフルエンザ等感染症を除く），**新型コロナウイルス感染症**〔病原体がベータコロナウイルス属のコロナウイルス（令和2年1月に，中華人民共和国から世界保健機関に対して，ヒトに伝染する能力を有することが新たに報告されたものに限る）であるものに限る〕，A群溶血性レンサ球菌咽頭炎，感染性胃腸炎，急性出血性結膜炎，クラミジア肺炎（オウム病を除く），細菌性髄膜炎（侵襲性インフルエンザ菌感染症，侵襲性髄膜炎菌感染症及び侵襲性肺炎球菌感染症を除く），水痘，性器クラミジア感染症，性器ヘルペスウイルス感染症，尖圭コンジローマ，手足口病，伝染性紅斑，突発性発しん，ペニシリン耐性肺炎球菌感染症，ヘルパンギーナ，マイコプラズマ肺炎，無菌性髄膜炎，メチシリン耐性黄色ブドウ球菌感染症，薬剤耐性緑膿菌感染症，流行性角結膜炎，流行性耳下腺炎，淋菌感染症 |
| 新型インフルエンザ等感染症 | ・インフルエンザまたはコロナウイルス感染症のうち**新たにヒトからヒトに伝染する能力を有することとなったもの**<br>・**かつて世界的規模で流行したインフルエンザまたはコロナウイルス感染症であってその後流行することなく長期間が経過しているもの** | 新型インフルエンザ，再興型インフルエンザ，新型コロナウイルス感染症，再興型コロナウイルス感染症 |
| 指定感染症 | **現在感染症法に位置づけられていない感染症**について，**一〜三類，新型インフルエンザ等感染症と同等の危険性があり，措置を講ずる必要があるもの** | 既知の感染性疾病で，一〜三類，新型インフルエンザ等感染症以外で，まん延により国民の生命および健康に重大な影響を与えるおそれがあり，**1年以内の政令で定める期間に限り**，政令で定めることにより一類から三類，新型インフルエンザ等感染症に対する規定の準用が可能な感染症（1年以内の延長が可能） |
| 新感染症 | **ヒトからヒトに伝染する未知の感染症**であって，**罹患した場合の症状が重篤であり，かつ，まん延により国民の生命および健康に重大な影響を与えるおそれがあるもの** | ヒトからヒトに伝染すると認められる疾病であって，すでに知られている感染性の疾病とその病状または治療の結果が明らかに異なるもので，当該疾病にかかった場合の病状の程度が重篤であり，かつ，当該疾病のまん延により国民の生命および健康に重大な影響を与えるおそれがあると認められるもの |

a）厚生科学審議会感染症部会資料および感染症危機管理研修会資料をもとに作成

新型インフルエンザ等感染症

指定感染症 designated infectious disease

新感染症 new infectious disease

つながり コアカリ F-3-4 医療現場での感染制御
→ 7巻 臨床薬学

＊ 検疫法については §2・6・2参照.

検疫感染症 quarantine infectious disease

理のための類型として，**新型インフルエンザ等感染症**，**指定感染症**，および**新感染症**に分類される．感染症法の対象となる感染症の分類と考え方を表2・2に示す.

### a. 一類感染症

"感染力および罹患した場合の重篤性からみた危険性がきわめて高い感染症"として分類され，エボラ出血熱，クリミア・コンゴ出血熱，痘そう，南米出血熱，ペスト，マールブルグ病，ラッサ熱の7疾病が規定されている（表2・2）．一類感染症に指定されているすべての感染症は検疫所が検疫の対象とする検疫法＊第2条第1号**検疫感染症**に該当している．特定の感染症がまん延することを防ぐため，都道府県知事が必要と認めた場合，原則として厚生労働大臣が指定した特定感染症指定医療機関もしくは都道府県知事が指定した第一種感染症指定医療機関への入院を勧告することができる.

### b. 二類感染症

"感染力および罹患した場合の重篤性からみた危険性が高い感染症"として分類され，急性灰白髄炎（ポリオ），結核，ジフテリア，重症急性呼吸器症候群（SARS），中東呼吸器症候群（MERS），鳥インフルエンザ（H5N1，H7N9）の7疾病が規定されている（表2・2）．二類感染症に指定されている疾病のうち，鳥インフルエンザ（H5Nl，H7N9），中東呼吸器症候群（MERS）感染症は，検疫所が検疫の対象とする検疫法第2条第3号検疫感染症に該当している．都道府県知事が必要と認めた場合，原則として特定感染症指定医療機関もしくは第一種感染症指定医療機関，都道府県知事が指定した第二種感染症指定阪療機関への入院を勧告することができる.

### c. 三類感染症

"特定の職業への就業によって感染症の集団発生を起こしうる感染症"として分類され，コレラ，細菌性赤痢，腸管出血性大腸菌感染症，腸チフス，パラチフスの5疾病が規定されている（表2・2）．これらはいずれも細菌性の経口感染症であり，このうちコレラ，細菌性赤痢などは**輸入感染症**として，海外からの旅行者や物資を通じて国内にもち込まれることがある．三類感染症の患者および無症状病原体保有者は，特定の職業への就業によって感染症の集団発生を起こす可能性があるため，食品の製造などの特定業務への就業制限などの措置を講ずることが必要である.

輸入感染症 imported infectious diseases

つながり コアカリ F-3-4 医療現場での感染制御
→ 7巻 臨床薬学

### d. 四類感染症

"動物，飲食物等の物件を介してヒトに感染する感染症"として分類され，ヒトからヒトへの直接伝播は少ないが，動物や蚊などの媒介生物を介してヒトに感染する疾患を含む（表2・2）．例として，マラリア，デング熱，日本脳炎は**蚊**を媒介とし，狂犬病，エキノコックス症やオウム病は感染した動物からヒトへと伝播する．これらは**動物由来感染症**の一部であり，動物からヒトへ伝播する動物由来感染症については，医学と獣医学が協力して対応することがきわめて重要である.

動物由来感染症

### e. 五類感染症

"国が感染症発生動向調査を行い，その結果等に基づいて必要な情報を国民一般や医療関係者に提供・公開していくことによって，発生・まん延を防止すべき

感染症”として分類され，五類感染症は，**全数把握**として全医療機関を対象に診断から 7 日以内（侵襲性髄膜炎菌感染症，麻しん，風しんは直ちに）に全数の報告が義務づけられている**ウイルス性肝炎**（E 型および A 型肝炎を除く），**クロイツフェルト・ヤコブ病，後天性免疫不全症候群，梅毒，風しん，麻しん**などの 24 疾患と指定医療機関が定められた**定点把握**として週単位もしくは月単位で届出する**インフルエンザ**（鳥インフルエンザおよび新型インフルエンザ等感染症を除く），**新型コロナウイルス感染症（COVID-19）**，水痘，性器クラミジア感染症，尖圭コンジローマ，手足口病，ヘルパンギーナ，メチシリン耐性黄色ブドウ球菌感染症，薬剤耐性緑膿菌感染症，淋菌感染症などの 25 疾患からなる（表 2・2）．五類感染症にはおもな性感染症や薬剤耐性菌による感染症が含まれている．

### f. 新型インフルエンザ等感染症

"インフルエンザまたはコロナウイルス感染症のうち新たにヒトからヒトに伝染する能力を有することとなったもの，およびかつて世界的規模で流行したインフルエンザまたはコロナウイルス感染症であってその後流行することなく長期間が経過しているもの"として分類される．厚生労働大臣は，新型インフルエンザ等感染症が発生したと認めたときは，速やかに，その旨および発生した地域を公表するとともに，当該感染症に対する病原体の検査方法，症状，診断および治療ならびに感染の防止の方法等を公表しなければならない．また，都道府県知事は，新型インフルエンザ等感染症のまん延を防止するため必要があると認めるときは，当該感染症にかかっていると疑うに足りる正当な理由のある者に対し，当該感染症の潜伏期間を考慮して定めた期間内において，当該者の体温その他の健康状態について報告を求め，または当該者の居宅もしくはこれに相当する場所から外出しないこと，その他の当該感染症の感染の防止に必要な協力を求めることができる．なお，必要に応じ，食事の提供，日用品の支給その他日常生活を営むために必要なサービスの提供または物品の支給に努めなければならない．なお，新型コロナウイルス感染症として新型インフルエンザ等感染症に分類されていた COVID-19 は，2023 年 5 月 8 日から五類感染症に変更されることになった．新型インフルエンザは，季節性インフルエンザと比較して抗原性に大きな違いがあり，多くの人々が新型インフルエンザに対する免疫を保有していないために，急速な感染拡大をひき起こす可能性があり，感染症法では季節性インフルエンザと異なる分類として定められている．

### g. 指 定 感 染 症

指定感染症は，感染症法において"既知の感染性疾病であって，一〜三類，新型インフルエンザ等感染症と同等の危険性があり，措置を講ずる必要があるもの"として分類されている．まん延により国民の生命および健康に重大な影響を与えるおそれがあり，1 年以内の政令で定める期間に限り，政令で定めることにより一類から三類，新型インフルエンザ等感染症に対する規定の準用が可能となっている．

### h. 新 感 染 症

新感染症は，感染症法において"ヒトからヒトに伝染する未知の感染症であっ

---

**全数把握** notifiable disease surveillance
つながり コアカリ F-3-4 医療現場での感染制御
→ 7 巻 臨床薬学

**ウイルス性肝炎**

**クロイツフェルト・ヤコブ病**：§2・1・3 参照．

**後天性免疫不全症候群**：§2・1・3 参照．

**梅 毒**

**風しん**

**麻しん**

**定点把握** sentinel surveillance
つながり コアカリ F-3-4 医療現場での感染制御
→ 7 巻 臨床薬学

**インフルエンザ**：§2・1・3 参照．

**新型コロナウイルス感染症**：§2・1・3 参照．

**第 2 章　人の健康を脅かす感染症の予防とまん延防止**

て，罹患した場合の症状が重篤であり，かつ，まん延により国民の生命および健康に重大な影響を与えるおそれがあるもの"として分類されている．感染性疾病と考えられるが原因（病原体）が不明である"未知"の感染症について，原因が究明されるのを待たずに）迅速に対応をとるべきであると考えられるものに対し迅速に措置をとることができる．新感染症の患者は，原則として特定感染症指定医療機関に入院措置がとられる．

**特定病原体**
**一種病原体**
**二種病原体**
**三種病原体**
**四種病原体**

　さらに，感染症法に基づく**特定病原体**等の管理規制として，生物テロや事故による感染症の発生・まん延を防ぎ，国民の生命および健康に影響を与えるおそれがある感染症の病原体等の管理の強化のため，**一種病原体**等から**四種病原体**等までを特定し，その分類に応じて，所持や輸入の禁止，許可，届出，基準の遵守等の規制が設けられている．感染症法における特定病原体等の分類の考え方を表2・3に示す．

表2・3　感染症法における特定病原体等の分類の考え方[a]

| 分　類 | 分類の考え方 | 規　制 |
|---|---|---|
| 一種病原体等 | ・現在，わが国に存在していないもので，治療法が確立していないため，**国民の生命にきわめて重大な影響を与える病原体**<br>・国際的にも規制する必要が高いとされ，**BSL 4** での取扱いが必要[†]<br>・原則，**所持・輸入等を禁止**するが，国または政令で定める法人で厚生労働大臣が指定したものが，公益上必要な試験研究を行う場合に例外的に所持等を認める病原体等 | 所持等の禁止 |
| 二種病原体等 | ・一種病原体等ほどの病原性は強くないが，**国民の生命および健康に重大な影響を与えるもの**<br>・近年テロに実際に使用された病原体等が含まれる<br>・**許可制**により，検査・治療・試験研究の目的の所持・輸入を認めるもの | 所持等の許可 |
| 三種病原体等 | ・二種病原体等ほどの病原性はない（死亡率は低いが死亡しないわけではない．）が，場合により国民の生命・健康に影響を与えるため，人為的な感染症の発生を防止する観点から，**届出対象**として，その所持状況を常時把握する必要がある病原体等<br>・おもに，四類感染症に分類される動物由来感染症の病原体が含まれる | 所持等の届出 |
| 四種病原体等 | ・A型インフルエンザウイルスなど，病原体の保管・所持は可能であるが，国民の健康に与える影響を勘案して，人為的な感染症の発生を防止するため，**保管等の基準の遵守**を行う必要がある病原体等（わが国の衛生水準では，通常は死亡に至ることは考えられない病原体）<br>・所持者が使用，保管等の基準を遵守する必要がある病原体等 | 基準の遵守 |

a) 厚生科学審議会資料をもとに作成.
† BSL（biosafety level，生物学的安全レベル）は，感染性微生物や生物学的物質を扱う実験室や施設の安全性を確保するために定められた基準で，病原体の危険度や感染リスクに応じて，適切な封じ込め対策や作業手順を設定することを目的として BSL 1 ～4 の 4 段階に分類される.

　感染症法では，感染症の分類以外に，感染症に関する情報の収集および公表についても明確に定めている．一類から四類感染症，指定感染症，新感染症および新型インフルエンザ等感染症では，医療機関の医師は，患者および無症状病原体保有者を含むすべての症例について，氏名，年齢，性別その他厚生労働省令で定める事項を報告することが定められ，医師は診断後直ちに保健所長を通じて都道府県知事医に報告する義務がある．また，五類感染症では，**全数把握**と**定点把握**があり，全数把握では，一類から四類と同様に原則として医師による診断後 7 日

2・2 感染症の予防・まん延防止に係る規制・法規，ならびに感染症法における感染症とその分類　101

**表2・4 感染症法に基づくおもな措置の概要**[a]

| 対応・措置 | 一類感染症 | 二類感染症 | 三類感染症 | 四類感染症 | 五類感染症 | 新型インフルエンザ等感染症 | 指定感染症 | 新感染症 |
|---|---|---|---|---|---|---|---|---|
| 疑似症患者への適用 | ○ | ○（政令で定める感染症のみ） | — | — | — | ○ | | — |
| 無症状病原体保有者への適用 | ○ | — | — | — | — | ○ | | — |
| 届け出基準 | ○（直ちに） | ○（直ちに） | ○（直ちに） | ○（直ちに） | ○（侵襲性髄膜炎菌感染症，風しん及び麻しんは直ちに．その他の感染症は7日以内） | ○（直ちに） | | |
| 獣医師の届出，動物の輸入に関する措置 | ○ | ○ | ○ | ○ | — | ○ | | 新感染症の所見等があるものに対して，または，新感染症にかかる各種の物件等に対して，下記の措置を行う場合，・都道府県知事は，厚生労働大臣に報告し，・厚生労働大臣は，それに指示を出し，また，それについて，厚生科学審議会に報告しなければならない．なお，症例が蓄積され，病原体の特定等が進んだ時点で，政令で一類感染症に指定し，感染症法の準用する規定を定めなければならない． |
| 患者情報等の定点把握 | — | △（一部の疑似症のみ） | △（一部の疑似症のみ） | △（一部の疑似症のみ） | — | — | 具体的に適用する規定は，感染症毎に政令で規定 | |
| 積極的疫学調査の実施 | ○ | ○ | ○ | ○ | ○ | ○ | | |
| 健康診断受診の勧告・実施 | ○ | ○ | ○ | — | — | ○ | | |
| 就業制限 | ○ | ○ | ○ | — | — | ○ | | |
| 入院の勧告・措置 | ○ | ○ | — | — | — | ○ | | |
| 検体の収去・採取等 | ○ | ○ | — | — | — | ○ | | |
| 汚染された場所の消毒，物件の廃棄等 | ○ | ○ | ○ | ○ | — | ○ | | |
| ねずみ，昆虫等の駆除 | ○ | ○ | ○ | ○ | — | ○（※） | | |
| 生活用水の使用制限 | ○ | ○ | ○ | — | — | ○（※） | | |
| 建物の立入制限・封鎖，交通の制限 | ○ | — | — | — | — | ○（※） | | |
| 発生・実施する措置等の公表 | — | — | — | — | — | ○ | | |
| 健康状態の報告，外出自粛等の要請 | — | — | — | — | — | ○ | | |
| 都道府県による経過報告 | — | — | — | — | — | ○ | | |

a) 厚生労働省厚生科学審議会感染症部会資料をもとに作成．
※ 感染症法第44条の4に基づき政令が定められ，適用することとされた場合に適用．

以内に全患者数の報告を求めており，定点把握では，指定届出機関（定点）から，毎週もしくは毎月の届出を求めている．

　また，感染症の分類に基づいて，それぞれの感染症対策に係わる措置についても明確に定めている（表2・4）．検体の採取，健康診断の勧告・実施，就業制限，入院勧告・措置，消毒，建物の立入制限，交通制限等の措置が感染症の分類に基づいて定められている．検体の採取については，一類感染症，二類感染症または新型インフルエンザ等感染症のまん延を防止するため必要があると認めるときに勧告できる．患者・感染者に対する健康診断の勧告・実施や，感染症ごとに厚生労働省令で定める業務への就業制限は，一類から三類感染症または新型インフルエンザ等感染症に対して行われる．入院勧告・措置については，一類感染症，二類感染症および新型インフルエンザ等感染症の患者は，原則入院となる．なお，感染症法で定められた特定の感染症に罹患した患者の入院治療を行う医療機関として，感染症指定医療機関を定め，厚生労働大臣の定める基準に適合する病院を，都道府県知事が指定する．感染症指定医療機関には，特定感染症指定医療機関，第一種感染症指定医療機関，第二種感染症指定医療機関および結核指定医療機関の4種類があり，それぞれ治療可能な感染症が異なる．動物の措置を含む消毒等の対物措置は，一類から四類感染症に対して必要に応じて動物の措置を含む消毒等の対物措置がとられる．建物の立入制限および交通制限については，一類感染症の病原体に汚染され，または汚染された疑いがある建物について，当該建物への立入りを制限し，または禁止することができるほか，期間を定めて交通を制限し，または遮断することができる（新型インフルエンザ等感染症については，感染症法44条の4に基づき政令が定められ，適用することとされた場合に適用となっている）．感染症法に基づく医療体制（感染症指定医療機関について）を表2・5に示す．

表2・5　感染症法に基づく医療体制の概要

| 類　型 | 特定感染症指定医療機関 | 第一種感染症指定医療機関 | 第二種感染症指定医療機関 | 結核指定医療機関 |
|---|---|---|---|---|
| 一類感染症 | ○ | ○ | × | × |
| 二類感染症 | ○ | ○ | ○ | 結核患者の対応 |
| 新型インフルエンザ等感染症 | ○ | ○ | ○ | × |
| 新感染症 | ○ | × | × | × |

　このように感染症法は，感染力や重篤性に基づいて感染症を分類し，適切な危機管理と病原体の管理規制を定め，医師による迅速な報告義務を確立することで，公衆衛生の保護を目指している．この法律は，感染症の迅速な発見，対応，そして感染拡大の防止を通じて，国民の生命と健康を守るための包括的な枠組みを提供する．

## 2・3 国際的に問題となりうる感染症とその対策

HIV/AIDS，結核，マラリアなどの新興および再興感染症は，**世界三大感染症**として知られ，これらの疾患は国際的な問題となっている．**持続可能な開発目標（SDGs）**の目標3では"AIDS，結核，マラリアおよび顧みられない熱帯病といった感染症を根絶するとともに肝炎，水系感染症およびその他の感染症に対処する"という目標が設定されている．これらの感染症は伝播しやすく，対策には膨大な経費が必要であり，一国だけでなく世界各国の協力が不可欠な地球規模の課題である．特に開発途上国では，これらの疾患が個人の健康を脅かすだけでなく，社会経済の発展にも深刻な障害を与えている．そうしたなか，新型コロナウイルス感染症のパンデミックでこれらの感染症対策は大きな打撃を受けた．これら世界三大感染症と新型コロナウイルス感染症について概説する．さらに，国際的に脅威となる感染症対策の強化のためのわが国の基本的な考え方について紹介する．

**世界三大感染症** three major infectious diseases

**持続可能な開発目標** Sustainable Development Goals, SDGs：§6・2・8 参照.

### a. 後天性免疫不全症候群

後天性免疫不全症候群（AIDS）は，ヒト免疫不全ウイルス（HIV）による感染によって全身に起こる病気で，1983年に発見された**新興感染症**である．世界三大感染症の一つとして重点的な対策が行われてきた．1980年代の流行初期は治療法が確立されていなかったが，現在は，抗HIV剤を用いた治療および予防戦略も確立され，"2030年までのAIDS流行終結とHIV感染者に対する差別の根絶"が世界共通の目標として掲げられている．国連エイズ合同計画（UNAIDS）によると，2022年には世界で3900万人がHIVに感染していて，130万人が新たにHIVに感染し，63万人がAIDS関連の病気で亡くなっている．患者の多くがサブサハラアフリカ（サハラ砂漠以南のアフリカ）に集中しており，早期に抗レトロウイルス薬を服用すればAIDSの発症を抑えられるが，発展途上国では抗レトロウイルス薬が手に入りにくい現実がある．加えて，2019年12月初旬に，中国の武漢市で第1例目の感染者が報告され拡大した新型コロナウイルス感染症（以下COVID-19）のパンデミックは，物流の遮断，人々の移動制限，医療提供体制のひっ迫などの社会活動への甚大な影響をもたらした．その結果，HIV検査や抗レトロウイルス薬の提供が滞る地域が発生し，2030年のAIDS流行終結という目標達成を脅かしている．今後のAIDS対策において，効果的なHIV予防ワクチンがまだ存在しないため，以下のような対策が推奨されている．

**新興感染症**：§2・1参照.

1) 予防的治療：現在，HIV感染者を早期に発見し，適切な治療を施すことで，血液内のウイルス量を大幅に減少させることが可能となっている．治療によってウイルス量が検出限界未満に抑えられると，性行為を通じて他人にHIVを感染させるリスクは非常に低くなる．このアプローチは，感染者の早期診断，迅速な治療開始，そして治療を継続している人々のウイルス量を低く保つことを目的としており，HIVに対する理解を広げるメッセージを込めて"U＝U（Undetectable＝Untransmittable：検出限界値未満＝感染しない）"とよばれている．さらに，現在，"95-95-95 by 2025"という①HIV感染者の95%以上を診断

し，② 診断された 95 ％以上を治療につなげ，③ 治療を受けている者の 95 ％以上で血中ウイルス量を低く抑えるという検査から治療まで一連の流れを達成させる目標が掲げられている．

2）　曝露前予防（pre-exposure prophylaxis，以下 PrEP）：PrEP とは，HIV に感染していない者，かつ HIV 感染の危険がきわめて高い者が性交渉の前に抗レトロウイルス薬を服用し HIV 感染を予防する手法をさす．PrEP の世界での広まりを受け，海外での治験結果などをもとに，現在（2024 年 2 月時点）日本における承認申請準備が進められている．

3）　HIV 検査体制の整備：COVID-19 流行による HIV 検査数の低迷を解消することが求められる．海外では，解決策の一つとして自宅で診断が受けられる郵送検査キットや HIV 自己検査キットの導入が進んでいるが，日本では，医療機器管理者（医師，歯科医師，薬剤師等）が患者に説明して手渡すことが前提となるため，HIV 自己検査キットの導入が遅れている．

### b. 結　核

結核は，結核菌群（*Mycobacterium tuberculosis complex*，ただし *Mycobacterium bovis* BCG を除く）による感染症で，**再興感染症**の一つである．世界保健機関（WHO）によると，2022 年には推定 1060 万人が結核に罹患し，これは 2021 年の 1030 万人を上回った．一方，結核関連の死者は 2021 年の 140 万人から 2022 年は 130 万人へとわずかに減少した．ただし，2022 年において結核は依然として世界の死亡原因となる感染症として新型コロナウイルスに次ぐ 2 位となっている．多くの国で，結核対策に割り当てられていた人的，財政的医療資源が，COVID-19 対策へと再配分された結果，結核の医療サービスへのアクセスが断たれ，世界的な結核対策の資金不足という課題を招いた．そのような背景から，2030 年までに結核まん延を終息させることは，SDGs の保健分野での目標の一つになっているものの，この世界的な目標は未達成あるいは目標達成の軌道から外れてしまっている．患者の多くはアジア・アフリカ・西太平洋地域に集中しており，薬剤耐性結核が，公衆衛生上の深刻な課題となっている．2022 年には推定 41 万人が多剤耐性またはリファンピシン耐性結核に罹患したと推測されているが，そのうち治療を受けることができたのは半数にも満たない約 5 人に 2 人という現状となっている．COVID-19 の影響により世界の結核対策は大きな打撃を受けたため，**Stop TB Partnership** は，"2030 年結核終息" を実現するために必要な行動と投資パッケージを示した Global Plan to End TB 2023-2030（グローバルプラン）を発表した（2023 年）．今後の結核対策において，以下のような目標を掲げている．

1）　結核予防・ケアサービスを必要としている人々の 90 ％に届けること．
2）　結核を診断する方法として WHO が推奨する迅速検査を使用すること．
3）　すべての結核患者に保健・給付パッケージを提供すること．
4）　安全で有効な少なくとも 1 種類の新しい結核ワクチンを利用できるようにすること．
5）　2027 年までに結核対策の実施と研究のための資金ギャップを埋めること．

---

**再興感染症**：§2・1 参照．
つながり　コアカリ F-3-4 医療現場での感染制御
→ 7 巻 臨床薬学

**Stop TB Partnership**：結核のない世界を目指し，結核に対して脆弱で，質の高い診断・治療・ケアを必要とする人々をサポートするため 2001 年にスイス・ジュネーブで WHO の傘下に設立された組織．

### c. マラリア

マラリアは，*Plasmodium* 属原虫の三日熱マラリア原虫（*Plasmodium vivax*），熱帯熱マラリア原虫（*Plasmodium falciparum*），四日熱マラリア原虫（*Plasmodium malariae*），卵形マラリア原虫（*Plasmodium ovale*）などの単独または混合感染に起因する疾患であり，特有の熱発作，貧血および脾腫を主徴とする再興感染症の一つである．このうち，最も命を脅かしているのが，熱帯熱マラリア原虫といわれている．世界には約 500 種のハマダラカが生息しており，そのうちマラリア原虫を媒介するのは約 30 種とされており，ハマダラカによって媒介されるマラリア原虫を媒介する蚊に刺されることによって感染するのがマラリアである．WHO によると，2022 年の患者数は世界で 2 億 4900 万人，死者 60 万 8 千人と推計されている．9 割以上のマラリア感染者数が集中するアフリカでは，地域の医療従事者や物資・資金が COVID-19 対策に振り向けられた結果，診断や治療を受けられない人が増え，いくつかの国からはマラリア対策の遅れが伝えられた．COVID-19 の影響により世界のマラリア対策は大きな打撃を受けたため，WHO は，Global technical strategy for malaria 2016-2030 を発表した（2021 年）．今後のマラリア対策において，以下のような目標を掲げている．

1) 2030 年までにマラリア発症率を 90 ％以上削減する．
2) 2030 年までにマラリアによる死亡率を 90 ％以上削減する．
3) 2030 年までに少なくとも 35 カ国でマラリアを撲滅する．
4) マラリアがないすべての国において，マラリアの再発を防止すること．

### d. 新型コロナウイルス感染症* （COVID-19）

新型コロナウイルス感染症（COVID-19）は，コロナウイルス科ベータコロナウイルス属の新型コロナウイルス〔ベータコロナウイルス属のコロナウイルス（2020 年 1 月に中華人民共和国から世界保健機関に対して，ヒトに伝染する能力を有することが新たに報告されたものに限る．以下"新型コロナウイルス"という〕による急性呼吸器症候群であり，2019 年に発見された新興感染症の一つである．WHO の報告によると 2023 年 4 月 16 日時点で，全世界の累積感染者数にあっては 763,665,202 人，累積死亡者数にあっては 6,912,080 人となっている．ヒトに感染するコロナウイルスには，かぜの病原体として人類に広くまん延している 4 種類（HCoV-229E.HCoV-OC43.HCoV-NL63.HCoV-HKU1）と重症急性呼吸器症候群（SARS）や中東呼吸器症候群（MERS）のように動物から感染し重症化傾向を示す 2 種類の計 6 種類のウイルスが知られていたが，COVID-19 の病原体である SARS-CoV-2 は，これらのウイルスと比較して伝播性と病原性において明らかに異なっていた．

また，新型コロナウイルスは増殖や感染を繰返すなかで変異を獲得する場合がある．これらの変異の大部分は，ウイルスの特性に大きな影響を与えないが，なかには感染力・伝播速度，重症化のリスク，ワクチンや治療薬への効果，診断技術への影響を変えるものがある．国立感染症研究所では，これらの新型コロナウイルスの変異株を迅速リスク評価を行い，"懸念される変異株（VOC）"，"注目すべき変異株（VOI）"，"監視下の変異株（VUM）"に分類している．これまで

\* 新型コロナウイルスについては §2・1・3 も参照のこと．

に，VOC として指定された変異株には，アルファ，ベータ，ガンマ，デルタ，オミクロンなどがある．

なお，2021 年 2 月に改正された感染症法において，COVID-19 は指定感染症から新型インフルエンザ等感染症に変更されたが，重症化率の低下などにより2023 年 5 月 8 日から五類感染症に位置づけられたため，検疫法上の"検疫感染症"から外れた．将来的な対策として，オミクロン株と大きく異なる病原性をもつ変異株や新たな感染症が現れた場合，検疫法に基づく隔離や停留などの強力な措置を取りうるようにし，国内への侵入を遅らせ，国内での感染拡大をできる限り防ぐために，必要な検疫措置を迅速に実施する方針となっている．

### 2・3・1　国際的に脅威となる感染症対策の強化のためのわが国の基本的な考え方

**国際感染症** international infectious disease

近年，国内に常在しないが国境を越えてもち込まれる感染症は，**国際感染症**とよばれるようになっている．わが国では，内閣感染症危機管理統括庁が"国際的に脅威となる感染症対策の強化のための国際連携などに関する基本戦略"として，以下のような基本戦略を打ち出している．

**人獣共通感染症** zoonosis

地球規模での森林開発や気候変動などにより，動物などを媒介とする感染症のリスクが増大しており，また，グローバリゼーションの進展などにより，**人獣共通感染症**を含むさまざまな新興・再興感染症が国境を越えて国際社会全体に拡大する事態が発生している．WHO の国際保健規則（IHR）に基づき，疾病の国際的拡大により，他国に公衆の保健上の危険をもたらすと認められる事態や，緊急に国際的対策の調整が必要な事態にあたっては，WHO 事務局長は"国際的に懸念される公衆衛生上の緊急事態（PHEIC）"を宣言できることとされており，過去には，2009 年 4 月に H1N1 新型インフルエンザの国際的感染拡大，2014 年 8月にエボラ出血熱の西アフリカにおける感染拡大，近年では 2020 年 1 月に新型コロナウイルス感染症の国際的な感染拡大などについて PHEIC が宣言された．

**グローバルヘルス・アーキテクチャー** global health architecture, GHA: 世界的な保健医療問題に取組む仕組み，組織などの在り方．

感染症対策については，各国が積極的に貢献し，国際社会の一員としての役割を果たすことが，国境を越えて拡大する感染症に立ち向かう国際社会の利益となるのみならず，自国における感染症との戦いを有利にするとの考えから，基本戦略においては，わが国が先進諸国と連携を図り，また，開発途上国への国際協力などを通じて国際社会へ貢献するための五つの施策を盛込まれている．

**予防・備え・対応**
Prevention, Preparedness, Response, PPR

**ユニバーサル・ヘルス・カバレッジ** universal health coverage: すべての人が，効果的で良質な保健医療サービスを，負担可能な費用で受けられること．

1) **グローバルヘルス・アーキテクチャー**の構築を通じた**予防・備え・対応（PPR）**の強化，**ユニバーサル・ヘルス・カバレッジ**推進への貢献など
2) 感染症等対応人材の充実，人的支援による国際貢献など
3) 感染症に関する検査，情報収集・分析，研究などの推進
4) **ワンヘルス・アプローチ**の推進
5) 薬剤耐性（AMR）対策の推進

**ワンヘルス** one health: ヒトの健康を守るためには，単にヒトの病気などに着目するだけではなく，ヒト，動物，環境の分野横断的な取組みが必要との考え方．

これらの施策は，国内対策との連携を図りながら関係省庁が一体的に取組むことで，わが国の感染症対応の強化にもつながるものとなっている．

## 2・4　疫学的手法を用いた感染症の発生や原因の解析

　疫学とは，個人ではなく，集団における疾病を扱う学問である．**感染症疫学**とは感染症に関する疫学であり，感染症疫学が悪性腫瘍や生活習慣病などの非感染性疾患に関する疫学と異なる点は，

- ・患者がさらにそこから感染を広げる感染源となりうること
- ・診断されていない患者が感染を広げる可能性があること
- ・一度感染した場合に免疫を獲得することがあること
- ・予防接種があること
- ・緊急的対応が必要になる場合があること

などがある．この節では，疫学的手法を用いた，感染症のアウトブレイクの確認，原因の解析について述べる．

### 2・4・1　感染症のアウトブレイク

　**アウトブレイク**とは，"特定の期間，場所，集団に起こる疾病の発生が，期待される水準よりも明らかに多いこと"とされる．"期待される水準"である**"ベースライン"**を明らかに超えている部分がアウトブレイクとされるため，"明らかに多い"ということを一律に定義することは困難である．そのため，もともと予想される疾患の発生状況，つまり"ベースライン"を知ることが重要となる．年間数万例の患者が出ている疾患もあれば，一例も患者が出ていない疾患もあるため，ベースラインは疾患によって異なり，アウトブレイクの判断も異なる．**感染症サーベイランス**は，ベースラインを知るために有用なシステムである．米国疾病予防管理センター（CDC）は，サーベイランスを"公衆衛生対応の計画，実施，評価に不可欠なデータの継続的かつ体系的に収集，分析，解釈をすることであり，疾病の予防と制御のため，これらのデータを適時に還元することを含む"と定義している．

　感染症サーベイランスには，Indicator-Based Surveillance（IBS）とEvent-Based Surveillance（EBS）がある．IBSとは，対象疾患に関するあらかじめ決められた，指標となるデータを収集して，その疾患の傾向を捉えるものである．指標となるデータとは，疾患の発生数や特定の臨床症状などの，測定可能で具体的なものである．これらのデータを追跡することにより，アウトブレイクの徴候を早期に捉えることができる．代表的なIBSとしては，1981年7月より行われている感染症発生動向調査事業があげられる．感染症発生動向調査は，1999年より感染症法*に基づく調査となり，現在も多数の疾患に関するIBSを継続している．一方，EBSとは，IBSの対象疾患にはなっていない疾患のアウトブレイクが発生した場合や，IBSの対象疾患であっても重症患者が増加したなどの臨床症状の変化があった場合に，さまざまな情報源から情報を収集・分析するサーベイランスである．IBSのようにあらかじめ決められた情報を収集するのではなく，メディア情報，科学的文献，専門家の意見，過去の傾向など，幅広い情報を統合し，その疾患のアウトブレイクが起こっているかどうかを判断する．さまざまな

---

**感染症疫学** infectious disease epidemiology：§1・4 参照.
〔つながり〕〔コアカリ〕B-5-1 保健医療統計 → **2 巻 社会と薬学**
〔つながり〕〔コアカリ〕F-3-4 医療現場での感染制御，〔コアカリ〕F-4-1　地域住民の疾病予防・健康維持・増進の推進，介護・福祉への貢献 → **7 巻 臨床薬学**

アウトブレイク outbreak

ベースライン base line

**感染症サーベイランス** infection surveillance

**CDC**：Center for Disease Control and Prevention

＊ 感染症法については §2・2 参照.

情報源を，一定の方法で定期的に確認していくことで，健康危機事例をより迅速に探知できる．EBS は，一般的な感染症のアウトブレイクの判断以外にも，人類にとって未知である病原体による感染症（新興感染症）の発生や，既知の感染症だが再び患者数が増えてきた感染症（再興感染症）の流行を探知することにも有用である．過去には，新興・再興感染症として，2002 年の重症急性呼吸器症候群（SARS），2009 年の新型インフルエンザ，2011 年の重症熱性血小板減少症候群（SFTS），2019 年の新型コロナウイルス感染症（COVID-19），2022 年のエムポックスなどを探知してきた．IBS はモニタリングのための特定の指標を重視する，定量的かつ具体的なサーベイランスであるのに対して，EBS は複数の情報を統合することにより，総合的なアプローチをとるサーベイランスである．

上記のサーベイランスを用い，感染症のアウトブレイクが起こっていると判断された場合，そのアウトブレイクの全体像を把握するため，**記述疫学**を行う．記述疫学を行うにあたり，その感染症の患者である"症例"を，時間的（症例の経時的変化など）・人的（性別，年齢，人種，職業など）・地理的（地域，国など）特徴ごとに定義する．たとえば，"2024 年 4 月 1 日から 4 月 30 日までに△△病院で○○病原体が PCR 法で検出された入院患者"や"2024 年 4 月 1 日に飲食店 A を利用し，その後○○感染症と診断された者"などである．その定義に合致する症例を積極的に探すことを"積極的症例探索"という．積極的症例探索で症例を抽出し，症例の症状，検査結果，接触者などの情報を，聞き取りや医療記録から収集する．その情報を，時間的特徴，人的特徴，地理的特徴ごとに記述疫学を行う．

**記述疫学** descriptive epidemiology：§1・4 参照.

### 2・4・2　感染症の発生や原因の解析

感染症には，**潜伏期**，**有症状期**があり，潜伏期でも感染性がある（他の者に感染を伝播させる）感染症もある．さらに，ヒトからヒトへ感染する感染症の場合，最初の感染の世代（一次感染）から感染を受けた第二の感染の世代（二次感染）など，感染の世代があり，感染から感染までの間隔を**世代間隔**，発症から発症までの間隔を**発症間隔**とよぶ（図 2・4）．発症間隔は，測定が困難な世代間隔

**潜伏期** incubation period
**有症状期** symptomatic period
**世代間隔** generation interval
**発症間隔** onset interval

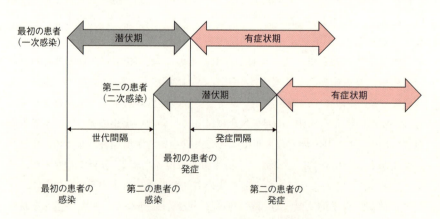

図 2・4　潜伏期，有症状期，世代間隔，発症間隔の関係

の代用として用いられる．

　感染症の時間的特徴は，横軸を発症日または発症時間とし，縦軸を新規患者数とする，流行曲線で表すことができる（図2・5）．図2・5aは，病原体に1回のみ曝露された場合の流行曲線である（例：飲食店Aで4/1に提供された食材による集団食中毒）．この場合，最初の症例が6日に起こり，8日にピークがあり，その後なだらかに症例は減少する．図2・5bは，病原体に連続的に曝露された場合の流行曲線である（例：汚染された食品の継続的な販売，薬剤耐性菌の医療関連感染）．患者が持続的に発生しており，感染源が長期的に存在していることを示す．図2・5cは，ヒトからヒトへの感染が起こっている場合の流行曲線である（例：麻しん，風しん）．図2・5cでは，2〜4日に発症した症例は，7〜12日に発症した症例の感染源になったと考えられる．しかし，世代間隔が短い感染症に関しては，図2・5aや図2・5bのような流行曲線を示すことがある．このように，流行曲線から，病原体の曝露，感染の伝播，世代間隔などに関する情報を得ることができる．また，流行曲線は，公衆衛生対策の評価にも有用である．

　人的特徴を把握するため，年齢，性別，住所，基礎疾患，職業，臨床症状など

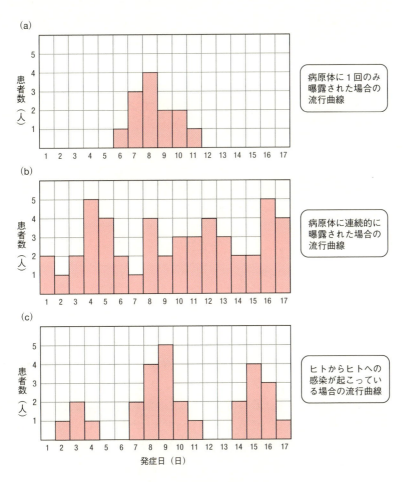

図2・5　感染症の流行曲線

の項目別に，"症例"の基本情報を集計する．たとえば，4月1日に飲食店Aを利用後に嘔吐や下痢などの消化器症状を呈する胃腸炎のアウトブレイクが発生した．"症例"を"2024年4月1日に飲食店Aを利用し，2024年4月1日〜4月17日に嘔吐または下痢を呈した者"と定義し，"症例"の基本情報をまとめると，表2・6のようになった．"症例"は，性別に大きな偏りはなく，30代が最も多かった．牛肉，サラダを食べた者に多いことがわかり，"症例"の傾向を把握することができる．また，図2・6のように，年齢と性別の項目を組合わせると，"症例"は，30代の女性で最も多いことがわかった．このような傾向から，どのような者が感染しやすいのかを推測できる．

表2・6 飲食店Aにおける胃腸炎症例の基本情報
($n$=13；2024年4月1日〜4月17日)

| 項　目 | | 症例数（％） |
|---|---|---|
| 性　別 | 女　性 | 6 (46) |
| | 男　性 | 7 (54) |
| 年　齢（歳） | 20 代 | 3 (23) |
| | 30 代 | 5 (38) |
| | 40 代 | 3 (23) |
| | 50 代 | 2 (15) |
| | 中央値［四分位範囲］ | 35 [30-42] |
| 4月1日に飲食店Aで食べた食材[†] | 牛　肉 | 10 (77) |
| | 豚　肉 | 4 (31) |
| | 鶏　肉 | 6 (46) |
| | サラダ | 8 (62) |

† 複数選択あり

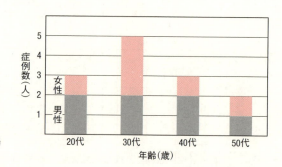

図2・6 飲食店Aにおける性別，年齢別の胃腸炎症例 （$n$=13；2024年4月1日〜4月17日）

しかし，"症例"のみをみていては，どのような基本情報をもつ者が感染症に罹患しやすいかを判断することができない．そのため，対象期間にある基本情報を満たす"症例"の人数を，その情報を満たす全員の人数で割った，**発症割合（累積罹患率）** を用いることがある．たとえば，上記の飲食店Aの胃腸炎アウトブレイクにおいては，4月1日に何の食材を食べた者が胃腸炎を発症しやすかったかを計算した．4月1日に飲食店Aで牛肉を食べたのは14人，豚肉を食べたのは18人，鶏肉を食べたのは16人，サラダを食べたのは14人であった．その場合，表2・7のように発症割合を計算することができ，牛肉とサラダを食べた人が，胃腸炎を発症しやすかったことがわかる．

発症割合 incidence rate
累積罹患率 cumulative incidence rate

表 2・7 飲食店 A における胃腸炎症例の提供された食材別の
発症割合（$n=13$；2024 年 4 月 1 日～4 月 17 日）

| 4 月 1 日に飲食店 A で食べた食材 | 陽性者数／食材を食べた人数 | 発症割合（％） |
| --- | --- | --- |
| 牛 肉 | 10/14 | 71 |
| 豚 肉 | 6/18 | 33 |
| 鶏 肉 | 6/16 | 38 |
| サラダ | 8/14 | 57 |

地理的特徴は，地図や模式図などを用いると，把握しやすい．§1・3 の疾病の予防における疫学の役割で示されている J. Snow が作成した井戸の位置とコレラ死者の分布（図 1・6 参照）は，地理的特徴を示している一つの例である．上記の飲食店 A の胃腸炎アウトブレイクにおいては，図 2・7 のような模式図で表すことができる．この図をみると，テーブル ③，④，⑤，⑥，⑧ にだけ胃腸炎症例が発生しており，その他のテーブルでは胃腸炎症例が発生しておらず，テーブルごとに"症例"の発生に偏りがあるようにみえる．そのため，飲食店 A における胃腸炎アウトブレイクは，食器の汚染，特定のテーブルの汚染よりも，提供された食材の汚染，特定の従業員の感染が関連している可能性が考えられる．地理的特徴を把握することにより，"症例"の集積のパターン，どの程度の範囲で感染が広がっているかを推測できる場合もある．

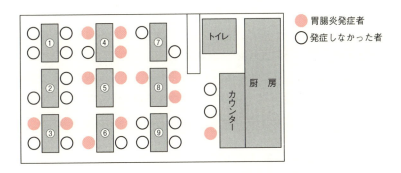

図 2・7　4 月 1 日の飲食店 A における胃腸炎発症者の分布

上記のように記述疫学の結果や関係者への聞取り，現状の感染対策，感染拡大の状況，検査結果，過去の文献などを踏まえて，総合的に，感染症発生に関して仮説を設定する．たとえば，"症例は，飲食店 A で 4 月 1 日に提供された牛肉を食べたことと関連がある"と設定する．ここで気をつけなければいけないことは，"飲食店 A で提供された牛肉が感染をひき起こした"とはいえないことである．"飲食店 A で提供された牛肉"は交絡因子\*である可能性があり，原因とはいい切れない．この調査でわかることは"関連"であり"原因"ではない．

この仮説を検証するために，**分析疫学**を行う．感染症疫学でも，他の疫学と同様に，疾患の発生頻度，結果が出るまでの期間，費用などさまざまな因子を考慮して，分析疫学としてコホート研究や症例対照研究が選択されることが多い．上記の飲食店 A における胃腸炎アウトブレイクでは，4 月 1 日に飲食店 A で提供

\* 交絡因子については §1・4 参照．

**分析疫学** analytical epidemiology：§1・4 参照．

112　第2章　人の健康を脅かす感染症の予防とまん延防止

されていたどの食材の原因かを推定するために，症例対照研究を行い，胃腸炎発症とそれぞれの食材に関連するオッズ比を計算する．表2·8の牛肉に関する2×2分割表からオッズ比を算出すると，12.5となる．また，95％信頼区間*は1.83～98.1となる．同様に，それぞれの食材のオッズ比と95％信頼区間を算出すると表2·9となり，胃腸炎発症と牛肉を食べたことが最も関連している可能性があると考えられる．このような調査結果と，店舗での提供状況，流通状況，微生物学的検査などを総合的に判断して，胃腸炎の原因食材を特定する．

* 95％信頼区間については §1·4·6参照.

**表2·8　飲食店Aで4月1日に提供されていた牛肉に関する2×2分割表**

|  | 胃腸炎を発症 | 胃腸炎を発症せず | 合　計 |
|---|---|---|---|
| 牛肉を食べた | 10人 | 4人 | 14人 |
| 牛肉を食べなかった | 3人 | 15人 | 18人 |
| 合　計 | 13人 | 19人 | 32人 |

**表2·9　飲食店Aで4月1日に提供されていた食材に関するオッズ比と95％信頼区間**

| 食　材 | オッズ比 | 95％信頼区間 |
|---|---|---|
| 牛　肉 | 12.5 | 1.83～98.1 |
| 豚　肉 | 0.50 | 0.09～2.62 |
| 鶏　肉 | 0.77 | 0.15～3.93 |
| サラダ | 3.47 | 0.64～19.6 |

## 2·5　感染症の検査法

感染症の原因となる病原体には，細菌をはじめ，真菌，ウイルスなど多種多様な微生物が含まれている．感染症のまん延を防ぐためには，その原因となる微生物を同定し，患者に対して適切な治療を行うとともに必要な感染対策を講じなければならない．また，**不顕性感染**が問題となる感染症の場合には，**スクリーニング**によって病原体保有者を迅速に検出することが感染拡大を防ぐうえで重要である．ここでは，病原体を検出・同定するための**微生物検査**について，基本的な考え方とそれぞれの検査法の特徴を学ぶ．

**不顕性感染** subclinical infection: 病原体の感染を受けているが，明確な臨床症状を呈していない状態をいう．詳細は §2·1参照.

**スクリーニング** screening: 無症状の集団に対して検査を行い，特定の疾病を有する者を特定する検査をいう.

**微生物検査** microbiology test

### 2·5·1　微生物検査の基本的な考え方

微生物検査を行う際には，**患者背景**から原因微生物をあらかじめ推定しておくことが重要であり，そのうえで精度の高い検査法を選択する必要がある．疾患の有無を100％の確率で判定できる検査が望ましいが，実際には，検査の結果と疾患の有無は必ずしも一致せず，ある一定の割合で偽陰性と偽陽性が生じてしまう（表2·10）．そこで，各検査の精度を表す指標として**感度**と**特異度**が用いられて

**患者背景** characteristics of patients: 患者の病歴，臨床症状，血液所見，画像所見，生活環境，行動履歴など医療における患者の特徴や性質.

**感　度** sensitivity

**特異度** specificity

**表2·10　検査の精度**

|  |  | 疾　患 | |
|---|---|---|---|
|  |  | あり | なし |
| 検査結果 | 陽　性 | A（真陽性） | C（偽陽性） |
|  | 陰　性 | B（偽陰性） | D（真陰性） |

$$感　度 = \frac{疾患をもつ人のうち検査が陽性となった人数}{疾患をもつ人の総数}$$

$$= \frac{A}{A + B}$$

$$特異度 = \frac{疾患がない人のうち検査が陰性となった人数}{疾患がない人の総数}$$

$$= \frac{D}{C + D}$$

いる．感度は，疾患をもつ集団の中で検査が陽性になる割合であり，特異度は，疾患をもたない集団の中で検査が陰性になる割合をいう．表2・10に感度と特異度を求めるための具体的な計算方法を示す．感度の高い検査は，偽陰性となる可能性が低く，結果が陰性となればその疾病の可能性は低いことから除外診断に有用である．一方，特異度が高い検査は，偽陽性となる可能性が低く，結果が陽性となればその疾患をもつ可能性が高いため確定診断に有用である．病原体の同定に用いられるおもな微生物検査を表2・11に，一般的なワークフローを図2・8に示した．

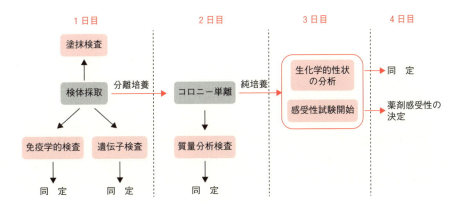

図2・8　微生物検査のワークフロー

表2・11　病原体の同定に用いられるおもな微生物検査

| 検査法 | | おもな測定方法 | 対象微生物 | 具体例 | 検査に要する時間 |
|---|---|---|---|---|---|
| 塗抹・培養検査 | 塗抹検査 | ・グラム染色など | 細菌，真菌，原虫 | ・一般細菌<br>・真菌 | 30分程度 |
| | 培養検査 | ・コロニーの性状，グラム染色，生化学的性状分析<br>・質量分析法 | 細菌，真菌 | | 通常2〜4日[†] |
| 免疫学的検査 | 抗原検査 | ・イムノクロマト法<br>・EIA法<br>・ELISA法<br>・ラテックス凝集法<br>・オクタロニー法 | すべての微生物 | ・インフルエンザウイルス<br>・SARS-CoV-2<br>・アデノウイルス<br>・ノロウイルス<br>・A群β溶連菌<br>・肺炎球菌・肺炎マイコプラズマ<br>・レジオネラ属菌<br>・ベロ毒素<br>・Clostridioides difficile トキシン | 15分から数時間 |
| | 抗体検査 | | | ・抗ストレプトリジンO（ASO）<br>・抗カルジオリピン<br>・梅毒<br>・HIV | |
| 遺伝子検査 | | ・リアルタイムPCR法<br>・LAMP法<br>・TMA法<br>・TRC法 | すべての微生物 | ・SARS-CoV-2<br>・結核菌群<br>・薬剤耐性遺伝子検査<br>・毒素遺伝子検査 | 数時間 |

[†] 抗酸菌など発育速度が遅い菌の培養には，2週間以上を要する．

## 2・5・2 塗抹・培養検査

**塗抹検査**は，検体をスライドガラスに薄く塗布し，**グラム染色**などの染色像を顕微鏡で観察する．グラム染色では，その染色性，大きさ，形態，白血球による貪食像などから迅速に原因微生物を絞り込むことができる．**培養検査**は，検体に含まれる微生物を培養し，形成されたコロニーの性状，グラム染色，生化学的性状などから菌種の同定を行う．塗抹検査よりも感度が高く，菌種の同定に加えて薬剤感受性など多くの情報を得ることができる．現在では，分離培養後のコロニーや血液培養後の菌を用いた**質量分析法**による検査が行われるようになり，従来法と比べ同定に要する時間が1日以上短縮されている．得られたマススペクトルとデータベース上のさまざまな菌のマススペクトルを比較することで菌種を同定することができる．釣菌から数分以内に菌種を同定できる迅速性だけでなく，従来法では難しい菌の同定が可能なことから広く普及した同定法となっている．

## 2・5・3 免疫学的検査

**免疫学的検査**は，抗原抗体反応を利用した検査法で，**抗原検査**と**抗体検査**に大別される．抗原検査は，モノクローナル抗体を利用して検体に含まれる微生物の構成成分を検出する検査であり，**イムノクロマト法**や**ELISA法**などによって測定が行われる．ウイルスなど一般的な検査室では培養が困難な微生物の検出を迅速に行うことができる．一般に，特異度が高いため確定診断への寄与は大きいが，感度は不十分なことが多い．いずれも数時間以内に結果が得られる検査であり，特にイムノクロマト法は，30分以内に結果を得られる迅速性とその簡便性

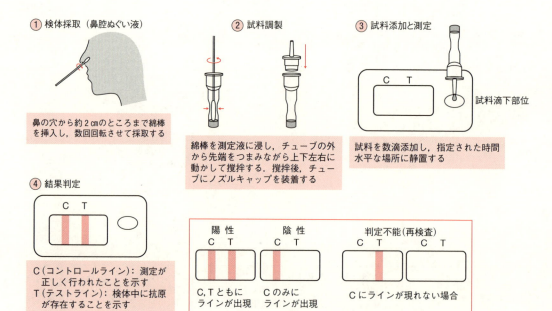

**図 2・9 イムノクロマト法による抗原検査**

から**臨床現場即時検査（POCT）**として救急外来や在宅診療での迅速診断に汎用されている．さらに，新型コロナウイルスに対する抗原検査キットが**第1類医薬品**として販売され，発熱患者による自己検査も可能となっている．図2・9にイムノクロマト法を用いた抗原検査の具体的な検査方法と結果の解釈について示す．抗体検査は，血中の微生物への**抗体（免疫グロブリン）**を検出することで感染を確認する検査法であり，抗原検査と同様の測定法が用いられる．抗体検査による急性期の診断は，おもに比較的感染初期から上昇するIgMを検出することで行われる．しかし，血中の抗体が上昇するまでの期間（**ウインドウ期**）は感染を判定することが難しく，IgMとIgGを区別して測定できない微生物も多いため急性期診断に用いられることは少ない．一方で，**性感染症**である梅毒では，他の高精度な検査が利用できないため，スクリーニングに抗体検査が用いられている．

### 2・5・4 遺伝子検査

**遺伝子検査**は，検体に含まれる微生物の核酸を検出することで病原体の同定を行う検査法をいう．特に，検査対象の微生物に特有な塩基配列に基づいて増幅された標的核酸を検出する**核酸増幅検査**が最もよく行われている．その代表的な検査法の一つである**リアルタイムPCR法**は，感度と特異度がともに高く，数時間以内に結果を得られることから，培養が不可能もしくは困難な細菌やウイルス，培養に時間を要する抗酸菌などの診断に用いられている．1サイクルごとに標的核酸の量を蛍光強度として測定し，その増幅曲線が陽性となる蛍光強度（閾値）へ達するサイクル数（threshold cycle; $C_t$ 値）を用いることで検体中の病原体を定量することができる（図2・10）．たとえば，検体Aと検体Bの $C_t$ 値がそれぞれ18と32だった場合，検体AはBに比べて1万倍以上の病原体を含んでいることが推定できる．$C_t$ 値を用いた病原体の定量は，疾患の進行や治癒の経過および治療効果のモニタリングなどに利用されている．また，遺伝子検査は，このような感染症の診断だけでなく，スクリーニングや分子疫学的なサーベイランスにも活用され，公衆衛生学的に重要な検査法の一つになっている．

臨床現場即時検査 point of care testing, POCT

第1類医薬品 D-2-20 セルフケア，セルフメディケーション→4巻 I.薬理・病態

免疫グロブリン Immunogloblin, Ig

第1類医薬品 D-2-20 セルフケア，セルフメディケーション→4巻 I.薬理・病態

免疫グロブリン Immunogloblin, Ig

ウインドウ期 window period

性感染症：§2・9参照．

遺伝子検査 genetic test

核酸増幅検査 nucleic acid amplification test, NAT

リアルタイムPCR法 real-time polymerase chain reaction

C-6-2 生命情報を担う遺伝子→3巻 VII.生命科学

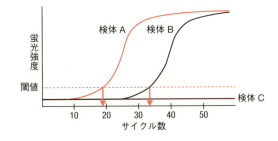

**図2・10　リアルタイムPCR法による病原体の検出**

## 2・6 感染症に対する基本的な予防法

多くのヒトが同時に共通の健康上のリスクにさらされるとき，個人的な対応に加えて，社会的な対応の必要性への意識を高める必要がある．この代表例が感染症である．細菌，ウイルス，真菌，寄生虫などの病原微生物による感染症は文明の発祥以来，多くの人命を奪った原因であり，14世紀ヨーロッパで大流行したペスト（黒死病），19世紀世界的に広まったコレラ，そして，2020年以来，パンデミックを起こした新型コロナウイルス感染症がある．現在，グローバル化が進む時代において，感染症対策としてその予防法の理解は公衆衛生学の重要課題の一つとなっている．

### 2・6・1 感染成立の三要因

病原微生物による感染症が成立するには，① 病気をひき起こす病原体（感染源），② 感染経路，③ 感染が起こる宿主の感受性の三つの因子が関与している．これらを **感染成立の三要因** とよび（図2・11），それぞれについて理解することが予防策を講じるうえで重要である．これらの一つでも予防されれば，感染は成立しない．

感染の三つの要因それぞれに対して対策を立てることにより，感染症のまん延をより効果的に防ぐことができる．

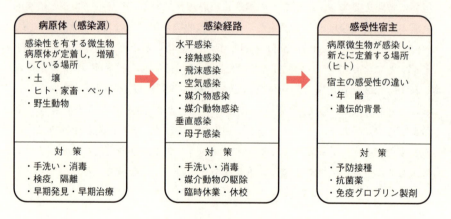

図2・11 感染症をひき起こすおもな要因

### 2・6・2 病原体（感染源）とその対策

代表的な病原体には，細菌，ウイルス，真菌，寄生虫などがあり，それぞれ異なる方法で人体に影響を及ぼす．環境中に存在する病原体に対して，手洗い・アルコールや塩素系の消毒液などの除菌が有効である．一方で，結核菌やB型肝炎ウイルスなどは長期間体内に潜み，免疫力の低下などで症状が顕在化する．ヒト患者も症状の有無によって，発症者と無症状病原体保有者（キャリア）に分類できる（表2・12）．キャリアは，発症者に比べ対策をとることが難しく，社会に与える影響も大きい．

病原体の定着・増殖している場所（感染源）は，ヒト・動物・環境のいずれかに分類することができる．病原体（感染源）に対する対策は，何よりも発症者（患者），無症状病原体保有者，病原体保有動物を早期発見し，これに接触しないことで二次感染を防ぐことが重要である．

表2・12　感染症患者の症状と分類

| 症状あり | 発症者 | 病原微生物の感染によって，発熱など何らかの臨床症状があり，体外に病原体を排出する患者 |
|---|---|---|
| 症状なし | 潜伏期キャリア | 病原微生物に感染直後のため，臨床症状がないが病原体を体外に放出する患者（例：水痘，麻疹，風疹） |
| | 無症状キャリア | 病原微生物に感染したが，長期間　臨床症状がない患者（例：B型肝炎，HIV感染者） |
| | 回復期キャリア | 臨床症状が回復したが，病原体の排出が持続している患者（例：腸チフス，赤痢） |

また，国内に常在しない病原微生物が国内にもち込まれることを防ぐため，港や空港で検査を行い必要に応じて一定期間の隔離・停留・消毒を行う**検疫**も重要である．これらは**検疫法**（一部は食品衛生法）に基づき実施される（図2・12）．隔離とは感染者に対して，感染症に応じた医療機関に入院を委託することをいう．停留とは，感染の疑いがある患者に対し，期間を定め，感染症に応じた医療機関に入院を委託することをいう．停留を行う場合，感染症法における一類感染症以外は船舶内および宿泊施設への収容も可能である*．

検疫法　quarantine

＊ 感染症法については§2・2，国際的に問題となりうる感染症については§2・3参照．

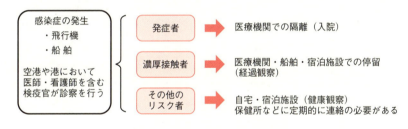

図2・12　検疫法に基づく感染症対策

## 2・6・3　感染経路とその対策

感染経路とは，病原微生物が感染源（人や動物）から宿主に侵入するためのルートを意味する．母子間の伝搬によって起こる**垂直感染（母子感染）**とそれ以外の**水平感染**とに分けられる．水平感染には，距離や時間的分類で接触感染，飛沫感染，空気感染，媒介物感染（血液感染，飲食物感染），媒介動物感染がある．一般的な水平感染の感染経路を表2・13に示す．基本的な感染経路に対する予防法として，手洗い，消毒，マスクの着用，密（密閉・密集・密接）を避けるなどがある．また，性感染症の対策としては，保護具の使用も有効である．さらに，媒介動物の駆除や休業・休校・出席停止などや献血・輸血時における感染の有無の検査といった社会的対策も重要である．

垂直感染
vertical infection

母子感染 mother to child infection：§2・10参照．

水平感染
horizontal infection

第2章　人の健康を脅かす感染症の予防とまん延防止

表2・13　さまざまな感染経路と疾患

| 感染経路 | 感染の流れ | おもな疾患 |
|---|---|---|
| 接触感染 | 感染源（感染者）に直接接触することで感染，または医療機器などを介して感染 | 炭疽菌<br>性感染症<br>破傷風菌（土壌）<br>狂犬病（咬傷） |
| 飛沫感染 | 感染源（感染者）の咳などの飛沫に含まれる病原体によって感染（1〜2m以内） | インフルエンザ<br>ジフテリア<br>マイコプラズマ<br>百日咳 |
| 空気感染<br>エアロゾル感染 | 感染源（感染者）から放出される飛沫の水分が，飛沫核となり広く空気中を漂うことで感染（飛沫核感染），または塵やほこりと一体となりエアロゾルとして空気中を漂って感染 | 麻疹（飛沫核）<br>水痘（飛沫核）<br>結核（エアロゾル）<br>新型コロナウイルス（エアロゾル） |
| 媒介物感染<br>（血液感染や飲食物感染など） | 病原体に汚染された物体に接触，もしくは飲食することで感染 | 細菌性食中毒<br>B・C型肝炎（血液） |
| 媒介動物感染 | 家畜・ペット・野生動物を介してヒトに感染 | 細菌性食中毒<br>A・E型肝炎<br>マラリア<br>ツツガムシ病 |

**a. 献血・輸血時において感染対策が行われている疾病**　梅毒，B型肝炎，C型肝炎，後天性免疫不全症候群（AIDS），成人T細胞白血病（ATL），パルボウイルスB19感染症については，献血・輸血時に感染の有無の検査が行われている．B型肝炎ウイルス（HBV）およびC型肝炎ウイルス（HCV）は，かつて注射針の使い回し，輸血，血液製剤により感染が広がったが，検査の開始とその精度の向上により，輸血後肝炎は限りなくゼロに近くなっている．現在のHBVの感染経路としては，母子感染や性感染，歯ブラシや髭剃りの共有などによる血液の接触，医療従事者の針刺し事故があげられる．一方，HCVは感染力が弱く，性行為や母子感染，針刺し事故での感染率は比較的低い．そのほか，変異型クロイツフェルト・ヤコブ病対策として，欧州に一定期間以上滞在したものは献血・輸血できないという制限が設けられている．厚生労働省は，"輸血医療の安全性確保のための総合対策"を取りまとめ，感染症のリスクを減らすために，高精度の検査や除去・不活化技術の導入と輸血を行う医療機関における適正使用と安全管理について指導している．

**b. 学校保健安全法において出席停止となる疾病**　空気感染や飛沫感染が問題となる．学校において特に予防すべき疾病については，**学校保健安全法**で規定され，施行規則により第一種から第三種に分類されている．同法に定めるところにより，学校長は感染症の罹患者だけでなく，その疑いがある者や罹患のおそれのある者の出席を停止させることができる．感染症法における一類感染症，結核を除く二類感染症，新型インフルエンザ等感染症，指定感染症および新感染症が，第一種に分類され，治癒するまで出席停止となる．また，インフルエンザ，

学校保健安全法：§1・13参照．

新型コロナウイルス感染症（COVID-19）などの，空気感染または飛沫感染する感染症で，児童生徒の罹患が多く，学校において流行を広げる可能性が高い感染症は，第二種に分類される．インフルエンザは，発症した後5日を経過し，かつ解熱した後2日（幼児にあたっては3日）を経過するまで出席できない．そのほか，学校教育活動を通じ，学校において流行を広げる可能性がある腸管出血性大腸菌感染症や流行性角結膜炎，手足口病，マイコプラズマ感染症などが第三種に分類されている．また，出席停止だけでなく，感染予防上必要があるときは，学校の設置者は，臨時に，学校の全部または一部（学年・学級）の臨時休業を行うことができる．

## 2・6・4 感受性宿主とその対策

感染症にかかりやすい人とかかりにくい人が存在し，発症と重症化のリスクを大きく左右する．人種・民族の違い以外に，高齢者，乳幼児，基礎疾患をもつ人，免疫力が低下している人（抗がん治療・妊婦など）は感染症にかかりやすく，重症化しやすい．日常的に免疫力を高める生活習慣の確立が，感受性を低減する予防策となる．感染症予防のためには，宿主の免疫力を活用することが重要である．免疫とは，病原微生物（ウイルスや細菌など）に対する抵抗力をさし，その種類は大きく分けて**能動免疫**と**受動免疫**の二つがある．

**a. 能動免疫**　宿主が自ら病原体に対する抵抗力を獲得する免疫応答を能動免疫という．能動免疫は，時間をかけて宿主の免疫システムが学習して抗体と記憶免疫細胞をつくり出すため，効果が長期持続するという特徴があるが，抗体や記憶免疫細胞ができるまでに数週間の時間を要する．以下のような例がある．

**自然感染（自然）**：病原微生物に一度感染すると，体内でその病原体に対する抗体がつくられる．これにより，再感染した場合でも記憶免疫細胞によって抗体がすぐにつくられ感染を防ぐことができる．長期的に記憶された免疫細胞が即時反応できるため，一生涯続く免疫応答もある（麻疹，風疹，水痘など）．

**ワクチン接種（人工）**：弱毒化された病原微生物，もしくは病原微生物の一部を抗原としてワクチン接種することで，体内に抗原特異的な抗体と細胞性免疫を誘導することができる．ワクチン接種は，病原微生物に感染することなく免疫を獲得する予防法である．

**b. 受動免疫**　他の動物などの個体でつくられた抗体を直接患者の体内に投与し，即効的に病原微生物に対する免疫反応を生じさせることを受動免疫という．受動免疫は，即効性がある一方で，投与した抗体はやがて分解されて，体内から消失するため，持続性は低いという特徴がある．以下のような例がある．

**母乳や胎盤からの抗体移行（自然）**：母体から胎盤を介して胎児，母乳から乳児に抗体が移行し，出生後も一定期間感染予防に作用すること．

**免疫グロブリン製剤の投与（人工）**：ヒトまたは他の動物由来の免疫グロブリン（抗体）を静注することで得られる免疫．感染症にかかるリスクが高い場合や感染後の治療に使用されることがあり，つくられた抗体を投与するため一時的に感染を防御できる．

能動免疫 active immunity

受動免疫 passive immunity
**つながり** コアカリ C-7-9 リンパ系と免疫
→ 3巻 Ⅷ. 微生物学・免疫学

### 2・6・5　院内感染とその対策

**院内感染**
nosocomial infection

**日和見感染**
opportunistic infection

ICC: infection control
committee

**感染制御チーム** infection
control team, ICT

**つながり** **コアカリ** F-3-4 医療
現場での感染制御
→ 7巻 臨床薬学

＊院内感染については
§2・1・2参照.

予防接種法

　**院内感染**とは，①医療機関において患者が原疾患とは別に新たに罹患した感染症，②医療従事者などが医療機関内において感染した感染症のことである．院内感染は，人から人へ直接，または医療従事者，医療機器，環境などを媒介して発生する．特に，免疫力の低下した患者，未熟児，高齢者などの易感染性患者は，通常の病原微生物のみならず，感染力の弱い微生物によっても院内感染（**日和見感染**）を起こす可能性があるので，注意が必要である．　院内感染の予防としては，手洗いの励行，手袋・マスク・ゴーグル・ガウンの着用といった標準予防策（スタンダードプレコーション）に加え，感染経路別の予防策がある．たとえば，飛沫感染するインフルエンザや風疹においては，できるだけ患者を個室に収容し，空気感染する結核，水痘，麻疹においては，陰圧に空調が管理された個室に患者を収容するという対策をとる．また，医療従事者のワクチン接種や針刺し切創対策も重要である．血液感染するHBVやHIVに曝露した可能性がある場合は，それぞれ抗HB免疫グロブリンや抗HIV薬の投与を実施する．

　2007年の医療法改正により，すべての医療機関には院内感染防止対策のための体制確保が義務づけられている．多くの医療機関は，**院内感染対策委員会（ICC）**や感染管理部門を設け，インフェクションコントロールドクター，感染管理認定看護師，感染制御専門薬剤師，感染制御認定臨床微生物検査技師などの専門職で構成される**感染制御チーム（ICT）**をおき，院内感染予防を推進している＊．

## 2・7　予防接種法における予防接種の位置づけと意義

### 2・7・1　予防接種の意義

　**予防接種法**第1条に記載されているように，"この法律は，伝染のおそれがある疾病の発生及びまん延を予防するために公衆衛生の見地から予防接種の実施その他必要な措置を講ずることにより，国民の健康の保持に寄与するとともに，予防接種による健康被害の迅速な救済を図ること"を目的としている．予防接種は疾病に対する免疫の効果を得ることで多くの感染症の流行防止に成果をあげ，感染症による発症者や死亡者の大幅な減少をもたらすなど，感染症対策上，重要な役割を果たしてきた．今後，国民全体の健康水準を維持するためには，予防接種の機会を安定的に確保することが重要である．

### 2・7・2　予防接種法による対策

　予防接種法では，予防接種の実施の責任，接種を受けたことによる副反応の報告義務，健康被害の救済措置，接種の費用について定められている．1948年に制定された予防接種法は，制定以来，予防接種を巡る医学的・社会的状況の変化を踏まえて何度も法改正が行われた．対象疾患・対象者の見直しをはじめ，制度の充実が図られてきた．

### 2・7・3 ワクチンの種類

　予防接種は，弱毒化した，もしくは無毒化した病原微生物，あるいはその抗原成分を宿主の体内に接種し，免疫応答を惹起することで特異的な免疫応答を確保することを目的としている．ワクチンには大きく分けて**弱毒化ワクチン（生ワクチン）**と**不活化ワクチン（トキソイドを含む）**があり，それぞれの特徴について表2・14に示す．

表2・14　ワクチンの種類と特徴

|  | 不活化ワクチン | | | | 生ワクチン |
|---|---|---|---|---|---|
|  | トキソイド | 全粒子ワクチン | コンポーネント（成分）ワクチン | 核酸／ベクターワクチン | 弱毒化ワクチン |
| 概要 | 病原体が産生する毒素を精製し，無毒化したワクチン | 感染性をなくした病原体を用いたワクチン | 病原体の構成分子のうち，抗原性のある部分を用いたワクチン | 病原体の抗原性をもつ分子のmRNAまたはDNAを用いて生体内で抗原分子を発現させるワクチン | 感染性を弱めた病原体株を接種 |
| 特徴 | 免疫性が弱いため追加免疫が必要 | 免疫原性が弱いためアジュバントなどが必要 | 免疫原性が弱いためアジュバントなどが必要 | 効果が比較的高い変異株に対応しやすい | 自然に強力な獲得免疫ができる<br>免疫低下者で感染症状を呈することがある |
| おもな疾患 | ・ジフテリア<br>・破傷風 | ・ポリオ（IPV）<br>・日本脳炎<br>・狂犬病<br>・A型肝炎 | ・インフルエンザ<br>・百日咳<br>・インフルエンザ菌b型（Hib）<br>・B型肝炎<br>・ヒトパピローマウイルス（HPV）<br>・新型コロナウイルス（ノババックスなど） | ・新型コロナウイルス（ファイザーなど） | ・麻疹・風疹<br>・水痘・結核（BCG）<br>・流行性耳下腺炎<br>・黄熱<br>・ロタウイルス |

#### a. 定期接種・臨時接種・任意接種の種類

**予防接種法**（要約）
第5条　市町村長が行う予防接種
　　市長村長は，A類疾病及びB類疾病について，予防接種を行わなければならない．
第6条　臨時に行う予防接種
　　都道府県知事は臨時に予防接種を行い，又は市町村長に行うよう指示できる．厚生労働大臣は，都道府県知事に対し，又は都道府県知事を通じて市町村長に対し，臨時に予防接種を行うよう指示できる．
第25条　予防接種等に要する費用の支弁
　　予防接種を行うために要する費用は，定期の予防接種については市町村，臨時の予防接種については都道府県又は市町村の支弁とする．

　予防接種に関する基本的な計画に基づき，予防接種法では，予防接種に関する

**定期接種**
routine vaccination

**臨時接種**
emergency vaccination

**任意接種**
optional vaccination

施策の総合的かつ計画的な推進に関する基本的な方向，国・地方公共団体の役割分担と費用についても明記されている（表2・15）．**定期接種**は市長村が主体として実施する接種である．**臨時接種**は，緊急に感染症のまん延を予防する必要があると認めるときに都道府県または市長村が実施主体となって予防接種を行う接種である．定期接種と臨時接種の費用は，原則自治体または国が負担する．

予防接種には，予防接種法が規定する定期接種および臨時接種と，法に規定されていない**任意接種**がある（表2・16）．任意接種は，原則として希望者が自己負担で接種する．

表2・15　予防接種法が規定する実施責任者と費用負担

|  | 法律 | 実施責任者 | 接種費用 |
|---|---|---|---|
| 定期接種 | 予防接種法 | 市町村長 | 無料または一部自己負担（自治体や疾病で異なる） |
| 臨時接種 | | 都道府県知事または市町村長 | |
| 任意接種 | なし | 自己責任 | 自己負担（自治体で異なる） |

表2・16　任意接種の種類

|  | 疾病 | ワクチンの種類[†] | 接種対象年齢 | 対象者および備考 |
|---|---|---|---|---|
| 任意接種 | 流行性耳下腺炎 | 弱 | 1歳～ | 思春期以降に罹患すると精巣炎・卵巣炎になる可能性があるので，その前に接種することが好ましい |
| | インフルエンザ | コン | 6カ月～ | 卵アレルギーに注意 |
| | | 弱 | 2歳～19歳未満（鼻腔内投与） | 不活化ワクチンよりも効果が長い |
| | A型肝炎 | 不全 | 随時 | 海外渡航者 |
| | 黄熱 | 弱 | 9カ月～ | |
| | 狂犬病 | 不全 | 随時 | |
| | 髄膜炎菌 | コン | 2歳～ | |

† ワクチンの種類は，コン：コンポーネントワクチン，不全：不活化全粒子ワクチン，弱：弱毒化ワクチン．

### b. 定期接種の種類

**予防接種法**（要約）
第2条　定義
A類疾病（集団予防目的）
　　ジフテリア，百日咳，急性灰白髄炎（ポリオ），麻疹，風疹，日本脳炎，破傷風，結核，Hib感染症，肺炎球菌感染症（小児），HPV感染症，痘瘡，水痘，B型肝炎，ロタウイルス感染症
B類疾病（個人予防目的）
　　季節性インフルエンザ，肺炎球菌感染症（高齢者），新型コロナウイルス感染症

予防接種法で接種することが勧められているワクチンを定期接種といい，その接種目的によって，A類疾病とB類疾病に分けられる（表2・17）.

**A類疾病**は，ヒト-ヒト感染や発症すると重症化したり，後遺症を残す疾患の予防，および集団予防に重点を置き，接種の努力義務が課せられている疾患をいう．原則，接種費用の全額を市町村が負担し，個人負担はない.

**B類疾病**は，個人の発病または重症化の予防に重点を置き，本人が接種を希望する場合に実施される疾患をいう．接種の努力義務はないが，費用の一部を市町村が負担し，個人負担もある.

表2・17　予防接種法で規定された定期接種とワクチンの種類[†1]

| 分類 | | 疾病 | ワクチンの種類[†2] | ワクチンの名称 | 対象年齢 |
|---|---|---|---|---|---|
| 定期接種 | A類疾病 | ジフテリア | トキ | 5種混合ワクチン（DPT-IPV-Hib）従来の三種混合ワクチン（DPT）と不活化ポリオワクチン，さらにHibワクチンを混合したワクチン | 生後3カ月〜90カ月（1期）11歳以上（2期） |
| | | 百日咳 | コン | | |
| | | 破傷風 | トキ | | |
| | | 急性灰白髄炎（ポリオ） | 不全 | | |
| | | Hib感染症 | コン | | |
| | | 麻疹 | 弱 | MRワクチン | 生後12カ月〜24カ月 小学校就学前1年以内 |
| | | 風疹 | 弱 | | |
| | | 日本脳炎 | 不全 | 日本脳炎ワクチン | 生後6カ月〜90カ月 9歳以上13歳未満 |
| | | B型肝炎（水平感染） | コン | B型肝炎ワクチン | 1歳に至るまで |
| | | B型肝炎（母子感染） | | | 生直後〜6カ月 |
| | | 結核 | 弱 | BCGワクチン | 1歳に至るまで |
| | | 肺炎球菌 | コン | 小児用肺炎球菌ワクチン | 生後2カ月〜60カ月 |
| | | 水痘 | 弱 | 水痘ワクチン | 生後12カ月〜36カ月 |
| | | ヒトパピローマウイルス感染症 | コン | 子宮頸がんワクチン | 小6年〜高校1年 |
| | | ロタウイルス感染症 | 弱 | ロタウイルスワクチン | 生後6週〜32週 |
| | | 痘瘡 | 弱 | 痘瘡ワクチン | なし |
| | B類疾病 | インフルエンザ | コン | インフルエンザワクチン | 65歳以上 60歳以上65歳未満で，省令で定める者 |
| | | 肺炎球菌（高齢者） | コン | 成人用肺炎球菌ワクチン | 65歳以上 60歳以上65歳未満で，省令で定める者 |
| | | 新型コロナウイルス感染症 | 核 コン | 複数あり | 65歳以上 60歳以上65歳未満で，省令で定める者 |
| 臨時接種 | | まん延防止上，緊急性のあるもの（例：新型インフルエンザなど） | | | |

[†1]　定期接種の対象疾病でも予防接種法に定める接種対象年齢以外は任意接種となる.
[†2]　ワクチンの種類は，トキ：トキソイド，コン：コンポーネントワクチン，不全：不活化全粒子ワクチン，弱：弱毒化ワクチン，核：核酸/ベクターワクチン.

## 2・7・4　予防接種のスケジュール

> **予防接種法**（要約）
> 第9条　予防接種を受ける努力義務
> 　　定期接種（A類疾病）または臨時接種の対象者は，予防接種を受けるよう努めなければならない．

　予防接種は，疾患ごとに最も効果を上げるために推奨されている接種時期，回数，間隔があり，計画的に行うことが重要である．国立感染症研究所や日本小児科学会が定期接種，臨時接種，一部の任意接種の推奨スケジュールを公開している（表2・18）．2020年より異なる種類のワクチンの接種間隔について変更された．生ワクチン同士を接種する場合は27日間以上の間隔をおくこととされ，その他のワクチンの組合わせについては，一律の日数制限がなくなった．ただし，同じ種類のワクチンの接種を複数回受ける場合は，ワクチンごとに決められた間隔を守る必要がある．

表2・18　**日本の定期接種・任意接種スケジュール**（0～20歳）[a], [†1,2]　（2024年10月1日版）

| 分類 | ワクチン | | 接種時期 |
|---|---|---|---|
| 定期接種A類疾病 | B型肝炎 | 水平感染予防 | ①②（出生時期以降）③ |
| | | 母子感染予防 | ①②（出生時）③ |
| | ロタウイルス | 1価 | ①② |
| | | 5価 | ①②③ |
| | 肺炎球菌（PCV15, 20） | | ①②③　④ |
| | DPT-IPV（5種混合）1期 | | ①②③　④　（7.5歳まで） |
| | Hib | | ①②③　④ |
| | BCG | | ① |
| | 麻疹・風疹混合（MR） | | ①　②5～7歳未満で小学校就学前 |
| | 水痘 | | ①②※ |
| | 日本脳炎 | | ①②③　（7.5歳まで）　④ |
| | ジフテリア（DT） | | ① |
| | HPV（ヒトパピローマウイルス） | 2価・4価 | ①②③ |
| | | 9価 | ①② |
| 任意接種 | 流行性耳下腺炎 | | ①　② |
| | インフルエンザ | | 生後6カ月から接種可能 |
| | 新型コロナウイルス（COVID-19） | | |

a) 日本小児科学会および国立感染症研究所の予防接種スケジュール（2024年）を参考に改変．

†1　■ 定期接種の推奨期間，　■ 定期接種の接種可能な期間，
　　■ 任意接種の推奨期間，　■ 任意接種の接種可能な期間，　■ 健康保険での摂取時期．

†2　①～④は接種回数を表す．

## 2・7・5　予防接種の不適当者と要注意者

　定期接種は予防接種法で接種を推奨されているが，副反応を含む予防接種情報を医療関係者や接種する本人もしくは保護者にきちんと伝えることが重要である．

接種施設や医療機関において，問診，検温，視診などを接種前に行い，予防接種を受けることが適当でない者（**予防接種不適当者**）または予防接種の判断を行うに際して注意を要する者（**予防接種要注意者**）に該当するか否かを調べる．

## 予防接種不適当者

① 明らかな発熱を呈している者
② 重篤な急性疾患にかかっていることが明らかな者
③ その日に受ける予防接種の接種液の成分によってアナフィラキシーを呈したことが明らかな者
④ 麻疹，風疹，水痘の予防接種の対象者で，妊娠していることが明らかな者
⑤ その他，予防接種を行うことが不適当な状態にある者

## 予防接種要注意者

① 心臓血管系疾患，腎臓疾患，肝臓疾患，血液疾患，発育障害等の基礎疾患を有する者
② 予防接種で接種後2日以内に発熱のみられた者および全身性発疹などのアレルギーを疑う症状を呈したことがある者
③ 過去に痙攣の既往のある者
④ 過去に免疫不全の診断がされている者および近親者に先天性免疫不全症の者がいる者
⑤ 接種しようとする接種液の成分に対してアレルギーを呈するおそれのある者
⑥ 結核の予防接種にあっては，過去に結核患者との長期の接触がある者その他の結核感染の疑いがある者

## 2・7・6　日本の予防接種行政と副反応問題

**予防接種法**（要約）

第12条　定期の予防接種等を受けたことによるものと疑われる症状の報告
　　　病院若しくは診療所の開設者又は医師は，定期の予防接種等を受けた者が，当該定期の予防接種等を受けたことによるものと疑われる症状を呈していることを知ったときは，厚生労働大臣に報告しなければならない．

第15条　健康被害の救済措置
　　　市町村長は，当該市町村の区域内に居住する間に定期の予防接種等を受けた者が，疾病にかかり，障害の状態となり，又は死亡した場合において，予防接種等を受けたことによるものであると厚生労働大臣が認定したときは，給付を行う．

わが国では，予防接種法に基づく予防接種を受けて健康被害が生じた場合，その健康被害が接種を受けたことが原因であると厚生労働大臣が認定した場合は，市町村により給付が行われる．予防接種の副反応による健康被害は，まれに生じることがある．定期接種や臨時接種の場合，接種に関係する過失の有無にかかわらず，予防接種と健康被害との因果関係が認定された場合は迅速に救済する制度

予防接種健康被害救済制度：§2・8参照.

医薬品副作用被害救済制度
つながり　コアカリ B-4-2 医薬品等の品質，有効性及び安全性の確保と薬害の防止
→ 2巻 社会と薬学

＊医薬品，医療機器等の品質，有効性及び安全性の確保等に関する法律

がある（**予防接種健康被害救済制度**）．ただし，任意接種による健康被害は**医薬品副作用被害救済制度**が適応される．

　その一方で，予防接種における事故や訴訟が起こり，接種推奨に伴う健康被害の救済措置で裁判や国が批判されてきたために，一部の感染症については積極的な予防政策をとることができないことがあった．そのような社会事情もあり，わが国では新規のワクチン開発が遅れている．一方で海外では，新しいワクチンが次々と開発され，積極的な開発が進められてきた．わが国の新型コロナウイルス感染症では，海外のワクチンについて製造販売承認事項の一部変更等について，**医薬品医療機器等法**＊第14条の3に基づく特例承認も行われた．

mRNAワクチン

レプリコン・ワクチン

### レプリコン・ワクチン

　2023年，新型コロナウイルスワクチンの次世代型 mRNA ワクチンとして，世界に先駆けて日本で自己増幅型 **mRNA ワクチン（レプリコン・ワクチン）** が認可された．mRNA を複製する酵素（レプリカーゼ）を利用した自己増幅型 mRNA ワクチンであることから，レプリコン・ワクチンとよばれている．mRNA が約15日間，一時的に増幅されるため，従来の mRNA ワクチンと比較して強く免疫が誘導される特徴がある．国内外の臨床試験において中和抗体価の上昇と長期間持続できることが報告され，COVID-19 の発症予防効果も確認されている．また，安全性の点において，国内の臨床試験では重大な副反応の報告はなく，これまでの mRNA ワクチンと比較しても有害事象の種類や発症割合に差が認められていない．しかしながら，使用にあたっては，有効性と副反応の発症への注視を続けていく必要がある．従来の mRNA ワクチンでも指摘されていた心筋炎やアナフィラキシーなどの副反応に加え，レプリコン・ワクチン自体の接種者から非接種者への感染（シェディング）の可能性など，有害事象のリスクや正しい情報を被接種者に説明し，理解をしてもらうことが何よりも重要である．新しいワクチンについては，基本的なインフォームドコンセントのプロセス，さらなる研究と長期的な安全性データの収集の必要性がある．

## 2・8 ワクチン接種を実施するうえで薬剤師に求められる 副反応などへの適切な対応

コロナ禍での経験を鑑み，将来的に，健康を脅かすような感染症への予防・まん延防止のために，迅速なワクチン接種の対策を備えることは，公衆衛生上，重要である．本節では，薬剤師によるワクチン接種のコーディネートの基礎知識として，ワクチン接種を実施するうえでの事前準備，運営方法，そして，薬剤師に求められる副反応などが生じた際の適切な対応を学ぶ．

### 2・8・1　ワクチン接種を実施するうえでの事前準備と運営方法

#### 1）事前準備

ワクチン接種を実施する市町村は，ワクチン接種を円滑に行うために必要な作業内容，手順，必要な資源などを明確にするために**予防接種実施計画**（要領など）を作成する．予防接種実施計画の策定に関するおもな要点は，実施期間，接種対象，接種実施医療機関・医療従事者などの確保，安全性の確保（感染拡大防止も含む）などである．また，ワクチン接種を実施する市町村には，人員体制，必要物質，相談体制（地域住民からの問合わせ）など，実施体制の確保が求められる．なお，医療機関でない場所を接種会場として用いる場合は，原則，診療所開設の届出が必要であるが（医療法第7条第1項など[*1]），迅速な接種体制の確保などのために，臨時的な届出の省略や事後処理でも差し支えないとされている．

> 予防接種実施計画

> [*1] **つながり** [コアカリ] B 社会と薬学 → 2巻 社会と薬学

#### 2）運営方法（従来医療機関でなかった場所で行う予防接種の運営）

従来医療機関でなかった場所で行う予防接種（大規模ワクチン接種会場など）については，市町村が直接運営するほか，事前に委託契約を結んだ都市区医師会や医療機関などが運営を行うことができる．予防接種の運営にあたっては，接種会場全体の**運営管理責任者**と予診などを担当する医師のなかから副反応発生時の救命措置や医療機関への搬送に関する**医学的判断を行う責任者**を定める必要がある．

> 運営管理責任者
> 医学的判断を行う責任者

ワクチン接種体制の構築は，接種会場の規模などの実情に合わせて，医療関係職種の専門性を踏まえた効果的かつ効率的な役割分担が求められている．具体的には，予診を担当する医師，接種を担当する医師・歯科医師または看護師，薬液充塡および接種補助を担当する薬剤師または看護師を1チームとし，接種後の状態観察を担当する者（可能であれば医療従事者が望ましい），その他，検温，受付・記録，誘導・案内，予診票確認，接種済証の発行などを担当する事務職員で構成するように例示されている．とりわけ，ワクチンの管理や充塡作業は，薬剤師の専門性を発揮する役割であり，ワクチンの接種医に対する情報提供，生物由来製品の記録保管[*2] なども薬剤師が担う必要がある．なお，必要な医療従事者の算定については，地域の実情などに委ねられている．

> [*2] **つながり** [コアカリ] B-4 医薬品等の規制 → 2巻 社会と薬学

> アナフィラキシーショック（anaphylactic shock）：§2・8・2 および §4・3・1 参照．

> **つながり** [コアカリ] C-7-9 リンパ系と免疫 → 3巻 Ⅷ. 微生物学・免疫学

#### 3）接種会場での救急/緊急対応と必要物資の確保

被接種者に**アナフィラキシーショック**などの重篤な副反応がみられた際に，救

128　第2章　人の健康を脅かす感染症の予防とまん延防止

急/緊急対応ができる体制と必要な物資や医薬品の確保が求められている．医薬品などの具体例として，輸液，アドレナリン製剤・抗ヒスタミン剤・抗けいれん剤・副腎皮質ステロイド剤などがあり，これら医薬品の適切な管理と緊急使用時の準備も薬剤師の専門性を発揮する役割である．

### 2・8・2　薬剤師に求められる副反応等への適切な対応──アナフィラキシーと血管迷走神経反射への対応

一般的にワクチンの副反応は，感染型と免疫アレルギー型に大別される．感染型の副反応は，おもに生ワクチンで出現する可能性が高く，病原体が感染したときと同様の潜伏期間で症状が出現する場合の型である．一方，免疫アレルギー型の副反応は，すべてのワクチン（不活化ワクチン・トキソイド，mRNAなど）で出現する可能性があり，注射部位の発赤，腫脹，硬結，接種後24～48時間以内の発熱，そしてアナフィラキシーなどがある．そのほかワクチンに特有の副反応として，BCG（結核予防）による腋下リンパ節腫脹や，ロタウイルスワクチンによる腸重積症などがある．ワクチン接種をコーディネートするうえで，ワクチン接種後の適切な対応としては，おもにアナフィラキシーショックの緊急対応と血管迷走神経反射の予防や対応が重要である．

**a. 薬剤性アナフィラキシーとショック時の緊急対応**　薬剤などの投与により誘発されるアナフィラキシーは代表的なＩ型アレルギーであり，その症状は，浮腫や膨疹などの皮膚・粘膜症状，悪心・嘔吐，腹痛などの消化器症状，呼吸困難などの呼吸器症状，不整脈・血圧低下の心血管系症状，発熱・頭痛・意識障害などの中枢神経症状などである．アナフィラキシーのなかでも，血圧低下，呼吸困難，意識消失を伴うアナフィラキシーショックは，生命を脅かす危険な状態であり，このようなショック時は迅速に緊急対応を施す必要がある．ワクチン接種後のアナフィラキシーショック時の緊急対応フローでは，全身状態とバイタルサインの確認後，可能であれば必要に応じて，酸素投与6～8L，ルート確保（リンゲル液もしくは生理食塩水5～10 mL/kg/10分），抗ヒスタミン薬などの静注，そして119番で救急車要請を行い，ためらわずに0.1％アドレナリン注射液0.3 mg（0.3 mL）を大腿外側に筋肉内注射することが推奨されている．また，患者が，エピペン注射液0.3 mg（0.1％アドレナリン自己注射液）を持参しており，自己注射できない場合は，居合わせた人が注射を代行して救命しても医師法第17条に違反することはない（刑法第37条1項　緊急避難，民法第3条698条　緊急事務管理など）．このようなアナフィラキシーショック時の緊急対応は，ワクチン接種に関わる医療関係者には必須の知識である．

**血管迷走神経反射**
vasovagal reflex
つながり　コアカリ C-7-2 神経系→ 3巻 IX. 解剖生理学

**b. 血管迷走神経反射の予防と対応**　**血管迷走神経反射**とは，緊張やストレスなどで起こる血圧の低下，脈拍の減少により，失神や一時的な意識の消失（脳への血流減少）が生じることである．血管迷走神経反射自体は，ほとんどが15分以内に発生し，横になって休むことで治るので，健康上，大きな問題になることはない．しかし，ワクチン接種後の転倒による外傷を防ぐために予防措置を講じる必要がある．一般的な予防措置は，ワクチン接種後30分ほど，背もたれの

## 2・9 代表的な性感染症とその予防措置

**性感染症（STI）**は，性的な接触（口腔性交や肛門性交なども含む）による接触感染や糞口感染する病原体が性器や口などの粘膜を介して感染する感染症である．性感染症は，偏見，不妊症，がん，合併妊娠症，母子感染などによる性と生殖の健康に直接的なリスクを及ぼし，さらに生涯薬物治療が必要となるHIV感染のリスクを高める可能性をもつ．

性感染症 sexually transmitted infection, STI

HIV: human immunodeficiency virus（ヒト免疫不全ウイルス）．§2・1・3，§2・3参照．

つながり コアカリ C-6-3 微生物の分類，構造，生活環
→ 3巻 Ⅷ. 微生物学・免疫学

### 2・9・1 性感染症（STI）のリスクコミュニケーション

図2・13に想定しうる**性感染症のリスクコミュニケーション**の概要を示す．性感染症は，かゆみや痛みなどの自覚症状がない場合もあるため，その発見には検査が必要である．感染確認後にはパートナーや性的接触をもった人への検査を推奨することが感染拡大を防ぐためには重要である．一つの病原体への感染が発見されたら他の病原体の複数感染が疑われるため，他の病原体に対しても検査が推奨される．また，感染のリスクは，性産業などの職業，海外渡航歴や多様な性的接触がある人に高い．感染のリスクのある人への距離感や偏見があると検査や治療を遅らせ感染拡大につながってしまう．

リスクコミュニケーション risk communication: §1・14および§2・11も参照．

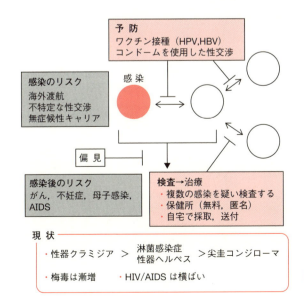

図2・13 性感染症のリスクコミュニケーション

130　第2章　人の健康を脅かす感染症の予防とまん延防止

性感染症の検査としては，地域の保健所などにおいて無料でかつ匿名で実施可能なもの（HIV，梅毒，クラミジアなど）が自治体により提供されている．一方，インターネットなどを介した有料のサービスにより，自宅で採取した検体を送付して検査することも可能である．

性感染症による女性症状としては膣炎，尿道炎，子宮頸管炎，陰部潰瘍，陰部突起性病変があり，男性の症状としては尿道炎がある．一方，急性のHIV感染や梅毒では発熱，咽頭痛（咽頭炎），リンパ節腫大，全身の皮疹，口腔内潰瘍，関節痛（関節炎），下痢（直腸炎）などを，B型肝炎ウイルスでは肝炎を発症するなど，性器以外に症状を呈する性感染症もある．

一方，まったく症状がない場合がある．HIVは感染後数週間後には無症状となり10年程度経過後にAIDSの自覚症状を呈してからHIV感染が判明する場合がある．性器クラミジア，淋菌感染症，性器ヘルペスでも無症状の場合があり，これら無症候性感染者は感染源となり性行為によりパートナーに感染を及ぼすことがある．

**AIDS**（後天性免疫不全症候群）：§2・1・3，§2・3参照．

（つながり）（コアカリ）D-2-15 感染症と治療薬 → 4巻 I. 薬理・病態

**HPV**: human papilloma virus（ヒトパピローマウイルス）

**ワクチン** vaccine

（つながり）（コアカリ）F-4-2 地域での公衆衛生，災害対応への貢献 → 7巻 臨床薬学

## 2・9・2　性感染症の予防対策

性行為時にコンドームを使用することが多くの性感染症の予防に有効である．また，予防接種も有効であり，**HPVワクチン**により子宮頸がん，尖圭コンジ

表2・19　代表的な性感染症の類型および発生状況・予防対策

| 疾病名 | 感染症類型 | 病原体 | 発生状況・予防対策など |
|---|---|---|---|
| 梅毒 | 五類全数 | 細菌 | 2010年より急増した（図2・14）．女性の構成比が増加傾向，年齢構成別では，男性は20〜60歳代以上まで広い世代でみられ，女性は20代前半にピークがある． |
| 性器クラミジア感染症 | 五類定点 | クラミジア | 五類定点把握の性感染症のなかで最も多く，2019年から増加傾向である（図2・15）． |
| 淋菌感染症 | 五類定点 | 細菌 | 2009年から横ばい（図2・15）． |
| 性器ヘルペスウイルス感染症 | 五類定点 | ウイルス | 2009年から横ばい（図2・15）．抗ウイルス薬による治療は可能．潜伏感染するため排除は難しい． |
| 尖圭コンジローマ | 五類定点 | ウイルス | 横ばい（図2・15）．HPVワクチンで予防する．予後は悪くない． |
| ヒトパピローマウイルス（HPV）感染症 | | ウイルス | HPVワクチンと検診で予防する．子宮頸がんを発症する（30歳代の女性に多い，年間8500人罹患，2500人死亡，子宮摘出，排尿障害などのQOLの低下をもたらす）． |
| HIV感染症，AIDS | 五類全数 | ウイルス | 男性における同性間の性的な接触による感染が多い．感染後生涯にわたり薬物治療でAIDS発症を予防する．AIDSを発症（病原体による感染症）した場合に病原体に対応した抗微生物薬治療を実施． |
| B型肝炎 | 五類全数 | ウイルス | 感染力が強い．ワクチンで予防が可能．抗ウイルス薬で治療が可能であるが原因ウイルスの排除はできない． |
| C型肝炎 | 五類全数 | ウイルス | 持続感染し肝硬変，肝がんを発症する．薬物治療でHCVの排除が可能である． |
| HTLV-1 | | ウイルス | 感染力は低く長期間のパートナー間でまれに感染する．持続感染でヒトT細胞白血病（ATL）のリスクが上がる．抗ウイルス剤はない． |
| エムポックス | 四類 | ウイルス | 男性における同性間の性的な接触による感染が多い．2020年ころから欧米で感染拡大し，2022年6月より日本でも患者が発生し2024年2月で242例発症した．天然痘ワクチンの有効性が示唆されている． |

ロームの予防および **B 型肝炎ワクチン**による B 型肝炎の予防が可能である．HPV ワクチンのうち，9 価のワクチンは尖圭コンジローマの原因ウイルスに加えハイリスク型抗原を含む，子宮頸がんの原因の 80～90％に相当する抗原（HPV16/18/31/33/45/52/58 型）を含んでいる．しかし，ハイリスク型のすべては予防できないため，20 歳以上には 2 年に 1 回の子宮がん検診が推奨されている．

表 2・19 に代表的な性感染症の類型および発生状況・予防対策についてまとめた．また，図 2・14，図 2・15 には梅毒ならびに五類定点把握の性感染症の年次推移について示した．

B 型肝炎ワクチン hepatitis B vaccine

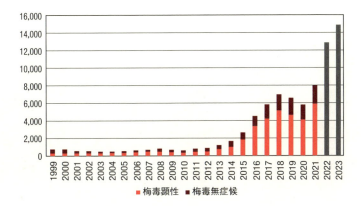

図 2・14　**梅毒の年次推移**　（2022～2023 年は総数で記載）毎年一定数は無症候感染者である．データは厚生労働省および国立感染症研究所 感染症疫学センター

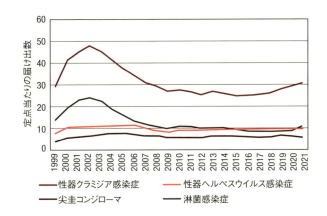

図 2・15　**五類定点把握の性感染症の年次推移**　データは厚生労働省および国立感染症研究所 感染症疫学センター

## 2・10　母子感染する代表的な疾患とその予防対策

### 2・10・1　母子感染とその予防

母体より胎児や乳幼児に垂直感染する**母子感染**は母体の感染予防が重要であり，感染予防としては妊娠前の検査と治療・ワクチン接種（風疹，水痘），そして妊娠中には身近な病原体の存在と感染のリスクを認識・回避する行動が大切で

母子感染 mother to child infection

感染予防

つながり　コアカリ F-4-2 地域での公衆衛生，災害対応への貢献→ 7 巻 臨床薬学

**HCV**: hepatitis C virus（C型肝炎ウイルス）

**HIV**: human immunodeficiency virus（ヒト免疫不全ウイルス）§2・1・3, §2・3参照.

**HTLV-1**（ヒトT細胞白血病ウイルス1型）: human T cell leukemia virus type 1
つながり　コアカリ C-6-3 微生物の分類，構造，生活環
→ 3巻 Ⅷ. 微生物学・免疫学

ある（図2・16）.

表2・20に代表的な母子感染を示す．母子感染は**胎内感染，分娩時感染，授乳時感染**の三つの時期に分類される．胎内感染はおもに"**経胎盤感染**"により，分娩時感染はおもに産道を通過するときに産道や母体の血中に存在する病原体が胎児に移行する"**経産道感染**"による．胎内感染には，膣から羊水を介して胎児に感染する場合や，HCVのように分娩時やHIVのように陣痛の際に母体血から病原体が胎児血内に侵入する場合がある．また，授乳時に母乳を介して感染する"**経母乳感染**"する病原体（HTLV-1, HIV）がある．

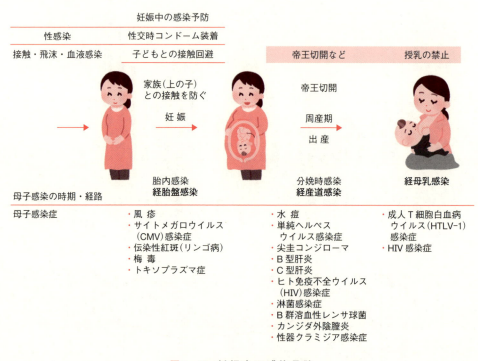

**図2・16　妊娠中の感染予防**

**サイトメガロウイルス**
cytomegalovirus, CMV

　母子感染で最も危惧すべき感染は**サイトメガロウイルス（CMV）**である．不顕性感染した子どもから母親である妊婦に家庭内感染することが多く，高頻度で重篤な後遺症を乳幼児に起こす（§2・10・2参照）．同様に子どもの間で広がる伝染性紅斑においても，その母子感染が流産や死産の原因となる．これらの感染予防には家庭内の子どもの接触との接触法に留意し，見えない病原体の感染を防ぐことが大切である．また，梅毒，淋菌感染症，性器クラミジア感染症，尖圭コンジローマ，単純ヘルペスウイルス感染症，B型肝炎，HTLV-1，HIVなどの**性感染症の多くは母子感染の原因となる**ため，性交渉におけるコンドームを利用した予防法が重要である．若年女性の感染者が漸増している梅毒の感染妊婦も増加している．一方，母体に常在するB群溶血性レンサ球菌，カンジダ・アルビカンスや，食品，ネコから感染するトキソプラズマ症は，無症状の母親から母子感

2・10 母子感染する代表的な疾患とその予防対策 133

表2・20 代表的な疾患，母子感染経路・予防，子の症状

| 疾患<br>(原因となる病原体) | 母体感染経路<br>(症状) | 母体感染の予防 | 胎児への感染経路<br>(胎児への感染予防) | 新生児，乳幼児の<br>症状・治療 |
|---|---|---|---|---|
| **胎内感染 (経胎盤感染)** | | | | |
| 風疹 (風疹ウイルス) | 飛沫 (発熱，リンパ節腫脹，発疹，不顕性感染) | 妊娠可能女性とその家族へのワクチン接種の推奨，罹患した子供との接触を避ける | 経胎盤 (妊娠20週ごろまで注意する) | 先天性風疹症候群 (CRS)，白内障，心奇形，難聴 |
| サイトメガロウイルス (CMV) 感染症 | 飛沫，接触，性行為 (感冒様) | 手洗い励行，乳幼児，子供がいる場合は，家庭外子供同士の感染により家庭内に持ち込まれ，唾液，尿より感染する | 経胎盤 | 精神発達遅延，網膜脈絡炎，自閉スペクトラム症，感音性難聴，視力麻痺，脳性麻痺<br>バルガンシクロビルの投与 |
| 伝染性紅斑，リンゴ病 (ヒトパルボウイルスB19) | 飛沫感染 (感冒様，紅斑，流産，死産) | 乳幼児，子供がいる場合は，家庭外子供同士の感染により家庭内に持ち込まれ，唾液，尿より感染する。4〜5年周期に一度の流行に伴って母子感染が増加する | 経胎盤 (妊娠9〜16週の感染が危険) | 非免疫性胎児水腫 (極度の貧血)，胎児死亡 |
| 梅毒 (梅毒トレポネーマ) | 性行為 (流産，早産，子宮内胎児死亡，周産期死亡) | 性交時のコンドーム装着 | 経胎盤 (妊娠13週以降に感染しやすい) | 先天性梅毒 (老人性顔貌，鼻炎，粘膜斑，皮疹，軟骨炎症) |
| トキソプラズマ症 (ブタやトリなどの動物に生息し，ネコを終宿主とした原虫) | 経口感染，経気道感染 (無症状) | 加熱が不十分な肉やネコの糞などの接触 | 経胎盤 | 10％に先天性トキソプラズマ症 (12％は4年以内に死亡，85％に神経学的異常：水頭症，脈絡膜炎による視力障害，脳内石灰化，精神運動機能障害) |
| **分娩時感染 (経産道感染)** | | | | |
| 水痘 (水痘帯状疱疹ウイルス) | 飛沫，空気 (水痘肺炎) | 罹患していない場合，妊娠前に水痘ワクチン接種，流行時には子供との接触を避ける | 妊娠13〜20週まれに経胎盤 (先天性水痘症候群)，分娩前後に経産道感染 (新生児水痘) | 先天性水痘症候群 (精神発達遅延，四肢の低形成)，新生児水痘 (死亡率30％)<br>アシクロビル，免疫グロブリン投与 |
| 単純ヘルペスウイルス感染症 | 性行為，接触 (性器ヘルペス) | 性交時のコンドーム装着，アシクロビル投与 | 経産道 (母親の外陰部潰瘍からの感染がある場合，帝王切開) | 新生児ヘルペス，無治療で80％死亡，アシクロビル投与 |
| 尖圭コンジローマ (HPV6型，11型) | 性行為 | 性交時のコンドーム装着 | 経産道 (病変の除去，帝王切開) | 喉頭乳頭腫 |
| B型肝炎 (HBV) | 血液，性行為 | 性交時のコンドーム装着 | HBs，HBe抗原陽性の場合，高頻度に経産道感染 | キャリア化，肝硬変<br>生後，B型肝炎ワクチン・抗HBsヒト免疫グロブリン投与 |
| C型肝炎 (HCV) | 血液，性行為 | — | 経産道，HCV抗体・RNA陽性の母親の分娩時の経胎盤感染 | 3歳以降にHCVキャリア化した場合にDAAs治療 |
| カンジダ外陰膣症 (カンジダ・アルビカンス) | 性行為，内因感染 | — | 経産道 (ミコナゾールゲル) | 新生児鵞口瘡 (口腔内のカンジダ症)<br>抗真菌薬 |
| 淋菌感染症 | 性行為 (流産，早産，前期破水，絨毛膜羊膜炎) | 性交時のコンドーム装着 | 経産道 | 化膿性結膜炎<br>抗菌薬 |

**134**　**第2章　人の健康を脅かす感染症の予防とまん延防止**

表2・20(つづき)　代表的な疾患，母子感染経路・予防，子の症状

| 疾　患<br>（原因となる病原体） | 母体感染経路<br>（症状） | 母体感染の予防 | 胎児への感染経路<br>（胎児への感染予防） | 新生児，乳幼児の<br>症状・治療 |
| --- | --- | --- | --- | --- |
| 性器クラミジア感染症 | 性行為（流産，早産，子宮頸管炎，絨毛膜羊膜炎） | 性交時のコンドーム装着 | 経産道 | 肺炎，結膜炎<br>マクロライド系抗菌薬 |
| B群溶血性レンサ球菌（GBS）感染症 | 腟の常在菌，全妊婦の10〜30%が保菌者，上行性感染を起こす（絨毛膜羊膜炎，流産，早産） | ― | 経産道 | 肺炎，髄膜炎，敗血症<br>ペニシリン |
| **経母乳感染および多段階で起こす感染症** | | | | |
| 成人T細胞白血病ウイルス（HTLV-1）感染症 | 母乳，性行為 | 性交時のコンドーム装着 | 母乳（人工乳哺育） | HTLV-1キャリア化 |
| ヒト免疫不全ウイルス（HIV）感染症 | 血液，性行為（AIDS） | 性交時のコンドーム装着 | 経産道，陣痛時の経胎盤感染（陣痛開始前妊娠37週で帝王切開，AZTなどによる治療薬物治療），母乳（人工乳哺育） | HIVキャリア化 |

する．先天性トキソプラズマ症を発症した子どもの12%は4年以内に死亡，85%に神経学的異常を呈する．

### 2・10・2　サイトメガロウイルス（CMV）の母子感染

　胎内CMV母子感染は，乳幼児に重篤な後遺症をひき起こす最も頻度が高い周産期の感染症である．"母子感染のリスク評価と先天性感染の新たな診断・予防法の開発研究"が行われ，2024年にその成果が報告された．その報告によると，新生児の先天性CMV感染症の発症頻度は300人に1人であり，症候性の先天性CMV感染児は1000人に1人の頻度である．CMV抗体陽性の妊婦（700人）のCMV再活性化（内因感染）・再感染（外因感染）による胎内感染の頻度が3〜7人，CMV抗体なしの妊婦（300人）の胎内感染の頻度が1〜2人である．全感染胎児の10%未満が胎児・早期新生児死亡に至り，20〜30%が症候性感染児となりそのうちの90%が発達遅延，運動障害，難聴などの後遺症を発症する．また，無症候性感染児の約10%にも難聴などの後遺症を残す．

　妊婦への外因感染の感染ルートは年長児から母親への感染であるが，妊婦の多くにCMV感染を防ぐための知識がないことが問題としてあげられている．すなわちCMVを含んでいる可能性がある小児の唾液や尿との接触を妊娠中はなるべく避けることが求められる．具体的にはおむつ交換時や唾液に触れたものに接触したときは頻回に手洗いをすることや，食べ物や食器を共有しないなどが予防につながる．

　また，**先天性感染児のほとんどが出生時に見逃されている**ことも指摘されている．新生児尿の核酸検査が重要である．また，症状を呈する先天性CMV感染児の聴覚や精神運動発達の改善，進行抑制の目的でバルガンシクロビルによる**抗ウイルス治療**（2023年3月薬事承認）を行うことが可能となってきている．

**抗ウイルス治療**
**つながり** **コアカリ** D-2-15 感染症と治療薬
→ 4巻 I. 薬理・病態

## 2・11　感染症に関するリスクコミュニケーション

リスクコミュニケーションとは，リスクについて事前に情報共有や教育を行うことにより相互理解を得て，有事の際に適切に対応することである．**感染症**に関してもこのリスクコミュニケーションが非常に重要となる．がん領域や緩和領域と同様に，感染症領域でも薬剤師の専門制度が整備され，病院であれば感染制御専門薬剤師，薬局であれば外来抗菌薬認定薬剤師が実際に現場で活躍し，組織や社会のリスクコミュニケーションに関与している．

本節では，実際に病院や薬局で行われている感染症に関するリスクコミュニケーションについて取上げる．

### 2・11・1　病院における感染症に関するリスクコミュニケーション

病院内での感染症に関するリスクコミュニケーションは，おもに耐性菌や感染力の強い病原体について行われることが多い．迅速かつ正確に情報共有することで感染力の高い感染症のまん延を防ぐことができる．薬剤師が関わるものは大きく分けて**感染制御**と**抗菌薬適正使用**がある．

**a. 感染制御の情報共有**　耐性菌発生時を例としてあげる．院内には**感染制御チーム（ICT）**があり，耐性菌の情報を素早く共有している．耐性菌発生を院内で最初に検知するのは臨床検査技師である．臨床検査技師が ICT の医師，看護師，薬剤師に情報を伝達する．ICT メンバーが発生部署に直接出向き，発生部署の責任者と状況を確認する．感染制御にとって重要なのは，素早く状況を確認し，問題点を抽出し，改善案を提示することである．予防策の遵守状況や手指消毒薬の使用状況，手指衛生を適切なタイミングで行っているかなどが確認するポイントとなる．

感染対策の大黒柱としては，予防策の徹底がある．予防策には**標準予防策**と感染経路別予防策がある．標準予防策とは，すべての血液および体液，分泌物，排泄物，膿などの湿性生体物質（汗は除外される）とそれらに汚染された機材には感染性があるとし対応すべきとする概念である．さらに創傷のある皮膚ならびに粘膜に対しても適用される．標準予防策を実施するために，各病室ならびに清潔区域に手指消毒剤の設置が必要となる．それに追加して感染経路別予防策が必要な感染症に対しては，空気感染予防策や飛沫感染予防策が必要となる．対応する患者にどの予防策が必要であるかを意識して応対する必要がある．

実際に発生した病原体に対してどのような予防策を講じる必要があるかを判断する必要がある．病院内では病原体と予防策についての対応をマニュアル化しており，すぐに対応できるように整備する必要がある．

**手指衛生**で最も重要なのは適切な場面，十分量の消毒剤を使用することである．WHO（世界保健機構）は 5 つのタイミングでの手指衛生を推奨している（図2・17）．

1. 患者に触れる前：手指を介して伝播する病原体を消毒する
2. 清潔・無菌操作前：患者の体内に病原体が侵入することを防ぐ

3. 体液曝露後：患者のもつ病原体を他の環境に持ち出さない
4. 患者に触れた後：患者のもつ病原体を他の環境に持ち出さない
5. 患者周囲の環境に触れた後：患者のもつ病原体を他の環境に持ち出さない

この5つのタイミングで手指衛生を行うことで，感染患者からの病原体の持ち出しと他の患者への病原体の侵入を防ぐことができる．医療従事者はこの適切な場面での手指衛生を徹底する必要がある．ICTは実際に部署の業務を直接観察し，適切な場面で行われているかを評価する．その評価結果をもとに，部署で改善すべき場面や方法をフィードバックする．このモニタリングは1度行えばよいものではなく，フィードバックした内容が改善されているかを何度も確認する．

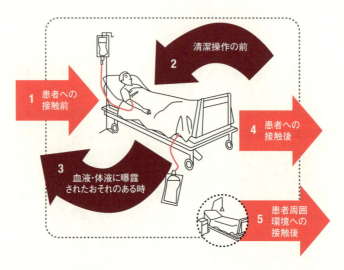

図2・17 **手指衛生を行う5つのタイミング** WHO, "Five moments for hand hygiene"をもとに改変．

ICTとしては，予防策や手指衛生を遵守できるような環境をつくることを手助けする．現在チーム医療の重要性が取り沙汰されているが，多くの職種が1人の患者に接するため，誰がみてもわかるようにマネジメントする必要がある．その方法として例をあげると，患者の病室前やベッドサイドに必要な予防策を掲示する，ナースステーションのネームカードへの表示や電子カルテのベッドマップに色をつけるなどの注意喚起方法がある（図2・18）．このように一目でわかるよ

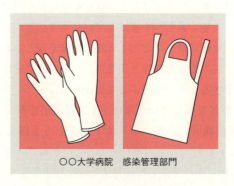

図2・18 **注意喚起方法の例**

うに表示することにより，患者のベッドサイドを訪問する際に予防策の必要性を認識し，正しい予防策を実施することができる．予防策を行わないことにより耐性菌などに起因する感染症が人を介して伝播する可能性がある．

ICTメンバーの中での薬剤師の役割は手指衛生への介入や消毒薬の適正化があげられる．ICTの活動として部署の環境を確認する部署訪問があり，薬剤師としての目線で指摘・改善介入を行う．また，病院内の薬剤部の環境整備や薬剤師への手指衛生介入も重要な仕事である．病院内の薬剤部は薬を各部署に搬送しているため，薬剤部を清潔に保つことも重要である．

病棟薬剤師業務の充実の中で薬剤師の感染対策は医師・看護師などの職種と同様に非常に重要になってくる．服薬指導・副作用モニタリングを実施するためには，患者への直接対応が重要となってくる．医療従事者を介したアウトブレイクが問題になることがあるが，これは医師・看護師だけに限らず，薬剤師も媒介する可能性がある．より患者への直接な応対が求められる現在では薬剤師の感染対策は必須事項である．

**b. 抗菌薬・感染症治療薬使用に対する情報共有**　　耐性菌の増加を防ぐために切っても切り離せないのが抗菌薬の適正使用である．2016年伊勢志摩サミットにて**薬剤耐性（AMR）**対策アクションプランが公表され，国としても世界的な脅威となっている耐性菌感染症に積極的に取組む姿勢が明確になった．その一項目に"抗菌薬の適正使用"がうたわれている．このまま抗菌薬を漫然と使用していると2050年には耐性菌で死亡する人ががんで死亡する人を上回るといわれている（図2・19）．特に内服抗菌薬については，全体の使用量は多くないが，そのなかでもスペクトラムが広いマクロライド系やキノロン系抗菌薬の使用が多

**耐性菌** resistant bacterium, resistant bacteria

**薬剤耐性** antimicrobial resistance, AMR

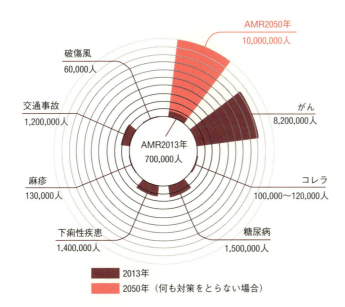

図2・19　薬剤耐性（AMR）に起因する死亡者数の推定　Antimicrobial Resistance: Tackling a crisis for the health and wealth of nations, The Review on Antimicrobial Resistance Chaired by Jim O'Neill December 2014 をもとに改変

いという特徴がある（図2・20）．キノロン耐性大腸菌の割合が多いことはこの使用量の特徴が要因であるといわれている．抗菌薬使用量の減少は，当初2023年までのアクションプランが設定されていたが，現在継続して2027年までの目標値が設定されている（表2・21，表2・22）．

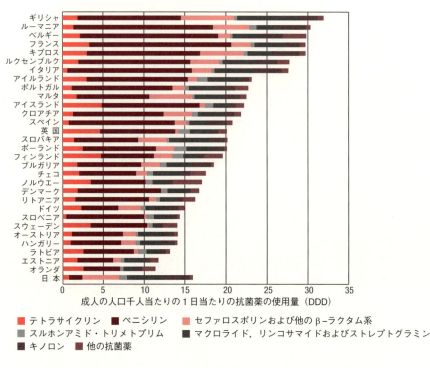

図2・20　**欧州および日本における抗菌薬使用量**　厚生労働省，"薬剤耐性（AMR）対策アクションプラン（2016～2020）"

AMR対策において，薬剤師の役割は大きく注目されている．耐性菌による院内感染を防止するためにも，日々の抗菌薬の適正使用への取組みは重要とされている．

病院での抗菌薬適正使用については，現在感染対策チーム（ICT）と別に**抗菌薬適正使用支援チーム（AST）**の設置が注目されており，専門性をもった薬剤師の活躍が期待されている．抗菌薬は安易に処方される一方，耐性菌のリスクとなるため適正使用が重要となる．AST薬剤師の役割は，患者に使用されている抗菌薬の適正化や職員の抗菌薬適正使用の指導である．

新興感染症発生時には，治療についてのエビデンス収集も薬剤師の役目となる．治療経験が乏しいなか，効果のある可能性がある薬剤の情報や最新のガイドラインや厚生労働省の通知を確認していく必要がある．それを踏まえて，適正使用に向けて院内のマニュアルづくりや処方医への教育も薬剤師の役割である．また，薬剤の確保や管理も薬剤師の重要な業務なため，薬剤部との連携も重要である．

**抗菌薬適正使用支援チーム**
antimicrobial stewardship team, AST

つながり　コアカリ　F-3-4 医療現場での感染制御
→7巻 臨床薬学

2・11 感染症に関するリスクコミュニケーション　139

表2・21　微生物の薬剤耐性率および目標値[a]

| | 指標 | 2020年 | 2027年（目標値） |
|---|---|---|---|
| ヒトに関して | バンコマイシン耐性腸球菌感染症の罹患数 | 135人 | 80人以下（2019年時点に維持） |
| | 黄色ブドウ球菌のメチシリン耐性率 | 50% | 20%以下 |
| | 大腸菌のフルオロキノロン耐性率 | 35% | 30%以下（維持） |
| | 緑膿菌のカルバペネム耐性率 | 11% | 3%以下 |
| | 大腸菌・肺炎桿菌のカルバペネム耐性率 | 0.1～0.2% | 0.2%以下（維持） |
| 動物に関して | 大腸菌のテトラサイクリン耐性率 | 牛19.8%, 豚62.4%, 鶏52.9% | 牛20%以下, 豚50%以下, 鶏45%以下 |
| | 大腸菌の第3世代セファロスポリン耐性率 | 牛0.0%, 豚0.0%, 鶏4.1% | 牛1%以下, 豚1%以下, 鶏5%以下 |
| | 大腸菌のフルオロキノロン耐性率 | 牛0.4%, 豚2.2%, 鶏18.2% | 牛1%以下, 豚2%以下, 鶏15%以下 |

a) 厚生労働省, "薬剤耐性（AMR）対策アクションプラン（2023～2027）概要"

表2・22　抗菌薬の使用量および目標値[a]

| | 指標 | 2020年 | 2027年（目標値）（対2020年比） |
|---|---|---|---|
| ヒトに関して | 人口千人当たりの一日抗菌薬使用量 | 10.4 | 15%減 |
| | 経口第3世代セファロスポリン系薬の人口千人当たりの一日使用量 | 1.93 | 40%減 |
| | 経口フルオロキノロン系薬の人口千人当たりの一日使用量 | 1.76 | 30%減 |
| | 経口マクロライド系薬の人口千人当たりの一日使用量 | 3.30 | 25%減 |
| | カルバペネム系の静注抗菌薬の人口千人当たりの一日使用量 | 0.058 | 20%減 |
| 動物に関して | 畜産分野の動物用抗菌剤の全使用量 | 626.8t | 15%減 |
| | 畜産分野の第二次選択薬*の全使用量　* 第3世代セファロスポリン, 15員環マクロライド（ツラスロマイシン, ガミスロマイシン）, フルオロキノロン, コリスチン | 26.7t | 27t以下に抑える |

a) 厚生労働省, "薬剤耐性（AMR）対策アクションプラン（2023～2027）概要"

## 2・11・2　感染症に関するリスクコミュニケーション

　病院だけでなく, 薬局でも同様に感染症に関するリスクコミュニケーションは重要になってくる.

　季節性インフルエンザに対する飛沫感染予防策などは以前より行われてきたが, 近年特に感染症に対する感染予防策で注目されたのが, 2019年に突如医療に大きな影響を及ぼした新型コロナウイルスの流行である. 当初感染者は入院にて対応されていたが, 感染者の増加により自宅療養者が増加した. それにより自宅療養者の内服薬治療処方や薬局での新型コロナウイルス抗原定性キット販売により薬局に来局することが増えた. 薬局での感染対策の重要度がさらに注目された（図2・21）.

　職員の感染防止対策として, 正しいマスクの着用や咳エチケットの徹底, 手洗いやアルコール消毒など手指衛生の徹底も重要とされている. 患者などの手が触れる部分の定期的かつこまめな消毒が重要である. 発熱患者が来局した際には, 他の患者との接触をさけるために動線や時間を分けるなどの対策を講じる必要が

ある．薬局入口には手指消毒用アルコールの設置と来局者の手指消毒の徹底を求める．このように感染予防対策を強化することにより，薬局内での感染症のまん延を防ぐことが薬剤師として重要である．また，新型コロナウイルス抗原定性キットの販売が特例的に認められたことにより，薬剤師が有症状患者へ感染対策や陽性時の対応などの説明をすることが求められている．

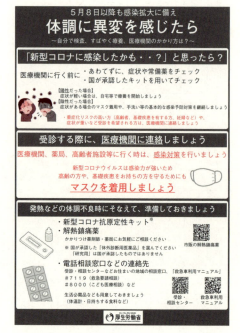

図2・21 新型コロナウイルス感染対策――事前の備えについて（令和5年5月8日以降）厚生労働省ホームページより．

**最小発育阻止濃度**
minimum inhibitory concentration, MIC

AMRにおいては抗菌薬の使用量で多くを占めるのが内服抗菌薬のため，重要となるのが薬局薬剤師の服薬指導である．抗菌薬は十分な量を使用しないと**最小発育阻止濃度（MIC）**に達しないで，耐性菌のリスクになる可能性がある．外来では自宅で患者自ら服用するため，薬局薬剤師より抗菌薬はかぜには効かない，医師の指示どおりの用法用量を中断せずしっかり飲み切る，人にあげないなどの服薬指導を十分に行い，抗菌薬適正使用を推進することが重要である．

これまでに取上げた病院や薬局以外にも，学校薬剤師や薬局薬剤師より小学生や中学生・住民に向けて耐性菌や感染制御について教育講演などが積極的に行われている．さまざまな場面で，薬剤師が社会全体の感染症危機管理において重要な役割を担うことが期待される．

# 第 II 部

## 健康の維持・増進につながる栄養と食品衛生

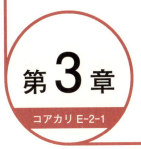

# 第3章 食品機能と疾病の予防・治療における栄養

コアカリ E-2-1

## コアカリの"ねらい"

"C 基礎薬学"で学修したエネルギー代謝に関する基礎的な知識をもとに，健康の維持・増進における食品や栄養の役割を考究する視点から，食品や栄養の機能について学修し，また疾病の予防・治療に有効な栄養管理について学修する．

## 他領域・項目とのつながり

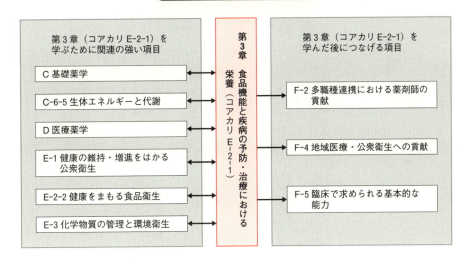

## コアカリの"学修目標"

1. 食品や栄養について，適切な摂取により人の健康の維持・増進をはかることの必要性を説明する．
2. 食品や栄養について，疾病の予防・治療に向けて評価・管理を適切に行うことの必要性を説明する．
3. 栄養素の過不足による疾病や健康障害について，食習慣や生活環境などの把握，健康状態の解析と，関連するエネルギー代謝や摂取基準などの理解のもとに，効果的な方策を立案する．

**144** 第3章 食品機能と疾病の予防・治療における栄養

## 3・1 五大栄養素の役割と機能

**栄養素** nutrient

**エネルギー産生栄養素**
energy-providing nutrients
つながり コアカリ C-6-5 生体
エネルギーと代謝
→ 3巻 Ⅶ. 生命科学
つながり コアカリ F-4 地域医
療・公衆衛生への貢献,
コアカリ F-5 臨床で求められ
る基本的な能力
→ 7巻 臨床薬学

**糖 質** carbohydrate

**脂 質** lipid

**タンパク質** protein
つながり コアカリ C-6-1 生命
の最小単位としての細胞,
コアカリ C-6-5 生体エネル
ギーと代謝
→ 3巻 Ⅶ. 生命科学

**代 謝** metabolism

**ビタミン** vitamin

**ミネラル（無機質）**
mineral

**グルコース** glucose

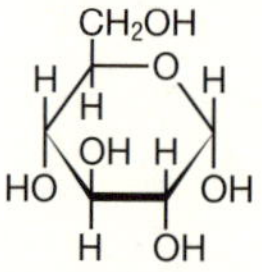

**デンプン** starch

**フルクトース** fructose

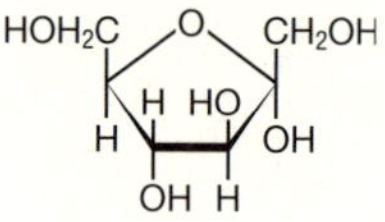

**ガラクトース** galactose

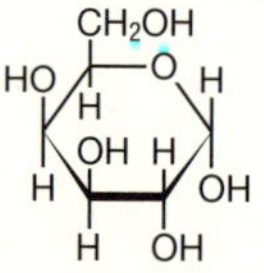

**単 糖** monosaccharide

**遊離糖類** free sugars

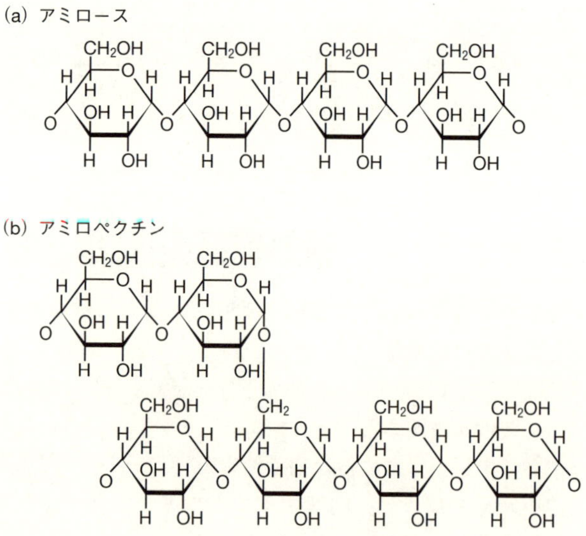

　**栄養素**とは，ヒトが日常的に適切に摂取しなければ，その身体機能に障害が生じる食品中に含まれる物質群である．そのなかで，主として身体活動の源となるエネルギー産生に関わる栄養素（**エネルギー産生栄養素**）である**糖質**，**脂質**およびタンパク質を三大栄養素といい，それに生体構成成分や**代謝**などの機能調節におもに関わる**ビタミン**および**ミネラル（無機質）**を加えたものが五大栄養素である．この節では，これら栄養素の健康の維持・増進における役割および機能について学習する．

### 3・1・1 糖　質

　糖質とは，一般式として $C_m(H_2O)_n$ をもつ化合物に加え，ポリアルコールおよびその誘導体の総称である．糖質は1g当たり約4kcalの生体利用エネルギーを生じる最も重要なエネルギー源であり，一般的には1日当たりに摂取する総エネルギー量の60％程度を占めることが理想とされている．糖質のうち，生体でエネルギー源として利用されるのは**グルコース**であり，特に脳神経組織や赤血球などは飢餓のような状態を除きグルコースのみをエネルギー源とするため，糖質は一定時間ごとに摂取し続けなければならない栄養素である．

　ヒトは，糖質の大部分を**デンプン**（図3・1）として摂取し，それを種々の消化酵素によりグルコース，**フルクトース**および**ガラクトース**に消化し，それら**単糖**を小腸上皮細胞から吸収し，腸間膜静脈から門脈を介してその大部分が肝臓に取込まれたのち，各組織においてエネルギー源として利用される．なお近年は，**遊離糖類**（食品加工または調理中に加えられる糖類）の摂取量が増加しており，その健康への影響が懸念されている．

(a) アミロース

(b) アミロペクチン

**図3・1　デンプンの構造**

## 3・1・2 脂 質

脂質は，生体内に存在する有機溶媒に可溶であるが，水には不溶または難溶の物質の総称である．脂質のなかでおもに**トリアシルグリセロール**からなる**中性脂肪**は，動植物に含まれる栄養素の一つであるが，過剰に摂取された糖質やアミノ酸の一部が脂肪に変換・貯蔵されたものである．脂質はその大部分を占めるトリアシルグリセロールに加え，ステロールを含む．**コレステロール**は動物ステロールであり，生体構成成分や胆汁酸，ステロイドホルモンなどの前駆体としての役割を有するが，生体のエネルギーとはならない．植物ステロールである**シトステロール**や**エルゴステロール**は，同時に摂取されたコレステロールの消化管吸収を低下させることが報告されている．

生体は脂質から約 9 kcal/g のエネルギーを得ることができるが，脂質はエネルギー産生栄養素としてよりも，生体構成成分や生体機能調節因子としての役割が大きく，一般的にはその 1 日当たりに摂取する総エネルギー量の 25 ％程度を占めることが理想とされている．

生体が脂質をエネルギー産生栄養素として利用する場合，トリアシルグリセロールを構成する脂肪酸を細胞内のミトコンドリアにおいて β 酸化する．トリアシルグリセロールを構成する脂肪酸組成は，その由来によって異なり，動物性油脂は**飽和脂肪酸**が，植物性油脂は**不飽和脂肪酸**が多い．

脂肪酸の融点は，そのアルキル基の炭素数と二重結合の数によって決まる．不飽和度が同じ脂肪酸の融点は，アルキル基の炭素数が少ないほど低くなり，またアルキル基の炭素数が同じ脂肪酸の融点は，不飽和度が高いほど低くなる．したがって，常温において，飽和脂肪酸の多い牛脂や豚脂は固体（脂）であるのに対し，不飽和脂肪酸の多い植物油は液体（油）となる．

生体内のおもな飽和脂肪酸は**パルミチン酸**(C16：0)と**ステアリン酸**(C18：0)である．生体における生理学的に必要な脂質は，食品からの摂取で十分であるため，成人では脂肪酸を生合成する必要はない．しかし，肝臓や脂肪組織など多くの組織ではある種の生理的条件下では必要となり，その例として，アルコール依存症患者における過剰な脂肪酸合成があげられる．脂肪酸の合成は，糖質やアミノ酸から生成したアセチル CoA を前駆体として，脂肪酸合成酵素（脂肪酸シンターゼ）による修飾反応（還元および脱水）と 2 炭素単位の伸長反応を繰返すことにより行われる．

生体内の不飽和脂肪酸は二重結合の位置により $n-3(\omega-3)$ 系，$n-6(\omega-6)$ 系および $n-9$ （$\omega-9$）系などに分類され，その構造的特徴として 1,4-ペンタジエン構造 （$-CH=CH-CH_2-CH=CH-$）を有することと，二重結合はシス（*cis*）形であることがあげられる（図3・2）．ヒトにおける**必須脂肪酸**である**リノール酸**（C18：2）と**アラキドン酸**（C20：4）は $n-6$ 系，**α-リノレン酸**（C18：3）は $n-3$ 系の不飽和脂肪酸である．動物は $\omega$ 炭素から数えて最初の二重結合と $\omega$ 炭素側に新たな二重結合を導入できない一方で，摂取した不飽和脂肪酸から不飽和化反応，炭素鎖伸長反応などにより，さまざまな生理活性を有する高度不飽和脂肪酸を合成できるため，それらをバランス良く摂取することが重要である．特に

---

**トリアシルグリセロール**
triacylglycerol

$$CH_2OCOR^1$$
$$|$$
$$CHOCOR^2$$
$$|$$
$$CH_2OCOR^3$$
（R：脂肪酸）

**中性脂肪** neutral fat

**コレステロール**
cholesterol

**シトステロール** sitosterol

**エルゴステロール**
ergosterol

**飽和脂肪酸** saturated fatty acid

**不飽和脂肪酸** unsaturated fatty acid

**パルミチン酸** palmitic acid
$$HOOC-(CH_2)_{14}-CH_3$$

**ステアリン酸** stearic acid
$$HOOC-(CH_2)_{16}-CH_3$$

**必須脂肪酸** essential fatty acid

**リノール酸** linoleic acid

**アラキドン酸** arachidonic acid

**α-リノレン酸** α-linolenic acid

$n-3$ 系不飽和脂肪酸の摂取不足は，飽和脂肪酸の過剰な摂取とともに，生活習慣病の発症リスクを高めるため，注意が必要である．

**長鎖脂肪酸** long-chain fatty acid
**短鎖脂肪酸** short-chain fatty acid
**中鎖脂肪酸** medium-chain fatty acid

トリアシルグリセロールを構成する脂肪酸のアルキル基の炭素数，すなわち**長鎖脂肪酸**であるか，炭素数12以下の**短鎖脂肪酸**または**中鎖脂肪酸**であるかによって，その消化管における吸収過程が異なり，それは生体内における脂肪酸の供給過程に影響する．摂取されたトリアシルグリセロールは，小腸において胆汁酸と乳化され，リパーゼによって2-モノアシルグリセロールと脂肪酸に消化されたのち，ミセルとなって小腸上皮細胞に取込まれる．その後，長鎖脂肪酸の場合，小腸上皮細胞内でトリアシルグリセロールに再合成され，コレステロール，

**キロミクロン** chylomicron

アポリポタンパク質などと**キロミクロン**を形成したのち，リンパ管から胸管を経て静脈角から全身循環に入り，脂肪，筋肉などの末梢組織に脂肪酸を供給する．一方，短鎖脂肪酸または中鎖脂肪酸は，特殊輸送系などを介して小腸上皮細胞内に取込まれたのち，側底膜から腸間膜静脈・門脈へ移行し，おもに肝臓においてエネルギー源として利用される．

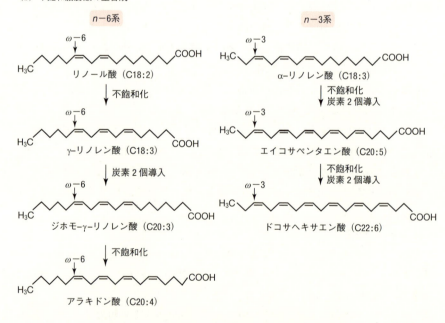

**図3・2 不飽和脂肪酸の二重結合の位置の表記と生合成**

### 3・1・3 タンパク質

**アミノ酸** amino acid

生体内のタンパク質は，20種類の**アミノ酸**からなる高分子有機化合物であり，おもに生体構成成分や生体機能調節因子などとして機能する．タンパク質は約

4 kcal/g の生体が利用できるエネルギーを有するものの，飢餓状態などの極端な
エネルギー不足状態を除き，エネルギー産生栄養素とはならない．

　摂取されたタンパク質は，小腸において消化され，アミノ酸，ジペプチドまたは
トリペプチドとして特殊輸送系を介して吸収されたのち，アミノ酸として腸間膜
静脈から門脈を経て肝臓に取込まれ，その後，全身循環を介して各組織に至る．

　生体内においてタンパク質は，常に代謝回転し動的な平衡状態にあり，その1
日当たりの量は体タンパク質の3〜4％程度とされている．このタンパク質の代
謝回転を維持するために，その構成単位であるアミノ酸は生体内において**アミノ
酸プール**を形成し，その体内における量が一定となるように動的平衡を保ってい
るが，その一部は分解・排泄されるため，食品などからの摂取が必要である．

　食品から摂取されたアミノ酸は，生体が必要とするタンパク質の合成に使われ
る．一方，過剰に摂取されたアミノ酸の一部は脂肪酸に変換され貯蔵されるが，
余剰分は肝臓において分解される．**窒素出納**とは，生体内における窒素のほとん
どがタンパク質に由来することに基づき，食品から摂取された窒素量と，体外に
排泄される窒素量の差である．健常な成人では摂取した窒素量と排泄された窒素
量は等しい**窒素平衡**の状態にあるため窒素出納はゼロである一方，小児や妊婦の
窒素出納は正となり，飢餓などの状態では負となる．

　生体内においてアミノ酸はおもに肝臓において代謝され，アルブミンなどの合
成に利用される．一方，**必須アミノ酸**のなかで，**分枝アミノ酸**であるバリン，ロ
イシンおよびイソロイシンは，肝臓ではほとんど利用されず，筋肉に優先的に取
込まれ，エネルギー源となる．また，分枝アミノ酸，特にロイシンは，タンパク
質合成促進作用およびタンパク質分解抑制作用を有していることから，筋肉の維
持・増強に有用なアミノ酸とされている．

**アミノ酸プール** amino acid pool

**窒素出納** nitrogen balance

**窒素平衡** nitrogen equilibrium

**必須アミノ酸** essential amino acid

**分枝アミノ酸** branched chain amino acid

**バリン** valine
$$H_3C\!\!>\!\!CHCH-COOH$$
$$H_3C$$
$$\qquad\qquad NH_2$$

**ロイシン** leucine
$$H_3C\!\!>\!\!CHCH_2CH-COOH$$
$$H_3C$$
$$\qquad\qquad\quad NH_2$$

**イソロイシン** isoleucine
$$H_3CH_2C\!\!>\!\!CHCH-COOH$$
$$H_3C$$
$$\qquad\qquad NH_2$$

## 3・1・4　ビ タ ミ ン

　ビタミンは，生体内における生化学反応に関与する有機化合物であるが，生体
内で合成されないか，合成されたとしても必要量を満たさないため，食品から摂
取する必要のある栄養素である．ビタミンは，その水への溶解性から**脂溶性ビタ
ミン**4種類と**水溶性ビタミン**9種類に分けられる．脂溶性ビタミンは肝臓や脂肪
などの組織に蓄積されやすいため欠乏することはまれであるが，過剰摂取による
有害事象が誘発されやすい．水溶性ビタミンは過剰に摂取しても余剰分は尿や便
に排泄されるため過剰症はほとんどないが，欠乏しやすい．また，一部のビタミ
ン（ビタミン K，$B_2$，$B_6$，$B_{12}$，パントテン酸，ビオチン，葉酸）は腸内細菌叢
から供給されるため，不適切な食生活や抗菌剤の使用により欠乏することがあ
る．さらに，ビタミンの吸収や活性化などに関与する臓器などが障害された場合
にも欠乏に陥ることがある．

**脂溶性ビタミン** fat soluble vitamin

**水溶性ビタミン** water soluble vitamin

### A. 脂溶性ビタミン（図3・3）

　**a. ビタミンA**　　ビタミンAには，その側鎖末端がヒドロキシ基（水酸基）
のレチノール，アルデヒド基のレチナール，カルボキシ基のレチノイン酸があ

ビタミンA

り，動物性食品（肉類（特にレバー），魚肉（特にウナギ），卵類など）に含まれる．植物性食品（緑黄色野菜など）にはβ-カロテンなどのカロテノイドがあり，これらは加水分解されることでレチノールになるためプロビタミンAとよばれる．

**ロドプシン rhodopsin**

レチナールは，網膜の桿体細胞における**ロドプシン**の構成分子であり，明暗視覚に重要な役割を担っている．また，レチノイン酸は核内受容体を介して遺伝子の転写を制御することにより，胚の発生・分化，上皮細胞や免疫細胞の分化などに関与する．

**ビタミンD**

**b. ビタミンD**　プロビタミンDとして動物性食品（魚肉，卵など）に含まれる7-デヒドロコレステロールおよび植物性食品（キノコ類など）に含まれるエルゴステロールは，日光で紫外線照射され，熱異性化されることで，それぞれビタミン$D_2$（エルゴカルシフェロール）および$D_3$（コレカルシフェロール）

レチノール　R: $CH_2OH$
レチナール　R: CHO
レチノン酸　R: COOH

β-カロテン

コレカルシフェロール

α-トコフェロール

α-トコトリエノール

フィロキノン（ビタミン$K_1$）

メナキノン-4（ビタミン$K_2$）

メナキノン-7

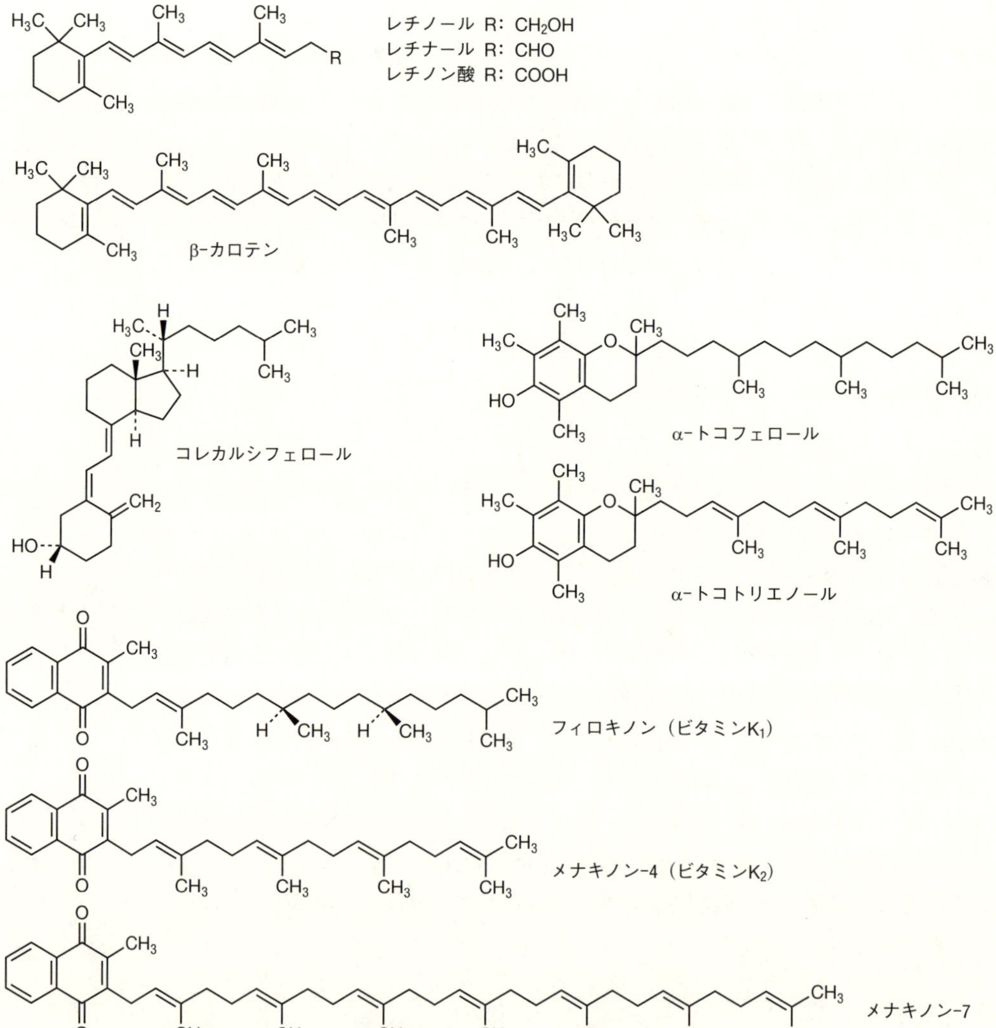

**図3・3　脂溶性ビタミン**

となる．さらにそれらは生体内で肝臓に続いて腎臓でそれぞれ 25 位および 1 位がヒドロキシ化（水酸化）されることで活性型ビタミン D（それぞれ $D_2$ および $D_3$）となる．

活性型ビタミン D は核内のビタミン D 受容体を介して，その生理作用である ① 小腸におけるカルシウムの吸収促進，② 破骨細胞における骨吸収の促進，および ③ 骨芽細胞における骨形成の促進を発現する．

**c. ビタミン E**　　トコフェロールとトコトリエノールに分けられ，ビタミン E 活性はトコトリエノールの方が高い．また，トコフェロールおよびトコトリエノールのいずれにも α, β, γ, δ の 4 種類の同族体が存在するが，α 体が最もビタミン E 活性が高い．ビタミン E はその構造中のフェノール性ヒドロキシ基が抗酸化作用を示すことから，生体膜を構成する脂質の過酸化を防ぎ，膜の正常な機能の維持に寄与する．ビタミン E は動植物性の食品（特にアーモンド）に広く含まれるため欠乏しにくく，また，過剰摂取しても毒性の低いビタミンとして知られている．

ビタミン E

**d. ビタミン K**　　ビタミン $K_1$（フィロキノン）とメナキノン類があり，メナキノン類は側鎖のプレニル基を構成するイソプレン単位の数（4〜14）によって同族体に分類される．フィロキノンは緑色野菜に含まれる一方，メナキノン-4（ビタミン $K_2$）は動物性食品に含まれるほかに，組織内でフィロキノンから酵素的に変換生成することが知られている．また，長鎖のメナキノン類は菌類が産生するため発酵食品に含まれ，納豆は納豆菌が産生するメナキノン-7 を含む．ビタミン K は，血液凝固第 II 因子プロトロンビンを含むビタミン K 依存性凝固因子のグルタミン酸残基を γ-カルボキシ化（Gla 化）する γ-グルタミルカルボキシラーゼの補酵素であり，血液凝固の制御に関与する．また，ビタミン K は骨の基質タンパク質であるオステオカルシンのグルタミン酸残基の Gla 化を介して骨形成にも寄与する．

ビタミン K

ビタミン K は，腸内細菌からも供給されることから，一般には欠乏しにくく，またその過剰摂取による毒性も報告されていない．しかし，ビタミン K は胎盤を通過しにくく，母乳中のビタミン K 含量が低く，さらに乳児では腸内細菌によるビタミン K 産生および供給量が低いと考えられるため，新生児はビタミン K 欠乏に陥りやすい．出生数日後で起こる**新生児メレナ**（消化管出血）や 1 カ月後に起こる**突発性乳児ビタミン K 欠乏症**（頭蓋内出血）は，ビタミン K の不足によって起こることが知られており，臨床領域では出生後直ちにビタミン K の経口投与が行われる．

新生児メレナ

突発性乳児ビタミン K 欠乏症

## B. 水溶性ビタミン（図 3・4）

**a. ビタミン $B_1$（チアミン）**　　穀物胚芽や肉類（特に豚肉）に含まれ，消化管から吸収されたのち，各組織でリン酸化され活性型の**チアミン二リン酸**（TPP）に変換される．TPP はおもにアルデヒド基の転移反応を触媒する酵素の補酵素として働き，糖代謝ではピルビン酸デヒドロゲナーゼ複合体を構成し，ピルビン酸からアセチル CoA の生成に関与する．

ビタミン $B_1$

チアミン thiamine

チアミン二リン酸
thiamine diphosphate

ビタミン B₂

リボフラビン riboflavin

フラビンモノヌクレオチド
flavin mononucleotide,
FMN

フラビンアデニンジヌクレ
オチド flavin adenine
dinucleotide, FAD

ビタミン B₆

ピリドキシン pyridoxine

ピリドキサール 5′-リン酸
pyridoxal 5′-phosphate,
PLP

γ-アミノ酪酸
γ-aminobutyric acid, GABA

ナイアシン（ニコチン酸）
niacin（nicotinic acid）

ニコチンアミドアデニンジ
ヌクレオチド
nicotinamide adenine
dinucleotide, NAD⁺

ニコチンアミドアデニンジ
ヌクレオチドリン酸
nicotinamide adenine
dinucleotide phosphate,
NADP⁺

パントテン酸 pantothenic
acid

補酵素 A coenzyme A,
CoA

ホスホパンテテイン
phosphopantethein

ビオチン biotin

アビジン avidin

葉酸 folate

5-メチルテトラヒドロ葉酸
5-methyltetrahydrofolate,
$N^5$-メチル THF

ビタミン B₁₂

コバラミン cobalamin

**b. ビタミン B₂（リボフラビン）**　卵，肉類（特にレバー），牛乳，緑色野菜（特にブロッコリー）などに含まれ，消化管から吸収されたのち，生体内で**フラビンモノヌクレオチド（FMN）**や**フラビンアデニンジヌクレオチド（FAD）**に変換され，ミトコンドリアの呼吸鎖における電子伝達系などの酸化還元酵素の補酵素として機能する．

**c. ビタミン B₆（ピリドキシン）**　穀類，肉類（特にレバー），ニンニク，緑色野菜（特にブロッコリー）などに**ピリドキシン**，**ピリドキサール**，**ピリドキサミン**として含まれ，小腸から吸収されたのち，門脈を介して肝臓を含む各組織に移行する．その後，**ピリドキサール 5′-リン酸（PLP）**，ピリドキシン 5′-リン酸，ピリドキサミン 5′-リン酸に変換され，アミノ基転移反応や**γ-アミノ酪酸（GABA）**の生合成反応などにおいて補酵素として機能する．

**d. ナイアシン（ニコチン酸，ビタミン B₃）**　穀物胚芽，肉類（特にレバー），魚肉，キノコ類に含まれ，生体内ではその活性型である**ニコチンアミドアデニンジヌクレオチド（NAD⁺）**および**ニコチンアミドアデニンジヌクレオチドリン酸（NADP⁺）**として，酸化還元反応，特に糖代謝における乳酸デヒドロゲナーゼなどの脱水素酵素の補酵素として機能する．

**e. パントテン酸（ビタミン B₅）**　植物や微生物において β-アラニンとパントイン酸から合成されるため，肉類（特にレバー），牛乳，豆類などに含まれ，腸内細菌からも供給される．消化管から吸収されたパントテン酸は，各組織でATPとシステインと反応し**補酵素 A（CoA）**に変換され，糖質，脂質，アミノ酸などの代謝に寄与する．また，パントテン酸は脂肪酸合成のアシル基転移反応におけるアシルキャリヤータンパク質の活性基である**ホスホパンテテイン**の構成成分である．

**f. ビオチン（ビタミン B₇）**　卵黄，肉類（特にレバー）や牛乳に含まれ，生体内においてカルボキシ基を有する活性型の D-ビオチンとして，脂肪酸合成におけるアセチル CoA カルボキシラーゼや糖新生におけるピルビン酸カルボキシラーゼなどのカルボキシ基転移酵素の補酵素として働く．

ビオチンは，卵白に含まれる**アビジン**と高い親和性を有しているため，大量の生卵（10 個以上とされる）の摂取はビオチンの消化管吸収を低下させる．

**g. 葉酸（ビタミン B₉）**　プテロイルグルタミン酸ともよばれ，緑黄色野菜に多く含まれる．摂取された食事性葉酸の大半はポリグルタミン酸型の**5-メチルテトラヒドロ葉酸（$N^5$-メチル THF）**であり，そのほとんどは腸内の酵素で消化されモノグルタミン酸型の $N^5$-メチル THF などとなった後，促進拡散または受動拡散によって小腸上皮細胞に取込まれ血管内に輸送され，各組織の細胞内に取込まれる．細胞内では，$N^5$-メチル THF などはポリグルタミン酸化され，核酸代謝におけるメチル基転移酵素，チミジル酸シンターゼや，アミノ酸代謝におけるメチオニンシンターゼなどの補酵素となる．

**h. ビタミン B₁₂（コバラミン）**　シアノコバラミン，ヒドロキソコバラミン，メチルコバラミン，アデノシルコバラミンとして，肉類（特にレバー），魚肉などに含まれる．生体内において，メチルコバラミンはホモシステインからメ

チオニンを合成するメチオニンシンターゼの補酵素，アデノシルコバラミンはメチルマロニル CoA ムターゼの補酵素となる．ビタミン $B_{12}$ は葉酸と共にメチオニンシンターゼの補酵素であるため，ビタミン $B_{12}$ の欠乏は葉酸の欠乏をひき起こす．

ビタミン $B_{12}$ は，消化管において胃壁細胞から分泌される**内因子**と結合して受容体介在型エンドサイトーシスにより吸収されるため，胃全摘などで内因子が不足した場合はビタミン $B_{12}$ が欠乏する．また，ビタミン $B_{12}$ は植物性食品にはほとんど含まれないため，厳格な菜食主義では欠乏することがある．

内因子 intrinsic factor

**i. ビタミン C（L-アスコルビン酸）** 柑橘類などに含まれ，生体内では主として抗酸化作用とヒドロキシ化（水酸化）反応に関与する．ビタミン C の抗酸化作用は，ビタミン E と還元型グルタチオンと共役することで発現し，生体膜の脂質過酸化を抑制する．この抗酸化作用に基づき，ビタミン C の摂取量が食道がん，咽頭がん，胃がんなどの発症率と負に相関することが報告されている．

ビタミン C は，結合組織の**コラーゲン**のプロリン残基をヒドロキシ化し**ヒドロキシプロリン**にする反応や，ドーパミンからノルアドレナリンを生成するヒドロキシ化反応にも関与する．

ビタミン C L-ascorbic acid

コラーゲン collagen

ヒドロキシプロリン hydroxyproline

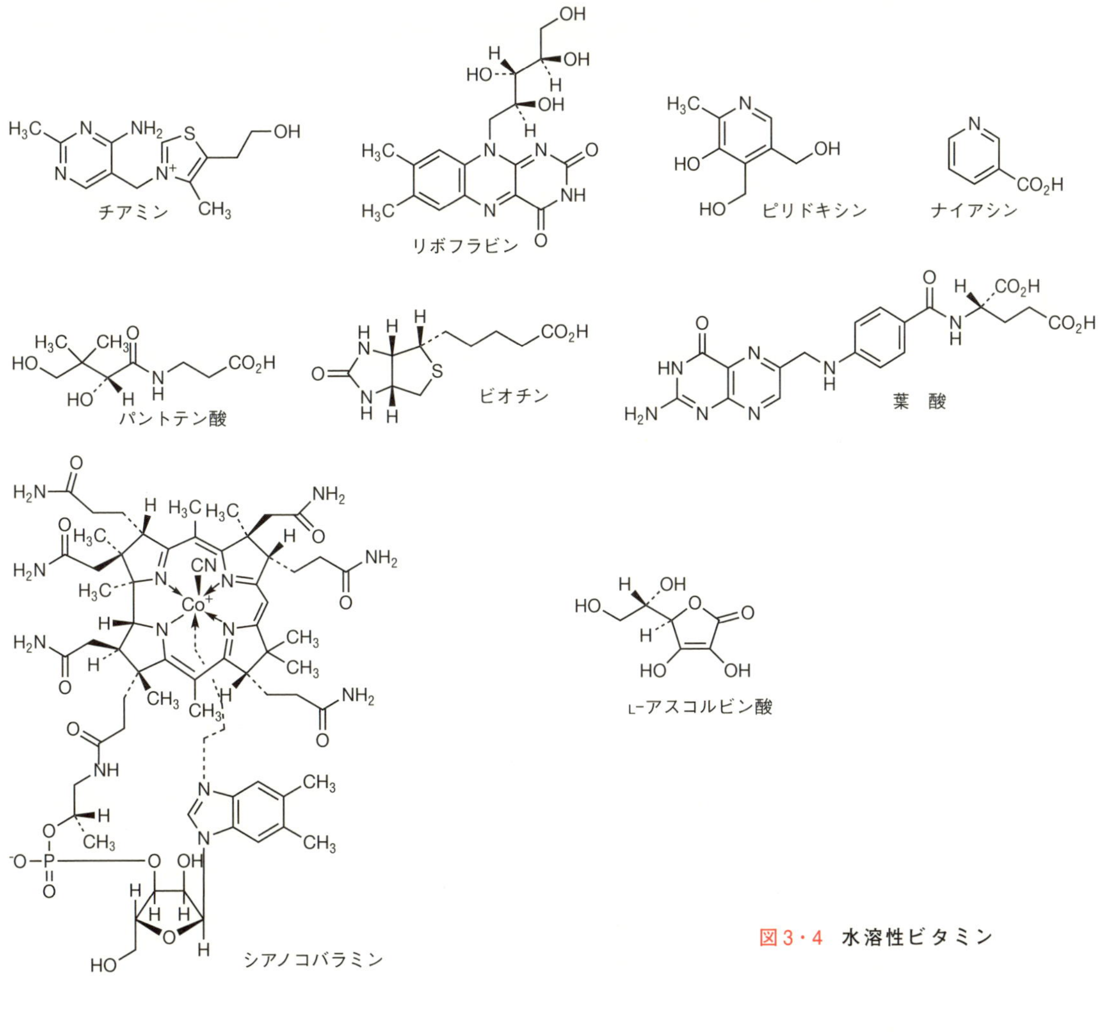

図3・4 **水溶性ビタミン**

## 3・1・5 ミネラル（無機質）

ミネラルは，生体構成成分，生体機能調節因子などとして生命維持に重要な役割を担っており，1日当たりの推定必要量が 100 mg 以上の多量ミネラルとそれ未満の微量ミネラルに分類される．

### A. 多量ミネラル

**a. カルシウム（Ca）**　その大部分がヒドロキシアパタイトとして骨，歯などの硬組織に存在し，体液中では酵素活性，細胞機能，血液凝固などの制御に関与する．

カルシウムは，乳・乳製品，豆類，魚貝類などに多く含まれ，その食品からの吸収率は高タンパク質食と共に摂取することで高くなり，特に牛乳中のカゼインカルシウムは吸収の良い形態である．一方，ホウレンソウやコーヒーなどに含まれるシュウ酸やフィチン酸はカルシウムと不溶性塩を形成し，その吸収率を低下させる．また，生体におけるカルシウムの出納は，リンの過剰摂取により負となる．

**b. リ ン（P）**　約 80％がカルシウムとともにヒドロキシアパタイトを形成しており，残りはリン酸イオン（$PO_4^{3-}$）に加え，脂質，核酸，ATP などの構成成分として生体機能の制御に寄与する．リンは食品全般に含まれる．

**c. ナトリウム（Na）**　体液浸透圧，酸-塩基平衡，細胞機能などを制御する役割を有する．ヒトはナトリウムをおもに食塩（NaCl）として，味噌，醤油，加工食品などから摂取しており，その過剰摂取は高血圧，胃がんなどの発症リスクを高める．

**d. カリウム（K）**　ナトリウムと同様に，体液浸透圧，酸-塩基平衡，細胞機能などの制御に関与する．カリウムは野菜全般に豊富に含まれ，その摂取量は高血圧，脳卒中，骨密度低下の予防と相関がある．生体からのカリウムの排泄量はナトリウムの摂取量と相関することから，ナトリウムとカリウムの摂取比は 2以下が適正とされている．

**e. 塩 素（Cl）**　多くは食塩として摂取され，ナトリウムと同様に，体液浸透圧，細胞機能などの制御に加え，胃酸として機能する．

**f. マグネシウム（Mg）**　穀物，豆類，海藻類，野菜などから摂取され，その大部分が炭酸塩やリン酸塩として骨や歯に存在する一方，マグネシウムイオンはアルカリホスファターゼなどの酵素の活性制御に関与する．

### B. 微量ミネラル

**a. 鉄（Fe）**　大部分がフェロ鉄（$Fe^{2+}$）としてヘモグロビンやミオグロビンを構成して酸素運搬に寄与する一方，フェリ鉄（$Fe^{3+}$）がフェリチンやヘモジデリンに結合した貯蔵鉄として存在する．

鉄は，肉類，豆類，緑色野菜などに多く含まれる．植物性食品に多く含まれる非ヘム鉄であるフェリ鉄は，フェロ鉄に還元されたのち小腸から吸収される．食品中ビタミン C などの還元物質はフェリ鉄（$Fe^{3+}$）をフェロ鉄（$Fe^{2+}$）に還元することで，その吸収を促進する．穀類に含まれるフィチン酸や茶のタンニンなどは鉄と不溶性塩を形成し，その吸収率を低下させる．

3・2 消化・吸収と栄養素の体内動態　153

**b. 銅（Cu）**　豆類，穀類，肉類などから摂取され，生体内で 80 mg 程度しか存在しないが，スーパーオキシドジスムターゼ（SOD），モノアミンオキシダーゼ（MAO）などの酵素の構成成分である．銅は細胞内において約 60％がメタロチオネインに結合して存在する一方，血液中ではセルロプラスミンの活性中心として存在し，ヘモグロビン合成に重要な役割を担っている．

**c. 亜　鉛（Zn）**　肉類，卵，魚介類（特にカキ）などから摂取され，カルボキシペプチダーゼ，アルカリホスファターゼなどの酵素の活性化や遺伝子発現の制御を介した細胞の分化・増殖などに重要な役割を担う．

**d. ヨウ素（I）**　海藻類などから摂取され，その大部分は甲状腺に局在し，甲状腺ホルモンの構成成分となっている．

**e. マンガン（Mn）**　穀類，豆類，野菜類（特にショウガ）などに多く含まれ，生体内ではアルギニン分解酵素，マンガン-スーパーオキシドジスムターゼ（Mn-SOD）などの酵素の構成成分である．

**f. セレン（Se）**　魚肉，肉類，卵，穀類などに多く含まれ，生体内ではセレノシステインやセレノメチオニンなどのアミノ酸として，グルタチオンペルオキシダーゼなどのセレノタンパク質を構成する．セレンの生体における安全域は狭く，土壌中のセレン含有量は地域差が顕著であるため，風土病である克山病が知られている．

**g. モリブデン（Mo）**　微量ミネラルのなかで唯一の第二遷移元素であり，豆類，肉類（特にレバー），穀類などに多く含まれる．モリブデンはモリブドプテリンとして，キサンチンオキシダーゼの補因子として機能する．

**h. コバルト（Co）**　肉類（特にレバー），魚貝類などに多く含まれ，生体内では腸内細菌によるビタミン $B_{12}$ の合成に必要とされる．

**i. クロム（Cr）**　生体内ではクロムの大部分が 3 価（$Cr^{3+}$）として存在し，タンパク質，核酸などと結合して存在している．クロムは，海藻類，果実類，肉類などに含まれる．なお，クロムが必須の栄養素と考えられていたが，近年この点は否定されつつある．

## 3・2　消化・吸収と栄養素の体内動態

　ヒトは，糖・脂質・タンパク質などの栄養素を外界から摂取し，それらが体内で代謝されたときに生成するエネルギーを利用して生命活動を営んでいる．この一連の過程において，摂取された栄養素（高分子有機化合物）は，まずは消化管内で吸収されやすい構成単位（低分子有機化合物）にまで加水分解される．この過程が**消化**である．次に，この低分子有機化合物は，消化管壁を通過して体内（血液中）に移行する．この過程が**吸収**である．そして最後に，吸収された低分子有機化合物からエネルギーを取出したり，生命活動を営むうえで必要な他の物質をつくり出したりする．この過程が**代謝**である．ここでは三大栄養素である糖・脂質・タンパク質の消化・吸収・代謝と，ビタミン・ミネラルの吸収について学ぶ．

消 化 digestion

吸 収 absorption

代 謝 metabolism
つながり　コアカリ C-6-5 生体エネルギーと代謝
→ 3巻 Ⅶ. 生命科学

### 3・2・1 糖質の消化と吸収

アミロース amylose

アミロペクチン amylopectin

α-アミラーゼ α-amylase

糖質はおもにデンプンとして摂取される．デンプンには，グルコースがα1→4 グリコシド結合のみで直線状に多数重合してらせん構造を形成した**アミロース**と，α1→4 グリコシド結合のほかに α1→6 グリコシド結合による枝分かれ構造をもった**アミロペクチン**がある（図3・1参照）．これら二つのデンプンは口腔内で最初に消化を受け，唾液中の酵素**α-アミラーゼ**によって構造内部のα1→4 グリコシド結合の一部が加水分解される（図3・5）．このα-アミラーゼは**プチアリン**ともよばれ，耳下腺・顎下腺でつくられて唾液中に分泌される酵素である．次に，一部が消化されたデンプンは食道・胃を経て小腸管腔内に達し，膵臓でつくられ小腸管腔内に分泌されたα-アミラーゼにより，グルコース同士がα1→4 グリコシド結合のみで結合した**マルトース（二糖）**や**マルトトリオース（三糖）**，枝分かれ構造（α1→6 グリコシド結合）をもった**（限界）デキストリン（オリゴ糖）**，2分子のグルコースがα1→6 グリコシド結合で結合した**イソマルトース（二糖）**にまで消化される（ただし，デキストリンとイソマルトースは，アミロースの消化では生成しない）．この小腸管腔内で働くα-アミラーゼは**アミロプシン**ともよばれ，口腔内のプチアリンと区別される．つづいてマルトースとマルトトリオースは，小腸粘膜上皮細胞刷子縁膜側の微絨毛膜表面上に存在する酵素**マルターゼ**や**グルコアミラーゼ**による加水分解を受けてグルコースになる．デキストリンは，グルコアミラーゼによる加水分解，あるいは同じく小腸粘膜上皮細胞刷子縁膜側の微絨毛膜表面上に存在する酵素**イソマルターゼ**によるα1→6 グリコシド結合（枝分かれ部分）の加水分解を受けたのちに，マルターゼやグルコアミラーゼによる加水分解を受けてグルコースになる．イソマルトースは，イソマルターゼによる加水分解を受けてグルコースになる．このような栄養素の消化機序において，α-アミラーゼのような消化管腔内の遊離酵素による消化のことを**管腔内消化**，マルターゼ，イソマルターゼ，グルコアミラーゼのような小腸粘膜上皮細胞の微絨毛膜表面上に存在する酵素による消化のことを**膜消化**とよぶ．

マルターゼ maltase

グルコアミラーゼ glucoamylase: α1→4 グリコシド結合と α1→6 グリコシド結合の両方を，デンプンの非還元末端側から順番に加水分解してグルコースを1個ずつ遊離させる酵素．

イソマルターゼ isomaltase

管腔内消化 intraluminal digestion

膜消化 membrane digestion

また，糖質の一部は，マルトース（麦芽糖），スクロース（ショ糖），ラクトー

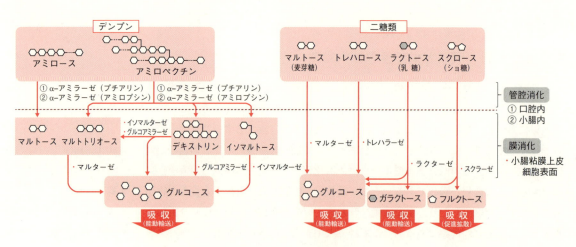

図3・5 デンプンと二糖類の消化

ス（乳糖），トレハロースのような二糖としても摂取される．これら二糖類は口腔・食道・胃を経て小腸管腔内に達したのち，それぞれ**マルターゼ，スクラーゼ，ラクターゼ，トレハラーゼ**による膜消化を受けて，構成する単糖にまで加水分解される．

　糖質は単糖にならないと吸収されない．小腸管腔内の単糖の吸収には，エネルギー（ATP）消費を伴う**能動輸送**とエネルギー消費を伴わない**促進拡散**の二つの経路がある（図3・6）．

　能動輸送において，小腸管腔内のグルコースは，小腸粘膜上皮細胞の基底膜側に存在するNa$^+$, K$^+$-ATPアーゼと共役した刷子縁膜側の**SGLT1（Na$^+$-グルコース共輸送体）**を介して，小腸管腔内のNa$^+$とともに小腸粘膜上皮細胞内に取込まれる．つづいて，細胞内に取込まれたグルコースは，基底膜側に存在する**GLUT2（グルコーストランスポーター2型）**を介した促進拡散で組織液側（血液中）に移行して吸収が完了する．フルクトース以外の単糖はこの経路で吸収される．

　一方，フルクトースは，小腸粘膜上皮細胞の刷子縁膜側に存在する**GLUT5（グルコーストランスポーター5型）**を介した促進拡散で小腸粘膜上皮細胞内に取込まれたあと，グルコースなどの他の単糖と同様に，基底膜側に存在するGLUT2を介した促進拡散で組織液側（血液中）に移行して吸収が完了する．このように，フルクトースの吸収ではATP消費を伴わない．

スクラーゼ sucrase: インベルターゼ，サッカラーゼともよばれる．

ラクターゼ lactase: β-ガラクトシダーゼともよばれる．

トレハラーゼ trehalase

能動輸送 active transport

促進拡散 facilitated diffusion

SGLT1（Na$^+$-グルコース共輸送体1）: Na$^+$/glucose cotransporter

GLUT2（グルコーストランスポーター2型）: glucose transporter type 2

GLUT5（グルコーストランスポーター5型）: glucose transporter type 5

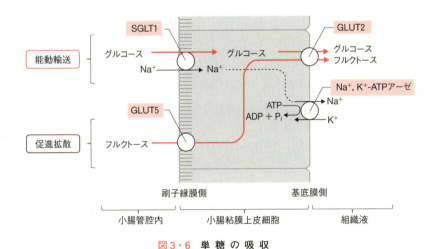

図3・6　単糖の吸収

## 3・2・2　糖質の代謝

　血液中のグルコースは，膵臓のB細胞（β細胞）から分泌されるホルモンインスリンの働きによりさまざまな組織の細胞内に取込まれ，異化代謝を受けて生命活動に必要なエネルギー（ATP）がつくり出される．

　細胞内に取込まれた1分子のグルコースは，細胞質可溶性画分の**解糖系**で代謝されて2分子のピルビン酸になる（図3・7）．このあいだに10種の酵素が働き，

インスリン insulin

解糖系 glycolysis

**基質レベルのリン酸化** substrate-level phosphorylation

**嫌気的代謝** anaerobic metabolism

**乳酸発酵** lactic acid fermentation

**好気的代謝** aerobic metabolism

**クエン酸回路** citric acid cycle：**トリカルボン酸回路** (tricarboxylic acid cycle, **TCA回路**)，**クレブス回路** (Kreb's cycle) ともよばれる．

**呼吸鎖電子伝達系** electron transport system：四つの呼吸酵素複合体 (Ⅰ～Ⅳ)，シトクロム $c$ と非タンパク質構成成分であるコエンザイム $Q_{10}$ からなり，電子の授受により ATP 産生に必要なミトコンドリア内膜内外のプロトン濃度勾配をつくり出す．

**酸化的リン酸化** oxidative phosphorylation

**リンゴ酸-アスパラギン酸シャトル** malate-aspartate shuttle

**グリセロール3-リン酸シャトル** glycerol 3-phosphate shuttle

2分子の NADH と正味2分子の ATP が産生する．この解糖系での ATP 産生は**基質レベルのリン酸化**とよばれる．酸素の供給が十分でない（追いつかない）場合は**嫌気的代謝**が起こり，ピルビン酸は乳酸デヒドロゲナーゼにより，解糖系で生成した NADH を利用して乳酸に還元される（**乳酸発酵**）（図3・7①）．一方，酸素の供給が十分にある場合は**好気的代謝**が起こり，ピルビン酸はミトコンドリア内のマトリックスに移行してアセチル CoA に変換されたのち**クエン酸回路**（**TCA回路**）に入り，9段階の代謝段階を経て完全に代謝される（図3・7②）．この間に1分子のピルビン酸から4分子の NADH，1分子の FADH$_2$，1分子の GTP と3分子の二酸化炭素が生成するが，直接の ATP 産生はない．次に，NADH と FADH$_2$ の電子は，ミトコンドリア内膜（クリステ）に存在する**呼吸鎖電子伝達系**に渡される．この電子は最終的に分子状酸素に渡されて水が生成するが，この過程でミトコンドリア内膜内外にプロトン（H$^+$）の濃度勾配が形成され，これを駆動力として F$_1$F$_0$-ATP アーゼが ATP を産生する．このような呼吸鎖電子伝達系と共役した ATP 産生のことを，**酸化的リン酸化**とよぶ．GTP はマトリックス内の酵素ヌクレオシドジホスホキナーゼにより直接 ATP に変換される．一方，二酸化炭素は呼気中に放出される．また，好気的代謝では，解糖系で生成した NADH も，**リンゴ酸-アスパラギン酸シャトル**（肝臓・心筋），あるいは**グリセロール3-リン酸シャトル**（骨格筋）を介してミトコンドリア内膜（クリステ）の呼吸鎖電子伝達系に入り，酸化的リン酸化で ATP が産生する．この一連の代謝を経ることで，1分子のグルコースから嫌気的条件下では2分子の ATP が，好気的条件下では肝臓・心筋では32分子の ATP が，骨格筋では30分子の ATP が生成する．

また，吸収された他の単糖（フルクトース，ガラクトース，マンノース）は，いずれも解糖系の中間代謝物に変換（代謝）されたあとに，グルコースと同じ経路で代謝されてエネルギー（ATP）になる．

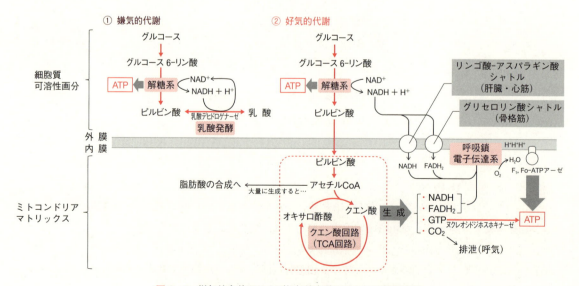

図3・7　嫌気的条件下および好気的条件下における糖質代謝

糖質を過剰に摂取したとき，エネルギー源として利用されなかった糖質は**グリコーゲン**として体内に貯蔵される．過剰なグルコースは解糖系の最初の中間代謝物グルコース 6-リン酸に代謝されたあとグルコース 1-リン酸になり，UDP-グルコースに変換されてからグリコーゲンシンターゼが働いて重合することで，グリコーゲンになる（**グリコーゲン合成経路**）．この代謝経路は肝臓と筋肉に存在するので，グリコーゲンはこれら両組織にのみ蓄積（貯蔵）する．

飢餓時や糖不足時には，グリコーゲンはグリコーゲンホスホリラーゼによる**加リン酸分解**を受けてグルコース 1-リン酸に直接分解されたのち，グルコース 6-リン酸に変換されてから解糖系を経てエネルギーになる（図 3・8）．また，肝臓内に貯蔵されたグリコーゲンは自身（肝臓）のエネルギー源として利用されるだけでなく，グルコース 6-リン酸に肝臓内の酵素グルコース 6-ホスファターゼを作用させてグルコースを生成し，これを血液中に放出して血糖値*を維持したり，肝臓以外の組織・臓器のエネルギー源にしたりする．特に脳が活動するためのエネルギーは糖質代謝に大きく依存しているので，飢餓時においても血糖値を維持することは，生きていくうえで不可欠である．これに対して筋肉内に貯蔵されたグリコーゲンは，筋肉活動のエネルギー源としてのみ使われる．

グリコーゲン glycogen

グリコーゲン合成経路 glycogenesis

加リン酸分解 phosphorolysis

* **血糖値**: 血液中のグルコース濃度．

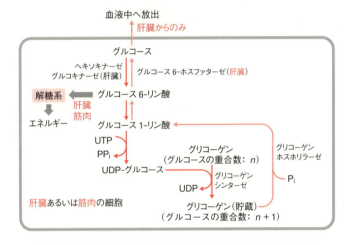

**図 3・8** 肝臓と筋肉におけるグリコーゲンの合成と分解（利用）

インスリンは，血液中から各組織の細胞内へのグルコースの取込みと，細胞内における糖質利用（異化代謝やグリコーゲンの合成）を亢進させることで血糖値を低下せる唯一のホルモンである．一方，**アドレナリン**や膵臓の A 細胞（α 細胞）から分泌されるホルモン**グルカゴン**は，肝臓での**糖新生**やグリコーゲンの分解を促すことで血糖値を上昇させる．これらが協働して働くことで，ヒトの血糖値は常に 70〜110 mg/dL の範囲（正常値）に維持されている．血糖値が低すぎると意識障害から痙攣，昏睡状態（低血糖性昏睡）に陥り，やがて死に至る．一方，高血糖状態が持続する（糖尿病）と細小血管壁のタンパク質の糖化が促されて（**メイラード反応**），糖尿病の三大合併症（網膜症・神経症・腎症）発症の危険度が増す．

アドレナリン adrenaline

グルカゴン glucagon

**糖新生** gluconeogenesis: 乳酸やピルビン酸，クエン酸回路中間体からグルコースをつくる代謝経路．肝臓と腎臓で行われる．

メイラード反応 Maillard reaction

**つながり** 本書 §4・1 参照．

中性脂肪 neutral fat: §3・1・2参照

また，過剰に摂取した糖質が好気的に代謝されて大量のアセチルCoAが生成すると，これが脂肪酸の生合成経路に回されて**中性脂肪（トリアシルグリセロール）**になり，体内の脂肪組織に貯蔵される．糖質が多い甘い食品を摂取しすぎても太るのはこのためである．

### 3・2・3 脂質の消化と吸収

リパーゼ lipase
膵リパーゼ pancreatic lipase
2-モノアシルグリセロール（モノグリセリド）
2-monoacylglycerol (monoglycerid)
脂肪酸 fatty acid

食事で摂取される脂質のほとんどは中性脂肪（トリアシルグリセロール）である．中性脂肪は小腸管腔内で，膵臓でつくられた消化酵素**リパーゼ（膵リパーゼ）**の作用により，C1位とC3位のエステル結合が加水分解されて，**2-モノアシルグリセロール（モノグリセリド）**と**脂肪酸**になる（図3・9）．

$$\underset{\substack{\text{中性脂肪}\\(\text{トリアシルグリセロール})}}{\begin{array}{c}\text{O}\\\|\\R^2-C-O-\overset{1}{C}H_2-O-\overset{\text{O}}{\overset{\|}{C}}-R^1\\\overset{2}{C}H\\\overset{3}{C}H_2-O-\overset{\text{O}}{\overset{\|}{C}}-R^3\end{array}} \xrightarrow{\text{膵リパーゼ}} \underset{\substack{\text{2-モノアシルグリセロール}\\(\text{モノグリセリド})}}{\begin{array}{c}\text{O}\\\|\\R^2-C-O-\overset{2}{C}H\\CH_2-OH\\CH_2-OH\end{array}} + \underset{\text{脂肪酸}}{\begin{array}{c}R^1-COOH\\R^3-COOH\end{array}}$$

図3・9　中性脂肪の消化　$R^1, R^2, R^3$ はアルキル基．

単純拡散 passive transport
アルブミン albumin

この反応で生成した中鎖脂肪酸（炭素数が概ね8〜12個の脂肪酸）は，小腸粘膜上皮細胞を通して**単純拡散**で吸収され直接血液中に入る．血液中では中鎖脂肪酸は血中タンパク質**アルブミン**と結合して運搬され，門脈を経て肝臓に入りエネルギー産生に利用される．食事中の遊離の中・短鎖脂肪酸もこの方法で吸収・運搬される．一方，長鎖脂肪酸（炭素数が概ね14〜20個の脂肪酸）は，肝臓でつくられ胆のうから胆管を経て十二指腸内に分泌された**胆汁酸**により2-モノアシルグリセロールとともに**ミセル**化されたのち，単純拡散で小腸粘膜上皮細胞内に取込まれる．つづいて長鎖脂肪酸は，小腸粘膜上皮細胞内で2-モノアシルグリセロールと結合して（エステル結合の再形成），トリアシルグリセロールが再構

胆汁酸 bile acid
ミセル micelle

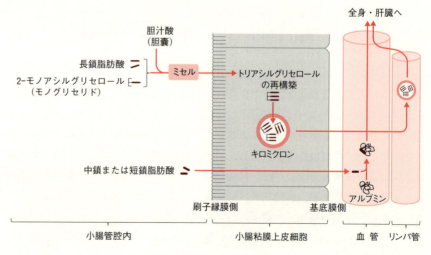

図3・10　脂　質　の　吸　収

築される．この再構築されたトリアシルグリセロールは，粘膜上皮細胞内でつくられるリポタンパク質**キロミクロン**に内包されてリンパ管内に放出され，胸管を経て左鎖骨下静脈から血液中に入り全身に運ばれる（図3・10）．キロミクロン中の中性脂肪は，おもに脂肪組織や筋肉組織，肝臓に貯蔵され，必要に応じて分解されてエネルギー産生に利用される．

キロミクロン
chylomicron：§3・1・2 参照．

### 3・2・4 体内における脂質の運搬：リポタンパク質

**リポタンパク質**は，リン脂質，遊離コレステロール，特異なタンパク質（**アポリポタンパク質**）からなる一重膜で覆われた小胞構造をもち，その内側に中性脂肪（トリアシルグリセロール）やエステル型コレステロール（コレステロールエステル）を内包した，体内における脂質の運搬体である．リポタンパク質には**キロミクロン**，**超低密度リポタンパク質（VLDL）**，**中間密度リポタンパク質（IDL）**，**低密度リポタンパク質（LDL）**と**高密度リポタンパク質（HDL）**の五つがある．

キロミクロンは小腸粘膜上皮細胞でつくられ，食事由来の中性脂肪やコレステロールのような脂質を肝臓へと運ぶ．脂質を内包したキロミクロンは，最初はリンパ管内に放出され，胸管を経て左鎖骨下静脈から血液中に入る．そして，体内を循環中に血管壁の**リポタンパク質リパーゼ**による代謝（加水分解）を受けて**キロミクロンレムナント**となり，肝臓表面の**レムナント受容体**に結合してから肝臓内に取込まれる．

VLDLは肝臓でつくられ，同じく肝臓内でつくられた中性脂肪やコレステロールの運搬に働く．VLDLは血液とともに体内を循環中に，血管壁にあるリポタンパク質リパーゼの作用を受けて中性脂肪を徐々に失うことで比重がしだいに増していき，IDLを経てコレステロールの含有割合が高いLDLに変換する（図3・

リポタンパク質
lipoprotein

アポリポタンパク質
apolipoprotein

超低密度リポタンパク質
very low density lipoprotein, VLDL

中間密度リポタンパク質
intermediate density lipoprotein, IDL

低密度リポタンパク質 low density lipoprotein, LDL

高密度リポタンパク質
high density lipoprotein, HDL

リポタンパク質リパーゼ
lipoprotein lipase

レムナント受容体
remnant receptor：キロミクロンレムナント受容体ともいう．

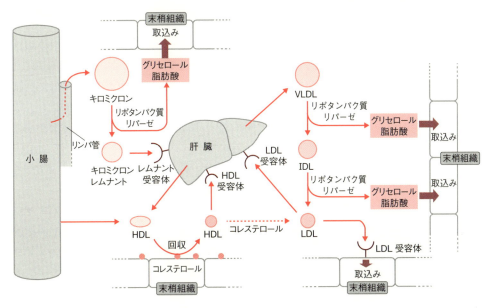

図3・11　リポタンパク質の代謝

160　第3章　食品機能と疾病の予防・治療における栄養

**LDL 受容体** LDL receptor

11）．すなわち，VLDL はこの間に末梢組織へ中性脂肪を供給していることになる．その後，LDL は，末梢組織表面にある **LDL 受容体**に結合してから組織内に取込まれる．このようにして，LDL は末梢組織へコレステロールを供給する．末梢組織に供給されたコレステロールは，体内におけるステロイドホルモンなどの生合成を行う際の原材料として使われる．末梢組織に取込まれなかった LDL は肝臓に戻り，肝臓表面の LDL 受容体に結合してから肝臓内に取込まれる．

\*1 これをコレステロールの逆輸送とよぶ．

**レシチンコレステロールアシルトランスフェラーゼ** lecithin-cholesterol acyltransferase, LCAT

**HDL 受容体** HDL receptor

一方，HDL は肝臓と小腸粘膜上皮細胞でつくられ，末梢組織表面から余剰コレステロールを回収して肝臓へと運ぶ\*1．回収された遊離コレステロールは，HDL 粒子の表面にある酵素**レシチンコレステロールアシルトランスフェラーゼ**（**LCAT**）の働きにより，HDL 膜を構成するリン脂質（レシチン）の2位の脂肪酸部分が，コレステロールの3位のヒドロキシ（水酸）基に転移されてエステル型コレステロールとなることで HLD 粒子の内部に入り込んで運搬される（図3・12）．その後，HDL は，肝臓表面の **HDL 受容体**に結合してから肝臓内に取込まれる．また，HDL が回収したコレステロールの一部は，LDL にも渡される．

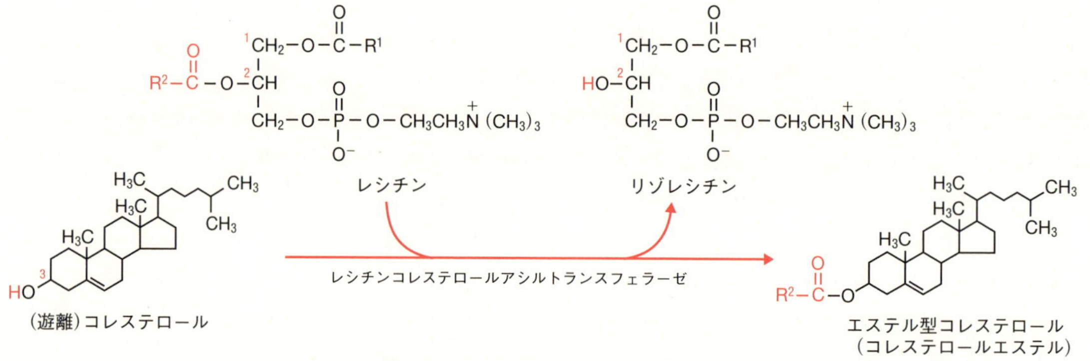

**図3・12　レシチンコレステロールアシルトランスフェラーゼによるエステル型コレステロールの生成**

\*2 そのため，LDL コレステロールのことを，"悪玉コレステロール"とよぶことがある．

\*3 そのため，HDL コレステロールのことを，"善玉コレステロール"とよぶことがある．

血清総コレステロール量の約2/3は LDL に存在する．そのため，血中の LDL コレステロール値が高い（脂質異常症の）人は余剰コレステロールが血管壁に沈着しやすく，その結果，細胞膜の流動性が低下して血管壁が次第に硬くなり動脈硬化症発症の危険性が増す\*2．一方，血中の HDL コレステロール値が高い人は末梢組織や血管壁から余剰コレステロールが回収されやすいため，動脈硬化症発症の危険性が低い\*3．

## 3・2・5　脂質の代謝

**肝リパーゼ** hepatic lipase

**アシル CoA** acyl-CoA

**アシルカルニチン** acylcarnitine

**β 酸化** β-oxidation

肝臓内に運び込まれた中性脂肪（トリアシルグリセロール）は，**肝リパーゼ**によりグリセロールと脂肪酸に加水分解される（図3・13）．脂肪酸は，ATP を消費してミトコンドリア外膜表面で**アシル CoA** に変換されたのちにミトコンドリア外膜を通過し，外膜と内膜の間にある膜間腔内に運び込まれる．そこでアシル CoA は**アシルカルニチン**に変換されて内膜を通過し，マトリックス内で再びアシル CoA に戻されてから **β 酸化**を受ける．

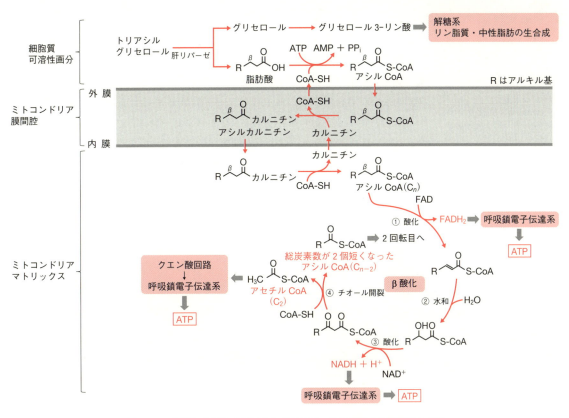

図3・13　肝臓におけるトリアシルグリセロールの代謝と脂肪酸のβ酸化

β酸化は ① 酸化 → ② 水和 → ③ 酸化 → ④ チオール開裂の4段階の反応からなり，1回転するごとに最初のアシルCoAの炭素数が2個短くなる*．この反応を繰返すことで，アシルCoAは，FADH₂，NADHとアセチルCoAに完全に代謝される．FADH₂とNADHはミトコンドリア内膜（クリステ）の呼吸鎖電子伝達系に電子を渡して，酸化的リン酸化でATPを産生する．また，アセチルCoAはクエン酸回路（TCA回路）で代謝されて，最終的にATPが産生する．この代謝系を経ることで，1分子のパルミチン酸（C16：0）からは，正味121分子のATPが産生する．

一方，グリセロールは肝臓内でグリセロール3-リン酸に代謝される．その後，リン脂質や中性脂肪の生合成に使われるか，あるいは解糖系中間体のジヒドロキシアセトンリン酸になってから解糖系で代謝されてエネルギーになる．

糖尿病ではグルコースが細胞内に取込まれにくくなるため，エネルギー獲得の手段として脂質代謝が優位になる．また，飢餓時は体内の脂肪組織に蓄えていた中性脂肪を分解・代謝することでエネルギーを得る．体内で脂質代謝が亢進すると，その代謝産物であるアセチルCoAが大量に生成して肝臓内に蓄積する．そうなるとアセチルCoAに酵素が働いて重合し，アセトアセチルCoAから3-ヒドロキシ-3-メチルグルタリルCoA（HMG-CoA）を経て**アセト酢酸**を生成する（図3・14）．さらにアセト酢酸は酵素による還元反応を受けて**3-ヒドロキシ酪**

\* この2個短くなった分がアセチルCoAとして遊離する．

**HMG-CoA**: 3-hydroxy-3-methylglutaryl CoA, HMG-CoA

アセト酢酸 acetoacetic acid

3-ヒドロキシ酪酸 β-hydroxybutyric acid

酸になる．これらの反応は，肝臓のミトコンドリアマトリックス内で起こる．その後，アセト酢酸と 3-ヒドロキシ酪酸は肝臓内から血液中に放出され，アセト酢酸の一部は非酵素的な脱炭酸反応を受けて**アセトン**になる．このようにして生成したアセト酢酸，3-ヒドロキシ酪酸，アセトンの三つの物質を**ケトン体**とよぶ．糖尿病が進行すると，血液中のアセト酢酸と 3-ヒドロキシ酪酸が増えることで体液が酸性化してアシドーシス（**ケトアシドーシス**）になる．また，肺や体表近くの毛細血管からはアセトンが揮発することで，呼気や身体から特異な臭気（**アセトン臭**）が放たれることがある．ケトン体のうち，アセト酢酸と 3-ヒドロキシ酪酸は，肝臓以外の組織に取込まれてアセチル CoA に変換されてから，エネルギー産生に利用される．

アセトン acetone
ケトン体 ketone body
ケトアシドーシス ketoacidosis：特にケトン体の生成を主原因とするアシドーシスのことを，このようによぶことがある．
アセトン臭

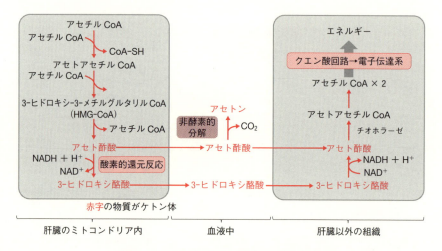

図 3・14　アセチル CoA からケトン体の生成

ペプシン pepsin：おもにタンパク質内の芳香族アミノ酸残基とロイシン残基のアミノ基側のペプチド結合を加水分解する酵素．

トリプシン trypsin：おもにタンパク質内のアルギニン残基とリシン残基のカルボキシ基側のペプチド結合を加水分解する酵素．

キモトリプシン chymotrypsin：おもにタンパク質内の芳香族アミノ酸残基のカルボキシ基側のペプチド結合を加水分解する酵素．

エラスターゼ elastase：おもにタンパク質内の脂肪族アミノ酸残基のカルボキシ基側のペプチド結合を加水分解する酵素．

カルボキシペプチダーゼ carboxypeptidase：タンパク質の C 末端側のペプチド結合から順番に加水分解する酵素．

アミノペプチダーゼ aminopeptidase：タンパク質の N 末端側のペプチド結合から順番に加水分解する酵素．

ジペプチダーゼ dipeptidase

酵素前駆体（チモーゲン）zymogen

## 3・2・6　タンパク質の消化と吸収

食物中のタンパク質は，胃内と小腸管腔内で消化される．食事から摂取したタンパク質は，まず胃内のタンパク質消化酵素**ペプシン**でペプチド結合の一部が加水分解（消化）される（図 3・15）．次に，小腸管腔内で，タンパク質消化酵素**トリプシン，キモトリプシン，エラスターゼ，カルボキシペプチダーゼ**により，ジペプチドやトリペプチドのようなオリゴペプチドにまで管腔消化される．オリゴペプチドは，**アミノペプチダーゼやジペプチダーゼ**による膜消化を受けてアミノ酸にまで消化される．

ペプシンは，最初にペプシノーゲンとよばれるタンパク質の消化能力をほとんどもたない**酵素前駆体（チモーゲン）**として胃腺主細胞で産生され胃内に分泌される．その後，胃酸の作用（加水分解）を受けてタンパク質の消化能力をもつペプシンになる．また，トリプシン，キモトリプシン，エラスターゼ，カルボキシペプチダーゼは，それぞれトリプシノーゲン，キモトリプシノーゲン，プロエラスターゼ，プロカルボキシペプチダーゼとよばれる酵素前駆体として膵臓内で産

生され，これらが膵管を通って小腸管腔内に分泌される．次にトリプシノーゲンが，十二指腸壁細胞から分泌されるタンパク質分解酵素**エンテロキナーゼ**の作用を受けて，タンパク質消化能力をもつトリプシンになる．トリプシンは小腸管腔内で食事由来のタンパク質の消化に直接働くだけでなく，他の酵素前駆体（キモトリプシノーゲン，プロエラスターゼ，プロカルボキシペプチダーゼ）にも働いて，それぞれタンパク質消化能力をもつ酵素にする．

エンテロキナーゼ entero-kinase: エンテロペプチダーゼ (enteropeptidase) ともよばれる．

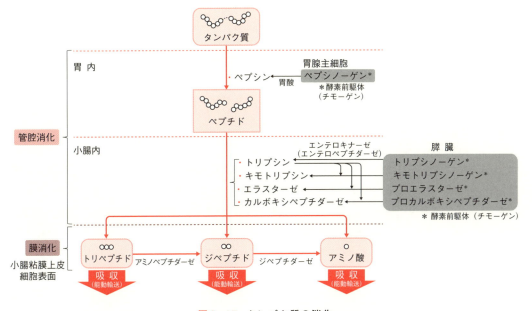

図 3・15　タンパク質の消化

　タンパク質の消化酵素は，その働き方の違いで**エンド型**と**エキソ型**に分類される．ペプシン，トリプシン，キモトリプシン，エラスターゼのように，タンパク質内部の特定のアミノ酸残基部分のペプチド結合の加水分解に働く酵素のことをエンド型（エンドペプチダーゼ），カルボキシペプチダーゼやアミノペプチダーゼのように，タンパク質の C 末端あるいは N 末端からアミノ酸を順次一つずつ遊離していく酵素のことをエキソ型（エキソペプチダーゼ）とよぶ．

　タンパク質は，アミノ酸にまで消化されなくても，ジペプチドやトリペプチドのままで吸収されるものがある．アミノ酸，ジペプチド，トリペプチドは，すべて**能動輸送**で吸収される．

　タンパク質の消化で生成したアミノ酸は，小腸粘膜上皮細胞の基底膜側に存在する $N^+, K^+$-ATP アーゼと共役した刷子縁膜側の **$Na^+$-アミノ酸共輸送体**を介して，小腸管腔内の $Na^+$ とともに小腸粘膜上皮細胞内に取込まれる（図 3・16）．一方，ジペプチドやトリペプチドは，$N^+, K^+$-ATP アーゼと $Na^+, H^+$-対向輸送体が共役した **$H^+$-ペプチド共輸送体**を介して，小腸管腔内の $H^+$ とともに小腸粘膜上皮細胞内に取込まれてからアミノ酸にまで分解される．つづいて，小腸粘膜上皮細胞内のアミノ酸は，基底膜側に存在するアミノ酸輸送体を介した促進拡散で組織液側（血液中）に移行して，吸収が完了する．

エンド型
エキソ型

$Na^+$-アミノ酸共輸送体
$Na^+$/amino acid cotransporter

$H^+$-ペプチド共輸送体
$H^+$/peptide cotransporter

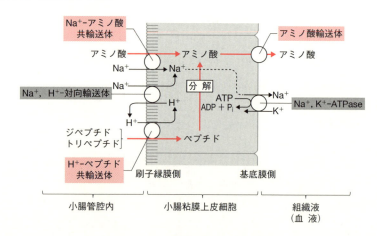

図3・16 アミノ酸とペプチドの吸収

### 3・2・7 アミノ酸の代謝

吸収されたアミノ酸の多くはタンパク質の合成に使われる．また，体内には常に一定量のアミノ酸が遊離の状態で保持されており（これを**アミノ酸プール**とよぶ），炎症時などにおける突然のタンパク質の需要増大に備えている（図3・17）．アミノ酸プール中の遊離アミノ酸は食物から供給されるほかに，身体を構成しているタンパク質（体タンパク質）の新陳代謝による分解などでも補われる．一方，余剰アミノ酸は，分解・代謝されて排泄される．飢餓時には，アミノ酸プール中のアミノ酸がエネルギー産生に使われ，不足すると体タンパク質が分解されてアミノ酸プールが補われるため，筋肉量が次第に減少する．

アミノ酸プール: §3・1・3 参照

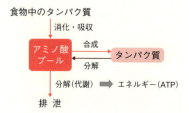

図3・17 タンパク質の体内動態

アミノ酸の代謝は，アミノ基部分と残りの炭素骨格部分〔2-オキソ酸（α-ケト酸ともいう）〕に分けて考えると理解しやすい（図3・18）．アミノ酸の代謝では，アミノ酸は**酸化的脱アミノ反応**を受けて，アミノ基がアンモニアに，残りの部分が2-オキソ酸になる．グルタミン酸がミトコンドリアマトリックス内の酵素**グルタミン酸デヒドロゲナーゼ**によってアンモニアと2-オキソグルタル酸（2-オキソ酸）になるのは，代表的な酸化的脱アミノ反応である（図3・18①）．この反応で生成したアンモニアは，肝臓のミトコンドリアマトリックス内でカルバモイルリン酸に変換されたあと，オルニチンと縮合してシトルリンを生成し，ひき続き細胞質可溶性画分で3段階の代謝反応を経て**尿素**とオルニチン（再生）になる（図3・18②）．この代謝経路は**尿素回路（オルニチン回路）**とよばれ，

酸化的脱アミノ反応 oxidative deamination

グルタミン酸デヒドロゲナーゼ glutamate dehydrogenase

尿素 urea

尿素回路（オルニチン回路） urea cycle（ornithine cycle）

ヒトでは肝臓のみに存在する．この代謝反応では1分子のアンモニアから1分子の尿素が生成し，このあいだにエネルギー（ATP）が消費される．その後，尿素は肝臓から血液中に放出されて，腎臓から尿中排泄される．一方，肝臓以外の組織には尿素回路がないため，それら組織内で生成したアンモニアを，筋肉では**アラニン**に，他の組織では**グルタミン**に一度変換してから血液中に放出して肝臓に送り，そこでアンモニアを遊離させてから尿素回路で代謝させる．

　また，アミノ酸の代謝過程で，あるアミノ酸のアミノ基を2-オキソ酸に転移させて，別のアミノ酸と別の2-オキソ酸を生成することもある（**アミノ基転移反応**）．代表的な反応例としては，アラニンのアミノ基を2-オキソグルタル酸に転移させてグルタミン酸とピルビン酸（2-オキソ酸）を生成する酵素**アラニンアミノトランスフェラーゼ（ALT）**によるものと，アスパラギン酸のアミノ基を2-オキソグルタル酸に転移させてグルタミン酸とオキサロ酢酸（2-オキソ酸）を生成する酵素**アスパラギン酸アミノトランスフェラーゼ（AST）**によるものがある（図3・18③）．これら二つの酵素は肝臓や心臓の細胞質可溶性画分に多く存在するため，これら臓器に炎症などの傷害が起こった際には血液中に漏れ出して，血中酵素活性が増大する．そのため，血中ALT活性とAST活性は，これら臓器の疾患の指標として臨床検査で広く用いられている．

アラニン alanine

グルタミン glutamine

アミノ基転移反応 transamination reaction

アラニンアミノトランスフェラーゼ alanine aminotransferase, ALT：グルタミン酸ピルビン酸トランスアミナーゼ（glutamic pyruvic transaminase, GPT）ともよばれる．

アスパラギン酸アミノトランスフェラーゼ aspartate aminotransferase, AST：グルタミン酸オキサロ酢酸トランスアミナーゼ（glutamic oxaloacetic transaminase, GOT）ともよばれる．

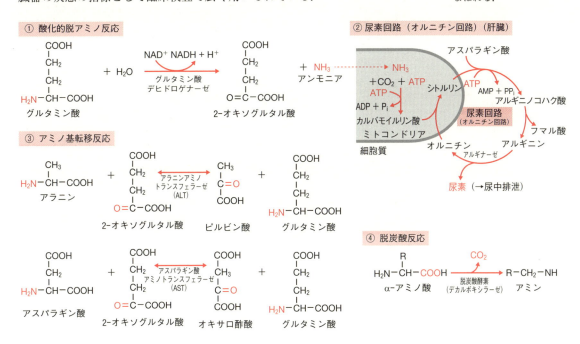

図3・18　体内における主要なアミノ酸代謝経路（反応）

　一方，アミノ酸の炭素骨格部分に由来した2-オキソ酸は，代謝されてピルビン酸やクエン酸回路の中間代謝物に変換されてから糖新生を経てグルコースになりうるものと，ケトン体になりうるものに分けられる（図3・19）．炭素骨格部分が代謝を受けてグルコースになりうるアミノ酸のことを**糖原性アミノ酸**，ケトン体になりうるアミノ酸のことを**ケト原性アミノ酸**とよぶ．アミノ酸は，糖原性

糖原性アミノ酸 glucogenic amino acid

ケト原性アミノ酸 ketogenic amino acid

アミノ酸のみに属するもの，ケト原性アミノ酸のみに属するもの，その両方に属するものに分けられるが，**ロイシン**と**リシン**\*は純粋なケト原性アミノ酸であり，グルコースにはならない．

また，アミノ酸のなかには脱炭酸酵素デカルボキシラーゼによる**脱炭酸反応**を受けて（図3・18④），生理作用をもったアミン類（**生理活性アミン**）に代謝されるものがある（表3・1）．同様の反応は微生物による食品タンパク質の分解（腐敗）でも起こり，このとき生成するアミン類のことを**腐敗アミン**とよぶ．

ロイシン leucine
リシン lysine
\* ヒトにおける代謝の全容はまだ解明されていない．
脱炭酸反応 decarboxylation
生理活性アミン
腐敗アミン

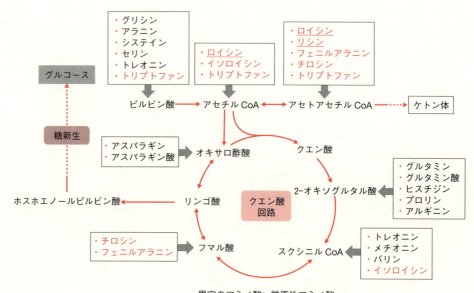

**図3・19 糖原性アミノ酸とケト原性アミノ酸の代謝**

**表3・1 アミノ酸の脱炭酸反応で生成する代表的な生理活性アミンと腐敗アミン**

| アミノ酸 | 生成するアミン | 働き |
|---|---|---|
| ヒスチジン | ヒスタミン | アレルギー物質，腐敗アミン |
| グルタミン酸 | γ-アミノ酪酸（GABA） | 神経伝達物質 |
| セリン | エタノールアミン | リン脂質の構成成分 |
| チロシン | カテコールアミン（ドパミン，ノルアドレナリン，アドレナリン）チラミン | 神経伝達物質 腐敗アミン |
| オルニチン | プトレッシン | 細胞増殖 |
| 5-ヒドロキシトリプトファン | セロトニン メラトニン | 神経伝達物質（オータコイド）松果体ホルモン |
| トリプトファン | トリプタミン | 腐敗アミン |
| リシン | カダベリン | 腐敗アミン |
| アルギニン | アグマチン | 腐敗アミン |

3・2 消化・吸収と栄養素の体内動態 　167

## 3・2・8 ビタミンの吸収

　食品中の水溶性ビタミンの多くは補酵素型あるいはタンパク質と結合した状態
で存在するが，摂取後に胃酸あるいは消化管内のタンパク質分解酵素の作用でタ
ンパク質から遊離して，**空腸**あるいは**回腸**から吸収される．ビタミン $B_{12}$ 以外の
水溶性ビタミンは，空腸の小腸粘膜上皮細胞の刷子縁膜側に存在する特異的な輸
送担体（トランスポーター）を介して，葉酸では $H^+$ の，その他のビタミンでは
$Na^+$ の共輸送を伴う**能動輸送**で吸収される．一方，ビタミン $B_{12}$ は，タンパク質
から遊離したあと，胃の壁細胞から分泌された糖タンパク質である**内因子**と結合
して消化管内を運ばれ，回腸の小腸粘膜上皮細胞の刷子縁膜側に存在する特異的
な受容体に結合してから吸収される．そのため，胃がんなどで胃を切除した患者
では内因子が欠如するので，しばしば欠乏症（悪性貧血）がみられる．

　脂溶性ビタミンは，脂肪酸と同様に小腸管腔内で胆汁酸によりミセル化された
のち，**単純拡散**で小腸粘膜上皮細胞内に吸収される．脂溶性ビタミンの多くは脂
質とともに吸収されるため，脂質の吸収障害がある人や栄養食事療法で脂質制限
食が適用されている患者で欠乏しやすい．

空 腸 jejunum

回 腸 ileum

内因子: §3・1・4 Bh 参照.

単純拡散

## 3・2・9 ミネラルの吸収

　ナトリウムは，小腸から糖質やアミノ酸・ペプチドとともに吸収される（図
3・6，図3・16）．さらに，ナトリウムは，腸管内の $Cl^-/HCO_3^-$ **対向輸送体**と共役
した $Na^+/H^+$ **対向輸送体**を介した経路からでも吸収される．この輸送体は塩素
の腸管からの吸収にも関与しており，結果として NaCl（$Na^+$ と $Cl^-$）の吸収に関与
する．また，これとは別に，塩素には $Na^+/H^+$ 対向輸送体と共役しない $Cl^-/HCO_3^-$
対向輸送体を介した吸収経路もある．

　カリウムは，小腸粘膜上皮細胞の細胞–細胞間の隙間（タイトジャンクショ
ン*）を通した**細胞間隙輸送**（受動輸送）で吸収される．

　カルシウムは十二指腸から空腸までの小腸上部で，$Ca^{2+}$ **チャネル**を通した能
動輸送でおもに吸収されるが，細胞間隙輸送でも吸収される．カルシウムの吸収
は小腸粘膜上皮細胞内のカルシウム結合タンパク質量と相関しており，活性型ビ
タミン D はこのカルシウム結合タンパク質の合成を転写レベルで調節すること
で，カルシウムの吸収を制御する．また，カルシウムは，腸管内でリンと結合し
てリン酸カルシウムを形成してしまうと吸収が抑制される．

　食事中のリンの多くはリン酸として存在しており，小腸内のビタミン D 依存
性の**ナトリウム依存性リン酸トランスポーター**を介した能動輸送と，細胞間隙輸
送で吸収される．腸管からのリンの吸収は活性型ビタミン D で促進されるが，
カルシウムやマグネシウムで抑制される．

　鉄は食事からヘム鉄と無機鉄の二つのかたちで摂取され，十二指腸から空腸ま
での小腸上部で吸収される．ヘム鉄は，**ヘムトランスポーター1**を介してそのま
まの形で小腸粘膜上皮細胞内に吸収されてから分解され，鉄を遊離する．一方
で，大部分が $Fe^{3+}$ として存在する無機鉄はほとんど吸収されず，ビタミン C や
小腸粘膜上皮細胞の刷子縁膜側に存在する鉄還元酵素の働きで $Fe^{2+}$ に還元され

$Cl^-/HCO_3^-$ **対向輸送体**
$Cl^-/HCO_3^-$ cotransporter

$Na^+/H^+$ **対向輸送体**
$Na^+/H^+$ cotransporter

\* 密着結合ともいう.

細胞間隙輸送 intercellular transport

$Ca^{2+}$ **チャネル**
$Ca^{2+}$ channel

ナトリウム依存性リン酸ト
ランスポーター
$Na/P_i$ cotransporter

ヘムトランスポーター1
heme carrier protein 1

**168**　第3章　食品機能と疾病の予防・治療における栄養

2価金属トランスポーター1
divalent metal transporter 1

銅トランスポーター1
copper transporter 1

てから，**2価金属トランスポーター1**を介して小腸粘膜上皮細胞内に吸収される．このトランスポーターは $Zn^{2+}$ や $Cu^{2+}$ の吸収にも関与する．また，銅には2価金属トランスポーター1を介した吸収のほかに，十二指腸で $Cu^{2+}$ から $Cu^+$ に還元されたあとに，**銅トランスポーター1**を介して小腸粘膜上皮細胞内に吸収される経路もある．

マンガンは，胃内で溶けて $Mn^{2+}$ となったあとに，小腸内で $Mn^{3+}$ に酸化されてから吸収される．

コバルトは，ビタミン $B_{12}$（§3・1・4B 参照）の構成元素として摂取され，回腸から吸収される．

セレノメチオニン
selenomethionine

セレノシステイン
selenocysteine

セレンは，含硫アミノ酸（メチオニンとシステイン）の硫黄原子がセレンに置き換わったセレン含有アミノ酸（それぞれ**セレノメチオニン**と**セレノシステイン**）の構成元素として摂取され，アミノ酸として小腸から吸収される（図3・16）．

---

## 3・3　五大栄養素以外の食品成分（食物繊維，抗酸化物質など）の機能

一次機能
二次機能
三次機能

食品には，① エネルギー源や生体構成成分の補給に必要な栄養素としての機能（**一次機能**），② 嗜好品としての機能（**二次機能**：味，におい，食感，香り，色，形など），③ 生体機能を調節する機能（**三次機能**）がある．三次機能には，神経系調節，循環器系調節，内分泌系調節，免疫系調節，消化器系調節および細胞系調節（抗がん，抗ウイルス，抗菌など）などのさまざまな生体調節機能があ

機能性食品：§3・8 参照．
つながり コアカリ F-4 地域医療・公衆衛生への貢献
→ 7巻 臨床薬学

るが，このような機能をもつ食品を**機能性食品**という．機能を担う成分は，糖質（難消化性多糖など），脂質（DHA や EPA など），タンパク質（大豆タンパク質や乳タンパク質など），ペプチド，ポリフェノール，カロテノイド，ビタミン，微生物（乳酸菌やビフィズス菌など）など多様であり，古くから健康食品として摂られてきたものから，近年その機能が注目され，利用され始めたものまである．一般に，疾病に罹患していない健康なヒトを対象として生活習慣病の発症リスクを低減し，その発症を遅らせることにより，健康寿命の延長に寄与すると期待されている．機能成分に関する研究は急速に進展しているが，その有効性の評価においてはエビデンスに留意する必要がある．代表的な成分として，食物繊維や抗酸化物質などがあげられる．

### 3・3・1　食物繊維の種類

食物繊維　dietary fiber

**食物繊維**は，日本では一般に"**ヒトの消化酵素により消化されない食物中の難消化性成分の総称**"とされるが，その定義は統一されたものではない．その多くは植物や海藻の細胞壁を構成する多糖類であるが，動物性多糖（キチンなど），糖類ではない天然ポリマー（リグニンなど），合成多糖（難消化性デキストリン）

水溶性食物繊維
不溶性食物繊維

も含まれる．そして，**水溶性食物繊維**と**不溶性食物繊維**に大別される．食物繊維の分類とおもな成分を表3・2に示す．海藻類・芋類・穀類に多い水溶性食物繊

3・3 五大栄養素以外の食品成分の機能　169

表3・2 食物繊維の分類

| 分　類 | | 名　称 | 主　成　分 | おもな含有食品 |
|---|---|---|---|---|
| 天然多糖 | 水溶性 | （水溶性）ペクチン | ガラクツロン酸と同メチルエステルのポリマー（前者の比率が高い） | 果物，野菜 |
| | | グアーガム | マンノース2分子にガラクトース1分子の側鎖が付いたポリマー | グアー豆 |
| | | グルコマンナン | マンノースとグルコースのポリマー | コンニャクイモ |
| | | 寒　天 | アガロースとアガロペクチン | 紅藻類（テングサ，オゴノリなど） |
| | | アルギン酸 | マンヌロン酸とグルロン酸のポリマー | 褐藻類（昆布，ワカメ，もずくなど） |
| | | イヌリン | スクロースのフルクトース残基にフルクトースがβ2→1結合で複数個結合したポリマー | チコリ，ニンニク，ゴボウ，タマネギ |
| | 不溶性 | （不溶性）ペクチン | ガラクツロン酸と同メチルエステルのポリマー（後者の比率が高く，カルシウムイオンと結合） | 果物，野菜 |
| | | セルロース | グルコースのβ1→4グリコシド結合ポリマー | 植物（主成分） |
| | | ヘミセルロース | セルロース以外の植物細胞壁不溶性多糖の総称 | 植物（主成分） |
| | | キチン | N-アセチル-D-グルコサミンのβ1→4グリコシド結合ポリマー | 甲殻類（エビ，カニなど），酵母 |
| 天然非多糖 | 不溶性 | リグニン | フェノール性化合物のポリマー（木質素） | 根菜類，小麦フスマ，カカオ豆 |
| 合成多糖 | 水溶性 | 難消化性デキストリン | デンプンを加熱処理した後にアミラーゼ消化し，未消化物を精製したもの | |
| | | 難消化性オリゴ糖 | 天然の多糖（大豆，牛乳，テンサイなど）から精製したもの，または合成されたもの | |
| | 不溶性 | キトサン | キチンを脱アセチルして得られるグルコサミンポリマー | |

維は水に溶けやすく，溶けるとゼリー状（ネバネバ，トロトロ）になり，小腸での栄養素の吸収速度を緩やかにして，食後の血糖値の上昇を抑える．また，コレステロールを吸着し体外に排出することで血中コレステロール値を下げ，腸内細菌の約2割を占める人体に良い影響を及ぼす善玉菌に利用（代謝）されてその数を増やす．野菜類やキノコ類に多い不溶性食物繊維は，水に溶けず水を吸収して膨張し，便の容積を増し腸の蠕動運動を刺激し，排便を促す．また，同じく腸内細菌（善玉菌）に利用され，腸内環境を改善する．ただし，摂りすぎると便が硬く大きくなり，便秘の原因となりうる．水溶性食物繊維と不溶性食物繊維は1：2の量比での摂取が理想的とされるが，現状（令和5年国民健康・栄養調査）での摂取比は男女とも約1：3となっており，水溶性食物繊維をより積極的に摂ることが推奨されている．

　**a. ペクチン**　D-ガラクツロン酸とD-ガラクツロン酸メチルエステルがα1→4結合した多糖で，前者の比率が高い柑橘類やリンゴ，バナナに多いペクチンは水溶性で，後者の比率が高い植物細胞壁成分のペクチンはカルシウムイオンと結合して分子間架橋構造をつくり，堅く不溶性である．モモ果実は，熟すと大量のペクチンが水溶化して軟化する．冷やすと甘みが増す食品添加物（増粘安定剤）として用いられる．

**b. グアーガム** D-マンノース2分子がβ1→4結合した主鎖の側鎖にD-ガラクトース1分子が結合したガラクトマンナンで，グアー豆の胚乳部から得られる．食品添加物（増粘安定剤・ゲル化剤）として広く用いられる．

**c. グルコマンナン** D-マンノースとD-グルコースが約2：3でβ1→4結合した多糖で，コンニャクイモの主成分である．

**d. 寒 天** テングサやオゴノリなどの紅藻類の粘液質を固めたもの（ところてん）を凍結・乾燥させたもので，D-ガラクトースと無水L-ガラクトースの多糖であるゲル化しやすい中性のアガロース，それに酸性基あるいはメトキシ基が付いたイオン性のアガロペクチンからなる．

**e. アルギン酸** D-マンヌロン酸とD-グルロン酸がβ1→4結合した酸性多糖で，褐藻類に多く含まれる．生のワカメでは，カルシウムイオンなどと塩を形成して不溶性だが，ナトリウムイオンなどで中和すると水溶性となって高い粘性を示す．

**f. イヌリン** スクロースのフルクトース残基にフルクトースがβ2→1結合で1～複数個結合した水溶性多糖で，キク科（チコリ，ゴボウ）あるいはヒガンバナ科ネギ属（ニンニク，タマネギ）の植物に含まれる．

**g. セルロース** 陸生植物の細胞壁の主成分で，D-グルコースがβ1→4グリコシド結合した直鎖状の不溶性多糖．

**h. ヘミセルロース** 植物細胞壁に含まれる不溶性多糖で，セルロース以外のものの総称．マンノースやアラビノースなどの六炭糖やキシロースなどの五炭糖を構成成分とする多様な結合様式からなる．

**i. キチン** 甲殻類や酵母，菌類に含まれる N-アセチル-D-グルコサミンがβ1→4グリコシド結合した直鎖状の不溶性多糖．

**j. リグニン** （ヘミ）セルロースと共に植物細胞壁の主成分だが，糖ではないフェノール性化合物の高分子ポリマー．樹木の強度を保つ働きから，木質素ともよばれる．セロリやニンジンなどの根菜類，カカオ豆に多く含まれる．

**k. 難消化性デキストリン** トウモロコシのデンプンを加熱処理した後にアミラーゼで分解し，未分解物より分取した難消化性成分．

**l. 難消化性オリゴ糖** 天然多糖から精製する，デンプンを分解する，あるいはショ糖などから合成するなどで人工的に製造される．乳製品に含まれるガ

米国食品医薬品局 Food and Drug Administration, FDA

難消化性炭水化物 non-digestible carbohydrate, NDC

### コラム3・1　食物繊維市場の拡大

全世界的な健康志向の高まりと共に，機能性表示食品，特に腸内細菌叢をサポートする食物繊維の市場は，急速に拡大しつつある．**米国食品医薬品局（FDA）**は2016年の声明で，植物に含まれる水溶性または不溶性の**難消化性炭水化物（NDC）**7種とリグニン，そして天然物より単離された，あるいは人工のNDCを，ヒトの健康に有益な生理効果を及ぼす食物繊維として定義した．その後，市場需要に応える形で2018年に8種，2019年と2020年に各1種の追加を発表したが，血糖値や血中コレステロール値，血圧を下げるなどの生理効果のエビデンス評価は追いついていない．

ラクトオリゴ糖，大豆に含まれる大豆オリゴ糖，砂糖大根やテンサイに含まれるビートオリゴ糖などがある.

**m. キトサン**　　キチンを脱アセチルして得られる不溶性の食物繊維.

### 3・3・2　食物繊維の機能

**a. 整腸作用および排便・便性改善効果**　　水溶性食物繊維は水に溶けてゲル化し，不要な物質の吸収を妨げて便として排泄させ，不溶性食物繊維は水に溶けずに水を含んで膨張し，腸を刺激して蠕動運動を活発化して便として排泄させる.食物繊維は，小腸においては内容物の希釈や栄養素の消化・吸収を抑制し，大腸においては約1000種100兆個にも達する腸内細菌により一部が短鎖脂肪酸（酪酸，酢酸，プロピオン酸など）に代謝され，乳酸菌やビフィズス菌などの善玉菌が棲みやすく悪玉菌が増殖しにくい腸内環境を育む.その結果，内容物の希釈，水分吸着，腸内通過時間の短縮と糞便量の増大を起こす.

**b. 血糖値調節作用**　　粘性の高い食物繊維の摂取は，食後の急速な血糖値上昇を抑制し，過度なインスリン分泌を抑える.食物繊維により胃内容物の粘度が上がり，胃内滞留時間の延長と腸への移行速度の低下が起こるとともに，小腸におけるデンプン消化が抑えられ，消化物の拡散も抑制されることによると考えられている.精白などの処理でフスマ（穀類の表層でセルロース，ヘミセルロース，リグニンなどで構成される）を取除いていない全粒穀物（ホールグレイン）は，糖尿病患者に勧められる.

**c. 血中コレステロール低下作用**　　食物繊維は小腸内でゲル化し，コレステロールと胆汁酸の吸収を妨げ，これにより胆汁酸排泄が促進されるとコレステロールから胆汁酸への異化が促進されることによると考えられている.キトサンは，胆汁酸と結合して，その吸収を抑えて体外排泄を促進し，血中コレステロール値を低下させる.

**d. 高血圧予防作用（アルギン酸）**　　アルギン酸を構成するマンヌロン酸と

表3・3　**食物繊維の摂取量（中央値）と目標量**　日本人の食事摂取基準（2025年版）

| 性　別 | 男　性 | | 女　性 | |
|---|---|---|---|---|
| 年　齢 | 摂取量（中央値）[†] | 目標量 | 摂取量（中央値）[†] | 目標量 |
| 1～2（歳） | 7.08 | － | 6.91 | |
| 3～5（歳） | 8.48 | 8 以上 | 8.00 | 8 以上 |
| 6～7（歳） | 10.07 | 10 以上 | 9.23 | 9 以上 |
| 8～9（歳） | 11.48 | 11 以上 | 10.41 | 11 以上 |
| 10～11（歳） | 12.13 | 13 以上 | 11.98 | 13 以上 |
| 12～14（歳） | 13.58 | 17 以上 | 13.61 | 16 以上 |
| 15～17（歳） | 13.21 | 19 以上 | 11.97 | 18 以上 |
| 18～29（歳） | 11.69 | 20 以上 | 10.61 | 18 以上 |
| 30～49（歳） | 12.45 | 22 以上 | 11.5 | 18 以上 |
| 50～64（歳） | 13.84 | 22 以上 | 13.44 | 18 以上 |
| 65～74（歳） | 16.23 | 21 以上 | 16.41 | 18 以上 |
| 75 以上（歳） | 15.8 | 20 以上 | 14.34 | 17 以上 |

† "平成30・令和元年国民健康・栄養調査"より.

172　第3章　食品機能と疾病の予防・治療における栄養

グルロン酸のカルボキシ基が，腸管内のナトリウムイオンを結合して，そのまま体外排出されるため，血圧上昇を抑制する効果がある．

### 3・3・3　食物繊維の摂取量と目標量

食物繊維の不足が生活習慣病の発症に関連することから，日本人の食事摂取基準（2025年版）では目標量が設定されている（表3・3）．多くの疫学研究の結果から，健康への利益を考えた場合，少なくとも1日当たり25g以上を摂取すべきと考えられるが，現状での日本人の食物繊維摂取量はすべての年齢区分でこれよりかなり少ない．そこで，その実施可能性を考慮した値が目標量として設定されている．

### 3・3・4　抗酸化物質

ビタミンC（L-アスコルビン酸）は水溶性の強力な抗酸化剤であり，生体内で酸化的障害に対する防御因子として働く．また脂溶性のビタミンE（α-トコフェノール）も脂質過酸化により生じるラジカルを捕捉し，連鎖反応を止める脂溶性の抗酸化剤である．受取ったラジカルはビタミンC，ついで還元型グルタチオンに渡して消去する．ビタミンEの側鎖に二重結合を三つ有するトコトリエノールは，ビタミンEの約50倍の抗酸化力を有する．食物繊維を五大栄養素に続く第六の栄養素とするならば，食品中に含まれる第七の栄養素として，ポリフェノール類やカロテノイド類などの抗酸化物質があげられる．

**a. ポリフェノール類**　　分子内に二つ以上のフェノール性ヒドロキシ基を有する植物成分の総称で，いずれも強力な抗酸化作用をもつ．ブドウの果皮などに含まれる赤紫色の**アントシアニン**は視神経ロドプシンの再合成を促し眼精疲労を回復し視力を改善する機能，ウコンに含まれる黄色の**クルクミン**は肝機能を改善する機能，**大豆イソフラボン**はエストロゲン様作用を有して更年期症状や骨粗しょう症を緩和する機能，緑茶に含まれる**茶カテキン**は体脂肪・体重の減少や血中LDLコレステロール低下，食後血糖値抑制などの機能，ウーロン茶に含まれる**重合カテキン**は体脂肪を減らし，食後中性脂肪値の上昇抑制などの機能，タマネギなど多くの植物に含まれる黄色の**ケルセチン（配糖体）**は抗酸化作用や抗炎症作用，ストレス軽減や血糖値の上昇抑制などのさまざまな機能，コーヒーの主成分の一つである**クロロゲン酸**は体脂肪を減らし血圧を下げ，肌の乾燥を緩和し，食後血糖値を抑える機能が認められ，機能性表示食品の機能性成分（大豆イソフラボン，茶カテキン，重合カテキン，ケルセチン，クロロゲン酸）はさらに特別保健用食品の関与成分）となっている．

**b. カロテノイド類**　　天然に存在するイソプレンが直鎖状に連結した脂溶性が高い色素成分で，いずれも強力な抗酸化作用をもつ．緑黄色野菜に多く含まれる赤橙色の**β-カロテン**は，体内でビタミンAとなって，その栄養機能食品として認められ，トマトやスイカに含まれる赤色の**リコペン（リコピン）**は血中HDLコレステロール値を上げ，血圧を下げる機能，甲殻類の殻やサケの筋肉に含まれる赤色の**アスタキサンチン**は，目のピント調節や血中脂質の酸化抑制，肌

---

アントシアニン
anthocyanin

クルクミン curcumin

大豆イソフラボン
soy isoflavone

茶カテキン tea catechin

重合カテキン
polymerized catechin

ケルセチン（配糖体）
quercetin

クロロゲン酸
chlorogenic acid

β-カロテン

リコペン lycopene

アスタキサンチン
asthaxanthine

の潤いを守る機能，そして緑黄色野菜や卵黄に含まれる**ルテイン**は目の調子を整える機能により，機能性表示食品の機能性成分となっている．

**c. 還元型コエンザイム Q10**　ミトコンドリア内膜や原核生物の細胞膜に存在し，呼吸鎖複合体間の電子伝達に関与する酸化型ユビキノン（補酵素 Q：CoQ）のことで，哺乳動物では側鎖にイソプレン 10 個を有するため，**コエンザイム Q10（CoQ10）**とよばれる．一過性の身体的・精神的な疲労感を軽減し，不足しがちな口の潤いをサポートし，睡眠の質を向上する機能が認められた機能性表示食品の機能性成分．

**d. セサミン，セサモリン**　ゴマに含まれ，抗酸化力を向上させ，血中 LDL コレステロール値を下げ，日常的に疲れを感じる方の寝付き，眠りの深さ，寝覚めを改善する機能が認められた特定保健用食品・機能性表示食品の関与成分．

コエンザイム Q10
coenzyme Q10, CoQ10

### 3・3・5　その他の食品中の機能成分

**a. EPA/DHA**　**DHA**（22：6）と **EPA**（20：5）は，ともに青魚に多く含まれる $n-3$ 系の必須脂肪酸であるが，血中中性脂肪値を下げ将来心血管疾患になるリスクを低減する可能性があり，認知機能の一部である記憶力，注意力，判断力，空間認識力の維持に働く機能を有する．

**b. グルコシルセラミド**　米，小麦，トウモロコシ，ミカン，大豆，コンニャクなどのさまざまな食品に含まれ，肌の潤いを守る機能を有する．

**c. 乳酸菌**　LB51 株，シロタ株，ラクトバチルス GG 株などの乳酸菌は，腸内細菌のバランスを整えて，おなかの調子を良好に保つ．

DHA: docosahexaenoic
acid（ドコサヘキサエン
酸）

EPA: eicosapentaenoic
acid（エイコサペンタエン
酸）

## 3・4　身体活動とエネルギー代謝

### 3・4・1　生体利用エネルギー量

食品がもっているエネルギーは，ヒトの体内で食品が消化されたあとにさまざまなかたちに代謝され，身体の構成維持や機能発現に利用される．食品のエネルギーは，**ボンブ熱量計**を用いて完全燃焼されたときに発生する熱エネルギーとして測定される．ただし，ヒトは摂取した食品のもつエネルギーのすべてを利用できるわけではない．摂取したエネルギーの一部は，消化されずに糞便中に排泄されたり，腸内で微生物の発酵に使われたりする．また，消化吸収されたタンパク質に由来する窒素の一部は尿素などに変換され，エネルギーが利用されることなく尿中に排泄される．このように食品のエネルギーのうち，排泄などにより利用されずに失われるエネルギーを除いたものを，生体利用エネルギーといい，食品がもっていたエネルギーを取出し，生体利用可能なエネルギーへと変換し，活用することを**エネルギー代謝**という．生体利用エネルギー量の算出には，次項で説明する**アトウォーター係数**などが利用され，**エネルギー摂取量**を見積もることができる．

ボンブ熱量計 bomb
calorimeter：爆発熱量計と
もいう．

エネルギー代謝 energy
metabolism
つながり コアカリ C-6-5 生体
エネルギーと代謝
→ 3巻 Ⅶ. 生命科学

アトウォーター係数
Atwater's coefficient

エネルギー摂取量 energy
intake

**174　第3章　食品機能と疾病の予防・治療における栄養**

### 3・4・2　アトウォーター係数（エネルギー換算係数）

**熱量素** energy-producing
nutrients

　アトウォーター係数は，食品に含まれる主要なエネルギー源となる**熱量素（三大栄養素）**である炭水化物（糖質），脂質，タンパク質の質量から，エネルギー摂取量を見積もるためのエネルギー換算係数（各成分1g当たりの生体利用エネルギー量）である．

　ボンブ熱量計を用いて測定される，食品に含まれる炭水化物，脂質またはタンパク質各1gから生成するエネルギー量は，それぞれ4.10 kcal，9.45 kcalまたは5.65 kcalであり，これらを物理的燃焼熱量という．しかし，前項のとおり食品に含まれるエネルギーの一部は利用されずに排泄などされるため，炭水化物（糖質），脂質，タンパク質の消化吸収率を，それぞれ97％，95％，92％として補正し，さらにタンパク質に含まれる窒素の一部が尿中排泄されることを考慮して補正されたアトウォーター係数（**表3・4**）が，食品の生体利用エネルギー量を簡易的に推定するために用いられてきた．

表3・4　アトウォーターのエネルギー換算係数

| 熱量素 | 物理的燃焼熱〔kcal/g〕 | 消化吸収率（％） | 排泄エネルギー〔kcal/g〕 | 生理的燃焼熱〔kcal/g〕 | 換算係数〔kcal/g〕 |
|---|---|---|---|---|---|
| 糖　質 | 4.10 | 97 | － | 4.02 | 4 |
| 脂　質 | 9.45 | 95 | － | 8.98 | 9 |
| タンパク質 | 5.65 | 92 | 1.25 | 3.95 | 4 |

　しかしながら，アトウォーター係数はアメリカ人の平均的な食事に基づいて算定されていることや，食品に含まれる栄養素の消化吸収率は熱量素の組成成分ごとに異なる場合がある（たとえば，同じ炭水化物でも，単糖類，食物繊維，有機酸など）ことなどから，2010年以降，食品成分ごとに生体利用エネルギー量を算出する取組みが進められてきた．文部科学省，"日本食品標準成分表2020年版（八訂）"では，食品ごとに**国際連合食糧農業機関（FAO/INFOODS）**が推奨する組成成分を用いる計算方法が導入され，エネルギー量の算出方法が大幅に変更された．従来，食品の生体利用エネルギー量の算出は，熱量素であるタンパク質，脂質および炭水化物のアトウォーター係数に基づき，次式のように計算されてきた．

**国際連合食糧農業機関**
the International Network
of Food Data Systems in
Food and Agriculture
Organization in the United
Nations, FAO/INFOODS

> エネルギー〔kcal〕＝タンパク質〔g〕×4＋脂質〔g〕×9＋炭水化物〔g〕×4

　しかし，"日本食品標準成分表2020年版（八訂）"では，食品の組成成分が明らかな場合には，生体利用エネルギー量の算出に用いられる熱量素は，アミノ酸組成によるタンパク質，脂肪酸のトリアシルグリセロール当量で表した脂質および，細分化された炭水化物である，利用可能炭水化物（単糖当量），糖アルコール，食物繊維総量，有機酸などとして新たに配置され，それぞれに対応するエネルギー換算係数が設けられた（**表3・5**）．

3・4 身体活動とエネルギー代謝　175

表 3・5 "日本食品標準成分表 2020 年版（八訂）"で適用されたエネルギー換算係数

| 成 分 名 | 換算係数〔kJ/g〕 | 換算係数〔kcal/g〕 |
|---|---|---|
| アミノ酸組成によるタンパク質/タンパク質[†1] | 17 | 4 |
| 脂肪酸のトリアシルグリセロール当量/脂質[†1] | 37 | 9 |
| 利用可能炭水化物（単糖当量） | 16 | 3.75 |
| 差引き法による利用可能炭水化物[†1] | 17 | 4 |
| 食物繊維総量[†2] | 8 | 2 |
| アルコール | 29 | 7 |
| 糖アルコール[†3] | | |
| 　ソルビトール | 10.8 | 2.6 |
| 　マンニトール | 6.7 | 1.6 |
| 　マルチトール | 8.8 | 2.1 |
| 　還元水あめ | 12.6 | 3.0 |
| 　その他の糖アルコール | 10 | 2.4 |
| 有機酸[†3] | | |
| 　酢 酸 | 14.6 | 3.5 |
| 　乳 酸 | 15.1 | 3.6 |
| 　クエン酸 | 10.3 | 2.5 |
| 　リンゴ酸 | 10.0 | 2.4 |
| 　その他の有機酸 | 13 | 3 |

†1　アミノ酸組成によるタンパク質，脂肪酸のトリアシルグリセロール当量，利用可能炭水化物（単糖当量）の成分値がない食品では，それぞれタンパク質，脂質，差引き法による利用可能炭水化物の成分値を用いてエネルギー計算を行う．利用可能炭水化物（単糖当量）の成分値がある食品でも，水分を除く一般成分などの合計値と 100 g から水分を差引いた乾物値との比が一定の範囲に入らない食品の場合には，利用可能炭水化物（単糖当量）に代えて，差引き法による利用可能炭水化物を用いてエネルギー計算をする．
†2　成分値は AOAC.2011.25 法，プロスキー変法またはプロスキー法による食物繊維総量を用いる．
†3　糖アルコール，有機酸のうち，収載値が 1 g 以上の食品がある化合物で，エネルギー換算係数を定めてある化合物については，当該化合物に適用するエネルギー換算係数を用いてエネルギー計算を行う．

これにより，組成成分が明らかな食品の生体利用エネルギー量は，次式のように算出されることとなり，科学的推計の改善が図られることとなった．

$$
\begin{aligned}
\text{エネルギー〔kcal〕} = \ & \text{アミノ酸組成によるタンパク質〔g〕} \times 4 \\
& + \text{脂肪酸のトリアシルグリセロール当量〔g〕} \times 9 \\
& + \text{利用可能炭水化物（単糖当量）〔g〕} \times 3.75 \\
& + \text{糖アルコール〔g〕} \times 2.4 + \text{食物繊維総量〔g〕} \times 2 \\
& + \text{有機酸〔g〕} \times 3 + \text{アルコール〔g〕} \times 7
\end{aligned}
$$

**例題 3・1**　いも 100 g（タンパク質 1 g，脂質 0.1 g，単糖 30 g，糖アルコール 0 g，食物繊維総量 2 g，有機酸 0.4 g，アルコール 0 g）のエネルギー量を算出しなさい．
**解 答**　$1 \times 4 + 0.1 \times 9 + 30 \times 3.75 + 0 \times 2.4 + 2 \times 2 + 0.4 \times 3 + 0 \times 7 \fallingdotseq 123$ kcal

**例題 3・2**　鶏モモ肉 100 g（タンパク質 17.3 g，脂質 19.1 g，単糖 0 g，糖アルコール 0 g，食物繊維総量 0 g，有機酸 0 g，アルコール 0 g）のエネルギー量を算出しなさい．
**解 答**　$17.3 \times 4 + 19.1 \times 9 + 0 \times 3.75 + 0 \times 2.4 + 0 \times 2 + 0 \times 3 + 0 \times 7 \fallingdotseq 241$ kcal

176　第3章　食品機能と疾病の予防・治療における栄養

### 3・4・3 呼 吸 商

生体内で，エネルギーは燃焼し，すなわち酸素（$O_2$）と反応して消費され，二酸化炭素（$CO_2$）を生成するため，$O_2$消費量（$V_{O_2}$）と$CO_2$生成量（$V_{CO_2}$）を測定することで，生体利用可能なエネルギーのうち消費されたエネルギー量を求めることができる．

**二重標識水法** double-labelled water method

**呼気ガス分析法** exhaled gas analysis method

実際の測定には，**二重標識水法**と，**呼気ガス分析法**が用いられる．二重標識水法では，重酸素（$^{18}O$）と重水素（$^{2}H$, D）から構成される二重標識水（$D_2{}^{18}O$）の一定量を対象者に飲ませ，尿中に排泄される$^{18}O$とDを測定し，その量比から$O_2$消費量（$V_{O_2}$）と$CO_2$生成量（$V_{CO_2}$）を算出することができる．この方法は試料や機器が高額であり，分析方法に技術を要するものの，自由な生活を営みながら1〜2週間の長期間のエネルギー消費量を直接測定できるメリットがある．一方，呼気ガス分析法では，ダグラスバッグ（呼気を貯留するための大きな袋）に呼気を溜め，呼気ガス分析計を用いて，$V_{O_2}$と$V_{CO_2}$を測定できる．最近では，携帯型の代謝測定装置を用いることで一呼吸ごとに呼気中の$V_{O_2}$と$V_{CO_2}$を測定し，活動中のエネルギー代謝動態をリアルタイムに知ることもできる．

食品に含まれる主要なエネルギー源である熱量素のうち，炭水化物（糖質）と脂質の構成元素はC, H, Oであり，燃焼によりほぼすべてが$CO_2$と$H_2O$に変換される．たとえば，糖質であるグルコース（$C_6H_{12}O_6$）の体内での完全燃焼は，

$$C_6H_{12}O_6 + 6\,O_2 \longrightarrow 6\,CO_2 + 6\,H_2O$$

で表され，$V_{O_2}$に対する$V_{CO_2}$の比率は6/6＝1となる．また，脂質であるトリパルミチン（$C_{51}H_{98}O_6$）の体内での完全燃焼は，

$$2\,C_{51}H_{98}O_6 + 145\,O_2 \longrightarrow 102\,CO_2 + 98\,H_2O$$

で表され，$V_{O_2}$に対する$V_{CO_2}$の比率は102/145 ≒ 0.703となる．一方，タンパク質の基本構成元素はC, H, O, Nであり，アミノ酸に分解されたあとに$-NH_2$（アミノ基）が除去されてC, H, Oからなる2-オキソ酸に変換後に燃焼し，除去されたアミノ基は，クレアチン，クレアチニン，尿素などの窒素代謝物に変換されて尿中に排泄されるため化学反応式から計算することができない．

このような燃焼反応の違いから，炭水化物（糖質）と脂質とタンパク質では，生体内で燃焼した際の$V_{O_2}$に対する$V_{CO_2}$の比率が異なる．生体内で熱量素が燃焼してエネルギーに変換する際の単位時間当たりの$V_{O_2}$に対する$V_{CO_2}$の体積比（$V_{CO_2}/V_{O_2}$）を**呼吸商（RQ）**という．

**呼吸商** respiratory quotient, RQ

糖質と脂質の呼吸商（RQ）は，平均すると，前記のグルコースやトリパルミチンとほぼ同程度の1.0と0.71となる．タンパク質に関しては，タンパク質由来の窒素が尿中に1.0 g排泄される場合の$V_{O_2}$は5.92 L，$V_{CO_2}$が4.75 Lとされていることから，これらの値に尿中の窒素重量を乗じることでタンパク質の燃焼に伴う$V_{O_2}$と$V_{CO_2}$を求めることができる．前記の各種方法により測定されたヒト（個体）の$V_{O_2}$と$V_{CO_2}$値からタンパク質の燃焼に伴う$V_{O_2}$と$V_{CO_2}$をそれぞれ差引くことで，糖質と脂質の燃焼に基づく$V_{O_2}$と$V_{CO_2}$が得られ，その体積比

$(V_{CO_2}/V_{O_2})$ を**非タンパク質呼吸商（NPRQ）**という．非タンパク質呼吸商
（NPRQ）値は 0.71〜1.0 の間の数値を示し，1.0 に近ければ糖質が，0.71 に近け
れば脂質がおもなエネルギーとして利用されていることが理解できる．

**非タンパク質呼吸商** non-protein respiratory quotient, NPRQ

$$NPRQ = \frac{全\,V_{CO_2} - タンパク質の燃焼による\,V_{CO_2}}{全\,V_{O_2} - タンパク質の燃焼による\,V_{O_2}}$$

タンパク質の燃焼による $V_{CO_2}[L]$ = 尿中排泄窒素量$[g] \times 4.75[L/g]$
タンパク質の燃焼による $V_{O_2}[L]$ = 尿中排泄窒素量$[g] \times 5.92[L/g]$

**例題 3・3** トリオレイン（$C_{57}H_{104}O_6$）の完全燃焼を表す式を示し，$V_{O_2}$ に対する
$V_{CO_2}$ の比率を求めなさい．

**解 答** 化学反応式: $2\,C_{57}H_{104}O_6 + 160\,O_2 \longrightarrow 114\,CO_2 + 104\,H_2O$

$V_{O_2}$ に対する $V_{CO_2}$ の比率: $114/160 \fallingdotseq 0.713$

### 3・4・4 エネルギー消費量

前項のとおり，生体内での $O_2$ 消費量（$V_{O_2}$）と $CO_2$ 生成量（$V_{CO_2}$）から，**エ
ネルギー消費量（EE）**を求めることができる．前項で紹介した二重標識水法は，
1 日から 2 週間ほどの長期間，$O_2$ 消費量（$V_{O_2}$）と $CO_2$ 生成量（$V_{CO_2}$）を直接測
定できるため，1 日当たりのエネルギー消費量を算出する方法として適してい
る．1 日当たりのエネルギー消費量は，通常，測定された $O_2$ 消費量（$V_{O_2}$）と
$CO_2$ 生成量（$V_{CO_2}$）を，摂取エネルギーに占めるタンパク質の割合を 12.5% と
仮定して定められた以下の式に当てはめて算出される．

**エネルギー消費量** energy expenditure, EE

エネルギー消費量$[kcal/日] = 3.94 \times V_{O_2}[L/日] + 1.11 \times V_{CO_2}[L/日]$
$= [3.94 \times V_{O_2}[mL/分] + 1.11 \times V_{CO_2}[mL/分]] \times 1.44$

さらに血清尿素窒素（BUN）が測定できる場合には，以下の式により 1 日当
たりのエネルギー消費量をより正確に算出することも可能である．

エネルギー消費量$[kcal/日]$
$= 3.941 \times V_{O_2}[L/日] + 1.106 \times V_{CO_2}[L/日] - 2.17 \times BUN[mg/dL]$

消費されたエネルギーは，**基礎代謝，食事誘発性熱産生，身体活動**のために利
用される．基礎代謝とは，呼吸や体温の維持など生命維持に必要な最低限のエネ
ルギー代謝のことであり，食事誘発性熱産生とは，消化酵素の分泌，腸の活動や
栄養素の組織内蓄積など，食事の摂取に伴う不可避的熱産生のことをいう．ま
た，身体活動は，運動（体力向上を目的に意図的に行うもの），日常の生活活動，
自発的活動（姿勢の保持に伴う筋収縮など）に分けられる．

**基礎代謝** basic metabolism
**食事誘発性熱産生** diet-induced thermogenesis, DIT

**身体活動** physical activity

基礎代謝に基づくエネルギー消費量（基礎代謝量）は**体格指数（BMI）**に，
身体活動に基づくエネルギー消費量は**身体活動レベル**に依存し，また，食事誘発
性熱産生は食事を摂取する時間帯や摂取する栄養素の割合，咀嚼回数などによっ
て変動するものの，1 日当たりのエネルギー消費量に占める，基礎代謝，身体活
動および食事誘発性熱発生に基づく割合は，それぞれ約 60%，約 30% および約

**体格指数** body mass index, BMI: 体重$[kg]$/$[$身長$[m]$ ×身長$[m]]$

**身体活動レベル** physical activity level, PAL

178　第3章　食品機能と疾病の予防・治療における栄養

10％といわれている．トレーニングなどの継続的な身体活動により筋肉量を増やしている人では基礎代謝量も食事誘発性熱産生も高くなり，逆に加齢や運動不足で筋肉が衰えると基礎代謝量も食事誘発性熱産生も低くなるなど，それぞれの過程が互いに連関してエネルギー消費量が変動する．

**基礎代謝量**
basic metabolic rate, BMR

　基礎代謝量〔kcal/日〕は，覚醒状態で必要な最小限のエネルギーである．早朝空腹時に室温などを適切に設定した快適な室内で安静仰臥位・覚醒状態で測定することが可能だが，実測せずに，性・年齢・身長・体重などから推定することもできる．1980年以降に実測された体重1kg当たりの基礎代謝量（体重1kg当

**参照体重** reference body
weight

たりの基礎代謝量基準値）を踏まえて，**参照体重**における性・年齢区分別の基礎代謝量基準値(kcal/kg体重/日)が，厚生労働省，"日本人の食事摂取基準(2025年版)"に掲載されており（**表3・6**），性・年齢・体重から，次式により基礎代謝量（BMR，kcal/日）を推定することができる．

> 基礎代謝量〔kcal/日〕＝
> 体重1kg当たりの基礎代謝量基準値〔kcal/kg体重/日〕×体重〔kg〕

この基礎代謝量基準値は，参照体重において推定値と実測値が一致するように決定されているため，参照体重から大きく外れると推定誤差が大きく，肥満者では基礎代謝量が過大評価となり，やせの場合は過小評価となる．

表3・6　基礎代謝量基準値[a]

| 性　別 | 男　性 | | | 女　性 | | |
|---|---|---|---|---|---|---|
| 年　齢<br>（歳） | 体重1kg当たりの<br>基礎代謝量基準値<br>〔kcal/kg体重/日〕 | 参照体重<br>〔kg〕 | 参照体重の場合の<br>基礎代謝量基準値<br>〔kcal/日〕 | 体重1kg当たりの<br>基礎代謝量基準値<br>〔kcal/kg体重/日〕 | 参照体重<br>〔kg〕 | 参照体重の場合の<br>基礎代謝量基準値<br>〔kcal/日〕 |
| 1～2 | 61.0 | 11.5 | 700 | 59.7 | 11.0 | 660 |
| 3～5 | 54.8 | 16.5 | 900 | 52.2 | 16.1 | 840 |
| 6～7 | 44.3 | 22.2 | 980 | 41.9 | 21.9 | 920 |
| 8～9 | 40.8 | 28.0 | 1140 | 38.3 | 27.4 | 1050 |
| 10～11 | 37.4 | 35.6 | 1330 | 34.8 | 36.3 | 1260 |
| 12～14 | 31.0 | 49.0 | 1520 | 29.6 | 47.5 | 1410 |
| 15～17 | 27.0 | 59.7 | 1610 | 25.3 | 51.9 | 1310 |
| 18～29 | 23.7 | 63.0 | 1490 | 22.1 | 51.0 | 1130 |
| 30～49 | 22.5 | 70.0 | 1570 | 21.9 | 53.3 | 1170 |
| 50～64 | 21.8 | 69.1 | 1510 | 20.7 | 54.0 | 1120 |
| 65～74 | 21.6 | 64.4 | 1390 | 20.7 | 52.6 | 1090 |
| 75以上 | 21.5 | 61.0 | 1310 | 20.7 | 49.3 | 1020 |

a) 厚生労働省，"日本人の食事摂取基準（2025年版）"策定検討会報告書

**例題3・4**　表3・6を用いて，60歳・体重75kg・身長160cmの男性，および20歳・体重40kg・身長155cmの女性について，基礎代謝量の推定値をそれぞれ求めなさい．

**解答**　男性: 21.8×75 ≒ 1635 kcal/日，女性: 22.1×40 ≒ 884 kcal/日

一方，年齢・性別・身長・体重を用いた日本人の基礎代謝量（BMR）の推定式（国立健康・栄養研究所）は，BMI が 30 kg/m$^2$ 程度までならば体重による系統誤差を生じることなく，妥当性が高い．

国立健康・栄養研究所の推定式
　男性の BMR〔kcal/日〕＝
　　〔0.0481 × 体重〔kg〕＋ 0.0234 × 身長〔cm〕− 0.0138 × 年齢 − 0.4235〕× 1000/4.186
　女性の BMR〔kcal/日〕＝
　　〔0.0481 × 体重〔kg〕＋ 0.0234 × 身長〔cm〕− 0.0138 × 年齢 − 0.9708〕× 1000/4.186

**例題3・5**　国立健康・栄養研究所の推定式を用いて，60歳・体重75 kg・身長160 cm の男性，および 20 歳・体重 40 kg・身長 155 cm の女性について，基礎代謝量の推定値をそれぞれ求めなさい．

**解答**　男性：(0.0481 × 75 ＋ 0.0234 × 160 − 0.0138 × 60 − 0.4235) × 1000/4.186
　　　　　　　≒ 1457 kcal/日
　　　　女性：(0.0481 × 40 ＋ 0.0234 × 155 − 0.0138 × 20 − 0.9708) × 1000/4.186
　　　　　　　≒ 1028 kcal/日

臨床の現場においては，欧米人を対象として作成されたハリス・ベネディクトの推定式を用いて基礎代謝量（BMR）を算出する場合が多い．この推定式にもとづいて算出された BMR は，日本人にはやや過大評価の傾向があり，特に全年齢階級の女性と 20～49 歳の男性で著しい．

ハリス・ベネディクトの推定式
　男性の BMR〔kcal/日〕＝
　　66.4730 ＋ 〔13.7516 × 体重〔kg〕〕＋ 〔5.0033 × 身長〔cm〕〕− (6.7550 × 年齢)
　女性の BMR〔kcal/日〕＝
　　655.0955 ＋ 〔9.5634 × 体重〔kg〕〕＋ 〔1.8496 × 身長〔cm〕〕− (4.6756 × 年齢)

**例題3・6**　ハリス・ベネディクトの推定式を用いて，60歳・体重75 kg・身長160 cm の男性，および 20 歳・体重 40 kg・身長 155 cm の女性について，基礎代謝量の推定値をそれぞれ求めなさい．

**解答**　男性：66.4730 ＋ 13.7516 × 75 ＋ 5.0033 × 160 − 6.7550 × 60 ≒ 1493 kcal/日
　　　　女性：655.0955 ＋ 9.5634 × 40 ＋ 1.8496 × 155 − 4.6756 × 20 ≒ 1231 kcal/日

身体活動に基づくエネルギー消費量を左右する身体活動レベルは，次の式で算出され数値化されるほか，一般的には強度別に以下のとおり 3 区分に分類されている（表3・7）．

$$\text{身体活動レベル} = \frac{\text{1日当たりの総エネルギー消費量〔kcal/日〕}}{\text{1日当たりの基礎代謝量〔kcal/日〕}}$$

180 第3章 食品機能と疾病の予防・治療における栄養

表3・7 身体活動レベル（カテゴリー）別にみた活動内容と活動時間の代表例[a]

| 身体活動レベル（カテゴリー） | 低い（Ⅰ） | ふつう（Ⅱ） | 高い（Ⅲ） |
|---|---|---|---|
| 身体活動レベル基準値[†1] | 1.50<br>（1.40〜1.60） | 1.75<br>（1.60〜1.90） | 2.00<br>（1.90〜2.20） |
| 日常生活の内容[†2] | 生活の大部分が座位で，静的な活動が中心の場合 | 座位中心の仕事だが，職場内での移動や立位での作業・接客など，通勤・買い物での歩行，家事，軽いスポーツのいずれかを含む場合 | 移動や立位の多い仕事への従事者，あるいは，スポーツなど余暇における活発な運動習慣をもっている場合 |
| 中程度の強度（3.0〜5.9 METs）の身体活動の1日当たりの合計時間〔時間/日〕 | 1.65 | 2.06 | 2.53 |
| 仕事での1日当たりの合計歩行時間〔時間/日〕 | 0.25 | 0.54 | 1.00 |

a）厚生労働省，"日本人の食事摂取基準（2025年版）"策定検討会報告書
†1 代表値．（ ）内はおよその値の範囲．
†2 身体活動レベルに及ぼす仕事時間中の労作の影響が大きいことを考慮して作成．

**メッツ値** metabolic equivalent, METs

　表3・7で，身体活動の強度を表すために用いられる**メッツ値（METs）**とは，座位安静時の代謝量の倍数（kcal/kg 体重/時間）であり，メッツ値に基づき，以下の式でエネルギー消費量を算出できる．

$$\text{エネルギー消費量〔kcal〕} = \text{メッツ値〔kcal/kg 体重/時間〕} \times \text{活動時間〔時間〕} \times \text{体重〔kg〕}$$

　成人においては，摂取された生体利用可能なエネルギー量からエネルギー消費量を差引いたエネルギー出納バランスの結果が体重の変化とBMIに反映し，エネルギー摂取量がエネルギー消費量を上回る状態が続けば体重は増加し，逆に，エネルギー消費量がエネルギー摂取量を下回る状態が続けば体重が減少する．肥満者もやせも，体重，体組成に変化がなければ，エネルギー摂取量とエネルギー消費量は等しい．エネルギー摂取量を，以下の式で求められる**推定エネルギー必要量**に見合った値とすることで，体重や体組成を維持していくことが可能となる．

**推定エネルギー必要量** estimated energy requirement, EER

$$\text{推定エネルギー必要量〔kcal/日〕} =$$
$$\text{性・年齢別の体重1 kg 当たりの基礎代謝量基準値〔kcal/kg 体重/日〕} \times$$
$$\text{体重〔kg〕} \times \text{身体活動レベル基準値}$$

　また，生活習慣病予防の観点からは，推定エネルギー必要量をもとに望ましい範囲のBMIとなるエネルギー推奨量を設計したうえで，それに見合ったエネルギー量を摂取することが望まれる．

**健康日本21（第三次）:** §1・10参照．

　2023年5月に厚生労働省が公表した**健康日本21（第三次）**においては，運動や食生活が健康づくりに欠かせない要因とされ，日常生活における歩数の増加や，運動習慣者の増加，適正な体重の維持やバランスの良い食事の摂取などが目標として掲げられている．ヒト個体における1日当たりのエネルギー消費量，基礎代謝量と身体活動レベルを把握し，社会的施策としてエネルギー必要量や推奨量を設定することは，健康の維持・増進や疾病予防に向けて，食生活や運動に基づく国民の健康管理の指標を策定するうえで重要である．

## 3・5　栄養素の過不足によるおもな疾病

### 3・5・1　エネルギーの摂取の過不足による疾病

　エネルギーの摂取の過不足により，短期的には体重が変化する．しかし，同じ一定のエネルギーを長期に摂取した場合，見かけ上，体重の変化だけをみれば安定する．長期的なエネルギー摂取の過不足の評価には，**BMI** が重要な指標となる．BMI が高すぎると肥満となり，低すぎるとやせて健康に悪影響を与える．このように栄養の過剰と不足はいずれも健康障害をひき起こす．栄養源には，おもに糖質，脂質，タンパク質がある．糖質や脂質の過剰摂取は**肥満，高血糖，脂質異常症**の原因となる（表3・8）．糖質の摂取不足はまれであるが，糖尿病の治療薬によって**低血糖**を起こす場合があり，著しい低血糖状態は昏睡をひき起こす場合がある．飽和脂肪酸の摂取量の増加は，**心筋梗塞**や**糖尿病**のリスクを増加させる．逆に少ないと脳出血の罹患率や死亡率が高まる．また不飽和脂肪酸のなかでも，EPA や DHA を含む $n-3$ 系脂肪酸の摂取量の増加は，冠動脈疾患や心不全の低下との関連が報告されている．

エネルギー energy
つながり　コアカリ C-6-5 生体エネルギーと代謝
→ 3巻 Ⅶ. 生命科学

**BMI**（体格指数）: §3・9 参照．

**肥満** obesity

**高血糖** hyperglycemia

**脂質異常症** dyslipidemia

**低血糖** hypoglycemia

**心筋梗塞** myocardial infarction

**糖尿病** diabetes

**EPA**: eicosapentaenoic acid（エイコサペンタエン酸）

**DHA**: docosahexaenoic acid（ドコサヘキサエン酸）

#### 表3・8　栄養素の過不足と疾病

| 栄養素・食品成分 | 過不足 | 関連する疾病 |
|---|---|---|
| エネルギー（糖質・脂質） | 過　多 | 糖尿病，肥満，脂質異常症，高血圧，心疾患，脳血管障害 |
| 脂　肪 | 過　多 | 肥満，胃がん，乳がん，大腸がん，脳血管障害 |
| $n-6$ 系脂肪酸 | 過　多 | 高血圧，脳梗塞，心筋梗塞 |
| $n-3$ 系脂肪酸 | 過　多 | 脳出血 |
| エネルギー（糖質・脂質） | 不　足 | 神経性食欲不振症 |
| エネルギー・タンパク質 | 不　足 | 低栄養，サルコペニア，ロコモティブシンドローム，フレイル |
| 食物繊維 | 不　足 | 大腸がん |

　**a. 栄養過剰**　　現在，わが国においては，食生活の欧米化と運動不足などから，糖質や脂質を含むエネルギーの過剰摂取により内臓脂肪型の肥満が増え，さらには肥満が起因となる糖尿病，高血圧，脂質異常症などの**生活習慣病**が増加している．内臓脂肪型肥満に加えて，高血糖，高血圧，脂質異常症のうち，いずれか二つ以上を併せもつ状態を**メタボリックシンドローム**という．メタボリックシンドロームを放置すると，動脈硬化が進行し，心筋梗塞や脳卒中などの危険性が高まる．

　**b. 栄養欠乏**　　高齢者は加齢により，身体機能や精神機能の低下により，**サルコペニア，ロコモティブシンドローム**（運動器症候群）や**フレイル**状態になり，さらに低栄養状態をまねくことも多い．サルコペニアとは，高齢期にみられる骨格筋量の低下と筋力もしくは身体機能の低下により定義される．ロコモティブシンドロームとは，骨粗鬆症や変形関節症など運動器の障害のために移動機能が低下した状態をさし，進行すると介護が必要になるリスクが高くなる．フレイ

**生活習慣病**: §1・9 および §1・14 参照．

**メタボリックシンドローム** metabolic syndrome

**サルコペニア** sarcopenia: §1・8・7 参照．

**ロコモティブシンドローム** locomotive syndrome: §1・8・7 参照

**フレイル**: 英語の frailty は由来であり，フレイルに対応する英語ではない．§1・8・7 参照．

ルは，健康な状態と要介護状態の間の状態をさし，身体的な脆弱性だけでなく精神神経的な脆弱性も含まれる．フレイルは可逆的な病態と考えられ，適切な介入・支援により，生活機能の維持・向上が可能である．慢性的な食事摂取量の不足は，**タンパク質・エネルギー低栄養状態（PEM）**のリスクを高める．PEMは，タンパク質の欠乏とエネルギーの欠乏が複合して起こる低栄養状態のことをさす．エネルギー，タンパク質不足により低栄養状態は，タンパク質の欠乏によるクワシオコル，タンパク質の欠乏に加え慢性的なエネルギー摂取不足によるマラスムス，その両方の特徴をもつマラスムス型クワシオコルに分けられるが，PEM はマラスムス型クワシオコルともいえる．サルコペニアの防止は，フレイルの進行を抑え，要介護状態となることを防止するうえで重要であり，近年，高齢者におけるサルコペニアの防止のため，タンパク質栄養の重要性が強く認識されている．世界的には，アフリカ，東南アジアなどにみられるが，わが国でも要介護度の高い高齢者や未治療の重度の糖尿病患者，ダイエットに執着することで神経性食欲不振症（拒食症）を発症した若い女性において，低栄養状態がみられる．低栄養状態が続くと，ケトン体の蓄積，体温低下や心拍数の低下など，基礎代謝量を下げるように体内変化が起こり，さらにケトアシドーシス状態が続くと死にいたる．

>  **コラム 3・2　リフィーディングシンドローム**
>
> 　神経性食欲不振症や手術後患者など重度な慢性的な栄養不良が続いている患者に積極的に栄養補給を行うことにより発症する代謝合併症の総称を**リフィーディング症候群**という．急激なグルコースなどの摂取により糖代謝が亢進し，ビタミン $B_1$ が利用され，血中のビタミン $B_1$ やリンなどの電解質の不足により，心不全，不整脈，意識障害，痙攣発作などを起こす．リフィーディングシンドロームを防ぐため，高リスク患者では，初期投与エネルギーを制限し，リンやマグネシウムなどの必要なミネラルやビタミン $B_1$ を投与する．経静脈栄養での発症報告例が多いので，経口，経腸栄養での栄養補給を心がける．

## 3・5・2　水溶性ビタミンの過剰症，欠乏症

　水溶性ビタミンは尿中に排出され蓄積性が低いので，過剰症は起こりにくいが，逆に不足しやすい（表3・9）．しかし，通常，多くの水溶性ビタミンは，腸内細菌により産生されるので，食事からの摂取量が不足していてもすぐに欠乏症が発症するわけではない．腸内細菌により生合成されて腸管から吸収されうる水溶性ビタミンは，ビタミン $B_2$，ビタミン $B_6$，ビタミン $B_{12}$，パントテン酸，葉酸，ビオチンである．食事から摂取する必要があるビタミンは，ビタミン $B_1$ およびビタミン C である．ナイアシンは人体内においてトリプトファンから生合成できる．水溶性ビタミンは，その多くが固有の生化学反応の補酵素（補因子）として機能しているので，欠乏症は，その反応が関係する代謝異常に起因する場合が多い．

3・5 栄養素の過不足によるおもな疾病　　183

表3・9　ビタミンの欠乏症と過剰症

| | | 欠　乏　症 | 過　剰　症 |
|---|---|---|---|
| 水溶性 | ビタミン$B_1$ | 脚気，ウェルニッケ脳症 | 特になし |
| | ビタミン$B_2$ | 口角炎，皮膚炎，眼精疲労，発育停止 | 特になし |
| | ビタミン$B_6$ | 皮膚炎，口角炎，末梢神経炎，神経障害，発育不全 | 知覚神経障害，末梢性感覚性神経症 |
| | ビタミン$B_{12}$ | 巨赤芽球性貧血，メチルマロン酸尿症，ホモシステイン血症 | 特になし |
| | ビタミンC | 壊血病，脱力感，うつ症状 | 特になし |
| | 葉　酸 | 巨赤芽球性貧血，胎児の神経管閉鎖障害 | 発熱，麻疹，紅斑，かゆみ，呼吸障害 |
| | ナイアシン | ペラグラ皮膚炎，不眠症，認知症 | 皮膚紅潮，そう痒感，胃腸障害 |
| | ビオチン | 皮膚炎，脱毛，痙攣，呼吸障害 | 特になし |
| | パントテン酸 | 剥離性皮膚炎，脱毛，食欲不振，末梢神経障害 | 特になし |
| 脂溶性 | ビタミンA | 夜盲症，皮膚炎，角膜乾燥症 | 嘔吐，頭痛，頭蓋内圧亢進，悪心，催奇形性 |
| | ビタミンD | くる病，骨軟化症，骨粗鬆症 | 高カルシウム血症，臓器へのカルシウム沈着 |
| | ビタミンE | 溶血性貧血，運動神経変性，女性不妊 | 出血傾向 |
| | ビタミンK | 出血傾向，新生児出血症，骨形成不全 | 特になし |

**a. ビタミン$B_1$**　　ビタミン$B_1$は，チアミン二リン酸として糖質や脂質のエネルギー代謝（ピルビン酸デヒドロゲナーゼや2-オキソグルタル酸デヒドロゲナーゼなど）に関係する．代表的な欠乏症としては末梢神経炎である**脚気**，中枢神経炎である**ウェルニッケ脳症**が知られている．過剰症は知られていない．入院時の高カロリー輸液施行の際にはビタミン$B_1$の欠乏による代謝アシドーシスが起こるので注意が必要である．またアルコールの大量摂取はビタミン$B_1$の吸収阻害が起こるため，アルコール依存症の患者にはウェルニッケ脳症が起こることがある．

脚気 beriberi

ウェルニッケ脳症
Wernicke's encephalopathy

**b. ビタミン$B_2$**　　ビタミン$B_2$は，リボフラビンとして，活性型であるFMN（フラビンモノヌクレオチド）やFAD（フラビンアデニンジヌクレオチド）となり多くのフラビン酵素の補酵素となる．その欠乏はエネルギー代謝や脂質代謝などに異常をきたす．欠乏症は口角炎，皮膚炎，眼精疲労，発育停止などの症状が現れる．過剰症は知られていない．

FMN:
flavin mononucleotide

FAD:
flavin adenine dinucleotide

**c. ビタミン$B_6$**　　ビタミン$B_6$は，ピリドキサールリン酸（PLP）あるいはピリドキサミンリン酸（PMP）として，アミノ基転移反応や脱炭酸反応などのアミノ酸代謝に必須であり，その欠乏症は，幼少期は発育不全や痙攣発作，成人ではペラグラ様の皮膚炎，口角炎や末梢神経炎，神経障害として現れる．通常の食事では欠乏はしないが，結核治療薬イソニアジド，ペニシリン，抗うつ薬フェネルジン硫酸塩はビタミン$B_6$活性体と複合体をつくるので，欠乏しやすくなる．また，治療目的でピリドキシンを大量に投与された場合，過剰症として知覚神経障害や末梢性感覚性神経症が起こることが報告されている．

PLP: pyridoxal phosphate

PMP:
pyridoxamine phosphate

**d. ビタミン$B_{12}$**　　ビタミン$B_{12}$には，コバルトを含むメチルコバラミンや

**184** 第3章 食品機能と疾病の予防・治療における栄養

**SAM:**
*S*-adenosylmethionine（*S*-アデノシルメチオニン）

**巨赤芽球性貧血**
megaloblastic anemia

**ホモシステイン血症**
homocysteinemia

**NAD⁺:** nicotinamide adenine dinucleotide

**NADP⁺:** nicotinamide adenine dinucleotide phosphate

**ペラグラ** pellagra

**ACP:** acyl carrier protein

アデノシルコバラミンなどがあり，メチオニンシンターゼの補酵素として機能し，タンパク質や核酸の合成や *S*-アデノシルメチオニン（SAM）の生成や，葉酸代謝にも関連する．ビタミン $B_{12}$ の欠乏は葉酸の欠乏症である**巨赤芽球性貧血**をひき起こす．ビタミン $B_{12}$ はメチルマロニル CoA ムターゼの補酵素で，欠乏により血中や尿中のメチルマロン酸が上昇するメチルマロン酸尿症を発症する．またホモシステインがメチオニンに変換されないため蓄積し，**ホモシステイン血症**になる．過剰摂取による毒性はきわめて低い．ビタミン $B_{12}$ の体内への吸収には，胃で合成される**内因子**と複合体をつくり，小腸の受容体により吸収される．そのため，胃を切除した人は，ビタミン $B_{12}$ の欠乏になりやすい．また胃酸の分泌が低下した高齢者にビタミン $B_{12}$ の吸収が悪くなるため注意が必要である．ビタミン $B_{12}$ は植物にはほとんど含まれないことから，菜食主義者で欠乏する場合がある．

　**e. ナイアジン**　　**ナイアシン**は，ニコチン酸およびニコチン酸アミドがあり，体内でほんの一部トリプトファンから合成される．ナイアシンは体内で $NAD^+$ や $NADP^+$ に変換され，$NAD^+$ はアルコールデヒドロゲナーゼやリンゴ酸デヒドロゲナーゼなど，おもに糖質や脂肪酸の代謝など，エネルギー獲得系の反応に，$NADP^+$ の還元型はおもに脂肪酸やステロイドの合成系，薬毒物代謝などの還元反応の水素供与体として機能する．欠乏症としては，**ペラグラ皮膚炎**が特徴的であるが，下痢やめまい，不眠症などがみられ，重症になると認知症の発症も知られている．ペラグラ皮膚炎は日光に曝露された部分に症状が現れる皮膚炎で，従来トウモロコシを主食とする地方で多発した．これはトウモロコシにはトリプトファンの含量が少ないことによる．またアルコール依存症や栄養不良の場合にペラグラ皮膚炎になるリスクが高くなる．ナイアシンの過剰症として血管拡張による皮膚紅潮，そう痒感，胃腸障害などが知られている．

　**f. パントテン酸**　　**パントテン酸**は，補酵素 A（CoA）の構成要素として機能し，糖代謝，脂質代謝，アミノ酸代謝に必須である．パントテン酸は，CoA，アシル CoA，アシルキャリヤータンパク質（ACP），4-ホスホパンテテインのかたちで細胞内に存在する．アセチル CoA は脂肪酸合成，コレステロール合成，ケトン体，ポルフィリン合成などに関与する．パントテン酸は多くの食品に含まれることや，腸内細菌からも供給されるため欠乏は起こりにくい．欠乏した場合は，剝離性皮膚炎，脱毛，食欲不振，末梢神経障害や消化管の障害がみられる．過剰症は知られていない．

　**g. ビオチン**　　**ビオチン**は，カルボキシラーゼ，トランスカルボキシラーゼ，デカルボキシラーゼなどの補酵素として機能し，糖代謝，脂質代謝，アミノ酸代謝に必須である．二酸化炭素の固定反応を触媒する．脂肪酸合成の律速酵素アセチル CoA カルボキシラーゼでは，ビオチンはアセチル CoA からマロニル CoA を合成する反応に寄与する．通常の食事をしている人では欠乏症の報告はない．ビオチンと強く結合する糖タンパク質アビジンを含む生鶏卵を大量摂取すると，腸管での吸収を阻害し欠乏することがある．遺伝的なビオチン欠乏症としてビオチニダーゼ欠損症があげられる．欠乏症としては皮膚炎，脱毛，痙攣，呼吸障害などの症状がみられる．過剰症は知られていない．

**h. 葉 酸**　葉酸（プテロイルグルタミン酸）は多くの食品に含まれており，また腸内細菌からも供給されることから，欠乏は起こりにくい．葉酸はホモシスチンからのメチオニンの合成などのアミノ酸代謝，チミジル酸やプリン体生合成反応，ポルフィリン核の生成などの1炭素単位転移反応に必須である．そのため，葉酸の欠乏は核酸合成に影響し，最も影響を受けやすい造血機能障害の異常から**巨赤芽球性貧血**が起こる．また葉酸の欠乏により，ビタミン$B_{12}$を介したホモシスチンからのメチオニン合成が阻害されると，血液中のホモシステイン濃度が増加し（ホモシステイン血症），心疾患をはじめとする各種疾患リスクが増加する．さらに，葉酸の摂取は胎児の正常な発育に寄与しており，妊娠初期の葉酸の欠乏は，**神経管閉鎖障害**の発症リスクを高める．そのため，葉酸を含む特定保健用食品は，神経管閉鎖障害をもつ子どもが生まれるリスクを低減する可能性があることの表示が認められている．葉酸を過剰（1〜10 mg）に摂取すると，発熱，麻疹，紅斑，かゆみ，呼吸障害などの葉酸過敏症を起こすことがある．また，亜鉛と複合体を形成して，小腸からの亜鉛の吸収を抑制する場合がある．

**神経管閉鎖障害**
neural tube defects

**i. ビタミンC**　ビタミンC（アスコルビン酸）の生体内のおもな機能は，還元力によるもので，酵素における作用と抗酸化作用がある．ビタミンCの欠乏症である**壊血病**では，コラーゲンタンパク質のプロリンやリシンのヒドロキシ化に必要な酵素プロリルヒドロキシラーゼやリシルヒドロキシラーゼがビタミンC要求性であるため，ヒドロキシ化が低下し，結合組織の形成が阻害されることにより，血管壁の脆弱化による出血や骨形成の異常が起こる．またビタミンCはドーパミン，アドレナリン，ノルアドレナリン，セロトニンなどの神経伝達物質の生成に関与するため，欠乏すると脱力感やうつ症状を示す．ビタミンCは三価の非ヘム鉄を二価に還元して鉄の吸収を促進する．またビタミンCの抗酸化能は，活性酸素の消去やビタミンEの再生にも関与するため，心疾患，動脈硬化，糖尿病，炎症性疾患，発がんの予防とも関係し，欠乏するとこれらの疾患リスクが増加する．過剰摂取による影響，副作用は知られていない．多くの動物ではビタミンCはグルコースから合成できるが，ヒトを含む霊長類やモルモットなどの一部の哺乳類とある種の鳥類はビタミンC合成酵素（L-グロノラクトンオキシダーゼ）を失っており合成できない．

**壊血病** scurvy

## 3・5・3　脂溶性ビタミンの過剰症，欠乏症

　**脂溶性ビタミン**は蓄積性があり，欠乏することはまれであるが，多量摂取により，過剰症が現れやすい．ビタミンAとビタミンDは核内受容体に結合し，さまざまな遺伝子の転写調節に関係するので，その欠乏症や過剰症は多くの疾患と関連する．ビタミンEは脂溶性の抗酸化物質，ビタミンKは血液凝固因子の活性化酵素の補因子として作用する．腸内細菌により生合成されて腸管から吸収されうる脂溶性ビタミンは，ビタミンKである．食事から摂取する必要があるのはビタミンA，ビタミンDおよびビタミンEである．ビタミンDは，体内において7-デヒドロコレステロールから生合成できる．

**脂溶性ビタミン** fat soluble vitamin：§3・1参照.
つながり　コアカリ C-6-1 生命の最小単位としての細胞
→ 3巻 VII. 生命科学

　**a. ビタミンA**　ビタミンAは，食事からの摂取不足で欠乏することは少

なく，肝機能障害や呼吸障害などにより欠乏する場合が多い．食品中ではレチノールおよびそのエステル体として存在し，レチノールは生体内で酸化されてレチナール，さらに酸化されレチノイン酸となり生理活性を示す．

夜盲症 night blindness

ビタミンAの一つである11-*cis*-レチナールは網膜桿体細胞で光を感知するロドプシンの構成成分であるので，代表的な欠乏症は**夜盲症**（暗順応障害）である．レチノイン酸は，細胞内でレチノイン酸受容体に結合し，転写因子としての作用を活性化し，細胞分化や細胞死，または上皮系細胞の増殖や維持に寄与する．そのため，欠乏症では，成長障害，骨および神経系の発達，皮膚の乾燥・角質化，免疫能の低下など，多くの症状が現れる．一方，過剰症はビタミンA製剤の投与，サプリメントの大量服用などで起こり，急性症状としては消化器系障害，嘔吐，めまいなどが現れ，ついで，皮膚の落屑がみられる．慢性の過剰症としては，皮膚の乾燥，脱毛，体重減少，脳圧亢進による頭痛（頭蓋内圧亢進），肝障害などがみられる．さらに，妊娠中の過剰症として，水頭症や口蓋裂などの胎児の奇形なども起こる．

**b. ビタミンD**　　ビタミンDは，エルゴステロール（プロビタミン$D_2$）や7-デヒドロコレステロール（プロビタミン$D_3$）から紫外線（UVB）による開裂作用を受けて，ビタミン$D_2$および$D_3$となる．その後，肝臓および腎臓においてヒドロキシ化を受けて，活性型ビタミンDとなる．活性型ビタミンDは核内ビタミンD受容体を介して，小腸上皮細胞において，カルシウム結合タンパク質の転写を促進し，小腸からのカルシウムの吸収を促進する．また骨吸収や腎臓からのカルシウムの再吸収を促進して血液中のカルシウムイオン濃度を上昇させる．

くる病 rickets

骨軟化症 osteomalacia

ビタミンDの欠乏症は，食事からの摂取不足や日光の照射不足から起こり，低血中カルシウム濃度による骨の石灰化障害により，小児では**くる病**，成人では**骨軟化症**として現れる．サプリメントの過剰摂取により過剰症が起こることがある．症状は高カルシウム血症，食欲不振，嘔吐，関節痛などで，進行すると心臓や腎臓などの石灰化（カルシウムの沈着），腎結石が起こる．

**c. ビタミンE**　　ビタミンEは，クロマン環のヒドロキシ基がラジカル補足作用に，イソプレノイド鎖がリン脂質二重膜への局在に寄与し，生体膜リン脂質の酸化を抑制する．通常の食事に十分含まれているので，不足することはまれである．欠乏症としては脂肪吸収障害，女性の不妊（胎盤形成不全）や新生児における溶血性貧血が知られている．ビタミンE輸送タンパク質欠損症では体内ビタミンE量が減少し運動神経変性が観察されている．ビタミンEの過剰症として，血液凝固能の低下による出血傾向の上昇があげられており，"日本人の食事摂取基準"では800 mg/日を耐容上限量としているが，最低健康障害発現量の明確な科学的根拠はない．

**d. ビタミンK**　　ビタミンKは，体内で還元されタンパク質のグルタミン残基のγ-カルボキシ化（Gla）を行う酵素の補因子として作用する．Gla化を受けたタンパク質は，カルシウム結合能をもち，活性型となる．プロトロンビン，第VII因子，第IX因子，第X因子などの血液凝固因子や骨形成に関与するオステオ

カルシンは Gla 化を受け機能するビタミン K 依存性タンパク質である.

　ビタミン K の供給源は食事由来が主であり，腸内細菌由来の寄与は低い．また Gla 化の際に酸化されたビタミン K は還元されてリサイクルされるため，欠乏症は比較的起こりにくい．ただし，新生児では，腸内細菌叢の形成が不十分であり，また胎児期や母乳へのビタミン K の移行量が少ないため，ビタミン K 欠乏による**頭蓋内出血**や**腸内出血**が起こりやすい．そのため，出生直後にビタミン K の投与が行われている\*．抗生剤投与による腸内細菌の致死により供給するビタミン K が不足し，欠乏症を起こしやすくなる場合がある．経口抗凝固薬のワルファリンはビタミン K 還元酵素を阻害し，Gla 化を抑制するため，血栓の生成を抑制する薬剤である．セフェム系抗生物質投与により，ビタミン K 還元酵素が阻害され，ビタミン K 欠乏になる場合がある．また，肝・胆道疾患患者ではビタミン K の吸収量低下により欠乏する．ビタミン K（フィロキノンとメナキノン）については大量に摂取しても毒性は認められておらず，過剰症はないとされている．

**頭蓋内出血**
intracranial hemorrhage

**腸内出血**
intestinal hemorrhage

\* §3・1・4 Ad 参照.

### 3・5・4　ミネラルの過不足による疾患

　**ミネラル**は生体に欠かせない元素であるが，自らはつくることができないため，食品から摂取する必要がある．生体に多く含まれる多量ミネラルと少ない微量ミネラルに分類される．多量ミネラルには，カルシウム，リン，マグネシウム，ナトリウム，カリウムなどがある（表3・10）．微量ミネラルには，鉄，銅，亜鉛，ヨウ素，マンガン，セレン，コバルト，モリブデン，クロムなどがある．上記 9 種類は必須微量元素とされている．ただしクロムに関しては最近，必須の栄養素とする根拠はないとする説が有力である．

ミネラル mineral：§3・1・5 参照.

**つながり** **コアカリ** C-6-1 生命の最小単位としての細胞
→ 3 巻 Ⅶ. 生命科学

表3・10　ミネラルの欠乏症と過剰症

| | | 欠　乏　症 | 過　剰　症 |
|---|---|---|---|
| 多量ミネラル | カルシウム | くる病，骨軟化症，骨粗鬆症，低カルシウム血症 | 高カルシウム血症，倦怠感，食欲不振，便秘 |
| | リン | 骨形成異常，倦怠感，衰弱，食欲不振 | 腎機能低下，副甲状腺機能亢進症 |
| | マグネシウム | 食欲低下，骨形成異常，嘔吐，痙攣，不整脈，抑うつ | 下痢，吐き気，不整脈 |
| | ナトリウム | 倦怠感，食欲不振 | 高血圧，胃がん |
| | カリウム | 低カリウム血症，筋力低下，不整脈 | 高カリウム血症，心機能障害 |
| 微量ミネラル | 鉄 | 小球性貧血，鉄欠乏性貧血，運動・認知機能低下 | ヘマクロマトーシス |
| | 銅 | メンケス病，鉄不応性貧血 | ウィルソン病 |
| | 亜鉛 | 味覚障害，皮膚炎，発達障害，生殖能力の低下 | 銅欠乏による貧血 |
| | ヨウ素 | 甲状腺腫，クレチン症 | 甲状腺機能亢進症 |
| | マンガン | 糖・脂質代謝障害，運動機能低下 | パーキンソン病類似症状，肺炎 |
| | セレン | 克山病（心筋症），カシン・ベック病 | 爪の変形，脱毛 |
| | コバルト | 巨赤芽球性貧血，下痢，口内炎 | 特になし |
| | モリブデン | 成長阻害，神経過敏，昏睡 | 特になし |

## a. 多量ミネラルの欠乏症・過剰症

**カルシウム**は骨形成に必須であり，欠乏症として，幼児にはくる病，成人には骨軟化症，骨粗鬆症が知られている．骨粗鬆症は，閉経後の女性に多くみられる．血漿のカルシウム濃度が 8.8 mg/dL 以下になると**低カルシウム血症**といい，手足の筋肉が痙攣するテタニーをひき起こす．カルシウム過剰症としては，ミルクの大量摂取と同時にアルカリを摂取すると**高カルシウム血症**（ミルクアルカリ症候群）が起こり，倦怠感，食欲不振，便秘になる．リン酸やシュウ酸はカルシウムと不溶塩をつくり，吸収を妨げるので，カルシウムの摂取の際にはこれらを多く含む食品の摂取には注意が必要である．乳タンパク質であるカゼイン中のセリン残基はリン酸化されており，カルシウムが相互作用することで可溶化し，小腸からの吸収を促進する．カゼインの分解産物であるカゼインホスホペプチドは，カルシウムの吸収を促進できる特定保健用食品の関与成分である．

**リン**は多くの食品に含まれており，通常，欠乏することはほとんどない．しかし，極端なダイエットや長期の薬剤の使用によりリンの吸収が阻害されたり，ビタミン D の不足によりリンの利用効率が低下すると，骨や歯が弱くなるほか，倦怠感や衰弱，食欲不振などが現れることがある．一方，加工食品の利用により，各種リン酸塩の過剰摂取につながりやすい．長期に過剰摂取した場合，腎機能の低下，副甲状腺機能亢進症などが起こる．慢性の腎臓病の患者では，リンの排出が難しくなり，血中でカルシウムと相互作用することで，骨形成異常による骨折や血管内皮へのカルシウムおよびリンの沈着により動脈硬化が亢進しやすくなる．

**マグネシウム**が欠乏すると，骨形成に影響し，虚血性疾患，高血圧，筋肉の痙攣，神経過敏，抑うつ，食欲低下，嘔吐および不整脈などが起こる．マグネシウムを過剰摂取しても，尿として排出されるため過剰症は通常は起こらない．腎不全患者では高マグネシウム血症がみられ，過剰症としては下痢，吐き気，不整脈がある．酸化マグネシウムは便秘症の薬として使用されている．

**ナトリウム**は，食塩として加工食品などに多く含まれるため，通常の食生活では欠乏しないが，激しい下痢や大量の発汗により欠乏すると，倦怠感や食欲不振がみられることがある．ナトリウムは，細胞外液に多く存在し，浸透圧の維持や水分を保持しながら，血圧を調節している．食塩としてナトリウムを多く摂取すると，血液中のナトリウム濃度が上昇し，水分が血管に入ることで血圧が上昇すると考えられている．ナトリウムの過剰摂取は高血圧の一つの要因である．食塩は胃がんのリスクとの関連も指摘されている．日本人はナトリウムの摂取量が多く，目標量が男性 7.5 g 未満/日，女性 6.5 g 未満/日と設定されている（"日本人の食事摂取基準 2025 年版"）．

**カリウム**は，細胞内液に多く存在し，ナトリウムと相互に作用しながら浸透圧の調節や水の保持に関与する．カリウムの腎臓での排出は，ナトリウムとリンクしていて，ナトリウムの摂取量が増加するとカリウムの排泄も増加する．通常の食事では不足することはないが，下痢や脱水症状で欠乏する．カリウムの欠乏により，低カリウム血症，筋力低下，不整脈が起こる．一方，過剰症は通常の食生

---

**低カルシウム血症**
hypocalcemia

**高カルシウム血症**
hypercalcemia

活ではまれである．腎障害がある場合，重症では，高カリウム血症を起こし，致命的な不整脈による心停止が起こる場合がある．

## b. 微量ミネラルの欠乏症・過剰症

**鉄**は，大部分は赤血球のヘモグロビンに存在している．また肝臓，脾臓，骨髄中でフェリチンあるいはヘモジテリンと結合して貯蔵されている．その他，筋肉中のミオグロビン，細胞中のヘム酵素，非ヘム酵素として機能する．血中ではトランスフェリンに結合し，全身に運搬される．体内の鉄は大半がリサイクリングされている．女性では月経による出血は鉄欠乏の原因となる．また鉄の需要が高まる成長期や妊婦は鉄欠乏になりやすく，妊婦の貧血は胎児の栄養不良にもつながる．ヘム鉄の方が，非ヘム鉄より小腸において吸収されやすい．ビタミン C は非ヘム鉄の吸収を促進するが，フィチン酸やタンニンは吸収を阻害する．鉄の欠乏では，貧血（小球性貧血，鉄欠乏性貧血）や運動機能・認知機能の低下がみられる．一方，健常者が通常の食事で鉄過剰症になることはほとんどない．鉄過剰症には，皮膚や臓器（肝臓，膵臓，心臓など）に鉄が過剰に沈着して障害を起こす**ヘモクロマトーシス**があり，消化管での鉄の吸収が亢進して起こる遺伝性のヘモクロマトーシスもある．鉄の蓄積は，フェントン反応による脂質酸化をひき起こし，脂質酸化依存的な細胞死フェロトーシスを誘導し障害をひき起こす．

ヘモクロマトーシス
hemochromatosis

**銅**は，通常では，欠乏症はみられない．銅欠乏症では銅を含むセルロプラスミンが鉄を骨内に輸送できないため鉄不応性貧血，白血病，好中球の減少がみられる．銅輸送体 ATP アーゼ 7A 遺伝子変異による先天的疾患である**メンケス病**（X 染色体劣性遺伝疾患）は男性特有の先天性銅代謝異常症で，腸管からの吸収の欠如により銅の欠乏による発育の遅れ，知能低下，中枢神経障害が起こる．銅過剰症である**ウィルソン病**は，ATP アーゼ 7B 遺伝子の先天性の銅代謝異常症で，肝臓や脳などの臓器に銅が蓄積して，肝障害，神経障害，関節障害をひき起こす．

メンケス病
Menkes' disease

ウィルソン病
Wilson's disease

**亜鉛**は，インスリンの合成，貯蔵，分泌に関与するほか，DNA ポリメラーゼ，RNA ポリメラーゼの構成成分として，DNA，RNA の合成に関与，また抗酸化酵素 Cu,Zn 型スーパーオキシドジスムターゼの構成成分など，さまざまな酵素の構成成分として機能する．亜鉛の欠乏症には味覚障害，皮膚炎，発達障害，生殖能力の低下などがある．妊産婦，低出生胎児の乳児期，高齢者，糖尿病，慢性肝障害，長期のキレート薬服用などで起こることがある．亜鉛過剰摂取では，銅の吸収阻害が生じ，銅欠乏になり貧血を起こす．

甲状腺腫 goiter

クレチン症（甲状腺機能低下症）congenital hypothyroidism

**ヨウ素**は，甲状腺ホルモンの構成成分として機能し，コレステロールの代謝や基礎代謝の促進に関与する．ヨウ素が欠乏して甲状腺ホルモンが低下すると，甲状腺刺激ホルモンの分泌が亢進し，その結果，**甲状腺腫**となる．**クレチン症**（小児）は先天性甲状腺機能低下症で，母体のヨウ素不足が原因とされている．ヨウ素の過剰症は通常の食生活ではみられないが，妊産婦のヨウ素過剰摂取は胎児，新生児の甲状腺機能低下の原因となる*．

* ヨウ素の過剰摂取が原因ではないが，甲状腺機能亢進症の代表的な病気がバセドウ病である．自己免疫疾患で発症すると考えられており，基礎代謝の亢進，微熱，体重減少，眼球突出などがみられ，女性に多い．

**マンガン**は，糖質，脂質，タンパク質の代謝酵素の構成成分として機能する．マンガンの欠乏症は皮膚炎，骨代謝や糖質・脂質の代謝障害，運動機能低下などをひき起こす．通常の食生活では欠乏症や過剰症はみられない．サプリメントの過剰摂取など急性の中毒としては肺炎が，慢性の中毒としてはパーキンソン病に似た中枢神経障害が知られている．

**セレン**は，セレノシステインという特殊アミノ酸としてタンパク質に組込まれている．代表的なセレンを含むセレンタンパク質には，グルタチオンペルオキシダーゼ，チオレドキシンレダクターゼなどの抗酸化酵素や甲状腺ホルモンシンターゼがある．セレン欠乏症としては，中国の東北部の風土病である**克山病**，**カシン・ベック病**が知られており，土壌中のセレン含量が低いことが原因で心筋壊死を伴う心疾患や骨端軟骨の変性が発症する．セレン欠乏では，成長障害，肝臓障害，筋肉異常，関節炎，免疫低下，男性不妊症などの症状が現れる．長期完全静脈栄養もしくは経腸栄養を行っている場合，ミルクアレルギーの乳児においての調整粉乳や母乳代替食品にセレンが含まれておらずセレン欠乏になった症例が報告された．2016 年に亜セレン酸ナトリウム五水和物が調整粉乳や母乳代替食品への食品添加物として添加することが認められた．また 2019 年に亜セレン酸ナトリウム注射液が発売され，中心静脈栄養時の高カロリー輸液などに添加することが可能となった．セレンは逆に，必須ミネラルのなかでは毒性も強く，サプリメントなどによる過剰摂取は有害となる．過剰症でみられる症状は，爪の変形や脱毛である．

**コバルト**はビタミン $B_{12}$ の構成成分として機能する．コバルトの欠乏では，ビタミン $B_{12}$ 欠乏による巨赤芽球性貧血が起こる．また神経障害，胃酸分泌などの低下，慢性の下痢，口内炎などがみられる．過剰症はないが，陶器産業の絵付け作業などの特殊環境下で，コバルト曝露による呼吸器障害などのコバルト中毒がひき起こされる可能性がある．

**モリブデン**はキサンチンオキシダーゼの構成成分として，尿酸の合成代謝に関与する．通常の食生活ではモリブデンの不足や過剰はみられない．モリブデンを含まない高カロリー輸液など静脈への栄養補給のみを長期に続けると，モリブデン不足になり，成長阻害，神経過敏，昏睡などの神経症状が現れることがある．

**クロム**は六価クロム（$Cr^{6+}$）と三価クロム（$Cr^{3+}$）があるが，自然界に存在するのは三価クロムである．三価クロムは，生体内で薬理量を投与すると糖代謝改善がみられ耐糖因子と考えられてきたが，低クロム飼料を実験動物に投与しても糖代謝異常は観察されない．現在では，三価クロムによる糖代謝の改善は薬理作用にすぎず，クロムを必須の栄養素とする根拠はないとする説が有力である．必須栄養素ではない可能性が高いクロムだが，クロムサプリメントが市販されており，過剰長期摂取により，腎不全や肝機能障害が起こったとの報告があり，目安量と耐容上限量が設定されているが，積極的摂取を促すものではない．

## 3・6 疾病治療における栄養の重要性

### 3・6・1 NST

**NST（栄養サポートチーム）**\*は，医師，歯科医師，看護師，薬剤師，管理栄養士，臨床検査技師，理学療法士，作業療法士，言語聴覚士，歯科衛生士などの多職種で構成され，各職種が高度な専門知識と技術を活かし，協働して安全かつ有効な栄養管理を行う医療チームである．NSTメンバーは医療チームとしての専門性を高め，すべての患者に最適な栄養療法を提供する役割を担っている．

栄養サポートチーム
nutrition support team, NST
つながり コアカリ F-2 多職種連携における薬剤師の貢献，F-5 臨床で求められる基本的な能力
→ 7巻 臨床薬学

\* 診療報酬には栄養サポートチーム加算が設定されている．加算の際の一要件として，栄養管理に係る専任の常勤薬剤師がNST構成員であることが規定されている．

### 3・6・2 栄養アセスメント（栄養評価）

さまざまな疾患において，栄養状態はその治療や予後に大きく影響を及ぼす．患者の栄養状態を適正に判断し，栄養療法の必要性を判断するには，栄養評価が不可欠である．栄養評価は**栄養管理**を実施するうえでの基本となる．

**a. 栄養管理のプロセス**　栄養評価の目的は，栄養状態を評価して，以降の栄養管理の方針を決定すること，ついで実施してきた栄養管理の内容が適正かつ有効であったかを判定することである．栄養管理のプロセスを図3・20および以下の1)～5)に示す．

栄養アセスメント

栄養管理 nutrition management, nutrition care
つながり コアカリ F-1 薬物治療の実践，F-2 多職種連携における薬剤師の貢献
→ 7巻 臨床薬学

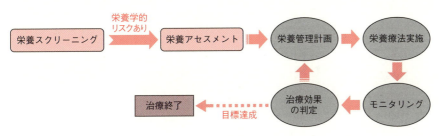

図3・20　栄養管理のプロセス

1) **栄養スクリーニング**: 栄養不良の可能性がある患者あるいは栄養学的リスクがある患者の抽出を行う．患者の病歴，**BMI（体格指数）**，体重減少率，食物摂取状況，身体機能など臨床上容易に得ることのできる情報を用いて，短時間で効率良く現在の栄養状態や今後の栄養学的リスクを評価する．評価項目の組合わせによってさまざまな**栄養スクリーニングツール**が開発されている．施設の規模，病床区分（急性期，慢性期，療養型），患者の疾患などの特徴により最適なスクリーニングツールが選択される．

栄養スクリーニング
BMI（体格指数）: §3・9 参照．

栄養スクリーニングツール

2) **栄養アセスメント**: 栄養スクリーニングにおいて栄養不良あるいは栄養学的リスクありと判定された患者を対象に，より詳細な栄養評価を行う．患者の食物摂取状況，理学的所見，身体計測値，臨床検査値，身体機能などの指標を組合わせて栄養状態や問題点を詳細に判断する．それに基づき患者に最適な栄養療法の適応を決定する．

3) **栄養管理計画**: 栄養アセスメントの結果に基づいて**栄養必要量**を算出する．栄養必要量の基本的要素は1日の水分量，エネルギー量，各栄養素（糖質，タン

栄養必要量

パク質，脂肪，ビタミン，微量元素）の量，電解質バランスである．患者に必要な補給量や補給方法を検討し，病態を考慮した栄養療法の目標を設定する．

4）**栄養療法実施**：栄養管理計画に従って適正な栄養療法を実施する．

5）**モニタリング・治療効果の判定**：実施した栄養療法が患者にとって有効であったか否かを評価する．身体計測値，血液検査値などの栄養評価指標を用いた総合的な栄養アセスメントを週1回程度，定期的に行う．栄養療法の効果の判定は，栄養評価指標だけでなく病態も考慮して多角的に行う．必要に応じて栄養療法の修正や変更を行う．

栄養管理は，栄養スクリーニングから治療効果の判定までの一連のプロセスに沿って繰返し実施する．栄養不良患者に対する早期からの適正な栄養療法の実施は，患者の予後を改善し，医療費の節約にもつながる．

**b. 栄養スクリーニングツール**　　最も頻用される栄養スクリーニングツールは**主観的包括的評価（SGA）**である．SGA の評価項目を**表3・11**に示す．栄養状態を主観的に A：栄養状態良好，B：中等度栄養不良あるいは栄養不良の可能性，C：重度の栄養不良の3段階で判定する．SGA は血液検査値などを用いないため，急性期入院，介護施設入所，外来，在宅の成人患者を対象に使用される．このほかに頻用される代表的な栄養スクリーニングツールを**表3・12**に示す．

**主観的包括的評価**
subjective global
assessment, SGA

**表3・11　主観的包括的評価（SGA）**

|  | 評価項目 |
|---|---|
| 1. 問診項目 | □ 体重変化（過去6カ月間と過去2週間の体重減少率）<br>□ 食物摂取状況の変化（平常時と比較）<br>□ 消化器症状（2週間以上継続）<br>□ 日常生活における活動状況<br>□ 原疾患および代謝状態との関連（代謝亢進の有無と程度） |
| 2. 身体所見 | 4段階評価　0：正常，1+：軽度，2+：中等度，3+：高度<br>□ 皮下脂肪の減少<br>□ 筋肉の減少<br>□ 浮腫（くるぶし，仙骨部）<br>□ 腹水 |

**表3・12　SGA 以外の栄養スクリーニングツールおよびその特徴**

|  | 特　徴 |
|---|---|
| MUST [†1] | 対象：成人（入院，外来，施設入所，在宅）<br>BMI，体重減少率，栄養摂取状況の3項目をスコア化し，栄養不良リスクを判定する |
| MNA®-SF [†2] | 対象：65歳以上の高齢者<br>食事摂取量の変化，体重変化，移動動作能力，精神的ストレス，精神心理学的問題，BMI の6項目について点数化し，合計点数により栄養状態を判定する |
| CONUT [†3] | 対象：成人（入院，外来）<br>血清アルブミン値，末梢血リンパ球数，総コレステロール値をスコア化して算出した値により栄養状態を判定する |

†1 MUST: Malnutrition Universal Screening Tool，　†2 MNA®-SF: Mini Nutritional Assessment®-Short Form，　†3 CONUT: Controlling Nutritional Status

**c. 栄養アセスメント指標** 栄養アセスメントを実施するうえで，臨床検査値や身体計測値などは重要な指標となる．これらの客観的データを用いたアセスメントを**客観的栄養評価（ODA）**といい，通常は複数の栄養評価指標を組合わせて行う．ODAに用いられるおもな指標を表3・13に示す．

客観的栄養評価 objective data assessment, ODA

表3・13 客観的栄養評価に用いるおもな指標

| | 栄養評価指標 |
|---|---|
| 身体計測値 | 身長，体重（BMI，%理想体重，%平常時体重，体重減少率）上腕三頭筋皮下脂肪厚（TSF[†1]），上腕周囲長（AC[†2]），上腕筋囲（AMC[†3]），下腿周囲長（CC[†4]），握力 |
| 血液検査値 | 血清総タンパク質，血清アルブミン，RTP[†5]（トランスサイレチン，レチノール結合タンパク，トランスフェリン），CRP[†6]，血中尿素窒素（BUN[†7]），血中クレアチニン，血中グルコース濃度，総コレステロール，中性脂肪，赤血球数，ヘモグロビン濃度，白血球数，血小板数，末梢血リンパ球数 |
| 尿検査値 | 尿中クレアチニン，尿中尿素窒素（UUN[†8]），尿中3-メチルヒスチジン，尿中ケトン体 |

[†1] TSF: triceps skinfolds, [†2] AC: arm circumference, [†3] AMC: arm muscle circumference, [†4] CC: calf circumference, [†5] RTP: rapid turnover protein, [†6] CRP: C-reactive protein, [†7] BUN: blood urea nitrogen, [†8] UUN: urine urea nitrogen

[§3・6・3 栄養療法の補足] 慢性的な栄養不良の患者に急速な栄養補充を行うと，経腸栄養法，静脈栄養法のいずれでもリフィーディングシンドローム（コラム3・2, p.182）を発症する．このような患者に栄養療法を実施する際は，投与熱量は10 kcal/kg(体重)/日から開始し，症状や検査値をモニターしながら徐々に増量することが推奨される．

## 3・6・3 栄養療法

**栄養療法**は，疾患の治療や回復を促し，手術後の合併症予防や生活の質（QOL）の改善を目的に行う．すでに栄養不良に陥っている患者，現在の食事摂取量では栄養状態の維持が困難な患者，あるいは原疾患の治療によって将来的に栄養不良に陥る可能性の高い患者に適応となる．

栄養療法 nutrition therapy, nutritional treatment

**a. 栄養投与法** 栄養投与法はその投与経路によって経腸栄養法（EN）および静脈栄養法（PN）に大別される．投与経路の概要を図3・21に示す．栄養療法の実施にあたっては"腸が機能している場合は，腸を使う"ことが大原則であり，投与経路は**経腸栄養法**が優先される．

栄養投与法

経腸栄養法 enteral nutrition, EN

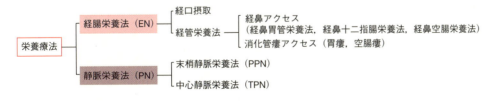

図3・21 栄養投与経路

**b. 経口摂取** 腸が機能し，かつ，食欲が維持され咀嚼・嚥下機能に障害がない場合は，**経口摂取**を第一選択とする．経口摂取は最も生理的な栄養摂取法である．食事のみで毎日の栄養必要量を満たすことができない場合は，通常の食事に加えて経腸栄養剤を経口摂取する．この方法を**経口的栄養補助（ONS）**という．毎日の食事にONSを併用しても，経口摂取で栄養必要量の目標達成が困難な場合は，経管栄養法や静脈栄養法の併用を考慮する．

経口摂取 oral intake

経口的栄養補助 oral nutritional supplements, ONS

194    第3章　食品機能と疾病の予防・治療における栄養

経管栄養法 tube feeding

胃 瘻 gastrostoma

空腸瘻 jejunostoma

**c. 経管栄養法**　　経管栄養法には経鼻および消化管瘻（**胃瘻，空腸瘻**）によるアクセスがある．経管栄養法が4週間未満の場合は経鼻アクセスを選択する．経管栄養法を4週間以上継続する場合は消化管瘻アクセス（可能な場合は胃瘻が第一選択）を選択する．このように経口摂取が困難な場合でも，経腸栄養法の施行は可能である．

経鼻アクセスは鼻腔を介してカテーテル先端を胃，十二指腸，空腸のいずれかに留置する非侵襲的な投与法である[*1]．一方，消化管瘻アクセスは外科的に瘻孔を造設し，腹壁を貫いたカテーテル先端を胃内または空腸内で固定する投与法である．カテーテルを介して薬剤を投与する場合は閉塞に注意する必要がある．

*1 経鼻カテーテルには一般に口径5〜12 Fr を用いる．Fr（フレンチ）：カテーテル口径を示す単位．3 Fr = 1 mm.

経腸栄養剤 enteral nutrient

**d. 経腸栄養剤**　　経腸栄養剤は，一般に原材料の違いによって天然濃厚流動食および人工濃厚流動食に大別される．現在使用されている多くの栄養剤は人工濃厚流動食に該当する．人工濃厚流動食は天然食品を人工的に処理または合成したものからなる栄養剤で，組成中の窒素源の違いにより**半消化態栄養剤，消化態栄養剤，成分栄養剤**に分類される．おもな特徴を**表3・14**に示す．このうち成分栄養剤は，化学的に明確な組成から構成され，窒素源はアミノ酸であり抗原性を有さず，タンパクの消化は不要である．

表3・14　人工濃厚流動食の分類とおもな特徴

|  | 半消化態栄養剤 | 消化態栄養剤 | 成分栄養剤 |
|---|---|---|---|
| 窒素源 | タンパク質，ポリペプチド | アミノ酸，ジペプチド，トリペプチド | アミノ酸 |
| 糖　質 | デキストリン | デキストリン | デキストリン |
| 脂肪含量（製品全エネルギー比） | 比較的多い（20〜30%） | 低含量 | きわめて低含量（1〜8%） |
| 繊維含量 | 水溶性・不溶性のものを添加 | 無添加 | 無添加 |
| 取扱い区分 | 医薬品，食品 | 医薬品，食品 | 医薬品 |

病態別経腸栄養剤

免疫賦活経腸栄養剤 immune-enhancing diet, IED

半固形状流動食 semi-solid medical food

静脈栄養法 parenteral nutrition, PN

経腸栄養剤には，栄養の不均衡や代謝異常を是正するため，栄養組成や含量に工夫を施したものがある．**病態別経腸栄養剤**は肝不全，腎不全，糖尿病，呼吸不全，がんなど，各病態を考慮して栄養素やエネルギーの組成を調整した栄養剤である．**免疫賦活経腸栄養剤（IED）**は免疫増強作用のある栄養素を強化した栄養剤で，周術期の栄養管理に用いられる．また，形状に工夫を施した**半固形状流動食**は液状の栄養剤に比べて高粘度であり，食事摂取に近い生理的な胃蠕動運動が得られ，胃食道逆流や下痢などの合併症対策に有用とされている．

**e. 静脈栄養法**　　**静脈栄養法**は，経腸栄養法が不可能な場合や経腸栄養法のみで栄養必要量を投与できない場合に適応となる．病態に応じて静脈栄養法および経腸栄養法を併用することもある[*2]．

静脈栄養法は必要十分な栄養素を経静脈的に投与する方法である．水・電解質の補給や補正を目的とした輸液投与とは明確に区別される．末梢静脈栄養法および中心静脈栄養法があり，おもな特徴を**表3・15**に示す．

表3・15　静脈栄養法の特徴

|  | 末梢静脈栄養法（PPN） | 中心静脈栄養法（TPN） |
|---|---|---|
| 投与経路 | 末梢静脈 | 中心静脈（上大静脈） |
| 投与期間 | 2 週間未満 | 2 週間以上 |
| 投与エネルギー | ～1500 kcal/日 | 1500～3000 kcal/日 |
| 糖濃度 | 5～10 % | 15～50 % |
| 浸透圧比† | 3 以下 | 4～7 程度 |

† 生理食塩液に対する浸透圧比.

**f. 末梢静脈栄養法**　　末梢静脈栄養法（**PPN**）は，おもに前腕の橈側皮静脈，尺側皮静脈に**末梢静脈カテーテル（PVC）**を挿入し，留置して栄養輸液を投与する方法である．末梢静脈に浸透圧の高い高濃度の糖液を投与すると静脈炎をひき起こす．そのため PPN では使用する糖液の濃度に限界があり，長期間にわたって十分量のエネルギーを糖液で補うのは困難である．したがって脂肪乳剤を併用して効果的にエネルギーを補給することが重要である．

**g. 中心静脈栄養法**　　中心静脈栄養法（**TPN**）は，**中心静脈カテーテル（CVC）**の先端を中心静脈（上大静脈）内に留置し，CVC を介して栄養輸液を投与する方法である．静脈栄養法の施行期間が長期間になる場合や**高カロリー輸液**\*を投与する必要がある場合に適応となる．CVC の穿刺部位は鎖骨下静脈，内頸静脈，上肢の末梢静脈，大腿静脈と複数ある．近年は上腕の末梢静脈を用いた**末梢挿入式中心静脈カテーテル（PICC）**の施行例が増えている．

　食事摂取が不可能な患者に対しても TPN による高カロリー輸液の投与が適応となる．その際はビタミン $B_1$ 不足による重篤なアシドーシスの発現を避けるため，必ずビタミン $B_1$ を併用する．微量元素製剤は TPN 開始時より必ず補充する．脂肪乳剤の併用も重要であり，脂肪乳剤は側管または末梢輸液ラインで投与する．

**h. CRBSI**　　**CRBSI（カテーテル関連血流感染症）**は，血管内カテーテルに起因する全身の血流感染症である．カテーテル留置中に発熱，白血球増多，CRP 上昇などがみられ，感染源検索を行っても明らかな感染源がなく，全身性感染症の増悪を伴う．敗血症性ショックの重篤な経過をたどることもある．輸液調製の際の汚染，カテーテル挿入部からの微生物侵入およびカテーテル接続部の汚染が発症原因となる．

## 3・6・4　栄養輸液

　栄養成分を含む輸液には，糖・電解質製剤，アミノ酸製剤，脂肪乳剤，総合ビタミン製剤，微量元素製剤，調整用電解質製剤，およびこれらを組合わせた混合製剤がある．糖質輸液としてはグルコース，キシリトール，フルクトース，マルトースの各製剤がある．

**a. 末梢静脈栄養輸液**　　**末梢静脈栄養輸液**には，糖，アミノ酸，脂肪乳剤などの各輸液製剤と，キット製剤であるアミノ酸加糖電解質液がある．アミノ酸

---

末梢静脈栄養法 peripheral parenteral nutrition, PPN

末梢静脈カテーテル peripheral venous catheter, PVC

中心静脈栄養法 total parenteral nutrition, TPN

中心静脈カテーテル central venous catheter, CVC

高カロリー輸液
〔つながり〕〔コアカリ〕D-6 個別最適化の基本となる調剤
→ 4巻 IV-B. 調剤学
〔つながり〕〔コアカリ〕F-1 薬物治療の実践→ 7巻 臨床薬学

\* 糖濃度 12 %以上で，アミノ酸，ビタミン，微量元素を含む高浸透圧の輸液．脂肪を含む場合もある．

末梢挿入式中心静脈カテーテル peripherally inserted central venous catheter, PICC

カテーテル関連血流感染症 catheter-related bloodstream infection, CRBSI
〔つながり〕〔コアカリ〕F-2 多職種連携における薬剤師の貢献，F-5 臨床で求められる基本的な能力
→ 7巻 臨床薬学

**\*1** 低張電解質輸液の一種. 3号液ともいう.

加糖電解質液の多くはブドウ糖7.5％，アミノ酸3％を含有し，熱量は420 kcal/Lである．電解質組成は維持液\*1と同様（Na$^+$：約35 mEq/L）であり，ビタミンB$_1$や亜鉛などの微量元素が配合されている．

末梢静脈栄養法は経口摂取やONSと併用する場合もあり，各栄養投与法による栄養充足量を考慮して，適正な輸液の種類および投与量を決定する必要がある．

**b. 中心静脈栄養輸液**　　**中心静脈栄養輸液**の基本組成は，糖，電解質，アミノ酸，総合ビタミン，微量元素，脂肪である．現在，さまざまな組成を配合した高カロリー輸液キット製剤が市販され，広く使用されている．多くのキット製剤には，脂肪を除く栄養成分の成人1日投与推奨量がほぼすべて配合されている．キット製剤の利点として，混注操作に伴う感染リスクや異物混入リスクの低減，在宅でTPNを施行する際の介助者や患者の薬剤混合調製の負担軽減などがあげられる．

**非タンパク質カロリー/窒素** non-protein calorie/nitrogen, NPC/N

**\*2** 体内でアミノ酸を効率良く利用してタンパク質を生成するための必要エネルギーと窒素（アミノ酸）のバランスを表す.

個々の症例や特殊病態に応じてきめ細かい投与量の設定が必要な場合は，適応や使用法に配慮してアミノ酸製剤を選択し，適正な量のブドウ糖，電解質，微量元素，ビタミンを混合して調製する．一般に**非タンパク質カロリー/窒素（NPC/N）比**\*2を指標として各栄養組成を組立てる．平常時はNPC/N比を150～180とする．重症感染症，重度の熱傷など侵襲度の高い場合は，体タンパク質異化が亢進するため十分量のタンパク質の投与が必要であり，NPC/N比を100～150に設定する．腎不全の場合は，腎機能に応じたタンパク質制限が推奨されるが，投与エネルギーが不足すると体脂肪量や筋肉量の減少などの栄養不良に陥りやすい．そのため十分量のエネルギー投与が必要であり，NPC/N比を350以上に設定する．

---

**例題3・7**　70歳男性．身長164 cm，体重54 kg．進行胃がんに対する胃全摘術を施行予定である．そこで栄養サポートチームは術後の栄養管理について検討した．術後は中心静脈栄養法（TPN）としてアミノ酸輸液，糖電解質輸液，ビタミン製剤，微量元素製剤を混注し，ブドウ糖15％，アミノ酸3.5％に調製した高カロリー輸液を投与することにした（輸液全量は1500 mL）．また，TPNと並行して末梢静脈ルートで静注用20％脂肪乳剤（100 mL/バッグ）1バッグを点滴投与することにした．

このときの非タンパク質カロリー/窒素（NPC/N）比として最も近い値はどれか．一つ選べ．ただし，アミノ酸の窒素含有率を16％とし，静注用20％脂肪乳剤100 mLのエネルギーを200 kcalとする．

1) 115, 2) 130, 3) 150, 4) 175, 5) 200

**解答** 2)

　a) NPCに相当する熱量（①＋②）.

**\*3** ブドウ糖のアトウォーター係数.

① ブドウ糖：15％なので 15/100×1500（mL）×4（kcal/g）\*3 ＝ 900 kcal

② 脂肪：20％脂肪乳剤（100 mL/バッグ）＝ 200 kcal

　b) N量

高カロリー輸液中のアミノ酸（g）は 3.5/100×1500（mL）＝ 52.5（g）．すなわち，窒素相当量は 52.5（g）×16/100 ＝ 8.4（g）．

よって，NPC/N比は（900＋200）÷8.4 ＝ 130.95

## 3・7 食薬区分

わが国の法令において医薬品と食品は明確に棲み分けられている．すなわち，"医薬品以外の飲食物が食品"であり，医薬品の範囲がわかれば自ずと食品の範囲も決まる．ただし，どこまでを医薬品と扱うかの判断は意外と難しい．本節では，医薬品と食品の境界を整備するために設置された**食薬区分**制度について学ぶ．

食薬区分 borderline of pharmaceuticals to non-pharmaceuticals

### 3・7・1 食品の定義と医薬品の範囲

**食品衛生法**第4条において，食品は以下のように定義されている．

食品衛生法

> この法律で食品とは，全ての飲食物をいう．ただし，医薬品，医療機器等の品質，有効性及び安全性の確保等に関する法律（昭和三十五年法律第百四十五号）に規定する医薬品，医薬部外品及び再生医療等製品は，これを含まない*1．

*1 本節では，便宜上，医薬部外品および再生医療等製品も含めて"医薬品"とよぶことにする．

簡潔にいえば，"医薬品以外の飲食物が食品"である．一方，**医薬品医療機器等法**第2条において，医薬品は以下のように定義されている．

> 第2条　この法律で「医薬品」とは，次に掲げる物をいう．
> 1　日本薬局方に収められている物
> 2　人又は動物の疾病の診断，治療又は予防に使用されることが目的とされている物であつて，機械器具等（機械器具，歯科材料，医療用品，衛生用品並びにプログラム（電子計算機に対する指令であつて，一の結果を得ることができるように組み合わされたものをいう．以下同じ．）及びこれを記録した記録媒体をいう．以下同じ．）でないもの（医薬部外品及び再生医療等製品を除く．）
> 3　人又は動物の身体の構造又は機能に影響を及ぼすことが目的とされている物であつて，機械器具等でないもの（医薬部外品，化粧品及び再生医療等製品を除く．）

医薬品医療機器等法：［正式名称］医薬品，医療機器等の品質，有効性及び安全性の確保等に関する法律
つながり コアカリ B-4 医薬品等の規制 → 2巻 社会と薬学

また，医薬品医療機器等法第14条および第18条は，医薬品の製造販売に厚生労働大臣の承認*2が必要と規定しており，承認なく医薬品を販売することは**無承認無許可医薬品**を扱ったものとして処罰の対象となる．

*2 一部，都道府県知事が承認する品目もある．

ところで，上に示した法令上の医薬品は，われわれが日常的に認識している医薬品とは必ずしも一致しない．われわれが一般的に認識している医薬品は，医療機関にて処方される，あるいは，薬局，薬店，通販サイトなどにて販売されるものである．医薬品医療機器等法では，それが販売されているか否かに関わらず，"疾病の診断，治療，予防に使用されることが目的であるもの，あるいは，身体の構造・機能に影響を及ぼすことが目的であるもの"と認識される場合は，医薬

無承認無許可医薬品 unapproved/unlicensed pharmaceutical products

品と判断されることとなる．このような乖離があるため，個々の製品や原材料が医薬品にあたるのか食品にあたるのか判断する場面では注意を要する．

### 3・7・2　食品と医薬品の境い目

なぜ，食品と医薬品の境界線の判断は難しいのであろうか．われわれの祖先は身のまわりの多くのものを口に運び，味，色，におい，食感などを頼りに食べ物を見いだし，同時に薬（あるいは毒）の存在を認識した．長年の食経験が蓄積されたものは食料として供され，また，長く治療に用いられたものは天然薬物として伝承された．近代以降，食経験とは縁遠い化学合成物や微生物代謝産物が薬用資源として利用されるようになり，さらには生物医薬品も開発された．近代以降に登場した医薬品は明らかな医薬品であるが，古くから使われてきたもののなかには，たとえば生姜のように，医薬品としての利用がありながら，食用にも供されるものがある．このように，現代社会の法で定められた医薬品と食品の境界周辺には，どちらともつかない品目が多数存在している．

### 3・7・3　医薬品と健康食品が混乱して流通した場合の弊害

**健康食品** health food

高度経済成長下における国民の健康志向の高まりと共に，体に対する何らかの機能や作用を期待した食品の利用が拡大し，いわゆる**健康食品**ブームが起こった．そのなかで，健康食品が医薬品まがいの売り方をされる例，あるいは，本来医薬品として規制されるべきものが健康食品として売られることが増えた．このような混乱した状況では以下のような弊害の発生が危惧される．
・正しい医療を受ける機会を失わせ，疾病を悪化させるなど，保健衛生上の危害を生じさせる．
・健康食品は医薬品ほど規制が厳しくないため，不良品や偽医薬品が流通する．
・医薬品および食品に対する一般的な概念を崩壊させ，医薬品に対する不信感を生じさせる．
・購入者に不当な経済的負担を負わせる．

### 3・7・4　食薬区分制度の設置

\* この行政文書は，46通知（ヨンロク通知）と称され，さまざまな場面で引用されている．

前項で述べた混乱を改善するために国が設置した制度が食薬区分制度である．国は，食品と医薬品の区別の判断基準として，"無承認無許可医薬品の指導取締りについて"（昭和46年6月1日薬発第476号通知\*）を発出し，そのなかに"医薬品の範囲に関する基準"を示した．医薬品の該当性は，医薬品医療機器等法における定義に照らし合わせて判断されることが大前提であり，そのうちで，本基準では，医薬品に該当するか否かについて，四つの"医薬品の判定における要素"から総合的に検討するものとした．すなわち，まず，1）その物の成分本質（原材料）がどのようなものか検討し，それが専ら医薬品として使用される成分本質（原材料）であるか否かを判断し，さらには，2）医薬品的な効能効果が表示説明されていないか，3）アンプル形状など通常の食品としては流通しない医薬品的な形状を有していないか，4）"食前""食後"などの通常の食品の摂取

時期等とは考えられない医薬品的な用法用量を表示していないか検討するものである.

さらに国は，1) において物の成分本質（原材料）から検討した結果，専ら医薬品として使用されるものと判断したものについて，その具体的なリストを例示している．これが，"専ら医薬品として使用される成分本質（原材料）リスト"（通称，**専医リスト**）である．一方で，専ら医薬品として使用されるものに"該当しない"と判断した成分本質（原材料）についても，参考として，"医薬品的効能効果を標ぼうしない限り医薬品と判断しない成分本質（原材料）リスト"（通称，**非医リスト**）として例示している．これらの関係性を図式化すると図3・22のようになる．一般にこの二つの例示リストを**食薬区分リスト**とよぶ．食薬区分リストは，食品と医薬品の境界領域における医薬品の該当性の判断を例示するものであり，明らかに医薬品であるもの，あるいは，明らかに食品であるものは収載されていない．

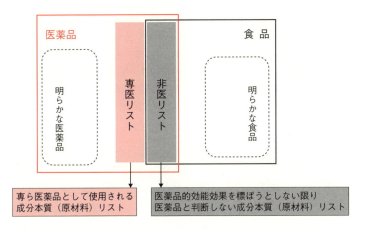

**図3・22　医薬品と食品の境界——食薬区分**

### 3・7・5　食薬区分リストについて

食薬区分リストは，名称，他名等，部位等，備考の4項目から構成される一覧表である．"名称"欄には，その成分本質（原材料）の一般的名称が記載されている．ほかに通称名，慣用名があるもの，あるいは，学術的命名の方が通りが良いものについては，"他名等"欄に記載されている．"部位等"の欄には，医薬品の該当性の判断が示された部位が記載されている．植物や動物由来の天然薬物は一般に特定の部位だけが使用され，また，ある部位は食用に，他の部位は薬用にと使い分けられている場合もある．たとえば，アロエの"葉の液汁"は専医リストに収載されているが，その根・葉肉は非医リストに収載されている．アロエ葉肉入りのヨーグルトが食品として販売されている根拠はここにある．

### 3・7・6　食薬区分制度への対応と食薬区分リストの見直し

健康食品を扱う事業者は，まず対象の製品の成分本質（原材料）が専医リスト

に載っていないことを確認したうえで，それを非医リストのなかに見いだすか，もしくはどちらにも収載されていなければ46通知に示された基準に従い医薬品の該当性を判断することになる．ただし，その判断が難しい場合には，都道府県を通じて国（厚生労働省）に判断を求めることができる．

申請された品目の医薬品該当性について，厚生労働省は学識経験者と協議を行ったうえで判断し，その判断結果に従って，必要に応じて食薬区分リストを更新する．また，食薬区分リストは科学技術の進歩に従い頻繁に更新されることとされており，すでにリストに収載されている品目についても，安全性に関する新しい知見などがあればその区分の見直しが行われる．

**コラム3・3　食薬区分における濃度の概念**

46通知が発出された当時，原材料をたとえば100倍以上に濃縮して食品を製造することは想定されていなかった．規制緩和により，わが国でも錠剤やカプセル状のサプリを健康食品として販売できるようになってから，通常の食経験に照らした安全性の担保の考え方が通用しない状況が生まれている．野菜などの"明らかな食品"は，色，味，においなどで品質の良し悪しを容易に判断可能であり，かつ，100個などの過剰量を摂取することは不可能である．それに比べて，錠剤やカプセル状の健康食品では，消費者が外観からその品質を判断することは難しいうえに，製品中の特定の成分の濃度を100倍に濃縮して摂取することが可能である．従来の食経験を逸脱した濃縮物をどのように扱うかは，食薬区分制度における未解決の課題である．

### 3・7・7　食薬区分制度適用の例外事項

食薬区分制度は厳格な制度であるが，一方で，おもに食経験などを加味した柔軟な対応が可能な建付けとなっており，"野菜，果物，調理品等その外観，形状等から明らかに食品と認識される物"については，医薬品としての目的を有するとはみなさないと規定している．

たとえば，インゲンマメは明らかに食品だが，十分な加熱調理を行わずに食べると，おう吐，下痢などを起こす危険がある．インゲンマメによる食中毒の原因物質としてレクチンが知られているが，これは十分な加熱により毒性を失うことが広く知られている．インゲンマメが毒性の強いレクチンを含むという事実と，インゲンマメは十分に加熱調理して食べるという周知の食習慣と，その兼ね合いのなかで，インゲンマメは"専ら医薬品"としては判断されず，非医リストに収載されている．

また，タウリンは医療用医薬品としての使用実態があるため，タウリン自体は専ら医薬品である．一方，タコやイワシは，成分としてタウリンを含むが，一般に食品として供されているものであるため専ら医薬品とは判断されない．

さらに，専医リストに収載された成分本質（原材料）を含む製品であっても，薬理作用が期待できない程度の量で着色，着香，着味などの目的のためにその素材が使用されている場合は，その製品を医薬品とみなさないと規定している．た

とえば，ゲンチアナは専医リストに収載されている素材であり，胃腸薬によく配合される生薬であるが，このゲンチアナを苦味づけの目的で薬理作用が期待できない程度に加えているリキュールは，食品として販売することができる.

### 3・7・8　健康食品の取扱いにおける薬剤師の心構え

医薬品に該当する物を健康食品として扱うことはできない. 医薬品の該当性は，その物の成分本質（原材料），医薬品的な効能効果，形状，用法用量から総合的に判断される. 薬局・薬店では，医薬品とともにさまざまな健康食品が取扱われているが，健康食品の販売に際して医薬品的な効能効果や用法用量をポップなどで表示することがあってはならない. 薬剤師は，医薬品と食品との法令上の定義を正しく認識し，その境界領域に関する食薬区分制度を正しく活用して，利用者に適切な情報を提供できるよう心掛ける必要がある.

**メモ**

202　第3章　食品機能と疾病の予防・治療における栄養

## 3・8　特別用途食品と保健機能食品

### 3・8・1　食品の機能

　食品は単に栄養素としての役割だけでなく，健康増進や疾病予防などに働く，食物繊維や抗酸化物質のようなさまざまな機能をもつ物質も含んでいる．

一次機能：§3・3参照.
二次機能：§3・3参照.
三次機能：§3・3参照.

　食品の機能は**一次機能，二次機能，三次機能**の三つに分けられる．このうち，食品の三次機能は，免疫能や生体防御機能を高めたり，高血圧や糖尿病，がんなどに対する疾病予防，疲労回復，体調リズム（ホルモン分泌など）の調節，活性酸素生成抑制による老化防止などの観点から近年注目されている．最近の疾病予防意識や健康志向，社会の高齢化などの要因で，健康食品とよばれるようなさまざまな機能性が強調された食品が広く商品として出回るようになった．しかし，健康食品という言葉は法律で定義されたものではなく，健康に良い影響を与えそうな，どんな食品にも使われる安易な名称となり，効果や安全性の根拠が保証されていないものとなってしまったことから，保健機能食品制度が導入され，保健機能食品や特別用途食品が法令上で導入されることとなった．

### 3・8・2　保健機能食品制度と保健機能食品

　健康食品として販売されている食品は多種多様であるため，ダイエット食品やサプリメントなどの摂取によって逆に健康を害する事件も起こっている．このような健康食品によるトラブルを防ぎ，一定の基準を定めて正しい情報を提供し，消費者が安心して健康増進に働く食品を選択できることを目的として，厚生労働省は2001年に**保健機能食品制度**を導入した．保健機能を有する食品を販売する場合，有効性や安全性を国が審査し，基準を満たした食品のみを**保健機能食品**と称して販売を認めることとした．現在，保健機能食品は ① **特定保健用食品（トクホ）**と ② **栄養機能食品**，③ **機能性表示食品**の三つに分けられるが，このうち，機能性表示食品は国の審査を必要としない．**表3・16**のように，保健機能食品は，医薬品と一般食品の中間にあり，**食品衛生法**の施行規則で定義された特別の食品である．

保健機能食品制度

保健機能食品
特定保健用食品（トクホ）
栄養機能食品

つながり　コアカリ F-4 地域医療・公衆衛生への貢献
→7巻 臨床薬学

機能性表示食品

食品衛生法

　栄養機能食品では，これまで食品では認められていなかった“カルシウムは，骨や歯の形成に必要な栄養素です”などの栄養成分の機能について表示することが可能となった．ただし，その記載内容は規格基準で定められた内容に限られる（表3・20参照）．一方，特定保健用食品（トクホ）は，“血圧が高めの方に適する”など，健康の維持・増進に関わる特定の用途に適する食品であることを表示することが可能である（表3・18参照）．元来，特別の用途に適する旨の表示が可能な食品は，1991年に制度化された**特別用途食品**として，栄養改善法（2002年から現在の**健康増進法**に名称変更）で以前から認められていた．特別の用途に適する食品であることを表示できるという意味で，特定保健用食品は特別用途食品の一部としても位置づけられるため，食品衛生法と健康増進法の両法で定義されている．また，2009年から発足した**消費者庁**が保健機能食品の表示許可など

特別用途食品

健康増進法：§1・10参照.

消費者庁

表3・16 医薬品，食品，特別用途食品，保健機能食品などの法令上の位置づけ

| 位置づけ | | 医薬品 医薬部外品等 | 医薬品医療機器等法 |
|---|---|---|---|
| 医薬品（強い） | 医薬品 | | |
| ↕ | 食品 | 特別用途食品 ─ 病者用食品 ─ 妊産婦・授乳婦用粉乳 ─ 乳児用調製粉乳 ─ えん下困難者用食品 | 健康増進法 |
| | | 特定保健用食品（トクホ） | |
| | | 栄養機能食品　　保健機能食品 | 食品表示法 食品衛生法 |
| | | 機能性表示食品 | |
| 食品（強い） | | 一般食品　　　いわゆる健康食品 | |
| | | 　　　　　　　一般食品 | |

の業務に関与することとなり，特定保健用食品のマークにも消費者庁許可と記載されるようになった（図3・23）．さらに，2015年から施行された**食品表示法**に従って，新たに機能性表示食品制度が始まった．機能性表示食品は，特定保健用食品と栄養機能食品とは異なり，事業者の責任で，科学的根拠をもとに消費者庁に届け出れば，商品に機能性を表示できる食品である．

食品表示法：§4・10参照.

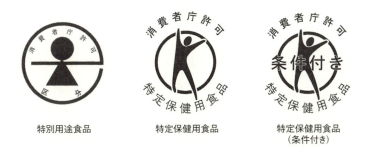

図3・23 特別用途食品，特定保健用食品の許可マーク

## 3・8・3 特別用途食品

**特別用途食品**とは，健康増進法（栄養改善法）26条に基づき，国民の栄養の改善を図るために，健康に及ぼす影響が大きく，特に適正な使用が求められる病者，妊産婦，授乳婦，乳児，高齢者などに用いる食品であり，そのマークの表示については国の許可が必要である．図3・23に示したマークの"区分"の部分には，"病者用食品"，"妊産婦用食品"などの用途を記載する．具体的な食品としては，糖尿病患者用の低タンパク質食品やアレルギー患者用のアレルゲン除去食品などの**病者用食品**（ほかに無乳糖食品，総合栄養食品，経口補水液なども含む），**妊産婦・授乳婦用粉乳**，**乳児用調製粉乳**，**えん下困難者用食品**がある（表3・16）．2001年当時の栄養改善法の施行細則改正により，**特定保健用食品**は，医学・栄養学的証明に基づいて人の健康に効果が期待できると認められた，特別の用途に適する食品として，特別用途食品の一つのカテゴリーとして定義された．

病者用食品
妊産婦・授乳婦用粉乳
乳児用調製粉乳
えん下困難者用食品

### 3・8・4 特定保健用食品

**特定保健用食品（トクホ）**は，身体の生理機能などに影響を与える特定の成分を含み，特定の保健の用途のために利用される食品であり，その有効性，安全性，品質について国の審査を受けなければならない．基本的に審査と許可は個別の製品ごと（**個別許可型**）に行われ（表3・17），たとえ同じ会社の同様の食品であっても，新しい製品を販売する場合には，新たに審査を受ける必要がある．特定保健用食品として許可されると，図3・23に示したマークの表示とともに，特定の保健の用途に適することの表示が許可される．

**個別許可型**

表3・17 保健機能食品の種類および審査方法

| | | |
|---|---|---|
| 保健機能食品 | ① 特定保健用食品 | 1) 個別許可型<br>2) 個別許可型・疾病リスク低減表示<br>3) 規格基準型<br>4) 条件付き |
| | ② 栄養機能食品 | 規格基準型 |
| | ③ 機能性表示食品 | 事業者の責任で機能性表示 |

特定保健用食品に表示してよい内容は，医薬品と誤解されるような疾病の治療，予防，診断に関するものであってはならない．表3・18に示すように，“血圧が高めの方に適する食品”，“食後の血糖値の上昇を緩やかにする食品”などと表示することはできるが，血圧低下作用がある，糖尿病治療効果がある，などの表示はできない．

特定保健用食品は，1991年に創設された当初は特別用途食品の一部として扱われた（表3・16）．2001年に保健機能食品制度の開始の際に，錠剤やカプセル状のものも許可されることになった．2005年に制度が見直され，**条件付き，規格基準型，疾病リスク低減表示（個別許可型）**の特定保健用食品が加わった（表3・17）．条件付き特定保健用食品は，一定の有効性が認められる食品については，限定的な科学的根拠である旨の表示をすることを条件に許可され，“…，根拠は必ずしも確立されていませんが，…に適している可能性がある食品です”といった表示が許される．規格基準型特定保健用食品は，個別審査ではなく，特定保健用食品として許可実績が十分であるなど，科学的根拠が蓄積されている関与成分（オリゴ糖，食物繊維）について定められた規格基準に適合するか否かが審査される．疾病リスク低減表示特定保健用食品は，個別許可型審査の特定保健用食品で，たとえば，カルシウムは“歳をとってからの骨粗鬆症になるリスクを低減する可能性があります”，葉酸は“女性にとって，神経管閉鎖障害をもつ子どもが生まれるリスクを低減する可能性があります”との表示が許可されている．最近，う蝕に関して，発酵性糖質を含まず，おもに間食として利用される食品で，プラークpHの低下を抑制する成分，歯の耐酸性を向上する成分または再石灰化を促す成分が関与成分として含む食品に対して，“むし歯のリスクを減らす可能性があります”との表示や，関与成分としてDHAやEPAといった$n-3$系脂肪酸を豊富に含む製品に対して，“心血管疾患になるリスクを低減する可能性

**条件付き**

**規格基準型**

**疾病リスク低減表示**

3・8 特別用途食品と保健機能食品　205

があります”との疾病リスク低減表示を行うことが許可された．ただし，いずれ
も，リスクがなくなるわけではないことを注意事項として記載する必要がある．
　保健機能食品制度が創設されてから特定保健用食品の数は増加していたが，後
述の機能性表示食品が登場してから，現在の年次推移はほぼ横ばいとなっている．

表3・18　特定保健用食品のおもな保健用途の表示内容と保健機能成分

| 表示内容 | 保健機能成分 | 想定される作用機序 |
|---|---|---|
| お腹の調子を整える食品 | フラクトオリゴ糖，ガラクトオリゴ糖，大豆オリゴ糖，ラクチュロース，乳酸菌類（ビフィズス菌類，乳酸桿菌類，プロピオン酸菌），ポリデキストロース，難消化性デキストリン，グアーガム，サイリウム種皮由来の食物繊維 | フラクトオリゴ糖は難消化性で，腸内細菌叢を改善する．乳酸菌類は大腸内のビフィズス菌と共生して，腸内細菌叢を改善するほか，便性・便通を改善する．ポリデキストロース以下は食物繊維で，便性・便通改善のほか血中脂肪・コレステロールの低減に役立つ． |
| 血圧が高めの方に適する食品 | ラクトトリペプチド，カゼインドデカペプチド，バリルチロシン含有サーデンペプチド，杜仲葉配糖体 | ラクトトリペプチド，カゼインドデカペプチド，サーデンペプチドはアンギオテンシン変換酵素を阻害し，降圧作用を示す．杜仲葉配糖体は副交感神経を刺激し，降圧作用を示す． |
| コレステロールが高めの（気になる）方に適する食品 | 大豆タンパク質，キトサン，低分子化アルギン酸ナトリウム，植物ステロール，β-シトステロール，EPA/DHA[†1] | 大豆タンパク質，キトサンは胆汁酸と結合してコレステロールの排泄を促す．植物ステロールは胆汁酸ミセルに溶解し，コレステロールのミセルへの溶解を減らす．EPA/DHAには血中コレステロール上昇抑制作用，中性脂肪上昇抑制作用がある． |
| 血糖値が気になる方に適する（食後の血糖値の上昇を緩やかにする）食品 | 難消化性デキストリン，小麦アルブミン，グアバ葉ポリフェノール，L-アラビノース，トウチエキス | 小麦アルブミンは糖質の消化を遅らせる．グアバ葉ポリフェノールは糖質の消化酵素を阻害する． |
| ミネラルの吸収を助ける食品 | CCM（クエン酸リンゴ酸カルシウム），CPP（カゼインホスホペプチド），ヘム鉄，フラクトオリゴ糖 | CCM，CPPはカルシウムの吸収を促進し，骨形成を促進する．ヘム鉄は無機鉄より吸収されやすい．フラクトオリゴ糖は整腸作用のほかミネラルの吸収促進作用をもつ． |
| 血清中性脂肪を抑える食品 | ジアシルグリセロール，グロビンタンパク分解物，中鎖脂肪酸 | ジアシルグリセロールは，2位に脂肪酸エステルがないため，消化後2-モノグリセロールが生成せず，トリアシルグリセロールの生成が行われない．中鎖脂肪酸は，胃内のリパーゼで完全に分解され，2-モノアシルグリセロールを生成しない．中鎖脂肪酸は門脈から吸収され肝臓で分解される． |
| 虫歯の原因になりにくい（歯の健康維持に役立つ）食品 | オリゴ糖（パラチノース），マルチトール，糖アルコール（キシリトール），エリスリトール，茶ポリフェノール | パラチノース，マルチトールなどは歯垢を形成させない． |
| 歯の健康維持に役立つ食品 | 還元パラチノース，第二リン酸カルシウム[†2]，フクロノリ抽出物，CPP-ACP（カゼインホスホペプチド-非結晶リン酸カルシウム複合体），リン酸化オリゴ糖カルシウム | CPP-ACP，第二リン酸カルシウム，フクロノリ抽出物には骨の再石灰化促進作用がある． |
| 体脂肪が気になる方に適する食品 | ウーロン茶ポリフェノール，ジアシルグリセロール，β-シトステロール，EPA/DHA[†1]，中鎖脂肪酸，茶カテキン | |
| 骨の健康が気になる方に適する食品 | ビタミン$K_2$，大豆イソフラボン，フラクトオリゴ糖，ポリグルタミン酸 | ビタミン$K_2$は，オステオカルシンのGla（グルタミン酸）化に必要で，骨形成を促進する．大豆イソフラボンは，弱いエストロゲン作用があり，閉経後のエストロゲン不足による骨吸収を抑制し，骨量を維持する． |

†1　EPA: エイコサペンタエン酸，DHA: ドコサヘキサエン酸.
†2　リン酸水素カルシウム（$CaHPO_4$）のこと.

### 3・8・5 栄養機能食品

**栄養機能食品**は，通常の食生活で必要な栄養素が摂れない場合に，栄養素の補給・補完のために利用される食品であり，おもに食品の一次機能を重視する点がトクホと異なっている．現在，健康である人が，さらなる健康増進効果や疾病予防効果を求めて摂取するものではなく，栄養が不足している人を対象に，不足した栄養素を補給することが目的である．対象となる栄養成分は，13種類のビタミンと6種類のミネラル，n−3系脂肪酸である（表3・19）．

特定保健用食品が個別許可型であるのに対し，栄養機能食品は栄養成分ごとに定められた規格を満たしていれば，審査を受けることなく販売することができる**規格基準型**である．1日当たりの摂取目安量の上限値と下限値の両方が必ず決められており，栄養機能食品が含む栄養成分の量はこの範囲内である必要がある．

**栄養機能表示**

また，表3・20に例示したように**栄養機能表示**をすることができるが，表示してよい内容は規格基準で定められている．さらに，多量に摂取すればするほど健康増進効果が現れるわけではないことを示す**注意喚起表示**が必須である．このように，不足した栄養素の補給だけでなく，過剰摂取による健康障害を起こさないためにも，栄養機能食品の規格基準は厳守される必要がある．

**注意喚起表示**

#### 表3・19　栄養機能食品の栄養成分の種類

| ビタミン | ビタミン A（β-カロテン[†]），ビタミン $B_1$，ビタミン $B_2$，ビタミン $B_6$，ビタミン $B_{12}$，ビタミン C，ビタミン D，ビタミン E，ナイアシン，パントテン酸，ビオチン，葉酸，ビタミン K |
|---|---|
| ミネラル | カルシウム，鉄，マグネシウム，亜鉛，銅，カリウム |
| 脂　質 | n−3系脂肪酸 |

† β-カロテンはビタミン A の前駆体．

#### 表3・20　栄養機能食品の栄養機能表示と注意喚起表示の例

| 栄養成分 | 栄養機能表示 | 注意喚起表示 |
|---|---|---|
| ビタミン A | ビタミン A は，夜間の視力の維持を助ける栄養素です．<br>ビタミン A は，皮膚や粘膜の健康維持を助ける栄養素です． | 本品は，多量摂取により疾病が治癒したり，より健康が増進するものではありません．<br>1日の摂取目安量を守ってください．<br>妊娠3カ月以内または妊娠を希望する女性は過剰摂取にならないよう注意してください． |
| カルシウム | カルシウムは，骨や歯の形成に必要な栄養素です． | 本品は，多量摂取により疾病が治癒したり，より健康が増進するものではありません．<br>1日の摂取目安量を守ってください． |
| n−3系脂肪酸 | n−3系脂肪酸は，皮膚の健康維持を助ける栄養素です． | 本品は，多量摂取により疾病が治癒したり，より健康が増進するものではありません．<br>1日の摂取目安量を守ってください． |

### 3・8・6　機能性表示食品

一方，特定保健用食品の審査と認可取得までの時間や費用がかかるという問題点を受け，2015年から施行された食品表示法に基づいて，機能性表示食品制度が導入された．食品表示法は，"食品衛生法"，"健康増進法"，"JAS法"の3法の食品表示に関する規定について整理・統合したものである．**機能性表示食品**

は，生鮮食品やサプリメントなどを含む，ほぼすべての食品を対象（病者や未成年者，妊産婦，授乳婦を対象とした食品を除く）とし，国の審査を必要とせず，商品を販売する事業者の責任で，科学的根拠をもとに，商品パッケージに"機能性表示食品"と明示したうえで機能性を表示できる食品である．事業者は，安全性と機能性の根拠に関する情報を消費者庁に届け出ることが必要で，これらの内容は消費者庁のウェブサイトで販売前に公開される．審査が不要な反面，消費者の誤認や健康被害の発生について，消費者庁が中心となり，表示内容の有効性や安全性に関する販売後の監視が重要である．

医食同源や薬膳という言葉があるように，実際の食品と薬の境界は曖昧である．しかし，国民の健康と安全な生活のためには，食品と医薬品との境界を明確に分ける必要があり，その境界を**食薬区分**とよび，法的に厳密にリスト化して区別する作業が行われている．食品や医薬品を扱う業者は食薬区分の基準や情報を正しく理解する義務があり，国民もそれに外れた無許可な医薬品・食品の流通に注意を払う必要がある．健康食品は，必ずしも長期間で大規模な試験や研究に基づいて安全性や有効性が確立されたものではない点に留意し，国民が知識のないまま過大な宣伝などに流されず，科学的に正しい情報を自ら判断することが大切であり，この点において薬剤師の役割も大きい．

食薬区分：§3・7参照．

## 🦉 メ モ

**208**　第3章　食品機能と疾病の予防・治療における栄養

## 3・9　日本人の食事摂取基準

　人間が活動するにはエネルギーが必要であり，そのエネルギーは主として食事から得ている．健康な生活を送るためには，取入れるエネルギー量と使用するエネルギー量のバランスが適切であることが必要である．エネルギー源となる食事の摂取量や，食事からエネルギーを取出すための生体内反応に必要な栄養素などの適量がどのくらいかを国民に提示する必要がある．そのために役立っているのが"**日本人の食事摂取基準**"である．**食事摂取基準**は，健康な生活を送ることを目的として制定された**健康増進法**により，2000年から提示されている．これ以前は，別の法律のもと，"日本人の栄養所要量"として1970年から提示され，5年ごとに改定されていたが，2000年より食事摂取基準とよばれ，厚生労働大臣の責任で発行されている．5年ごとの改定では，エネルギー摂取量や栄養素の摂取量と疾病との関連性に関する過去の研究データを精査し，健康な生活を送るために必要な摂取量を確認するとともに，直近5年間の新しい情報も考慮し，現代の生活様式にマッチした最新の摂取量を提示している．年齢，性別，健康状態別に摂取量が提示され，多くの国民が利用できるように策定されている．

*日本人の食事摂取基準*

*食事摂取基準 dietary reference intake*

*健康増進法：§1・10参照.*

### 3・9・1　日本人の食事摂取基準（2025年版）策定の目的

　日本人の食事摂取基準（2025年版）は，2024年度から開始された健康日本21（第三次）の方針と健康診断や栄養指導重視型の健康・栄養関連政策に合わせて策定されたものである．大きな改定点として，2020年版までは**生活習慣病**とエネルギー・栄養素との関連が中心であったが，2025年版では近年の動向に合わせ，生活習慣病だけではなく生活機能の維持・向上へと観点を広げ，新たに**骨粗鬆症**が追加されていることがあげられる．食事摂取基準（2025年版）策定の方向性は**図3・24**のように示されている．

*生活習慣病 lifestyle-related disease：§1・8および §1・9参照.*

*骨粗鬆症 osteoporosis*

**つながり** **コアカリ** D-2-6 代謝系・内分泌系及び骨の疾患と治療薬
→ **4巻I. 薬理・病態**

### 3・9・2　対象とする人とエネルギーおよび栄養素

　食事摂取基準の利用対象となるのは，健康な人が中心であるが，それだけではなく，生活習慣病などのリスクがある人，高齢者に関してはフレイルに関するリスクがあるがおおむね自立生活ができる人も対象とされている．基準の数値は，個人のほか，集団に対しても活用できる．食事摂取基準における**フレイル**は，"健常状態と要介護状態の中間的な段階"とされている．基準値は健康増進法に基づき，**エネルギーと34種類の栄養素**について設定されている．

*フレイル：§1・8・7参照.*

### 3・9・3　エネルギーの指標

　エネルギーの指標としては，エネルギー摂取の過不足の回避を目的とし，エネルギーの摂取量と消費量が適切で，バランスがとれているか，どちらかが多すぎ，あるいは少なすぎる状況ではないかを確認するために，エネルギー収支バランスの結果を示すものとして**BMI（体格指数）**を用いている．BMIの基準値は，成人における疫学研究で報告された総死亡率が最も低かったBMIの範囲と

*BMI：body mass index （体格指数）*

日本人のBMIの実態などを検証し，設定されている．総死亡率に加えてフレイルや身体機能障害の予防も考慮されている．実際の基準値は，男女共通で18歳以上を対象として示されており，18～49歳の目標とするBMIは18.5～24.9〔kg/m$^2$〕，50～64歳は20.0～24.9〔kg/m$^2$〕，65～74歳は21.5～24.9〔kg/m$^2$〕，75歳以上は21.5～24.9〔kg/m$^2$〕とされている．なお，実際に摂取すべきエネルギー量の参考値として，推定エネルギー必要量も示されている．

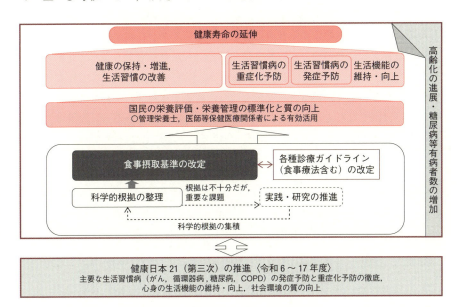

図3・24 **日本人の食事摂取基準（2025年版）策定の方向性**　厚生労働省，"日本人の食事摂取基準（2025年版）"策定検討会報告書

### 3・9・4　栄養素の指標

栄養素の指標は，3種の目的からなる5種の指標で構成する．具体的には，摂取不足の回避を目的とする3種類の指標（**推定平均必要量，推奨量，目安量**），過剰摂取による健康障害の回避を目的とする指標（**耐容上限量**）および生活習慣病の発症予防を目的とする指標（**目標量**）から構成されている．集団にはさまざまな人がおり，1日の必要な摂取量もまちまちである．たとえば，推定平均必要量は100人の集団において，このうち50人が必要量を満たす量である．推定平均必要量を補助する目的で推奨量が設定されており，推奨量は，ほとんどの人（97～98人）が充足している量である．推定平均必要量と推奨量を設定するための十分な科学的根拠が得られない場合には，"目安量"が設定されている．目安量は一定の栄養状態を維持するのに十分な量であり，目安量以上を摂取している場合は不足のリスクはほとんどないとされている．目標量は，生活習慣病の発症予防のために現在の日本人が当面の目標とすべき摂取量としていくつかの栄養素に設定されているが，生活習慣病の重症化予防やフレイル予防を目的としても基準が設定されている栄養素がある．食事摂取基準では，栄養素の指標を理解する

**推定平均必要量** estimated average requirement, EAR

**推奨量** recommended dietary allowance, RDA

**目安量** adequate intake, AI

**耐容上限量** tolerable upper intake level, UL

**目標量** tentative dietary goal for preventing lifestyle related diseases, DG

ための概念図が示されている（図3・25）．この図では，習慣的な摂取量を横軸に，健康障害のリスクを左右の縦軸に描かれており，健康障害が起こる確率と摂取量との関係が概念的に示されている．この概念は，集団に当てはめて考えるとわかりやすく，摂取不足や過剰摂取によって健康障害を生じるものの割合を示していると理解できる．

推定平均必要量では，100人のうち，不足している人が50人（50％）おり，推奨量では2～3人（2～3％）いることを示す．また，耐容上限量以上の量を摂取した場合には過剰摂取による健康障害が生じるリスクが存在することを示す．推奨量と耐容上限量との間の摂取量では，不足でも過剰摂取でもなく，健康障害が生じるリスクは0（ゼロ）に近い．目安量は，推定平均必要量や推奨量と一定の関係をもたないが，推奨量と目安量を同時に算定できれば，目安量は推奨量よりも大きい（図では右方）と考えられ，その位置に示されている．目標量は，栄養素ごとに目的が異なっており，単純にこの図に示すことはできないとされている．

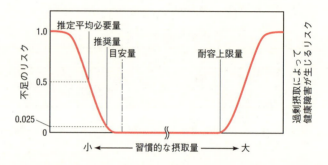

**図3・25　食事摂取基準の各指標（推定平均必要量，推奨量，目安量，耐容上限量）を理解するための概念図**　厚生労働省，"日本人の食事摂取基準（2025年版）"策定検討会報告書

**a. 栄養素と指標の対応**　各指標については栄養素ごとに表3・21に示すように設定されている．栄養素ごとの具体的な数値は，性・年齢区分別や妊婦・授乳婦別に示されている．

**b. 推定平均必要量**　食事摂取基準には，"ある対象集団において測定された必要量の分布に基づき，母集団（たとえば，30～49歳の男性）における必要量の平均値の推定値を示すものとして'**推定平均必要量**'を定義する"とある．すなわち，推定平均必要量は，100人の集団のなかで，50人が健康的な生活を送るために必要な栄養素の量を示している．一方，この量では50人が不足しているという意味でもある．栄養素の量が不足すると発生する不健康症状は，欠乏症を連想しがちだが，それだけではなく，栄養素ごとにその機能が発揮されていることを確認できる血液中や尿中における生体指標（バイオマーカー）が複数利用されて基準値が設定されている．推定平均必要量は，タンパク質，ビタミン7種，ミネラル9種に設定されている（表3・21）．タンパク質の必要量はタンパク質中の窒素を目印にした窒素出納法が用いられている．

表3·21　基準を策定した栄養素と指標（1歳以上）[*,†1]

| 栄養素 | | 推定平均必要量 (EAR) | 推奨量 (RDA) | 目安量 (AI) | 耐容上限量 (UL) | 目標量 (DG) |
|---|---|---|---|---|---|---|
| タンパク質 | | ○b) | ○b) | — | — | ○†2 |
| 脂質 | 脂質 | — | — | — | — | ○†2 |
| | 飽和脂肪酸 | — | — | — | — | ○†2 |
| | n−6系脂肪酸 | — | — | ○ | — | — |
| | n−3系脂肪酸 | — | — | ○ | — | — |
| | コレステロール | — | — | — | — | — |
| 炭水化物 | 炭水化物 | — | — | — | — | ○†2 |
| | 食物繊維 | — | — | — | — | ○ |
| | 糖類 | — | — | — | — | — |
| エネルギー産生栄養素バランス | | — | — | — | — | ○†2 |
| ビタミン 脂溶性 | ビタミンA | ○a) | ○a) | — | ○ | — |
| | ビタミンD | — | — | ○ | ○ | — |
| | ビタミンE | — | — | ○ | ○ | — |
| | ビタミンK | — | — | ○ | — | — |
| ビタミン 水溶性 | ビタミンB₁ | ○a) | ○a) | — | — | — |
| | ビタミンB₂ | ○c) | ○c) | — | — | — |
| | ナイアシン | ○a) | ○a) | — | ○ | — |
| | ビタミンB₆ | ○b) | ○b) | — | ○ | — |
| | ビタミンB₁₂ | ○a) | ○a) | — | — | — |
| | 葉酸 | ○a) | ○a) | — | ○†3 | — |
| | パントテン酸 | — | — | ○ | — | — |
| | ビオチン | — | — | ○ | — | — |
| | ビタミンC | ○b) | ○b) | — | — | — |
| ミネラル 多量 | ナトリウム | ○a) | — | — | — | ○ |
| | カリウム | — | — | ○ | — | ○ |
| | カルシウム | ○b) | ○b) | — | ○ | — |
| | マグネシウム | ○b) | ○b) | — | ○†3 | — |
| | リン | — | — | ○ | ○ | — |
| ミネラル 微量 | 鉄 | ○b) | ○b) | — | ○ | — |
| | 亜鉛 | ○b) | ○b) | — | ○ | — |
| | 銅 | ○b) | ○b) | — | ○ | — |
| | マンガン | — | — | ○ | ○ | — |
| | ヨウ素 | ○b) | ○b) | — | ○ | — |
| | セレン | ○a) | ○a) | — | ○ | — |
| | クロム | — | — | ○ | ○ | — |
| | モリブデン | ○b) | ○b) | — | ○ | — |

\* 厚生労働省，"日本人の食事摂取基準（2025年版）"策定検討会報告書
†1 一部の年齢区分についてだけ設定した場合を含む.
†2 総エネルギー摂取量に占めるべき割合（％エネルギー）.
†3 通常の食品以外の食品からの摂取について定めた.
a) 集団内の半数の者に不足または欠乏の症状が現れうる摂取量をもって推定平均必要量とした栄養素.
b) 集団内の半数の者で体内量が維持される摂取量をもって推定平均必要量とした栄養素.
c) 集団内の半数の者で体内量が飽和している摂取量をもって推定平均必要量とした栄養素.

**c. 推奨量**　食事摂取基準には，"ある対象集団において測定された必要量の分布に基づき，母集団に属するほとんどの者（97〜98％）が充足している量として '**推奨量**' を定義する"とある．すなわち，推定平均必要量は，100人の集団のなかで，97〜98人が健康的な生活を送るために必要な栄養素の量を示し

ている。この量の栄養素を摂取していて不足する人は2～3人という意味である。推奨量は，推定平均必要量をもとに算出される。したがって推定平均必要量が設定されている栄養素には原則，推奨量が設定されている。例外的にナトリウムは推奨量が設定されていない（表3・21）。これは，日本人においては，食塩の摂取量が多い人が多く，不足のリスクのある人がほぼいないと考えられるためである。

推奨量は，推定平均必要量を設定するための実験などで得られた必要量の標準偏差を用いて，理論的には，推奨量＝必要量＋2×必要量の標準偏差として算出されるが，実際には栄養素ごとの変動を考慮し，栄養素ごとに**推奨量算定係数**（1.2～1.4）を設定して，推奨量＝推定平均必要量×推奨量算定係数として算出されている。

**d. 目安量**　食事摂取基準には，"特定の集団における，ある一定の栄養状態を維持するのに十分な量として‘**目安量**’を定義する。十分な科学的根拠が得られず"推定平均必要量"を算定できない場合に算定するものとする"とある。実際には，この量を摂取していれば，不足する人がほとんどいないはずの量として設定されている。目安量は，栄養素や性・年齢区分の違いによって3種類の考え方に基づいて設定されている。

① 特定の集団において，生体指標などを用いた健康状態の確認と当該栄養素摂取量の調査を同時に行い，その結果から不足状態を示す者がほとんど存在しない摂取量を推測し，その値を用いる場合：
対象集団で不足状態を示す者がほとんど存在しない場合には栄養素摂取量の中央値を用いる。

② 生体指標などを用いた健康状態の確認ができないが，健康な日本人を中心として構成されている集団の代表的な栄養素摂取量の分布が得られる場合：
原則，栄養素摂取量の中央値を用いる。

③ 母乳で保育されている健康な乳児の摂取量に基づく場合：
母乳中の栄養素濃度と哺乳量との積を用いる。

目安量は，$n-3$系脂肪酸と$n-6$系脂肪酸のほか，ビタミン6種，ミネラル4種に設定されている（表3・21）。

**e. 耐容上限量**　食事摂取基準には，"健康障害をもたらすリスクがないとみなされる習慣的な摂取量の上限として‘**耐容上限量**’を定義する"とある。この量を超えて習慣的に摂取し続けると，過剰摂取による健康障害が発生すると考えられる量である。摂取期間は習慣的とされており，一時的にこの量を超えて摂取したとしても，一般的には健康障害は発生しない。理論的には，"耐容上限量"は，"健康障害が発現しないことが知られている習慣的な摂取量"の最大値（**NOAEL**）と"健康障害が発現したことが知られている習慣的な摂取量"の最小値（**LOAEL**）との間に存在する。さまざまな条件から，得られた数値の不確実性と安全の確保に配慮して，NOAELまたはLOAELを"**不確実性因子**"で除して小さくした値が耐容上限量として算出されている。

① ヒトを対象として通常の食品を摂取した報告に基づく場合：

$$\text{UL} = \text{NOAEL} \div \text{UF} \;(\text{UF として 1 から 5 の範囲で適当な値を使用})$$

② ヒトを対象としてサプリメントを摂取した報告に基づく場合，または，動物実験や *in vitro* の実験に基づく場合：

$$\text{UL} = \text{LOAEL} \div \text{UF} \;(\text{UF として 10})$$

**f. 目 標 量**　　食事摂取基準には "生活習慣病の発症予防を目的として，特定の集団において，その疾患のリスクや，その代理指標となる生体指標の値が低くなると考えられる栄養状態が達成できる量として算定し，現在の日本人が当面の目標とすべき摂取量として '**目標量**' を設定する" とある．この数値は，**疫学研究**や実験栄養学的な研究による知見を利用して設定されている．数値が設定されてはいるが，本来，栄養素摂取量と生活習慣病との関連は連続的で，閾値が存在しない場合が多く，好ましい摂取量としてある値や範囲を提唱するのは困難である．そのため数値の決定の際には，諸外国の食事摂取基準や疾病予防ガイドライン，現在の日本人の摂取量・食品構成・嗜好などを考慮し，実行できる可能性の高さを重視して設定されている（**表 3・22**）．また，生活習慣病の重症化予防やフレイル予防を目的とした量は，発症予防を目的とした量（目標量）とは区別して示されている．

疫学研究 epidemiological research

つながり コアカリ E-1-1 環境要因によって起こる疾病の予防と健康被害の防止→1章

表 3・22　目標量の設定目的とその性質および栄養素

| 目標・目的 | 設定値 | 栄養素 |
|---|---|---|
| 不足のため摂取量の増加 | 下限値 | 食物繊維，カリウム |
| 多すぎるため摂取量の減少 | 上限値 | **飽和脂肪酸，ナトリウム**（食塩相当量） |
| 複数栄養素間の摂取量バランス維持 | 構成比率 | タンパク質，脂質，炭水化物 |

各栄養素の特徴が考慮され，3 種類の算定方法により設定されている．

① 望ましいと考えられる摂取量よりも現在の日本人の摂取量が少ない場合：範囲の下の値だけを算定する．食物繊維とカリウムが相当する．

② 望ましいと考えられる摂取量よりも現在の日本人の摂取量が多い場合：範囲の上の値だけを算定する．飽和脂肪酸，ナトリウム（食塩相当量）が相当する．

③ 生活習慣病の発症予防を目的とした複合的な指標：構成比率を算定する．**エネルギー産生栄養素**バランス〔タンパク質，脂質，炭水化物（総エネルギー摂取量の計算上はアルコールを含む）が，総エネルギー摂取量に占めるべき割合〕がこれに相当する．

エネルギー産生栄養素 energy-providing nutrients

つながり コアカリ C-6-5 生体エネルギーと代謝 → 3 巻 VII. 生命科学

具体的な数値についてみると，さまざまな生活習慣病のリスク低下に寄与することが報告されている食物繊維摂取量は増加されたが，食塩摂取の目標量や他の栄養素の目標量については 2020 年版と同じで変更はない．

トランス脂肪酸 trans fatty acid
つながり コアカリ C-3-2 有機化合物の立体化学
→ 3巻 IV. 有機化学

> **コラム 3・4　トランス脂肪酸**
>
> **トランス脂肪酸**は，一つ以上の不飽和結合がトランス形である脂肪酸で，マーガリンなど植物油由来の不飽和脂肪酸を工業的に飽和化する際に副産物として生成する．また，牛などの反芻動物の胃で微生物により生成され，乳製品や肉中にも含まれている．トランス脂肪酸の摂取は，HDLコレステロールに対するLDLコレステロールの量比を大きく上昇させることが報告されており，WHO（世界保健機関）や諸外国では，トランス脂肪酸の摂取量を総エネルギー摂取量の1%未満にすることが推奨されている．しかしながら，トランス脂肪酸の日本人の平均摂取量は0.3%と報告されており，トランス脂肪酸は冠動脈疾患の明らかな危険因子の一つなのだが，現状，欧米に比較して日本人の摂取量は少ないと考えられ，食事摂取基準2025年版では目標量は策定されていない．トランス脂肪酸に関する性質や身体への影響などの情報は記載されている．

### 3・9・5　食事評価と食事摂取基準の活用法および活用上の留意点

食事摂取基準は，管理栄養士，医師などの専門職（当然薬剤師も）が栄養指導などにおいて用いるものであり，その活用においては記載内容を十分理解し，実践していくことが重要とされている．

**a. 食事評価と食事摂取基準の活用法**　食事摂取基準の活用では，PDCAサイクル*に基づく活用が必要である．個人あるいは集団を対象として**食事調査**によりエネルギーと栄養素の摂取量を推定し，これを食事摂取基準の各指標と比較して**食事評価**を行う．これに基づき，食事改善計画を立て実施し，その後再調査し，再度食事評価を行い計画の見直しにより改善を目指していく．図3・26に食事評価の概要を示す．食事調査では食品成分表から栄養摂取量の計算を行う

* **PDCAサイクル**: p.66 参照．
食事調査
食事評価

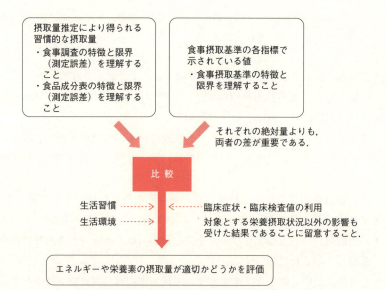

**図3・26　食事摂取基準を用いた食事評価の概要**　厚生労働省，"日本人の食事摂取基準（2025年版）"策定検討会報告書

が，実際に個人が摂取している食品中の成分とは誤差が生じること，摂取量が適切かどうかの評価は，生活環境や生活習慣などを踏まえ，対象者の状況に応じて臨床症状や臨床検査値も含め，総合的に行う必要がある．食事摂取状況の調査法としては，食事記録法，24時間食事思い出し法などのほか，血液や尿などの生体指標から調査する方法もある．

**b. 指標別にみた食事摂取基準活用上の留意点** エネルギーの収支において，生活習慣病などの発症予防の観点からは，望ましいBMIの範囲を維持するだけではなく，個人の特性も重視した対応が必要である．推定平均必要量は，個人では不足の確率が50％，集団では半数で不足していることを意味する摂取量であり，摂取量がこの値より少ない個人や，半数以上が該当する集団では問題が大きいと判断する．推奨量や目安量については，この値の近くかそれ以上の摂取量であれば，個人でも集団でも不足のリスクはほとんどないと考えられる．耐容上限量については，過剰摂取による健康障害の指標であるが，通常の食品を摂取している限りこれを超えて摂取することはほとんどない．また，健康の保持・増進，生活習慣病などの発症予防を目的として設けられた指標ではないことを理解して活用する必要がある．生活習慣病の発症予防を目的とする目標量は，食事の面から注意を指摘するものであり，生活習慣病の発症予防のためには，運動など食事以外の要因にも十分配慮しながら活用する必要がある．

**c. 目的に応じた活用上の留意点** 個人の食事評価では，エネルギーや栄養素摂取量の過不足の確率の高低がわかり，集団では，過不足の人数割合の大小がわかる．食事摂取基準の活用の際，栄養素の摂取不足の評価の指標として，個人を対象とする場合には，推定平均必要量および推奨量，目安量を用いるが，集団を対象とする場合には推定平均必要量と目安量を用いる．また，食事改善計画を実施する際に，耐容上限量を超えて摂取している場合には，耐容上限量未満になるための食事改善計画を立てるが，集団の場合には，集団の平均摂取量ではなく

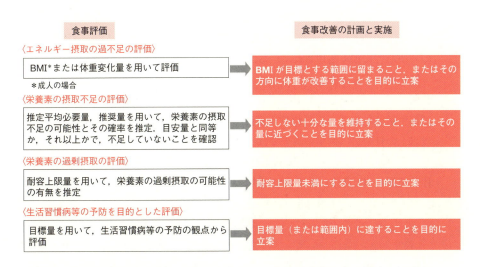

**図3・27 食事摂取基準を活用した食事改善（個人）の計画と実施** 厚生労働省，"日本人の食事摂取基準（2025年版）"策定検討会報告書

216　第3章　食品機能と疾病の予防・治療における栄養

全員の摂取量が耐容上限量未満になるための計画を立案することが必要であることに留意する．図3・27に個人の食事改善を目的とする，食事摂取基準を活用した食事改善の計画と実施の概要を示す．

## 3・10　日本人の食事摂取・栄養摂取の現状・問題点

### 3・10・1　国民健康・栄養調査からわかる日本人の栄養摂取状況の変遷

　日本人の栄養素の摂取状況は，1950年頃から現在までに大きく変化してきた．食生活の欧米化とともに，1960年代から1970年代にかけて，脂質の摂取量は約4倍，動物性タンパク質比率は2倍と著しく増加し，2019年までの摂取量はほぼ横ばいとなっている．脂質やタンパク質の摂取量は増加したが，炭水化物の摂取量は減少し，結果として，エネルギー摂取量における脂肪の比率は上昇し，炭水化物の比率は急速に減少した．1976年以降は，エネルギー摂取量は減少傾向となっている．

### 3・10・2　国民健康・栄養調査

国民健康・栄養調査

健康日本21: §1・10参照.

日本人の食事摂取基準:
§3・9参照.

　国民健康・栄養調査は，1945年に連合国軍最高司令官総司令部（GHQ）の指令に基づき東京都内だけで実施されたのが始まりで，その後，全国調査に拡大され，戦後復興期の栄養改善政策に活用されてきた．1952年に栄養改善法が制定され，"国民栄養調査"として国民の健康状態や栄養摂取状況を把握する役割を担うようになり，2002年には健康増進法の制定に伴い，2003年**国民健康・栄養調査**に名称変更された．現在の国民健康・栄養調査は，健康増進法に基づいて"国民の身体の状況，栄養素等摂取量および生活習慣の状況を明らかにし，国民の健康の増進の総合的な推進を図るための基礎資料を得ること"を目的として毎年実施されている（2020, 2021年は新型コロナウイルス感染症の影響により調査中止）．調査結果は，"**健康日本21**（第二次および第三次）"の目標値を定めるための基礎的データ，"**日本人の食事摂取基準**"を改定する際のデータや研究への利用などに広く活用されている．

　国民健康・栄養調査の実施主体は厚生労働省で，厚生労働省が各都道府県・保健所設置市・特別区に依頼することで，自治体や保健所が調査を実施している．国民生活基盤調査から層化無作為抽出した全都道府県の300単位区内の世帯の1歳以上の世帯員（例年の調査では，約5000〜6000世帯の約18000人）を対象として，毎年11月に調査が実施される．栄養摂取状況は，世帯単位で把握し，半秤量記録法（1日分）を用いて調査されている．

### 3・10・3　国民健康・栄養調査結果からわかる傾向

　**a. 食品群の1日当たりの平均摂取量の変化**　　食品群の1日当たりの平均摂取量では，米・加工品の摂取量が徐々に減少しており，いも類は戦後の食糧難の際に摂取量が多かったが，最近は横ばい状態である．野菜類も減少してきている

が，最近は平均 270〜280 g/日で大きな変化はなく，"健康日本 21（第三次）"の目標値である 350 g/日には届いていない．肉類と魚介類の平均摂取量では，昔は魚介類の方が多かったが，徐々にその差は狭まり，2006 年頃から肉類の摂取量の方が多くなっている．

**b. エネルギーおよび主要栄養素の 1 日当たりの平均摂取量の変化**　　1 日当たりのエネルギーの平均摂取量は，1970 年代までは増加傾向であったが，その後は減少しており，最近では 1900 kcal/日程度で推移している．三大栄養素であるタンパク質・脂質・炭水化物の 1 日当たりの平均摂取量では，炭水化物が急速に減少し，タンパク質はやや減少，脂質が増加傾向となっている．

**c. 食塩の摂取状況**　　食塩の 1 日当たりの平均摂取量は，年々減少しており，2023 年の国民健康・栄養調査結果によると，食塩摂取量の平均値は 9.8 g であり，個人別の摂取量を把握できるようになった 1995 年の 13.9 g から比べると大きく減少している．2023 年の調査では，男性 10.7 g，女性 9.1 g である．この 10 年間でみると，男性では有意に減少，女性では 2009〜2015 年は有意に減少，2015〜2023 年は有意な増減はみられない．年齢階級別では，男女とも 60 歳代での摂取量が最も高い．各国の食塩摂取量と比較して，日本は他国よりも多い傾向にあり，WHO が推奨している量の 5 g/日未満と比べると約 2 倍摂取している状況である．そのため，"健康日本 21（第三次）"では，栄養・食生活に関連する目標に，食塩摂取量の改善を掲げ，食塩摂取量の平均値を 2032 年には 7 g とすることを掲げている．減塩の取組みを効果的に進めるためには食習慣に対する意識改革を含めて減塩対策を行う必要があるといえる．

**d. 野菜の摂取状況**　　2023 年の国民健康・栄養調査結果によると，野菜摂取量の平均値は 256.0 g であり，男性 262.2 g，女性 250.6 g である．この 10 年間でみると，男性では有意に減少しており，女性では 2015 年以降有意に減少している．いずれの年代でも推移は同様であるが，男女ともに 20 歳代で最も摂取量が少なく，年齢が高い層で多くなっている．"健康日本 21（第三次）"の目標値である野菜摂取量の平均値 350 g/日には届いていない．野菜は，ビタミン A やビタミン C，葉酸，カリウム，食物繊維のおもな摂取源であり，生活習慣病予防にもつながることから，野菜摂取不足は今後も継続して改善する必要がある．

**e. 食物繊維の摂取状況**　　食物繊維は摂取不足が生活習慣病の発症に関連するという報告が多いことから，日本人の食事摂取基準（2025 年版）において目標量が設定されている．食事摂取基準で定められている成人の目標量（男性 20〜22 g/日以上，女性 18 g/日以上）に対し，食物繊維の摂取状況は，2023 年の国民健康・栄養調査結果では平均値が 17.8 g/日，男性 18.8 g/日，女性 16.9 g/日と，大きく下回っている．これは野菜摂取量不足が関係していると考えられる．食物繊維の積極的な摂取は，生活習慣病の発症予防や重症化予防に重要であることから，積極的な摂取が推奨される．

**f. ビタミンの摂取状況**　　ビタミンの 1 日当たりの摂取量は，炭水化物やタンパク質，脂質に比べて非常に少なく，摂取量の増減が体重に直接影響するも

のではないため，自分のビタミン摂取量が適正かどうかを判断することは難しい．そのため，日本人の食事摂取基準においては，栄養素欠乏の予防や生活習慣病の予防を目的に，推奨量や目安量が定められている．ビタミンのうち，特にビタミンDとCの摂取量は，成人の男女ともに食事摂取基準に定められている目安量，推奨量を大きく下回っている．

ビタミンDは，カルシウム吸収や骨形成に必須の栄養素であるため，食事摂取基準では，"骨折リスクを上昇させないのに必要な量−日照により産生される量"として目安量 8.5 µg/日が定められている．しかし，ビタミンD摂取量はいずれの年代も目安量を下回っており，特に若い年代で少なく，70代で多い特徴がある．また，ビタミンCは，ヒトは体内でつくれないため，成人の推奨量が100 mg と設定されている．しかし，70歳代以上を除いて他の年代では男女ともに摂取量は推奨量を下回っている．ビタミンDは，体内のカルシウム量を増加させ，ビタミンCは骨の主要タンパク質であるコラーゲンの合成に必要であることから，これらのビタミンの不足は，骨密度が低下する骨粗鬆症や転倒による骨折の要因となる．したがって，若いころからビタミンDやCを積極的に摂取することは骨の健康維持には重要である．

このほかのビタミンでは，ビタミンA，ビタミンB$_1$，ビタミンB$_2$，ビタミンB$_6$ についても，男女ともに摂取量は推奨量を下回っている．

**g. カルシウムの摂取状況**　日本人の食事摂取基準（2025年版）に示されているカルシウムの推奨量（15〜29歳男性：800 mg/日，30〜74歳男性：750 mg/日，15〜74歳女性：650 mg/日），推定平均必要量（15〜29歳男性：650 mg/日，30歳以上男性：600 mg/日，15〜74歳女性：550 mg/日）に対して，2023年の国民健康・栄養調査結果では，平均値が 489 mg/日，男性 499 mg/日，女性 480 mg/日であり，推奨量および推定平均必要量には達していない．

**h. 鉄の摂取状況**　日本人の食事摂取基準（2025年版）に示されている鉄の推奨量（18〜74歳男性：7.5 mg/日，18〜64歳女性：6.5 mg/日，15〜49歳月経あり女性：10.5 mg/日）に対し，2023年の国民健康・栄養調査結果では，鉄の摂取量の平均値は 7.4 mg/日，男性 7.8 mg/日，女性 7.0 mg/日といずれも推奨量には達していない．女性の場合では，月経時の摂取量が大きく不足しているため，特に注意が必要である．

**i. カリウムの摂取状況**　日本人の食事摂取基準（2025年版）では，体内のカリウム平衡を維持するために適正と考えられる値として目安量（18歳以上男性 2500 mg/日，女性 2000 mg/日）が設定されている．また，生活習慣病の予防を目的とした目標量は，18歳以上男性 3000 mg/日，18歳以上女性 2600 mg/日と設定されている．しかし，2023年の国民健康・栄養調査結果では，平均値が男性 2319 mg/日，女性 2138 mg/日と目標量を下回っている．世界保健機構（WHO）が2012年に提案した高血圧予防のために望ましい摂取量は成人で1日に 3510 mg とされており，摂取量をさらに増やすことが望ましい．

**j. その他のミネラルの摂取状況**　日本人の食事摂取基準（2025年版）のマグネシウムの1日当たりの推奨量（18〜29歳男性：340 mg，30〜64歳男性：

370 mg，65〜74 歳男性：350 mg，75 歳以上の男性：320 mg，18〜29 歳女性：270 mg，30〜64 歳女性：290 mg，65〜74 歳女性：280 mg，75 歳以上の女性：260 mg）に対して，2023 年の国民健康・栄養調査結果では，平均値はいずれの年齢も推奨量を下回っている．

亜鉛についても，日本人の食事摂取基準（2025 年版）の 1 日当たりの推奨量（18〜74 歳男性：11 mg，75 歳以上の男性：10 mg，18 歳以上の女性：8 mg）に対し，男女ともに推奨量に達していない．

### 3・10・4　国民健康・栄養調査結果からわかる健康状態の現状

**a. 身体状況**　　**肥満者**（BMI 25 kg/m$^2$ 以上）の割合は，男性 31.5％，女性 21.1％であり，この 10 年間でみると，女性は有意な増減はみられないが，男性では 2013〜2019 年の間に有意に増加しているが，その後は有意な増減はみられていない．

肥満者

一方，**やせの者**（BMI 18.5 kg/m$^2$ 未満）の割合は，男性 4.4％，女性 12.0％であり，この 10 年間でみると，女性では有意な増減はみられないのに対し男性では 2013 年から 2019 年の間に有意に減少し，その後有意な増減はみられない．また，20〜30 歳代女性のやせの者の割合は 20.2％である．わが国の 20 歳代女性のやせは，国際的にも非常に割合が高い．やせすぎの背景には栄養摂取不足があり，体調の不調につながる．妊娠女性が栄養不足の場合には，出生体重が 2500 g 未満の低出生体重児になりやすく，低出生体重時では糖尿病をはじめとして生活習慣病の発症リスクが高まるなどのリスクが増加することがわかってきている．20 歳代女性のやせについては栄養摂取面を中心に注視すべき課題である．

やせの者

65 歳以上の高齢者のうち，**低栄養**傾向の者（BMI 20 kg/m$^2$ 以下）の割合は，男性 12.2％，女性 22.4％であり，この 10 年間でみると男女とも増減はみられない．年齢階級別にみると，男女とも 85 歳以上で低栄養傾向の者の割合が最も高い．高齢者では，低栄養による**フレイル**が懸念される．高齢者の栄養摂取には，単に食事量の問題だけでなく，心身の状況や生活環境など多くの要素が影響しており，日常生活動作や全身状態，慢性疾患・認知症の有無，口腔内の状態，嚥下障害や消化器系疾患の有無などが関連する．栄養状態は，高齢者では QOL や健康寿命，疾患の予後などに影響し，食事摂取量が少なく**タンパク質・エネルギー低栄養状態**（**PEM**）の場合では，要介護になる割合が高くなるといわれている．高齢者の栄養状態を改善し，フレイルを予防することは，健康寿命の延伸につながるため，"健康日本 21（第三次）" でも対策が進められている．

低栄養

フレイル：§1・8・7 参照．

タンパク質・エネルギー低栄養状態 protein energy malnutriton, PEM：§3・5・1 b 参照．

**b. 糖尿病に関する状況**　　2023 年の国民健康・栄養調査結果では，糖尿病が強く疑われる者（糖尿病有病者），糖尿病の可能性を否定できない者（糖尿病予備群）はいずれも約 1000 万人（合わせて約 2000 万人）と推計されている．糖尿病が強く疑われる者の人口に対する割合は男性 16.8％，女性 8.9％であり，年齢が高いほど糖尿病有病者の割合が高く，糖尿病有病者の割合は最近 20 年間で増加傾向にある．

**c. 血圧に関する状況**　　2023 年の国民健康・栄養調査結果では，収縮期

（最高）血圧の平均値は，男性131.6 mmHg，女性126.2 mmHgである．この10年間でみると，男女とも有意に減少しているが，2019年からは男女とも有意な増減はみられていない．収縮期（最高）血圧が140 mmHg以上の者の割合は男性27.5％，女性22.5％で，この10年間で男女ともに有意に減少している．

**d. 血中コレステロールに関する状況**　2023年の国民健康・栄養調査結果では，血清総コレステロール値が240 mg/dL以上の者の割合は，男性10.1％，女性23.1％である．この10年間でみると，男性では有意な増減はみられないが，女性では有意に増加している．血清non HDLコレステロール値の平均値は男性139.0 mg/dL，女性143.5 mg/dLである．この10年間でみると，男女とも有意な増減はみられない．

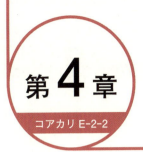

# 第4章 健康をまもる食品衛生

コアカリ E-2-2

### コアカリの"ねらい"

"C 基礎薬学"，"D 医療薬学"および"E-2-1 食品機能と疾病の予防・治療における栄養"で学修した食品や栄養に関する基礎的な知識・技能と"E-3-1 人の健康に影響を及ぼす化学物質の管理と使用"で学修した化学物質に関する知識・技能をもとに，食品衛生の視点から，食品の衛生管理や安全性管理と食品に起因する健康被害の防止策について学修する．

### 他領域・項目とのつながり

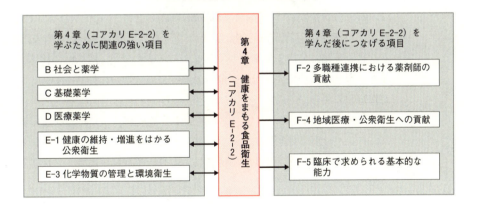

### コアカリの"学修目標"

1. 人の健康の維持・増進のために，食品や食品添加物などについて，関連する情報の収集・解析と評価に基づいて適切に衛生管理および安全性管理を実施することの必要性を説明する．
2. 食品の変質や食品汚染によって起こる健康被害や食中毒について，被害状況把握，社会的な影響の解析と関連する規制・制度や関連法規の理解のもとに，実効性のある防止策を立案する．
3. 食品の変質，食品汚染による健康被害や食中毒に対する防止策の効果を検証・評価する．

## 4・1　炭水化物・タンパク質・脂質といった食品成分が変質する機構

　われわれは健康を維持するために，エネルギー源として食品から炭水化物・タンパク質・脂質を摂取しなければならない．収穫した食材は，流通，保存，加工，調理などを経て食品として提供される．食品は，放置すると微生物，酵素，光，熱，酸素などによって，タンパク質，糖質，脂質などの食品成分が変化し，**アレルギー様食中毒**などの健康被害をひき起こす．このように，食品成分が微生物や酵素による生物学的要因あるいは，光，熱，酸素などの物理学的要因により変化することを**変質**とよぶ．タンパク質がおもに微生物による分解による変質することを**腐敗**とよぶ．一方，おもに炭水化物や脂質が微生物や化学反応により変質することを**変敗**とよび，脂質（油脂）が光，熱，酸素などにより酸化され，変質することを**酸敗**とよぶ．また，食品が褐色に変色する現象を**褐変**とよぶ．糖質が酵母などの微生物により分解され，アルコールや有機酸（乳酸や酢酸）などの有益な化合物が生成することを**発酵**とよぶ．本節ではまず，われわれが摂取する食品の変質がどのように起こるのか，およびその検査方法を理解する．

### 4・1・1　食品の腐敗

　食品には，通常 1 g 当たり $10^3 \sim 10^4$ 個の細菌が常在する．食品衛生上は $10^6$ 個以下の微生物は特に問題ないが，一般生菌数の検査で $10^8$ 個以上の生菌が存在すると初期腐敗とされる．不腐敗に関わる**腐敗細菌**には，シュードモナス（*Pseudimonas*）属，バチルス（*Bacillus*）属，クロストリジウム（*Clostridium*）属，プロテウス（*Proteus*）属，ミクロコッカス（*Micrococcus*）属などが含まれる．腐敗細菌は体内で酵素をつくりながら増殖するが，酵素は菌体外に分泌されたあとも食品に作用するため，酵素分泌後に細菌増殖の抑制や殺菌しても，腐敗が進行する場合がある．

　**a. 腐敗によるタンパク質・アミノ酸の分解反応**　　食品の腐敗の進行とともに，タンパク質は分解酵素，ペプチダーゼによりアミノ酸に分解される．さらにアミノ酸は腐敗細菌が産生する酵素による脱炭酸反応，脱アミノ反応，含硫アミノ酸の分解などの化学反応を受け，さまざまな物質に変換される（図4・1）．変換後の物質には腐敗アミン，アンモニア，硫化水素，スカトールなどの悪臭を有する化合物や，ヒスタミンのように生理活性を示すものもある．

　**腐敗アミン（脱炭酸反応）**：アミノ酸が脱炭酸酵素デカルボキシラーゼで代謝されて生じるアミンを腐敗アミンという（図4・1）．**ヒスタミン**は，ヒスチジン含量が高いサバ，サンマ，イワシなどの腐敗で発生しやすく，じん麻疹，偏頭痛，顔面紅潮，ショックなど，免疫反応を伴う食物アレルギーとは異なるアレルギー様食中毒をひき起こす．抗ヒスタミン薬の投与により症状は改善する．また，アルギニンからは**アグマチン**，リシンからは**カダベリン**，チロシンからは**チラミン**，トリプトファンから**トリプタミン**，オルニチンから**プトレッシン**，フェニルアラニンから**フェネチルアミン**が脱炭酸により生じる．チラミンは交換神経終末からのノルアドレナリン遊離を促進し，血圧上昇作用をもつ腐敗アミンであ

---

**アレルギー様食中毒**
**つながり** **コアカリ** D-2-10 免疫・炎症・アレルギー系の疾患と治療薬
→ 4巻 I. 薬理・病態

**変質** deterioration, spoilage

**腐敗** putrefaction
**つながり** **コアカリ** C-6-3 微生物の分類，構造，生活環
→ 3巻 Ⅷ. 微生物学・免疫学

**変敗** spoilage

**酸敗** rancidity

**褐変** browning reaction

**発酵** fermentation

**腐敗細菌**
putrefactive bacteria

**ヒスタミン** histamine

**アグマチン** agmatine

**カダベリン** cadaverine

**チラミン** tyramine

**トリプタミン** tryptamine

**プトレッシン** putrescine

**フェネチルアミン**
phenethylamine

る．チラミンは通常，モノアミンオキシダーゼ（MAO）により分解されるため，ほとんど影響はないが，パーキンソン病治療薬である MAO 阻害剤（セレギリン，フェネルジン）を服用している患者は，チラミンを多く含むチーズや醤油，漬物などの発酵食品を摂ると，急激な血圧上昇が起こることがある．

**MAO**：monoamine oxidase

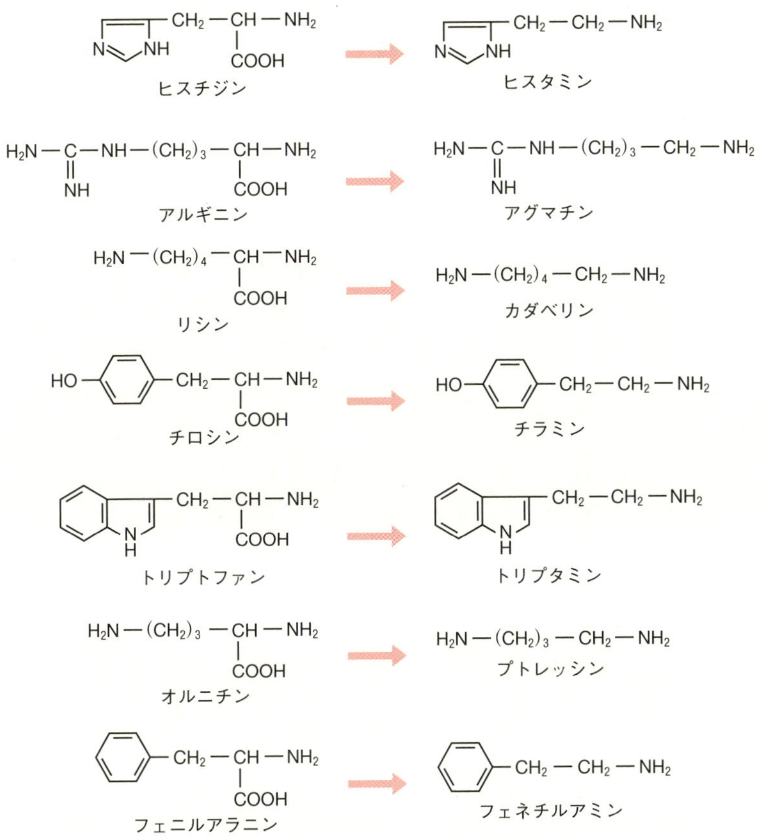

ヒスチジン
ヒスタミン
アルギニン
アグマチン
リシン
カダベリン
チロシン
チラミン
トリプトファン
トリプタミン
オルニチン
プトレッシン
フェニルアラニン
フェネチルアミン

図 4・1　腐敗によるアミノ酸の脱炭酸反応

**揮発性塩基窒素（脱アミノ反応）**：アミノ酸からアミノ基が遊離して腐敗臭を発する**アンモニア**を生成する．同時に，脂肪酸，2-オキソ酸，2-ヒドロキシ酸が

アミノ酸
2–オキソ酸
2–ヒドロキシ酸
脂肪酸

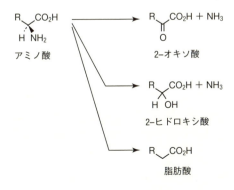

図 4・2　腐敗によるアミノ酸の脱アミノ反応

224　第 4 章　健康をまもる食品衛生

トリエチルアミン
trimethylamine

でき，食品がすっぱくなる原因となっている（図4・2）．アンモニア，**ジメチル アミン**，**トリメチルアミン**などの揮発性で不快臭を有する塩基性物質を総称して 揮発性塩基性窒素という．

　魚介類のうま味の成分であるトリメチルアミン $N$-オキシドは，トリメチルア ミン-$N$-オキシド還元酵素により，魚が腐敗したときの臭いの原因の一つである トリメチルアミンを生成する（図4・3）．

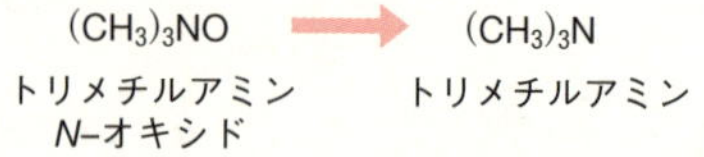

$$(CH_3)_3NO \longrightarrow (CH_3)_3N$$

トリメチルアミン　　　　　　トリメチルアミン
$N$-オキシド

図4・3　トリメチルアミン $N$-オキシドの還元による腐敗臭物質の生成

**腐敗臭に関連した物質（脱アミノ反応・脱炭酸反応）**：種々の反応によりアミ ノ酸から $NH_3$ と $CO_2$ が放出され，アルコール，酸，炭化水素を生じるが，その なかに，悪臭を有する $NH_3$ とともに，腐敗臭を有する化合物が生じる場合があ る．システインからは，腐敗臭を有する**硫化水素**（$H_2S$）や**エチルメルカプタン** が生成する（図4・4）．メチオニンからはメチルメルカプタンなどの悪臭物質が 生成する．トリプトファンからは，まず**スカトール**（3-メチルインドール）が， ついでインドールが生成する（図4・4）が，それらは強い糞臭をもつ．

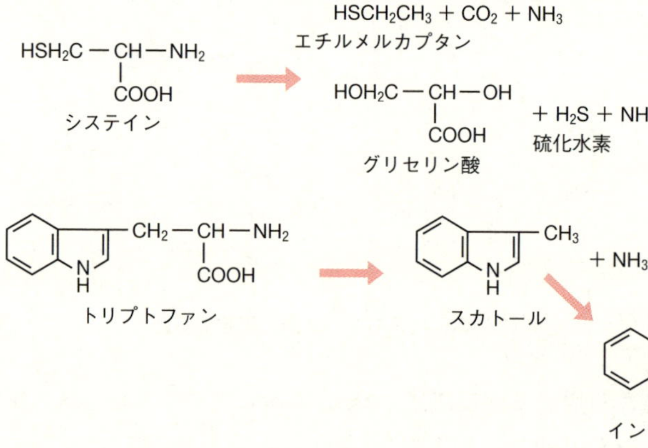

硫化水素 hydrogen sulfide
エチルメルカプタン
ethylmercaptan
スカトール skatole

図4・4　システインおよびトリプトファンの分解による腐敗臭物質の生成

**b. 食品の腐敗度の判定法**　　初期腐敗を識別することは健康被害を予防す るために重要である．腐敗度の判定法には，官能的試験，微生物学的試験，化学 的試験がある．

**感覚（官能）的試験**：色調，味，匂い，個体における触感，液体における濁度 や粘稠性を検査する．

**微生物学的試験**：食品 1 g 当たり $10^8$ 個以上の生菌があると初期腐敗とされる．

**化学的試験**：

(1) 揮発性塩基窒素の測定：一般に魚介類，畜肉などのタンパク質性食品で は，30 mg/100 g 以上で初期腐敗とされる．

(2) トリメチルアミンの測定：4〜6 mg/100 g 以上で初期腐敗とされる．
(3) ヒスタミンの測定：3〜10 mg/100 g 以上でアレルギー様食中毒の危険性があり，300 mg/100 g ではほぼすべての人がアレルギー様食中毒を起こす．

### 4・1・2 食品の褐変現象

食品が褐色に変色する現象を褐変とよぶ．褐変は，食品の色調や紅茶などの風味の形成に利用されることもあるが，食品の品質・栄養価を低下させる要因ともなる．褐変には食品酵素による反応と，加熱条件下における非酵素的な食品成分の化学反応がある．

**a. 酵素的反応による褐変**　リンゴ，バナナ，ジャガイモやモモなどは皮をむいて放置すると褐変する．果実中に含まれる没食子酸，カテキン酸，クロロゲン酸などやその他のポリフェノール化合物は，酸素の存在下で**ポリフェノールオキシダーゼ**により酸化されてオルトキノン体となる．さらに，これが重合して黒褐色のメラニン色素が生成されるため，**褐変**を起こす（図 4・5）．変色を防ぐため，湯通しにより酵素を失活させたり，食塩水に浸すことで酵素を働きにくくしたり，水に漬けて酸素を遮断することで防ぐことができる．

> ポリフェノールオキシダーゼ polyphenol oxidase

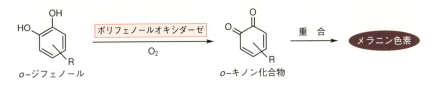

図 4・5　ポリフェノールオキシダーゼによる酵素的褐変反応

**b. 非酵素的反応による褐変**

**メイラード反応**：食品中のグルコースやフルクトースなどの還元糖や脂肪酸や芳香族アルデヒド類などのカルボニル化合物と，アミノ酸，ペプチド，タンパク質などのアミノ化合物との反応をメイラード反応（アミノカルボニル反応）という（図 4・6）．

> メイラード反応
> Maillard reaction：§4・7・2 参照．

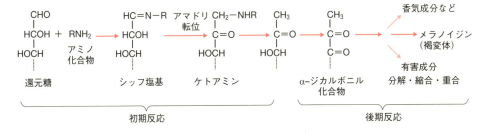

図 4・6　メイラード反応によるメラノイジンの生成

アミノ化合物のアミノ基と糖のカルボニル基がシッフ塩基を形成したのち，アマドリ転移し，生成したケトアミンがジカルボニル化合物となり重合し，褐色のメラノイジンを生成する一連の反応の総称がメイラード反応である．不飽和脂肪酸が過酸化反応によって自動分解し，カルボニル化合物が生成すると，この酸化

226　第4章　健康をまもる食品衛生

分解物もアミノ酸，タンパク質と反応して褐変を起こす．

　メイラード反応は，醬油，味噌，パン，クッキーなど食品に好ましい色調，風味，芳香を与えるが，粉乳など着色が好ましくない食品もある．また，必須アミノ酸のリシンが，その ε-アミノ基を解するメイラード反応で消失すると栄養価が低下する場合もある．

**アクリルアミド**
acrylamide：§4·7·2b 参照．

　ポテトチップやフライドポテトに検出され，問題となる**アクリルアミド**は，ジャガイモなどに多く含まれるアスパラギンが加熱条件下にグルコースとメイラード反応することで生成したものである（図4·7）．アクリルアミドは肝臓で代謝的活性化を受けてグリシダミドになり，変異原性を示したり，血中ヘモグロビンと付加体を形成する．動物実験では，神経毒性，発がん性，遺伝毒性，生殖毒性などが報告されている．

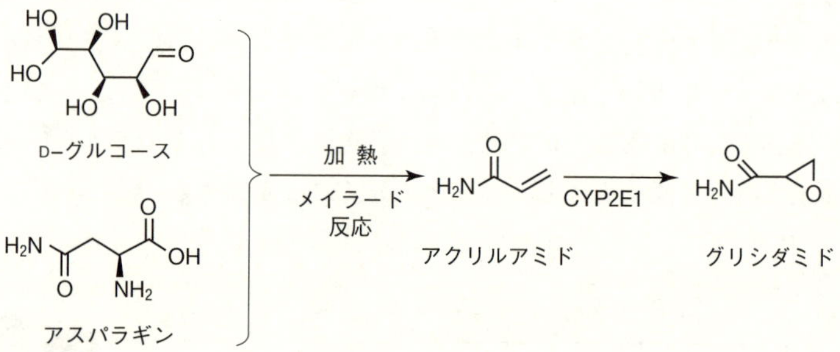

**図4·7　メイラード反応によるアクリルアミドの生成**

**ストレッカー分解**
Strecker degradation

　**ストレッカー分解**：メイラード反応の副反応として知られているストレッカー分解をへて，フレーバー化合物が生成される．メイラード反応で生じたジカルボニル化合物が食品中のアミノ化合物と反応してシッフ塩基を形成し，脱炭酸，加水分解を経てアルデヒド化合物とケトアミンができる．さらにケトアミン2分子が脱水縮合してピラジン類が生成する（図4·8）．このアルデヒドやピラジン類は，ビーフステーキ，かば焼きなどの加熱フレーバーの主要な成分になる．

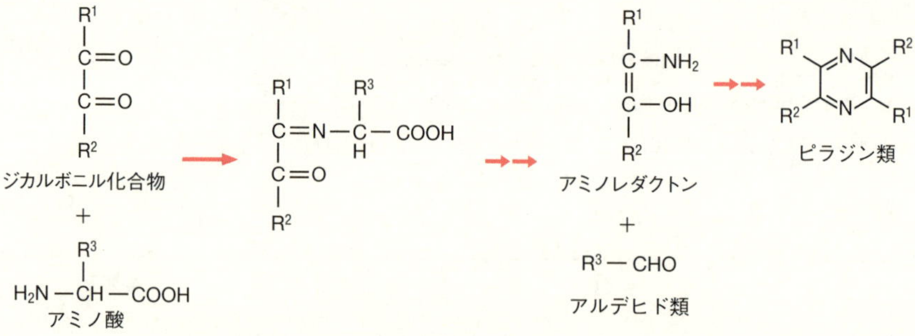

**図4·8　ストレッカー分解によるピラジン類の生成**

**カラメル化反応**
caramelization

　**カラメル化反応**：アミノ酸が存在しない条件で，糖類を加熱すると，脱水縮合や熱分解，酸化重合，異性化，転移反応などの複雑な反応が進行して褐変を生じる．また，発生する化学物質がカラメル独特の風味をもたらす．

> **コラム 4・1**　グリコヘモグロビン（HbA1c）
>
> メイラード反応は、生体内で起こりうる反応であり、特に高血糖の糖尿病患者では起こりやすく、**終末糖化産物（AGE）** が生成する。AGE は糖尿病、アテローム性動脈硬化や慢性腎不全を悪化させると考えられており、糖尿病性血管合併症の原因となる。糖尿病の診断指標として、血中のヘモグロビンとグルコースの間でメイラード反応が起こって生成する**グリコヘモグロビン（HbA1c）** 値が利用されている。HbA1c が 6.5 % 以上の場合、糖尿病と診断される。血中のヘモグロビン A の β 鎖のアミノ基（アミン）がグルコース（アルデヒド）に求核付加した後、脱水が起こり、イミン構造（シッフ塩基）が形成され、転位が起こって HbA1c が生成する。
>
>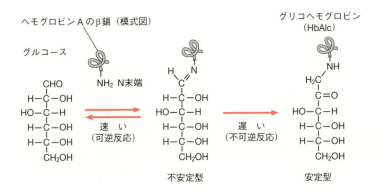
>
> **図** 生体内で起こるメイラード反応の例（HbA1c の生成）

グリコヘモグロビン glycosylated hemoglobin, HbA1: 糖化ヘモグロビンともいう。

**終末糖化産物** advanced glycation end products, AGE

## 4・1・3 油脂の変敗機構と変質試験

**a. 油脂の変敗**　食品中の油脂はおもにトリアシルグリセロール（TG）のことをさす。トリアシルグリセロールはグリセロールに3本の脂肪酸がエステル結合をしている。油脂は空気中にさらされると、酸素により容易に酸化される。トリアシルグリセロールに含まれる3本の脂肪酸のなかに**多価不飽和脂肪酸（PUFA）** が多く含まれるほど、酸化されやすい。また脂肪酸のなかでも、リノール酸（二重結合は2個）、リノレン酸（二重結合は3個）、アラキドン酸（二重結合は4個）、EPA（二重結合は5個）、DHA（二重結合は6個）と二重結合の数が多くなるほど酸化を受けやすくなる。飽和脂肪酸はきわめて酸化されにくい。

油脂の酸化は、加熱、光および金属イオンによっても促進される。油脂は酸化されると、色調変化、粘度上昇および不快臭を発するが、この現象が油脂の**変敗**もしくは**酸敗**とよばれる。発生する不快臭は、**マロンジアルデヒド**などの遊離アルデヒドによるものである。また、脂質の酸化分解物質の **4-ヒドロキシ-2-ノネナール**などのアルデヒド化合物は細胞毒性が高く、消化管および肝臓の機能を傷害する。このため、多量に摂取した場合、嘔吐、下痢および腹痛などの消化器中毒が発生することがある。また、酸化により油脂の栄養価は低下する。油脂の酸化の防止には、ラジカル発生の防止および生成したラジカルの捕捉が有効である。食品では油脂の分解の防止のために、食品添加物として酸化防止剤が添加さ

トリアシルグリセロール triacylglycerol, TG

多価不飽和脂肪酸 polyunsaturated fatty acid, PUFA

EPA: eicosapentaenoic acid（エイコサペンタエン酸）

DHA: docosahexaenoic acid（ドコサヘキサエン酸）

つながり　コアカリ C-6-1 生命の最小単位としての細胞
→ 3巻 VII. 生命科学

マロンジアルデヒド malondialdehyde

4-ヒドロキシ-2-ノネナール
4-hydroxy-2-nonenal

**自動酸化** autoxidation

＊ 抗酸化システムについては，§5・5・3参照．

れている．油脂または食品中の油脂の変敗の程度は，変質試験により判定される．

**b. 油脂の自動酸化機構**　油脂の**自動酸化**は，開始反応，連鎖反応および停止反応の三つの過程からなる＊（図4・9）．

**ユビキノール** ubiquinol
**ビタミンE** vitamin E
**セレン** selenium
**グルタチオンペルオキシダーゼ** glutathione peroxidase

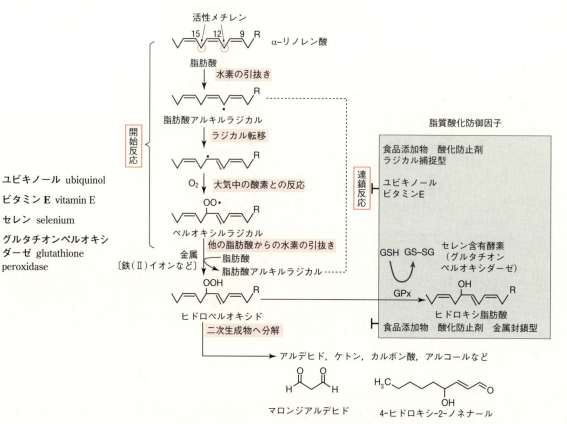

図4・9　脂質の自動酸化と防御因子

**開始反応** initiation reaction
**フェントン反応** Fenton reaction

① **開始反応**：二重結合を多く含む多価不飽和脂肪酸は，光（一重項酸素）や熱により，また過酸化水素と鉄（Ⅱ）イオンの存在下の反応（**フェントン反応**）により生じた脂質ラジカル（R・）により，多価不飽和脂肪酸中に存在する二重結合に挟まれた活性メチレンから，水素原子が引抜かれて脂質ラジカル（R・）を生じる．脂肪酸の自動酸化の速度は，活性メチレン基の数の増大とともに大きくなる．

**連鎖反応** propagation reaction

② **連鎖反応**：生成した脂肪酸のアルキルラジカルの二重結合は移動し，共役二重結合を形成し，酸素と反応することで脂質ペルオキシルラジカル（ROO・）を生成する．しかし，ペルオキシルラジカルは不安定であるために，他の脂肪酸の活性メチレンから水素を引抜き，安定な脂肪酸ヒドロペルオキシド（ROOH）を生成する．一方，水素を引抜かれた脂肪酸は，新たなアルキルラジカルとなるため，連鎖的にこれらの反応（連鎖反応）が進む．ROOHと鉄（Ⅱ）イオンが存在するとフェントン反応が生じ，ROO・が生成し，さらに分解反応も促進する．

③ **停止反応**: ペルオキシルラジカルと脂肪酸アルキルラジカル，またはペルオキシルラジカル同士の反応によって，ラジカルは消失し，反応は停止する．α-トコフェロール（ビタミンE）などの抗酸化物質はこのラジカルによる連鎖反応を停止する．一次生成物であるヒドロペルオキシドは徐々に分解し，二次生成物としてケトンやアルデヒドなどのカルボニル化合物，カルボン酸やアルコール類，低級脂肪酸や炭化水素を生じる．この分解反応は，光，熱や鉄（Ⅱ）イオンなどの存在により促進される．アルデヒドを含む分解反応物として，マロンジアルデヒドや 4-ヒドロキシ-2-ノネナールなどがある．

**停止反応**
termination reaction

**c. 油脂の変質試験**　油脂の変敗の程度を判定するための指標として，**過酸化物価**，**カルボニル価**，**チオバルビツール酸試験値**，**酸価**が使われる．また**ヨウ素価**も変質の指標として使用できる（図4・10）．

**変質試験**

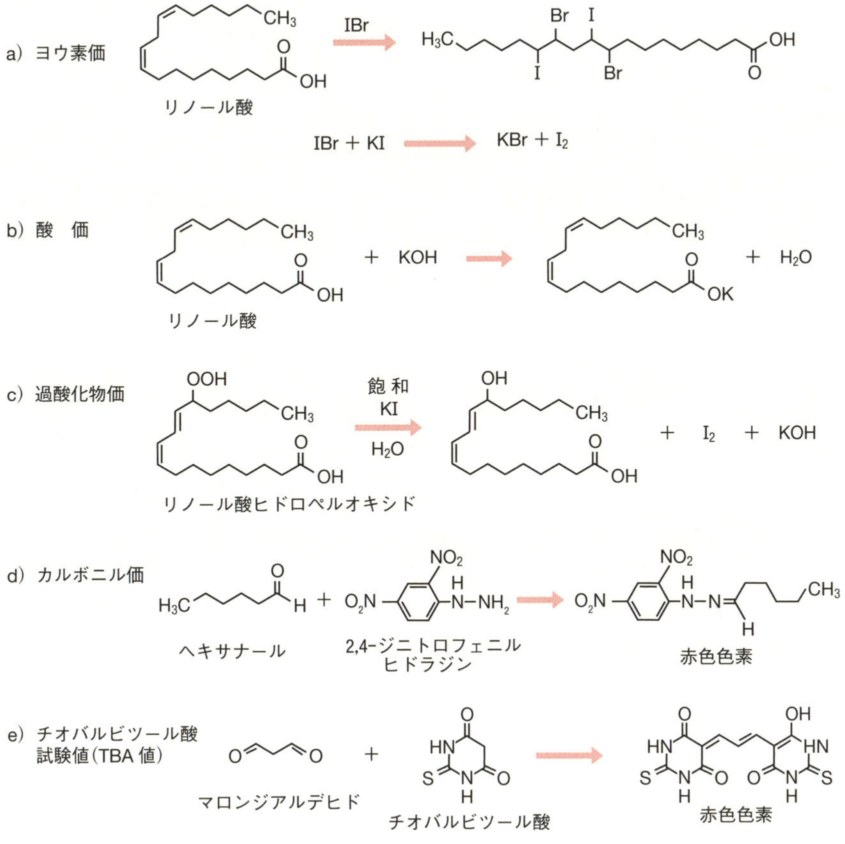

**図4・10　油脂の変質を調べる試験法の原理**

**ヨウ素価**: 油脂中 100 g に吸収されるハロゲンの量（IBr: ハヌス法，ICl: ウィース法）をヨウ素のグラム数〔g/100 g〕で表したものである．油脂中に含有される二重結合の量を表すため，油脂の変敗により，ヨウ素価の値は低下する．

**ヨウ素価** iodine value

**酸　価**: 油脂 1 g に含有される遊離脂肪酸を中和するのに要する水酸化カリウムのミリグラム数〔mg/g〕で表される．食品中の油脂はおもにトリアシルグリセロールであり，保存状態が悪い場合，一部加水分解を受けて遊離脂肪酸が生成さ

**酸　価** acid value

れる．油脂の変敗により酸価の値は上昇する．

過酸化物価 peroxide value

**過酸化物価**：油脂1kgによりヨウ素カリウムから遊離されるヨウ素のミリ当量数〔mEq/kg〕で表される．油脂中に含まれる過酸化物（おもに脂質ヒドロペルオキシド）の量を表している．油脂の変敗により過酸化物価は，初期においては上昇するが，酸化が進むと油脂中の金属イオンなどにより分解を受け，カルボニル化合物に分解されるため低下する．

カルボニル価 carbonyl value

**カルボニル価**：油脂1g中のカルボニル化合物を2,4-ジニトロフェニルヒドラジンと酸性条件下で加熱して反応させて生成する赤色色素の2,4-ジニトロフェニルヒドラゾンを，アルカリ性条件下で比色定量したときの440nmの吸光度として表す（2,4-ジニトロフェニルヒドラジン・ベンゼン法）．油脂中に含まれるケトンやアルデヒドなどのカルボニル化合物の量を表すため，油脂の変敗によりカルボニル価は上昇する．

チオバルビツール酸試験 thiobarbituric acid test

**チオバルビツール酸試験（TBA値）**：油脂1g中の遊離するマロンアルデヒド（マロンジアルデヒド）を酸性条件下，チオバルビツール酸と加熱して反応させて生成する赤色色素を比色定量（波長532nm）したときのマイクロモル数〔mmol/kg〕で表される．このチオバルビツール酸試験の測定値は，チオバルビツール酸試験値（TBA値）またはチオバルビツール酸反応物質値（TBARS値）という．チオバルビツール酸試験の測定値は変質に伴って増大する．

**d. 油脂の酸化における変質試験値の経時変化**　油脂の酸化の開始反応において多価不飽和脂肪酸の活性メチレン基からの水素の引抜き反応，および酸素との反応によって，脂質ヒドロペルオキシドや脂質ヒドロペルオキシルラジカルが蓄積するまでの反応速度は小さいので，過酸化物価の増加の程度ははじめ低い．この時期を誘導期とよぶ．その後，連鎖反応によって過酸化物価が急激に上昇するが，さらに脂質ラジカルが消失したり，脂質ヒドロペルオキシドが分解されるため，過酸化物価は減少し始める．一方，二次生成物の生成量が増大するため，カルボニル価，チオバルビツール酸試験値が増加する．ヨウ素価は，脂質酸化が進むと二重結合に酸素が付加するため，値は減少する．α-トコフェロールなどの抗酸化物質を油脂と同時に添加すると，誘導期が伸びることになる（図4・11）．

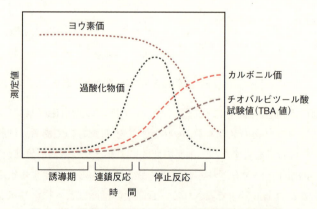

図4・11　油脂の自動酸化における変質試験値の経時変化

## 4・2 食品の変質を防ぐ方法（保存法）

　変質を受けた食品の摂取は，食中毒などの健康被害を誘発する．消費者の健康を守るためには，食品の変質を抑制しなければならない．食品の変質の過程には，微生物や酵素による腐敗と酸素や光などによる変敗によるものの二つに大別される．そのため，食品の変質を防止するためには，食品中の微生物の生育を抑制し，食品の酸化を防止し，保存することが重要である．微生物，酵素，化学反応による変質反応に大きく影響する因子は，pH，温度と水分である．これらを制御することで食品の変質を防ぐことができる．保存方法としては，物理的な方法（乾燥，低音，加熱，密封，紫外線，放射線）と化学的な方法（塩・砂糖による水分活性の低下，pH 変動，ガス置換，くん煙，食品添加物）がある．この章では食品の変質を防ぐ方法について理解する．食品製造者は，消費者の健康を守るために，食品の製造工程において，これらの食品の変質が起こる危険性の過程を把握し，それを防止する管理方法を作成して実施する HACCP[*] による管理を行うことが義務づけられている．

[*] HACCP については §4・2・3 参照．

### 4・2・1 腐敗の原因からの食品の保存

　食品の腐敗は微生物（腐敗細菌）によるものなので，腐敗に関与する因子は微生物の生育，増殖に影響を与えるものとなる．微生物の生育・増殖は温度，pH，水分活性，酸素の影響を受け，微生物の種類によって最適条件が異なる．最適条件範囲からずれた条件で保存すれば，食品の腐敗の進行を抑えることができる．加工食品の場合，新鮮な食材を用いることはもちろんのこと，加工する場所の清潔さも重要であり，途中での微生物の混入は極力避けなければならない．

　**a. 水分活性の低下による保存方法**　　微生物が増殖するためには，水分が必要である．食品中の水分は，性質の違いにより自由水と結合水に分類される．**自由水**は，乾燥により蒸発し，0℃で凍結する純水に近い性質である．**結合水**は，食品中の糖質やタンパク質と水素結合などにより相互作用し，0℃でも凍結しない．微生物は増殖する場合，自由水を利用することから，自由水の量により食品の腐敗は影響を受けることになる．微生物が利用できる水分含量は，**水分活性**（$A_w$）として表され，**純水の最大水蒸気圧**（$P_0$）とその温度における**食品を入れた密閉容器の蒸気圧**（P）との相対比で示される．

自由水

結合水

水分活性 water activity, $A_w$

純水の最大水蒸気圧（$P_0$）

食品を入れた密閉容器の蒸気圧（P）

$$水分活性（A_w）= \frac{食品の蒸気圧（P）}{純水の最大水蒸気圧（P_0）}$$

　純水の水分活性は 1.0 で，完全に乾燥させた無水の食品の水分活性は 0 である．水分活性が高い方が自由水が多く，微生物が増殖でき，食品が腐敗しやすいことになる．一般の微生物が増殖可能な水分活性は，細菌で 0.90，酵母で 0.88，カビで 0.80 以上であり，これ以下では増殖できない．生鮮食品の水分活性は 0.85 以上あるため，腐敗しやすいが，水分活性が 0.6 以下の低水分食品は，比較的長期保存が可能となる．

232 第4章 健康をまもる食品衛生

塩漬け
糖漬け
自然乾燥法や凍結乾燥法などの人工乾燥法

塩漬けや糖漬けは浸透圧による原理を用いた保存方法で，細胞から自由水がなくなるため，微生物が増殖できない．また，**自然乾燥法や凍結乾燥法などの人工乾燥法**も自由水を低下させることによる保存法である．ただし，カビや酵母は細菌類に比べて食塩に対する耐性が高く，また腸炎ビブリオ菌などの好塩菌は，高い食塩濃度でも増殖するため注意が必要である．

**b. pH の低下による保存方法**　食品の腐敗における微生物の最適 pH は，酵母では pH 4～5，カビでは pH 5～6，細菌では pH 6～7 である．ゆえに，**酢漬け**は，食品の pH を酢酸などにより下げることによる腐敗を防ぐ保存法となる．また，食品添加物である pH 調整剤は食品の変質を pH を下げることにより防止できる．

酢漬け

**c. 温度の低下による保存方法**　一般に微生物の増殖しやすい温度は 15～40℃である．微生物の増殖は 10℃以下にすることにより抑制することはできるが，緩やかに増殖するので長期保存には適していない．食品衛生法では，**冷蔵保存**とは 10℃以下という保存基準があり，"要冷蔵（保存温度 10℃以下）"と表示される．冷蔵温度（約 5℃）で増殖する低温細菌（食中毒菌のエルシニア・エンテロコリチカやリステリア属菌，シュードモナス属菌など）もいるので注意が必要である．食品衛生法では**冷凍保存**とは，－15℃以下という保存基準があり，"要冷凍（保存温度 －15℃以下）"と表示される．冷凍保存は，微生物が増殖できないため長期保存はできるが，解凍後は食品組織が破壊されてしまうため，腐敗が進みやすくなる．鮮魚などの保存のため，－3℃前後の凍結状態で保持することをパーシャルフリージングといい，冷凍が難しい食品でも長期保存が可能である．表面が凍る程度なので，解凍することなく調理が可能である．

冷蔵 cold storage

冷凍 freezing

殺菌 disinfect

**d. 加熱による保存方法**　**殺菌**は食品を加熱することにより微生物を死滅する方法である．一般の腐敗細菌は 70℃以上 30 分間の加熱で死滅するが，耐熱性の芽胞を形成するバチルス属やクロストリジウム属の細菌の死滅には 120℃，20 分間の加熱処理が必要である．レトルトパウチ食品（容器包装詰加圧加熱殺菌食品）は，気密性のある容器包装に入れて，密封後，加圧加熱殺菌したものをいい，120℃，4 分以上またはこれと同等の加熱加圧殺菌された食品は常温で保存できる．加熱により食品の栄養価が失われる場合もあるため，牛乳では，低音長時間殺菌（63～65℃，30 分間），高温短時間殺菌（73～75℃，15 秒間），高温長時間殺菌（75～85℃，15 分間），超高温瞬間殺菌（120～130℃，2 秒間）といった数種類の殺菌方法がある．

紫外線 ultraviolet rays：§6・12・1 参照．

**e. 紫外線または放射線による保存方法**　**紫外線**は最も強い殺菌作用を示す．しかし，紫外線は透過性が弱く，殺菌効果は表面に限られる．ゆえに一般的な食品の殺菌には適さないが，飲料水，包丁，まな板などの調理器具の殺菌に用いられる．一方，**γ線**照射は DNA 障害作用を有し，殺菌効果を示すが，一般の食品への使用は禁止されている．

γ線 gamma rays：§6・11 参照．

食品添加物 food additive：§4・8 参照．

**f. 食品添加物による保存方法**　食品添加物の殺菌料（過酸化水素など）は，腐敗菌や食中毒菌の殺菌の目的で使用される．食品添加物の保存料（安息香酸，ソルビン酸など），および防かび剤（チアベンダゾール，*o*-フェニルフェノール

など）は，食品中の微生物の生育・増殖を抑制（静菌）して，食品の変質を防ぐ目的で使用される[*1]．ただし，これらの食品添加物は，限定された食品について使用が許可されている．

**g. くん煙法**　乾燥や塩漬けによって水分活性を低下させた肉類や魚類などを，木材（サクラ，クヌギなど）の煙でいぶすと，くん煙中のホルムアルデヒド，アセトアルデヒド，クレオソート，有機酸などの成分の殺菌作用によって保存性が高まる．また独特の風味がつけられる．

> [*1] 保存料については §4・8・4 a，防かび剤については §4・8・4 b 参照．

> くん煙性

## 4・2・2　油脂の変敗の防止

油脂の変敗を防止する方法としては，脂質ラジカルの発生を防止する方法と，ラジカルを捕捉する方法がある．ラジカルの発生を防止する方法としては，光の遮断（暗所保存や缶詰にするなど）や酸素の遮断（真空包装，脱酸素剤の使用など），低温での保存がある．生成した脂質ヒドロペルオキシドの遷移金属イオンの存在下での分解を防ぐために，食品添加物の金属封鎖型の酸化防止剤[*2]（エチレンジアミン四酢酸（EDTA）塩やクエン酸イソプロピルなど）と，ラジカルを捕捉するラジカル捕捉型の酸化防止剤〔水溶性の L-アスコルビン酸，エリソルビン酸などと脂溶性のジブチルヒドロキシトルエン（BHT），ブチルヒドロキシアニソール（BHA），α-トコフェロールなど〕を用いる方法もある．

> [*2] 酸化防止剤については §4・8・4 c 参照．

## 4・2・3　食品の衛生管理と HACCP

加工食品を販売する業者は，加工食品を摂取する消費者の食中毒を防ぐために，食品の変質を予防し，その安全性と品質を維持することが食品の衛生管理の最重要項目である．従来は，最終製品の抜き取り検査を行い，微生物の混入などを判定して，残りすべての製品の安全を仮に保証する管理方法を用いていたが，2021 年以降，すべての食品業者は，HACCP（危害要因分析重要管理点）とよばれる衛生管理方式を採用することが義務化されている．

HACCP とは，食品の製造・加工工程のあらゆる段階で発生するおそれがある**危害要因**（食品の腐敗や変敗など）をあらかじめ**分析（HA）**し，その結果に基づいて製造工程のどの段階でどのような対策を導入すれば，安全な加工食品を得ることができるのかという**重要管理点（CCP）**を定めて，これを連続的に重点的に監視することにより，製品の安全性を確保する衛生管理の手法である．危害要因には，生物的（食中毒を起こす微生物や腐敗細菌など），化学的（農薬・抗生物質・洗剤・食品添加物など），物理的（金属・石・ガラスなど硬い異物などの混入）がある．重要管理点には，保存，殺菌，金属感知の工程などがあげられ，それぞれに**管理基準**を設けて，それを満たしていないと安全ではないと判断する．この管理基準が確実に遵守されているかを連続的にモニタリングし，必要に応じて改善措置を行い記録し，問題が生じた際に速やかに問題点を明らかにできるようにする．

2023 年，機能性表示食品の製造工程において，施設の老朽化などでカビなどの微生物が混入し，毒性化合物の生成により，摂取した消費者が腎障害によって

> **HACCP**（hazard analysis and critical control point）: §4・10 も参照．

> **HA**: hazard analysis

> **CCP**: critical control point

> **管理基準** critical limit

**234** 第4章 健康をまもる食品衛生

GMP: Good
Manufacturing Practice

死亡する事故が起こった．この事故をきっかけに，サプリメント用の機能性表示食品の製造所では **GMP** 適合性が義務づけられることになった．

## 4・3 食物アレルギーによる健康被害と安全性管理

食物アレルギー
food allergy

人の健康の維持や増進のためには，食品の摂取が必要不可欠である．しかし，健康の維持や増進を目的とする食品の摂取によって，しばしば，健康被害が起こることがある．その代表的なものとして**食物アレルギー**がある．ここでは，食物アレルギーによる健康被害と健康被害が起こらないための安全対策について学ぶ．

### 4・3・1 食物アレルギーとは

アレルギー反応
allergic reaction
【つながり】【コアカリ】C-7-9 リンパ系と免疫
→ 3巻 Ⅷ. 微生物学・免疫学

アレルゲン allergen

われわれの身体には，外来の危険な異物（細菌やウイルスなど）を攻撃し排除する"免疫"という生体防御機能が存在している．しかし，危険な異物に反応し生体防御の役割を担う"免疫"が，本来，無害なものにまで過剰に反応してしまうことが起こる．このような生体応答を**アレルギー反応**という．アレルギー反応はそのメカニズムによってⅠ型（即時型）からⅣ型（遅延型）の四つに大別されている．食物アレルギーを考えるうえで，Ⅰ型（即時型）アレルギー反応が重要である．アレルギーの原因となる物質を**アレルゲン**といい，Ⅰ型アレルギー反応のアレルゲンの多くは，アレルゲン中に含まれるタンパク質である．一般的にアレルギー反応は，アレルゲンが体内に侵入すると，体内の免疫を担う細胞の一種がアレルゲンを見つけて異物として認識する．その後，そのアレルゲンに対してIgE 抗体が産生され，アレルギー疾患の原因細胞の一つであるマスト細胞の細胞表面に IgE 抗体が結合した状態で待機している．この状態を"感作"という．再度，アレルゲンが体内に侵入すると，アレルゲンが IgE 抗体と反応し，マスト細胞を活性化することによって，ヒスタミンをはじめとするアレルギー反応誘導物質が放出されアレルギー疾患が惹起される．

アナフィラキシー
anaphylaxis: §2・8 も参照．
【つながり】【コアカリ】D-2-10 免疫・炎症・アレルギー系の疾患と治療薬
→ 4巻 Ⅰ. 薬理・病態

アナフィラキシーショック
anaphylactic shock

食物アレルギーは，食品の摂取や接触によってアレルギー反応が現れる疾患であり，アレルゲンは，主として食品に含まれるタンパク質である．食物アレルギーの症状は，皮膚，呼吸器，消化器など身体のさまざまな臓器に現れる．また，複数の臓器で急激な症状が現れる場合を**アナフィラキシー**といい，血圧低下や意識障害など急激に全身の症状が進行する場合を特に**アナフィラキシーショック**とよぶ．これは生命を脅かす状態に至ることもあるので，直ちに医療機関での適切な対応が必要となる．

アレルギー疾患は，ごく微量のアレルゲンの曝露（摂取）でも疾患が発症することがあるため，食物アレルギーの予防には，原因となるアレルゲンを摂取しないことが重要であり，日頃から摂取する食品には注意が必要である．

### 4・3・2 アレルギー物質を含む食品の表示

食物アレルギー患者にとって，安全な食生活のために，食物アレルギー表示は重要な情報となっている．そのため，食品の生産・加工する事業者は健康被害の

防止のために適切に表示を行うことが重要である．そして，食物アレルギーの表示制度は，**食品表示法**によって規定されており，食品表示法の規定に基づく具体的な表示ルールである食品表示基準などに従って表示することになっている．食品表示基準では，加工食品および添加物について表示方法が定められている．

アレルゲンを含む食品に起因する健康被害を未然に防ぐために，アレルゲンを含む食品には，アレルゲンを含む旨の表示が義務づけられている．食物アレルギー表示の対象品目については，表示が義務づけられた**特定原材料**（義務表示品目）と表示が推奨されている**特定原材料に準ずるもの**（推奨表示品目）の2種類に大別されている（表4・1）*．食品添加物では表示義務がない加工助剤やキャリーオーバーに該当する場合であっても，特定原材料については表示義務がある．

食品表示法：§4・10c 参照．

特定原材料

特定原材料に準ずるもの

\* アレルゲンを含む食品の表示については，随時見直しが図られており，2024年3月には推奨表示品目にマカダミアナッツが追加され，まつたけが同項目から削除された．2025年度中にはカシューナッツが義務表示に，ピスタチオが推奨表示に追加されることになっている．

表4・1 アレルゲンを含む食品の表示 a)

| 表示 | 区分 | 対象品目 | 理由等 |
|---|---|---|---|
| 義務 | 特定原材料（8品目） | えび，かに，くるみ，小麦，そば，卵，乳，落花生（ピーナッツ） | 発症数，重篤度から勘案して表示する必要性の高い食品 |
| 推奨 | 特定原材料に準ずるもの（20品目） | アーモンド，あわび，いか，いくら，オレンジ，カシューナッツ，キウイフルーツ，牛肉，ごま，さけ，さば，大豆，鶏肉，バナナ，豚肉，マカダミアナッツ，もも，やまいも，りんご，ゼラチン | 食物アレルギー症状をひき起こすことが明らかになった食品のうち，症例数や重篤な症状を呈する者の数が継続して相当数みられるが，特定原材料に比べると少ない食品 |

a) 消費者庁，"食物アレルギー表示に関する情報"をもとに作成

また，特定原材料を使用していない食品を製造する場合でも，製造工程などにより特定原材料の混入が発生し，食物アレルギー患者に健康被害が発生するおそれがある．そのため，製造ラインの十分な洗浄や専用器具の使用など，製造者などが特定原材料の混入を防止するための対策の徹底が重要である．特定原材料の

**コラム4・2　食物アレルギーの意外な発症原因**

食物アレルギーのなかには，意外な組合わせによってひき起こされるものが存在する．たとえば，シラカンバやハンノキの花粉症の人が，リンゴやモモなどの果物を摂取した際にもアレルギー反応が誘発されることがある．これは，シラカンバやハンノキに対するIgE抗体が，リンゴやモモなどの果物とも結合してしまうことで，アレルギー反応が起こったためである．このように，感作されたアレルゲンの成分と構造が似ているために，感作されたアレルゲンとは異なるアレルゲンにもIgE抗体が結合してしまうことを"交差反応"という．また，マリンスポーツが好きな人に多い食物アレルギーとして，"納豆アレルギー"がある．納豆アレルギーは納豆のネバネバの成分であるポリグルタミン酸が原因とされている．マリンスポーツ中にクラゲに刺されると，クラゲが刺すときに生産されるポリグルタミン酸によって，ポリグルタミン酸に対するIgE抗体が体内でつくられ，納豆を食べた際にアレルギー反応が起こると考えられている．ポリグルタミン酸は，食品・健康食品・化粧品などにも含まれることがあるため注意が必要である．

236　　第 4 章　健康をまもる食品衛生

混入の防止対策の徹底を図っても，混入の可能性が排除できない場合については，注意喚起表記が推奨されている.

食物アレルギーの原因物質は，時代とともに変化していくため，実態調査や科学的検証によって，適宜，見直しが実施されている．最近では，"くるみ"によるアレルギー症例数の増加などの状況によって，2023 年 3 月に食品表示基準が改正され，特定原材料として新たに"くるみ"が追加され，8 品目になった.

## 4・4　細菌，ウイルス，寄生虫による食中毒とその予防法

### 4・4・1　食中毒の動向

**食中毒** food poisoning

行政上は，食品を介して有害物質を摂取し健康被害を生じることをすべて**食中毒**といい，化学物質に起因する健康被害も食中毒に含み，食中毒の大半を細菌性食中毒とウイルス性食中毒が占める．食中毒の季節変化をみると，高温となり細菌が増殖しやすい夏に細菌性食中毒が多く，冬にノロウイルスによる食中毒が多いことから，食中毒は年間を通じて発生していることがわかる．キノコ類の食中

表 4・2　**病因物質別食中毒発生状況**（2023 年）[a]

|  |  | 事 件 | 患 者 | 死 者 |
|---|---|---|---|---|
| 細 菌 | サルモネラ属菌 | 25 | 655 | 1 |
|  | ブドウ球菌 | 20 | 258 | 0 |
|  | ボツリヌス菌 | 0 | 0 | 0 |
|  | 腸管出血性大腸菌 | 19 | 265 | 0 |
|  | その他の病原性大腸菌 | 3 | 116 | 1 |
|  | ウェルシュ菌 | 28 | 1,097 | 0 |
|  | セレウス菌 | 2 | 11 | 0 |
|  | カンピロバクター・ジェジュニ/コリ | 211 | 2,089 | 0 |
|  | その他の細菌 | 1 | 1 | 0 |
| ウイルス | ノロウイルス | 163 | 5,502 | 0 |
|  | その他のウイルス | 1 | 28 | 1 |
| 寄生虫 | クドア | 22 | 246 | 0 |
|  | サルコシスティス | 0 | 0 | 0 |
|  | アニサキス | 432 | 441 | 0 |
|  | その他の寄生虫 | 2 | 2 | 0 |
| 化学物質 |  | 8 | 93 | 0 |
| 自然毒 | 植物性自然毒 | 44 | 114 | 1 |
|  | 動物性自然毒 | 13 | 15 | 0 |
| その他 |  | 5 | 592 | 0 |
| 不 明 |  | 20 | 269 | 0 |

a）厚生労働省"令和 5 年食中毒発生状況"より抜粋.

毒は秋に，キノコ以外の植物性自然毒の食中毒は春に多い．

　食中毒の経年変化をみると，高度経済成長時代の冷蔵庫の普及などに伴い，食中毒の事件数および死者数が減少した．しかし，食中毒の患者数はあまり減っていない．これは，外食産業の発達に伴って，食中毒1件当たりの患者数が増加したことを反映している．また，患者数が減っていないのに死者数が減っているのは，かつての食中毒に比べて近年の食中毒は軽症で済む事例が多いことを反映している（表4・2，図4・12）．とはいえ，現在でも毎年数人前後の死者があり，食中毒は決して過去のものではなく，ひき続いて防止策を講じることが必要である．

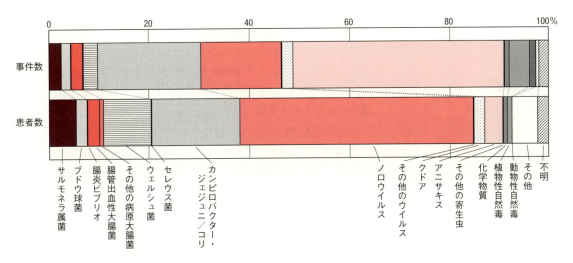

図4・12　病因物質別食中毒発生状況（2023年）　厚生労働省，"令和5年食中毒発生状況" より作成．

## 4・4・2　細菌性食中毒

**細菌性食中毒**は，**感染型**と**毒素型**に大別できる．

　感染型は細菌がヒトの消化管内で増殖することで生じるため，比較的少量の細菌数でも生じ，摂取から原因細菌が消化管内で繁殖するだけの潜伏期間を経たのちに発症する．原因細菌を摂取しないように，喫食直前の加熱殺菌が有効である．腸管内で細菌が増殖したのちに毒素を産生して食中毒をひき起こす "生体内毒素型" もある．

　毒素型は細菌が産生した毒素を摂取することで生じるため，比較的多量の細菌数が必要で，摂取から比較的短時間で発症する．対策には，食品中で原因細菌を繁殖させないことが重要である．毒素が易熱性であれば喫食直前の加熱で発症を防げ，毒素が耐熱性であれば加熱しても食中毒を生じる．

　**a. 感染型の細菌性食中毒**　厚生労働省の食中毒統計では，サルモネラ (*Salmonella*) 属の細菌のうちチフス菌やパラチフス菌を別枠で集計し，残りの細菌を**サルモネラ属菌**と総称する．サルモネラ属菌は動物の消化管内に存在し，多くの食肉を汚染する．わが国の実際の食中毒原因食品は，鶏卵であることが多い．ヒトが摂食すると消化管上皮細胞内に寄生し，潜伏期間12時間ほどで強い

腹痛，嘔吐，激しい下痢，発熱などを起こす．養鶏場で鶏卵を洗浄して出荷する技術が広まり，サルモネラ属菌に起因する食中毒は減少傾向にある．しかし，サルモネラ属菌が鶏卵の内部に寄生して生じる食中毒もあり，サルモネラ属菌の食中毒は依然として多い．人獣共通感染症でもあり，ペットを原因とする食品汚染にも注意が必要である．

腸炎ビブリオ

**腸炎ビブリオ**（*Vibrio parahaemolyticus*）は好塩性で，イカや貝類をはじめとしてほとんどの海産魚介類を汚染する．増殖が非常に速い細菌で，感染型食中毒のなかでは潜伏期間が比較的短く，摂取から6〜12時間で激しい腹痛，下痢，発熱を生じる．かつてわが国の食中毒の主要なものであった．漁船が収穫した魚を直ちに冷蔵する技術の発達や，真水に弱い性質を利用して魚を真水で洗浄するなどの対策がとられたことから，近年の食中毒事件は減少している．

大腸菌（*Escherichia coli*）のうちの大部分は無害であるが，一部に有毒なものがあり，**病原性大腸菌**と称する．**腸管病原性大腸菌**（enteropathogenic *E. coli*，EPEC）が大部分を占め，12〜24時間の潜伏期間を経て下痢，腹痛，嘔吐，発熱を生じる．**腸管組織侵入性大腸菌**（enteroinvasive *E. coli*，EIEC）は開発途上国に多く，1〜5日の潜伏期間を経て赤痢型の症状を示す．**毒素原性大腸菌**（enterotoxigenic *E. coli*，ETEC）も開発途上国に多く，旅行者下痢症として知られている．12〜72時間の潜伏期間を経てコレラ型の症状を示す．**腸管出血性大腸菌**（enterohemorrhagic *E. coli*，EHEC）は特に表面抗原の分類がO157であるものがよく知られている．3〜5日の潜伏期間を経て激しい腹痛，水様性下痢，血便を伴う出血性大腸炎を起こす．感染症法の三類感染症に指定されており，きわめて少数（50個程度）の細菌数で食中毒を生じるため，肉や魚が腐敗していなくても，また野菜類であっても原因食品となる可能性があり，冷やしキュウリでの食中毒事例もある．かつてウシ肝臓が生食用に提供されていたが，中心部の細菌に汚染される可能性の低い部位を使用するという規則が守られず，肝臓の外側を提供して多数の死者を生じる食中毒事件があったことから，現在はウシ肝臓を生食用に提供することが全面的に禁じられている．病原性大腸性菌はいずれも75℃，1分以上の加熱で死滅させられるので，喫食前の十分な加熱が有効である．

病原性大腸菌
腸管病原性大腸菌
腸管組織侵入性大腸菌
毒素原性大腸菌

腸管出血性大腸菌

カンピロバクター・ジェジュニ（*Campylobacter jejuni*）およびカンピロバクター・コリ（*Campylobacter coli*）を，合わせて**カンピロバクター・ジェジュニ/コリ**と表記する．コレラ毒素に似た毒素を産生し，摂取後2〜5日の潜伏期間を経て，発熱，激しい下痢，腹痛を生じる．多くの場合は軽症で済むが，まれに重症化すると**ギラン・バレー症候群**をひき起こすことがある．動物の消化管内に生息し，わが国の食中毒事例では鶏肉を介した食中毒が多い．アニサキスによる食中毒が急増するまでは，近年の食中毒統計で原因物質別事件数の1位を占めることが多かった．60℃，1分以上の加熱で防ぐことができるため，鶏肉を十分に加熱することが有効である．

カンピロバクター・ジェジュニ/コリ

**ウェルシュ菌**（*Clostridium perfringens*）は偏性嫌気性菌で，耐熱性芽胞を形成する．クロストリジウム属に分類され，自然界に広く存在し，ヒトの腸内細菌叢の構成菌でもある．ウェルシュ菌のなかの一部の菌株が食中毒を起こす．摂取か

ウェルシュ菌

ら 8〜20 時間の潜伏期間の後，下痢と腹痛を生じる．カレーやシチューを大鍋で調理し，残りを常温で放置した場合などに繁殖し，ヒトの消化管内で毒素を産生する．一度加熱されて芽胞を形成することで芽胞を形成しやすい状況になり，ヒトの消化管内で再び芽胞をつくる際に毒素を放出すると考えられている．このような性質により，ウェルシュ菌による食中毒は，1件当たりの患者数が多い傾向がある．

**b. 毒素型の細菌性食中毒**　　ボツリヌス菌（*Clostridium botulinum*）は偏性嫌気性菌であり，普段は地中に存在して農作物を汚染し，易熱性のボツリヌス毒素を産生する．ボツリヌス毒素は神経筋接合部のアセチルコリン放出を阻害して，四肢の麻痺，呼吸の麻痺を生じて死に至らしめる．治療には抗毒素抗体を用いる．ボツリヌス菌は，耐熱性芽胞を形成して加熱での殺菌が困難であるうえに，嫌気性であることから，1984 年に真空パック食品を原因とするボツリヌス中毒事件が生じて，社会的に心理的に大きな影響を与えた．ほかにも魚と米をあわせて発酵させる飯寿司や，海外では腸詰食品などを汚染することが知られている．一方，毒素は易熱性であるので，喫食直前に 85 ℃，5 分以上の加熱で食中毒を防ぐことができる．また，ボツリヌス菌はハチミツに混入する場合がある．ハチミツは浸透圧が高いためハチミツ中でボツリヌス菌は繁殖できない．大人がボツリヌス菌を摂取した場合は，腸内に優占的に存在する腸内細菌類との競争にボツリヌス菌が勝てないために，ボツリヌス菌は腸内で増殖できず，食中毒を生じない．しかし，1歳未満の乳児は腸内細菌叢が未発達のため，ボツリヌス菌が腸内で繁殖することができ，腸内で毒素を産生して乳児ボツリヌス症を生じる．

ブドウ球菌のうち，**黄色ブドウ球菌**（*Staphylococcus aureus*）は，食品中で増殖して耐熱性の毒素を産生する．摂取後 2〜3 時間で悪心，嘔吐を生じる．腹痛，下痢を生じることもある．黄色ブドウ球菌はヒトの皮膚の常在細菌であるため，おにぎりなどを汚染する．耐塩性のため，おにぎりの調理の際に手に塩水をつけても，黄色ブドウ球菌の繁殖を防ぐことができない．調理の際に手指を清潔に保ち，手指をけがして化膿している人は調理しない，素手で調理しないなどの対策がとられている．調理者からはブドウ球菌が検出されなかったのに，おにぎりを気温 30 ℃の屋外で 2 時間保管したのが原因で食中毒を生じた事例があり，おにぎりのような腐敗しにくい料理でも適切な保管が重要であることがわかる．

**c. 感染毒素型の細菌性食中毒**　　感染型と毒素型の両方の性質を有するものを**感染毒素型**と分類する．

**セレウス菌**（*Bacillus cereus*）は好気性で，耐熱性芽胞を形成する．土壌中をはじめ，自然界に広く存在する．セレウス菌は感染型食中毒と毒素型食中毒の 2 通りを生じる．感染型の場合，摂取後 8〜16 時間で下痢と腹痛を生じる．乳製品や野菜，肉類が原因となりやすい．毒素型の場合，調理中は耐熱性芽胞を形成して生き残り，調理後に増殖して耐熱性の毒素を産生することで，摂取 1〜6 時間後から吐き気と嘔吐を生じる．焼き飯やピラフおよびスパゲッティーでの食中毒事例が知られている．セレウス菌の食中毒はヒトからヒトへの感染が起こりにくいが，原因食品が不明で，未使用のタオルからセレウス菌が検出されて感染症を

疑われた事件もある．

### 4・4・3　ウイルス性食中毒

ノロウイルス

　　**ノロウイルス**は，カリシウイルス科ノロウイルス属ノーウォークウイルスの通称である．摂取1〜2日間の潜伏期間を経て，吐き気，嘔吐，腹痛，激しい下痢，発熱を生じる．治療には水分を補給して脱水症状を抑止しつつ，数日間の安静が必要である．ノロウイルスはエンベロープをもたないため，洗剤やアルコールで殺菌することが困難で，殺菌には次亜塩素酸を用いる必要がある．感染力が強いため，一度の食中毒事件で多数の患者を生じる傾向がある．原因別食中毒患者数の1位であり，年間食中毒患者の半数を占める年もある．原因食品はカキがよく知られているが，関係者の努力により対策が進み，現在はカキが原因と限らず，原因となる食事までを同定できても原因食品は不明のことが多い．患者の吐しゃ物や便や，それらから生じた飛沫を通じた感染を生じることも知られている．ノロウイルスは数年おきに新変異株が登場して，流行を繰返している．

ロタウイルス

　　**ロタウイルス**は，レオウイルス科に属する二本鎖 RNA ウイルスで，冬季を中心に乳幼児に重症胃腸炎を生じる．初めて感染したときは，摂取してから2日前後の潜伏期間を経て水のような下痢，嘔吐，発熱，腹痛を生じ，免疫を獲得すれば2度目以降は症状が緩和される．わが国では2020年から予防接種法のA類疾病に指定され，予防接種が義務づけられている．開発途上国では乳幼児の死亡原因として重要なもので，わが国でも5歳までの急性胃腸炎の入院患者のうち半数近くはロタウイルスが原因である．

### 4・4・4　寄生虫による食中毒

アニサキス

　　**アニサキス**は体長2〜3 cm，半透明白色で，魚介類の消化管に寄生し，宿主の死後は消化管を出て筋肉に移動することがある．イカ，サバ，アジなどを汚染することでよく知られているが，これらに限らず，多数の魚類から発見されている．ヒトが摂食すると，数時間から十数時間後に胃壁に刺入して，みぞおちの激しい疼痛，悪心，嘔吐を生じる．腸壁に刺入する場合は食後十数時間後から数日後に，激しい下腹部痛，腹膜炎症状を生じる．これらの症状をアニサキス症という．人によってはじん麻疹やアナフィラキシーといったアレルギー症状を生じることもあり，アレルギーは食品を加熱してアニサキスが死滅していても生じることがある．かねてより知られていたが，2018年ごろから急速に拡大し，原因別食中毒事件数の1位になった．急速に拡大した原因は，いくつかの仮説が提唱されているものの，よくわかっていない．以下の対策がとられる．漁獲後の魚を低温で保存することでアニサキスの活動を抑制して魚の消化管から筋肉への移動を抑止し，調理の際に消化管を速やかに除去する．目視でよく確認することが重要で，紫外線を照射するとアニサキスが蛍光を発し，目視しやすくなる．さらに，−20℃，24時間以上の冷凍あるいは70℃以上の加熱もしくは60℃，1分の加熱で死滅させられる．アニサキス症の治療には内視鏡による除去が一般的で，駆虫薬による治療は研究途上である．アニサキスアレルギーには症状に応じた治療を行う．

クドア（粘液胞子虫）はヒラメ，マグロ，ブリなどの魚の筋肉に寄生し，1～2 mm のシストを形成したり，魚の死後の筋肉を融解させたりする．通常は目視で異常がわかるためヒトに摂食されることはないが，ナナホシクドア（クドア・セプテンプンクタータ *Kudoa septempunctata*）をはじめとするいくつかの種の場合，シスト形成や筋肉融解を起こさないため，ヒトに気づかれず摂食される．食後 2～20 時間で嘔吐や下痢を呈し，症状は一般に軽微である．−20 ℃，4 時間以上の冷凍，または中心温度 75 ℃，5 分以上の加熱で病原性を失わせられる．ヒラメの養殖場でヒラメをクドアに感染させない対策が行われ，近年は食中毒が減少している．

陸上の野生の鳥獣は，一般に寄生虫に汚染されていることが多く，生食を避けなければならない．ジビエ料理は，山林保護のためにイノシシやシカといった害獣を駆除する必要性ともあいまって注目されているが，産地直送であっても生食可能ではない．家畜は飼料が管理されているため野生の鳥獣より寄生虫が少なく，なかでもウマは馬刺しとして生食が可能であると広く信じられてきたが，**サルコシスティス・フェアリー**（*Sarcocystis fayeri*，住肉胞子虫）による食中毒がある．

**クドア**

**サルコシスティス・フェアリー**

### 4・4・5 細菌性食中毒，ウイルス性食中毒，寄生虫による食中毒の予防

保健衛生政策上，人々に注意をよび掛ける際には，情報を簡潔にまとめて提供する必要がある．食中毒対策としては“つけない，増やさない，やっつける”を標語にして，予防がよびかけられている．

・つけない…調理器具および手指を清潔に保ち，食材ごとに調理器具を分ける．
・増やさない…食材および食事の適切な保存
・やっつける…十分な加熱，提供直前の加熱など
また手指のていねいな手洗いを徹底するため，“手洗いの歌”などが唱導されている．

## 4・5 自然毒による食中毒の原因物質とその作用機構

**自然毒**とは，動植物に含まれる天然自然の有毒物質である．わが国の食中毒統計では，**動物性自然毒**と**植物性自然毒**に大別して集計されている．真菌類が植物かどうかには問題があるが，キノコ毒は植物性自然毒に分類されている．キノコ類の食中毒は秋のハイキングシーズンに，その他の有毒植物による食中毒は春のハイキングシーズンに多い．いずれも食用可能なキノコや山菜類と誤認して採取して持ち帰り，喫食することで食中毒を生じる．いずれも家庭での食中毒が多く，原因物質別の患者数は少ないが，患者数の割に死者数が多い．

**自然毒** natural toxin
**動物性自然毒** animal toxin
**植物性自然毒** plant toxin

### 4・5・1 フ グ 毒

**テトロドトキシン**はフグ科（Tetraodontidae）の魚の肝臓，卵巣などに含まれる毒素である．テトロドトキシンは神経および筋肉のナトリウムチャネルに結合

**テトロドトキシン**
tetrodotoxin

242　第4章　健康をまもる食品衛生

して，その働きを阻害する．フグのナトリウムチャネルはテトロドトキシン結合部位の構造が哺乳類と異なっていて，テトロドトキシンが作用しない．ヒトがテトロドトキシンを摂取すると，20分〜3時間で唇や舌のしびれと知覚麻痺を生じ，しだいに筋肉が麻痺して発声障害を生じ，最終的には肺呼吸の麻痺により死に至る．特異的な解毒薬はなく，人工呼吸を行って体外への排泄を待つ．ヒト体内からの排泄は速く，病態の進行が速やかで，致死時間は4〜6時間，喫食後8時間を経過して無事であれば回復に向かうとされている．

テトロドトキシンはフグが産生するのではなく，海洋細菌が産生したテトロドトキシンが食物連鎖を通じてフグ体内に蓄積される．このため，無毒なエサを与えて飼育した完全養殖フグはテトロドトキシンを含有せず，無害である．フグの種類によってテトロドトキシンを含有する部位が異なるため，フグの調理には専門知識が必要で，都道府県ごとにふぐ調理師の免許が運営されている．

> \* 石川県ではフグの卵巣を何年にもわたって糠漬けにすることでテトロドトキシンを除去する料理があり，行政の管理のもとに特別に許可された業者の製品が販売されている．

フグ中毒は，釣り人が自身で釣り上げたフグを持ち帰って素人調理した場合のほか，フグの肝臓が有毒ながら美味とされるため，料理屋で客の求めを断り切れずに提供される事例もある．テトロドトキシンの含有量には地域差や季節差，個体差があり，かつて少量を試してみて大丈夫であったのに，同量を摂取して中毒に至る可能性がある\*．

テトロドトキシン

## 4・5・2　シガテラ毒

> シガテラ ciguatera

**シガテラ**という名称は，カリブ海のシガという貝で生じる中毒をさす言葉に由来する．原因毒素のシガトキシンは，神経細胞のナトリウムチャネルを強制的に開口させて透過性を亢進し，腹痛や嘔吐，下痢といった胃腸症状，舌や口唇の麻痺といった神経症状を生じる．特異的な症状に**ドライアイスセンセーション**とよばれる温度感覚失調があり，冷たいものを触ったときにドライアイスに接触したかのように電気刺激のような痛みを感じるといわれる．

> ドライアイスセンセーション

シガトキシン

4・5 自然毒による食中毒の原因物質とその作用機構　　243

シガトキシンは植物プランクトンの有毒鞭毛藻類により産生され，食物連鎖を通じてオニカマス，バラハタ，バラフエダイなどの魚類に蓄積される．世界の熱帯・亜熱帯地方の魚を汚染し，わが国では沖縄でシガテラ毒を有する魚が獲れるほか，近年の地球温暖化の影響か本州付近でもシガテラ毒を含有する魚が発見されて，行政により注意がよびかけられることがある．イシガキダイによるシガテラ中毒も生じている．

**シガトキシン** ciguatoxin

## 4・5・3　貝　　毒

麻痺性貝毒は，**サキシトキシン**や**ゴニオトキシン**があり，神経細胞のナトリウムチャネルに結合して阻害することにより神経を麻痺させる．下痢性貝毒には**ジノフィシストキシン**や**オカダ酸**がある．わが国での発症例はないが，ナトリウムの膜透過性を亢進する神経性貝毒に**ブレベトキシン**，記憶喪失性貝毒として**ドーモイ酸**がある．

これらの貝毒は，わが国でもアサリ，シジミ，アカガイ，トリガイ，ムラサキイガイ（ムール貝），ホタテガイなどの二枚貝を汚染する．春になると海洋の植物プランクトンである渦鞭毛藻類が毒素を産生して，食物連鎖を通じて貝類の中腸腺に蓄積される．保健所などの検査機関が監視しており，貝毒が検出されれば貝類を採取しないように注意がよびかけられ，貝類の出荷は停止され，潮干狩り場では客が採取した貝を安全な貝と交換する処置が行われる．2018 年には，宮城県方面で夏になっても麻痺性貝毒が収束せず，ホタテの養殖業に大打撃が生じ，毒素の蓄積されにくい貝柱のみを出荷する措置がとられた．

**サキシトキシン** saxitoxin

**ゴニオトキシン** gonyautoxin

**ジノフィシストキシン** dinophysistoxin

**オカダ酸** okadaic acid

**ブレベトキシン** brevetoxin

**ドーモイ酸** domoic acid

オカダ酸: R=H，ジノフィシストキシン 1: R=CH$_3$

## 4・5・4　その他の魚介類の自然毒

フグ毒やシガテラ毒と同様に微生物が産生して魚介類に蓄積される毒素として，ソウシハギに含有される**パリトキシン**など，いくつかの物質がある．サメなどの肝臓はビタミン A を豊富に含有し，かつては健康に良い食品とされたが，現在のわが国の栄養事情でサメ肝臓を原料とする健康食品を摂取すればビタミン A が過剰となって，頭痛や嘔吐などの過剰症を生じる．バラムツ，アブラソコムツは筋肉内にロウを蓄える性質があり，ロウは高級脂肪酸と高級アルコールのエステルで，ヒトはロウを消化できないため，脂肪便に似た激しい下痢を生じる．

サバやイワシなどの青魚は傷みやすく，細菌の作用により腐敗アミンとしてヒスタミンを生じると，ヒトの体内でマスト細胞からヒスタミンが分泌されたのと同等の働きを示すため，アレルギー様食中毒を生じることがある．かゆみや舌の

**パリトキシン** palytoxin

しびれなどが生じる．症状はアレルギーと似ているが，発症機構がアレルギーと異なるため，治療には抗ヒスタミン薬を用いる．なお，食品中のヒスタミンにより生じた食中毒については，食中毒統計において，化学物質による食中毒として扱うこととなっている．

春季のアワビは，エサとして摂取した植物プランクトンの葉緑素の分解物**フェオフォルビド**および**ピロフェオフォルビド**が中腸腺に蓄積されることがあり，ヒトがこれを摂取するとこれらの物質が増感剤として紫外線のエネルギーを吸収して活性酸素を生じることから，光過敏性皮膚炎を生じることがある．フェオフォルビドおよびピロフェオフォルビドの中毒は，春のアワビのほかに，葉物野菜の漬物や，植物プランクトンを材料とする錠剤型健康食品でも生じることがある．

### 4・5・5 キノコ毒

キノコ毒は低分子で耐熱性であり，種々の急性毒性を示す．有毒なキノコの統一的な鑑別法も，統一的な解毒薬も存在しない．秋のハイキングで見つけたキノコを食用と誤認して持ち帰って喫食する例が多く，9～11月に好発する．なかには図鑑を見て確認したのに誤ったという事件もある．また，都市部の公園でバーベキューを楽しみながら，傍らに生えていたキノコを採取して面白半分に食べてみたという事件もあり，都会においても決して無関係なことではない．

わが国のキノコ中毒事例では，ツキヨタケが非常に多い．ツキヨタケの有毒成分は**イルジン S**とされる．症状は嘔吐と下痢を伴う胃腸症状である．ツキヨタケのほかにクサウラベニタケ，イッポンシメジなどが同様の胃腸障害を示す．

タマゴテングタケやドクツルタケは環状ペプチドの**アマニタトキシン**，**ファロトキシン**を含有し，RNAポリメラーゼの阻害を通じて消化管の細胞を壊死させ，コレラ様の激しい胃腸障害を生じる．死亡例も多い．

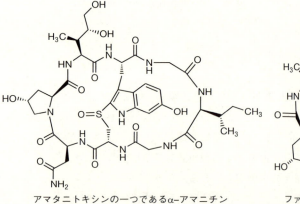

アマタニトキシンの一つであるα-アマニチン　　ファロトキシンの一つであるファロイジン

テングタケ，ベニテングタケ，イボテングタケは**ムスカリン**を含有することで知られる．ムスカリンはアセチルコリンのムスカリン型受容体に結合して刺激を伝え，さまざまな神経症状を生じる．これらのキノコにはアセチルコリンのムス

カリン型受容体に対して阻害作用を示す**ムスカリジン**や，GABA 受容体刺激作用を示す**ムシモール**なども含有されるため，中毒治療の際にはムスカリン阻害薬を投与すればよいと限らず，患者の症状に応じた対症療法が必要である．

ワライタケ，シビレタケは**サイロシン（シロシン）**，**サイロシビン（シロシビン）**を含有し，幻覚作用を示す．麻薬及び向精神薬取締法の規制対象である．

GABA：γ-aminobutyric acid（γ-アミノ酪酸）

ムスカリジン muscaridine

ムシモール muscimol

サイロシン（シロシン）psilocin

サイロシビン（シロシビン）psilocybin

## 4・5・6　キノコ以外の植物性自然毒

　春のハイキングで有毒な植物を食用と誤認して持ち帰り，喫食する事件が多く，5～6 月ごろに好発する．患者は有毒なものを摂取した自覚がないため，救急搬送先の病院で原因の解明が遅れて，重症に至る場合がある．

　近年はスイセンの誤食に起因する食中毒が多い．主要な毒素は**リコリン**であり，ヒガンバナにも含有されることで知られる．強い嘔吐を生じて摂取したものを吐き出すため，重症に至ることはまれであるが，死亡例もある．スイセンの鱗茎はニンニクのように鱗片に別れるため，土を掘り返す際に鱗片が分離して，土地の所有者が植えた覚えのない箇所に生える可能性がある．葉がニラに似ており，ニラと誤って喫食される．ニラを植えた覚えのない箇所からはニラを採取しないことがスイセン中毒の予防策となる．また，調理の際にニラ特有の匂いがしないことで容易に区別される．

リコリン lycorine

　トリカブトの有毒成分は**アコニチン**で，ナトリウムチャネルの強制開口を通じて嘔吐，呼吸困難，痙攣，心室細動を生じて心停止に至る．春のトリカブトの若い葉がヨモギ，ニリンソウ，モミジガサといった食用可能な植物と似ており，誤食される事件がある．薬用部位は塊根であるが，葉にもアコニチンが含有され，患者はトリカブトだと思わずに大量に喫食するために中毒に至ると考えられる．その他，薬用植物として知られる植物を山菜と誤って喫食する事件は多く，ハシリドコロの新芽をフキノトウと誤った事件や，チョウセンアサガオの根をゴボウと誤った事件，イヌサフランの球根の断面がイモのようで食べられると思った事件などがある．イヌサフランやグロリオサは**コルヒチン**を含有しており，死亡の原因の報告では最も多い．薬用植物として用いられない有毒植物を含めれば枚挙にいとまがない．くれぐれも，ハイキングで知らない土地の植物を採取して持ち帰らないことが重要である．

アコニチン aconitine

コルヒチン colchicine

　ソテツの実および幹には**サイカシン**が含まれ，腸内細菌の β-グルコシダーゼの働きでグルコースが外されたのち，非酵素的な反応を介してメチルカチオンを生じ，肝臓がんや大腸がんを生じる．南西諸島ではソテツが救荒作物として栽培され，アク抜きと発酵を行い，デンプンを抽出して食用に用いられた．しかし，

サイカシン cycasin：構造式は §4・7・2 参照．

プタキロシド ptaquiloside: 構造式は §4·7·2 参照.

ペタシテニン petasitenine

ソラニン solanine

チャコニン chaconine

ソテツのアク抜きには何年もの年月が必要なため，食糧難のおりにはアク抜きの不十分なまま摂取されて，中毒事故が多発した．ほかにもワラビの**プタキロシド**やフキノトウの**ペタシテニン**にも発がん性が知られているが，いずれもあく抜きによって除去できる．

ジャガイモの発芽部や緑変部には**ソラニン**や**チャコニン**が含まれる．ソラニンは水溶性，耐熱性で，喫食後1時間から数時間で吐き気，嘔吐，腹痛，頭痛，下痢などを示す．配糖体の毒性がアグリコンの毒性よりも強いなど，毒性作用機構に不明な点が多く，コリンエステラーゼ阻害作用があるとの研究もある．ソラニンはジャガイモの栽培時に土寄せが不十分な場合や，収穫後のジャガイモに光が当たることによって生じやすい．小学校の総合的な学習として，理科でジャガイモを栽培し，家庭科で調理するという企画での食中毒事例がある．

ソラニン

Gal: ガラクトース，Glu: グルコース，Rha: ラムノース

アミグダリン amygdaline

ファゼオルナチン（リナマリン）phaseolunatin (linamarin)

青梅やアーモンド，アンズの種子には青酸配糖体の**アミグダリン**が含まれ，また五色豆やビルマ豆には**ファゼオルナチン（リナマリン）**が含まれる．これらは腸内細菌の β-グルコシダーゼの働きでグルコースが外されたのち，酵素的または非酵素的な反応を介してシアンを生じる．水さらし，長時間の煮沸，アク抜きで除去できる．

アミグダリン

ククルビタシン C cucurbitacin C

ヒョウタンのうちユウガオは食用品種であり，果実の皮を細長く切って乾燥させたものがかんぴょうであるが，しばしば有毒成分の**ククルビタシン C** が多く含有される場合がある．ヒョウタンのうち千成瓢箪は食用でないのに，食用と誤解して喫食し，ククルビタシン C による中毒を生じた事件もある．

## 4·6 化学物質（重金属，残留農薬など）やカビ毒による食品汚染と健康影響

本来食品中には含まれていない化学物質の混入により，健康被害が生じることを**食品汚染**といい，金属類，農薬，マイコトキシンなどが該当する．わが国は戦後において高度経済成長期に入り，急速な重化学工業化が進展したが，この過程

4・6 化学物質（重金属，残留農薬など）やカビ毒による食品汚染と健康影響　247

で環境への十分な配慮が欠け，各地で食品汚染や環境汚染事故が相次いで発生した．また，当時これらの問題への対応において，法制度もこれらの発生や拡大を防止するのに十分ではなかった．現在では，さまざまな食品に対して規格基準や規制値が設けられ，化学物質を含む食中毒の発生を防止するための対策が講じられている．また，発生した被害に対しても，速やかに拡散を防ぐための対策が取組まれている．食料自給率の低いわが国はカロリーベースで約6割を海外からの輸入食品に依存しており，輸入食品の安全性確保は特に重要な課題である．厚生労働省の"令和4年度，輸入食品監視統計"では，輸入食品等の違反事例は781件あり，届出件数の0.03％である．その中で食品衛生法第13条（食品または添加物の基準および規格）の違反444件（57.7％：総違反件数に対する割合）が最も多く，ついで第6条（販売等を禁止されている食品および添加物）の違反256件（31.3％）である．

## 4・6・1　有害金属による食品汚染

　金属類の多くは鉱物中や土壌中などに天然に存在し，鉱物の風化や地殻変動などの自然現象により自然環境中に放出される天然由来のほか，産業活動によって自然環境中に放出されるものがある．自然環境中の金属類は水産物や農畜産物などに蓄積し，それらを食品として摂取することで曝露の機会が生じる．鉄，亜鉛，銅，セレン，コバルトなどの金属類は，必須元素であり微量ミネラルとして知られるが，大量に摂取することにより食中毒をひき起こす．また，水銀，ヒ素やカドミウムのように毒性の強いものは，微量であっても繰返しの摂取により人体に悪影響を及ぼす．食品の安全性に関わる金属の多くは重金属であるが，軽金属のヒ素を含めて食品衛生法において，それらの規格基準が定められている．

　**a. メチル水銀**　火山性ガスや化石燃料の使用により環境中に放出された水銀（Hg）は，土壌，河川や海底に存在する細菌によるバイオメチレーションを受け，**メチル水銀**（$CH_3Hg$）が生成する．生成したメチル水銀はごく微量であるが，食物連鎖を介して魚介類に濃縮され，一般的にマグロやカジキなどの高次捕食者，イルカやクジラなどの海棲哺乳類で濃度が高い．ヒトが食品から摂取するメチル水銀は，魚介類からが最も多い．経口摂取したメチル水銀の吸収率は高く，ほぼ100％が腸管吸収される．メチル水銀は，血液中でシステインとの抱合体を形成し，メチオニンと類似した立体構造を形成する．このメチル水銀・システイン抱合体は，アミノ酸トランスポーターを介して血液-脳関門を通過して脳組織に移行し，**ハンター・ラッセル症候群**とよばれる中枢神経障害を示すと考えられている．

　わが国では，熊本県水俣湾周辺から不知火海沿岸において，新日本窒素肥料（株）〔のちのチッソ（株）〕の工場から排出されたメチル水銀を原因とする健康被害が発生した（水俣病*）．メチル水銀は，アセチレンからアセトアルデヒドを製造するために触媒として使用された無機水銀から副産物として発生し，1940年代から水俣湾を汚染していたと考えられている．メチル水銀に汚染された魚介類を日常的に摂取した住人がハンター・ラッセル症候群を主症状とする健康被害

**メチル水銀**
methylmercury：§5・3・1bも参照.

**ハンター・ラッセル症候群**
Hunter-Russel syndrome：1940年，英国のハンター，ボンフォードおよびラッセルの3名が種子滅菌剤製造工場でメチル水銀化合物の製造に従事していた労働者の中毒事故について報告した．発症した症状から運動失調，言語障害，視野狭窄をハンター・ラッセルの3症状とよんだ．現在は，水俣病の経緯から，これに感覚障害および難聴を含めている（場合によっては言語障害を運動失調に含む）.

\* 水俣病については§6・3・3参照.

248　第4章　健康をまもる食品衛生

**FAO/WHO 合同食品添加物専門家会議** The Joint FAO/WHO Expert Committee on Food Additives, JECFA: 国際連合食糧農業機関（FAO）および世界保健機構（WHO）の下にある科学専門家委員会で，食品の国際食品を定める委員会［コーデックス委員会（FAO/WHO 合同食品規格委員会）］の諮問機関として，食品添加物，汚染物質，自然毒，動物用医薬品などの安全性評価を行う．

**耐容一週間摂取量** provisional tolerable weekly intake, PTWI: ヒトが一生にわたり摂取し続けても健康影響が現れない1週間当たりの摂取量．

**カドミウム** cadmium, Cd: §5·3·1a も参照．

**メタロチオネイン** metallothionein: 金属結合タンパク質で構成アミノ酸の 1/3 がシステインを占め，チロシン，フェニルアラニン，トリプトファンなどの芳香族アミノ酸を含まない．

＊ イタイイタイ病については §6·3·3 参照．

を受けた．さらに，メチル水銀は胎児にも移行しやすく，胎児毒性が強いため，妊婦が無症状の場合でも，精神発達遅延や脳性麻痺様の中枢機能障害を呈する子どもが生まれる胎児性水俣病も起こった．当時，チッソ（株）は内部調査によって自社の工場排水が水俣病の原因となっていることを突き止めていたが，公式にそれを認めず，また，経済発展を優先した国も適切な措置を取らなかったため，1965 年頃，新潟県阿賀野川流域において，水俣病と同様にメチル水銀の排出を原因とするメチル水銀中毒が集団発生した（第二水俣病）．海外においてもメチル水銀の高濃度曝露事件が起こっている．1971〜1972 年にイラクにおいて，塩化メチル水銀で消毒された小麦を使用したパンを摂食し，中枢神経障害を呈したメチル水銀中毒が発生している．

国連食糧農業機関（FAO）と世界保健機構（WHO）が共同で運営する **FAO/WHO 合同食品添加物専門家会議（JECFA）** は，ヒトが一生涯摂取し続けても健康影響が現れない1週間当たりの摂取量（**耐容一週間摂取量：PTWI**）を，ヒトの体重 1 kg 当たり総水銀 4 µg，うちメチル水銀 1.6 µg としている（2003 年 6 月）．厚生労働省は，妊婦への魚介類の摂取と水銀に関する注意事項（2010 年改訂）を作成し，注意すべき魚介類の種類とその摂取量の目安を示した．わが国における食品を通じた平均の水銀摂取量は，食品安全委員会が公表した妊婦を対象とした耐容量の6割程度であることから，通常の食生活をしている限り，胎児への影響が懸念されるような状況ではないと考えられている．

**b. カドミウム**　　カドミウム（Cd）は，鉱物中や土壌など天然に存在する重金属で，日本においては1千年以上前から鉱山開発などにより，地中から掘り出されてきた．環境中へ排出されたカドミウムは，さまざまな原因により一部の水田などの土壌に蓄積され，日本人のカドミウム1日の摂取量の約4割は米から摂取されているものと推定される．カドミウムは海水や海の底質中にも含まれており，貝類やイカ，タコなどの軟体動物，エビやカニなどの甲殻類の内臓に蓄積されやすい．カドミウムの腸管からの吸収は5%程度であり，血中で**メタロチオネイン**と結合しておもに腎臓や肝臓に蓄積する．カドミウムの長期摂取は，近位尿細管の再吸収機能障害による腎機能障害をひき起こす可能性がある．食品安全委員会の食品健康影響評価によると 2007 年の日本人の食品からのカドミウム摂取量の実態については，21.2 µg/人/日（体重 53.3 kg で 2.8 µg/kg 体重/週）であったことから，耐容一週間摂取量の 7 µg/kg 体重/週よりも低いレベルにある．したがって，一般的な日本人における食品からのカドミウム摂取が健康に悪影響を及ぼす可能性は低いと考えられる．

わが国では，富山県神通川流域において，河川上流の三井金属鉱業神岡鉱業所の亜鉛精錬に伴う排出に含まれるカドミウムを原因とする健康被害が発生した（イタイイタイ病＊）．イタイイタイ病は，米などに多量に蓄積されたカドミウムの摂取により発病し，病理学的な所見は骨軟化症であり，一部骨粗鬆症，低リン血症，尿タンパク質，尿糖を伴う．更年期以降の出産経験のある女性に多く発症したが，カドミウムの慢性中毒による腎障害とカルシウムの再吸収障害，さらに更年期以降の女性に多い骨代謝異常が誘因となって生じたと考えられている．

4·6 化学物質（重金属，残留農薬など）やカビ毒による食品汚染と健康影響　249

国際がん研究機関（IARC）によるとカドミウムを扱っている労働者またはカドミウム汚染地帯の住民の高濃度曝露データに基づき，カドミウムは IARC グループ1に分類されている（§4·7·1参照）．しかし，日常生活でのカドミウム曝露によるがんの影響はよくわかっておらず，今後の研究課題となっている．

**c. ヒ　素**　ヒ素（As）は地殻中に広く存在し，火山活動や人為的な活動により環境中に排出される．自然界におけるヒ素は，単体としてのヒ素，無機ヒ素（化合物）および有機ヒ素化合物に分類される（図4·13）．無機ヒ素は有機ヒ素化合物より毒性が高く，IARC グループ1に分類されている．おもな無機化合物として，五酸化ヒ素（ヒ酸）および三酸化ヒ素（亜ヒ酸），有機化合物として，メチルアルソン酸，ジメチルアルソン酸，**アルセノベタイン**，**アルセノシュガー**が存在する．海藻類や魚介類には有機ヒ素化合物が含まれているが，無機ヒ素と比較して急性毒性は低い．無機ヒ素化合物の経口摂取による消化管からの吸収は，80〜90％程度である．生体内に吸収された無機ヒ素化合物はメチル化代謝され，五価ジメチルアルシン酸（DMA$^{V}$），ヒ酸および亜ヒ酸，その他，五価のメチルヒ素化合物であるモノメチルアルソン酸（MMA$^{V}$）として尿中に排出される．代謝によりメチル化された MMA$^{V}$ および DMA$^{V}$ は急性毒性が低い．しかし，その中間代謝物である三価メチル化ヒ素（MMA$^{III}$ および DMA$^{III}$）は強い細胞毒性および遺伝子障害を示すことから，近年，メチル化代謝は無機ヒ素化合物の解毒というよりはむしろ代謝活性化のプロセスと考えられるようになってきた．さらに，多様な中間代謝物の生成が指摘されており，特に発がん性との関連が問題視されている．

ヒ　素 arsenic, As：§5·3·1 d も参照．

**アルセノベタイン** arsenobetaine：魚類に含まれるヒ素の主要な形態で，無機ヒ素化合物よりも毒性は低い．

**アルセノシュガー**（ヒ素含有糖）：海藻類に含まれるヒ素の主要な形態．無機ヒ素化合物よりも毒性は低いことが報告されているが，異なる側鎖をもった化学種が存在するため，それらの毒性や体内動態など不明な点が多い．

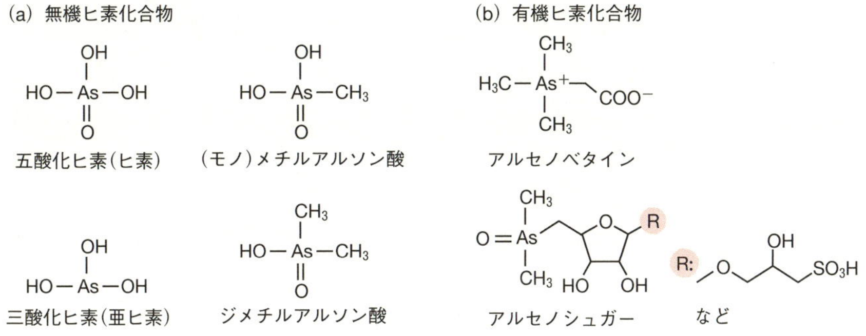

図4·13　ヒ素化合物

ヒ素化合物による健康被害は，無機ヒ素を含む井戸水の摂取が世界的な問題となっており，バングラディシュでは年間1万人の患者が発生している．慢性ヒ素中毒の症状は，皮膚角化症，皮膚色素沈着，レイノー症候群，末梢血管障害，発がん性が認められている．一方，わが国では，農産物の中ではコメからの無機ヒ素摂取が比較的多い．また，魚介類の摂取も多いことから諸外国と比較してヒ素の摂取量は多い．しかし，食品中のヒ素化合物の摂取による健康被害については後述の事件・事故を除きこれまでに報告はない．

わが国ではヒ素が混入した食中毒（事件・事故）がこれまでに数件発生してい

る．1955年，岡山県，広島県を中心として粉ミルクに使用されていたpH安定剤（リン酸水素二ナトリウム）中に不純物として無機ヒ素が含まれていたために，それを飲んだ乳児はヒ素中毒を起こし，死者138人，被害者1万人を超える事件が発生した（森永ヒ素ミルク中毒事件）．この事件を契機に，食品衛生法が改定された．また，食品添加物公定書[*1]が定められ，食品添加物の成分規格，使用基準などを周知することとなった．その他，1998年に和歌山カレー毒物混入事件があり，約70人が急性ヒ素中毒となり4人が死亡した．急性の中毒症状は，腹痛，嘔吐，激しい下痢といった重篤な消化器機能障害，頻尿・無尿，血圧低下，肝機能障害，四肢の感覚障害や爪の変化を生じる．

*1 食品添加物公定書については §4·8·2 参照．

**d. 鉛**　鉛（Pb）は加工しやすく腐食しにくいといった性質を有し，最も古くからさまざまな用途で利用されてきた．水道管や蓄電池，ハンダ，錆び止め塗料などに広く使用されている．生体内で鉛は，ヘモグロビンの構成成分であるヘムの生合成に関する酵素（5-アミノレブリン酸デヒドロゲナーゼ）を阻害し，貧血をひき起こす．多量の鉛摂取による急性鉛中毒は，消化器障害（便秘，鉛疝痛とよばれる下痢痛），中枢神経障害，腎障害の症状を生じる．かつてガソリンのアンチノック剤として使われていた四エチル鉛のような有機鉛は呼吸器系あるいは経皮的に吸収され，血液脳関門を通過して脳神経系に障害を生じる．また，鉛は微量であっても継続して摂取すると体内に蓄積して痙攣や昏睡などの慢性中毒を起こす．幼い子どもは，成人と比べて鉛を4～5倍吸収しやすく，身体からの排泄速度も遅い．乳幼児および妊婦は鉛による健康被害を受けやすく，慢性影響として小児に対する脳浮腫やニューロン変性を伴う鉛脳症が起こりやすい．

鉛 lead, Pb: §5·3·1c も参照．

**e. 有機スズ化合物**　トリブチルスズ（**TBT**）やトリフェニルスズ（**TPT**）などの有機スズ化合物は船底塗料や魚網，海中構造物用塗料などの防腐剤として広く使用されてきた．しかし，TBTやTPTは長期間水域環境に残留し，ごく低濃度でイボニシやバイなどの巻貝の雌を雄性化させる（内分泌撹乱作用）．現在，世界各国で製造や使用が規制されており，環境水中濃度は低下してきているものの，ヒトに対する影響について明らかになっていない点も多い．

スズ tin, Sn: §5·3·1e も参照．

**トリブチルスズ** tributyltin, TBT

アルキルスズの大量曝露による急性中毒として頭痛，嘔吐，一過性の四肢麻痺や視力障害などが報告されている．アルキルスズの検出事例として，国内の食品ではジャガイモ，セロリ中に殺菌剤のトリフェニルスズやモモ，ネクタリン中に殺ダニ剤フェンブタスズなどがある．

**トリフェニルスズ** triphenyltin, TPT

### 4·6·2 残留農薬による食品汚染

農薬[*2]は，農作物の生産上問題となる病害虫や雑草などを防除し，農作物の収穫減少を防ぐために用いられ，農薬ごとに残留農薬の基準が設定されている．2002年，中国産冷凍ホウレンソウから，基準値を超える有機リン系殺虫剤である**クロルピリホス**が検出され，残留農薬が大きな社会問題となった．その後，農産品質安全法などの法整備や農産物の安全に関する監視・監督が強化された．それ以降，原則すべての農薬などに残留基準を設定し（一律0.01 ppmを含む），基準を超えて食品中に残留する場合，その食品の販売などを禁止する"ポジティブ

*2 農薬の毒性については §5·3·2 も参照．

リスト制度"が 2008 年 5 月 29 日から施行されている（図 4・14）．しかし，2007 年から 2008 年にかけて，有機リン系農薬である**メタミドホス**が故意に混入された中国製輸入冷凍餃子の喫食により，きわめて重大な健康危機事例が発生した．このように，残留農薬は国内で生産される農作物より輸入食品が問題となっており，**クロルピリホス，メタミドホス，ピリミホスメチル，2,4-ジクロロフェノキシ酢酸（2,4-D），γ-ベンゼンヘキサクロリド（γ-BHC），シペルメトリン**などが輸入食品中において多く検出されている．

2008 年，大阪の三笠フーズが，非食事用事故米を不正に転売した事件では，残留農薬基準を超えたメタミドホス，アセタミプリドが検出された．

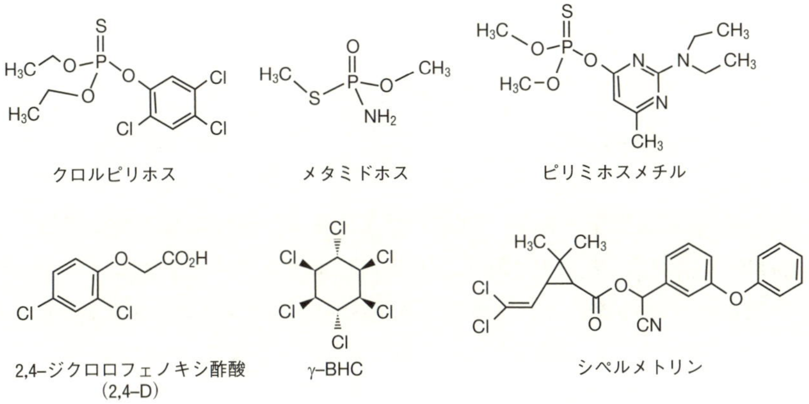

**クロルピリホス**
chlorpyrifos

**メタミドホス**
methamidophos

**ピリミホスメチル**
pirimiphos-methyl

**2,4-ジクロロフェノキシ酢酸**
2,4-dichlorophenoxyacetic acid, 2,4-D

**γ-ベンゼンヘキサクロリド**
γ-benzene hexachloride, γ-BHC

**シペルメトリン**
cypermethrin

図 4・14 輸入食品中に検出されたおもな違反農薬の構造

### 4・6・3 動物用医薬品による食品汚染

**ジエチルスチルベストロール**: ジエチルスチルベストロール（**DES**）は，エストロゲン様作用を有する非ステロイド性の合成ホルモンである．海外では，家畜の肥育促進の用途にも使用されていた．またヒトに対し流産の防止を目的として広く使用されていたが，DES を服用した女性から生まれた女児に子宮機能不全や生殖器の発がんなどが多発したため，現在は使用が禁止されている．IARC における評価において DES の発がん性について，グループ 1 "ヒトに対して発がん性が認められる"に分類されている．

**ジエチルスチルベストロール** diethylstilbestrol, DES

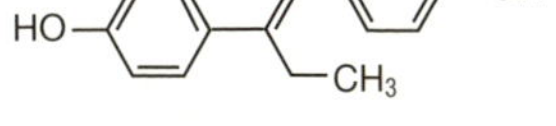

ジエチルスチルベストロール

**アボパルシン**: アボパルシンは，鶏の顕性および不顕性の壊死性腸炎の予防などに伴う成長促進のため飼料添加物として用いられた抗生物質であり，α体とβ体の混合物である．アボパルシンは，メチシリン耐性ブドウ球菌症の治療薬であるバンコマイシンに類似した化学構造を有しているため，バンコマイシン耐性腸球菌の出現との関連性が考えられる．このことから，わが国では家畜飼料にアボ

**アボパルシン** avoparcin: グリコペプチド系抗生物質

**252**　　第4章　健康をまもる食品衛生

**マラカイトグリーン**
malachite green, MG

パルシンを使用することを禁止している.

　**マラカイトグリーン**：2008年に中国産ウナギの蒲焼から，合成抗菌剤の**マラカイトグリーン（MG）**が検出され，大きな話題となった．MGは抗菌活性を示し，水産業において水カビ病の治療薬などとして広く使用されてきたが，核酸への親和性や，他の遺伝毒性発がん性が疑われる物質との類似性が指摘され，わが国ではすべての食用水産動物に対しての使用が禁止されている．MGは生体内で還元され，**ロイコマラカイトグリーン（LMG）**を生成し長期間残留する．LMGはIARCグループ2Bに分類されている．

**ロイコマラカイトグリーン**
leuco malachite green, LMG

マラカイトグリーン

### 4·6·4　有機塩素系化合物（PCB，ダイオキシン類）による食品汚染

**ポリ塩化ビフェニル**
polychlorinated biphenyl, PCB

**ポリ塩化ジベンゾジオキシ
ン** polychlorinated dibenzodioxin, PCDD

**ポリ塩化ジベンゾフラン**
polychlorinated dibenzofuran, PCDF

＊ ダイオキシン類の毒性については§5·3·3も参照.

　1968年，福岡県，長崎県を中心とした西日本で，ライスオイル（米ぬか油）による食中毒事件が発生した（**カネミ油症事件**）．ライスオイルの製造工程で脱臭のための熱媒体として使用していた**ポリ塩化ビフェニル（PCB）**が混入したとされる．汚染した油には，PCBに加えPCBが高熱化学反応によって生成した**ポリ塩化ジベンゾジオキシン（PCDD）**，**ポリ塩化ジベンゾフラン（PCDF）**などダイオキシン類化合物（以下，ダイオキシン類＊）が高濃度に含まれていた．すなわち，高濃度のPCBやダイオキシン類を摂取することで発生した中毒症状がカネミ油症だった．油症の症状は，PCBやダイオキシン類高濃度曝露者にみられる特徴的な塩素痤瘡（クロルアクネ）と色素沈着などの皮膚症状のほか，全身倦怠感，しびれ感，肝機能障害など多様で，約14,000人が被害を訴えた．油症の妊婦からは"黒い赤ちゃん"とよばれたメラニン色素が沈着した新生児が生まれた（胎児性油症患者）．こうした症状が改善するには長時間がかかり，油症以来50年以上経過した現在でも高濃度残留し，全身倦怠感，痺れ，咳・痰などの症状に難渋している患者も多い．1976年台湾においてもPCBとPCDFの複合汚染食中毒（台湾油症）が発生している．

**2,3,7,8 TCDD** 2,3,7,8 tetrachlorodibenzo-*p*-dioxin

**耐容一日摂取量** tolerable daily intake, TDI：§5·6·4参照.

**TEQ**（toxic equivalency quantity）：毒性等価換算濃度（毒性の強さを加味したダイオキシン量の単位）

　ダイオキシン類のなかで最も毒性が高い**2,3,7,8-TCDD**がIARCグループ1に分類されている．ほかの同族体などはIARCグループ3に分類され，ヒトに対する発がん性ははっきりしない．日本におけるダイオキシン類の**耐容一日摂取量（TDI）**は4pg-**TEQ**/kg体重/dayで，世界保健機構（WHO）欧州事務局によるTDIは1～4pg-TEQ/kg体重/dayと定められている．

ポリ塩化ビフェニル（PCB）　　　2,3,7,8-テトラクロロ　　　　　2,3,7,8-テトラクロロ
　　　　　　　　　　　　　　ジベンゾ-*p*-ジオキシン　　　　ジベンゾフラン
　　　　　　　　　　　　　　　　（TCDD）　　　　　　　　　　（TCDF）

## 4・6・5　マイコトキシンによる食品汚染

　**マイコトキシン**（カビ毒，真菌毒）は，特定のカビ（真菌）が産生する二次代謝物で，ヒトや動物に疾患や異常な生理活性を誘発する化学物質群の総称である．アスペルギルス（*Aspergillus*，コウジカビ）属，ペニシリウム（*Penicillium*，アオカビ）属，フザリウム（*Fusarium*，アカカビ）属がおもな生産菌で，これまで 300 種類以上のマイコトキシンが報告されている．マイコトキシンの多くが分子量 1,000 以下の低分子化合物で，熱に強いものが多い．

マイコトキシン mycotoxin

　マイコトキシンに汚染された食品あるいは飼料の摂取によってひき起こされる疾病は，**マイコトキシン中毒症**（マイコトキシコーシス，カビ毒中毒症）とよばれ，肝臓，腎臓などへの障害や造血機能障害や免疫機能障害，がんをひき起こすものがある．マイコトキシンを産生するカビは，ナッツ類，スパイス，ドライフルーツ，リンゴ，コーヒー豆など，さまざまな作物や食品に付着し，多くの場合，高温多湿な環境下で増殖する．

マイコトキシン中毒症
mycotoxicosis

　FAO/WHO 合同食品添加物専門家会議（JECFA）はマイコトキシンの安全性評価を行い，基準値を設定している．総アフラトキシン，アフラトキシン $M_1$，オクラトキシン A，パツリン，デオキシニバレノール，T-2 トキシン，ゼアラレノン，フモニシンが評価されている．わが国の食品衛生法では総アフラトキシン（アフラトキシン $B_1$, $B_2$, $G_1$ および $G_2$ の総和），アフラトキシン $M_1$，デオキシニバレノール，パツリンが規制対象となっている（表4・3）．マイコトキシンはカビが消失しても作物や食品に残存し，調理により除去することは困難であるため，農作物の生産，貯蔵，輸送の各段階における汚染防止対策が重要である．

表4・3　食品衛生上重要なマイコトキシン類

| マイコトキシン | 産生菌 | | | おもな汚染物 | 中毒症状 | 規制値（日本） |
|---|---|---|---|---|---|---|
| | アスペルギルス属 | ペニシリウム属 | フザリウム属 | | | |
| アフラトキシン $B_1$, $B_2$, $G_1$, $G_2$ | ○ | | | ナッツ類，穀類，トウモロコシ | 肝臓障害，肝がん | 総アフラトキシン：10 µg/kg（全食品） |
| アフラトキシン $M_1$, $M_2$ | ○ | | | 牛乳，チーズ | 肝臓障害，肝がん | $M_1$: 0.5 µg/kg（乳） |
| ステリグマトシスチン | ○ | | | 穀類，トウモロコシ | 肝がん，肺がん | （−） |
| オクラトキシン A | ○ | ○ | | 穀類，乾燥果実，トウモロコシ | 腎臓障害，腎臓がん | （−） |
| パツリン | ○ | ○ | | リンゴ，リンゴ果汁 | 消化器障害 | 50 µg/kg（リンゴジュース） |
| シトリニン | ○ | ○ | | 穀類，米 | 健康被害は起きていない | （−） |
| ルテオスカイリン | ○ | ○ | | 穀類，米 | 健康被害は起きていない | （−） |
| シクロクロロチン | ○ | ○ | | 穀類，米 | 健康被害は起きていない | （−） |
| トリコテセン系（デオキシニバレノール，ニバレノール，T-2 トキシンなど） | | | ○ | 穀類，米，トウモロコシ | 嘔吐，下痢，造血機能障害，免疫不全 | デオキシニバレノール: 1.1 mg/kg（小麦） |
| ゼアラレノン | | | ○ | 穀類，トウモロコシ | エストロゲン作用 | （−） |
| フモニシン $B_1$ | | | ○ | トウモロコシ | 神経管閉鎖症（胎児）発がん | （−） |

254 第4章 健康をまもる食品衛生

アフラトキシン aflatoxin

**アフラトキシン類:** 1960年に英国で七面鳥が大量死した "七面鳥X病" の原因物質として**アフラトキシン**は発見された. アフラトキシンは, *Aspergillus*属, おもに*A. flavus*や*A. parasiticus*などのカビが産生するマイコトキシンの総称で, 10種類以上の類縁化合物が発見されている (図4・15). なかでもアフラトキシン$B_1$は, 天然物質のなかで最も強力な発がん物質として知られており, 肝がんや肝機能障害をひき起こすことが報告されている. アフラトキシンを産生するカビは, 熱帯や亜熱帯地域に生息していることから, これらの地域でつくられた農産物や加工品 (ピーナッツ, ピスタチオナッツ, アーモンドなどの種実類, トウモロコシ, ハトムギ, そば粉などの穀物およびそれらの加工品, ナツメグ, トウガラシなどの香辛料, ナチュラルチーズなど) などいずれも輸入品から検出されている.

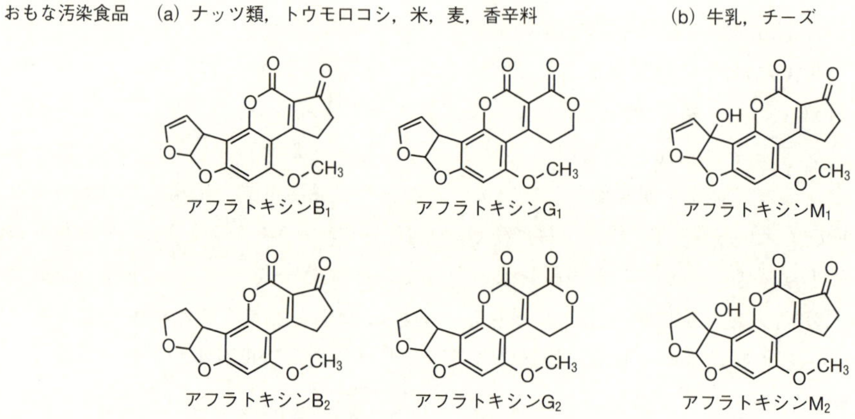

おもな汚染食品　(a) ナッツ類, トウモロコシ, 米, 麦, 香辛料　　　　(b) 牛乳, チーズ

アフラトキシン$B_1$　　　　アフラトキシン$G_1$　　　　アフラトキシン$M_1$

アフラトキシン$B_2$　　　　アフラトキシン$G_2$　　　　アフラトキシン$M_2$

**図4・15　アフラトキシン類の分類と構造**

　アフラトキシンを大量 (数mg/kg以上) に摂取すると急性毒性として, 黄疸などの肝臓障害をひき起こす. 急性中毒の例として, 高濃度のアフラトキシンに汚染されたトウモロコシの摂取により, 1974年インド, 2004年ケニアで100人を超える死亡者が発生している. わが国の食品衛生法では, すべての食品に対して総アフラトキシンの基準値を10μg/kg (ppb) と設定している.

　アフラトキシン$M_1$は, アフラトキシン$B_1$に汚染された飼料を摂取した家畜の肝臓で代謝されてできる化合物で乳中に含まれる. 動物実験の結果では, アフラトキシン$M_1$の発がん性はアフラトキシン$B_1$より低い. わが国では, コーデックス規格に準拠し, 乳のみを対象食品として0.5μg/kgという規制値を設けている. アフラトキシン$B_1$はIARCグループ1, アフラトキシン$M_1$はIARCグループ2Bに分類されている.

ステリグマトシスチン
sterigmatocystin

　**ステリグマトシスチン:** ステリグマトシスチンは, *Aspergillus*属, おもに*A. versicolor*や*A. nidulans*などのカビが産生するマイコトキシンで, 小麦や大麦, トウモロコシなどの穀類から多く検出されている. ステリグマトシスチンは, 発がん性の強いアフラトキシンの生合成経路の中間物質であり, アフラトキシン同様, ビスフラン構造をもつ. げっ歯類に長期投与すると肝がんや肺がんを生じ

ることが報告されているが，急性毒性はアフラトキシンの1/125倍，発がん性は1/250倍程度とされている．わが国では過去に長期保存されていた穀類などから検出された例があるものの，ヒトや家畜に中毒事故の事例はなく，飼料や食品における規制値は設定されていない．

ステリグマトシスチン　　　　　　オクラトキシンA

**オクラトキシンA**: オクラトキシンは，*Penicillium* 属（*P. verrucosum* など），*Aspergillus* 属（*A. carbonarius* や *A. niger* など）によって産生されるマイコトキシンで，A, B, C の類縁体が知られている．これら類縁体のうち，食品汚染の報告が多いのはオクラトキシンAであり，次にオクラトキシンBであるが，その他はほとんどみられず，また毒性もオクラトキシンAが最も強い．オクラトキシンAの毒性は，急性毒性および慢性毒性として腎毒性，慢性毒性として発がん，さらに免疫毒性や催奇形性などが知られている．欧州においては，デンマークなどの北欧で発生しているブタの腎症やバルカン諸国で発生しているバルカン腎炎（風土病）とオクラトキシンAの関連が疑われている．

オクラトキシンAを産生する *Penicillium* 属は比較的低温地域で，*Aspergillus* 属は熱帯や亜熱帯地域で生育するため，オクラトキシンAによる食品汚染は世界各国で発生している．また，汚染された食品も多岐にわたり，穀類，ブドウ加工品，コーヒー豆および加工品，カカオ豆などの農産物および加工品の汚染例が報告されている．コーデックス委員会では，小麦，大麦，ライ麦について5 μg/kg という規制値を設けている．

**パツリン**: パツリンは，1942年に抗生物質として発見された *Penicillium* 属の *P. patulum* や *Aspergillus* 属の *A. clavatus* などが産生するマイコトキシンである．パツリンはほかのマイコトキシンと比較すると毒性は弱いが，動物試験では消化管の出血や潰瘍などの消化器毒性が認められる．

パツリンは，リンゴ腐敗菌として知られる *P. expansum* によって大量に産生されるため，リンゴの果汁を汚染する．パツリン産生菌は，リンゴの収穫，選別・箱詰め，運搬時などに受けた損傷部から侵入・増殖する．特に，台風などにより落下して傷がつき土壌に直接触れた果実は，損傷部からカビが侵入する可能性が高まり，パツリン汚染のリスクとなる．コーデックス委員会では，リンゴ果汁について50 μg/kg という規制値を設けている．国内においても，食品衛生法に基づく清涼飲料水の成分規格としてリンゴジュースおよび原料用リンゴ果汁について，同様の基準値50 μg/kg が定められている．

**トリコテセン類**: 小麦，大麦などの麦類の収穫量や品質低下の原因となる赤カビ病を発生させる *Fusarium* 属が産生する一群のカビ毒があり，トリコテセン骨格という共通の構造をもった**デオキシニバレノール**，**ニバレノール**，**T-2トキシ**

オクラトキシン ochratoxin

パツリン patulin

デオキシニバレノール
deoxynivalenol

ニバレノール nivalenol

T-2トキシン T-2 toxin

**HT-2 トキシン** HT-2 toxin

ン，**HT-2 トキシン**などがある．デオキシニバレノールは，*Fusarium graminearum* や *F. culmorum* など，ニバレノールは，*F. graminearum* や *F. nivale* などから産生され，T-2 トキシンと HT-2 トキシンは，*F. sporotrichioides* や *F. tricinctum* などから同時に産生される．これらのマイコトキシンの中毒症状として，嘔吐，下痢，心臓出血，造血系の機能低下，免疫機能の低下が観察されるが，発がん性は認められていない．

　トリコテセン類のなかでも，デオキシニバレノールによるトウモロコシや麦類の汚染は世界的な問題となっている．わが国では，デオキシニバレノールを対象に小麦に対して 1.1 mg/kg 基準値が設定されている．

R=OH，ニバレノール
R=H，デオキシニバレノール

R=OH，HT-2 トキシン
R=OCOCH3，T-2 トキシン

**ゼアラレノン** zearalenone

　**ゼアラレノン**：ゼアラレノンは，*Fusarium* 属の *F. graminearum* や *F. culmorum* などが産生するマイコトキシンである．加熱に安定で，150 ℃，45 分の処理でもほとんど分解しないため，農作物の生産段階での汚染防止対策が重要である．麦類，米，トウモロコシなどを汚染する可能性がある．海外において，ゼアラレノンに汚染されたトウモロコシ飼料を給餌されたブタが生殖障害を発症した事故が発生した．ゼアラレノンは，家畜の生育増進ホルモン剤のゼラノールの前駆体であるため，内分泌撹乱物質として危惧されている．

ゼアラレノン

フモニシン B$_1$

**フモニシン** fumonisin

　**フモニシン**：フモニシンは，*Fusarium* 属の *F. verticillioides* や *F. proliferatum* などが産生するマイコトキシンで，A 群，B 群，C 群，P 群に分類される．フモニシンは，世界中のトウモロコシおよびその加工品などから検出され，最も検出頻度が高いのがフモニシン B$_1$ である．フモニシンは家畜に与える飼料を汚染し，ウマの白質脳軟化症およびブタの肺水腫の原因をひき起こすことが示されている．また，ヒトへの影響として，トウモロコシを主食とする地域でフモニシンの摂取と胎児の神経管閉鎖障害との関連が示唆されている．さらに，げっ歯類に対する毒性試験で，フモニシン B$_1$ の発がん性が示されている．

　**その他のマイコトキシン**：*Aspergillus* 属，*Penicillium* 属が産生するシトルリ

ン，ルテオスカイリン，シクロクロロチンは，おもに穀類を汚染する．これらの
マイコトキシンは，1937年，台湾で発生した黄変米の研究から明らかになった
原因物質である．飼料が高濃度に汚染されていた場合，動物の腎臓や肝臓に悪影
響を与えることがある．現時点でこれらのマイコトキシンは，JECFAでのリス
ク評価を受けていない．また，わが国でも食品健康影響評価は行われておらず，
基準値は設定されていない．

## 4・7　食品成分由来の発がん性物質とその生成機構

食品中には**栄養素**（タンパク質，脂質，糖類など）に加え，多くの天然由来の
化学物質が含まれており，そのなかには発がん作用をもつ化合物も含まれる．**発
がん性物質**としては，1) **植物成分由来**のもの，2) 食品中にもともと含まれてい
る栄養素が食品加工や調理の過程において化学的に生成されるもの，3) 有害金
属，残留農薬，ダイオキシン類，マイコトキシンなどの**食品汚染物質**に由来する
ものなどがある．発がん性物質の多くは，体内で代謝的に活性化されてDNA付
加体を形成することや酸化的にDNAを損傷することにより発がん作用を示す．
本節では，これらのなかで代表的な発がん性物質について述べる．

**栄養素** nutrient
つながり コアカリ C 基礎薬学
つながり コアカリ E-2-1 食品
機能と疾病の予防・治療に
おける栄養→3章

**発がん性物質** carcinogen:
発がん物質ともいう．

### 4・7・1　発がん性のリスク分類

世界保健機関（WHO）のがん専門の機関である**国際がん研究機関（IARC）**は，
発がん状況の監視，発がん原因の特定，発がん性物質のメカニズムの解明，発が
ん制御の科学的戦略の確立を目的としている．IARCはヒトに対する発がんの原
因となりうるかどうかの根拠の程度により，グループ1, 2A, 2B, 3の四つに分類
している（**表4・4**）．1から3の順にヒトにおける発がん性の根拠が弱くなる．

IARC: International
Agency for Research on
Cancer

表4・4　ヒトに対する発がんハザードの同定についてのIARCモノグラフより　（2024年12月現在）

| グループ | 評　価 | 要因の数 | 例 |
|---|---|---|---|
| 1 | ヒトに対して発がん性がある | 132 | アフラトキシン，ベンゾ[*a*]ピレン，ベンゼン，塩化ビニルモノマー，カドミウム，アルコール飲料，喫煙（受動・無煙タバコ），ディーゼルエンジンの排ガス，ペルフルオロオクタン酸，加工肉など |
| 2A | ヒトに対しておそらく発がん性がある | 96 | アクリルアミド，IQ，非常に熱い飲み物（65℃以上），レッドミート（赤肉）など |
| 2B | ヒトに対して発がん性がある可能性がある | 320 | Trp-P-1，フェノバルビタール，クロロホルム，ガソリンなど |
| 3 | ヒトに対する発がん性について分類できない | 499 | カフェイン，お茶など |

### 4・7・2　食品中の発がん性物質

#### a. 植物成分に由来するもの

**サイカシン**：ソテツは九州南部や沖縄に自生する裸子植物で，ソテツの実や幹
からデンプンを取出し，かつては郷土食として利用してきた．しかし，ソテツに

**サイカシン** cycasin

はサイカシンという有害な配糖体（図4・16）が含まれており，腸内細菌がもつ**β-グルコシダーゼ**によって分解されると，不安定なメチルアゾキシメタノールを生じ，メチルカチオンとなってDNAを障害して肝臓がんなどをひき起こす．このため，ソテツのデンプンを食用にする際には，よく水にさらしてサイカシンを取除く必要がある．

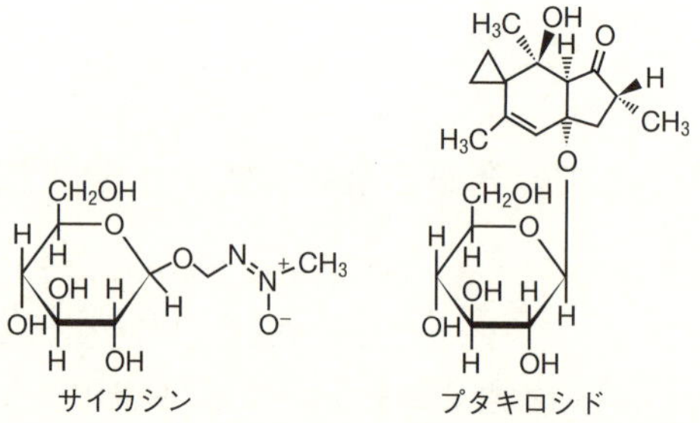

図4・16　植物由来成分に由来する発がん性物質

**プタキロシド ptaquiloside**

**プタキロシド**：ワラビは世界の多くの場所に分布しているシダ植物で，日本では古来より山菜として親しまれているが，ヨーロッパではワラビを餌とした牛の膀胱に腫瘍が発生することが知られていた．日本産のワラビにも発がん性が認められているが，ワラビを木炭，炭酸水素ナトリウムなどを含む熱湯によるアク抜きや塩漬けにすると，その発がん性が顕著に消失することが明らかにされた．その後，ワラビに含まれる発がん性物質が同定され，プタキロシド（図4・16）と命名された．

### b. 加工や調理の過程で生成するもの

#### 1) 多環芳香族炭化水素（PAH）

**多環芳香族炭化水素**
polycyclic aromatic hydrocarbon, PAH

**ベンゾ[*a*]ピレン**
benzo[*a*]pyrene

**多環芳香族炭化水素（PAH，図4・17）**は，有機物の不完全燃焼や熱分解によって生成される．直火で調理した食品や肉や魚介類の燻製の過程で生成する．食品中には約30種類のPAHsが検出されている．そのうち，**ベンゾ[*a*]ピレン**，**ジベンゾ[*a,h*]アントラセン**，**ジベンゾ[*a,l*]ピレン**など13種類のPAHに動物試験で発がん性が認められている．これらのPAHは，体内で代謝活性化を受け，最終的にジオールエポキシ体を形成し，DNAを修飾して変異原性を示す．IARCの評価で，ベンゾ[*a*]ピレンはグループ1，ジベンゾ[*a,h*]アントラセン，ジベンゾ[*a,l*]ピレンはグループ2Aに分類されている．

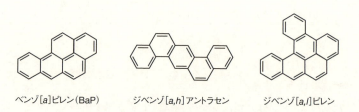

図4・17　多芳香族炭化水素の構造

## 2) ヘテロサイクリックアミン

ヘテロサイクリックアミン（図4・18）は，肉や魚介類などタンパク質やアミノ酸を多く含む食品を油で揚げる，あるいは直火で焼くような調理により生じ，温度が高く，加熱時間が長いほど多く生成する．トリプトファンからは，**Trp-P-1**，**Trp-P-2**が，グルタミン酸からは，**Glu-P-1**，**Glu-P-2**が生成される．**IQ**は，クレアチンやクレアチニンのイミダゾール部分を前駆体としており，肉や魚を焼いたり揚げたりする際に生じる．IQのようにイミダゾール部分が構造に組込まれたもの（IQタイプ）とTrp-P-1のようにイミダゾール部分がないもの（non-IQタイプ）とに分類でき，魚肉や牛肉の加熱ではIQタイプが多い．

いずれのヘテロサイクリックアミンも体内で代謝活性化を受け，最終的にニトレニウムイオンやカルボニウムイオンなどを生じ，DNAを修飾して変異原性を示す．IQはIARCグループ2A，その他のヘテロサイクリックアミンはIARCグループ2Bに分類されている．

Inon-IQタイプ

Trp-P-1　　Trp-P-2　　Glu-P-1　　Glu-P-2

A-α-C　　MeA-α-C

IQタイプ

IQ　　MeIQ　　MeIQx　　PhIP

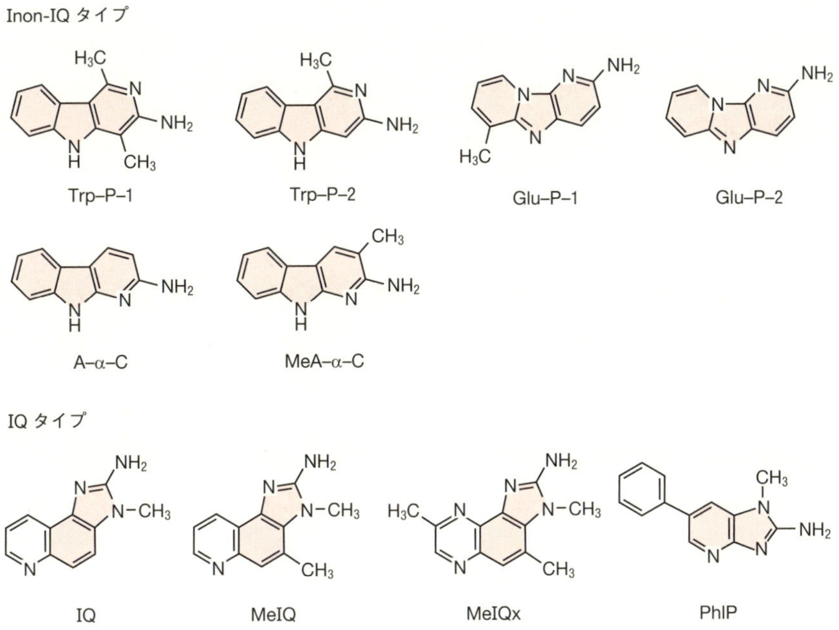

**図4・18　ヘテロサイクリックアミンの構造**

ヘテロサイクリックアミン
heterocyclic amine: 複素環(式)アミンともいう．

**Trp-P-1** 3-amino-1,4-dimethyl-5*H*-pyrido[4,3-*b*] indole

**Trp-P-2** 3-amino-1-methyl-5*H*-pyrido[4,3-*b*] indole

**Glu-P-1** 2-amino-6-methyldipyrido[1,2-*a*:3',2'-*d*]imidazole

**Glu-P-2** 2-amino-1-dipyrido[1,2-*a*:3',2'-*d*] imidazole

**IQ** 2-amino-3-methylimidazo[4,5-*f*] quinoline

**A-α-C** 2-amino-9*H*-pyrido[2,3-*b*]indole

**MeA-α-C** 2-amino-3-methyl-9*H*-pyrido[2,3-*b*] indole

**MeIQ** 2-amino-3,4-dimethylimidazo[4,5-*f*] quinoline

**MeIQx** 2-amino-3,8-dimethylimidazo[4,5-*f*] quinoxaline

**PhIP** 2-amino-1-methyl-6-phenylimidazo[4,5-*b*] pyridine

## 3) *N*-ジメチルニトロソアミン（NDMA）

*N*-ジメチルニトロソアミン（**NDMA**，図4・19）は，魚肉，魚卵などに含まれる第二級アミンと亜硝酸が酸性条件下で反応し生成される．亜硝酸は，加工肉や野菜の漬物の食品添加物として使用されている．しかし，ヒトが摂取するおもな亜硝酸は，天然に硝酸塩を含む野菜である．ホウレンソウに約3500 mg/kg，チンゲンサイに約3100 mg/kg，春菊に約4400 mg/kgの硝酸塩が含まれている．硝酸塩は口腔内・胃粘膜の細菌により還元されて亜硝酸となる．したがって，食品中にNDMAが含まれていることはほとんどないが，食品から摂取した第二級アミンと亜硝酸が生体内で反応して生成されうる．NDMAは，体内でP450によ

*N*-ジメチルニトロソアミン
*N*-dimethylnitrosoamine, NDMA

260　第4章　健康をまもる食品衛生

る脱アルキル化反応を受け，最終的にメチレニウムイオンを生じ，DNAを修飾して変異原性を示す．IARCグループ2Aに分類されている．

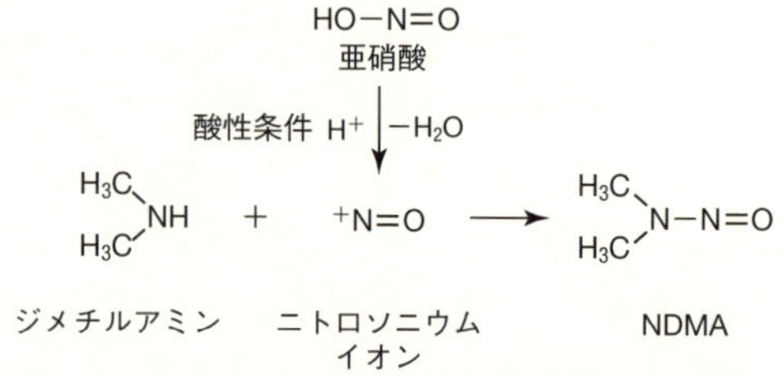

図4・19　*N*-ジメチルニトロソアミン（NDMA）の産生機構

　NDMAは，遺伝毒性と実験動物での発がん性が明らかにされている．しかし，動物実験やヒトでの疫学調査において硝酸塩の摂取量と発がんとの関係はまだ明確にされていない．また，野菜摂取量が多いほど発がんリスクが低下することを示す報告も数多くある．食品中には，NDMAの生成を阻害あるいは促進する物質がある．ビタミンCやタンニンなどのポリフェノール類はこの反応を阻害し，アルデヒド類やアルコール類は促進することが知られている．

### 4) アクリルアミド

アクリルアミド
acrylamide

　**アクリルアミド**は，紙力増強剤，土壌凝固剤，漏水防止剤，化粧品（シェービングジェルや整髪剤）などに用いられるポリアクリルアミドの原料として製造されている．1997年にスウェーデンで鉄道用トンネルの建設工事において水漏れを止めるため多量の充填剤が使用され，充填剤に含まれていたアクリルアミドモノマーが環境中に流出し，河川や地下水，井戸水を汚染した．また，工事作業員の多くが呼吸や皮膚からアクリルアミドを摂取・吸収し，アクリルアミドによる毒性として知られる末梢神経の障害が発生した．その後，工業的なアクリルアミドの曝露のない地域のヒトからもアクリルアミドが検出され，フライドポテトのような炭水化物を多く含む食材を加熱調理した食品にアクリルアミドが多く含まれていることが明らかにされた．

メイラード反応 Maillard
reaction：還元糖とアミノ
酸やタンパク質を加熱した
ときに褐色物質（メライノ
ジン）を産生する非酵素的
な反応．アミノカルボニル
反応の一種で褐変反応とも
いう．§4・1・2参照．

　アクリルアミドの生成過程は多様な経路があると考えられているが，食品の原材料に含まれるアミノ酸の一種であるアスパラギンとグルコースなどの還元糖が，加熱調理中（120℃以上）に**アミノカルボニル反応（メイラード反応）**を起こすことが主原因であると考えられている（図4・20）．アクリルアミドは，赤

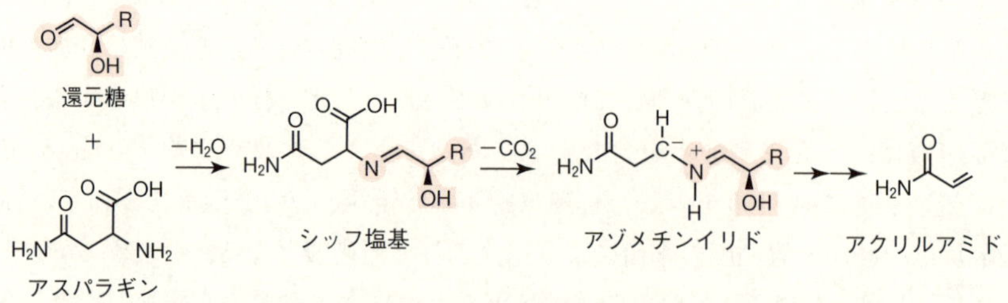

図4・20　アクリルアミドのおもな生成経路

血球のヘモグロビンをはじめ，細胞骨格と関わるタンパク質や精子中のプロタミンといったタンパク質と特異的に結合する．また，アクリルアミドの代謝物であるグリシドアミドは，DNAやヘモグロビンなどのタンパク質との結合力がアクリルアミドよりも強いと考えられており，アクリルアミドとその代謝物のグリシドアミドは，染色体異常，遺伝子突然変異試験，DNA損傷試験などで陽性の結果を示し，遺伝毒性があるとされている．IARCグループ2Aに分類されている．

### 5) フラン

フラン（図4・21）は，食品を加熱したときに食品中のアスコルビン酸，アミノ酸，糖類，不飽和脂肪酸，カロテノイドなどが前駆体となり複数の経路により生成される．焙煎コーヒー，ベビーフードを含む缶詰・瓶詰食品，カップ麺，肉や野菜を加熱加工した食品などに広く含まれていることが確認されている．フランは肝臓において反応性の高い代謝物となり，肝毒性や遺伝毒性の発がん性を有することが報告されている（IARC，グループ2B）．また，フランに炭化水素の側鎖が付加した 2-メチルフラン，3-メチルフラン，2,5-ジメチルフランなどのアルキルフラン類も加工食品中に含まれており，毒性に関する情報は限られているものの，代謝の過程で反応性の高い代謝物が生成することが報告されている．

**フラン** furan

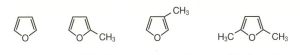

図4・21　フランとアルキルフラン類

## 4・8　代表的な食品添加物の働きと安全性

### 4・8・1　食品添加物とは

**食品添加物**は，食品衛生法（昭和22年法律第233号）第4条において，"添加物"として記載され，"添加物とは，食品の製造の過程において又は食品の加工若しくは保存の目的で，食品に添加，混和，浸潤その他の方法によって使用する物"と定義される．食品添加物はさまざまな目的で使用されるが，どのような目的で使用されるにしても食品に添加される限り，たとえ最終的に食品に残存していなくても食品添加物として扱われる．

わが国で使用されている食品添加物はいずれも内閣総理大臣[*1]が指定したリストに掲載されており，それ以外は製造・輸入・使用・販売を禁じられる"指定制度（ポジティブリスト制度）"が適用されている．以前は化学合成品のみが規制制度による規制の対象となっていたが，1995年の食品衛生法の改定により，新たに食品添加物として使用する場合は，化学合成品か天然物かを問わず，すべて安全委員会による安全性の評価が行われたのち，指定を受けて使用が認められるようになった．食品添加物は食品衛生法上，指定添加物[*2]，既存添加物[*3]，天然香料[*4]，一般飲食物添加物[*5]に分類される．

**食品添加物** food additive

[*1] 生活衛生等関係行政の機能強化を図るため，厚生労働省が所管していた食品衛生に関する企画基準の策定（食品衛生基準行政）が，2024年4月から食品安全行政の司令塔機能を担う消費者庁に移管された．これに伴い，食品添加物の指定も厚生労働大臣から内閣総理大臣（消費者庁）に移管された．規格・基準が守られているかの監視については，ひき続き厚生労働省が所管している．

[*2] 安全性を評価したうえで，厚生労働大臣〔現在は内閣総理大臣（消費者庁）〕が指定した化学的合成品と天然添加物（アスパルテーム，ソルビン酸など）．

[*3] わが国で長年にわたりすでに使用されていた実績があるもので，例外的に指定を受けることなく使用等が認められたもの（クチナシ色素，カラメルなど）．

[*4] 動物や植物から得られる天然物質で，食品に香りをつけるために使用されるもの（ハッカ，バニラ香料など）．

[*5] 一般に食品として飲食に供されるものであって添加物として使用されるもの（ウコン，果汁など）．

262 第4章 健康をまもる食品衛生

*1 それぞれ，指定添加物リスト（規則別表第一），既存添加物名簿，天然香料基原物質リスト，一般飲食物添加リスト に登録されている.

*2 販売が行われていないと認められる既存添加物について必要な手続きを行い，既存添加物名簿（平成8年厚生省告示第120号）からこれまでに132品目が削除されている（令和6年7月現在）.

成分規格

食品添加物公定書

製造基準

使用基準

表示基準

保存基準

食品添加物の種類は多く，指定添加物 476 品目（2024 年 3 月 1 日現在），既存添加物 357 品目（2020 年 6 月現在），天然香料 約 600 品目，一般飲食物添加物 約 100 品目が添加物として登録されている*1．なお，わが国においてすでに使用され，使用が認められている既存添加物のうち，すでに使用の実態がないことが判明したものは，既存添加物名簿から適宜削除されている*2．

## 4・8・2 食品添加物に関する規格基準

1955 年，育児用粉乳に用いられた食品添加物に不純物としてヒ素が含まれていたために，被害者が 12,000 人にも及ぶ森永ヒ素ミルク中毒事件が起こった．この事件がきっかけとなり，食品添加物の安全性を確保するため，食品衛生法に基づき，食品添加物の**成分規格**や基準をまとめた**食品添加物公定書**が 1960 年に定められた．食品添加物公定書には，食品添加物の成分規格と規格に関わる通則，一般試験法，試薬・試液に加え，製造基準，使用基準，表示基準，保存基準が提示されている．1) **製造基準**は，食品添加物を製造する際に守られなければならない基準，2) **使用基準**は，食品添加物の安全性試験や有効性評価の結果に基づき対象食品，使用量，使用目的，使用方法，残存量を規制する基準，3) **表示基準**は食品添加物や食品添加物製剤を販売するときに製品に表示する内容を定めた基準，4) **保存基準**は，成分の保存方法を示したものであり，分解しやすいβ-カロテンなどを対象に定められている．

食品添加物公定書に記載されている成分規格には，食品添加物の純度に加えて，有害な重金属や製造する際に生成する副生成物の含有量の上限値などがあり，この成分規格に合わない食品添加物の使用や販売はできない．成分規格は，指定添加物だけでなく，既存添加物についても必要に応じて定められている．

## 4・8・3 食品添加物の用途別分類と加工食品への表示方法

食品添加物は，食品衛生法による分類のほか，食品の加工，食品の製造，食品の保存，および食品の栄養強化など，使用目的によっても分類されている．指定添加物は，以下に示すような 33 の用途別に分類される．

1) 食品の加工を目的に使用される食品添加物（8 用途）：甘味料，着色料，発色剤，色調調整剤，調味料，酸味料，香料，漂白剤

2) 食品の製造を目的に使用される食品添加物（19 用途）：イーストフード，ガムベース，かんすい，結着料，固結防止剤，小麦粉改良剤，消泡剤，製造用剤，醸造用剤，糊料（または，増粘剤，安定剤，ゲル化剤），豆腐用凝固剤，乳化剤，発酵調整剤，pH 調整剤，皮膜剤，品質改良剤，品質保持剤，膨張剤，保水乳化安定剤

3) 食品の保存を目的に使用される食品添加物（5 用途）：保存料，酸化防止剤，防かび剤，殺菌剤，防虫剤

4) 食品の栄養強化の目的に使用される食品添加物（1 用途）：栄養強化剤

加工食品に食品添加物を用いる際には，どのような食品添加物を使用したかの

情報を消費者に提供する必要があり，その表示方法については，以下のように食品衛生法施行規則に定められている．

　使用した食品添加物は，原則として"物質名"で記載し，その名称は指定添加物リスト（食品衛生法施行規則"別表第1"）および既存添加物名簿に収載された物質名が用いられる（いくつかの食品添加物は簡略名での表示が認められている*）．これらのうち，使用基準があり，安全性の面でも消費者の関心が高く使用目的を表示する必要性の高いものについては，物質名とともに，食品添加物の使用目的を"用途名"として併記することとなっている（例：甘味料（キシリトール），着色料（カラメル）など）．甘味料，着色料，保存料，酸化防止剤，発色剤，防かび剤，漂白剤，および糊料の合計8用途がこれに該当する．また，同種の食品添加物を複数使用する場合で，個々の成分を表示する必要性が低いと考えられる場合は，物質名の代わりに用途を表す"一括名"で記載する．これに該当するのは，イーストフード，ガムベース，かんすい，酵素，光沢剤，香料，チューインガム軟化剤，調味料，酸味料，豆腐用凝固剤，苦味料，乳化剤，pH調整剤，膨張剤の14種である．また，複数の用途で使用される食品添加物がある．たとえば，L-アスコルビン酸（ビタミンC）は酸化防止剤としても使用されるが，栄養強化の目的でも用いられる．これらの場合，L-アスコルビン酸を酸化防止剤として用いる場合は，"酸化防止剤（ビタミンC）"の表示が必要となるが，栄養強化剤として用いる際は表示しなくてもよい．また，栄養強化の目的で使用した食品添加物（ビタミンやミネラルなど），加工助剤（加工の際に使用されるが最終製品に残存しないもの）およびキャリーオーバー（原料から移行してもち込まれるが，微量であり効果がでないもの）については，表示が免除される．

> \* 一般に広く知られた名称をもつ食品添加物の場合には，物質名の代わりに簡略名・分類名での記載が可能．例："L-アスコルビン酸"→"ビタミンC"，"炭酸水素ナトリウム"→"重曹"など．

### 4・8・4　食品添加物各論

**a. 保存料**　**保存料**は，食品の腐敗や変質の原因となる微生物やカビの増殖を抑制（静菌作用）し，食品の品質を維持するために添加される物質であり，殺菌を目的とした殺菌料とは使用目的が異なる．また，保存料には微生物の増殖を阻止する作用があるため，使用量によってはヒトにも何らかの影響が現れるおそれがある．そのため，すべての品目について使用基準が定められ，食品ごとに使用量が限定されている．現在，安息香酸とそのナトリウム塩，ソルビン酸とそのカリウム塩，デヒドロ酢酸ナトリウム，プロピオン酸とそのカリウムおよびカルシウム塩，パラオキシ安息香酸エステル類（エチル，プロピル，ブチル，イソブチル），およびナイシンなどが指定されている（図4・22）．

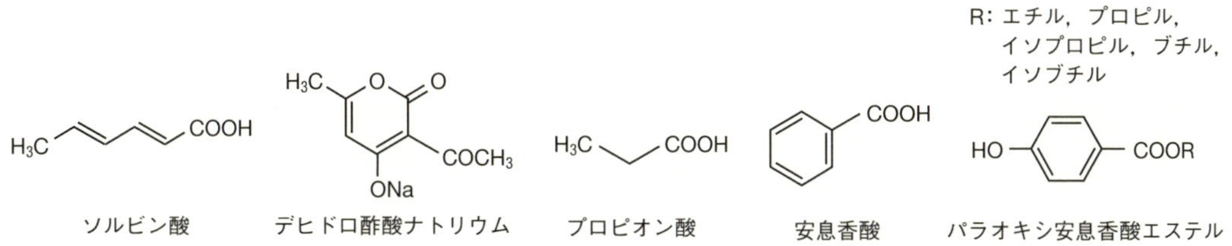

保存料

図4・22　指定添加物の保存料

**酸型保存料**

このうち，安息香酸，ソルビン酸，デヒドロ酢酸ナトリウムおよびプロピオン酸は，**酸型保存料**であり，pH による抗菌力の差が大きく，酸性領域の方が中性や塩基性領域より抗菌作用が強い．これは，これらの保存料が酸性領域中に存在すると非解離型（分子型）となるため微生物の細胞膜を通過しやすいからである．これらの性質上，酸型保存料を使用する場合は，食品の pH を低く保つ必要がある．一方，パラオキシ安息香酸エステル類は，**非酸型保存料**であり，pH が中性付近であっても十分に抗菌作用を発揮する．2009 年に保存料として指定されたナイシンは，発酵乳から分離された *Lactococcus lactis* が産生する 34 個のアミノ酸からなるポリペプチドで，*Bacillus* 属と *Clostridium* 属を含むグラム陽性菌の細胞膜に作用して，膜孔を形成することにより，これらの菌の細胞膜の機能を破壊するとされる．食肉製品，チーズ，卵加工品，洋菓子などに用いられる．

**非酸型保存料**

**防かび剤**

**ポストハーベスト農薬**

**b. 防かび剤（防ばい剤）** **防かび剤**は，諸外国で柑橘類の収穫後農薬（**ポストハーベスト農薬**）として用いられており，残留規制が行われているものの，わが国では農薬は農作物の生産のために使用されるものであるとされ，収穫後での農薬の使用は認められていないことから，苦渋の選択として柑橘類の輸入にあたって食品添加物に指定した経緯がある．柑橘類の表皮の防かび剤として指定添加物のジフェニル，オルトフェニルフェノール，チアベンダゾール，イマザリル，フルジオキソニル，アゾキシストロビン，ピリメタニル，ジフェノコナゾールがある（図 4・23）．すべて，使用基準があり，柑橘類の表皮に塗布または浸潤して用いる．防かび剤が使用された柑橘類やバナナなどを販売する際は，ばら売りであっても品名札や陳列棚などに，使用した物質名をわかりやすい方法で表示するように求められる．

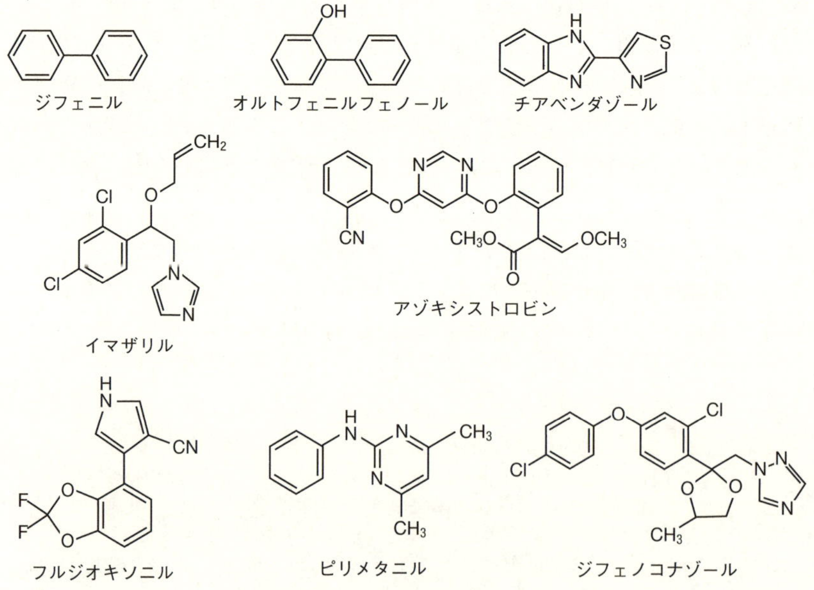

図 4・23 指定添加物の防かび剤

**c. 酸化防止剤**　食品を外気にさらすと，食品中の成分が空気中の酸素により酸化され，変質・劣化が進み可食性を失うことがある．特に，食品中の油脂が酸化されることにより，過酸化物やアルデヒド類が生成された[*]食品を摂取することで健康障害も起こる可能性がある．このような酸素による食品の変質を防止するために使用が許可されているものが**酸化防止剤**であり，これら酸化防止剤は水溶性のものと脂溶性のものに分類される（図4・24）．

\* §4・1・3 参照．

酸化防止剤

水溶性の酸化防止剤

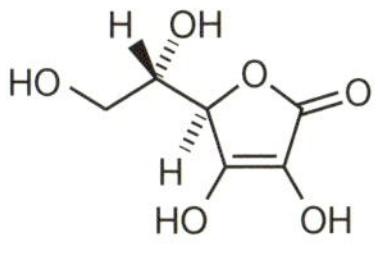

L-アスコルビン酸 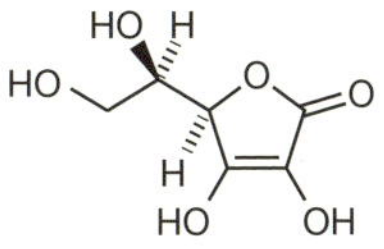　　　エリソルビン酸 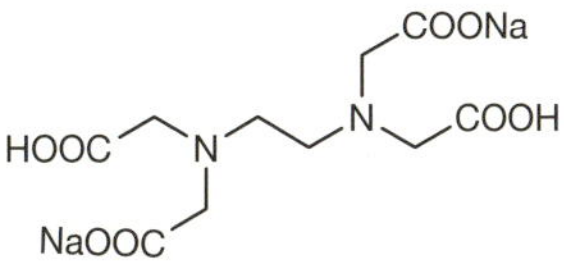　　　エチレンジアミン四酢酸二ナトリウム

脂溶性の酸化防止剤

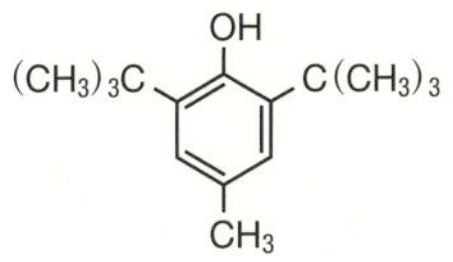

ジブチルヒドロキシトルエン 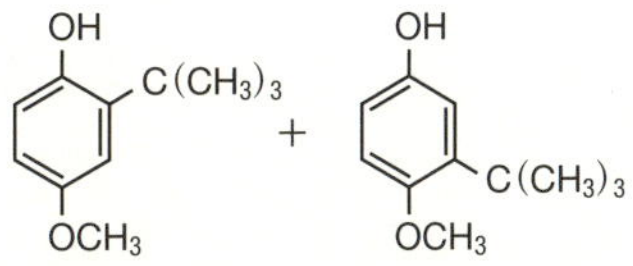　ブチルヒドロキシアニソール 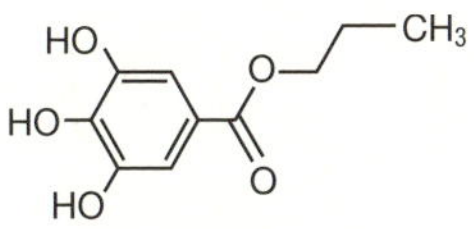　没食子酸プロピル

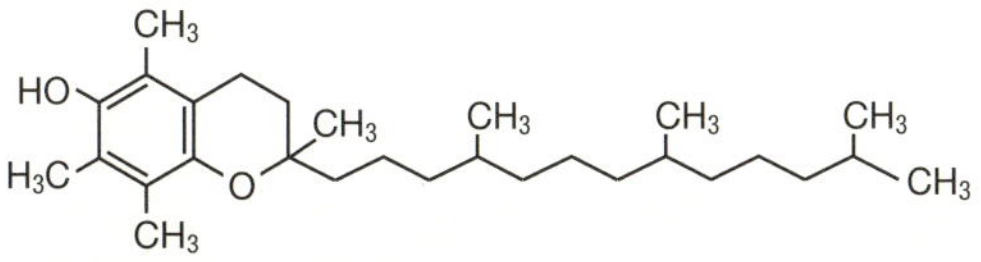

α-トコフェロール

図4・24　代表的な酸化防止剤

　指定添加物として記載されている**水溶性酸化防止剤**には，還元作用をもつL-アスコルビン酸（ビタミンC）とその塩やエステル類，エリソルビン酸およびそのナトリウム塩，金属封鎖作用をもつエチレンジアミン四酢酸塩がある．エリソルビン酸はL-アスコルビン酸の立体異性体であるが，ビタミンCの作用はもたないため，酸化防止剤としてのみ使用が許可されている．また，エチレンジアミン四酢酸塩は酸化を促進する金属イオンを封鎖する作用があり，缶詰や瓶詰めの飲料水や食品に用いられる．

水溶性酸化防止剤

　一方，**脂溶性酸化防止剤**としては，ジブチルヒドロキシトルエン（BHT），ブチルヒドロキシアニソール（BHA），dl-α-トコフェロール，没食子酸プロピル（PG）などがある．これらは，いずれもフェノール性ヒドロキシ基を一つまたは複数個もっており，これらは油脂の酸化が進行する際に生成するペルオキシルラジカル（R-O-O・）に水素を供与することによりラジカル連鎖反応を断ち，油脂の自動酸化を阻止する（図4・25）．また，脂溶性酸化防止剤であるクエン酸イソプロピルは金属封鎖作用をもっており，連鎖停止反応により安定化したヒドロペルオキシド（R-O-O-H）を分解してラジカルを再生する作用をもつ金属イオンを封鎖する．また，漂白剤や保存料として用いられる亜硫酸塩類（二酸化硫

脂溶性酸化防止剤

黄を含む）も酸化防止剤として使用されることがある．既存添加物の酸化防止剤には，グアヤク脂やローズマリー抽出物などがある．

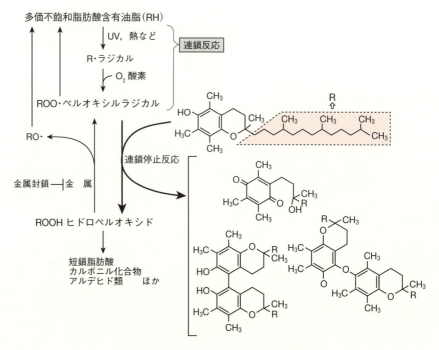

図 4・25　油脂の酸化防止剤の作用機構

**d. 着色料**　食品の加工において着色して嗜好性を高める目的で食品に添加するものを**着色料**という．着色料は基本的に使用しなくても食品自体の品質にはほとんど影響がない．着色料には合成品である食用タール色素と天然物由来の色素に分類できる．

食用タール色素は石炭タールを原料として合成され，鮮明な色をもち，退色しにくいという特徴をもつ．わが国でも数多くのタール色素が着色料に指定されていたが，発がん性のあるものやその疑いがあるものなどが相次いで指定から削除された．現在では，12種類が食用タール色素として指定されている．食用タール色素は，基本骨格に基づいて，アゾ系，キサンテン系，トリフェニルメタン系およびインジゴイド系の4種類に分類され，いずれも分子内にスルホン酸基またはカルボキシ基をもつ水溶性塩型化合物である（図4・26）．また，このうち8種の色素は油溶性のアルミニウムレーキも指定されており，油性食品や粉末に使用される．これらは，対象食品に制限があるが使用量の制限はない．

食用タール色素以外の指定添加物の着色料として，天然物を起源とするカロテノイド系色素，クロロフィル系色素，無機塩類があり（図4・27），いずれも使用基準がある．β-カロテンは油に溶けて黄色を呈する色素で，バターやマーガリンなどに使用される．なお，β-カロテンは体内でビタミンAに変化するので栄養効果もある．水溶性アナトー（ノルビキシンカリウムおよびノルビキシンナトリウム）は，ベニノキの種子に含まれるビキシンを加水分解して得られるノル

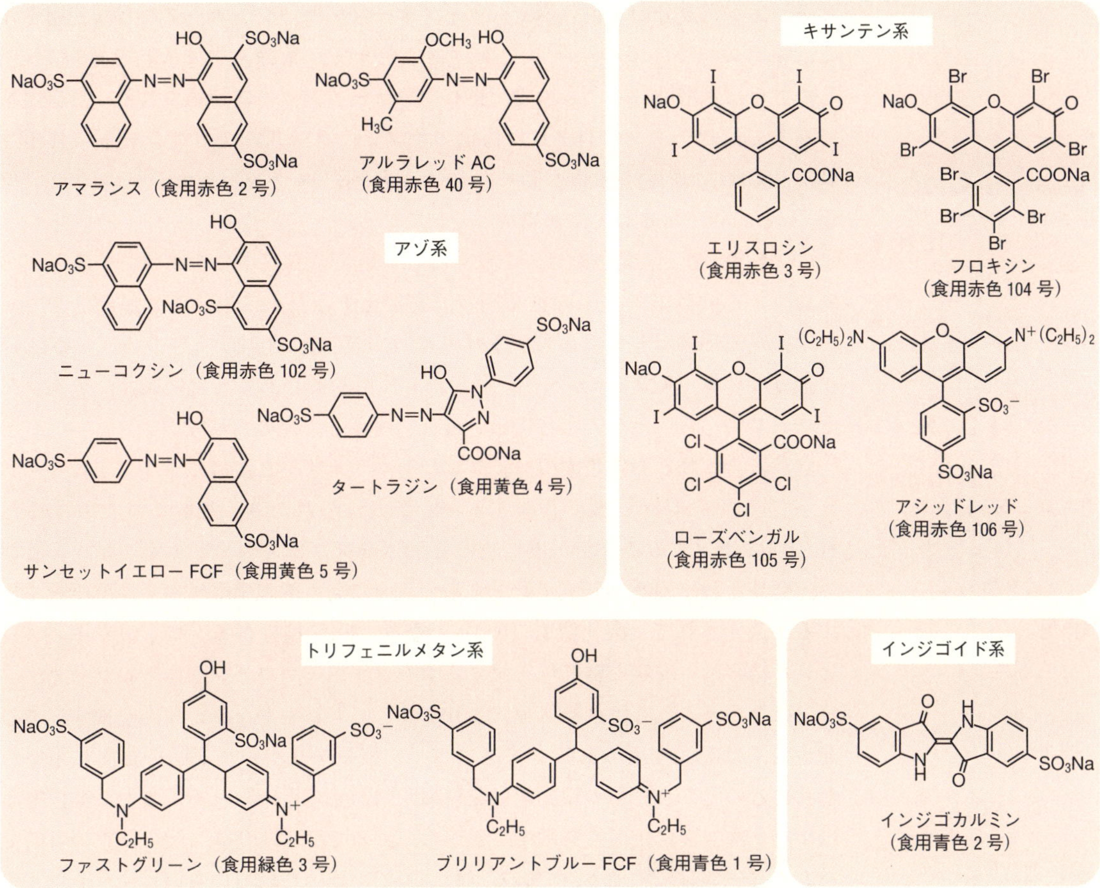

4·8 代表的な食品添加物の働きと安全性　267

アマランス（食用赤色2号）

アルラレッド AC（食用赤色40号）

ニューコクシン（食用赤色102号）

アゾ系

タートラジン（食用黄色4号）

サンセットイエロー FCF（食用黄色5号）

キサンテン系

エリスロシン（食用赤色3号）

フロキシン（食用赤色104号）

ローズベンガル（食用赤色105号）

アシッドレッド（食用赤色106号）

トリフェニルメタン系

ファストグリーン（食用緑色3号）

ブリリアントブルー FCF（食用青色1号）

インジゴイド系

インジゴカルミン（食用青色2号）

図4·26　指定添加物の食用タール色素

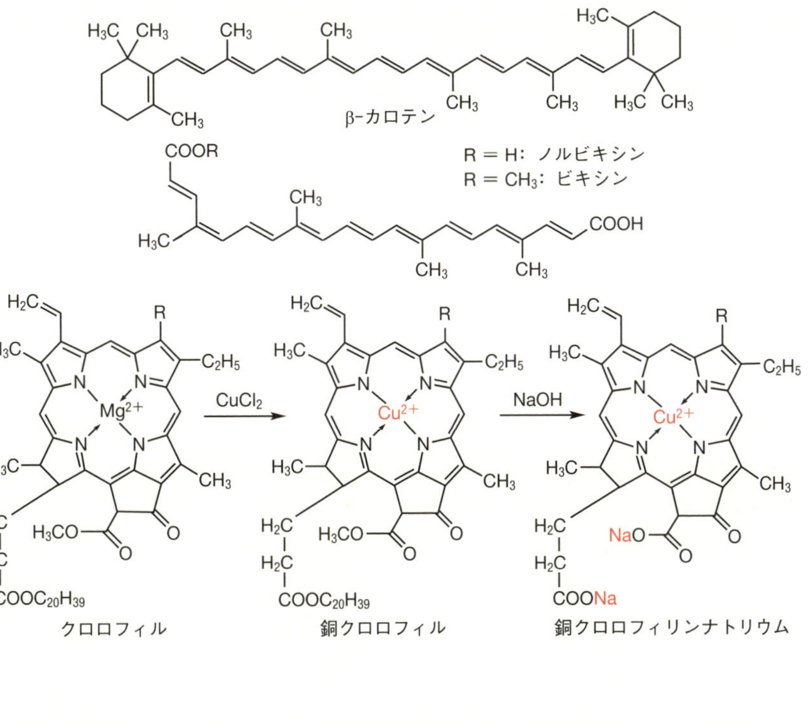

β-カロテン

R = H：ノルビキシン
R = CH₃：ビキシン

クロロフィル　　　　銅クロロフィル　　　　銅クロロフィリンナトリウム

図4·27　天然物を起源とする指定添加物の着色料

ビキシンが主成分の黄色色素で，ウインナーソーセージやチーズなどに使用される．銅クロロフィリンナトリウムは緑色色素で，葉緑素中の Mg を Cu に置換し，さらに水溶性にしたもので，昆布やチューインガムに使用される．無機塩類である二酸化チタン（$TiO_2$）は白色の色素で，チーズやチョコレートに使用される．なお，既存添加物としてクチナシ色素，カラメル色素，ベニコウジ色素\*なども着色料として食品に使用されている．

**e. 発 色 剤**　　発色剤は，それ自体は無色で，食品中に含まれている色素と結合し，その色素の本来の色を固定，安定化するために用いる食品添加物である．指定添加物として亜硝酸ナトリウム（$NaNO_2$），硝酸ナトリウム（$NaNO_3$），硝酸カリウム（$KNO_3$）があり，いずれも使用基準があり，食肉製品，魚肉ソーセージ，いくら，たらこなどに用いられ，残存量も定められている．

食肉に含まれる赤い色素のヘモグロビンやミオグロビンは鉄イオンを含んでおり，食肉中では $Fe^{2+}$ 型で存在するが，空気に触れたり，加熱されたりすると $Fe^{3+}$ 型に変化することで，黒褐色のメトヘモグロビンやメトミオグロビンとなり，食品としての商品価値が低下する．食肉に発色剤の硝酸塩や亜硝酸塩を添加すると還元されて一酸化窒素（NO）となり，$Fe^{2+}$ 型のヘモグロビンやミオグロビンと結合し，安定な鮮紅色を呈するニトロソヘモグロビンやニトロソミオグロビンになる．これらは加熱処理により変性しても鮮やかな赤い色調を残す．この発色効果は還元作用のある L-アスコルビン酸やエリソルビン酸をともに用いると強まるので，これらの還元剤は発色補助剤として用いられる．また，亜硝酸塩はボツリヌス菌に抗菌性を示すことから，欧米ではボツリヌス症の防止の目的でハムやベーコンに添加されている（わが国では認められていない）．

**f. 甘 味 料**　　甘味料は食品に甘味をつける食品添加物であり，古くは経済的な理由からショ糖の代替品として使用されていた経緯をもつ．近年は体内で糖として利用されない性質をもつことを利用して糖尿病や低カロリー食のための糖分の代わりに使用される．また，虫歯の原因となるう蝕細菌に利用されにくい性質（抗う蝕性）が注目される甘味料もある．指定添加物として，人工甘味料としてサッカリン，サッカリンナトリウム，サッカリンカルシウム，アスパルテーム，ネオテーム，アドバンテーム，アセスルファムカリウム，スクラロースがあり，天然物に由来するものに，グリチルリチン酸二ナトリウム，D-ソルビトール，D-キシリトールがある（図 4・28）．

人工甘味料のサッカリンはショ糖の約 500 倍の甘味がある．水に溶けにくい性質をもち，チューインガムに対してのみ使用が認められている．サッカリンナトリウムは，水に溶けやすい性質をもち，使用基準により多くの食品に使用量を限定して使用される．サッカリンカルシウムは，2012 年に指定添加物として成分規格と使用基準が定められた甘味料で，分子内にナトリウムを含まないため減塩食事摂取者向けの低カロリー甘味料として用いられる．

アスパルテームは，アスパラギン酸とフェニルアラニンメチルエステルのジペプチドからなるアミノ酸系甘味料であり，菓子類や乳製品などに広く用いられている．エネルギー換算係数は 4 kcal/g でショ糖と同じであるが，ショ糖の約 200

---

\* ベニコウジ色素は，ベニコウジカビ属糸状菌（*Monascus pilosus* および *Monascus purpureus* に限る）の培養液から得られるアンカフラビン類およびモナスコルブリン類を主成分とする着色料である．また，ベニコウジ黄色素もベニコウジカビ属糸状菌の培養液から得られるキサントモナシン類を主成分とする着色料である．いずれの色素も食品の着色の目的で使用される既存添加物であり，機能性表示食品に含まれる成分である紅麹ポリケチドとは異なる．

**発色剤**

**甘味料**

4・8 代表的な食品添加物の働きと安全性　269

倍の甘みをもつため，実質的には少ない使用量で用いることで摂取エネルギーを
低く抑えることができる．アスパルテームを使用する際は，フェニルアラニンを
チロシンに変換できないフェニルケトン尿症の患者に対する注意喚起として，原
材料欄に“甘味料（アスパルテーム・L-フェニルアラニン化合物）”と表示するこ
とになっている．ネオテームはアスパルテームを N-アルキル化することで得ら
れるジペプチド誘導体で，ショ糖の 7000～13,000 倍の甘味をもつ．また，2014
年に指定添加物となったアドバンテームも，アスパルテームと同様ジペプチドの
構造をもつアミノ酸系甘味料で，ショ糖の 14,000～48,000 倍の甘味をもつ．ネオ
テームやアドバンテームはアスパルテームの類似化合物であるが，経口で摂取し
た大部分は尿中や糞中に代謝物として排泄され，L-フェニルアラニンに変換され
て多量に体内に取込まれる可能性は低いため，L-フェニルアラニンに関する注意
喚起は必要ない．アスパルテーム，ネオテーム，アドバンテームには使用基準は
ない．

　アセスルファムカリウムは，酢酸由来のジケテンを原料に製造される人工甘味
料でショ糖の約 200 倍の甘味がある．生体内で利用されないためエネルギー換算
係数は 0 kcal/g のノンカロリー甘味料として使用される．菓子や清涼飲料水な
どを対象に使用基準が定められている．スクラロースは，スクロースの 3 箇所の

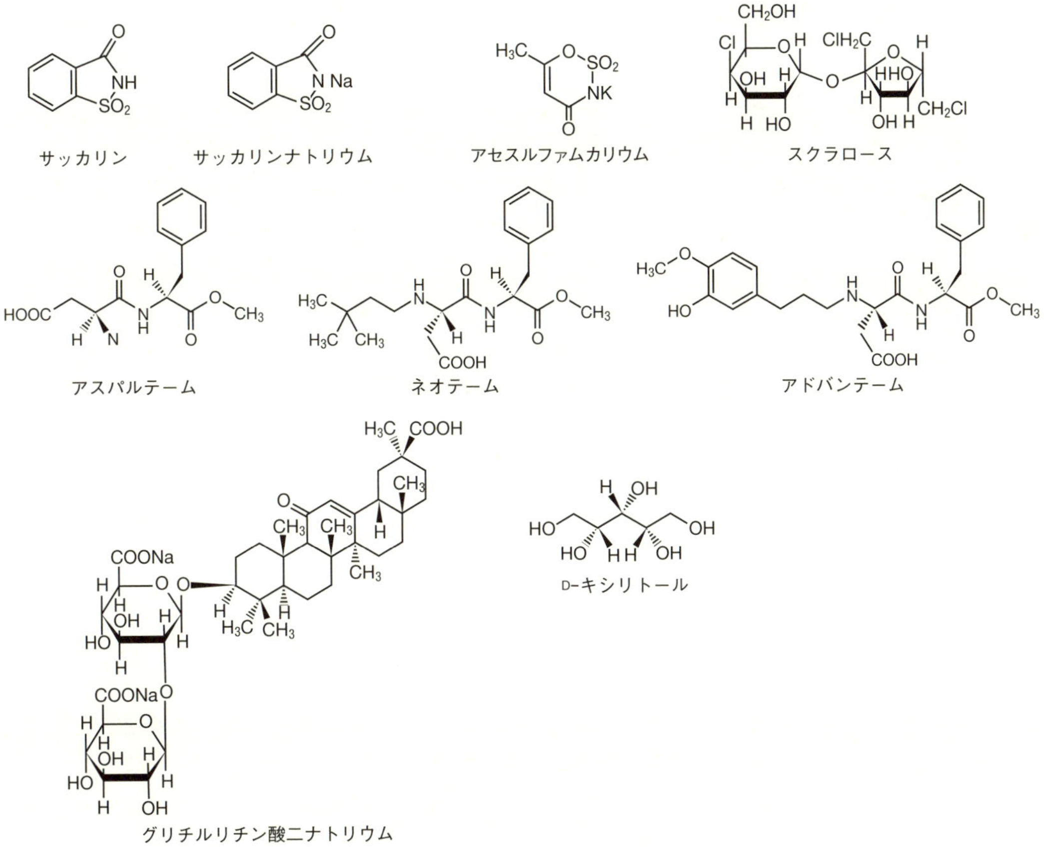

図 4・28　指定添加物の甘味料

ヒドロキシ基を塩素に置換した構造をもつ人工甘味料で，ショ糖の約 600 倍の甘味をもつ．スクラロースも生体内で糖質として利用されないため低カロリー甘味料として用いられる．

天然物由来の甘味料のグリチルリチン酸二ナトリウムは甘草（カンゾウ）の根の甘味成分で，ショ糖の約 200 倍の甘味があり，味噌と醤油に対してのみ使用が認められている．D-ソルビトールは海藻に含まれるが，グルコースの還元により合成される甘味料でショ糖のおよそ半分の甘味をもつ．キシリトールは，五炭糖でショ糖と同程度の甘味をもつ．低カロリーであるほか，虫歯になりにくい性質（抗う蝕性）があるため，チューインガムなどに使用されている．D-ソルビトールおよびキシリトールには使用基準がない．

**漂白剤**　　**g. 漂白剤**　　**漂白剤**は，食品やその原料に含まれる色素成分などの有色物質を無色にして白くして，生鮮な色調に整えることを目的に用いられるもので，色素を還元して漂白する還元漂白剤と酸素の酸化作用により色素を分解して漂白する酸化漂白剤がある．消費者の食材に対する判断を誤らせるおそれがあるため，ゴマ，豆類および野菜に漂白剤を使用してはならない．

指定添加物の二酸化硫黄（$SO_2$），亜硫酸ナトリウム（$Na_2SO_3$），次亜硫酸ナトリウム（$Na_2S_2O_4$），ピロ亜硫酸カリウム（$K_2S_2O_5$）およびピロ亜硫酸ナトリウム（$Na_2S_2O_5$）は"亜硫酸塩"などとして扱われる．これらの亜硫酸塩には，漂白剤としての効果に加えて，微生物の増殖や酸化による食品の劣化を抑制する作用があるため保存料や酸化防止剤を用途名として表示されることもある．いずれも使用基準がある．

一方，過酸化水素（$H_2O_2$），亜塩素酸ナトリウム（$NaClO_2$），次亜塩素酸ナトリウム（$NaClO$），および高度サラシ粉（$Ca(ClO)_2$）は，酸化作用をもつ酸化漂白剤で，漂白作用とともに微生物を死滅させる作用をもつため，殺菌料としても用いられる．亜塩素酸ナトリウムは菓子製造に用いられる柑橘類の果皮やさくらんぼなどへの使用が認められている．また，過酸化水素を釜揚げしらすやしらす干しの漂白・殺菌に用いる場合は，過酸化水素としての最大残存量 0.005 g/kg 以下との使用基準が設定されているが，そのほかの食品に使用する際は最終食品の完成前に分解または除去することと定められている．また，これら酸化作用をもつ殺菌・漂白剤は，いずれも使用基準や使用実態から，分解・除去されるか水洗されるため最終製品に残存しないので，加工助剤として扱われ，食品添加物としての表示の免除が認められている．

**糊　料**　　**h. 糊料（または増粘剤，安定剤，ゲル化剤）**　　**糊料**は食品を安定に保つた
**増粘剤**　　めに用いられる食品添加物で，使用方法により表示が異なる．増粘の目的で使用
**安定剤**　　される場合は"増粘剤"，粘性を高めて食品成分を均一に安定させる目的で使用
**ゲル化剤**　　する場合は"安定剤"，液体のものをゼリー状に固める目的で使用する場合は"ゲル化剤"と表示される．指定添加物として，カルボキシメチルセルロールやリン架橋デンプンなどの高分子物質がある．糊料については，使用基準があるものとないものがある．

**i. 殺菌料**　　食品の微生物を死滅させる目的のために使用される食品添加

**4・8 代表的な食品添加物の働きと安全性** 271

物が**殺菌料**で，使用濃度によってはヒトにも影響が出るため使用基準が厳しく設定されている．指定添加物リストに掲載されている殺菌料には，過酸化水素，亜塩素酸ナトリウム，亜塩素酸水（$HClO_2$），次亜塩素酸ナトリウム，次亜塩素酸水（$HClO$），高度サラシ粉，過酢酸（$CH_3COOOH$）がある．

殺菌料

過酸化水素は殺菌作用と漂白作用を併せもつことから，1980 年 10 月以前まではさまざまな用途に使用されていたが，動物実験で弱いながらも発がん性があるとの報告がなされ，現在"最終食品の完成前に分解または除去すること"という使用基準で使用が許可されている．次亜塩素酸ナトリウムや高度サラシ粉などの塩素系殺菌料は，その酸化力により食品中の微生物に対して殺菌作用を示す．次亜塩素酸ナトリウムは飲料水，ゴマを除く野菜，果実，食器類の殺菌に用いられる．また，2016 年 10 月に追加された過酢酸製剤は，牛，鶏，豚肉，果実や野菜の表面殺菌の目的以外に使用してはならないとされている．

**j. その他の食品添加物**　その他の食品添加物の用途別分類と表示令を**表 4・5**に示す．

**表 4・5　その他の食品添加物の用途別分類**

| 用途名 | 使用目的 | 添加物 | 表示例 |
|---|---|---|---|
| 品質保持剤 | 保存料や酸化防止剤ほど強い効果はないが，食感や味などの品質を短期的に保つために使用される | プロピレングリコール | プロピレングリコール |
| 色調調整剤 | 黒豆，ナス，オリーブなどの食品がもつ色調を安定化し，退色を防ぐ目的に使用される | グルコン酸第一鉄 | グルコン酸第一鉄 |
| 製造用剤（表面処理剤） | カビや酵母の生育を阻害するために，ナチュラルチーズ（ハードおよびセミハード）の表面処理に用いられる | ナタマイシン | ナタマイシン |
| 製造用剤（結着剤） | 食品の保水性や弾力性を高める目的でハム，ソーセージ，かまぼこなどに使用される | ピロリン酸四ナトリウム，ポリリン酸ナトリウム | ピロリン酸 Na<br>ポリリン酸 Na |
| 製造用剤（かんすい） | 中華麺に固有の食感と風味を与えるために加える | 炭酸ナトリウム，ポリリン酸ナトリウム | かんすい |
| 乳化剤 | 水と油のような，本来混ざり合わないものの境界面で働いて，均一な状態を作る作用をもつ | レシチン，グリセリン脂肪酸エステル | 乳化剤 |
| 膨張剤 | ふくらし粉，ベーキングパウダーともよばれるもので，ガスを発生させて，蒸し菓子や焼き菓子をふっくらと膨張させるために使用される | 炭酸水素ナトリウム，硫酸アルミニウムカリウム（ミョウバン） | 膨張剤 |
| 調味料 | アミノ酸，核酸，有機酸，無機塩の 4 グループがあり，表示の際には，"調味料（グループ名）"で表示する | L-グルタミン酸ナトリウム，5′-イノシン酸二ナトリウム | 調味料（アミノ酸）<br>調味料（核酸） |
| 酸味料 | 食品に酸味の付与または酸味の調整や味の調和のために使用される | クエン酸，乳酸 | 酸味料 |
| チューインガム基礎剤（ガムベース） | チューインガムの基礎となる物質 | 酢酸ビニル樹脂，エステルガム | ガムベース |
| 香料 | 香気を付与または増強するために使用されるもので，食品の香りを再現するために多数の物質を調合して用いられることが多い | イソプロパノール，バニリン | 香料 |
| 強化剤 | 栄養成分の強化のために使用される添加物で，ビタミン類，ミネラル類，アミノ酸類に大別される | L-アスコルビン酸，乳酸カルシウム | 表示を免除 |

## 4・8・5 食品添加物の安全性

食品安全委員会が2023年に"食品の安全性に関する意識調査"を実施したところ，消費者の多くが"不安に感じている"ものとして，"有害微生物（細菌など），ウイルスなどによる食中毒など"，"いわゆる健康食品"，"かび毒"が上位であった．一方，"食品添加物"に対して"不安に感じている"との回答は，近年，減少傾向であるものの，まだおよそ45％の消費者があげていた．このような消費者の不安を払拭するために，食品添加物の安全性評価を最新の科学に基づいて中立・公正に，かつ透明性を保って実施する必要がある．

食品添加物の安全評価は毒性試験によって検討されている．発がん性以外の毒性は，可逆的病変を示す閾値が認められる毒性で有害な影響が認められない最大の摂取量，**無毒性量（NOAEL）**を求めることができる．実際には，急性毒性試験，慢性毒性試験，そのほか生物学的試験を行い，無毒性量を決定する．通常，この無毒性量を，種差および個体差を考慮して設定した安全係数[*1]で除して**許容一日摂取量（ADI）**を算出する．さまざまな食品を通じて摂取されるそれぞれの食品添加物の1日の総摂取量[*2]が，許容一日摂取量に体重（kg）を乗じた値を下回れば安全ということになる．

食品添加物の新規の指定や規格基準の改定にあたって，申請者が必要となる資料を内閣総理大臣宛に消費者庁食品衛生基準審査課を通じて提出後，内閣府食品安全委員会によるリスク評価，さらに食品衛生基準審査会添加物部会による審議を経て，内閣総理大臣から省令・告示が示される（図4・29）．

**無毒性量** no-observed adverse effect level, NOAEL: ある物質について何段階かの異なる投与量を用いて毒性試験を行ったとき，有害影響が認められなかった最大の投与量．§5・7・3参照．

[*1] 安全係数は，動物とヒトとの感受性の差と，ヒトとヒトとの個体差を考慮して設定された係数である．安全係数としては，通常，種差として10，個体差として10とし，100が使用される．

**許容一日摂取量** acceptable daily intake, ADI: ヒトがある物質を毎日生涯にわたって摂取し続けても，現在の科学的知見からみて健康への悪影響がないと推定される1日当たりの摂取量．§5・7・4参照．

[*2] 食品添加物の一日摂取量の調査は，マーケットバスケット方式を用いて実施される．マーケットバスケット方式とは，スーパーマーケットなどで販売されている食品を実際に購入し，その食品中に含まれている食品添加物量を分析し，その結果に平均的な1日当たりの食品の喫食量を乗じて摂取量を求める方式である．

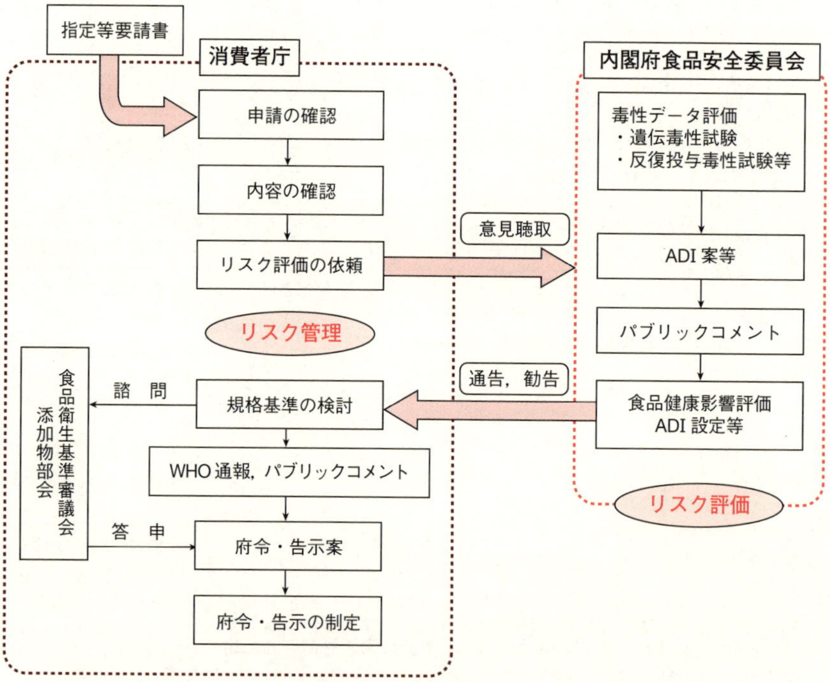

**図4・29　食品添加物の指定等の流れ**　国立医薬品食品衛生研究所　食品添加物指定等相談センターホームページより一部改変

## 4・9 遺伝子組換え食品の安全性管理

**遺伝子組換え食品 (GM食品)** とは，ある生物種が本来もち合わせている遺伝子情報に対して人為的に変更を加えることで，食品としての価値を高めた，あるいは不利益を減弱した**遺伝子組換え作物**，もしくはそれらを原材料とした加工食品のことである（表4・6）．一般には遺伝子組換え作物が知られているが，遺伝子組換えした微生物に生産させたタンパク質などを用いた遺伝子組換え食品添加物も存在する．

狭義では，遺伝子組換え食品とはある生物の細胞に別の生物種の遺伝子を導入することで，本来その生物がもち合わせていない性質（害虫耐性，除草剤耐性など）が付加されたものをさしていた．その後，遺伝子工学の発展に伴い，その生物のもっている有益な性質を高めたもの（ステアリドン酸産生能・高リシン形質など），食品として好ましくない性質を抑制したもの（飽和脂肪酸産生能を低下，リグニン産生抑制など）なども生まれている．

遺伝子組換え食品
genetically modified food,
GM 食品

遺伝子組換え作物
genetically modified
organism, GMO

**表4・6 おもな遺伝子組換え食品[a]**

|  | 種　類 | 特　徴 | 加工食品 |
|---|---|---|---|
| 作　物 | 大　豆 | 除草剤耐性，ステアリドン酸産生，低飽和脂肪酸 | 大豆油，豆腐と加工品，みそ，醤油など |
| | ジャガイモ | ウイルス病耐性，害虫抵抗性，アクリルアミド産生低減 | マッシュポテトなど |
| | ナタネ | 除草剤耐性・不稔性関連 | なたね油 |
| | トウモロコシ | 害虫抵抗性，除草剤耐性，乾燥耐性/収量増大可能性，高リシン形質，耐熱性 α-アミラーゼ産生 | コーンスターチ，スナック菓子など |
| | ワ　タ | 害虫抵抗性，除草剤耐性 | 綿実油 |
| | テンサイ | 除草剤耐性 | てんさい糖 |
| | アルファルファ | 除草剤耐性，低リグニン産生 | 生食用 |
| | パパイヤ | ウイルス抵抗性 | 生食用 |
| | カラシナ | 除草剤耐性，稔性回復性 | 食用油 |
| 食品添加物 | α-アミラーゼ | 生産性向上・耐熱性向上，スクロース耐性向上 | デンプンの液化，デキストリン製造など |
| | キモシン | 生産性向上・キモシン生産性 | チーズ製造など |
| | プルラナーゼ | 生産性向上 | デンプンの糖化 |
| | リパーゼ | 生産性向上 | 油脂製造など |
| | リボフラビン | 生産性向上 | 着色，栄養強化など |
| | グルコアミラーゼ | 生産性向上 | デンプン加工など |
| | α-グルコシルトランスフェラーゼ | 生産性向上・性質改善 | 複合糖質合成など |
| | シクロデキストリングルカノトランスフェラーゼ | 生産性向上・性質改善 | シクロデキストリン製造など |
| | アスパラギナーゼ | 生産性向上 | アクリルアミド生成の低減 |

a) 厚生労働省，"安全性審査の手続を経た旨の公表がなされた遺伝子組換え食品及び添加物一覧" をもとに作成　　　（つづく）

(表4・6 つづき)

| 種類 | 特徴 | 加工食品 |
|---|---|---|
| ホスホリパーゼ | 生産性向上 | 製パン・製麺など |
| β-アミラーゼ | 生産性向上 | デンプンの加工助剤 |
| エキソマルトテトラオヒドロラーゼ | 耐熱性向上 | パンの品質保持など |
| 酸性ホスファターゼ | 生産性向上 | 醤油などの製造 |
| グルコースオキシダーゼ | 生産性向上 | 製パン改良剤 |
| プロテアーゼ | 生産性向上 | 品質向上，低アレルゲン化など |
| ヘミセルラーゼ | 生産性向上 | 製パン・製麺など |
| キシラナーゼ | 生産性向上 | 製パン，飼料製造など |
| β-ガラクトシダーゼ | 生産性向上 | ガラクトオリゴ糖製造 |
| プシコースエピメラーゼ | 生産性向上 | 希少糖製造など |
| テルペン系炭化水素類 | 生産性向上 | 香料など |
| α-グルコシダーゼ | 生産性向上 | 醸造など |
| カルボキシペプチダーゼ | 生産性向上 | 粉末加工など |
| アミノペプチダーゼ | 生産性向上 | 苦味軽減，品質向上など |
| ペクチナーゼ | 生産性向上 | 果汁の清澄化など |

**ゲノム編集** genome editing: CRISPR/Casシステムや transcription activator-like effector nucleases（TALEN）などに代表される遺伝子工学技術により，特定の遺伝子配列に特異的な欠損やレポーター遺伝子のノックインなどを行う遺伝子改変技術．

**オフターゲット効果** off-target: 本来標的としていた配列にゲノム編集する（on-target）とは異なり，別のゲノム領域（off-target）に変異が導入されること．これにより想定していなかった遺伝的影響が起こることが懸念される．

**食品衛生法**: 食品の安全性の確保のために必要な規制や措置を定め，飲食に伴う危害の発生を防止し，国民の健康保護を図る法律．

　さらに，最近では細胞に外来遺伝子を導入するのではなく，もともともっている染色体を切断・結合することで遺伝情報の編集を行う**ゲノム編集食品**も生まれている．一方で，遺伝子の改変に伴う予期せぬ副産物や，ゲノム編集による**オフターゲット効果**，食品成分が代償的に変化する可能性のような人体に与える影響や，人工的に遺伝子改変された作物が既存種を淘汰するなどの生態系に与える影響など，遺伝子組換え食品には有益な点だけでなく，さまざまな未知の不利益をもたらすことも懸念されている．そのため，安全性を保障するためのさまざまな管理体制が国内外で設けられている．

　わが国において遺伝子組換え食品を利用するためには，大きく分けて三つの法律上の問題をクリアする必要がある．まず，遺伝子組換え作物や微生物生産物を"食品"として直接利用する場合，その安全性を確保するために**"食品衛生法"**

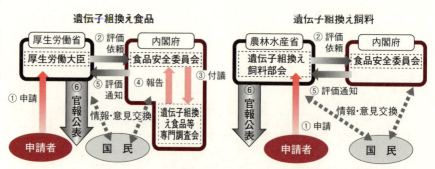

図4・30　**遺伝子組換え食品・飼料の安全性審査の流れ**　農林水産省，"遺伝子組換え農産物の安全を確保する仕組み"をもとに作成．

および"**食品安全基本法**"の基準を満たしていることが必要である．次に"飼料"として間接的に使用する場合には，対象の家畜とそれらから得られる食材の安全性を確保するために"**飼料安全法**"および"**食品安全基本法**"の規制をクリアしていることが必要になる．また，いずれの場合においても，周辺の生態系に対する遺伝子組換え生物による"**生物多様性**"への影響がないように"**カルタヘナ法**"の規制が存在している．

　遺伝子組換え生物を食品として輸入・販売する場合には"食品衛生法"に基づき，家畜用の飼料の場合は"飼料安全法"に基づき，必ず**安全性審査**を受けなければならない．その過程を図4・30に示す．食品の場合は厚生労働省，飼料の場合は農林水産省を通して，内閣府の食品安全委員会の評価を受ける必要がある．申請の際には，以下の安全性について審査が実施される．

1. 遺伝子組換えに用いた組換え DNA 自体の安全性
2. 組換え DNA からつくられるタンパク質の安全性
3. 遺伝子組換えによって間接的にひき起こされる二次的な影響（遺伝的形質に与える影響，アレルギー誘発性の有無，別の有害物質の産生や栄養成分の比率変動など）

　また，遺伝子組換え食品として農作物が承認された場合，既存種についても交配によって遺伝子組換えが起こっていないかを明らかにする必要がある．これは，遺伝子組換え作物を扱う事業者だけでなく，普通の作物を扱う事業者も生産や流通の過程で組換え遺伝子が混入する可能性がないことを証明しなければならない．このために **IP ハンドリング**（分別生産流通管理）により，生産から流通・販売に至るまで管理されている．この管理体制に基づき，遺伝子組換え作物を含む食べ物は"遺伝子組換えであること"を表示する義務がある．また，IP ハンドリングされておらず，詳細が不明となってしまった場合には"遺伝子組換え不分別"であることを表示することが義務となっている．一方，IP ハンドリングで遺伝子組換え作物でないことが証明されている食品は不使用である旨を表示することが任意でできる．さらに大豆とトウモロコシについては，IP ハンドリングがされている状態で意図しない混入が 5％以下に抑えられていれば，適切に IP ハンドリングされている旨の表示が可能になった．また，加工品の主原料でない場合，および最終的な食品で組換え DNA とそれから生産されたタンパク質が検出されない場合には，遺伝子組換え食品を使用していてもその旨を表示しなくてもよい．ただし，あくまで遺伝子組換え食品の使用の表示が略せるだけであり，"使用していない"と表示することは禁止されている．

　遺伝子組換えした生物が生態系に与える影響については，2004 年に"遺伝子組換え生物等の使用等の規制による生物の多様性の確保に関する法律（カルタヘナ法）"が制定された．本法律は，わが国の既存種で構成される生態系を外来種によって損なわれることを防ぐ目的で制定された法律であるが，その一環として遺伝子組換え生物が従来種と交配することで生態系へ悪影響がでることを防ぐ条項が定められている．

　遺伝子組換え技術は非常に有益な技術である．すでに遺伝子組換えカイコから

**食品安全基本法**：科学技術の発展や国際化の進展などの食生活を取巻く環境の変化に適確に対応するために，食品の安全性の確保に関する基本理念を定めた法律．また，国，地方公共団体および食品関連事業者の責務と，消費者の役割を明らかとし，施策の策定の際の基本的な方針も定めている．

**飼料安全法**（飼料の安全性の確保及び品質の改善に関する法律）：飼料と飼料添加物の製造などに関する規制や，飼料の公定規格の設定と検定などを定め，飼料の安全性の確保および品質の改善を図ることを目的とした法律．

**カルタヘナ法**（遺伝子組換え生物等の使用等の規制による生物の多様性の確保に関する法律）：国際的に協力して生物の多様性の確保を図るため，遺伝子組換え生物などの使用などの規制に関する措置を講じるための法律．"生物の多様性に関する条約のバイオセーフティに関するカルタヘナ議定書"とバイオセーフティに関するカルタヘナ議定書の責任及び救済に関する名古屋・クアラルンプール補足議定書"の的確かつ円滑な実施を通して，将来に渡って国民の健康で文化的な生活が確保されることを目的とした法律．§6・2・6 も参照．

**安全性審査**
safety evaluation

**IP ハンドリング** identity preserved handling（分別生産流通管理）：生産，流通，加工の各段階において分別を管理し，段階ごとの証明書を累積することによって確認することで，非組換え農産物と組換え農産物がきちんと分けられて生産流通されたことを証明する方策．

得られた多機能性繊維や，低アレルゲン性の愛玩動物などが市場に流通している．また，米国では成長の早い遺伝子組換えサーモンが認可されている．

わが国においては，2019年には，遺伝子を正確に改変する"ゲノム編集"を使った食品について，既存の遺伝子を切断編集するだけで外来遺伝子の挿入を伴わない遺伝子欠失型のゲノム編集は規制の対象外とし，従来の遺伝子組換え食品の認可制でなく，許可のいらない届出制となった．それに伴い，食品への表示も遺伝子欠失型ゲノム編集の場合は任意となった．実際，欠失型ゲノム編集されたマダイやトラフグなどの開発が進んでいる．

しかし，既存の生命に対しての遺伝子工学の応用については技術的だけでなく，心理的．倫理的な観点からも多くの問題が残されている．また，遺伝子の組換えやゲノムの編集が世代を超えてヒトや自然界へ与えるロングスパンの影響を懸念する声も多くある．今後の遺伝子組換え技術の食品への応用には，行政や事業者と消費者の間で十分な**リスクコミュニケーション**が行われていくことが重要である．

> リスクコミュニケーション
> risk communication：
> §4・11 参照.

## 4・10　食品の安全性管理に係る規制・制度や関連法規

食品をめぐる社会状況は，時代とともに大きく変化してきている．中近世までは，天候不順などによる飢饉や政治・経済的な格差に起因する供給の偏りによる栄養不足，未発達な保存法による腐敗やカビなどの食品汚染による健康被害などが主要な食糧問題であった．20世紀に入ってからは，**ハーバー・ボッシュ法**による大気中の窒素から化学肥料を合成する製法の確立や農作業の機械化，冷凍・冷蔵技術や輸送の高速化などが進み，食糧不足による問題は大きく改善していった．一方で，経済優先の国土開発や国際間の経済格差に起因する食糧供給の問題は残り続けている．また，長距離輸送の過程における品質劣化や，環境汚染物質などによる食品汚染，前節で述べた遺伝子組換え食品や食品添加物のようなロングスパンでの影響が未知数な因子などの新たな問題が浮上している．

わが国における食の安全を守るための施策は，1947年に制定された**食品衛生法**に端を発する．当初は食品の質の水準や食中毒予防といった品質保証の意味合いが強かったが，1955年の**ヒ素ミルク事件**を契機に食品添加物などの食品に混入する化学物質への対策が加わった．その後，1995年に**WTO**（世界貿易機関）の定めた国際ルールにのっとった食品安全基準に準拠するための改正が行われ，経済の発展やグローバル化の進展による生産や流通の多様化・複雑化への対応がなされた．21世紀前後には，栄養不足よりも，食べ過ぎやサプリメントの過剰摂取などによる過栄養状態が問題となってきている．さらに，輸入食品への残留農薬や食品の表示偽装問題が相次いで起こった．一方で腸管出血性大腸菌やカンピロバクターなど病原性食中毒による大規模かつ深刻な健康被害の発生などを受け，2003年には**リスク分析**（リスクアナリシス，図4・31）の考え方を取入れた法律（食品安全基本法）の改正がなされた．

> **ハーバー・ボッシュ法**：空気中の窒素を水素と直接反応させてアンモニアを合成する窒素化合物合成の基本的製法．フリッツ・ハーバーとカール・ボッシュが1906年にドイツで開発した.
>
> **ヒ素ミルク事件**：乳児用の粉ミルクに乳質安定の目的で添加される第二リン酸ソーダ（$Na_2HPO_4$）に，本来食品には使われるべきでない純度のものが使用された結果，多量のヒ素化合物が混入した食品汚染事件.
>
> **WTO**：World Trade Organization（世界貿易機関）．1995年に設立され，国家間の貿易のルールの制定や基準を討議する国際機関.
>
> **リスク分析** risk analysis

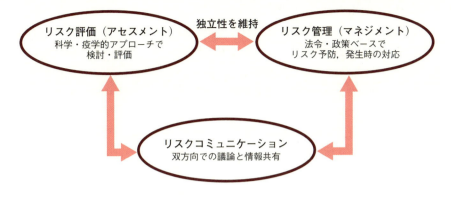

図4・31 リスク分析の概要

　その後も，福島第一原発の事故に伴う放射性物質の食品汚染問題などの新たなタイプの事件・事故も起こっており，食生活の安全性を守ること（衛生）と，健康を維持すること（保健）の双方が重要になっている．また，多様な状況に対して，健康被害事例の発生を未然に防ぐ**一次予防**に重点を置いた対応も必要となってきたことから，現在は食品衛生法以外にもさまざまな制度や関連する法規が制定されている．

　これら食に関する規制や制度には，多くの省庁が関わっている．従前から，食品の生産物の観点からの管理は **JAS 法**に基づいて**農林水産省**が関わっており，調理・加工品などの飲食物として管理は食品衛生法に基づいて**厚生労働省**が行っていた．このような行政機関と生産者，加工・製造業者，消費者の関わりが複雑化する中で，2003 年に**食品安全基本法**が施行され，この法律をもとにして食品衛生法・JAS 法が改正された．さらに，食品へのさまざまな情報の表示方式が法律ごとに別途定められており煩雑であったため，表示規制については 2015 年に施行された**食品表示法**へと統合され，**消費者庁**が監督している．また，新型コロナウイルス感染症のまん延などを受けて，2024 年度から厚生労働省が所管する食品衛生行政のうち，食品衛生の基準行政が消費者庁に移管されることになった．その一環として，食品衛生基準に関わる事例については，厚生労働省の薬事・食品衛生審議会から，消費者庁に新設された食品衛生基準審議会が担うことになった．これに伴い，食品に関するリスク管理とリスクコミュニケーションは厚生労働省が担い，食品安全行政の総合調整は消費者庁が中心となって行う体制に移行している．

　これら一連の食品関連法規の整理により，食品に関して各機関がなすべきことと，責任の所在が明確化され，統一された食品行政を行う体制が整えられつつある．以下に，各法律の詳細について記す．

**a. 食品安全基本法**　食品安全基本法は，国際的動向に配慮しつつ科学的知見に基づきさまざまな施策を総合的に推進することを目的とし，食品衛生の安全性を担保するうえで最も基本となる法律である．また，食品の安全性の確保の

---

**一次予防**
つながり コアカリ E-1-1 健康の維持・増進を図る公衆衛生 → 1 章

**JAS**: Japanese Agricultural Standards（日本農林規格）

**JAS 法（日本農林規格等に関する法律）**：農林水産業及びその関連産業の健全な発展と一般消費者の利益の保護に寄与することを目的とした法律．農林水産分野における規格の制定，認証や試験等，飲食料品以外の農林物資の品質表示の適正化措置を定めている．

**農林水産省** Ministry of Agriculture, Forestry and Fisheries

**厚生労働省** Ministry of Health, Labour and Welfare

**食品安全基本法**：§4・9 参照

**食品表示法**：食品に関する表示が，食品を摂取する際の安全性と消費者の自主的な食品の選択の機会を確保するため，販売する食品に関する表示の基準策定を定めている法律．食品衛生法，健康増進法および JAS 法による措置と連携している．

**消費者庁** Consumer Affairs Agency

ために**リスク分析**の考え方を取入れている.

　本法により，内閣府に**食品安全委員会**が設置された．この委員会はリスク分析における**リスク評価（アセスメント）**の専門機関であり，認可を行う決定機関でも，実際の対応施策を決める管理機関でもない．個々の申請に対する承認やリスクの管理（マネジメント）は，本委員会の意見をもとに各省庁の大臣が判断している.

**リスク評価**
risk assessment

　この委員会では，食品添加物や農薬類，種々の化学的汚染物質や食中毒の病原体，器具や容器包装類などの主たる食品以外のリスク評価だけでなく，特定保健用食品や遺伝子組換え食品などの新たに開発された食品そのものの安全性の評価も行っている．また，緊急時対応専門調査会を設置しており，即応性が求められるような危機的な事態が起こった際には，関係機関との連携体制において中心的役割を担う.

　**b. 食品衛生法**　　食品衛生法は，飲食に起因する危害の発生を防止する具体的な施策を目的として制定された．本法は，**医薬品医療機器等法**の管轄下にある医薬品，医薬部外品および再生医療等製品を除くすべての飲食に関わるものを対象としており，そのなかには飲食物だけでなく，食器・容器・包装などの飲食物に接触する物品，口に入れる可能性があることから**乳児用玩具**も含まれている．以下に，本法に定められているおもな基準を示す.

**医薬品医療機器等法**：［正式名称］医薬品，医療機器等の品質，有効性及び安全性の確保等に関する法律．医薬品などの品質，有効性および安全性と，それらによる危害の発生や拡大を防止するために必要な規制を定めている法律．また，指定薬物の規制，医療上特に必要性が高い医薬品，医療機器および再生医療等製品の研究開発の促進のために必要な措置も定めている.

　**1）食品添加物の基準**：食品添加物については，本法第21条に基づき**食品添加物公定書**にまとめられている．食品添加物公定書は概ね5年ごとに改定されており，食品添加物の成分の規格や，製造の基準，品質確保の方法が定められている．また，添加物の使用基準は，複数の種の動物を用いた毒性試験から導き出した無毒性量に，ヒトにおける安全係数をかけて算出した**許容一日摂取量（ADI）**をもとに決められている.

**食品添加物公定書** Japan's Specifications and Standards for Food Additives

**許容一日摂取量** acceptable daily intake, ADI：§4・8・5および§5・7・4参照.

　**2）容器・包装の表示義務**：本法に基づき，食品を販売する際には，栄養成分や添加物の名称，保存方法，製造所・加工所の所在地や氏名のほかに，アレルギー物質を含む原材料や飲食の期限など必要な事項について表示する義務があることが規定されている．なお，実際の商品への表示内容や調査・管理の規制などは，**食品表示法**の規定をもとに消費者庁が担っている.

　食品の飲食期限の表示については，2003年の改定から製造年月日ではなく，保存の効かない食品については**消費期限**が，保存が効く食品については**賞味期限**が表示されることとなった．消費期限は，表示されている保存方法に従って保存したときに，食べても安全な期限をさし，期限を過ぎての飲食は健康被害のおそれがある．一方，賞味期限は，表示されている保存方法に従って保存したときに，食品製造業者側が想定する品質を保っている期限をさしている．そのため，期限を過ぎても直ちに健康被害は発生しないと思われるが，味などの品質が劣化している可能性がある.

**消費期限** use-by date, expiration date, expiry date

**賞味期限** best-by date, best before date

　さらに，公衆衛生に危害を及ぼすような虚偽，誇大な広告や表示をすることが第20条で禁止されている．一方，疾病治療や健康増進に過度の期待を抱かせる

ような記載に関しては**健康増進法**で禁止されている．また，前節に記載した遺伝子組換え食品についての表示基準も本法をもとに定められている．

3) **残留農薬**：2003年の改定より，使用と残留が認められる農薬は**ポジティブリスト方式**で規制をされている．それ以外の農薬については，原則として一律 0.01 ppm 以下の残留に制限することとなった．また，カドミウムなどの有毒金属やダイオキシン等の食品汚染物については，国際基準である **CODEX 委員会**の規格をもとに，わが国独自の規制をしている．

4) **食品に起因する事故への対応**：食中毒が起こった際は，医師から保健所を経て都道府県知事または厚生労働大臣に報告される．以前は食中毒が発生した事実のみが事後報告されていたが，食品衛生法の改正に伴って，発生規模や被害状況に緊急性が認められる場合には，食中毒の原因調査の結果をリアルタイムに行政に報告することが医師の責務となった．また，飲食事業者は食中毒予防の観点から食品業務の記録を作製し，一定期間保存することが責務となった．本法に基づき国が制定した監視指導指針をベースとして，各地方自治体が管理指導計画を立案・施行することで，国と地方が統一した考えのもとで食品衛生の管理ができる体制が確保されている．

5) **食品の製造・流通における衛生管理**：食品営業者に対して **CODEX 委員会**が推奨する国際的な基準である **HACCP** システムに基づいた衛生管理の承認制度が設けられた（図4・32）．

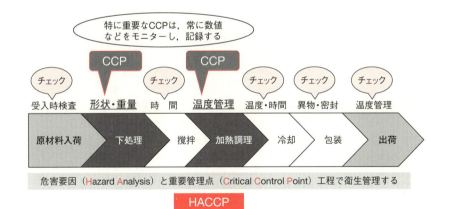

図4・32　**HACCP による食品衛生管理の例**

HACCPとは，食品の製造・加工の工程の中にある食品の安全性や品質維持における**危害要因を分析し**（HA），特に重要な工程に対して**重要管理点**（CCP）を定め，それらを連続的に監視する食品衛生管理の手法である．

従来の食品衛生管理は，おもに最終製品しかチェック機構がなかったため，重大な問題が発生した際にどの過程に問題があったのかかが不明瞭で，解決までに多大な時間と労力が必要であり，結局原因究明できないこともあった．HACCPではどこで問題が発生する可能性があるかをCCPとして事前に洗い出したうえで，それらを随時記録し続けることで，原因究明を容易にするだけでなく，そも

**食品衛生管理者**：食品製造・加工を衛生的に管理するために、施設ごとに専任される。衛生管理責任者と異なり、特に衛生上の考慮を必要とする食品または添加物の製造事業所におくこととされている。

**食品衛生監視員**：全国の主要な海・空港の検疫所において、輸入食品の監視、検査、検疫衛生の業務に従事する公務員（専門職）。

**検疫** quarantine：国外からの病原体の侵入やそれによる疾病のまん延を防止するため、海港や空港で、人・食品や動植物などの荷貨物・乗物の検査を行い、入国拒否などの必要な措置をとること。

そもの重大事故の発生を未然に防ぐことができる。2021年からは、すべての食品に関わる事業者がHACCPによる食品衛生の管理をすることが義務づけられている。また、2015年の改正から、事業所に**食品衛生管理者**を設置することが義務となり、3年ごとの更新制度が導入された。

**6）食品の安全監視と指導**：本法に基づき、国は必要に応じて関連業者に対して報告書の提出や立入検査、物品の収去を行い、食品衛生法に違反していた場合はその事業者の名称を公表できる。また、今まで食品として流通したことのない新物質は安全性が確保されるまで市場に流通させることが禁止されている。さらに、福島第一原子力発電所の事故を受け、2012年4月より食品中の放射性物質に対する規制が食品衛生法のもとで行われることになった。

輸入食品については、空港・港湾にいる**食品衛生監視員**による**検疫**が行われている。検疫基準に違反する食品を輸入しようとした業者に対しては、厚生労働大臣により輸入業の停止や禁止などの措置が講じられる。また、高い頻度で基準違反が繰返されるような場合は、その国・地域からの食品について包括的に輸入禁止をすることができる。

**c. 食品表示法**　　消費者が自身の健康を保つ自助努力をサポートするためには、必要な情報を明瞭かつわかりやすい形で容易にアクセスできることが重要になる。そのために国はさまざまな法令や施策を打ち立ててきたが、その結果として多数の法令が複数の省庁の権限のもとに乱立することになった。また、食品の消費期限や遺伝子組換え作物などでは、同一の事例に対して複数の法律で規制されることが散見される事態となり、消費者から規制が非常にわかりにくい状態になった。そのために、国民の消費活動全般を消費者の視点から監視する組織として、2009年に内閣府の外局として**消費者庁**が発足した。その後、段階的な移行期間を経て、各行政機関の権限が消費者庁に移行している。その一環として、食品行政では2015年に消費者庁が管轄する**食品表示法**が制定された。

本法は、食品を摂取する際の安全性、および一般消費者の自主的かつ合理的な食品選択の機会を確保するため、食品の安全性に関わる**食品衛生法**、農林水産・畜産物の管理に関わる**JAS法**、国民の健康維持のための**健康増進法**などの複数の法律にまたがって定められている食品表示の項目について、一つの法律のもとで一元管理するために制定された。

本法第4条では、食品表示については、内閣総理大臣が、消費者が食品を安全に摂取し自主的かつ合理的に選択するための以下の2点について食品表示基準を策定し、状況に応じて変更をしていくものとしている。

① 名称、アレルゲン、保存の方法、消費期限、原材料、添加物、栄養成分の量および熱量、原産地その他食品関連事業者などが表示すべき事項
② これらの事項を表示する際に食品関連事業者などが遵守すべき事項

さらに、事業者に対して違反の疑いがある場合には立入検査や書類提出をしなければならないこと（第6条）、違反が明らかとなった場合は罰則を受けること

（第 17〜23 条）が決められている．また，これらの権限の一部は消費者庁長官や都道部県知事に委任できることも定められている（第 15 条）．

以下に，本法の制定に伴い生じた従来の食品表示とのおもな変更点を示す．

**1）アレルギー源物質の表示の明瞭化**：アレルギーを起こす物質（アレルゲン）は，原則的にそれを含有する原材料を個別に表示する必要がある．一括で表示する場合は，すべてのアレルゲンをまとめて表示する．従来は鶏卵をアレルゲンとする際に一括して"マヨネーズ"などの略式標記が認められていたが，現在は原材料欄にはアレルゲンである"卵"を明示するようになった．

**2）原材料と添加物の表示の分離・明確化**：従来は，食品中に含まれる物質は含有量に応じて食材も食品添加物もまとめて並べられていた．これを，添加物は明確に欄を分けて表示することになった．

**3）製造所の所在の明記**：従来は食品の製造者は，販売社名や製造所固有記号などで代替できていた．現在は，販売者として表示責任者を表示し，製造所の住所も明確に表示することが求められるようになった．ただし，同じ製品を複数の製造所で生産している場合には，その区別のために製造所固有記号を用いてもよいことになっている．

**4）加工食品の栄養表示の義務化**：国民の健康維持の観点から，カロリー，三大栄養素の含量，食塩量を明示することが求められるようになった．それに伴い，塩分は従来用いられていたナトリウム量から，実際に調理などで使用される食塩当量に変更されている．

**5）生鮮食品と加工食品の表示の統一化**：表示の基準が異なっていた農林水産省が管轄する生鮮食品と，厚生労働省が管轄する加工食品が，すべて食品表示法の下で表示基準が一括されることとなった．これに伴い，保健機能食品の表示が加工品だけでなく生鮮食品でも可能になった．

## 4・11　食品の安全性に関するリスクコミュニケーション

2001 年〜2002 年に相次いで起こった BSE 問題や食品偽装問題に端を発した，食の安全性に対する不安や不信の国民への広がりを契機として，2003 年に"**リスク分析**"の手法を用いた新しい食の安全性の確保の仕組みが整えられた．具体的には，食品衛生におけるリスクを管理する厚生労働省をはじめとした各省庁と独立した機関として，リスクやその管理手法を評価する食品安全委員会を内閣府の直下におくことと，これらリスクに関する情報を一方的に配信するのではなく，国民との間で相互に意見交換する仕組み，**リスクコミュニケーション**の機会を整えることがあげられる（図 4・33）．

リスクコミュニケーションとは，リスク分析の全過程において，リスク評価者，リスク管理者，消費者，事業者，研究者，その他の関係者の間で，情報および意見を相互に交換することである．そのなかには，**リスク評価（リスクアセスメント）**の結果，および**リスク管理（リスクマネジメント）**の決定事項の説明が含まれる．具体的には，関係者が会場などに集まって行う**意見交換会**，新たな規

BSE: bovine spongiform encephalopathy（ウシ海綿状脳症）

**リスク分析** risk analysis

**リスクコミュニケーション** risk communication

**リスク評価** risk assessment

**リスク管理** risk management

**意見交換会** opinion exchange meeting

パブリックコメント public comment（意見公募）：行政機関が政令，省令などを制定する際に，事前にその試案を示し，その案について国民から広く意見や情報を募集すること．2005年6月の行政手続法の改正により新設された．

警告表示 risk message

実用的義務 practical obligation

道徳的義務 ethical obligation

心理的義務 psychological obligation

制度的義務 institutional obligation

制の設定などの際に行う意見聴取（いわゆる**パブリックコメント**）が双方向性のある代表的な取組みとなるが，商品へのさまざまな**警告表示（リスクメッセージ）**や，ホームページを通じた情報発信などの一方向的なものも広い意味でのリスクコミュニケーションに関する取組みに含まれている．

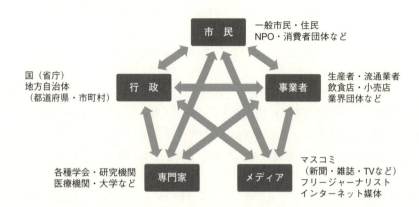

図4・33　リスクコミュニケーションに関与する関係者　文部科学省"リスクコミュニケーションの推進方策（安全・安心科学技術及び社会連携推進委員会報告書）"をもとに作成

　リスクコミュニケーションにおける情報の送り手には，以下に示す**実用的義務，道徳的義務，心理的義務，制度的義務**の四つの義務があるといわれている．

　1）**実践的義務**：情報提供者は，個人がリスクに直面した際に危害を回避できるような役立つ情報を提供する責任がある．また，潜在的な危険を防ぐためには，情報が提供者と受取り者の間で確実に共有されることが重要である．

　2）**倫理的義務**：情報提供者は，個人が倫理的な配慮に基づいて意思決定できるような情報を提供する責任がある．同時に，個人が倫理的な情報にアクセスする権利の重要性も強調される．

　3）**心理的義務**：人々は恐怖に対処したり願望を達成するうえで，自分の運命をコントロールすることを心理的に重視しており，そのために必要な知識や情報を常に求めている．情報提供者は，このような心理的な必要性を考慮し，関連情報を求めたり受取ったりする個人に対して適切にコミュニケーションを図る責任がある．

　4）**制度的義務**：情報提供者は，政府や産業界がリスクを効果的かつ効率的に管理し，それらについて明確で透明性のある情報提供を行うための仕組みや，専門的な知識がなくても理解しやすい方法でリスクを伝える仕組みが保証されていることを示す責任がある．説明責任が明確化された方法でリスクを管理し，その情報が一般に公開される必要性も強調される．

　また，特に食の安全におけるリスクコミュニケーションにおいては，リスク評価とリスク管理を綿密に行い，食品で生じるリスクの範囲が一般の消費者の許容範囲に収まるかどうかを正確に誠実に説明することが起点となる．しかし，リスクの評価と管理が適切に行われているからといって，消費者が必ずそれを受入れるわけではない．

一般的に，人々がリスクを受容するには，その3乗倍のベネフィット（利益）が必要であるとされる．また，**食品添加物**や化学物質などによる**食品汚染**のように，本人に積極的な摂取の自覚がないまま受入れることになるリスクは，自らの意思で行う行為によるリスクより受容されにくい傾向がある．

さらに，人々の**リスク認知**にはギャップが存在する．たとえば，化学的な合成品や理解できない理論，放射線などの直接目に見えないものなど，自分にとって受入れがたいものに対する不安な感情は，それらに関するリスクを過大評価させる傾向がある．一方，自分にとって有利なものや好ましいものに対しては，逆にリスクを過小評価する傾向がある．たとえば，糖分や塩分の摂り過ぎが**生活習慣病**の発症リスクを増大させることは周知の事実である．しかし，食品衛生法で許可されている食品添加物が適正に使用された食品よりも，過剰に甘い菓子類や塩辛い食品の方が日常的に食べることのリスクが高いと認知できる人は多くはない．つまり，糖分や塩分に富む食事に対するリスクの認識は，その高い嗜好性から過小評価されがちになる．これらのリスク認知のギャップは，リスクコミュニケーションにより正しい理解が進むことで埋まる可能性がある．

一般的なリスクコミュニケーションでは，一般人の知識を専門家の知識に近づけることで理解を得ようとする傾向がある．しかし，食品の安全性に関しては，専門家と一般人のリスクに対する感覚はしばしば一致しない．その原因として，専門家は集団を対象とした疫学的観点からリスクの大小で受容できるかを判断する傾向があるが，一般人は自分自身に被害が及ばないかどうか，つまり個人防衛の観点からリスクそのものを回避することを望むことがあげられる．また，専門家や政府・産業界などの情報提供側は，情報の科学的正確性や統計的根拠を強調することが多いが，一般の消費者は情報提供者そのものへの個人的な信頼度を重視する傾向がある．そのため，これら情報の提供側と受取り側の意識の不均一性を踏まえたうえで，リスク認知のギャップに対する双方向的な話し合いが行われることが，食品の安全性におけるリスクコミュニケーションのなかで重要になる．

さらに，食品に関する特異的なリスクの傾向として，遅延性が高く，効果や毒性があいまいな性質のものが多いことがあげられる．具体例としては，発がん性物質，食品添加物，遺伝子組換え食品の長期的な影響の可能性などがある．これらの摂取で生じる危険な事象は100％起こるわけではなく，危険事象の発露に即時性もない．したがって，このようなタイプのリスクの場合は，発生する危険事象の頻度と重篤度をかけ合わせたうえで，リスクを規制するか受入れるかを判断する必要がある．一方，一般の人々，特に日本人はリスクの重篤性のみに注目し，頻度を考慮せず少しのリスクも許容しない"ゼロリスク"を求める傾向が強い．しかし，食品による影響の多くは，明確な閾値が存在しないため，ゼロリスクは不可能であるものが多い．そのため，どこまでが許容できる範囲なのかについて，関係者間での議論や理解が十分に進むことが必要である．その際，過度に不安をあおることも，過度に安全性を強調することも，いずれも情報提供側への不信感につながる．情報の受取り側の消費者が冷静な判断ができる情報提供のや

**食品添加物**

**食品汚染**

つながり　コアカリ　E-2-2 健康を守る食品衛生 → 4 章

**リスク認知** risk perception

**生活習慣病**

つながり　コアカリ　E-2-1 食品機能と疾病の予防・治療における栄養 → 3 章

り方をとることが重要であり，リスクへの不安を増強する要因を意見交換から的確に抽出し，それに関する説明を継続的に行うことも，食に関するリスクコミュニケーションでは重要である．

　これらを踏まえ，厚生労働省や農林水産省など各省庁はさまざまなパブリックコメントの収集を進めている．特に，消費者庁は各省庁との連携だけでなく，地方公共団体に対して食に関するリスクコミュニケーションを促進する目的で，講演会や意見交換会の共催や会場運営費の一部負担，講師の紹介や運営への助言などのサポートを行っている．

# 第 III 部
## 化学物質の管理と環境衛生

# 第5章 人の健康に影響を及ぼす化学物質の管理と使用
コアカリ E-3-1

### コアカリの"ねらい"

"B 社会と薬学","C 基礎薬学"および"D 医療薬学"で学修した人の健康に影響を及ぼす化学物質に関連する基礎的な知識・技能をもとに,環境衛生の視点から,化学物質の適正な管理・使用と化学物質による健康被害に対する防止策を学修する.

### 他領域・項目とのつながり

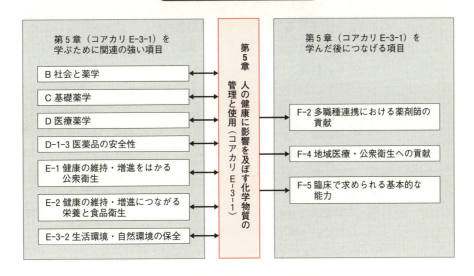

### コアカリの"学修目標"

1. 人の健康の維持・増進のために,健康に影響を及ぼす化学物質について,関連する情報の収集・解析と評価に基づいて適正な管理・使用の必要性,保管・廃棄の方法を説明する.
2. 化学物質による健康被害について,被害状況の把握,社会的な影響や国際的な動向の解析と関連する規制・制度や関連法規の理解のもとに,実効性のある防止策を立案する.
3. 死因究明に関する社会的な影響,国際的な動向の解析,関連する規制・制度,および関連法規の理解のもとに,実効性のある薬学的アプローチを立案する.
4. 化学物質による健康被害に対する防止策の効果を検証・評価する.

288　第 5 章　人の健康に影響を及ぼす化学物質の管理と使用

## 5・1　健康に影響を及ぼす代表的な有害化学物質の体内動態（吸収，分布，代謝，排泄）

われわれの身の回りには食品中成分，食品添加物，環境汚染物質，医薬品，農薬などが存在し，われわれは常にそれらに曝露されている．これら異物の中には栄養素のように生体にとって有益な物質もあるが，われわれの健康に悪影響を及ぼす物質も数多く存在する．これら化学物質の生体内挙動も医薬品と同様に，吸収 (absorption)，分布 (distribution)，代謝 (metabolism)，排泄 (excretion) の過程からなり，それぞれの頭文字をとって**ADME**とよぶ[*1]．ここでは特に化学物質が毒性を発現するために重要な ADME の各過程について説明する．

*1 つながり コアカリ D-4-1 薬物の体内動態
→ 4 巻 Ⅲ. 薬物動態学

### 5・1・1　吸　　収

吸 収 absorption

化学物質が生体内に侵入するための最初の過程が**吸収**であり，化学物質を経口摂取する場合には消化器官が，大気汚染物質などのガス状物質あるいは浮遊粒子状物質の場合は肺が吸収器官となる．化学物質が直接皮膚や粘膜に接触した場合には，その接触部位から吸収される．曝露経路により，皮膚や粘膜を介して全身血流に流入する場合と，吸入や静脈内投与など直接血流に流入する場合に分類されるが，一般的に毒性が強く現れる曝露経路は，静脈内投与，吸入，腹腔内投与，皮下投与，経口投与，局所適用の順になる．化学物質の体内侵入ケースとして多いのは，吸入，局所曝露，経口摂取である．

**a. 膜透過と吸収の分子メカニズム**　化学物質が吸収されて生体内の脈管系に入るためには，接触部位の生体膜を通過する必要がある．生体膜はリン脂質の二重膜から構成され，タンパク質や糖質が埋込まれている．生体膜の輸送機構として脂溶性の高い化学物質の受動輸送，トランスポーターによる能動輸送，主として巨大分子を取込むエンドサイトーシスがある[*2]．

*2 つながり コアカリ C-6-4 生命活動を担うタンパク質
→ 3 巻 Ⅶ. 生命科学

**b. 受動輸送による吸収**　脂溶性の高い化学物質は生体膜内外の濃度勾配に従って細胞膜を通してエネルギーを必要としない受動輸送により吸収される．イオン化している解離型の化学物質は吸収されにくいため，脂溶性の高さのみならず化学物質の $pK_a$ や細胞表面の pH が重要な因子となる．

**c. トランスポーターによる能動的吸収**　生体膜にはトランスポーターとよばれるさまざまな膜貫通タンパク質が発現しており，ATP 加水分解によるエネルギーを利用する ABC トランスポーターと，ATP 加水分解活性をもたない SLC トランスポーターに分類される．もともとアミノ酸や糖などの輸送に関与していたトランスポーターが構造の類似する化学物質も基質として認識し，吸収される場合が多い．

**d. エンドサイトーシスによる吸収**　巨大分子の取込みには，細胞がその膜を変形させて外部から物質を取込むエンドサイトーシスとよばれるメカニズムが関与する．肺におけるアスベスト（石綿）の取込み，新生児腸における免疫グロブリン A の吸収などはエンドサイトーシスにより行われる．

*3 つながり コアカリ C-7-10 消化器系
→ 3 巻 Ⅸ. 解剖生理学

**e. 消化管吸収**　経口吸収された化学物質は消化管[*3]のいずれの部位から

も吸収されるが，おもな吸収部位は表面積の大きい小腸である．胃は小腸と比較すると表面積が小さく滞留時間も短いため，化学物質が十分溶解されず，一般に吸収率は低いが，アルコールなどはおもに胃において吸収される．食事成分などにより胃内 pH が変化すると解離度が変化することにより吸収速度が変化するなど，胃からの吸収は胃内環境の影響を受けやすい．

**f. 経肺吸収**　　気体の吸収排泄器官である肺[*1]は，血流-気体分配係数の大きな化学物質を吸収し，小さい化学物質を排泄する．肺は気管，気管支，肺胞により構成されており，ガス状化学物質が肺内で数億個と推定される肺胞の膜を通過し，拡散して血液との間で平衡に達する．気体中と血液中のガス分圧の高い方から低い方へ平衡に達するまで受動輸送により，化学物質の吸収または呼気への排泄が行われる．脂溶性のエアロゾルも受動輸送により肺胞の膜を容易に通過する．粒子状物質は，粒子径が 2 μm 以上と大きければ肺胞に到達する前にくしゃみや痰とともに除かれるが，2 μm より小さい，たとえばディーゼルエンジン由来の浮遊粒子状物質などは肺胞に届き，肺胞液に可溶な成分が吸収される．肺胞液に不溶性の成分はマクロファージなどに貪食されて処理されるが，処理しきれない場合は間質組織に蓄積される．アスベストなどがその例である．一方，粉じん曝露により起こるけい肺はエンドサイトーシスによる吸収が原因である．肺より吸収された化学物質は肝臓による初回通過効果[*2]を受けない．

**g. 経皮吸収**　　皮膚[*3]は外側から保護層の表皮，毛細血管が網状に走っている真皮，脂肪と結合組織からなる皮下組織の 3 層で構成され，真皮につながる付属器官として毛嚢，皮脂腺，汗腺および汗管がある．皮膚からの吸収経路は表皮を通過し真皮へ受動的に輸送する経表皮吸収と，毛孔や汗腺の開口部を通って吸収される毛嚢や皮脂腺からの吸収に分類される．消化管や肺からの吸収と比べて皮膚からの吸収率は一般的によくないが，脂溶性の高い化学物質や皮膚に損傷がある場合にはその部分から吸収されやすくなる．有機溶剤をはじめ PCB，ニトロベンゼン，ニトログリセリン，シアン化水素，四アルキル鉛，パラチオン，パラコートなどが皮膚吸収により毒性発現する化学物質としてあげられる．

*1 **つながり** **コアカリ** C-7-11 呼吸器系 → **3巻 IX. 解剖生理学**

*2 薬物が投与部位から全身循環血に移行する過程で起こる代謝や分解のこと．

*3 **つながり** **コアカリ** C-7-4 外皮系 → **3巻 IX. 解剖生理学**

## 5・1・2 分　布

　吸収された化学物質が各組織に移行することを**分布**という．分布経路は吸収部位によりさまざまである．消化管吸収では，微繊毛の毛細血管から門脈，肝臓を経由し全身循環に入る経路と，微繊毛からリンパ管，鎖骨下静脈を経由して全身循環に入る経路が存在する．多くの脂溶性化学物質では前者の経路により，また，脂質，脂溶性ビタミンなどの一部化学物質は後者の経路により分布する．化学物質の分布には以下にあげるさまざまな要因が関係している．

**分布** distribution

**a. 循環血流量**　　血流量が多い組織ほど化学物質は組織に早く到達し，多く分布する．血流量の多い組織として肝臓，腎臓，肺，消化管があり，血流量の少ない組織として筋肉，脂肪組織がある．

**b. 化学物質の脂溶性と脂肪組織への蓄積**　　脂溶性の高い化学物質は受動輸送により組織に移行しやすい．脂肪組織への血流量は少なく一般的に化学物質は

290　第5章　人の健康に影響を及ぼす化学物質の管理と使用

分布しにくいが，脂溶性が高く代謝されにくい化学物質は時間をかけて脂肪組織に分布し蓄積する．脂肪に蓄積された化学物質は徐々に循環血中に再放出され，長期間にわたり影響を及ぼす．ダイオキシン類，カネミ油症の原因物質であるPCB，有機塩素系殺虫剤DDTなどはいずれも脂溶性が高く，脂肪組織に蓄積性の高い化学物質である．

**c. タンパク質結合**　　血液中において化学物質はタンパク質に結合した状態か遊離した化学物質単独の状態で存在する．遊離型のみが膜を透過し組織に移行するため，化学物質のタンパク結合率は組織内濃度を決定する大きな要因である．全身循環に入った化学物質のうち，酸性化学物質はアルブミンに，塩基性化学物質は$\alpha_1$-酸性糖タンパク質に結合することが知られている．これらはいずれも血液中に非常に豊富に存在するタンパク質である．肝障害などの疾患や妊娠により血漿タンパク質量が変動するため，化学物質のタンパク結合率も変化する．

**d. 血液-臓器関門**　　血液と特定組織の間には境界膜を化学物質が透過しにくいことがあり，これを関門とよぶ．血液脳関門，血液脳脊髄液関門，血液精巣関門，血液胎盤関門，血液房水関門などがある．関門を構成する血管内皮細胞には栄養素やホルモンを輸送するトランスポーターが発現しており，生体に必要な物質のみを組織に分布させる仕組みが備わっている．しかしながら，栄養素やホルモンと化学構造が類似している外来化学物質は関門を通過し，高い組織移行性を示すことがある．

血液脳関門
blood brain barrier

　特に**血液脳関門**は，脳毛細血管の内皮細胞同士が密に結合したタイトジャンクションを構成し強固な関門となっているため，一般的に化学物質の脂溶性と脳移行性には高い相関が認められ，血液脳関門を通過せずに化学物質が脳移行する余地はほとんどない．イオン化した化学物質は脳に移行しないし，脂溶性が高いにもかかわらず脳に移行しない化学物質は，血液脳関門を構成する血管内皮細胞に発現しているP糖タンパク質をはじめとするABCトランスポーターにより脳から血液に汲み出されているためである．反対にメチル水銀はシステインと結合することにより，メチオニントランスポーターに認識され，積極的に脳に取込まれる．

**e. 胎児，新生児・乳児脳への移行**　　血液胎盤関門は胎児を化学物質から防御する役割を担っている．しかしながら，脂溶性の高い化学物質は受動輸送により胎盤を透過して胎児の体内に到達する．また，新生児や乳児の脳は血液脳関門が完成しておらず未熟であるため，鉛などの有害金属，脂溶性の高い化学物質は脳に分布しやすい．たとえばダイオキシンは，母乳を通じて乳児の脳に移行することが知られている．

## 5・1・3　代　謝

代 謝 metabolism

　生体異物としての化学物質は体内で化学構造が変換され，体外に排泄される．この化学構造の変換を**代謝**とよび，さまざまな種類の薬物代謝酵素がこの過程に関与する．多くの代謝反応は化学物質の水溶性を増大させることにより，尿や胆汁に排泄されやすくなるためである．一つの化学物質の代謝が一つの代謝酵素の

みにより行われることはまれであり，多くは複数の代謝経路が存在し，一つの代謝反応においても複数の分子種や酵素系が関与することが多い．薬物代謝酵素は広く外来異物に対応しなければいけないこともあり，基質特異性が低く，化学構造が類似する基質を広く代謝する性質をもっている．薬物代謝酵素には動物間の種差や同一種間における系統差が存在し，遺伝的差異が大きい．薬物代謝酵素は各臓器に広く存在するが，多くの酵素は肝臓に最も豊富に存在し，肝細胞内の小胞体（ミクロソーム画分）と可溶性画分に分布している．一般的に代謝反応は化学物質の毒性を軽減させるが，もとの化学物質より強力な毒性をもつ代謝物が生成することもある．これを**代謝的活性化**とよぶ．代謝反応は第1相反応と第2相反応に分類される．第1相反応は酸化，還元，加水分解であり，ヒドロキシ基，アミノ基，カルボキシ基，スルファニル（チオール）基などの水溶性官能基を分子に表出させる．第2相反応は主として水溶性物質を結合させる反応（抱合）である．第1相反応，第2相反応の順に代謝されることが多いが，フェノール化合物は直接第2相反応が起こるなど例外もある．ここでは医薬品以外の主として毒性物質が関与する異物代謝について述べる．

**代謝的活性化**
metabolic activation

**a. シトクロム P450 による酸化反応**　医薬品と同様に毒性物質の代謝を担っているのは，主として小胞体に存在する一原子酸素添加酵素である**シトクロム P450** である．シトクロム P450 にはさまざまな分子種が存在し，またさまざまな酸化反応を行っている．スチレンはシトクロム P450 により二重結合が酸化され，スチレンエポキシドに代謝される（図 5・1a）．ブロモベンゼンもエポキシドに代謝されるが，エポキシドが不安定であるため代謝物として 4-ブロモフェノールが生成する（図 5・1b）．ベンゾ[*a*]ピレンは CYP1A1 によりベンゾ[*a*]ピレン 7,8-エポキシドに代謝される（図 5・1c）．覚醒剤アンフェタミンはシトクロム P450 により脱アミノ反応を受ける（図 5・1d）．2-アセチルアミノフルオレン（2-AA）は窒素原子が酸化され *N*-ヒドロキシ-2-AA に代謝される（図 5・1e）．有機リン系農薬パラチオンはシトクロム P450 による脱硫反応によりパラオキソンに代謝される（図 5・1f）．パラオキソンと比較してパラチオンがコリンエステラーゼ阻害による中毒症状発現に時間がかかるのは，この代謝反応を経由するためである．エタノールの代謝を主として行うのは後述の**アルコールデヒドロゲナーゼ**（ADH），**アルデヒドデヒドロゲナーゼ**（ALDH）であるが，CYP2E1 もエタノールの代謝に関与する．

**シトクロム P450**
cytochrome P450: 分子量約 45,000～60,000 で活性部位にヘムをもつ酸化酵素ファミリーの総称．薬物代謝において第1相反応に関与する主要な酵素．多くの分子種があり，CYP2E1 のように，CYP の後にファミリー（数字），サブファミリー（英字），分子種番号（数字）で表される．

**b. シトクロム P450 以外の酸化反応**　ADH は細胞質に存在する亜鉛含有酵素であり，エタノールをアルデヒドに酸化する．基質特異性は低く，さまざまなアルコールを代謝する．全活性の 80％以上が肝臓に存在するが，胃にも存在する．ALDH はアルデヒドをカルボン酸に代謝する酵素であり，ヒト肝臓の細胞質，ミトコンドリア，小胞体に存在する．ミトコンドリアに局在する ALDH2 がアセトアルデヒドの代謝において重要な役割を果たしている．日本人の約半分は ALDH2 活性が低く，ADH により生成したアセトアルデヒドを酢酸に変換する効率が低いため，アセトアルデヒドが原因である頭痛や赤面を呈する．**フラビンモノオキシゲナーゼ**（FMO）は分子内に FAD を含有する一原子酸素添加酵素であ

**アルコールデヒドロゲナーゼ** alcohol dehydrogenase, ADH

**アルデヒドデヒドロゲナーゼ** aldehyde dehydrogenase, ALDH

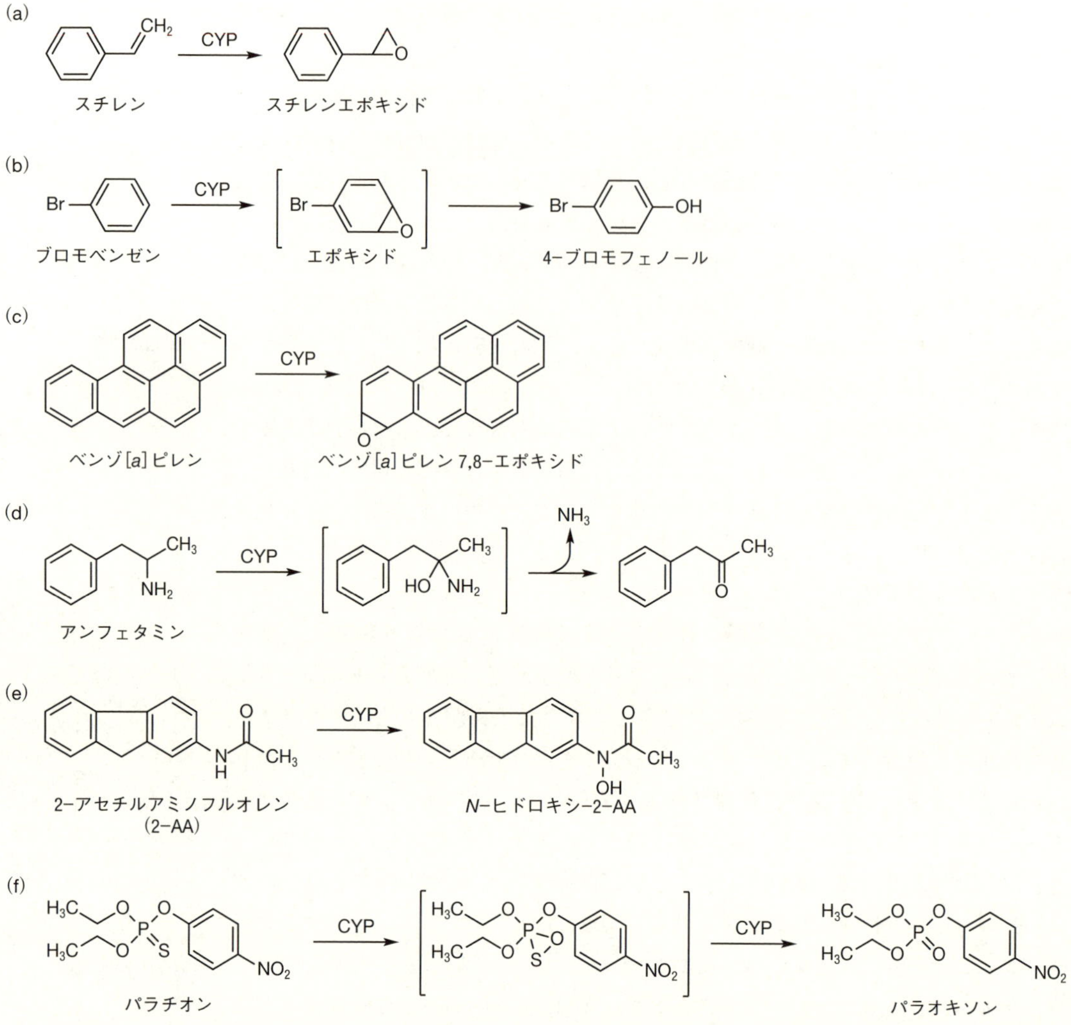

292　第5章　人の健康に影響を及ぼす化学物質の管理と使用

(a)
スチレン　→ CYP →　スチレンエポキシド

(b)
ブロモベンゼン　→ CYP →　[エポキシド]　→　4-ブロモフェノール

(c)
ベンゾ[*a*]ピレン　→ CYP →　ベンゾ[*a*]ピレン 7,8-エポキシド

(d)
アンフェタミン　→ CYP →　[ ]　→ NH₃ ↑

(e)
2-アセチルアミノフルオレン（2-AA）　→ CYP →　*N*-ヒドロキシ-2-AA

(f)
パラチオン　→ CYP →　[ ]　→ CYP →　パラオキソン

図5・1　シトクロム P450 による代謝反応

り，CYP と同様に NADPH と酸素分子が反応に必要である．一般的に第2級ア
ミンや第3級アミンのような塩基性の強いアミンの酸化には，CYP より FMO の
寄与が大きい．魚類に含まれるトリメチルアミンはヒトが摂取すると FMO3 に
よりトリメチルアミン-*N*-オキシドに代謝されるが，FMO3 の遺伝子多型により
FMO3 活性が低い場合には，代謝されなかったトリメチルアミンのにおいが尿
や汗に出る魚臭症という症状を呈する．

**c. 還元・加水分解などその他の第1相反応**　　酸素が不足した状態における
シトクロム P450 のほか，シトクロム P450 による酸化反応の際に NADPH から
電子を受け渡す役割をする **NADPH-P450 レダクターゼ**，**NAD(P)H-キノンレ**
**ダクターゼ**などが還元反応をつかさどる．ニトロベンゼンは還元代謝によりアニ
リンを生成する（図5・2a）．パラコートは NADPH-P450 レダクターゼにより
一電子還元され，再酸化される際に発生する活性酸素により肺を傷害する（図

**NADPH-P450 レダクター**
**ゼ**

**NAD(P)H-キノンレダク**
**ターゼ**

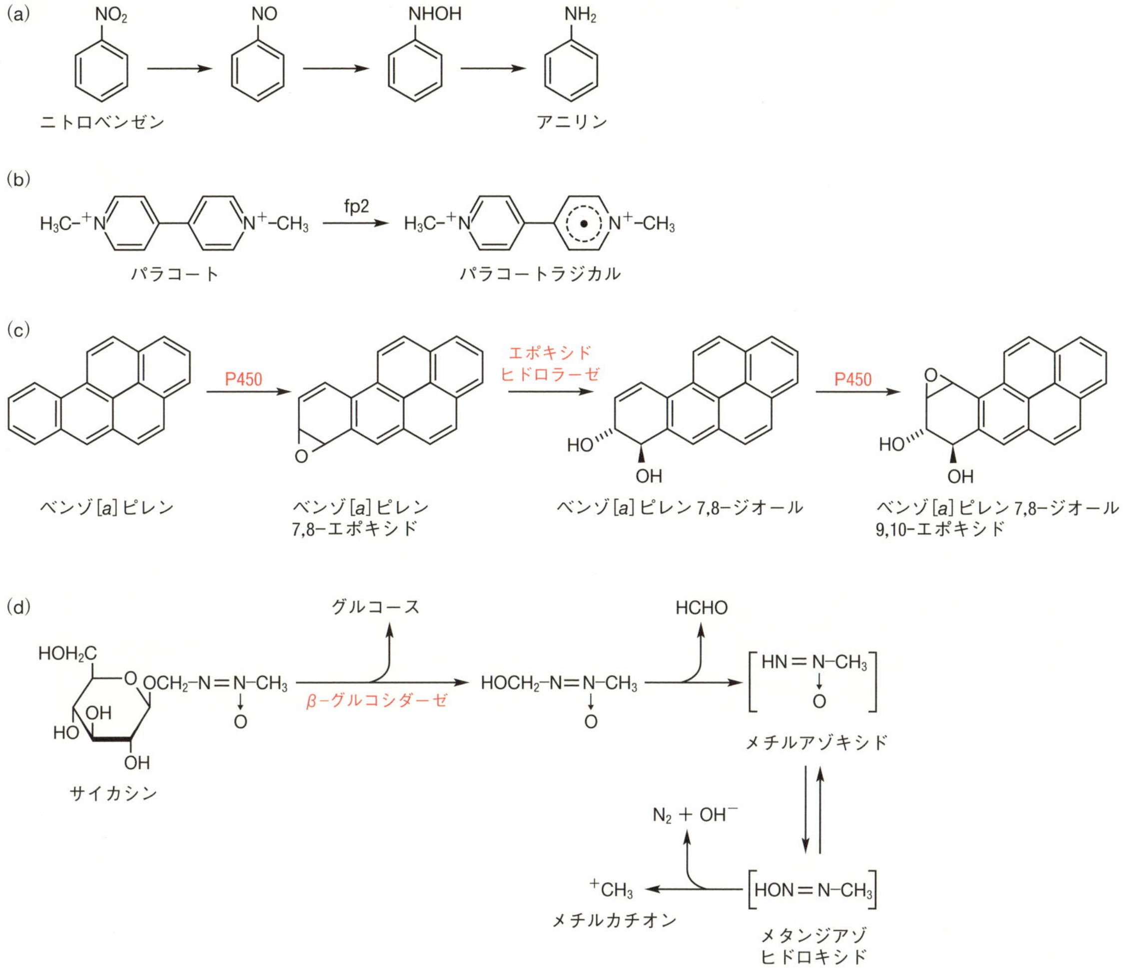

5・1 健康に影響を及ぼす代表的な有害化学物質の体内動態　293

図5・2　還元・加水分解などその他の第1相反応

5・2b）．四塩化炭素は肝細胞の嫌気的環境下でシトクロム P450 による還元的脱ハロゲン反応が起こり，生成したトリクロロメチルラジカルが肝障害をひき起こす．上述のベンゾ[a]ピレン 7,8-エポキシドは小胞体に局在する**エポキシドヒドロラーゼ**により加水分解を受け，代謝的活性化に関与する（図5・2c）．配糖体は腸内細菌がもつ**β-グルコシダーゼ**により加水分解反応を受ける．ソテツの有毒成分であるサイカシンは β-グルコシダーゼにより加水分解され，最終的にメチルカチオンを生成することにより発がん性を示す（図5・2d）．

**エポキシドヒドロラーゼ**
epoxide hydrolase

**β-グルコシダーゼ**
β-glucosidase

　**d．抱合反応**　　第1相反応により極性官能基を導入された化学物質は，第2相反応でより極性の高い物質との結合（**抱合**）により，体外に排泄されやすくなる．第2相反応は以下の3種類に分類される．① グルクロン酸抱合，硫酸抱合，メチル抱合，アセチル抱合のように，反応性の高い補酵素が異物分子に対して親電子的に反応し，抱合体を生成する．② グリシン抱合，タウリン抱合，グルタミン抱合のように，異物分子を反応性の高い中間体（カルボキシ基をもつ化学物質の CoA エステル）に変換し，極性の高い内在性分子と結合させて抱合体

**抱合** conjugation

を生成する．③ グルタチオン抱合のように，ある程度反応性の高い化学物質が親電子的に生体内分子（グルタチオン）と反応し，抱合体を生成する．

アセトアミノフェン自身はグルクロン酸抱合を受けるが，アセトアミノフェンの活性代謝物でありタンパク質に共有結合して毒性を示す N-アセチル-p-ベンゾキノンイミン（NAPQI）は，グルタチオン抱合を受け，さらに代謝されてメルカプツール酸として尿中排泄される（図5・3a）．一般的にヒトでは，グルクロン酸抱合と比較して硫酸抱合の活性が高く，ビスフェノール A などのフェノール化合物は硫酸抱合を受ける．青酸（およびそのアルカリ塩）はチオシアンに代謝されて解毒排泄される（図5・3b）．この反応はミトコンドリアに局在するロダネーゼにより触媒され，硫黄供与体であるチオ硫酸（$S_2O_3^{2-}$）を必要とする．

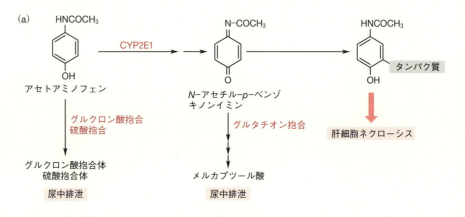

図5・3 抱合反応

### 5・1・4 排　泄

体内に吸収された化学物質は，未変化体かあるいは代謝され極性の高い代謝物に変換され，いずれにしても最終的に体外へ**排泄**される．生体が化学物質を除去するパラメーターとして全身クリアランスがあり，クリアランスが大きいと排泄されやすく，小さいと生体内に留まる時間が長く，その分生体が化学物質に曝露されていることになる*．排泄の主要経路は尿，および胆汁を介した糞便であるが，唾液，汗，乳汁，涙，爪，毛髪，肺，胃腸などにも微量ながら排泄される．

**a. 尿中排泄**　尿を産生する腎臓は化学物質の排泄における主要臓器である．尿中排泄は糸球体ろ過，尿細管再吸収，尿細管分泌の各過程からなる．腎臓は血液をろ過する器官であり，血漿が直径約 70 nm の糸球体孔によりろ過される．血漿タンパク質と結合していない分子量の小さいタンパク質などはろ過されて原尿に移行する．非ステロイド系抗炎症薬（NSAID）を過剰摂取あるいは慢性摂取すると糸球体ろ過能力を低下させる．糸球体ろ過された分子量の比較的小さいタンパク質は近位尿細管で再吸収される．ろ過された低分子化学物質の多く

排　泄　excretion

* つながり　コアカリ D-4-2 薬物動態の解析
→ 4巻 Ⅲ. 薬物動態学

は，尿の濃縮に伴って尿細管上皮細胞を介して受動的に再吸収（尿細管再吸収）され，血液中に移行する．脂溶性が高く，非解離型の割合の高い化学物質は再吸収されやすい．反対に血中から尿細管に化学物質が各種トランスポーターにより能動的に分泌され，尿として排泄されることもある（尿細管分泌）．カドミウムは重金属解毒タンパク質として知られるメタロチオネインと結合した状態で近位尿細管において再吸収され，その後メタロチオネインが分解されると遊離したカドミウムが近位尿細管で毒性を発現する．

**b. 胆汁排泄**　　肝臓で代謝を受けた化学物質の一部は，胆汁酸とともに胆汁成分として胆管を通り十二指腸に排泄される．一般的にヒトでは分子量約500以上，ラットやイヌでは分子量約350以上の化学物質は肝臓から胆汁へ能動的に排泄され，それ以下の分子量の化学物質は尿中排泄される．胆汁が小腸管腔に分泌されると，化学物質は糞便とともに排泄されるか，あるいは腸管で再吸収され再び全身循環へ入る．後者を**腸肝循環**とよぶ．近年，生体蓄積性の高い化学物質として健康影響が懸念されている有機フッ素化合物（PFAS）の体内半減期が非常に長い理由の一つは，PFAS が腸肝循環に乗るからであると考えられている．

**腸肝循環**
enterohepatic circulation

**c. 乳汁排泄**　　授乳中の女性においては，受動輸送により乳汁中に化学物質が排泄される．乳汁全体の 3.8 % を脂質が占め，pH 6.6〜6.9 とやや酸性であるため，脂溶性の高い塩基性化学物質が乳腺を介して乳汁に移行しやすい．母親が曝露された化学物質が母乳を介して乳児に移行することから，乳児における毒性影響に大きな役割を果たしている．ダイオキシン，PCB，DDT，エタノール，カフェイン，ニコチンはいずれも微量ながら乳汁から検出される．

**d. その他の排泄**　　血中の揮発性物質は肺胞上皮から呼気へ移行し，肺から排泄される．肺からの排泄量は呼気量，肺の血流量，揮発性物質の血中溶解性により決定される．肺から排泄される化学物質として，麻酔ガス，アルコール，エーテル，四塩化炭素がある．汗腺からの排泄は，ヨウ素，臭素，水銀，鉛などの無機物質や，$pK_a$ の高い，つまり分子型の割合が大きい有機物質において起こる．体毛や爪からの排泄は，水銀，メチル水銀，カドミウム，ヒ素などの重金属がタンパク質のシステイン残基と結合することにより起こる．

## 5・2　有害化学物質の各臓器に対する毒性

体内に取込まれた化学物質は主として血流に乗って全身に運ばれるが，その物質の物理化学的特性によって，分布，代謝，蓄積，排泄が異なってくる．また，各組織の薬物代謝能や防御能にも違いがある．その結果として，特定の**臓器・組織**で毒性を発現することがある．

**臓器・組織** organ・tissue
つながり コアカリ C-6 生命現象の基礎→ 3 巻 Ⅶ. 生命科学
つながり コアカリ C-7 人体の構造と機能及びその調節 → 3 巻 Ⅸ. 解剖生理学

### 5・2・1　肝臓に毒性を示す化学物質

胃，小腸，大腸（直腸を除く）で吸収された化学物質は門脈を経て肝臓に入るため，肝細胞は高い濃度の化学物質に曝露されることになる．しかし，肝臓では

296　　第5章　人の健康に影響を及ぼす化学物質の管理と使用

**薬物代謝** drug metabolism
つながり コアカリ D-4 薬の生体内運命
→ 4巻 Ⅲ. 薬物動態学

**薬物代謝**が活発に行われており，一般的には毒性が低い形態へと代謝（解毒）されて排泄される．しかし，一部の化学物質は代謝を受け毒性が増強（代謝的活性化）され肝細胞を障害する．化学物質が原因で発生する肝障害は，発生機構に基づいて中毒性肝障害とアレルギー性肝障害に大別される．これらの肝障害は，さらに組織病理学的所見から，細胞障害型，脂肪肝型，および胆汁うっ滞型に分類される（**表5・1**）．

表5・1　化学物質による肝障害

| 毒性発現機構 | | 代表的な原因化学物質 |
| --- | --- | --- |
| 中毒性肝障害 | 細胞障害型 | アセトアミノフェン，四塩化炭素，ブロモベンゼン，ハロタン，アフラトキシン，イソニアジド |
| | 脂肪肝型 | 四塩化炭素，エタノール，クロロホルム，テトラサイクリン |
| | 胆汁うっ滞型 | メチルテストステロン，α-ナフチルイソシアネート |
| アレルギー性肝障害 | 細胞障害型（肝炎型） | ハロタン，ジヒドララジン，エタノール，イソニアジド，スルホンアミド |
| | 胆汁うっ滞型 | クロルプロマジン |

**シトクロム P450**
cytochrome P450

**a. 細胞障害型**　アセトアミノフェンは，常用量ではグルクロン酸抱合，硫酸抱合を受けて尿中に排泄されるが，過剰に摂取した場合**シトクロム P450**（CYP2E1）によって反応性の高い N-アセチル-p-ベンゾキノンイミン（NAPQI）に代謝される．これはグルタチオン抱合を受けメルカプツール酸として尿中に排泄されるが，大量曝露によってグルタチオンが枯渇すると肝細胞タンパク質と結合し，肝細胞の**ネクローシス**をひき起こす（図5・3a参照）．四塩化炭素 $CCl_4$

**ネクローシス** necrosis

［細胞障害型＋脂肪肝型］は，シトクロム P450（CYP2E1）によって還元的に脱ハロゲン反応を受けてトリクロロメチルラジカル（·$CCl_3$）となり，脂質過酸化反応を誘発して肝細胞障害をひき起こす．また，四塩化炭素は超低密度リポタンパク質（VLDL）の分泌を阻害することによって脂肪蓄積（**脂肪肝**）をひき起こ

**VLDL**: very low-density lipoprotein

**脂肪肝** fatty liver

す．ハロタンは，シトクロム P450（CYP2A6）によって還元的に脱ハロゲン反応を受けるとトリフルオロクロロエチルラジカルとなり，脂質過酸化反応を誘発して肝細胞障害をひき起こす．一方，酸化的に脱ハロゲン反応を受けると（CYP2E1），トリフルオロアセチルクロライドとなり肝細胞タンパク質と結合してその一部がハプテンとなり，宿主を感作してアレルギー性反応を伴う劇症肝炎をひき起こす（**図5・4**）．

**脂肪酸合成** fatty acid synthesis つながり コアカリ C-6 生命現象の基礎
→ 3巻 Ⅶ. 生命科学

**b. 脂肪肝型**　エタノールはおもにアルコールデヒドロゲナーゼ，アルデヒドデヒドロゲナーゼによって酢酸へと代謝されてアセチル CoA となる．アセチル CoA はクエン酸回路に入ると**脂肪酸合成**に利用されるが，エタノール大量摂取によりアセチル CoA が過剰に供給されるとアルコール性脂肪肝がひき起こされる．四塩化炭素は上述のとおり，VLDL の分泌を阻害することにより脂肪蓄積をひき起こす．

**c. 胆汁うっ滞型**　α-ナフチルイソチオシアネートは，代謝物が胆管上皮細胞を壊死性に障害することによって，胆汁うっ滞をひき起こす．

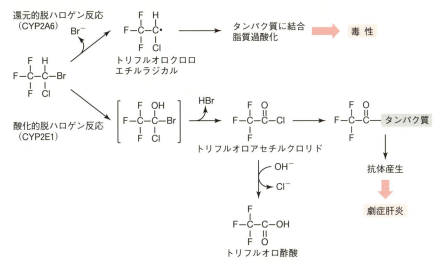

図5・4 ハロタンの毒性発現機構

### 5・2・2 腎臓に毒性を示す化学物質

　腎臓は化学物質の主要排泄経路であるが，血流量が多く，尿の生成過程で水分濃縮が起こるため管腔内の化学物質の濃度が上昇すること，また上皮細胞の刷子縁膜，側低膜に存在するトランスポーターによって化学物質が細胞内に取込まれやすいことなどから，化学物質による障害を受けやすい．化学物質による腎障害は，糸球体障害と尿細管障害（近位，遠位）に大別される．

　**a. 糸球体障害**　ピューロマイシン，ドキソルビシンは，糸球体基底膜上皮細胞を直接障害することにより，ネフローゼ症候群をひき起こす．ペニシラミン，抗リウマチ薬として使用される金製剤（金チオリンゴ酸ナトリウム）は，体組織に対する抗体を産生し免疫複合を形成し，これが糸球体基底膜に沈着して糸球体障害をひき起こす（アレルギー性障害）．

　**b. 近位尿細管障害**　アミノグルコシド系抗生物質（ゲンタマイシン，ネオマイシンなど）は，糸球体でろ過された後，エンドサイトーシスによって近位尿細管上皮細胞に取込まれてリソソームに蓄積し，リソソーム酵素を細胞外に漏出させてネクローシスをひき起こす．**カドミウム，水銀，鉛**などの重金属イオン*は，近位尿細管に蓄積しタンパク質のSH基と結合して近位尿細管障害をひき起こす．ヘキサクロロ-1,3-ブタジエンは，肝臓でグルタチオン抱合体となり大部分はメルカプツール酸として排泄されるが，一部は腎臓でβ-リアーゼによって活性代謝物となり近位尿細管障害をひき起こす．シスプラチンは，活性酸素を産生して尿細管上皮細胞のアポトーシスを誘導する．

　**c. 遠位尿細管障害**　エチレングリコールは，アルコールデヒドロゲナーゼとアルデヒドデヒドロゲナーゼによってシュウ酸に代謝され，カルシウムと結合してシュウ酸カルシウムとなり遠位尿細管を閉塞する．アムホテリシンBは脂溶性が高いため，遠位尿細管の細胞膜でコレステロールなどと相互作用して細

カドミウム cadmium
水 銀 mercury
鉛 lead
＊§5・3・1参照.

孔を形成し，水，水素イオン，カリウムイオンの膜透過性異常をひき起こす．

## 5・2・3 神経に毒性を示す化学物質

**神経細胞**（ニューロン）は細胞体，樹状突起，軸索，およびシナプスから構成される．神経細胞は代謝活性が高いにもかかわらずエネルギー貯蔵系がないため，常に酸素やグルコースの供給を受ける必要がある．したがって，低酸素症や低血糖をひき起こす化学物質は神経細胞を損傷する．神経系では，細胞体，軸索，ミエリン，神経伝達系が化学物質のおもな毒性標的となる．

**a. 細胞体障害**　細胞体が損傷を受けると，最終的に樹状突起，軸索，ミエリンも変性する．

**一酸化炭素**は，ヘモグロビンと酸素の結合を阻害することにより血液中の酸素濃度を低下させ，広範囲のニューロンに損傷を与える．**シアン化合物**，**硫化水素**はシトクロム $c$ オキシダーゼを阻害することによりニューロンでのATP産生を阻害し，ニューロンに損傷を与える．**メチル水銀**は，脳内に取込まれ選択的に大脳皮質や小脳に障害を与え，神経障害（**ハンター・ラッセル症候群**）をひき起こす．

**b. 軸索変性**　$n$-ヘキサン，二硫化炭素，アクリルアミド，トリ-$o$-クレジルリン酸（TOCP）は，軸索変性症を誘発するが，軸索を包込むミエリンも変性する．軸索が変性すると軸索輸送が阻害されるため，障害部位より遠位の軸索は変性または萎縮する．

**c. ミエリン障害**　ヘキサクロロフェン，アミオダロンは軸索を取囲むミエリンに損傷を与え，神経伝導障害をひき起こす．

**d. 神経伝達系の阻害**　細胞構造を破壊することなく神経機能を障害する．**有機リン系殺虫剤**，有機リン系神経ガス，**カルバメート系殺虫剤**は，シナプスにおいてアセチルコリンエステラーゼを阻害する．その結果，シナプスでアセチルコリンが蓄積し，過剰な神経刺激が発生して神経伝達異常がひき起こされる．テトロドトキシン，サキシトキシンは，神経細胞のナトリウムチャネルを阻害することによって神経伝導を阻害する．ボツリヌストキシンは，シナプス小胞からの神経伝達物質放出を阻害することによって神経伝達を阻害する．

## 5・2・4 呼吸器に毒性を示す化学物質

呼吸器系は，上気道（鼻腔-咽頭-喉頭）と下気道（気管-気管支-肺）から構成されているが，なかでも肺では肺胞の内腔と毛細管を循環する血液との間でガス交換が行われているため，化学物質を吸入しやすい．肺を障害する化学物質には，吸入されたものが肺に到達して毒性を発現するものと，血行性に肺に移行して毒性を発現するものがある．

**a. 吸入されて毒性を示すもの**　**アスベスト**は繊維状のケイ酸マグネシウムで，肺に沈着して，炎症と線維化をひき起こす（アスベスト肺）．アスベスト曝露後20〜40年の潜伏期間を経て，悪性中皮腫や肺がんが誘発される．シリカ（二酸化ケイ素）は，マクロファージに貪食されてもリソソーム酵素によって消

---

**神経細胞** nerve cell, neuron
〔つながり〕〔コアカリ〕C-6 生命現象の基礎→3巻Ⅶ. 生命科学
〔つながり〕〔コアカリ〕D-2 薬物治療につながる薬理・病態→4巻Ⅰ. 薬理・病態

**一酸化炭素** carbon monoxide：§5・3・4参照．

**シアン化合物** cyanide：§5・3・5参照．

**硫化水素** hydrogen sulfide：§5・3・6参照．

**メチル水銀** methylmercury：§5・3・1参照．

**ハンター・ラッセル症候群** Hunter-Russell syndrome：典型的な水俣病の症状で，知覚異常，運動失調，構音障害，聴力障害，求心性視野狭窄，精神障害などが認められる．

**有機リン系殺虫剤** organophosphorus insecticide：§5・3・2参照．

**カルバメート系殺虫剤** carbamate insecticide：§5・3・2参照．

**アスベスト** asbestos：§5・3・5参照．

化されず，逆にリソソーム酵素を漏出させてマクロファージを障害する．このとき，マクロファージから放出される因子によって肺線維症がひき起こされ，ガス交換の能力が低下する（珪肺症）．

**b. 血行性に肺に移行して毒性を示すもの**　パラコートはポリアミントランスポーターを介して能動的に肺胞上皮細胞に取込まれ，**活性酸素**を産生して細胞を障害し，間質性肺炎や肺線維症をひき起こす．ブレオマイシンは，肺でのコラーゲン合成を促進し，肺線維症をひき起こす．

## 5・2・5　血液に毒性を示す化学物質

化学物質による血液毒性は，血球細胞を産生する**造血幹細胞**に対する毒性と，末梢血の血球（赤血球，白血球，血小板など）に対する毒性に大別される．毒性発現機構としては，化学物質が直接作用するものと，免疫機構の異常を介するものがある．

**a. 造血機能を障害するもの**　ベンゼン，シクロホスファミド，クロラムフェニコールは骨髄の造血細胞に障害を与え，**再生不良性貧血**をひき起こす（赤血球，白血球，血小板が減少）．無機鉛，イソニアジドはヘム合成を阻害し，**鉄芽球性貧血**をひき起こす．

**b. 血球を障害するもの**　アニリンやニトロベンゼンは代謝されてフェニルヒドロキシルアミンとなりメトヘモグロビン血症をひき起こす．メトヘモグロビンが過剰になると酸素運搬が不十分になり，貧血性低酸素症となる．フェナセチン，アセトアミノフェンは，酸素が結合したヘモグロビンに作用して過酸化水素を発生させ，**溶血性貧血**をひき起こす．

## 5・2・6　生殖器に毒性を示す化学物質

生殖器は**内分泌腺**由来ホルモンにより高度に調節されている器官で，精巣は精子形成と性ホルモンの産生，卵巣は卵母細胞を保有し卵子成熟に重要な役割を担っている．これらの器官に障害が生じると次世代に重要な影響を及ぼすことになる．

**ジエチルスチルベストロール**は流産防止薬として妊婦に投与されたが，生まれてきた男子で生殖器奇形，生殖能の低下，女子で膣腺がん，子宮がんなどがひき起こされた．カドミウムは，他の臓器にほとんど影響のない微量投与で精巣に非可逆的な萎縮をひき起こす．**DDT，ビスフェノール A，ノニルフェノール**などは，エストロゲン受容体を介した内分泌撹乱作用が知られており，生殖，発生，免疫機能障害をひき起こす．

ジエチルスチルベストロール
diethylstilbestrol

ビスフェノールA
bisphenol A

ノニルフェノール
(*o*–, *m*–, *p*–) nonylphenol

---

パラコート paraquat：§5・3・2参照．

**活性酸素** active oxygen：通常の酸素分子よりも活性化された反応性の高い酸素および酸素原子を含む反応性の高い化合物の総称．一般にスーパーオキシドアニオン（$O_2^-$），過酸化水素（$H_2O_2$），ヒドロキシルラジカル（・OH），一重項酸素（$^1O_2$）の4種類をさす．

**造血幹細胞** hematopoietic stem cell
〔つながり〕〔コアカリ〕C-7-8 循環器系→ 3巻 IX. 解剖生理学
〔つながり〕〔コアカリ〕D-2-9 血液・造血器系の疾患と治療薬→ 4巻 I. 薬理・病態

**再生不良性貧血** aplastic anemia：骨髄の造血幹細胞が障害を受けることにより，血球成分（白血球，赤血球，血小板）の産生が抑制されてひき起こされる貧血．

**鉄芽球性貧血** sideroblastic anemia：ヘム合成のための鉄の利用が障害を受けることによりひき起こされる貧血．赤芽球のミトコンドリアに鉄が異常蓄積した環状鉄芽球が出現する．

**溶血性貧血** hemolytic anemia：赤血球が破壊されること（溶血）によって起こる貧血．

**内分泌腺** endocrine gland
〔つながり〕〔コアカリ〕C-7-3 内分泌系→ 3巻 IX. 解剖生理学

## 5・3　代表的な有害化学物質，農薬の急性毒性，慢性毒性

毒性学を科学的に切り開いたとされるParacelsus（パラケルスス）は毒物について"All substances are poisons: there is none which is not a poison. The right dose differentiates a poison and a remedy（すべての化学物質は毒物であり，毒でないものはない．使用量が毒にも薬にもする）"という言葉を残している．この言葉を借りれば，すべての化学物質は毒物になりうることになり，有害化学物質を明確に定義することは難しい．ここでは，中毒事故の発生件数が多いもの（医薬品を除く），および環境中に存在し慢性的な摂取により健康障害をひき起こす危険性が懸念されているものに着目し，重金属，農薬，PCB・ダイオキシン類，有毒ガス，シアン化合物などについて取上げる．ほかにも，動植物由来の天然毒，カビ毒，細菌毒のほか，医薬品や化学工業製品などの中にも有害性が高いものは数多く存在する（図5・5）．

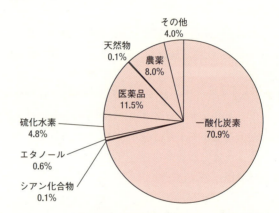

図5・5　薬毒物中毒事故の発生状況（2007～2018年）
辻川健治，"科学警察研究所発行「薬物による中毒事故等の発生状況」にみる2007～2018年の間の致死的な薬毒物中毒の状況"，中毒研究，36，361-368（2023）をもとに作成

重金属 heavy metal
カドミウム cadmium, Cd：§4・6・1bも参照．
＊ イタイイタイ病については§6・3・3参照．

### 5・3・1　重金属

**a. カドミウム（Cd）**　　カドミウムは鉱物中や土壌中に天然に存在する重金属で，鉱山からの流出物による河川汚染によるイタイイタイ病＊がよく知られている．また，半導体，メッキ，電池など，工業的にも使用されており，これらを取扱っている職場での労働安全衛生が問題となっている．消化管からの吸収率は5％程度で，肺からの吸収率は10～30％である．急性毒性では経口摂取の場合は嘔吐，下痢などの胃腸障害が，経気道曝露の場合は呼吸困難，気管支炎などがみられる．また，経口的にカドミウムを長期摂取した場合は，腎臓にカドミウムが蓄積し，特に近位尿細管上皮細胞が障害を受ける．近位尿細管が障害を受けると，アミノ酸，糖，カルシウム，リンなどの再吸収が低下する．また，カルシウム代謝を調節するビタミンDの活性化も阻害され，骨軟化症などの骨異常がひき起こされる．一方，慢性的に経気道曝露されると，肺気腫や肺がんがひき起

こされる.

**b. 水銀（Hg）**　水銀は，化学形態から金属水銀，無機水銀，有機水銀に大別され，生体への吸収・代謝，毒性発現機構が異なる．自然界において水銀は火山や地殻から金属水銀あるいは無機水銀として放出され，その一部は海洋中，土壌中に生息する微生物によって蓄積性が高く毒性の高いメチル水銀へと変換される．メチル水銀は食物連鎖を介して大型魚介類に蓄積される.

**金属水銀**（$Hg^0$）：常温，常圧で液体であり，蒸気圧が高いため，常温，常圧で揮発性がある．消化管からはほとんど吸収されない（1〜5％）が，肺からの吸入は70％以上と高い．急性毒性では咳，呼吸困難などが，慢性毒性では手指のふるえなどの神経症状，歯肉炎などがみられる.

**無機水銀**（$Hg^+$，$Hg^{2+}$）：自然界で最も多く存在する水銀は硫化水銀 HgS であり，2価水銀イオンは1価水銀イオンより毒性が高い．消化管からの吸収は1〜5％であり，あまり高くない．急性毒性では急性腎障害，消化管障害などが，慢性毒性では近位尿細管障害（腎臓に蓄積し，SH 基を有するタンパク質と結合），糸球体障害（糸球体基底膜に対する自己抗体を産生）などがみられる.

**有機水銀**：自然界に存在する有機水銀の大部分は**メチル水銀**（$CH_3Hg^+$）であり，消化管から吸収されたメチル水銀は肝臓でグルタチオン抱合体となり，その一部は胆汁中に排泄される．胆汁から消化管に排泄されたメチル水銀は代謝されシステイン抱合体となり，大部分は再吸収される（腸肝循環）ため全身からの排泄は遅い．メチル水銀は消化管からほぼ100％吸収される．メチル水銀にシステインが結合するとメチオニンと類似した構造になり，中性アミノ酸トランスポーターを介して血液脳関門，血液胎盤関門を通過する．成人の脳において広範なニューロンの変性をひき起こし，中枢神経障害（求心性視野狭窄，知覚異常，運動失調，構音障害などを特徴とするハンター・ラッセル症候群）がひき起こされる．また，胎盤を通過して胎児に移行すると，重篤な神経遅滞や麻痺がひき起こされる（胎児性水俣病[*1]）．エチルおよびプロピル水銀はメチル水銀と同様に中枢神経症状をひき起こすが，ブチル基以上の置換基では症状はみられない．フェニル水銀は体内で代謝されて無機化されるので，無機水銀に類似した毒性を示す.

**c. 鉛（Pb）**　鉛は無機鉛と有機鉛に大別されるが，無機鉛は合金，鉛蓄電池，ガラスなどに幅広く利用されている．一方，有機鉛はアンチノック剤として四エチル鉛がガソリンに添加されていたが，現在はほとんど使用されていない.

**無機鉛**：消化管からの吸収は5〜10％（成人），約40％（小児），肺からの吸入は30〜40％程度である．急性毒性では胃腸障害（鉛疝痛），末梢神経障害（運動神経障害や橈骨神経麻痺による下垂手），中枢神経障害（鉛脳症）などが知られている．一方，慢性的に曝露されると，体内に取込まれた鉛は骨に蓄積し（骨における鉛の半減期は10年以上），骨髄赤芽球におけるヘム合成を阻害して貧血をひき起こす．鉛はヘム合成経路の 5-アミノレブリン酸デヒドラターゼ[*2]と3価鉄（$Fe^{3+}$）から2価鉄（$Fe^{2+}$）への還元の2箇所を阻害してヘム合成を阻害する（図5・6）.

---

水　銀 mercury, Hg

メチル水銀
methylmercury, $CH_3Hg^+$：
§4・6・1 a も参照.

メチル水銀の
システイン抱合体

中性アミノ酸のメチオニン

*1 水俣病については §6・3・3 参照.

鉛 lead, Pb：§4・6・1 d も参照.

*2 5-アミノレブリン酸を δ-アミノレブリン酸ともいう.

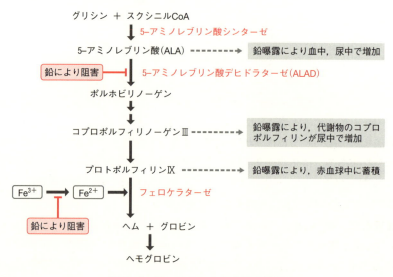

図5・6 鉛によるヘム合成阻害機構

**有機鉛**: 脂溶性が高いため吸収されやすく，脳に移行しやすい．急性毒性では，頭痛，興奮，幻覚などの中枢神経障害が，慢性毒性では中枢神経障害，無機鉛と類似した症状などがみられる．

ヒ素 arsenic, As: §4・6・1cも参照.

**d. ヒ素 (As)** ヒ素は類金属（金属と非金属中間）に属する元素であるが，毒性学では重金属として取扱われることが多い．自然界に存在する無機ヒ素の多くは5価であり，体内に取込まれた**5価無機ヒ素**は，メチル化反応を受けて最終的に5価の**ジメチルアルシン酸**となって体外に排泄される．ヒ素のメチル化反応は一般的に解毒代謝と考えられてきたが，代謝の過程で毒性の高い中間体（3価のメチル化ヒ素化合物）が生成することが明らかとなり，細胞毒性や発がんなどへの関与が注目されている．一方，有機ヒ素化合物は海産物に**アルセノベタイン**や**アルセノシュガー**という形で豊富に含まれているが，毒性は低い．

ヒ酸 (5価無機ヒ素) arsenic acid
亜ヒ酸 (3価無機ヒ素) arsenous acid
ジメチルアルシン酸 (5価) dimethylarsinic acid
アルセノベタイン arsenobetaine
アルセノシュガー arsenosugar
$R^1$ = O, SまたはCH$_3$
$R^2$ = 多種の構造が結合

**無機ヒ素**: 無機ヒ素の消化管吸収率は約80〜90％程度と高い．急性毒性では嘔吐や下痢などの消化管障害（コレラ様症状），呼吸困難などがみられる．3価の無機ヒ素は5価の無機ヒ素より毒性が高く，亜ヒ酸（**3価無機ヒ素化合物**）は

100～300 mg の摂取で死に至る．慢性毒性では体重減少，皮膚の色素沈着（黒皮症），手足の角化（角化症），神経炎，発がん性（皮膚，肝臓，膀胱，肺）などがみられる．

**有機ヒ素**：アルセノベタイン，アルセノシュガーの吸収率は構造により異なるが，これらの天然に存在する有機ヒ素化合物の毒性は低く問題にはならない．一方，生体内での無機ヒ素代謝過程で産生する中間体の 3 価メチル化ヒ素化合物は強い細胞毒性を示す．

**e. スズ（Sn）**　無機スズと有機スズに大別されるが，一般に有機スズの方が毒性が高い．無機スズは合金や缶詰のメッキなどに使用されているが，硝酸，亜硝酸によってスズが溶出して中毒を起こすことがある．有機スズはさまざまな産業で使われており，置換基の種類，数によって毒性が大きく異なる．農薬としてもスズ化合物が使用されてきたが，現在では酸化フェンブタスズが果樹園などでダニの殺虫剤として使用されているのみである．トリブチルスズやトリフェニルスズは農薬や防汚剤として船底塗料や漁網に用いられてきたが，これらの化合物は毒性が高く，免疫毒性，中枢神経毒性，内分泌撹乱作用があることが明らかとなり，現在は使用が禁止されている．無機スズの消化吸収率は 5％以下，トリブチルスズは消化管から 20～50％，経皮吸収率は数％，トリフェニルスズ化合物は消化管吸収率が低く大部分は糞中へ排泄される．急性毒性は無機スズではほとんどみられないが，有機スズでは，めまい，一過性の意識消失などがみられ，皮膚に接触した場合は皮膚炎などがひき起こされる．慢性的に曝露された場合，有機スズでは免疫機能障害，中枢神経障害，内分泌撹乱作用などがみられる．特に，トリブチルスズやトリフェニルスズは内分泌撹乱作用があり，雌の巻貝の雄性化をひき起こす原因物質とされている．そのメカニズムとして，**レチノイド X 受容体**（RXR）に結合して作用すると考えられており，ヒトへの影響も懸念されている．

**f. クロム（Cr）**　クロムは自然界ではおもに 3 価クロム（$Cr^{3+}$）または 6 価クロム（$Cr^{6+}$）として存在する．3 価クロムは皮革のなめし剤に，6 価クロムはメッキ，顔料，防腐剤などに使用されている．6 価クロムは 3 価クロムと比べて毒性が高い．消化管吸収率は 3 価クロムで 2～3％，6 価クロムで 3～6％と低い．6 価クロムは刺激性，腐食性が強く，接触すると皮膚や粘膜に潰瘍や炎症をひき起こす．一方，慢性的に曝露されると，皮膚炎，穿孔性潰瘍，アレルギー性湿しん，肺がんなどがひき起こされる．吸入した場合，特に鼻粘膜においての作用が顕著で，鼻中隔穿孔が起こる．

## 5・3・2　農　薬

**農薬**は生物毒性をもつので，ヒトが摂取した際には毒性を示す可能性がある．農薬の種類別の中毒事例をみると，ビピリジリウム系除草剤，有機リン系殺虫剤，カルバメート系殺虫剤，含リンアミノ酸系除草剤などによる中毒事例が多数報告されている（**表 5・2**）．報告されている中毒事例の多くは急性毒性であるが，有機塩素系農薬では慢性毒性が問題となる．

---

スズ tin, Sn：§4・6・1 e も参照．

ビス（トリブチルスズ）オキシド
bis(tributyltin) oxide
（第一種特定化学物質）

レチノイド X 受容体
retinoid X receptor, RXR

クロム chromium, Cr

農薬 pesticide, agrochemical：ただし，pesticide は殺虫剤の意味で用いることもある．

304　第5章　人の健康に影響を及ぼす化学物質の管理と使用

表5・2　中毒事例が多い農薬上位10位　（2007～2018年）[a]

| 農　薬 | 分　類 | 発生件数 |
|---|---|---|
| パラコート | ビピリジリウム系除草剤 | 1070 |
| ダイコート | ビピリジリウム系除草剤 | 878 |
| メソミル | カルバメート系殺虫剤 | 690 |
| フェニトロチオン（MEP） | 有機リン系殺虫剤 | 561 |
| グリホサート | 含リンアミノ酸系除草剤 | 512 |
| マラチオン | 有機リン系殺虫剤 | 475 |
| ジクロルボス（DDVP） | 有機リン系殺虫剤 | 132 |
| グルホシネート | 含リンアミノ酸系除草剤 | 101 |
| メトリホナート（DEP） | 有機リン系殺虫剤 | 96 |
| メチダチオン（DMTP） | 有機リン系殺虫剤 | 92 |

a）辻川健治，“科学警察研究所発行「薬物による中毒事故等の
発生状況」にみる2007～2018年の間の致死的な薬毒物中毒
の状況”，中毒研究，**36**，361-368（2023）をもとに作成

**有機リン系殺虫剤**
organophosphorus
insecticide

**a. 有機リン系殺虫剤**　　フェニトロチオン，マラチオン，ジクロルボス，パラチオン，クロルピリホスなどがある．

フェニトロチオン（MEP）
fenitrothion

マラチオン
malathion

ジクロルボス（DDVP）
dichlorvos

パラチオン
parathion

クロルピリホス
chlorpyrifos

　有機リン系殺虫剤は，さまざまな種類の害虫に高い効果を発揮するため，化学構造が異なる多くの種類が合成されている．初期の有機リン系殺虫剤はヒトに対して毒性が高いものが多く，その多くは現在では使用が禁止されている．近年，ヒトに対する毒性が比較的低いフェニトロチオンやマラチオンなどがおもに使用されているが，中毒事例が後を絶たない．多くの有機リン系殺虫剤はチオノ型（$>P=S$）の構造をもつが，体内で酸化的に代謝を受けてオキソ型（$>P=O$）となってアセチルコリンエステラーゼ（AChE）の活性部位のセリン残基（-Ser）を不可逆的にリン酸化して阻害する（図5・7b）．有機リン系殺虫剤のリン酸基に結合するアルキル基の種類は活性部位に結合したリン酸基の脱離に影響し，脱離のしやすさは，メチル基→エチル基→プロピル基の順で，プロピル基が結合しているものの毒性が高い．有機リン系殺虫剤中毒の治療薬である2-PAMは，アセチルコリンエステラーゼに結合したリン酸と反応して，これを脱離させることにより酵素機能を回復させる．経口および経気道的に速やかに吸収され，経皮的にも吸収される．有機リン系殺虫剤は末梢神経のみならず中枢神経にも移行し，シナプスに存在するアセチルコリンエステラーゼと非可逆的に結合して阻害す

る．その結果，自律神経系，神経-筋接合部，中枢神経の神経終末部でアセチルコリンの異常蓄積が起こり，アセチルコリン受容体が過剰刺激されムスカリン様症状（縮瞳，徐脈，流涎，流涙，発汗，気管支攣縮など），ニコチン様症状（散瞳，頻脈，高血圧，筋繊維束攣縮など），および中枢神経症状（頭痛，めまい，昏睡，呼吸停止など）などがひき起こされる．有機リン農薬は通常生体内で急速に代謝・排泄されるため慢性毒性はほとんどないが，下肢の知覚異常，しびれ，および運動麻痺などの遅延性の神経障害が発現する場合がある．

**b. カルバメート系殺虫剤**　メソミル，カルバリル，フェノブカルブなどがある．カルバメート系殺虫剤はアセチルコリンエステラーゼの活性中心のセリン残基をカルバモイル化することにより，可逆的に阻害する（図5・7c）．カルバメート系殺虫剤は代謝活性化を必要とせずに，そのものがアセチルコリンエステラーゼに結合するので，毒性発現は比較的早い．しかし，この結合は不安定で，短時間で加水分解されて脱カルバモイル反応を受けるため，有機リン系殺虫剤と比較して毒性が低く，回復も早い．経口的に速やかに吸収され，有機リン系殺虫剤ほどではないが経皮的にも吸収される．有機リン系殺虫剤と同様，ムスカ

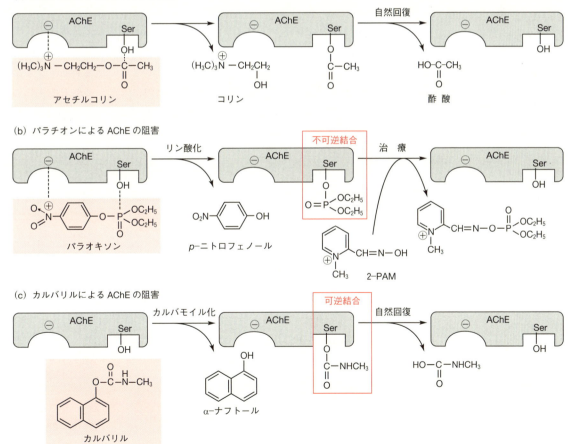

図5・7　有機リン系殺虫剤，カルバメート系殺虫剤によるアセチルコリンエステラーゼ（ACE）の阻害

リン様症状，ニコチン様症状，中枢神経症状などがみられるが，中枢神経系へは
あまり移行しないため中枢神経毒性は低い.

**ビピリジニウム系除草剤**
**bipyridinium herbicide**

CH₃–⁺N〔pyridine〕N⁺–CH₃

パラコート
paraquat

ジクワット
diquat

**含リンアミノ酸系除草薬**
**phosphorus-containing**
**amino acid type herbicide**

$$HO-\overset{O}{\underset{OH}{P}}-CH_2NHCH_2COOH$$

グリホサート
glyphosate

$$H_3C-\overset{O}{\underset{OH}{P}}-CH_2CH_2CHCOOH$$
$$NH_2$$

グルホシネート
glufosinate

**ネオニコチノイド系殺虫剤**
**neonicotinoid insecticide**

**c. ビピリジニウム系除草剤**　パラコート，ジクワットなどがある．パラ
コートは毒性が高く中毒事故が多発したため，現在ではジクワットとの混合製剤
として毒性を弱めて市販されているが，それでも自殺目的で摂取した場合の致死
率は60％以上と高い．吸収されたパラコートのほとんどは未変化体のまま尿中
に排泄されるが，その一部はポリアミントランスポーターによって肺に取込まれ
る．そして，生体内の酸化・還元酵素系によって，1電子還元を受けてパラコー
トラジカルとなり，これが酸素に電子を渡してスーパーオキシドアニオン
（$O_2^{-}$）を生成して細胞障害をひき起こす．パラコートは小腸から速やかに吸収
され，吸収率は約20％程度である．また，経皮，経気道的にも吸収される．急
性毒性では嘔吐，下痢，肝障害，腎障害などがみられ，曝露約1週間後に肺浮
腫，肺線維症などがひき起こされる．ジクワットはパラコートと比較して毒性が
低く，肺への蓄積性がないため肺線維症は起こさない．

**d. 含リンアミノ酸系除草薬**　グリホサート，グルホシネートなどがある.
ビピリジニウム系除草剤に比べると毒性が低いため，現在最も広く使用されてい
る除草剤である．致死率は高くないが，手軽に入手できることもあり，中毒事例
が増加している．グリホサートはシキミ酸経路を阻害して，芳香族アミノ酸の生
合成を阻害する．グルホシネートはグルタミン合成酵素を阻害して，細胞内にア
ンモニアを蓄積させる．グリホサートは消化管や皮膚から吸収されにくく，吸収
されても組織への蓄積性が低いため大部分は未変化体のまま排泄される．グルホ
シネートは速やかに消化管から吸収され，24時間以内にほとんどが未変化体の
まま排泄される．急性毒性ではグリホサートでは嘔吐，下痢，消化管出血など，
グルホシネートでは，悪心，嘔吐，数時間経てから中枢神経症状（意識障害，呼
吸抑制など）などがみられる．

**e. ネオニコチノイド系殺虫剤**　イミダクロプリド，アセタミプリド，クロ
チアニジン，ジノテフランなどがある．ニコチンは速効性の殺虫剤として使用さ
れてきたが，ヒトに対する毒性が高いため農薬登録が失効している．その後，ニ
コチンと類似の作用特性をもち，昆虫への活性を高めながらもヒトへの毒性を低
減したネオ（新しい）ニコチノイド系農薬が開発され，有機リン系殺虫剤に代わ
り使用量が増加している．ネオニコチノイド系農薬はニコチン性アセチルコリン
受容体に結合し，神経の興奮とシナプス伝達の遮断をひき起こして毒性を発揮す
る．ミツバチの大量死との関係が疑われており，EUでは規制対象となってい
る．経口による吸収は90％以上と高いが，皮膚からはあまり吸収されない．急
性毒性として嘔吐，流涎，頻脈，血圧上昇，痙攣，意識障害などが知られている．

イミダクロプリド
imidacloprid

アセタミプリド
acetamiprid

クロチアニジン
clothianidin

ジノテフラン
dinotefuran

**f. 有機塩素系農薬**　一般に有機塩素系農薬は哺乳類に対する急性毒性が低いものが多く，殺虫剤として世界中で大量に使用された．しかし，環境中で分解されにくく，蓄積性が高く，慢性毒性や生態系への影響が問題となり，現在では多くの有機塩素系農薬は化審法\*により第一種特定化学物質に指定されており，使用が禁止されている．

**p,p′-ジクロロジフェニルトリクロロエタン（DDT）[第一種特定化学物質]:**　農作物への殺虫剤としての使用に加え，シラミやマラリアを媒介するハマダラカの防除の目的で大量に使用された．神経軸索のナトリウムチャネルを標的として神経毒性を示し，害虫にも哺乳類にも毒作用を示す．生体での蓄積性が懸念されており，現在使用が禁止されている．急性毒性では頭痛，めまい，嘔吐，振せん，痙攣，意識消失，呼吸困難，呼吸麻痺などが，慢性毒性では中枢神経障害，肝障害などがみられる．また，内分泌撹乱作用も懸念されている．

**ヘキサクロロシクロヘキサン（HCH）[α-, β-, γ-体は第一種特定化学物質]:**　異性体が7種類あるが，γ-HCH が最も殺虫効果が高く，β-HCH は殺虫効果は低いが化学的に安定で，高い環境残留性と生物蓄積性が問題となっている．**γ-アミノ酪酸受容体**（GABAR）を標的として神経毒性を発揮する．急性毒性では嘔吐，痙攣，振せん，呼吸不全などが，慢性毒性では再生不良性貧血，無顆粒球症，神経障害，肝障害，腎障害などがみられる．現在使用が禁止されている．

**ドリン剤[第一種特定化学物質]: アルドリン，ディルドリン，エンドリン**などがある．持続性の優れた殺虫剤として農薬に使用されたほか，シロアリ駆除剤としても使用された．毒性発現メカニズムは，HCH と同様に，GABAR を標的として神経毒性を発揮する．アルドリンは生体内でエポキシ化され，より毒性の高いディルドリンに代謝される．エンドリンはディルドリンの立体異性体である．急性毒性では頭痛，嘔吐，筋痙攣，意識消失などがみられ，重篤な場合は呼吸麻痺や心室細動で死に至ることがある．一方，慢性毒性では肝障害などがみられる．現在使用が禁止されている．

アルドリン
aldrin

ディルドリン
dieldrin

エンドリン
endrin

**ペンタクロロフェノール（PCP）[第一種特定化学物質]:**　農業用の殺虫剤，除草剤，木材防かび剤など，幅広い用途で使用されてきた．経口，経気道，経皮的に吸収され，ミトコンドリアで脱共役剤として作用して ATP 産生を阻害する．魚に対して強い毒性を示す．急性毒性では嘔吐，大量発汗，呼吸困難，体温上昇，血圧降下，昏睡，四肢の痙攣などが，慢性的な曝露ではその代謝物に内分泌撹乱作用，発がん性などが疑われている．現在使用が禁止されている．

**フェノキシ酢酸系除草剤**　2,4-ジクロロフェノキシ酢酸（2,4-D），2,4,5-トリクロロフェノキシ酢酸（2,4,5-T）などがある（次ページ側注）．植物成長ホルモ

---

**有機塩素系農薬**
organochlorine pesticide

\* **化審法:** [正式名称] 化学物質の審査及び製造等の規制に関する法律．§5・12・2 参照．

**DDT**
p,p′-dichlorodiphenyl trichloroethane

p,p′-ジクロロジフェニルトリクロロエタン（DDT）

**第一種特定化学物質:**
§5・12 参照．

**ヘキサクロロシクロヘキサン（HCH）:** ベンゼンヘキサクロリド（benzene hexachloride, BHC）ともいう．

ヘキサクロロシクロヘキサン（HCH）
hexachlorocyclohexane

**γ-アミノ酪酸受容体**
γ-aminobutyric acid receptor, GABAR

ペンタクロロフェノール（PCP）
pentachlorophenol

2,4-ジクロロフェノキシ酢酸
(2,4-D)
2,4-dichlorophenoxyacetic acid

2,4,5-トリクロロフェノキシ酢酸
(2,4,5-T)
2,4,5-trichlorophenoxyacetic acid

**カネミ油症事件**: §4・6・4参照.

**化学物質の審査及び製造等の規制に関する法律（化審法）**: §5・12参照.

**ダイオキシン類** dioxins

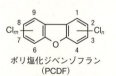

ポリ塩化ビフェニル (PCB)
polychlorinated biphenyl

ポリ塩化ジベンゾ-p-ジオキシン
(PCDD)
polychlorinated dibenzo-p-dioxin

ポリ塩化ジベンゾフラン
(PCDF)
polychlorinated dibenzofuran

**コプラナー PCB**: PCB の基本骨格であるビフェニルに置換する塩素の位置によって, 二つのベンゼン環が同一平面上になり扁平構造をとることがあり, これをコプラナー PCB とよぶ.

**芳香族炭化水素受容体**
arylhydrocarbon receptor, AhR

**一酸化炭素**
carbon monoxide, CO

**硫化水素**
hydrogen sulfide, $H_2S$

ン（オーキシン）様作用をもつ除草剤で, 植物, 特に双子葉植物に効果的である. 2,4-D と 2,4,5-T の混合物はベトナム戦争で枯れ葉剤として使用されたが, 2,4,5-T 合成の過程で毒性の高いダイオキシンが副産物として産生し, 枯れ葉剤に混入していたため大きな社会問題となり, 2,4,5-T の使用は現在禁止されている. 急性毒性では頭痛, 吐き気, 意識喪失などがみられ, 慢性毒性はほとんどない.

### 5・3・3 ポリ塩化ビフェニル（PCB）, ダイオキシン類

**a. ポリ塩化ビフェニル（PCB）**［第一種特定化学物質］: PCB は二つのベンゼン環がつながったビフェニル骨格に塩素が結合した化合物であり, 結合する塩素の数, 位置によって毒性が異なる. 化学的に安定で, 不燃性, 耐熱性, 高絶縁性, 粘着性など, 優れた物性をもっているため, コンデンサーの絶縁油, 熱媒体, 塗料, 印刷インクなどに使用されてきた. 安定性が高く, 難分解性で高蓄積性なため, 慢性毒性や生態系への影響が問題となっている. 1968 年に起こった, PCB が食用油に混入した**カネミ油症事件**を契機に, "**化学物質の審査及び製造等の規制に関する法律（化審法）**" が制定された. 慢性的な曝露により, 痤瘡様皮疹（塩素痤瘡）, 爪や口腔粘膜の色素沈着, 肝機能障害などがひき起こされる.

**b. ダイオキシン類**　　ダイオキシン類とは, **ポリ塩化ジベンゾ-p-ジオキシン**（PCDD）, **ポリ塩化ジベンゾフラン**（PCDF）および**コプラナーポリ塩化ビフェニル**（コプラナー PCB）をさし, PCDD, PCDF も PCB と同様に結合する塩素の数, 位置によって毒性が異なる. ダイオキシン類のなかで最も毒性が高いのは 2,3,7,8-テトラクロロジベンゾ-p-ジオキシン（2,3,7,8-TCDD）で, 猛毒と認知されているが急性/亜急性中毒で短期間に重篤な症状を呈したヒトでの例はほとんど知られていない. したがって, ヒトでは, 食肉や魚介類から慢性的に摂取される微量のダイオキシン類による慢性的影響が問題となる. ダイオキシン類は細胞内の**芳香族炭化水素受容体**（AhR）と結合し種々の遺伝子の転写異常をひき起こすことによって, 毒性を発現すると考えられている. 急性毒性はあまり知られておらず, 慢性的な曝露により発がん性, 免疫毒性, 甲状腺機能低下などが懸念されている.

### 5・3・4 有毒ガス

**a. 一酸化炭素（CO）**　　無色無臭, 可燃性で, 空気よりもわずかに軽く（比重 0.967）, 水に溶けにくい. 化学物質による中毒事件の半数以上が一酸化炭素によるもので（図 5・5 参照）, 火災時, 暖房や給湯器の不完全燃焼などで発生する. 一酸化炭素とヘモグロビンの親和性は酸素の約 250 倍と高く, カルボキシヘモグロビン（CO-Hb）を形成して, ヘモグロビンの酸素運搬機能を阻害する. 空気中 CO 濃度約 0.1% で失神, 痙攣, 昏睡, CO 濃度 0.5～1% で数分で死に至る. 慢性毒性では疲労感, 手指感覚異常, 聴覚低下などがみられる.

**b. 硫化水素（$H_2S$）**　　無色, 可燃性で腐卵臭をもつ気体で, 空気より重く（比重 1.19）, 水に溶けやすい. 天然には天然ガス, イオウ泉, 火山煙などに含まれており, 石油化学工業, 汚水処理場などでも発生する. 毒性の発現機序は, シ

アンと同様にミトコンドリア電子伝達系のシトクロム $c$ オキシダーゼを阻害して毒作用を発揮する．急性毒性では意識混濁，幻覚，頭痛，嘔吐，呼吸困難，痙攣，呼吸麻痺などが，慢性毒性では不眠，意識障害，気分易変，統合失調症様症状などがみられる．

### 5・3・5 その他（シアン化合物，アスベスト，有機フッ素化合物）

**a. シアン化合物**　シアン化合物（**シアン化ナトリウム** NaCN，**シアン化カリウム** KCN）はメッキ，写真，金属加工，シアン含有化学製品の製造などのほか，倉庫や船倉の害虫やネズミ駆除のためのくん蒸剤として広く用いられている．シアン化合物を摂取すると，胃の酸性条件下で**シアン化水素** HCN が産生され，胃粘膜から速やかに吸収される．KCN の致死量は 200〜300 mg，HCN の致死量は 50 mg 程度とされている．吸収されたシアン化物イオン（CN⁻）はミトコンドリア電子伝達系のシトクロム $c$ オキシダーゼのヘム鉄（$Fe^{3+}$）と結合することにより電子伝達系を阻害し，ATP 産生障害をひき起こす．これは全身の細胞で起こるが，特にエネルギー要求性の高い中枢神経系での障害が著しく，呼吸中枢などが機能不全となる．急性毒性ではめまい，頭痛，動悸，意識障害，呼吸麻痺などがみられる．

シアン化合物　cyanide
シアン化ナトリウム
sodium cyanide, NaCN
シアン化カリウム
potassium cyanide, KCN
シアン化水素
hydrogen cyanide, HCN

**b. アスベスト**　天然に産する繊維状ケイ酸塩鉱物で，熱，摩擦，酸やアルカリに強く，建築材料として耐火，断熱，防音などの用途に広く使用された．アスベスト繊維は非常に細く，吸引するとその一部は肺胞まで到達して局所的に慢性炎症がひき起こされ，そこにマクロファージが集積して活性酸素を産生してがんを誘発する．慢性的な曝露によりアスベスト肺，肺がん，悪性中皮腫などがひき起こされる．

アスベスト　asbestos

**c. 有機フッ素化合物（PFAS）**　PFAS は“完全にフッ素化されたメチルまたはメチレン炭素原子を少なくとも一つ含むフッ素化合物”と定義されており 1 万種類以上の化合物が指定されている．代表的なものとして**ペルフルオロオクタンスルホン酸**（PFOS，炭素数 8 で末端にスルホン酸），**ペルフルオロオクタン酸**（PFOA，炭素数 8 で末端にカルボン酸）が知られている［いずれも第一種特定化学物質］．PFAS は強い撥水性，発油性，化学的安定性，熱安定性，耐薬品性，非粘着性などの性質をもち，繊維・紙・皮革製品の撥水（防水），防汚加工，半導体コーティングなどに幅広く用いられてきた．しかし，化学的に安定なため環境中で分解されにくく，残留性や生物蓄積性が問題となり，現在使用が禁止されている．近年，基準値を越える濃度の PFOS，PFOA が河川，地下水，湖沼などで検出されており，問題視されている．慢性的な曝露により，肝障害，発達障害，免疫毒性，発がん性（肝臓，膵臓）などがひき起こされる．

有機フッ素化合物
polyfluoroalkyl substances, PFAS: 有機フッ素化合物のうち，ペルフルオロアルキル化合物およびポリフルオロアルキル化合物を総称して PFAS とよび，1 万種類以上の物質があるとされている．

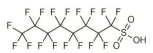

ペルフルオロオクタンスルホン酸(PFOS)
perfluorooctane sulfonic acid

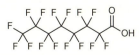

ペルフルオロオクタン酸(PFOA)
perfluorooctanoic acid

## 5・4 化学物質による発がん

### 5・4・1 化学物質による発がんの過程

20世紀の初めに山極勝三郎博士と市川厚一博士は，コールタールを何カ月にもわたってウサギの耳に塗布し，発がんさせることに成功した．この実験により化学物質を長期間，連続的に投与すると発がんをひき起こすことが可能であることが明らかとなった．現在では，ヒトのがんの大部分は環境中の**発がん性化学物質**によるものと言われている*.

**a. 発がん多段階説**　化学物質による発がんのプロセスとしては，開始段階である**イニシエーション**とそれに続く**プロモーション**から成る**発がん二段階説**が示されていたが，その後さらにがん化が進む**プログレッション**の過程の存在が示され，**発がん多段階説**が提唱されている（図5・8）．

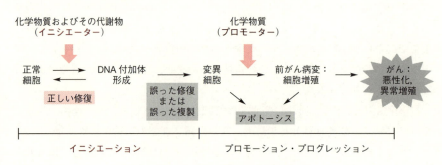

図5・8　化学物質による発がん機序

**イニシエーション**：発がん性化学物質そのものあるいは化学物質由来の反応性に富む親（求）電子物質は，正常体細胞の染色体DNA塩基を化学修飾する．修飾されたDNAの多くは，細胞がもつDNA修復酵素により除去修復され細胞は正常化するが，誤ったDNA修復や誤ったDNA複製が生じると，これが変異細胞の誘発につながる．このような発がん性化学物質による核染色体DNAの修飾とこの修飾に伴い誘起される変異細胞形成までの過程をイニシエーションといい，イニシエーションをひき起こす化学物質を**イニシエーター**とよぶ．

**プロモーション**：マウス皮膚における化学発がんモデル実験では，背部皮膚に強力な発がん性化学物質である 7,12-ジメチルベンゾ[a]アントラセン（DMBA）を1回塗布した後，その後同一部位にクロトン油〔あるいはその主成分である 12-O-テトラデカノイルホルボール 13-アセテート（TPA）〕を繰返し塗布し続ける．このクロトン油の繰返し塗布により100％のマウスに皮膚がんが発生するが，DMBAを単独で1回あるいはクロトン油だけを塗布し続けても皮膚がんは発生しない．この結果は，DMBAの1回の塗布によって投与部位の正常細胞が変異細胞となり（イニシエーションが生じ），さらにその変異細胞がクロトン油の塗布によってがん細胞へと変化したことを示す．この変異細胞からがん細胞の形成を助長・促進する過程がプロモーションであり，プロモーション作用を示す化学物質を**発がんプロモーター**（あるいは単に**プロモーター**）とよぶ．

この皮膚における化学発がんでは，クロトン油あるいはTPAがプロモーターとして作用するが，このほかにも，さまざまな臓器選択的な発がんプロモーターが明らかにされている[*1].

**プログレッション**：ヒト大腸がんの形成過程に関する解析より，大腸がんの悪性化の各段階には特定の遺伝子変異・欠失などが関与することが明らかとなっている．このようにプロモーション過程を経て形成されたがん細胞が，複数の遺伝子変異と発現異常の蓄積を伴いながら悪性度を増す方向で進行がんへ進展する過程をプログレッションという．

**b. がん遺伝子とがん抑制遺伝子**　　がん組織は，正常組織には存在しないか，存在してもごくわずかであるいくつものタンパク質を異常に多く産生している．がん細胞に特徴的に発現するタンパク質をコードする多くの遺伝子が見いだされ，そのすべてが正常細胞染色体中に元来存在していることがわかった．これらの遺伝子は細胞の分化や複製に必須のものであるが，突然変異や染色体異常などに伴って常時活性化された状態になると，がん細胞特有の増殖を誘導する．このようにがん細胞で活性化され，その遺伝子産物が細胞の増殖や悪性化を促す遺伝子を**がん遺伝子**といい，正常細胞に元来存在し活性化される前の遺伝子を**がん原遺伝子**という．一方，正常細胞では細胞のがん化を抑制するように機能している遺伝子が，がん細胞では突然変異により機能せず，逆にがん化のスイッチを入れることも知られている．このような遺伝子を**がん抑制遺伝子**という[*2]．

## 5・4・2 発がん性化学物質

発がん性化学物質は多種多様であるが，遺伝子すなわちDNAに対し傷害性をもつ**遺伝毒性発がん物質**と，そのような傷害性をもたない**非遺伝毒性発がん物質**に大きく分類される[*3]．

**a. 遺伝毒性発がん物質**　　遺伝毒性発がん物質は遺伝子に突然変異を誘発するイニシエーター活性をもち，その活性の発現に代謝的活性化が不要なもの（**一次発がん物質**）と必要なもの（**二次発がん物質**）がある．

**一次発がん物質**：一次発がん物質は化学的な反応性に富み，それ自体がDNAを修飾してがんを誘発するため**直接発がん物質**ともよばれる．その多くは親電子物質である[*4]が，DNA二重らせん構造の塩基対の間にもぐり込むことでらせん構造を変化させるエチジウムブロミドなども知られている．ただし，これらの一次発がん物質はいずれも非常に不安定であり，研究所や工場などの特殊な環境での曝露を除き，ヒトの発がん要因にはならない．

**二次発がん物質**：二次発がん物質は化学的に安定で，それ自体は生体高分子の求核性官能基と直接は反応せず，生体内で代謝されてはじめてDNAを修飾してがんを誘発する．**発がん前駆物質**ともよばれ，一段階あるいは数段階の代謝によって，化学反応性に富み活性本体である**究極発がん物質**へと代謝的活性化される．二次発がん物質はわれわれの生活環境中で安定に存在することができるため，ヒトにおける化学物質による発がんはこの二次発がん物質によるものが大部分であると考えられている．二次発がん物質の代謝的活性化にはおもにシトクロ

---

[*1] TPAのほか，フェノバルビタール（肝がん），サッカリンナトリウム（膀胱がん，構造式は図4・28参照），デオキシコール酸（大腸がん）などが，臓器選択的な発がんプロモーターとして知られている．

**がん遺伝子** oncogene

**がん原遺伝子（プロトがん遺伝子）** proto oncogene

**がん抑制遺伝子** tumor suppressor gene

[*2] 代表的ながん遺伝子としては，ニワトリのラウス肉腫からがん遺伝子として最初に見いだされた*src*遺伝子のほか，*ras*遺伝子，*myc*遺伝子，*fos*遺伝子，*jun*遺伝子など．がん抑制遺伝子としては，遺伝性の網膜芽細胞腫から最初に見いだされた*Rb*遺伝子のほか，*p53*遺伝子，*APC*遺伝子，*DCC*遺伝子などが知られている．

**遺伝毒性発がん物質** genotoxic carcinogen

**非遺伝毒性発がん物質** non-genotoxic carcinogen

[*3] 国際がん研究機関（IARC）は，ヒトに対する発がんの原因となりうるかの根拠の程度により，発がん性化学物質をグループ1,2A,2B,3の四つに分類している（表4・4参照）．

**一次発がん物質** primary carcinogen

**二次発がん物質** secondary carcinogen

**直接発がん物質**

[*4] 一次発がん物質である親電子試薬としては，化学試薬のビス（クロロメチル）エーテルや，毒ガスとして使用されたイペリットやナイトロジェンマスタードなどがある．

**発がん前駆物質**

**究極発がん物質** ultimate carcinogen

*1 多環芳香族炭化水素類の一つ，ベンゾ[a]ピレン（BP，§4·7·2 b 参照）は P450 により BP 7,8-オキシドになり，ついでエポキシドヒドロラーゼにより BP 7,8-ジオールになったのち，強い反応性をもつ BP 7,8-ジオール 9,10-エポキシドへ代謝される（図5·2 c）.

*2 ソテツの実に含まれるサイカシン（§4·7·2 a 参照）の場合は，腸内細菌の β-グルコシダーゼによって加水分解され，比較的不安定なメチルアゾキシメタノールとなり，非酵素的にホルムアルデヒドを放出したのちに，DNA をアルキル化するメチルカルボニウムイオンが生じる（図5·2 d）.

*3 2016年，静岡県の工場でウレタン樹脂を固める硬化剤などに使われる 3,3′-ジクロロ-4,4′-ジアミノジフェニルメタン（MOCA）の製造に関わった労働者に膀胱がんが多発した．この MOCA も同様に代謝的活性化を受ける芳香族アミン類である.

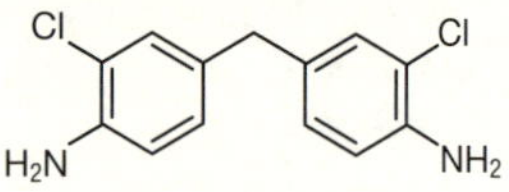

*4 §4·7·2 b 参照.

*5 1,2-ジクロロプロパンも同様に代謝的活性化される．2012年，大阪府の印刷工場の従業員がきわめて高頻度で胆管がんを発症していることが報告された．その原因は，印刷工場で大量に使用されていた塩素系有機洗浄剤の主成分であったジクロロプロパンが，胆管上皮細胞でグルタチオン抱合を受け生じた活性代謝物であるとされる.

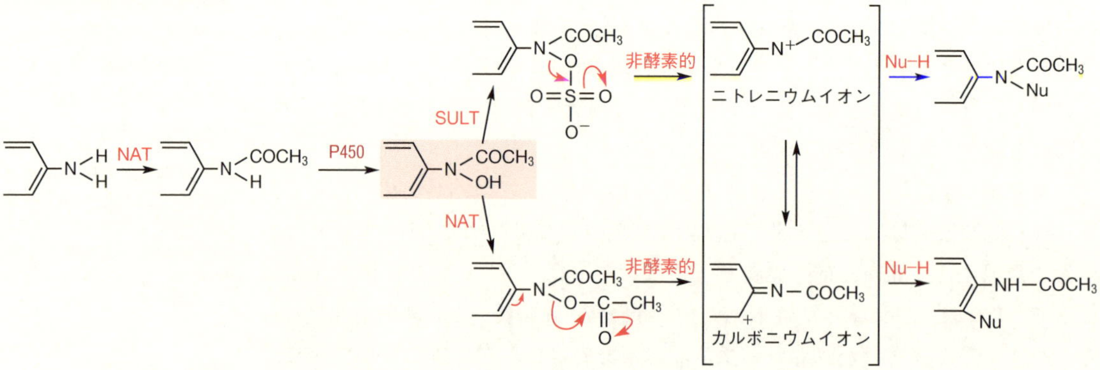

ム P450 が関与しているが，P450 以外の代謝酵素が関与するものもある．代表的な発がん物質の代謝的活性化機構を以下に示す.

① エポキシドを活性本体とする二次発がん物質: 塩化ビニルやアフラトキシン類，多環芳香族炭化水素類[*1]など，炭素–炭素二重結合をもつ二次発がん物質は数多く知られている．これらは，P450 によって反応性に富むエポキシドとなり DNA と付加体を形成する.

② アルキルジアゾヒドロキシドを活性本体とする二次発がん物質: ジアルキルニトロソアミンやサイカシン[*2]などがこれにあたる．ジアルキルニトロソアミンの代謝的活性化は，P450 による α 炭素への酸素導入によって開始される．その後，非酵素的にホルムアルデヒドを放出し，アルキルジアゾヒドロキシドとなり，直ちにアルキルカルボニウムイオンが放出される．このカルボニウムイオンが DNA をアルキル化する.

③ ヒドロキシアミンエステルを活性本体とする二次発がん物質: 芳香族アミン類，たとえば o-トルイジン，ベンジジンなどは古くから膀胱または肝臓にがんを誘発する作用をもつことが知られている[*3]．これら発がん性芳香族アミンは P450 によって N-ヒドロキシ化を受け，ついで第II相反応であるアセチル抱合，硫酸抱合などを受けて代謝的活性化される（図5·9）．これら抱合体の抱合残基は脱離基として働き，ニトレニウムイオンおよびカルボニウムイオンを生じ，DNA などの生体内の求核性官能基と反応して付加体を形成する．また，肉や魚を焼いて調理した際に生成する発がん性ヘテロサイクリックアミン類[*4]も同様に，P450 で酸化され N-ヒドロキシ体に変換され，さらにエステル化されて活性本体になる.

④ グルタチオン抱合体を活性本体とする発がん性物質: 1,2-ジブロモエタンなど[*5]は，グルタチオン S-トランスフェラーゼ（GST）による酵素反応により，1分子のグルタチオン抱合を受けると，S 原子の求核作用により，隣接する Br 置換炭素との分子内求核置換反応の進行とともに，活性中間体（エピスルホニウムイオン）を生成する（図5·10）.

**図5·9 ヒドロキシアミンのエステルを活性本体とする発がん性物質の代謝的活性化経路** NAT: N-アセチルトランスフェラーゼ，SULT: スルホトランスフェラーゼ，Nu-H: 核酸などの求核官能基

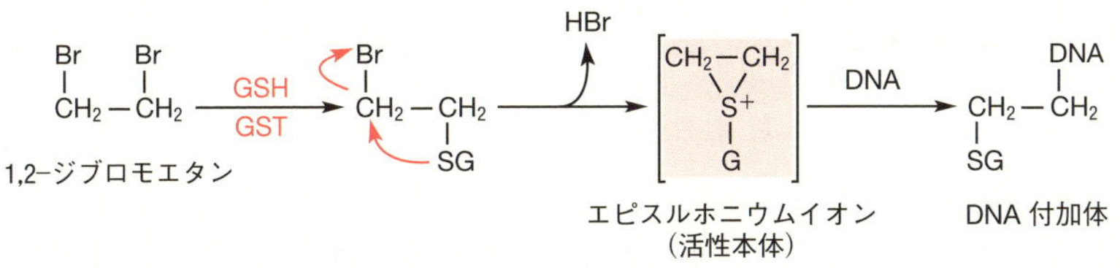

図5・10 グルタチオン（GSH）抱合体を活性本体とする二次発がん物質の代謝的活性化経路

**b. 非遺伝毒性発がん物質**　非遺伝毒性発がん物質は，DNAや染色体などの遺伝物質に対する直接的な傷害作用をもたない．これらは，標的細胞の細胞分裂促進，細部機能の亢進または抑制をひき起こし，がん化しやすい環境をつくることによりがんを誘発する．上述した発がんプロモーターのほか，アスベストやダイオキシン類が含まれる．

### 5・4・3　変異原性試験による発がん性化学物質の検出

**a. がん原性試験と変異原性試験**　化学物質の発がん性を検討するには**がん原性（発がん性）試験**が必要であるが，かなりの費用と期間を要することから，発がん性の早期探索を目的としたスクリーニングとして，より簡便で時間を要しない**変異原性試験**が行われている．

**b. エイムス試験**　変異原性試験としては，*Salmonella* Typhimurium の複数の変異株を組合わせて用いる**エイムス試験**が最も汎用されている．その変異株としては，**塩基対置換変異**を検出するTA1535，TA100，**フレームシフト変異**を検出するTA1538，TA98などがある．これら変異株は，いずれもヒスチジン生合成に関与する酵素遺伝子に変異があり，ヒスチジンを含まない培地上では生育できない（*his*⁻，ヒスチジン要求性）．しかし，変異原性を示す被験物質によって当該遺伝子に変異が起こるとヒスチジン合成ができるようになり（His⁺，ヒスチジン非要求性），ヒスチジンを含まない培地上でコロニーを形成できる*．ヒスチジン要求性の *his*⁻の変異株を化学物質で処理した後，生じたHis⁺復帰コロニー数を計測することにより，化学物質の変異原性を検出する（図5・11）．このように試験菌株の表現型がヒスチジン要求性（*his*⁻）から野生型の非要求性（His⁺）に復帰するため，**復帰突然変異試験**とよばれる．

---

**がん原性（発がん性）試験**：§5・6・3a 参照

**変異原性試験** mutagenicity test：§5・6・3f 参照．非遺伝性発がん物質は，変異原性試験では陰性となる．

**変異原性** mutagenicity：生物の遺伝情報（DNAの塩基配列あるいは染色体の構造や数）に不可逆的な変化をひき起こす性質のこと．

**エイムス試験** Ames test

**塩基対置換変異** base pair substitution mutation：塩基対置換変異を検出するTA100株は，ヒスチジン生合成に関与するATPホスリボシルトランスフェラーゼをコードする *hisG46* 遺伝子のミスセンス変異により，ヒスチジン要求性となっている．

**フレームシフト変異** frameshift mutation：フレームシフト変異を検出するTA98株は，ヒスチジン生合成に関与するヒスチジノールデヒドロゲナーゼをコードする *hisD3052* 遺伝子にフレームシフトを生じたために，ヒスチジン要求性となっている．

\* 被験物質が二次発がん物質の場合はそのもの自体が変異原性をもたなくても，その活性代謝物が変異原性を示す．エイムス試験では，*in vitro* で被験物質の代謝的活性化を行うために，*Salmonella* Typhimurium 変異株の培養系に，被験物質に加え，S9mixを添加する．S9mixとは，P450を含むラット肝ホモジネートの9,000×g 遠心上清画分（S9）にNADPH産生系を加えて調製したものである．

**復帰突然変異試験** reverse mutation test

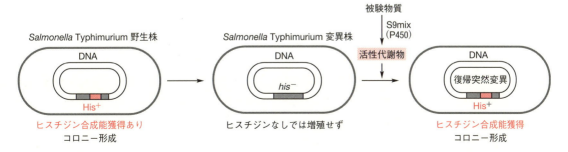

図5・11　エイムス試験の原理

314　第5章　人の健康に影響を及ぼす化学物質の管理と使用

## 5・5　重金属や活性酸素に対する生体防御因子

　ヒトは文明の発展に伴い，産業価値の高い重金属を利用してきた．本来は地殻中などに偏在していた重金属を掘り起こし，利用・廃棄する過程で，われわれの生活圏にも取込まれ，ヒトや野生生物を含む環境中濃度の増加をきたしている．重金属は，それぞれ特有の毒性機構を示すが，反応性の高い酸素を意味する**活性酸素**は，多くの重金属毒性に深く関与する．活性酸素は，反応性が高く，DNA やタンパク質，脂質などの生体成分を酸化・変性するため，その存在は生体にとって危険である．生体内には活性酸素を還元・無毒化する**抗酸化システム**が存在し，生体内で生じた活性酸素を常に除去している．活性酸素の生成と抗酸化システムによる除去がバランスを保った形で恒常性が維持されているが，重金属の曝露などにより生成と除去のバランスが崩れ，活性酸素による生体分子の酸化変性が亢進した状態を**酸化ストレス**とよぶ．酸化ストレスは，がんや動脈硬化，神経変性疾患，感染症のほか，老化にも関与する．本節では，重金属や活性酸素に対する生体内の防御システムおよびその破綻に伴う生体傷害について学ぶ．

### 5・5・1　重金属に対する生体防御因子

メタロチオネイン
metallothionein

グルタチオン
glutathione, GSH：§5・1・3 a も参照．

　生体内には，重金属に対する多様な防御因子が存在する．**メタロチオネイン**とよばれるタンパク質のほか，**グルタチオン**（GSH）などのスルファニル基（SH基，チオール基ともいう）をもつ低分子化合物，重金属の化学形態を変化させる酵素など，これらが協調的に生体を重金属毒性から防御している．

　メタロチオネインは，カドミウムなどの重金属曝露時に誘導され，重金属と結合し，その毒性を抑制する．メタロチオネインを遺伝的に欠損したマウス（メタロチオネインノックアウトマウス）では，重金属による毒性が増強される．メタロチオネインは，61 個のアミノ酸で構成される分子量約 6,000 Da の低分子タンパク質である．構成アミノ酸の約 1/3 はシステインであり，これらのシステインは SH 基の状態で，ジスルフィド結合（S–S 結合）を形成していない．メタロチオネインは，この SH 基を介してカドミウムや亜鉛，水銀，銅などの重金属と結合し，臓器・組織中に蓄積する．芳香族アミノ酸を含まないため，タンパク質の定量に用いられる 280 nm の波長の光を吸収しないことでも知られる．メタロチオネインには，4 種のアイソフォームが存在し，臓器での発現や各種重金属に対する親和性が異なる．

　重金属は，その化学形態によって代謝過程や毒性発現に違いが生じる．水銀はカドミウムと同様にメタロチオネインの誘導能が高く，組織中でメタロチオネインと結合した状態で組織中に蓄積する．一方，環境中に存在する有機水銀であるメチル水銀は，メタロチオネインとは結合せずに，臓器中のさまざまなタンパク質やグルタチオンの SH 基と結合する．胆汁中に排泄されたメチル水銀は，グルタチオンと結合した状態で存在するが，メチル水銀-グルタチオン抱合体は，腸管で大部分が再吸収されるため，腸肝循環を示す．このため，メチル水銀の体内

貯留時間が長いと考えられる．メチル水銀は体毛中にも蓄積し，ヒトにおける毛髪へのメチル水銀の移行は，重要な排泄経路の一つと考えられている．水銀は，必須微量元素であるセレン（Se）との親和性が高く，生体内に存在するセレノール基（SeH 基）とも結合する．化学形態は，重金属の体内動態や毒性に大きく影響するため，その化学形態を変化させる酵素も生体防御に機能する．

### 5・5・2 活性酸素とは

　われわれは，呼吸により取入れた酸素を利用してエネルギー産生を行うほか，栄養素や異物代謝などで酸素を用いている．大気中に存在する分子状酸素 $O_2$ は，三重項酸素（$^3O_2$）とよばれ，比較的安定なビラジカルの状態にある．生体内で酸素が利用される過程で，$^3O_2$ が順次 1 電子還元を受けて，**スーパーオキシドアニオン**（$O_2^-$），**過酸化水素**（$H_2O_2$），**ヒドロキシルラジカル**（・OH）などの反応性の高い酸素である**活性酸素種**（**ROS**）が生じる（図 5・12）．そのほか，光酸化などで生じる**一重項酸素**（$^1O_2$）も ROS の一種である．これらは細胞傷害性をもっており，なかでも ・OH が最も強い酸化力と高い反応性を示す．$O_2^-$ や $H_2O_2$ の酸化力は ・OH ほど強くはないが，**ハーバー・ワイス反応**や，2 価鉄との反応を伴う**フェントン反応**によって ・OH が生じる（図 5・12）．

スーパーオキシドアニオン
superoxide anion

**過酸化水素**
hydrogen peroxide

**ヒドロキシルラジカル**
hydroxyl radical

**活性酸素種** reactive oxygen species, ROS：反応性の高い酸素の総称．ヒドロキシルラジカルや過酸化水素，スーパーオキシドアニオンなどを示す．

**一重項酸素**

**ハーバー・ワイス反応** Harber-Weiss reaction：過酸化水素とスーパーオキシドアニオンの反応からヒドロキシルラジカルが生じる反応．

**フェントン反応** fenton reaction：過酸化水素と 2 価鉄（あるいは 1 価銅）の反応によりヒドロキシルラジカルが生じる反応．

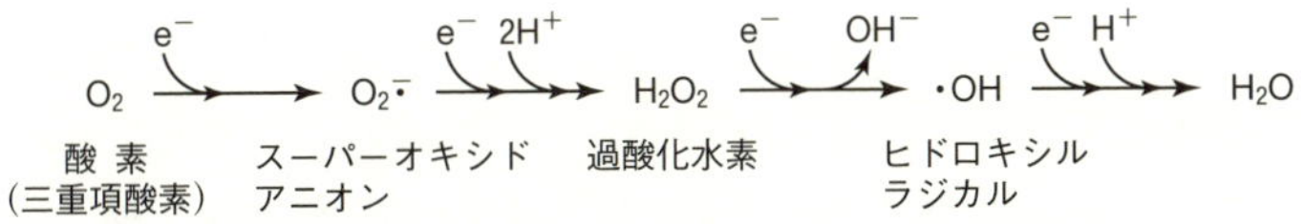

$$O_2 \xrightarrow{e^-} O_2^- \xrightarrow{e^- \ 2H^+} H_2O_2 \xrightarrow{e^- \ OH^-} \cdot OH \xrightarrow{e^- \ H^+} H_2O$$

酸素　　　　スーパーオキシド　　過酸化水素　　ヒドロキシル　　　　H_2O
（三重項酸素）　アニオン　　　　　　　　　　　　ラジカル

ハーバー・ワイス反応：$H_2O_2 + O_2^- \longrightarrow O_2 + OH^- + \cdot OH$

フェントン反応：$H_2O_2 + Fe^{2+} \longrightarrow Fe^{3+} + OH^- + \cdot OH$

**図 5・12　活性酸素種の生成と分解**

　・OH は，タンパク質や DNA を酸化的に傷害するほか，細胞脂質を構成する不飽和脂肪酸から水素を引抜き，脂肪酸ラジカルを（L・）生成する（図 5・13）．脂肪酸ラジカルは，酸素を受取り，反応性の高い脂質ペルオキシルラジカル（LOO・）を生成する．LOO・ は，他の脂質から水素を引抜き，L・ と脂質ヒドロペルオキシド（LOOH）を生じるため，連鎖的に脂質酸化反応が進み，膜脂質を傷害する（図 5・13）．先のフェントン反応で示されるように，2 価鉄と過酸化水素は ・OH を生じ，連鎖的な脂質酸化をひき起こすきっかけとなりうる．近年，鉄依存的な脂質酸化反応を伴う細胞死 "フェロトーシス" が注目を集めている．ROS は生体内において常に生じているが，ROS を消去する抗酸化システム（§5・5・3 参照）によって常に除去されており，生成と消去がバランスをとった形で恒常性が維持されている．このバランスが崩れ，ROS による生体分子の酸

**フェロトーシス** ferroptosis：細胞内二価鉄を触媒として細胞膜リン脂質の過酸化反応が連鎖的に進行し，脂質酸化物が蓄積することで惹起される細胞死．鉄キレート剤や抗酸化物質の投与によって抑制される．

**酸化ストレス**
oxidative stress

＊ リポタンパク質については §3·2·4 参照.

化が亢進した状態を**酸化ストレス**とよぶ．酸化ストレスは，低密度リポタンパク質＊（LDL）を酸化して動脈硬化の要因となるほか，DNA 塩基の酸化や切断，タンパク質の酸化・変性，脂質の過酸化を起こす結果，がんや神経変性疾患のほか，老化にも関与する．

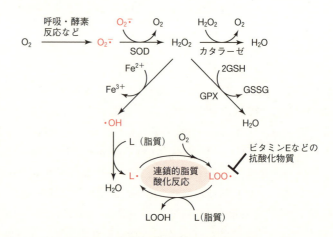

図 5·13　活性酸素種の生成と抗酸化システム

**酸化還元酵素**
oxidoreductase

ROS は，キサンチンオキシダーゼ（キサンチン酸化酵素），NADPH-P450 レダクターゼ（NADPH-P450 還元酵素），アミノ酸オキシダーゼ（アミノ酸酸化酵素），モノアミンオキシダーゼ（モノアミン酸化酵素）などの**酸化還元酵素**の触媒過程で産生されるほか，放射線や紫外線，有害物質に曝露された場合や，低酸素状態（虚血），炎症など内的および外的ストレスを受けたときにも生じる．除草剤の**パラコート**（§5·3·2 参照）は，生体内で 1 電子還元を受けてパラコートラジカルとなり，さらに酸素と反応して $O_2^-$ を生成し，生体障害を起こす．また，抗がん剤のブレオマイシンは，生体内で鉄錯体を形成し，酸素を活性化して $O_2^-$ を生成する．ドキソルビシンにおける心筋障害にも $O_2^-$ の生成が関与する．一方，ROS は両刃の剣であり，免疫細胞では細菌を死滅するために ROS を用いており，**NADPH オキシダーゼ**（NADPH 酸化酵素）は ROS を酵素的に産生して感染防御に機能している．

**NADPH オキシダーゼ**
NADPH oxidase, NOX: NADPH 由来の電子を分子状酸素と反応させ，スーパーオキシドアニオンなどの活性酸素種を産生する酵素．

### 5·5·3　抗酸化システム

活性酸素は，酸素を利用してエネルギー産生を行う過程で生じるため，生体内において常に生成している．生体内では，抗酸化物質や抗酸化酵素といった活性酸素に対する防御系が働いており，生成した活性酸素は消去され，恒常性が保たれている（図 5·13 参照）．酵素および低分子化合物から構成される活性酸素除去機構は，**抗酸化システム**とよばれる．**スーパーオキシドジスムターゼ**（SOD）は，2 分子のスーパーオキシドアニオン（$O_2^-$）を過酸化水素および酸素に不均化する．生体内に広く存在する金属含有酵素であり，マンガンや銅，亜鉛などの必須微量元素を含む．哺乳動物は，細胞質に存在する Cu/Zn-SOD，ミトコンドリアマトリックス部分に存在する Mn-SOD，細胞外に局在する extracellular

**抗酸化システム**
antioxidant system

**スーパーオキシドジスムターゼ** superoxide dismutase, SOD

SOD (EC-SOD) の 3 種の SOD アイソザイムをもっている．SOD によって生じた過酸化水素は，**カタラーゼやグルタチオンペルオキシダーゼ（GPX）** によって水と酸素まで完全に還元・無毒化される．カタラーゼは，ヘムタンパク質の一種であり，この鉄が活性部位を形成している．細胞内では，ペルオキシソームに局在している．GPX は，必須微量元素であるセレンを含むタンパク質であり，細胞質中でおもに過酸化水素を還元する GPX1 や脂質ヒドロペルオキシド（LOOH）を還元する GPX4，細胞外に存在する GPX3 などのアイソザイムが存在する．

カタラーゼ catalase
グルタチオンペルオキシダーゼ glutathione peroxidase, GPX

グルタチオンペルオキシダーゼ（GPX）による，過酸化水素（$H_2O_2$）や脂質ヒドロペルオキシド（LOOH）の還元を図 5・14 に示す．GPX の活性部位は，セレノシステイン（システインの硫黄がセレンに置き換わったアミノ酸）が形成している（GPX-SeH）．還元型のセレノール基（SeH）が過酸化物と反応すると，SeOH 基へと酸化され（GPX-SeOH），過酸化水素は水へと還元される．SeOH 基は，抗酸化作用をもつトリペプチドである**グルタチオン（GSH）** のチオール基（SH）と反応し，Se-S 結合を介して（GPX-Se-SG），2 分子の GSH により SeH 基へと還元され，次の過酸化水素と反応する．この反応で GSH は，酸化型 GSH（GS-SG）となるが，グルタチオンレダクターゼ（GSH 還元酵素）が NADPH を基質として，グルタチオンを再生する．以上，主要な抗酸化酵素群において，鉄やマンガン，亜鉛，銅，セレンといった必須微量元素が活性部位を形成し，細胞内外にそれぞれ抗酸化酵素が存在する．

グルタチオン glutathione, GSH

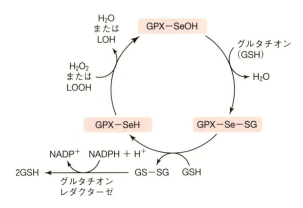

図 5・14 グルタチオンペルオキシダーゼ（GPX）による過酸化水素/脂質ヒドロペルオキシドの還元

低分子の抗酸化物質は，水溶性と脂溶性の抗酸化物質に大別される．水溶性抗酸化物質として，**ビタミン C（アスコルビン酸）** や GSH などが存在する．ヒトを含む霊長類はビタミン C の合成能を失っているため，食事から補給し続ける必要がある．ビタミン C は還元能をもち，活性酸素種（ROS）を消去すると自身はデヒドロアスコルビン酸へと酸化される．GSH は，生体内で合成される抗酸化物質であり，グルタミン酸（Glu），システイン（Cys），グリシン（Gly）の三つのアミノ酸からなるトリペプチドである．GSH の生合成は ATP を用いた 2 段階の酵素反応からなり，Glu と Cys から γ-Glu-Cys を生成した後，γ-Glu-Cys と Gly から γ-Glu-Cys-Gly（GSH）が生成する．GSH 内に含まれるチオール基

ビタミン C vitamin C：アスコルビン酸（ascorbic acid）ともいう．

によって，GPXの再生による活性酸素の消去のほか，重金属との反応や異物代謝など多岐にわたる生体防御に関与している．水溶性抗酸化物質として，フラボノイドやカテキンなどに代表される**ポリフェノール**がある．ポリフェノールに多数含まれるフェノール性ヒドロキシ基は，·OHなどの活性酸素に水素原子あるいは電子を与え，フリーラジカルの消去に機能する．脂溶性の抗酸化物質として，**ビタミンE**や**コエンザイム $Q_{10}$**（$CoQ_{10}$），β-カロテンなどがある．ビタミンEは広く生体膜に分布し，生体膜の過酸化を抑制し，酸化的損傷から細胞膜を防御する．ビタミンEの抗酸化作用は，フェノール性ヒドロキシ基により形成され，ビタミンCとの共役により担われる．ビタミンEが脂溶性のラジカルと反応すると，ビタミンEラジカル（VE·）が生じるが，ビタミンCはVE·を還元して抗酸化活性をもつビタミンEに回復させる．このように，水溶性のビタミンCと脂溶性のビタミンEはそれぞれ単独でも抗酸化作用を示すが，両ビタミンが共存し相補的に作用することで，有効な抗酸化システムを構築している．$CoQ_{10}$は，ミトコンドリア電子伝達系における電子の受渡しに機能する分子であり，エネルギー産生促進作用からうっ血性心不全の治療薬として用いられている．脂溶性の抗酸化物質として細胞膜やミトコンドリア膜の脂質ラジカル消去にも機能するほか，VE·の還元にも作用する．$CoQ_{10}$は生体内で合成が可能なため必須栄養素ではないが，加齢とともに組織中濃度が低下することから，老化との関与も報告されている．このほか，脂溶性の抗酸化物質として，β-カロテン（プロビタミンA）や，藻類に含まれる赤橙色の天然色素アスタキサンチンなどがある．

ポリフェノール polyphenol

ビタミンE vitamin E

コエンザイム $Q_{10}$ coenzyme $Q_{10}$

## 5・5・4　酸化ストレスの誘導とその検出法

酸化ストレスは，直接活性酸素を生じる有害化学物質（パラコートや四塩化炭素など）の曝露のほか，抗酸化システムを障害する重金属暴露によっても生じる．抗酸化システムの低下によっても酸化ストレスは誘導され，セレンや亜鉛，ビタミン類の欠乏など，栄養素の低下によってもひき起こされる．セレン欠乏によって生じる生体傷害・酸化ストレスが，ビタミンE投与で抑制されることから，抗酸化システムを構成する多様な酵素，抗酸化物質が協調的に生体防御に機能していると考えられる．

酸化ストレスによる生体分子の酸化・変性がさまざまな疾患や老化と関連することが明らかにされている．活性酸素によるDNAの酸化傷害は，DNA鎖の切断や遺伝子変異を誘導し，発がんを誘導する．老化に伴うさまざまな身体機能低下にも，酸化ストレスによる生体分子の酸化・変性が関与する．活性酸素は反応性が高く，周りの生体分子と速やかに反応するため，その検出は困難である．生体内における酸化ストレスの検出には，活性酸素によって酸化された生体分子を**酸化ストレスマーカー**として検出し，評価する方法が開発されてきた（図5・15）．活性酸素によるDNAの酸化で生じる**8-OHdG**は，化学的発がん物質により生体内での産生量が増加し，尿中にも検出される．脂質酸化によって生じる脂質ラジカルやヒドロペルオキシドもその反応性により検出が困難なため，脂質酸

酸化ストレスマーカー oxidative stress marker

化の進行により生じるアルデヒド二次生成物が酸化ストレスマーカーとして用いられている．**4-HNE** は，脂肪酸の酸化に伴い生成する分解産物であり，α,β-不飽和カルボニル構造に起因する親電子性をもつため，タンパク質に結合した付加体として検出される．4-HNE に対する抗体を用いた免疫染色法などが，酸化ストレスの検出に用いられている．

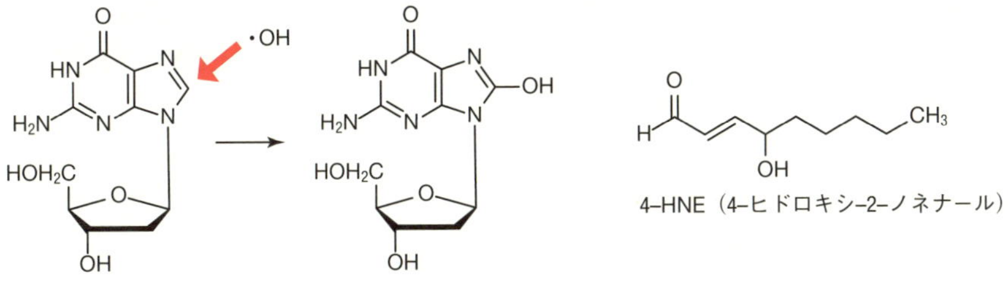

図5・15　酸化ストレスマーカー

## 5・5・5　化学物質による健康被害防止の観点から

有害化学物質の曝露や栄養欠乏によっても生じる酸化ストレスは，生体分子の酸化変性をきたし，生体にとって有害である．活性酸素を消去する抗酸化物質は，酸化ストレスの抑制に有効であり，サプリメントによる積極的な抗酸化物質の投与も検討されてきた．しかしながら，大規模臨床試験による抗酸化物質の投与は，必ずしも期待される疾患予防効果が実証されていない．生体内で生じる活性酸素は，感染防御に必要なほか，リン酸化/脱リン酸酵素の酸化を介したシグナル伝達制御など生理的な役割も見いだされている．また，運動時に生じる活性酸素は，健康増進効果に寄与するという報告もある．生理的な活性酸素の役割を理解しつつ，酸化ストレスを的確に抑制する技術開発が期待される．

## 5・6　化学物質の毒性を評価するためのおもな試験法

本節では，§5・2〜§5・4で示した化学物質の有害性の評価を実際に行う際の試験法について説明する．ヒトの健康に対する事象については，おもに疫学調査によって化学物質の有害性評価を行うが，疫学調査の手法については，第1章*で説明されているので，そちらを参照されたい．ここでは，おもに実験動物を用いた試験法について説明する．

われわれの周りには数多くの種類の化学物質が存在し，一般化合物から医薬品，食品添加物あるいは農薬などの用途によって異なった法律により規制されている．したがって，これらの毒性評価のための毒性試験法はそれぞれに適応した方法が対応する．さらに，毒性試験データを公的に通用させるために試験を実施するうえでの遵守基準（**GLP**）が定められている．GLP は，化学物質に対する各種安全性試験成績の信頼性を確保することを目的とする．GLP 制度は，安全性試験を実施する試験施設ごとに運営管理，試験設備，試験計画，**標準操作手順**

\* 疫学の役割・種類については§1・3，§1・4参照．

**GLP**: good laboratory practice，優良試験所規範（基準）の略号．

**標準操作手順書** standard operation practice, SOP

**信頼性保証部門** quality assurance unit, QAU

書（SOP）の作成，内部監査体制，**信頼性保証部門**（QAU）などに関する GLP 基準への適合性を確認し，試験成績の信頼性を確保する．

各種安全性（毒性）試験に関しては，試験法ガイドラインとして標準的な方法が定められている．これは，信頼性の確保，無駄な試験の排除，試験法の科学的な妥当性，化学物質による毒性の相互比較を可能にするなどの目的がある．また，試験法のガイドラインは，国際的な標準化が進んでおり，医薬品は，**ICH**（日米 EU 医薬品規制調和国際会議）において，化学物質は **OECD**（経済協力開発機構）において統一作業が進められている．

**ICH**: International Council of Harmonization of Technical Requirements for Pharmaceuticals for Human Use, 日米 EU 医薬品規制調和国際会議の略号．

**OECD**: Organization for Economic Co-operation and Development, 経済協力開発機構の略号．

また，化粧品関連では動物福祉・愛護の観点から動物を用いる毒性試験を廃止し，科学の進歩に対応して試験法の開発が進んでいる各種の培養細胞を用いる *in vitro* 試験法を動物実験の代替法として適用し，安全性評価を行っている．

毒性試験には，被験物質の全体的な毒性を調べる一般毒性試験と特定の有害作用を調べる特殊毒性試験に大別される．

### 5・6・1　OECD テストガイドライン

OECD テストガイドライン（OECD-TG）は，化学物質の安全性評価のための具体的な試験方法を示したもので，OECD が化学物質に関する物理化学的な性質，ヒトへの健康影響および環境影響などの試験法を集大成した最も国際的に合意された試験基準の一つである．OECD-TG と OECD GLP 原則に従って行われた試験結果は，信頼性が確保されており，他の加盟国は自国で改めて安全性評価を行う必要がない．また，これを受入れなければならない．これにより不必要な動物の犠牲を回避し，国際的整合性のとれた安全性評価ができる．わが国では，"化審法"，"農薬取締法" あるいは "食品衛生法" などの毒性試験に利用されている．OECD テストガイドラインは，四つのセクションに分類されている（表5・3）．

**表5・3　OECD テストガイドラインのセクション分類**

| |
| --- |
| セクション1　物理化学的性質に関する試験法 |
| セクション2　生態系への影響に関する試験法 |
| セクション3　生物分解および生物濃縮に関する試験法 |
| セクション4　ヒトの健康影響に関する試験法 |
| セクション5　その他 |

**安全性データシート** Safety Data Sheet, SDS

また，2003 年 7 月に国連（UN）より "化学品の分類と表示に関する国際調和 Globally Harmonized System for Classification and Labelling of Chemicals（GHS）"（Purple Book）が勧告され，危険有害性に関する基準を統一し，統一された表示例や**安全性データシート**（**SDS**，§1・14 参照）を作成することで利用者の安全が確保されるようになった．この GHS における化学物質分類のための安全性評価は OECD-TG に基づいて行われている．セクション 4 に収載されている試験法は，毒性試験として実施されるものである（表5・4）．詳細に試験法を学習したい場合は，インターネット上に公開されている原文（英語あるいはフランス語）や邦訳版の試験法を参照されたい．

表 5・4  **OECD テストガイドライン・セクション 4 に収載されている毒性試験法** [a]

| No. | 試 験 法 | No. | 試 験 法 |
|---|---|---|---|
| 402 | 急性経皮毒性試験 | 442A | 皮膚感作生：局所リンパ節試験：DA |
| 403 | 急性吸入毒性試験 | 442B | 皮膚感作生：局所リンパ節試験：BrdU-ELISA |
| 404 | 急性皮膚刺激性 / 腐食性 | 443 | 拡張一世代生殖毒性試験 |
| 405 | 急性眼刺激性 / 腐食性 | 451 | がん原性試験 |
| 406 | 皮膚感作性 | 452 | 慢性毒性試験 |
| 407 | げっ歯類における 28 日間反復経口投与試験 | 453 | 慢性毒性/がん原性組合わせ試験 |
| 408 | げっ歯類における 90 日間反復経口投与試験 | 455 | ヒトエストロゲン受容体-α の転写活性化試験 |
| 409 | 非げっ歯類における 90 日間反復経口投与試験 | 456 | H295R ステロイド合成試験 |
| 410 | 反復投与経費毒性試験 21 または 28 日試験 | 457 | BG1Luc エストロゲン受容体の転写活性化試験 |
| 411 | 亜慢性経費毒性 90 日試験 | 460 | 眼腐食性および強度刺激性物質を同定するための蛍光物質漏出試験 |
| 412 | 亜急性吸入毒性 28 日 | 471 | 細菌復帰突然変異試験 |
| 413 | 亜慢性吸入毒性 90 日試験 | 473 | 哺乳類の *in vitro* 遺伝子突然変異試験 |
| 414 | 出生前発生毒性試験 | 474 | 哺乳類赤血球小核試験 |
| 415 | 一世代生殖毒性試験 | 475 | 哺乳類骨髄染色体異常試験 |
| 416 | 二世代生殖毒性試験 | 476 | 哺乳類細胞の *in vitro* 遺伝子突然変異試験 |
| 417 | トキシコキネティクス | 477 | 遺伝毒性：ショウジョウバエを用いる伴性劣化性致死試験 |
| 418 | 急性曝露後の有機リン化合物の遅延性神経毒性試験 | 478 | 遺伝毒性：げっ歯類を用いる優性致死試験 |
| 419 | 有機リン化合物の遅延性神経毒性試験：28 日反復投与試験 | 479 | 遺伝毒性：哺乳動物細胞を用いる *in vitro* 姉妹染色体交換試験 |
| 420 | 急性経口毒性試験 – 固定用量法 | 480 | 遺伝毒性：酵母を用いる遺伝子突然変異試験 |
| 421 | 生殖/発生毒性スクリーニング試験 | 481 | 遺伝毒性：酵母を用いる体細胞組換え試験 |
| 422 | 反復投与毒性試験と生殖発生毒性スクリーニング試験の複合試験 | 482 | 遺伝毒性：DNA 損傷および修復 / 哺乳動物細胞を用いる *in vitro* 不定期 DNA 合成試験 |
| 423 | 急性経口毒性試験 – 毒性等級法 | 483 | 哺乳類の精原細胞を用いる染色体異常試験 |
| 424 | げっ歯類の神経毒性試験 | 484 | 遺伝毒性：マウススポットテスト |
| 425 | 急性経口毒性試験上げ下げ法 (UDP) | 485 | 遺伝毒性：マウス転座試験 |
| 426 | 発達神経毒性試験 | 486 | 哺乳類肝細胞を用いる *in vivo* 不定期 DNA 合成 (UDS) 試験 |
| 427 | *in vitro* 皮膚吸収試験法 | 487 | 哺乳類細胞を用いた *in vitro* 小核試験 |
| 428 | *in vitro* 皮膚吸収試験法 | 488 | トランスジェニックげっ歯類の体細胞と生殖細胞を用いた遺伝子突然変異試験 |
| 429 | 皮膚感作：局所リンパ節試験 | | |
| 430 | *in vitro* 皮膚腐食性：経皮電気抵抗試験 (TER) | 489 | 哺乳類細胞を用いた *in vitro* アルカリ性コメットアッセイ |
| 431 | *in vitro* 皮膚腐食性：ヒト皮膚モデル試験 | 490 | チミジンキナーゼ遺伝子を用いた *in vitro* 哺乳類細胞の変異原性試験 |
| 432 | *in vitro* 3T3 NRU 光毒性試験 | | |
| 433 | 急性吸入毒性試験-固定濃度法 | 491 | 眼腐食性および眼刺激性を同定するための短時間曝露による *in vitro* 試験法 |
| 435 | 皮膚腐食性評価のための *in vitro* 膜バリア試験法 | 492 | 眼損傷物質を同定するための再構築ヒト角膜様上皮細胞を用いた試験法 |
| 436 | 急性吸入毒性試験-急性毒性等級法 | | |
| 437 | 眼腐食性および強度刺激性物質を同定するためのウシ角膜を用いる混濁度および透過性試験法 | 492B | 眼に対する危険有害性を特定するための再構築ヒト角膜様上皮モデル法 (RHCE 法) |
| 438 | 眼腐食性および強度刺激性物質を同定するためのニワトリ摘出眼球を用いる試験法 | 493 | ヒト組換えエストロゲン受容体に対する *in vitro* 試験法 |
| 439 | *in vitro* 皮膚刺激性：再生ヒト表皮試験法 | 494 | 眼刺激性または重篤な眼損傷性の分類を必要としない化学物質を特定するための vitrigel-eye irritancy test 法 |
| 440 | げっ歯類における子宮肥大試験：エストロゲン様作用の短期スクリーニング試験 | 497 | 皮膚感作性試験の defined approach に関するガイドライン |
| 441 | ラットにおけるハーシュバーガー試験：（抗）アンドロゲン様作用の短期スクリーニング試験 | 498 | *in vitro* 光毒性：再構築ヒト表皮毒性試験法 |

a)  https://www.nihs.go.jp/hse/chem-info/oecdindex.html（2025 年 2 月 26 日現在）

## 5・6・2 一般毒性試験

一般毒性試験は動物に短期間または長期間被験物質を投与して種々の器官毒性を生化学的，病理学的に解析する試験法である．

**a. 単回投与毒性試験（急性毒性試験）**　最初に実施される試験で，実験動物に被験物質を１回投与し，出現する一般的な毒性症状を観察するとともに，おおよその**半数致死量**（50％致死用量，**LD$_{50}$**）を求めることが目的である．

**LD$_{50}$**：50% lethal dose, 半数致死量，50％致死用量の略号.

観察期間（投与後 14 日間まで）終了後は，各臓器の異常を調べる．用いた動物はすべて解剖する．急性毒性試験では，より慎重な条件設定が求められる反復投与毒性試験の用量設定を行う際の目安としての情報を得ることを目的としている．毒性症状および剖検所見から毒性の種類，持続性，回復性，標的臓器に関する情報が得られる．ヒトの急性中毒症の対応への有益な情報となる．

従来は，データの精度を重視し多数の動物を使って正確な LD$_{50}$ を求めていた．現在は動物愛護に重きを置き動物数を少なくして，おおよその値を求めることが許容され，**"3R 原則"**，すなわち代替法の利用（Replacement），使用匹数の削減（Reduction），動物の苦痛軽減（Refinement）の原則に則っている．試験は２種以上の哺乳動物の雌雄を用い，投与方法は，経口投与や静脈内投与，腹腔内投与が用いられる．投与方法の選択は被験物質の推定曝露量に即して行われる．

**3R 原則**：Replacement, Reduction, Refinement の頭文字をとった名称.

食品添加物については高濃度で曝露を受ける可能性がないので実施されない．農薬に関しては，農家などの農薬利用者に対する安全性の確保のために実施される．

**b. 反復投与毒性試験**

**亜急性毒性試験**：慢性毒性試験のスクリーニング試験として実施される．反復投与の期間は 28 日や 90 日間が用いられることが多い．この試験結果を基に，**最小毒性量（LOAEL）**あるいは**無毒性量（NOAEL）**（§5・7 参照）の概要を把握し，慢性毒性試験の投与量設定を行う．具体的には，体重および摂餌量（飲水投与の場合は摂水量）の測定を行う．また，解剖前に血液検査，尿検査などを行う．剖検では，臓器の重量測定，病理組織学的検査を行い，被験物質の一般毒性を調べる．

**最小毒性量** lowest observed adverse effect level, LOAEL

**無毒性量** no observed adverse effect level, NOAEL

**慢性毒性試験**：継続的な摂取が推定される場合，その化学物質の毒性をより適切に評価するためには，長期の毒性試験を行う必要がある．慢性毒性試験は被験化学物質を１年以上反復投与する．得られた試験結果から，LOAEL あるいは NOAEL を決定する．

これらの反復投与試験のおもな目的は，ヒトが長期にわたり化学物質に曝露された場合に，明らかに毒性変化を示す用量とその変化の内容，その毒性変化を示さない**無影響量（NOEL）**を把握することである．

**無影響量** no observed effect level, NOEL

試験は２種以上の哺乳動物の雌雄を用い，投与方法は，経口投与や静脈内投与，腹腔内投与が用いられる．医薬品の場合には，実験動物として１種類はげっ歯類，もう１種類はウサギを除く非げっ歯類のなかから選ぶものとし，農薬の場合にはラットとイヌが用いられる．

## 5・6・3 特殊毒性試験

**a. がん原（発がん）性試験**　　がん原性試験は，被験物質をその動物のほぼ一生涯にわたって投与して（通例ラットでは 24～30 カ月，マウスおよびハムスターでは 18～24 カ月）腫瘍の発生の有無を把握し，腫瘍を誘発する可能性があるか評価するものである．腫瘍の発生頻度，悪性腫瘍の割合の増加，腫瘍発生の早期化を対照群と比較して，その物質の発がん性を調べる．わが国では，発がん試験は，OECD-TG におおむね準拠し，マウス，ラットなど 2 種類以上のげっ歯類動物の各雌雄を試験には用い，一群 50 匹以上で行う．原則として混餌，経口投与で行う．観察終了後すべての動物を解剖し全器官，組織の肉眼的観察，病理組織学的検査，末梢血の血球数，塗抹標本の検索を行う．発がん性試験は長期にわたる．そのためすべての化学物質について調べることは不可能である．遺伝毒性試験などの結果，化学構造や化学的性質から発がん性の可能性が予想される場合，がん原性試験を行うことを義務づけている．また，医薬品開発の場合には，臨床的に長期間（6 カ月以上）投与されると想定されるものについて義務づけている．

　がん原性試験は，毒性試験のなかで最も費用と期間を要することから，比較的短い期間で可能な短・中期発がん試験として，げっ歯類の二段階発がんモデル，遺伝子改変動物（トランスジェニックマウス，ノックアウトマウス）を用いる方法などが開発されている．世界的な流れは試験の感度・精度よりも試験動物に対する愛護 "3R 原則"（§5・6・2 a 参照）を優先する方向にあり，OECD-TG でもいくつかの試験がこれに基づいて改廃されている．わが国においても，試験動物（飼養保管）は法令で規制し，動物試験（利用）は 3R 原則をふまえた指針で対応している．

**b. 生殖毒性試験（繁殖試験）**　　被験物質を 2 世代にわたって投与し，発情，交尾，受胎，分娩，哺育などの生殖機能，離乳および出産後の新生児の生育に及ぼす影響を調べる．投与期間は，親世代（P）では 10 週間以上投与後に交配し，次世代（F1）の離乳まで投与を継続する．F1 世代では離乳時から次の世代（F2）の離乳まで投与を続ける．また，本試験から，催奇形性の予備情報が得られる．

**生殖毒性**
reproduction toxicity

**c. 出生前発生毒性試験（催奇形性試験）**　　被検物質を妊娠中（着床から分娩前）の母動物に投与したときの胎児の発生，発育に対する影響，特に催奇形性を調べる．生殖発生毒性試験では動物の種や系統によって著しく異なる結果が出る場合があるので，動物の種や系統の選定には十分注意すべきである．

**発生毒性**
developmental toxicity

**d. アレルゲン性試験（抗原性試験）**　　化学物質を経口摂取した場合のアレルギー反応については，遅延性アレルギーを指標とするアレルゲン試験が実施されている．抗原性試験は化学物質が抗原またはハプテンとして作用し，その物質を再度投与すると，アレルギー反応をひき起こす性質（抗原性）の有無を調べるものである．即時性アレルギーを試験する方法は確立されていない．代表的な皮膚感作性試験には，**マキシミゼーション試験（GPMT），ビューラー試験，リンパ節反応（LLNA）**などがある．GPMT 法とビューラー試験は，モルモットまた

**マキシミゼーション試験**
Guinea pig maximization test, GPMT

**ビューラー試験**
Buehler test

**リンパ節反応** local lymph node assay, LLNA

はマウスを用いて，被検物質をマウス耳介に塗布することで感作を行い，その後，所属リンパ節でのリンパ球の分裂を指標とする．LLNA法はGMPT法と比較して簡便・短時間で試験でき，動物愛護の観点から海外で広く利用されている．

**e. 局所刺激性試験**　局所刺激性試験は皮膚，眼粘膜，鼻粘膜，皮下，筋肉内，静脈などの局所に被験物質を投与して局所障害性の有無および程度を肉眼的および病理組織学的に調べる．

*1 §5・4参照.

**f. 遺伝毒性試験（変異原性試験）**[*1]　生殖細胞の遺伝子に損傷が起これば，次世代に先天性異常が生じ，体細胞であればがんが発生する可能性がある．**遺伝毒性試験**は，化学物質が直接あるいは間接的に遺伝子を損傷し，その遺伝情報に誤りを生じさせる能力を有するか検出するために開発されたものである．DNA損傷を指標とする試験，遺伝子突然変異を指標とする試験，染色体異常を指標とする試験の大きく三つに分類され，いずれも *in vitro* および *in vivo* での検出系がある（表5・5）．これらはDNAの損傷とその傷が固定されることによる障害を検出することができる．

遺伝毒性試験はおもに発がん性を予測するために用いられてきた．遺伝毒性試験で陽性となった物質は，ヒトに対する発がん物質の可能性がある．そのため，試験結果を評価し，予測するには単独の試験法では困難であり，2種類以上の試験法を組合わせる必要がある．たとえば，B.N. Ames らが開発したサルモネラ菌を用いる復帰変異試験（エイムス試験[*2]）や大腸菌を用いる復帰変異試験は発がん物質を予測できる短期試験法として広く用いられている．これらは，哺乳動物細胞を用いる染色体異常試験やマウス骨髄赤血球を用いる小核試験と組合わせて発がん性を評価することが推奨されている．

*2 §5・4・3参照.

腫瘍誘発の作用機構を明らかにするための標的臓器における遺伝毒性を検出する *in vivo* 系試験として，肝臓不定期DNA合成（UDS）試験，$^{32}$P ポストラベル法，導入遺伝子での突然変異誘発，腫瘍関連遺伝子の遺伝的変化の分子レベルでの解析などが用いられている．なお，1999年4月に示された医薬品承認申請のための試験指針としての "遺伝毒性試験ガイドライン" において，それまでの呼称 "変異原性試験" が "遺伝毒性試験" に改められている．

**表5・5　おもな遺伝毒性試験法**

| | | 評価の指標 | | |
| --- | --- | --- | --- | --- |
| | | DNA損傷 | 遺伝子突然変異 | 染色体異常 |
| *in vitro* | | ・DNA付加体形成試験<br>・コメットアッセイ | ・マウスリンフォーマ試験 | ・染色体異常試験<br>・小核試験 |
| *in vivo* | 体細胞 | ・肝臓不定期DNA合成試験<br>・DNA付加体形成試験<br>・コメットアッセイ | ・トランスジェニック動物試験 | ・骨髄染色体異常試験<br>・赤血球小核試験 |
| | 生殖細胞 | ・精巣細胞不定期DNA合成試験<br>・DNA付加体形成試験 | ・特定座位試験 | ・精原細胞染色体異常試験<br>・精子小核試験 |

## 5・7 毒性試験の評価: 量-反応関係，閾値，無毒性量 (NOAEL)，化学物質の安全摂取量（許容一日摂取量など）

どのような物質も摂取する量によっては毒になりうる．毒物・薬物の**用量-反応関係**の概念は重要である．"すべての物質は毒であり，毒性がないものはない．ただ用量のみが毒と薬を区別する"毒性学の祖とされる Paracelsus（ルネサンス初期の医師，錬金術師）が述べた概念は，現代の薬理学，毒性学にも通用する基本的概念である．化学物質や環境汚染物質などの生体に対する作用や影響を理解するためには，用量-反応関係は重要な要因となる．

用量-反応関係
dose-response relationship

### 5・7・1 用量-反応関係

化学物質の安全性評価においては，まずリスクアセスメントを行うべき有害性項目の特定（定性的作業）を行う．次に，毒性反応の用量依存性（定量的なアセスメント）を行う．これは，体内における化学物質量-有害反応（用量-反応関係）の大きさの関係を明らかにし，最終的には，ヒトで有害反応が起こらない用量に関する知見を得ることを目的としている．

一般に低用量から段階的に用量を増やしていくと，測定対象とする毒性反応を示す個体数は，単峰性のヒストグラムを与え，個体数が多い場合は，その頂点を結ぶと正規分布となる．また，累積反応率を縦軸にとりプロットすると，S字型の曲線が得られる．これを**用量-反応曲線**という（図5・16）．用量-反応関係のヒストグラムは，実際にはピークがどちらかに歪んだ非正規分布になることが多い．その場合は，用量を対数目盛で表すと，ほぼ正規分布データとして取扱うことができる．用いた半数の動物に毒性が現れる用量が **TD$_{50}$（50 % 毒性量）**であり，死亡率とした場合は **LD$_{50}$（50 % 致死量）**となる．毒性以外の何らかの効果を指標とした場合は **ED$_{50}$（50 % 有効量）**となり，薬理学で重要な情報を得ることができる（表5・5参照）．100 %ではなく50 %で評価する理由は，より正確で感度よく評価できることである．これはS字型曲線であることから，100 %（および0 %）近くのデータは用量の変化の大きさの割に反応率が変化せず，100 %の影響をもたらす最小用量を正確に決定することが難しいからである．一方，

TD$_{50}$: 50 % toxic dose, 50 % 毒性（中毒）量の略号．

ED$_{50}$: 50 % effective dose, 50 % 有効量の略号．

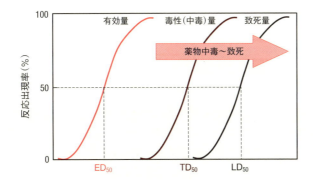

図5・16 化学物質（医薬品）の用量-反応曲線

50％付近の影響をもたらす用量は，比較的小さな変化でも大きく反応率を変動させるため，感度がよい．

TD$_{50}$値などを曲線から求めることも可能であるが，直線化すれば解析がより容易になり，またその傾きは安全性を評価するうえで重要な情報になる．たとえば死亡を評価する場合，傾きが急な場合は個体差が小さく毒性作用が強い物質と考えられる．上述のように，累積変換前のヒストグラムが50％の反応を示す用量（平均値）を中心として正規性を示す場合，各カラムの頂点を結ぶ曲線を平均値＝0とする正規分布曲線とし，これのS字曲線（累積正規分布曲線）を表す数式の逆関数をとると，ほぼ直線で表すことができる．これを**プロビット**プロットとよぶ．プロビットは，実際的には −4 より小さくなることはないので，常に値が正になるように5を加えて，平均値を与えるプロビットを0ではなく5として表すことが多い．

**プロビット**
probit, probability unit

動物を用いた毒性試験で，使用する動物の数は難しい問題である．上述の通り，化学物質による何らかの毒性反応率が0％となる最大用量である無毒性量 NOAEL を化学物質の安全性評価に主として用いるが，正確に求めることは難しい．多くの動物を用いれば精度は上がるが動物愛護の観点から，また，多大な費用がかかることから難しい．より少ない匹数を用いた場合，有意に評価しうる最小反応率は大きな値となる．高用量で試験したデータを用い，プロビット変換して得られる直性を外挿（延長）して反応率0％を与える用量を推定することも可能である．しかし，外挿という不確実な方法を用いることの問題から，最近では10％の反応率を与える用量を利用した**ベンチマークドーズ**（BMD，後述）がよく用いられている．

**ベンチマークドーズ**
benchmark dose, BMD

## 5・7・2 閾　値

用量-反応曲線が原点を通らない場合，あるレベル以下の低用量では有害性が観察されないことになる．生体は化学物質をそのまま，あるいは代謝して化学構造を変換させ排泄する機能をもっている．そのため，その許容量以下の微量な化学物質の場合は毒性を示さないこと，また仮に毒性を示した場合でも修復機能があるため，その許容量以下の場合には表現型として現れず，いわゆる**閾値**が存在するからである．これらの許容量を超える化学物質が体内に入った場合にのみ毒性が現れる．

**閾　値** threshold value:
"しきい値" とも読む．

## 5・7・3　無影響量（NOEL）と無毒性量（NOAEL）

ある化学物質について何段階かの異なる用量で実験を行ったとき，毒性学的なすべての有害影響が認められない（実際には，対照群との間で統計学的な有意差が認められない）最大用量を**無毒性量（NOAEL）**とよぶ．NOAEL は**最大無毒性量**とよばれることもある．また，（毒性に限らず）すべての生物学的な影響が認められないことを指標とする**無影響量（NOEL）**がある．NOAEL は NOEL と同義に用いられることもある．後述する遺伝子毒性などを除き，通常の化学物質の毒性には閾値があると考えられている．

通常は，複数の用量群を用いた毒性試験のデータに基づき，動物実験での用量条件として設定された1日摂取量の中で，毒性がみられない最大用量がNOAELとなる．用量設定を狭い間隔として，閾値に近いNOAELを明らかにすることができる．正確な閾値を求めることは難しいので，反復投与毒性試験，生殖毒性試験や出生前発生毒性試験などの数種の毒性試験結果から，これらの動物試験において毒性学的なすべての影響が認められなかった最大の曝露量としてNOAELを求める（図5・17）．しかし，これらは，使用動物数が多くなり，動物愛護の観点から難しい．現実的には使用動物数を抑えるため，ある程度広い間隔で用量が設定され，過度に低いNOAELが示されることがある．これが，この方法によるNOAEL決定の欠点である．これを補うために，前述のBMDをNOAELの代わりに使用することができる（図5・18）．近年，集団的データを正規分布近似（用量-反応曲線）として表すBMDという考えが**米国環境保護庁**などにより提唱されている．実験データを最もよく満足する数理モデル曲線において，通常の動物実験で明確な影響を検出しうる10％（5％の場合もある）の反応をひき起こす用量（BMD）の，95％信頼限界の用量下限値が，NOAELの代わりに用いられる．また，有害影響が認められる最低用量として最小毒性量LOAELがある．

米国環境保護庁 United State Environmental Protection Agency, EPA

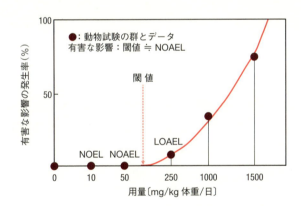

図5・17　動物試験から得られる用量-反応曲線と毒性指標

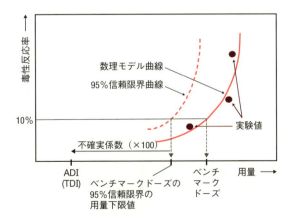

図5・18　ベンチマークドーズの算出法　斎藤嘉朗，"衛生薬学新論（改訂2版）"，新井洋由ほか編，p.528，南山堂（2012年）より

LOAEL を下記の安全係数 100 で割った後，さらに安全を見越して追加の係数で割った値が，NOAEL の代わりとして用いられてきた．しかし，現在では BMD がよく用いられており，公的に認められてきている．

### 5・7・4 許容一日摂取量（ADI）と耐容一日摂取量（TDI）の設定

ヒトがある化学物質を一生涯にわたって毎日摂取し続けても，健康に悪影響がないと推定される 1 日当たり，体重 1 kg 当たりの摂取量を，**許容一日摂取量（ADI）**という．**耐容一日摂取量（TDI）**も同じ概念である．ADI は，食品の生産過程で意図的に使用される農薬や食品添加物など，ヒトにとって有益なものに適用される．一方，TDI は非意図的に曝露されるダイオキシン類やカドミウムなど，環境汚染物質など有害性のみで有益な面がない物質に対して使用される．農薬や食品添加物では，毒性試験の結果，NOAEL（または BMD など）が決定されたら，これを基にして ADI が算出される．ついで，農薬であれば残留する可能性のある食品，食品添加物であれば対象物質が含まれる食品の摂取量を勘案して，食品中の濃度基準が設定される．

化学物質に対する感受性が実験動物とヒトと同一であるという保証はない．ヒトの方が高感受性である場合や，逆に実験動物の方が高感受性である場合，また用いる実験動物種の違いによって感受性が大きく異なる場合も知られている．また前述のように，ヒト個体間でも化学物質に対する感受性の差がある．化学物質の安全性に関しては，ヒトにおける安全性試験を実施することはできないが，ヒトにおける摂取を前提にするので許容という概念が用いられる．このような種差および個体差を考慮し，**安全係数**（または同義の**不確実係数**）が用いられ，ADI または TDI は，NOAEL などをそれぞれ安全係数（または不確実係数）で除して算出される（ADI＝NOAEL/安全係数）．通常，ヒトと動物間の種差を考慮する係数として 10 を用いる．これにより，動物の NOAEL をヒトの NOAEL に外挿する．また，ヒト個体間の差を考慮する係数として 10 を用いる．これにより，一般集団から乳幼児などの高感受性集団へ外挿する．安全係数には，これらを掛け合わせた"100"が用いられることが多い．一般的には，慢性毒性試験，発が

**許容一日摂取量** acceptable daily intake, ADI: 一日許容摂取量ともいう．

**耐容一日摂取量** tolerable daily intake, TDI

**安全係数** safety factor

**不確実係数** uncertainty factor

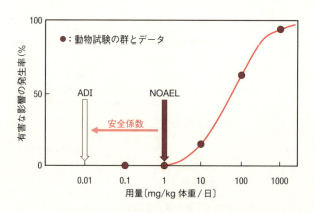

図 5・19　許容一日摂取量（ADI）

ん性試験，生殖発生毒性試験のデータの中から最も低い NOAEL を上述の安全係数で除して ADI を求める（図 5・19）．投与期間が不十分な場合や毒性が重篤な場合などは，これ以外に追加の補正係数を適用する．なお，"100" という係数は，特に根拠があるわけではなく，経験的な数字である．近年は定量的な解析結果を用いて得られた化学物質特異的調整係数を，安全係数などの代わりに用いることにより，より科学的に ADI や TDI を設定する試みが活発化している．

$$\text{ADI}〔\text{mg/kg 体重/日}〕= \text{NOAEL} \div 安全係数（不確実係数）$$
$$\text{TDI}〔\text{mg/kg 体重/日}〕= \text{NOAEL または LOAEL}^* \div 安全係数（不確実係数）$$

\* LOAEL を用いた場合は安全係数にさらに 10 倍の差を見込み 1000 を用いる．

### 5・7・5 閾値がない場合の安全量評価法

　化学物質の発がん性および生殖細胞に対する突然変異性，電離放射線による遺伝毒性に関しては，閾値がないと判断され，安全のための閾値を想定しないことになっている．発がん物質は Ames 試験などの遺伝毒性試験において陽性と陰性，すなわち，遺伝毒性を示すものと示さないものに大別される．遺伝毒性発がん物質は，DNA に直接作用して突然変異をひき起こしてがんを発症させるため，他の症状とは違い，その物質の曝露量が 0 にならない限り，どんなに少量であっても発がんの可能性が 0 ではない．すなわち，閾値がなく，NOAEL は存在しないと考えられている（図 5・20 ▲）．一方，非遺伝毒性発がん物質は，遺伝毒性を示さずタンパク質などの生体成分と結合して，細胞増殖を制御する機構を阻害することで発がん性を示す（図 5・20 ●）ため，NOAEL が存在する．発がん物質を完全に排除することは実質的に不可能である．一方，遺伝子修復に関わる酵素群の存在も明らかになっていることから，反応率がきわめて低い用量の領域では，ほぼ無害であると判定することが可能と考えることができる．そこで，目標値として**実質安全量（VSD）**という概念が生まれた．通常，生涯で，発がんの発症確率が，1 万～100 万人に 1 人となるように設定される．単位は ADI や TDI 同様，1 日当たり，体重 1 kg 当たりの摂取量で表される．

**実質安全量**
virtually safe dose, VSD

　毒性の程度を表すさまざまな指標を表 5・6 にまとめた．

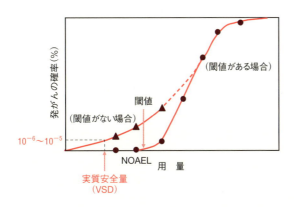

図 5・20　閾値がない場合（発がん物質）の用量-反応曲線と実質安全量（VSD）

表 5・6 毒性の程度を表す指標

| 毒 性 | 指 標 | 内 容 |
|---|---|---|
| 急性毒性 | 50％致死濃度（LC$_{50}$） | 1回の曝露（1〜4時間）で，試験動物群の50％が死亡する濃度 |
|  | 50％致死量（LD$_{50}$） | 1回の投与（14日間）で，試験動物群の50％が死亡する用量 |
| 慢性毒性 | 最小毒性量（LOAEL） | 動物試験などで有害作用が認められた最小用量 |
|  | 無毒性量（NOAEL） | 動物試験などで有害作用が認められない最大用量 |
|  | 無影響量（NOEL） | 動物試験などでいかなる影響も認められない最大用量 |
| 慢性毒性（ヒト） | 許容一日摂取量（ADI） | 一生涯毎日摂取しても健康に有害な影響が認められない量 |
|  | 耐容一日摂取量（TDI） | 一生涯毎日摂取してもこの量までの摂取は耐容されると判断される量 |

## コラム 5・1　複 合 曝 露

　本章では，実験動物を用いた単一化学物質の影響の評価とそれを基にしたヒトへの影響の評価について取扱った．一方，私たちの周りを考えると，決して単一化学物質のみが存在するのではなく，さまざまな種類の化学物質が存在する．それは，有機化合物，無機化合物など多種多様である．これらの化学物質は，ヒトや環境中に生息する生物に，さまざまな経路を通じて曝露され，ヒトや生物の生体内に摂取されている．しばしば環境からの化学物質曝露とは，大気や水からの曝露をイメージするが，食品や日用品からも化学物質は摂取・曝露される．環境から摂取した化学物質が，ヒトの健康，あるいは環境中に生息する生物の生育（広い意味では生態系の維持）に影響を及ぼす可能性がある．したがって，環境化学物質の健康影響，あるいは生態影響を防止するためには，特に有害性の強い特定のもののリスクを評価し，管理や規制の基準を策定することが重要となる．だが現実には，環境中の特定の化学物質をヒトや生物が選択的に摂取することはない．ほとんどの場合，同時に複数の化学物質をさまざまな環境媒体から複数の経路で摂取している．このような曝露形態を，複数の化学物質への複合曝露（combined exposure to multiple chemicals）という．摂取した複数の化学物質の全体（混合物，mixture）について曝露量と有害性を評価することができれば，通常の化学物質のリスク評価と同じように，摂取した化学物質全体のリスクを評価することができるはずである．

　混合物であったとしても，評価対象とする物質群あるいは個々の物質の有害性を同定し，用量-反応関係を解析して，曝露評価の知見と合わせてリスクを評価することはその基本であり，単一の化学物質のリスク評価でも，混合物のリスク評価でも共通する部分は多い．従来から，2種類の化学物質の有害性には相加または相乗作用がある，あるいは，互いに影響を及ぼす可能性があることは認識されていた．しかし，多くの種類の化学物質の曝露によるリスク評価，すなわち複合曝露のリスク評価の考え方や手法の議論が具体化したのは，1980年代からと思われる．

　食品安全委員会は2021年に，"食品中の化学物質への複合曝露に関する情報収集調査"を行った．その報告書はホームページ上で閲覧可能である．また，この報告書には，術語の英語からの和訳が例示されている．このように欧米では個別の化学物質のリスク評価と同時に，化学物質の複合曝露がヒト健康，さらには環境中に生息する生物に及ぼすリスク評価手法の検討が大きく進んでいる．この動きは，"化学物質は決して単独では曝露されていない"という原則に従って，現実の社会でのリスクに向き合う姿勢から生まれたものと考えられる．これら取組みは，リスク評価の今後のあり方を示すものとして重要であろう．

## 5・8 廃棄物の種類と処理方法，化学物質の適切な廃棄

**廃棄物**とは，**廃棄物処理法**によると，"ごみ，粗大ごみ，燃え殻，汚泥，ふん尿，廃油，廃酸，廃アルカリ，動物の死体その他の汚物又は不要物であって，固形状又は液状のもの（放射性物質及びこれによって汚染された物を除く）"と定義されている．不要なものであっても，他人に有償で譲渡できるものについては，廃棄物ではなく，有価物とされる．また，不要な放射性物質や土砂などは別の法律で規定されており，廃棄物処理法で規定される廃棄物には該当しない．

**廃棄物**

**廃棄物処理法**：［正式名称］廃棄物の処理及び清掃に関する法律

### 5・8・1 廃棄物の分類

廃棄物処理法による廃棄物の区分を，**図5・21**に示す．廃棄物は，**一般廃棄物**と**産業廃棄物**に大別されている．産業廃棄物とは，事業活動に伴って生じた廃棄物のうち，**表5・7**に示す燃え殻，汚泥，廃油，廃酸，廃アルカリ，廃プラスチック類などの指定された種類の廃棄物と輸入された廃棄物が該当する．廃棄物の種類により，全業種が対象となるものと，指定された業種のみが対象となるものがある．産業廃棄物に該当しない廃棄物は，すべて一般廃棄物に区分される．廃棄物処理法では，一般廃棄物については市町村が，また産業廃棄物については事業者が処理責任を負うことを定めている．

**一般廃棄物**：一廃（いっぱい）と略されることがある．

**産業廃棄物**：産廃（さんぱい）と略されることがある．

**表5・7 産業廃棄物の種類**

| 種　類 | 内　容 |
|---|---|
| 燃え殻 | 事業活動に伴い生じる石炭がら，焼却残灰など |
| 汚　泥 | 工場廃水などの処理後に残る泥状のものなど |
| 廃　油 | 鉱物性および動植物性油脂にかかるすべての廃油 |
| 廃　酸 | 廃硫酸，廃塩酸をはじめとするすべての酸性廃液 |
| 廃アルカリ | 廃ソーダ液をはじめとするすべてのアルカリ性廃液 |
| 廃プラスチック類 | 固形状および液状の合成高分子系化合物 |
| ゴムくず | 天然ゴムくず（合成ゴムは廃プラスチック類） |
| 金属くず | 鉄くず，空缶，古鉄・スクラップなど |
| ガラスくず，コンクリートくずおよび陶磁器くず | 廃空ビン類，コンクリートブロックくずなど |
| 鉱さい | 高炉，平炉，転炉，電気炉からの残さいなど |
| がれき類 | 工作物の新築，改築または除去に伴って生じた各種廃材 |
| ばいじん | ばい煙発生施設・焼却施設などの集じん施設で集められたもの |
| 紙くず | 建設業，製本業などから排出されたもの |
| 木くず | 建設業，木材製造業などから排出されたもの |
| 繊維くず | 建設業，繊維工業などから排出された天然繊維くず（合成繊維は廃プラスチック類） |
| 動植物性残さ | 食料品製造業などにおいて原料として使用した動物または植物にかかる固形状の不要物 |
| 動物系固形不要物 | と蓄場においてと殺し，または解体した獣畜にかかる固形状の不要物 |
| 動物のふん尿 | 畜産農業に該当する事業活動に伴って生じる動物のふん尿 |
| 動物の死体 | 畜産農業に該当する事業活動に伴って生じる動物の死体 |
| 第13号廃棄物 | 有害汚泥のコンクリート固形物など |

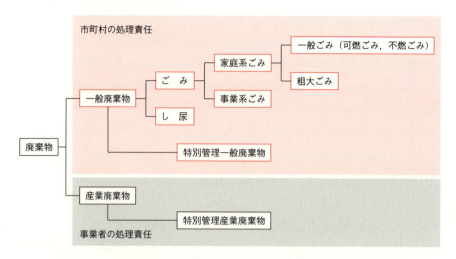

図 5・21　**廃棄物の区分**　環境省，"令和 5 年版環境白書・循環型社会白書・生物多様性白書"より

### 5・8・2　特別管理廃棄物

**特別管理一般廃棄物**

　一般廃棄物のうち，爆発性，毒性，感染性などにより，人の健康または生活環境に被害を与えるおそれがあるものは，**特別管理一般廃棄物**に区分され，通常の一般廃棄物よりも厳しい規制と処理基準が適用される．特別管理一般廃棄物には，ポリ塩化ビフェニル（PCB）が含まれる廃家電，水銀使用製品から取出した廃水銀，感染性を有する一般廃棄物などが含まれる．特別管理一般廃棄物ではない一般廃棄物には，ごみとし尿があり，ごみは一般家庭から排出される家庭系ごみと，事業活動により排出される紙くずや生ごみなどの事業系ごみに分類される．事業系ごみについては，一般のごみ集積場に出すことはできないので，自ら清掃工場などに搬入するか，自治体から許可を受けた一般廃棄物収集運搬業者に委託する必要がある．

**特別管理産業廃棄物**：特管（とっかん）と略されることがある．

　産業廃棄物についても同様に，爆発性，毒性，感染性などにより，人の健康または生活環境に被害を与えるおそれがあるものは，**特別管理産業廃棄物**に区分され，通常の産業廃棄物よりも厳しい規制と処理基準が適用される．特別管理産業廃棄物には，爆発性をもつ廃油など，強酸，強アルカリ，感染性をもつ産業廃棄物，PCB・ダイオキシン類・水銀・石綿などの毒性が高い化学物質が含まれる廃棄物などがある．このような廃棄物を排出する事業者は，特別管理産業廃棄物の処理に関する業務を適切に行わせるため，事業場ごとに，**特別管理産業廃棄物管理責任者**を選任しなければならない．管理責任者の資格要件は，感染性廃棄物とこれ以外の廃棄物で異なっており，前者の場合は医師，歯科医師，薬剤師，看護師などの有資格者となっている．これらの資格がない場合には，"医療関係特管責任者講習会"を受講することによっても管理責任者の資格を得ることができる．産業廃棄物の処理については，自ら焼却などの処理を行うか，収集運搬業者と処分業者に委託する必要がある．後者の場合は，§5・9 で説明する**マニフェスト制度**が適用される．

**特別管理産業廃棄物管理責任者**

**マニフェスト** manifest：英語で"積荷目録"の意味がある．選挙公約のマニフェスト manifesto とは異なる．

5・8　廃棄物の種類と処理方法，化学物質の適切な廃棄　　333

廃棄物にはさまざまな化学物質が含まれており，処分する化学物質の種類によっては，法規制を受けることがある．廃棄物に PCB が含まれる場合には，**PCB 特別措置法**が適用される＊．低濃度 PCB 含有廃棄物は，2027 年 3 月 31 日までに，1100 ℃以上で焼却処理をしなければならないと定められている．また，石綿を含む廃棄物の場合は，廃棄物処理法施行令などにより，飛散防止措置を講じることや，収集・運搬・処理などについての基準が定められている．医療機関の機器や建築部材にこのような化学物質が使用されている場合には，関連する法規制に従わなければならない．医療機関に水銀体温計や水銀式血圧計がある場合には，これらの取扱いにも注意が必要である．これらに使用されている水銀は液体の金属水銀である．水銀蒸気は吸入によって 75〜85％と高率に気道から吸収され，長期間の曝露により，ふるえや行動・性格の変化（内向的，憂うつ，記憶減退，不眠症，集中力の欠如，イライラ感）が認められる．このため，水銀使用製品廃棄物は破損させないことが大切である．破損した場合には，水銀が含まれる廃棄物をポリ袋などに入れることにより蒸発を防ぐとともに，十分に室内換気をすることが重要である．回収した水銀は，特別管理産業廃棄物に該当するため，保管から委託業者に引渡すまで，厳重な管理が必要である．

**PCB 特別措置法**：［正式名称］ポリ塩化ビフェニル廃棄物の適正な処理の推進に関する特別措置法．§5・11・3 も参照．

＊ ポリ塩化ビフェニルについては §4・6・1，§5・3・3 参照．

## 5・8・3　医療廃棄物

医療廃棄物とは，一般的に，医療関係機関で発生する廃棄物，あるいは医療行為により発生する廃棄物をさすことが多く，**感染性廃棄物**と**非感染性廃棄物**に区分される．感染性廃棄物は，"**廃棄物処理法に基づく感染性廃棄物処理マニュアル**"によると，"医療関係機関等から生じ，人が感染し，もしくは感染するおそれのある病原体が含まれ，もしくは付着している廃棄物またはこれらのおそれのある廃棄物"と定義している．感染性廃棄物であるか否かについては，形状の観点，排出場所の観点および感染症の種類の観点により判断される（図5・22）．

**感染性廃棄物**

まず，形状の観点については，① 血液，血清，血漿および体液（精液を含む），② 手術などに伴って発生する病理廃棄物（摘出または切除された臓器，組織，郭清に伴う皮膚など），③ 血液などが付着した鋭利なもの，④ 病原体に関連した試験，検査などに用いられたもの，のいずれかであれば，感染性廃棄物となる．なお，注射針，メス，破損したガラス製品などの鋭利なものについては，メカニカルハザードについて十分に配慮する必要があるため，血液などが付着していないものや，消毒などにより感染性を失わせたものであっても，感染性廃棄物と同等の扱いをすることが定められている．次に，排出場所の観点であるが，感染症病床，結核病床，手術室，緊急外来室，集中治療室および検査室において治療，検査などに使用されたのち，排出されたものは感染性廃棄物となる．最後に，感染症の種類の観点については，① **感染症法**の一類，二類，三類感染症，新型インフルエンザ等感染症，指定感染症および新感染症の治療，検査などに使用された後，排出されたもの，② 感染症法の四類および五類感染症の治療，検査などに使用されたのち，排出された医療器材，ディスポーザブル製品，衛生材

**感染症法**：§2・2 参照．
**つながり** **コアカリ** C-6-3 微生物の分類，構造，生活環，C-7-9 リンパ系と免疫
→ **3巻 Ⅷ. 微生物学・免疫学**
**つながり** **コアカリ** D-2-15 感染症と治療薬
→ **4巻 Ⅰ. 薬理・病態**

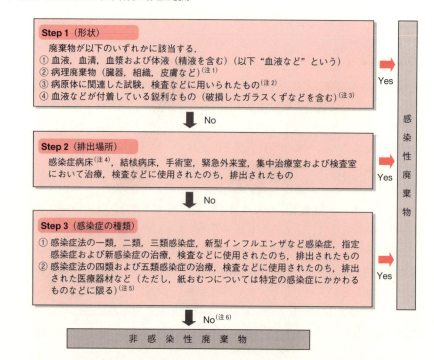

(注) 次の廃棄物も感染性廃棄物と同等の取扱いとする.
　　　・外見上血液と見分けがつかない輸血用血液製剤など
　　　・血液などが付着していない鋭利なもの（破損したガラスくずなどを含む）
(注1) ホルマリン固定臓器などを含む.
(注2) 病原体に関連した試験, 検査などに使用した培地, 実験動物の死体, 試験管, シャーレなど.
(注3) 医療器材としての注射針, メス, 破損したアンプル・バイアルなど.
(注4) 感染症法により入院措置が講ぜられる一類, 二類感染症, 新型インフルエンザ等感染症, 指定感染症および新感染症の病床.
(注5) 医療器材（注射針, メス, ガラスくずなど）, ディスポーザブルの医療器材（ピンセット, 注射器, カテーテル類, 透析など回路, 輸液点滴セット, 手袋, 血液バック, リネン類など）, 衛生材料（ガーゼ, 脱脂綿, マスクなど）, 紙おむつ, 標本（検体標本）など.
　　　なお, インフルエンザ（鳥インフルエンザおよび新型インフルエンザ等感染症を除く）伝染性紅斑, レジオネラ症などの患者の紙おむつは, 血液などが付着していなければ感染性廃棄物ではない.
(注6) 感染性・非感染性のいずれかであるかは, 通常はこのフローで判断が可能であるが, このフローで判断できないものについては, 医師など（医師, 歯科医師および獣医師）により, 感染のおそれがあると判断される場合は感染性廃棄物とする.

図 5・22　**感染性廃棄物の判断フロー**　環境省 環境再生・資源循環局, "廃棄物処理法に基づく感染性廃棄物処理マニュアル"（2022）より

料など（ただし, 紙おむつについては, 特定の感染症にかかるものなどに限る）, のいずれかであれば, 感染性廃棄物となる.

　感染性廃棄物は密閉性をもつ堅固な容器に梱包し, 容器には感染性廃棄物である旨と取扱う際の注意事項を表示しなければならない. 関係者が感染性廃棄物であることを容易に識別できるように, 容器には**バイオハザードマーク**を付けることが推奨されている. このマークは廃棄物の性状に応じて, 次のように色分けされている. 注射針などの鋭利なものまたは分別排出が困難なものは黄色, 血液などの液状または泥状のものは赤色, 血液が付着したガーゼなどの固形状のものは橙色となっている. また, 発生時点において感染性廃棄物であっても, 焼却などの処理により感染力が失われたものは非感染性廃棄物として処理することができ

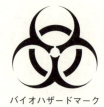
バイオハザードマーク

5・9 マニフェスト制度など廃棄物処理に関する規制・制度，法規　335

る．この場合は，非感染性廃棄物であっても，外見上，感染性廃棄物と区別でき
ないことがあるので，廃棄物を安全に扱うために，非感染性廃棄物である旨と医
療関係機関名などを記したラベルを付けることが推奨されている．


## 5・9　マニフェスト制度など廃棄物処理に関する規制・制度，法規

　廃棄物処理法の第1条には，“この法律は，廃棄物の排出を抑制し，及び廃棄
物の適正な分別，保管，収集，運搬，再生，処分等の処理をし，並びに生活環境
を清潔にすることにより，生活環境の保全及び公衆衛生の向上を図ることを目的
とする”と目的が定められている．このように，廃棄物行政の究極の目的は，廃
棄物を適正に処理することにより，環境汚染を防ぎ，公衆衛生の向上を図ること
である．

### 5・9・1　廃棄物処理法

　わが国の廃棄物行政は1900年に制定された汚物掃除法から始まった．この頃
は，路傍や空き地にごみが投棄されることにより不衛生な状態となり，ハエ，
カ，ネズミなどによる伝染病も発生していた．この法律では，ごみの収集・処分
を市町村の義務として，ごみ処理業者を行政の管理下に置くことにより，廃棄物
行政の礎をつくった．

　戦後になると，経済発展および都市への人口集中に伴って都市ごみが急増し，
1954年に制定された清掃法では，国と都道府県がごみ収集や処分を行う市町村
に対して財政的・技術的援助を行うこと，また，住民にも協力義務を課すことな
どを定めた．

　高度経済成長期になると，大量生産・大量消費型の社会となり，都市ごみは急
速に増加・多様化するとともに，生産活動に伴って事業所から排出される廃棄物
が適切な処理がされないまま廃棄される事案が多発した．そこで，1970年の第
64回臨時国会（通称：公害国会）にて，清掃法を全面的に改正することにより
廃棄物処理法を制定し，産業廃棄物については排出事業者が処理責任をもつこと
を定めた．また，この法律の目的には，廃棄物処理に加え，公害問題への取組み
も含めた“生活環境の保全”が追加された．

　公害の原因となる有害廃棄物（水銀，カドミウムなどを含む産業廃棄物）の処
理に関しては，1977年に廃棄物処理法施行規則により産業廃棄物の最終処分場　　遮断型処分場
として，**遮断型処分場**，**管理型処分場**，**安定型処分場**の三つの形式を定め，有害　　管理型処分場
廃棄物については，有害物質が外部に漏出しないよう，雨水も入らず浸出水も出　　安定型処分場
さないような構造になっている遮断型処分場が適用されることが定められた．な
お，管理型処分場とは，有害廃棄物以外で公共の水域や地下水を汚染するおそれ
があり，埋立ガス，悪臭，害虫などの発生により人の生活環境に悪影響を及ぼす
おそれのある廃棄物の埋立てを行うため，遮水工および浸出液の集水・処理設備

336　第5章　人の健康に影響を及ぼす化学物質の管理と使用

が設置されている処分場である．また，廃プラスチック類，ガラス，陶磁器などは，環境汚染をひき起こすおそれが少ないことから，遮水工や浸出液の集水・処理設備のない安定型処分場にて最終処分される．

### 5・9・2　バーゼル法

バーゼル条約：［正式名称］有害廃棄物の国境を越える移動及びその処分の規制に関する条約

バーゼル法：［正式名称］特定有害廃棄物等の輸出入等の規制に関する法律

1980年代には，欧米などの先進国から排出された有害な廃棄物がアフリカや中南米などの途上国に放置されて環境汚染が生じる事案がしばしば発生した．このため，1989年に国際的な対策として**バーゼル条約**が採択され，有害廃棄物の輸出入に関するルールが定められた．国内では1992年に**バーゼル法**が制定され，関税法や外為法とともに，有害廃棄物の輸出入を行う場合に，バーゼル条約に沿った手続きを義務づけている．近年は，金属回収等の目的で石炭灰や電子部品スクラップなどがバーゼル条約に則って輸出入されている．

### 5・9・3　ダイオキシン類対策特別措置法

ダイオキシン類対策特別措置法：§6・4・9参照．

* ダイオキシン類については§5・3・3参照．

1980年代以降，ごみを焼却する過程で生成するダイオキシン類による環境汚染や食品汚染が報道され，大きな社会問題となった．1999年に，**ダイオキシン類対策特別措置法**が制定され，ポリ塩化ジベンゾフラン，ポリ塩化ジベンゾ-$p$-ジオキシンおよびコプラナーPCBの3化合物群をダイオキシン類と定義し*，耐容一日摂取量や環境基準を定めることにより，行政上の目標値を設定し，ダイオキシン類の排出規制などを行った．この結果，2011年の廃棄物焼却施設からのダイオキシン類排出量は1997年に比べ約99％減少した．

### 5・9・4　マニフェスト制度

マニフェスト制度

電子マニフェスト

1980年代後半から始まったバブル景気のときには，消費増大や生産活動の一段の拡大により，廃棄物排出量が増加し続け，最終処分場の不足や容量のひっ迫が問題となった．また，産業廃棄物を排出する事業者のなかには，処理費用を安く抑えるために，不法投棄を行う悪質な業者へ委託する事業者が現れた．これらの問題を解決するために，1997年以降に廃棄物処理法を逐次改正し，① 排出事業者責任の徹底，② 不適正処理対策，③ 適正な処理施設の確保を中心とした産業廃棄物処理の構造改革を行った．① の具体的な施策の一つとして，**マニフェスト制度**がある．この制度は，産業廃棄物を排出する事業者が，その廃棄物の処理を他人に委託する場合に，委託内容どおりに最終処分まで適正に処理されたことをマニフェスト（産業廃棄物管理票）のやりとりで確認することを義務づけた制度である（図5・23）．この制度は，管理票（紙）から始まったが，現在では行政が産業廃棄物の流れを容易に把握するために，コンピューターおよびネットワークを用いた**電子マニフェスト**が推進されている．排出事業者は，排出日から180日以内に最終処分の報告がないときには，委託した業者に確認したうえで，都道府県に報告しなければならない．制度が始まった当初は不法投棄件数が年間1000件以上であったが，近年は200件以下で推移しており，一定の効果は認められたが，不法投棄の撲滅には至っていない．

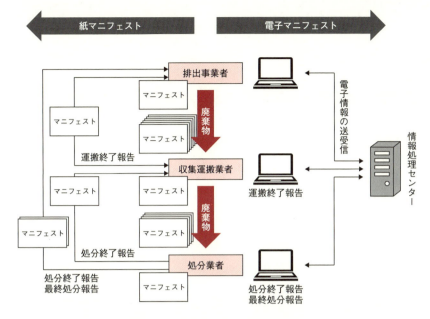

図5・23 マニフェスト制度の概略

### 5・9・5 循環型社会形成推進基本法

1993年に成立した環境基本法では，基本理念の一つとして"環境への負荷の少ない持続的発展が可能な社会の構築等"が定められている．これを具現化するために，2000年に**循環型社会形成推進基本法**が成立し，改正廃棄物処理法，改正再生資源利用促進法，各種リサイクル法，グリーン購入法が一体的に整備された．循環型社会形成推進基本法では，形成すべき循環型社会として，廃棄物などの発生抑制（リデュース），循環資源の循環的な利用（リユース，リサイクル）および適正な処分が確保されることによって，天然資源の消費を抑制し，環境への負荷ができる限り低減される社会を明確に提示した．詳細については，廃棄物処理法で廃棄物の発生抑制に関する施策を定め，**再生資源利用促進法**では全般的な再生資源のリサイクルに関するルールが定められた．個別の品目に対し，六つのリサイクル法が制定された．**容器包装リサイクル法**と**小型家電リサイクル法**では，消費者が分別排出，市町村・自治体が分別収集，事業者がリサイクルする仕組みを定めた．また，**家電リサイクル法**と**自動車リサイクル法**では，消費者がリサイクル料金として費用を負担し，製造業者はリサイクルすることを義務づけた．**食品リサイクル法**では，製造，流通，外食などの食品関連事業者に，食品廃棄物の発生抑制と，飼料や肥料への再生利用を義務づけた．**建設リサイクル法**では，建設工事を受注者した事業者に対し，分別解体とリサイクルを義務づけた．さらに，**グリーン購入法**により，国や自治体によるリサイクル品の購入を義務づけた．この結果，2000年頃までは上昇傾向にあった一般廃棄物や産業廃棄物の排出量は，これ以降，減少傾向にあり，政策の効果が現れている．

**循環型社会形成推進基本法**

**再生資源利用促進法**：［正式名称］資源の有効な利用の促進に関する法律

**容器包装リサイクル法**：［正式名称］容器包装に係る分別収集及び再商品化の促進等に関する法律

**小型家電リサイクル法**：［正式名称］使用済小型電子機器等の再資源化の促進に関する法律

**家電リサイクル法**：［正式名称］特定家庭用機器再商品化法

**自動車リサイクル法**：［正式名称］使用済自動車の再資源化等に関する法律

**食品リサイクル法**：［正式名称］食品循環資源の再生利用等の促進に関する法律

**建設リサイクル法**：［正式名称］建設工事に係る資材の再資源化等に関する法律

**グリーン購入法**：［正式名称］国等による環境物品等の調達の推進等に関する法律

338    第 5 章　人の健康に影響を及ぼす化学物質の管理と使用

## 5・10　化学物質による健康被害の背景や原因

　われわれは日々の生活のなかで，天然に存在するあるいは人為的に産生された化学物質にさらされている．一方，われわれは化学物質のもつ特性を活用し，現代社会での生活を維持している．化学物質のヒトに対する影響を明らかにするためには，動物実験や培養細胞を用いた評価結果をヒトにあてはめる（このことを"外挿する"という）ことにより行うが，ヒトと実験動物では化学物質に対する感受性が大きく異なることもあり，正しい影響評価を行うことは難しい．そこで，実際のヒト集団において，化学物質がどのような影響をもっているのかを観察する疫学研究が有効となる．

　わが国では，化学物質の曝露や生活環境などが子どもの成長や発達に与える影響を把握するため，大規模な出生コホート調査（エコチル調査）が 2011 年より始まっている．エコチルとはエコロジーとチルドレンを組合わせた造語である．

### 5・10・1　子どもの健康と環境に関する全国調査（エコチル調査）

　2011 年より，全国で約 10 万組の母子から（父親の参加は任意），血液，尿，母乳，毛髪や乳歯などの検体を継続的に提供してもらい，その中に含まれる化学物質の分析を行っている．エコチル調査の目的は，"胎児期から小児期にかけての化学物質曝露をはじめとする環境因子が，妊娠・生殖，先天奇形，精神神経発達，免疫・アレルギー，代謝・内分泌系などに影響を与えているのではないか"という仮説（中心仮説）の解明である．そのため，化学物質の分析以外にも，遺伝要因，社会要因，生活習慣要因などについても聞き取り調査を行っている．

　エコチル調査で分析される化学物質は，① 体内に蓄積しやすい化学物質（残留性有機汚染物質 POPs など），② 胎盤を通過しやすい化学物質（メチル水銀など），③ 子どもの曝露機会が増えている化学物質（シックハウス症候群に関連する揮発性有機化合物 VOC など），④ 国民が不安に感じている化学物質（農薬など）といった要因と分析の対費用効果などを勘案して，優先順位を付けて測定されている．エコチル調査は現在も継続しており，上述の中心仮説の解明に近づいていくものと思われる．

### 5・10・2　化学物質による健康被害

　化学物質による健康被害というと，不特定多数の人が被害を受ける場合を想定する．一方，特定の個人が被害を受ける場合がある．後者はおもに事件や犯罪に関連することが多い．これまでに報告されてきた不特定多数の人が化学物質により受けた健康被害を要因ごとに表 5・8 に示す．表 5・8 以外でも，化学兵器の使用やテロ行為によって不特定多数の人が化学物質による健康被害を被った事例もある．

　個別の化学物質の毒性発現機序については，本章他節（§5・3 など）を参照してほしい．

　産業曝露や意図的な添加・混入といった原因となる化学物質が明らかである場

表5・8 化学物質による代表的な健康被害

| 要　因 | 原因となった化学物質 | 概　要 |
|---|---|---|
| 人為的起源による公害 | メチル水銀<br>カドミウム | 水俣病の原因物質<br>イタイイタイ病の原因物質 |
| 天然に存在する化学物質<br>による環境汚染 | ヒ　素 | インド西ベンガル地方や中国内モンゴル<br>　自治区など地球規模の汚染源物質 |
| 一般的な曝露量を超えて<br>作業者が被る産業曝露 | アスベスト<br>ジクロロプロパン | 石綿作業者<br>印刷業者 |
| 食品などへの意図的あるいは非意図的な混入 | メラミン<br>メタミドホス<br>ヒ　素 | 乳児用粉ミルクに意図的に添加された<br>冷凍餃子に意図的に混入された<br>ヒ素ミルク事件 |

合以外は，健康被害の原因となった化学物質を特定するのは，思いのほか大変な作業である．また，機器による薬毒物分析では，分析対象物質が絞り込めないと適切な前処理や測定機器の分析条件を設定するのが難しい．日常的に発生している化学物質による健康被害すなわち中毒に対して，診断をする臨床医や薬毒物分析担当者の一助として，わが国では中毒症状から原因となる物質を推定する症状別データベース（中毒起因物質診断補助システム）が構築されている．

　健康被害の原因となった化学物質は必ずしも1種類であるとは限らず，複数の化学物質の摂取により発生することもある．したがって，1種類の化学物質が同定されたとしても，他の化学物質が存在していることもあり，それが真の原因物質であることもある．同定という定性分析に加えて，定量分析により確実な原因化学物質の特定を行うことが望ましい．

## 5・11　化学物質の適正使用とリスクコミュニケーション

　日常生活を送るわれわれのまわりには，医薬品，食品添加物，化粧品，香料，農薬，洗剤など実に多種多様な**化学物質**が存在しており，これら化学物質は，われわれの生活に欠かすことのできない存在となっている．化学物質の種類は，数千万以上ともいわれており，その数は日々増加している．2010年6月に内閣府が行った"身近にある化学物質に関する世論調査"によると，一般市民は"化学物質"という言葉の印象として，"危ないもの（69.7％）"という回答がいちばん多く，ついで"現在の生活になくてはならないもの（25.5％）"，"難しいもの（23.4％）"，"便利なもの（16.6％）"となっている．言うまでもなく私たちの生活が，さまざまな物理化学的性質をもった"化学物質"を効果的に利用し，豊かで快適な生活を享受している．その一方で，約7割の人々は"化学物質"に負の印象を抱いている．化学物質のない生活に戻ることはできないことは明らかであるから，化学物質と共存した生活を続ける必要がある．そこで本節では，化学物質のリスクを評価し，管理し，そして共存するために，薬学を学んだものとして，何を身につけるかを考えたい．

化学物質
chemical substance

## 5・11・1 化学物質のリスク

リスク risk
有害性
ハザード hazard
曝露量
摂取量

化学物質の**リスク**とは，化学物質がヒトや野生生物に対して好ましくない影響を発揮する可能性を意味する．化学物質のリスクは，その化学物質がもつ**有害性**（**ハザード**）と，その化学物質をどれだけ曝露あるいは摂取したか，つまり**曝露量**あるいは**摂取量**との二つの因子に依存して決定される．つまり，有害性の高い化学物質であってもその曝露量が小さければ，リスクも小さいと考えられ，一方，有害性が低い化学物質であっても曝露量が大きい場合は，リスクも大きくなると考えられる．

有害性とは，化学物質がそれぞれもっている固有の毒性のことであり，各種の動物実験などから，どのような種類の毒性をどの程度発揮するのかを明らかにすることができる．また曝露量とは，ヒトや野生生物が体内に取込んだ化学物質の量のことであり，経口，吸入，経皮などの経路から，環境中の濃度を実測や，数理モデルを用いた計算などにより推定される．したがって，化学物質のリスクの評価とは有害性評価と曝露評価の2点に着目して行われる．具体的には，化学物質の有害性の指標である**無毒性量**（**NOAEL**）*などの値と，ヒトや野生生物がその化学物質に曝露されている量を比較するという作業になる．もし，ある化学物質がヒトや野生生物にとって好ましくない作用を発揮するほどのリスクがあると判断されれば，リスクの低減対策を講じるか，リスクに応じた管理のもとで使用するということが必要になる．

\* §5・7参照.

## 5・11・2 化学物質のリスク評価

リスク評価
risk assessment
有害性評価

**a. 有害性評価**　化学物質の**有害性評価**の目的は，"ある化学物質について，どのような影響がどのくらいの曝露量で生じるのか"を明らかにすることである．つまり，有害性評価とは，1) どのような影響が生じるのかという**有害性の特定**，2) どのくらいの曝露量で生じるのかという**用量相関の解明**と，3) それらの結果に基づく **NOAEL の決定**という，三つの過程で実施される．

有害性の特定とは，実験動物を用いて各種の毒性試験を実施したり，疫学研究を実施したりすることにより行う．用量相関の解明は，動物実験などで確認された有害な作用が，どの程度の曝露量で出現するかを明らかにすることである．それらの試験・実験の結果のなかから，最も低濃度で有害性がみられた試験に着目し，その化学物質の有害作用がみられなかった曝露量を NOAEL とする．

曝露評価

ヒトの推定曝露量
estimated human
exposure, EHE

**b. 曝露評価**　**曝露評価**は，ヒトや環境中の動植物が体内に取込む化学物質の曝露量あるいは摂取量を見積ることである．図5・24 に，ある化学物質が事業所から排出された場合の**ヒトの推定曝露量**（**EHE**）を見積もる方法を示した．一般に，1日当たりの大気吸入量として $20\ m^3$，飲料水摂取量として $2\ L$，食物摂取量を $2000\ g$ として，それぞれの濃度に掛けたものから1日当たりの曝露量を推定する．ただし，食物中濃度が求められないときには，魚の体内濃度に魚の摂取量 $120\ g/$日を掛けた値を代わりに用いることもできる．環境中への放出量データから，大気中および水中への分布予測には，数理モデルを用いる場合と実測をする場合とがある．

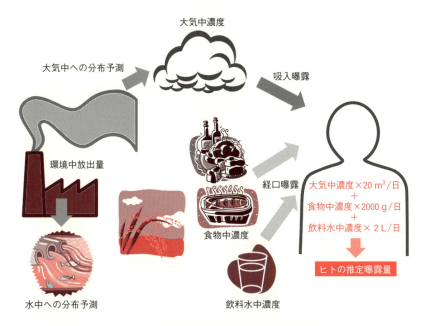

図 5・24　化学物質の曝露経路とヒトの推定曝露量

**c. リスクの判定**　有害性評価と曝露評価で得られた結果から，リスク評価とその判定を行わなければならない．化学物質のリスク評価には，**曝露マージン（MOE）**や**ハザード比（HQ）**を用いる方法がある．以下に MOE を用いたリスク評価とその判定を概説する．

曝露マージン
margin of exposure, MOE

ハザード比
hazard quotient, HQ

MOE は，有害性評価で得られた NOAEL と曝露評価で得られた EHE を比較する評価法で，以下の式で求める．すなわち，MOE の値が大きいほど，現時点での曝露量はヒトに有害性を示すには，まだ余裕があることを意味する．そして，MOE による評価を次のように判定する．

$$\mathrm{MOE} = \frac{\mathrm{NOAEL}}{\mathrm{EHE}}$$

MOE の判定には，**不確実係数積**を用いる．不確実係数積とは，動物実験で得られた NOAEL が，実際にヒトの健康にどの程度影響を与えるかを考慮したときに不確実な要因に対する安全係数を積み上げたものといえる．たとえば，実験に用いた動物とヒトにおける化学物質に対する感受性の種差に基づく係数，ヒトのなかでも性差や体質に基づく係数，NOAEL ではなく LOAEL*しか得られなかったときの係数（NOAEL は LOAEL よりも小さい値である），動物実験の期間，種類，質などを考慮した係数などを掛け合わせて，不確実係数積とする．通常は 10〜10,000 の値となる．そして，MOE に基づくリスク評価の判定を以下のように行う．

不確実係数積
uncertainty factors, UFs

* §5・7 参照．

・MOE ＞ 不確実係数積のとき：対象化学物質は，現時点でヒトの健康に悪影響を及ぼす懸念はない．

342　第 5 章　人の健康に影響を及ぼす化学物質の管理と使用

・MOE ≦ 不確実係数積のとき: 対象化学物質は, ヒトの健康に悪影響を及ぼすことが懸念されるため, より詳細な評価が必要となる.

### 5・11・3　化学物質のリスク管理

**リスク管理**
risk management

前項で述べたリスク評価は, 行政が行うものと事業者の自主管理のもとに行われるものがある. 事業者自らがリスク評価を行うことにより, 効率的な**リスク管理**を行うことができる. たとえば, リスクの大きい化学物質を優先的に管理したり, 事業の内容を精査し, 排出量の削減につなげたり, などの方策をとることが可能となる. 化学物質を取扱う際には, 科学的なリスク評価と, ヒトや環境中生物の健康を守るためのリスク管理が必要となる.

### 5・11・4　化学物質のリスクコミュニケーション

**リスクコミュニケーション**
risk communication

化学物質の**リスクコミュニケーション**とは, 化学物質のリスクに関するさまざまな情報を, 行政や事業者などのリスク評価者, リスク管理者, 事業所などの近隣住民, 消費者, 研究者などの関係者で共有し, 自由な意見交換をすることである. "特定化学物質の環境への排出量の把握等及び管理の改善の促進に関する法律 (化管法)" の第 4 条には, 事業者の責務として "(前略) 指定化学物質等の製造, 使用その他の取扱い等に係る管理を行うとともに, その管理の状況に関する国民の理解を深めるよう努めなければならない." と明記されており, "国民の理解を深める" ためにはリスクコミュニケーションが必要である.

リスクコミュニケーションには決まったやり方のようなものがあるわけではない. 行政や事業者から, リスク評価の結果やそれに基づくリスク管理の方針や見解を説明するということに加え, 近隣住民や消費者を交えて情報を共有し, 意見交換をすることもリスクコミュニケーションの一環である. これらの活動を通して, 本節の冒頭に記述した近隣住民などが抱く漠然とした化学物質に対する不安を払拭するため, 科学的, 論理的に化学物質のリスクとベネフィット (利益) を説明することが, 化学物質の適正利用には欠かせない.

## 5・12　有害物質による人体影響を防ぐための法的規制
### (化審法, 化管法など)

### 5・12・1　有害物質の規制に関する法律

**残留性有機汚染物質**
persistent organic
pollutants, POPs

化学物質の用途や種類は多岐にわたっており, われわれの生活において化学物質はなくてはならない. しかしながら, 化学物質への曝露濃度および曝露時間の増加により, 人体に有害な影響が与えられる. また, 微生物などによるこれらの化学物質の分解性が悪い場合, 環境中に滞留し, ヒトだけではなく生活環境動植物にも影響を与える可能性が高くなる. 現在, これらの有害化学物質による人体影響を防ぐことを目的とした法律, あるいは環境への負荷を考慮した法律が制定されている. さらに, 環境中に滞留し, ヒトや生態系に対し有害性がある化学物質は国境を越えて影響を与えることが懸念されることから, **残留性有機汚染物質**

5・12 有害物質による人体影響を防ぐための法的規制　　343

（**POPs**）と称され国際的な枠組みでの取組みが行われている．2001 年に POPs の製造および使用の廃絶，排出の削減などを目的として，**POPs 条約**が締結された．現在までに 11 回の締結国会議（COP）と 20 回の残留性有機汚染物質検討委員会（POPRC）の審議・決定を経て，36 物質（2025 年 1 月現在）が規制の対象となっている．物質の種類により規制内容が異なり，それぞれ附属書 A, B, C に収載されている．

**POPs 条約**：［正式名称］残留性有機汚染物質に関するストックホルム条約．§6・2・2 参照．

• 附属書 A（廃絶）：製造・使用，輸出入の原則禁止
• 附属書 B（制限）：製造・使用，輸出入の制限
• 附属書 C（非意図的生成物）：

非意図的に生成される物質の排出の削減および廃絶

　わが国では，化学物質による健康被害に関する社会的な影響・国際的な動向に対し，法律の制定および関連する法律の改正を行い対応している．
　§5・12 では "有害物質の規制に関する法律" を，"§5・12・2 有害物質の販売・保管などに関する法律" と "§5・12・3 有害物質の排出防止・削減などに関する法律" に分類して解説する．

## 5・12・2　有害物質の販売・保管などに関する法律

### a. 化学物質の審査及び製造等の規制に関する法律（化審法）

【目的】　**化審法**は，対象化学物質の性状（分解性，蓄積性，ヒトへの長期毒性または動植物への毒性など）を上市前に事前審査することで，製造，輸入，使用について必要な規制を行うとともに，上市後の継続的な管理により，人の健康を損なうおそれまたは動植物の生息・生育に支障を及ぼすおそれがある化学物質による環境汚染を防止することを目的としている．また，COP や POPRC などの化学物質に対する国際的な動向を踏まえ，改正を行うことで国際的な整合性を確保している．

**化審法**：［正式名称］化学物質の審査及び製造等の規制に関する法律

【制定の経緯・内容】　1968 年福岡県を中心に**ポリ塩化ビフェニル**（**PCB**）が原因となった皮膚炎を主症状とする重大な化学性食中毒事件**カネミ油症事件**（死者 51 名，患者 1 万名以上）が発生した．PCB は有機塩素系化合物であり，安定性，低腐食性，耐熱性，電気絶縁性などの性質をもつことから，熱媒体，絶縁油などとして広く使用されていた．北九州市にあるカネミ倉庫株式会社の食用油脂精製工場において，米ぬか油の脱臭工程に使用していた PCB がステンレスパイプの腐食孔から米ぬか油に混入したためであることが判明した．わが国では，この事件を契機に 1973 年に化審法を制定し，新規化学物質の製造・輸入に際し，事前の審査制度を設けるとともに，PCB 類似の化学物質（難分解性，高蓄積性，ヒトの健康を損なうおそれがある物質）を第一種特定化学物質として規制した．現在では，数回の改正を経て "蓄積性をもたない物質に対する規制"，"生活環境動植物への影響を考慮した審査制度"，"環境中で分解されやすい物質に対する規制" が追加された．現行化審法による化学物質の製造・輸入に際して行われる審査・規制の概要を図 5・25 に示す．

**ポリ塩化ビフェニル**
polychlorinated biphenyl, PCB

**カネミ油症事件**

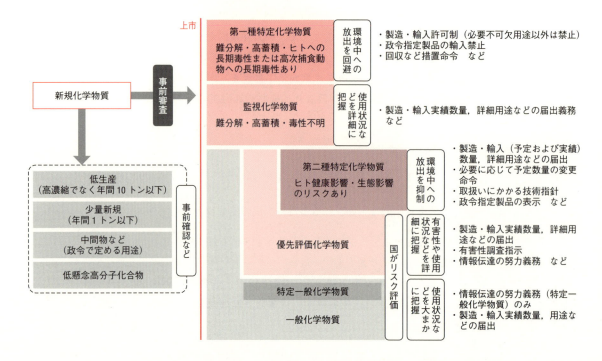

図5・25 化審法の概要　経済産業省"化審法の体系"の図をもとに作成.

**第一種特定化学物質**
**監視化学物質**
**第二種特定化学物質**
**優先評価化学物質**

【対象化学物質】　現行化審法では，規制される化学物質を**第一種特定化学物質**（図5・26），**監視化学物質，第二種特定化学物質，優先評価化学物質**の四つのカテゴリーに分類し，カテゴリーごとに規制を区分している（表5・9）．また，上記四つのカテゴリーに分類されない物質を一般化学物質と称し，そのなかでも，ヒトの健康や生活環境動植物の生息などに与える毒性が強いことが確認された化学物質は特定一般化学物質と公示される．

【判定試験方法】　化学物質の性状の判定基準として，以下の試験方法が実施される．

　分解性：活性汚泥に含まれる微生物などによる分解性
　蓄積性：魚介類での蓄積性または1-オクタノール/水分配係数の測定
　長期毒性：反復投与毒性試験，変異原性試験，染色体異常試験など
　生態毒性：藻類成長阻害試験，ミジンコ急性遊泳阻害試験，魚類急性毒性試験など

**毒物及び劇物取締法**
つながり　コアカリ　B-4-4 特別な管理を要する医薬品等
→ 2巻 社会と薬学

b. 毒物及び劇物取締法

【目的・内容】　日常流通する有用な化学物質のうち，主として急性毒性による健康被害が発生するおそれが高い物質を毒物または劇物に指定し，保健衛生上の見地から必要な規制を行うことを目的としている．具体的には，毒物劇物営業者の登録制度，容器などへの表示，販売（譲渡）の際の手続，盗難・紛失・漏洩等防止の対策，運搬・廃棄時の基準などを定め，毒物劇物の不適切な流通や漏洩などが起こらないよう規制を行っている．対象物質は毒物，劇物，特定毒物に分類さ

5・12 有害物質による人体影響を防ぐための法的規制

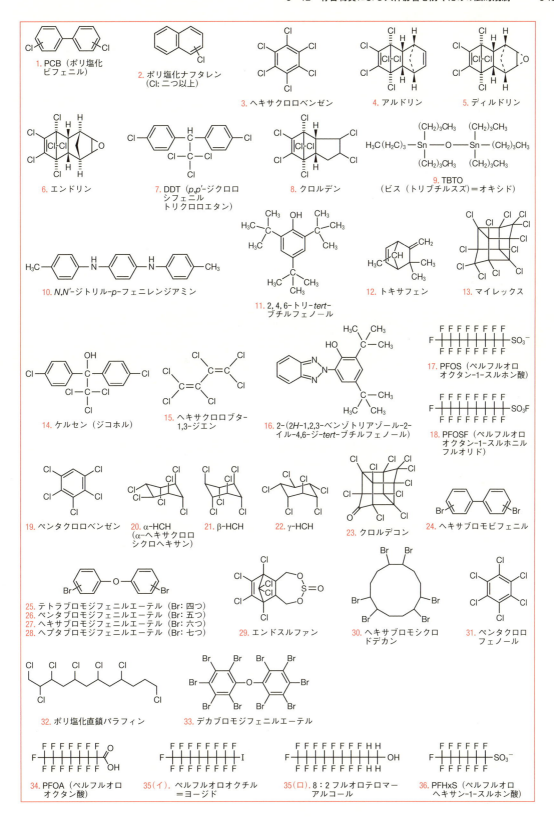

図5・26　第一種特定化学物質　2025年1月現在

346　第5章　人の健康に影響を及ぼす化学物質の管理と使用

表5・9　化審法の四つのカテゴリー

| | 性　状 | 規　制 | 対象物質（2025年1月現在） |
|---|---|---|---|
| 第一種特定化学物質 | 1. 難分解性<br>2. 高蓄積性<br>3. ヒトまたは高次捕食動物への長期毒性あり | 1. 製造・輸入の許可制（事実上禁止）<br>2. 政令指定製品の輸入禁止<br>3. 政令指定用途以外での使用の禁止<br>4. 物質および政令指定製品の取扱基準適合・表示義務<br>5. 回収等措置命令 | ポリ塩化ビフェニル（PCB）など36種（図5・26参照） |
| 監視化学物質 | 1. 難分解性<br>2. 高蓄積性<br>3. ヒトまたは高次捕食動物への毒性が不明 | 1. 製造・輸入実績数量，詳細用途等の届出<br>2. 取扱事業者に対する情報伝達の努力義務 | 酸化水銀など41種 |
| 第二種特定化学物質 | 1. 低蓄積<br>2. ヒトまたは生活環境動植物への長期毒性あり | 1. 製造・輸入数量，用途等の届出<br>2. 必要に応じて製造・輸入予定数量等の変更命令<br>3. 物質および政令指定製品の取扱技術指針の公表<br>4. 政令指定製品の表示義務 | 四塩化炭素，トリクロロエチレン，テトラクロロエチレン，トリブチルスズ化合物（13種），トリフェニルスズ化合物（7種） |
| 優先評価化学物質 | 1. 低蓄積<br>2. ヒトまたは生活環境動植物への長期毒性の疑いあり | 1. 製造・輸入実績数量，詳細用途等の届出<br>2. 取扱事業者に対する情報伝達の努力義務<br>3. 以前の化審法にあった第二種および第三種監視化学物質は廃止．これらからも優先評価化学物質を指定（良分解の物質を含む） | クロロホルム，ジクロロメタン，ベンゼンなど197種 |

れている．特定毒物とは，毒物のうち特に著しい毒性をもつものであって，2024年1月現在では，10種の化学物質が該当している．

## 5・12・3　有害物質の排出防止・削減などに関する法律

**a. 特定化学物質の環境への排出量の把握等及び管理の改善の促進に関する法律〔化学物質排出把握管理促進法（化管法）〕**

**化管法（化学物質排出把握管理促進法）：**［正式名称］特定化学物質の環境への排出量の把握等及び管理の改善の促進に関する法律

**PRTR制度** pollutant release and transfer register, PRTR

**SDS制度** safety data sheet, SDS

【目的・内容】　環境の保全にかかる化学物質の管理に関する国際的協調の動向に配慮しつつ，特定の化学物質の環境への排出量の把握に関する措置（**PRTR制度**）ならびに事業者による特定の化学物質の性状および取扱いに関する情報の提供に関する措置（**SDS制度**，§1・14参照）などを講じることにより，事業者による化学物質の自主的な管理の改善を促進し，環境の保全上の支障を未然に防止することを目的とする．事業者は指定化学物質やそれを含む製品を他の事業者に出荷する際に，SDS制度に従って，その相手方に対し安全データシート（SDS）を提供することが義務づけられている．

【対象化学物質】　化管法では，下記の①～③の観点から，対象化学物質を三つのカテゴリーに分類・指定している．PRTR制度の対象となる化学物質は，"第一種指定化学物質"であり，SDS制度の対象となる化学物質は，"第一種指定化学物質"および"第二種指定化学物質"である．

**第一種指定化学物質**

**第一種指定化学物質：**下記の①から③のいずれかに該当し，かつ，環境中に広く存在する化学物質（515種）

**特定第一種指定化学物質**

**特定第一種指定化学物質：**第一種指定化学物質のうち，ヒトに対する発がん性があると評価されたもので特に注意を要する化学物質（23種）

**第二種指定化学物質**：下記の ① から ③ のいずれかに該当し，かつ，その製造量や使用量の増加により環境中に広く継続的に存在することが見込まれる化学物質（134種）

① ヒトの健康や生態系に悪影響を及ぼすおそれがあるもの
② その物質自体はヒトの健康や生態系に悪影響を及ぼすおそれがなくても，環境の中に排出された後で化学変化を起こし，容易に有害な化学物質を生成するもの
③ オゾン層を破壊するおそれがあるもの

2021年度のデータによると，全国の事業所から届けられた年間の排出量（125,095トン/年）のうち，排出先としては大気への排出が最も高く，物質としてはトルエンとキシレンで全体の5割程度となっている（図5・27）．これは，これらの物質の排出が事業所からの排出とともに，自動車などの移動体からの排出が高いことが原因である．

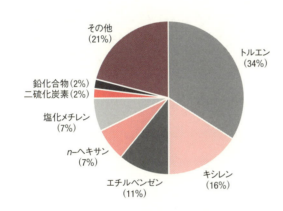

**図5・27　排出量の多かった物質とその割合**　2021年度（令和3年度）のデータ（環境省）をもとに作成．

### b. ダイオキシン類対策特別措置法（§6・4・9参照）

【目的，内容】　ダイオキシン類（§4・6・4，§5・3参照）による環境の汚染の防止およびその除去などを目的とするため，ダイオキシン類に関する基準を定めるとともに，必要な規制，汚染土壌に係る措置などを定めることを目的とする．ダイオキシン類の環境基準については，大気の汚染，水質の汚濁（水底の底質の汚染を含む）および土壌の汚染にかかる環境上の条件について，それぞれ基準を設定している．

【対象物質】　ポリ塩化ジベンゾフラン（PCDF），ポリ塩化ジベンゾ-$p$-ジオキシン（PCDD），コプラナーポリ塩化ビフェニル（コプラナーPCB）

### c. PCB特別措置法

【目的，内容】　PCBは電気機器用の絶縁油，各種工業における加熱ならびに冷却用の熱媒体および感圧複写紙などに使用されていたが，カネミ油症事件を契機

に有害性が明らかとなり，国内では1972年に生産・輸入が禁止された．2001年に制定されたPCB廃棄物の適正な処理の推進に関する特別措置法では，PCB廃棄物の保管，処分などについて必要な規制を行うとともに，PCB廃棄物の処理のために必要な体制を速やかに整備することにより，その確実かつ適正な処理を推進することを目的としている．PCB廃棄物の処理については，脱塩素分解法，還元熱化学分解法などがある．PCB廃棄物は，PCB濃度により高濃度PCB廃棄物と低濃度PCB廃棄物に分類されており，2023年に高濃度PCBの廃棄物の処分期限が終了，低濃度PCB廃棄物の処分期限は2027年に設定されている．

【対象物質】 PCB，PCBを含む油またはPCBが塗布され，染み込み，付着し，もしくは封入された廃棄物

#### d. 大気汚染防止法・水質汚濁防止法

大気汚染防止法：§6・4・4参照．
水質汚濁防止法：§6・4・6参照．

【目的，内容】 工場および事業所における事業活動ならびに建築物などの解体などに伴うばい煙，揮発性有機化合物および粉塵の排出，工場および事業所から公共用水域に排出される水の排出および地下に浸透する水の浸透を規制することで，大気の汚染，公共用水域および地下水の水質の汚濁を防止することを目的とする．

**コラム5・2　有機フッ素化合物（PFAS）に対する世界の取組み**

食品包装，カーペット，建材，化粧品，消火用泡体など，さまざまな製品に含まれている有機フッ素化合物（PFAS）の人体や環境に対しての有害性が明らかとなり，世界で取組むべき問題として取扱われるようになった．PFASの一つであるペルフルオロオクタン酸（PFOA）とペルフルオロオクタン-1-スルホン酸（PFOS）については，人の健康の保護の観点から，その目標値や基準に関し国際的にもさまざまな科学的な議論が行われ，POPs条約において規制対象物質とされている．わが国では，PFOSを2010年に，PFOAを2021年に化審法の第一種特定化学物質に指定して，製造や輸入に対して制限をかけている．2023年11月には，国際がん研究機関（IARC）が，PFASの発がん性を評価し，PFOAをグループ1（ヒトに対して発がん性がある）に，PFOSをグループ2Bに分類した（ヒトに対して発がん性がある可能性がある）．また，同様の性質をもつペルフルオロヘキサンスルホン酸（PFHxS）についても，2022年6月に開催されたPOPs条約 COP 10において"附属書A（廃絶）"に追加され，これを受け，2024年に化審法の第一種特定化学物質として指定された．

## 5・13　薬物の乱用による健康への影響

### 5・13・1　薬物乱用とは

**薬物乱用**とは，医薬品を本来の使用目的から逸脱した用法や用量，または目的で使用することをいう[*1]．加えて，通常，医療目的では用いられない薬毒物を不正に使用することをいう．元来医薬品は，治療や検査を目的として使われるものであり，それを遊びや快感を求めるために使用した場合，たとえ一度使用しただけでも乱用になる．

多くの薬物はその乱用により，**報酬効果**が発現する．その結果，薬物の連用（乱用）をすることで**耐性**や**依存症**が形成され，健康障害が生じる．さらには，薬物による精神症状は，各種犯罪の誘発につながることから，薬物乱用は社会問題化している．薬物の継続した使用により，中枢神経系の変化を来すことで，薬物に適応した状態（薬物依存）となる．薬物依存が現れた状態で薬物の摂取を中止すると，また摂取したいという強い精神的な渇望・欲求が生じることを**精神依存**という．また，薬物の摂取を中断，あるいはその減量により，嘔吐や痙攣などの不快な身体所見が出現（**離脱症状**）する**身体依存**がある．身体的依存症では，離脱症状を解消するために，さらに薬物を使用するようになることで，身体依存が増強する．

乱用薬物をはじめとする多くの薬毒物は，次の各種国内法規 ①〜⑥ により厳しく規制されている．① 大麻取締法[*2]，② 覚醒剤取締法，③ 麻薬及び向精神薬取締法，④ あへん法，⑤ 毒物及び劇物取締法，⑥ 医薬品，医療機器等の品質，有効性及び安全性の確保等に関する法律（医薬品医療機器等法）がある．

### 5・13・2　乱用薬物の種類

乱用の対象となる薬物は，中枢神経系を興奮させるもの（覚醒剤，コカインなど）と抑制するもの〔ヘロイン，バルビツール酸系薬（バルビツレート），大麻，有機溶剤（シンナー）など〕に大別できる（表5・10）．これらの薬物は，使用量や用法によっては，精神および身体症状を伴った急性中毒がみられ，連用することでせん妄（一時的に注意力や思考力が低下している状態）を主とする精神障害をきたす．乱用されるおもな薬物について，表5・10に示す．

#### a. 麻　薬

（1）**アヘン類**（モルヒネ，コデイン，ヘロイン）　　アヘンは，ケシの実から採取した液汁を凝固させたものである．アヘンには，約20種類のアルカロイドが含まれており，主要な成分のモルヒネのほかに，コデインやパパベリン，テバインなどが含まれている．

**モルヒネ**：中枢神経系に作用し，鎮痛，鎮静，鎮咳作用を示す．同時に多幸感も生じ，耐性や依存性がきわめて生じやすい．また，離脱症状が現れる．がん性疼痛などにモルヒネを使用した場合には，依存性の獲得が生じないとされる．おもな代謝経路はグルクロン酸抱合体の形成であり，鎮痛活性の観点からは，モルヒネ-3-グルクロニドは不活性であるが，6-グルクロニドはモルヒネよりも強い

---

**薬物乱用** drug abuse

●つながり　コアカリ D-1-3 医薬品の安全性
→ 4巻 I. 薬理・病態

[*1]【市販薬のオーバードーズ問題】2019年頃から，若者を中心として，かぜ薬や咳止めなどの市販薬を過剰に摂取（オーバードーズ，OD）することで依存や急性中毒により，救急搬送されたり，死亡する"乱用"事例が相次いでいる．この背景には，ドラッグストアやインターネットで制限なしに容易に市販薬を購入できることがある．

**報酬効果** reward effect：快楽体験を期待して薬物を繰返し摂取（量や頻度を増やす）したいという欲求が生じる効果．

**耐　性** tolerance：薬物を継続して反復摂取すると，薬に対する体の応答性が減弱し，初期の効果を得るために使用量が増加する現象．

**依存症** dependence：薬物依存の診断は，米国精神医学会の精神障害の診断と統計マニュアル（"Diagnostic and Statistical Manual of Mental Disorders 第5版，DSM-5"）や世界保健機関（WHO）の"ICD-10"を用いることが推奨されている．

**精神依存** psychological dependence

**離脱症状**
withdrawal syndrome

**身体依存**
physical dependence

[*2] 改正法が2023年12月13日に公布された．施行日は，公布日から起算して1年（大麻草の栽培に関する規制は2年）を超えない範囲内において政令で定めることになっている．今回の法改正により，大麻（テトラヒドロカンナビノール）が麻薬となり，その使用（施用）罪が設けられた．さらに，これまでの大麻取締法は，"大麻草の栽培の規制に関する法律"となり，大麻草の栽培に関する規制のみを取扱う法律となった（表5・10参照）．

350　第5章　人の健康に影響を及ぼす化学物質の管理と使用

**表5・10　おもな乱用薬物**（＋, −は, 症状の有無や相対的な強さを示す）

| 法規制分類 | 薬物の種類 | 耐性 | 精神依存 | 身体依存 | 離脱時のおもな症状 |
|---|---|---|---|---|---|
| 麻薬†1 | アヘン類 (モルヒネ, コデイン, ヘロインなど) | +++ | +++ | +++ | あくび, 流涙, 下痢, 悪寒, 嘔吐, 苦悶, 錯乱, 痙攣, 瞳孔散大 |
| | コカイン | ± | +++ | − | なし†5 |
| | MDMA, MDA | + | +++ | − | なし |
| | LSD, サイロシビン, メスカリン, ジメチルトリプタミンなど | ++ | + | − | 無気力, 傾眠, 過敏症 |
| 大麻†2 | 大麻 (テトラヒドロカンナビノール) | + | ++ | ± | 食欲低下, 不眠, 不安 |
| 向精神薬†1 | バルビツレート, ベンゾジアゼピン類など | +++ | ++ | +++ | せん妄, 不安, 不眠, 振戦, 痙攣 |
| 覚醒剤†3 | アンフェタミン, メタンフェタミン | +++ | +++ | − | なし†5 |
| 劇物†4 | 有機溶剤 (トルエンを含むシンナー) | + | + | ± | なし |

†1　麻薬及び向精神薬取締法　　†2　大麻取締法 (改正法あり)　　†3　覚醒剤取締法　　†4　毒物及び劇物取締法
†5　反跳 (リバウンド) 現象: 摂取2〜4日後に焦燥感, 脱力, 抑うつ, 過眠, 食欲亢進などが現れる.

鎮痛作用を示す.

**コデイン (メチルモルヒネ)**: 咳止めや下痢止めとして用いられるが, 精神抑制作用, 鎮痛効果, 睡眠作用, および鎮咳作用はモルヒネよりも弱い.

**ヘロイン (ジアセチルモルヒネ)**: 世界で最も多く乱用されている薬物であるが, 日本での乱用者は少ない. モルヒネをジアセチル化して人工的に合成される (3,6-ジアセチルモルヒネ). モルヒネよりも容易に血液脳関門を通過し, 非常に強い多幸感を与え, 急速に身体・精神依存性が形成される. 乱用の確認は, 代謝物である 6-アセチルモルヒネの尿からの検出による.

ヘロイン (3,6-ジアセチルモルヒネ)　　6-アセチルモルヒネ

**(2) コカイン**　　コカの葉に含まれる主要なアルカロイドであり, トロパン骨格をもつ. 覚醒剤と同様に**経鼻吸引**, 静脈注射, 喫煙などによって摂取される. 局所麻酔作用や中枢興奮作用を示す. 摂取により, 精神的・肉体的疲労感の消失が消失し, 多幸感が得られる. 精神依存形成能がきわめて強い. 妊婦が摂取すると, 血管収縮作用により胎児への血流量が減少し, 出生後に学習困難や情緒不安定などの障害が現れることがある (コカインベビー). また, 高濃度のコカイン遊離塩基 (**クラック**) を摂取すると, 角膜損傷による潰瘍を伴う障害が起こる. 体内では, 容易に加水分解を受けるため, 尿中から代謝物であるベンゾイルエクゴニンが鑑定に利用される.

**経鼻吸引**

**クラック crack**: コカインは, 無色ないし白色の粉, または結晶性粉末である. クラックはコカインを炭酸水素ナトリウムや水酸化ナトリウムなどで処理し, コカインを遊離塩基とし, 吸煙用としたもの.

コカイン　　　　　　ベンゾイルエクゴニン

MDMA

MDA

**（3）MDMA（3,4-メチレンジオキシメタンフェタミン）および MDA（3,4-メチレンジオキシアンフェタミン）**　　覚醒剤（メタンフェタミンおよびアンフェタミン）のデザイナードラッグである．リゼルギン酸ジエチルアミド（LSD）に類似した**幻覚作用**のほかに，覚醒剤に類似した化学構造から**中枢興奮作用**も示す．体温調節中枢を障害することで 40 ℃以上の高体温をきたすことがある．MDMA の一部は，生体内でシトクロム P450 による脱メチル反応を受けて MDA となる．MDMA は，MDA よりも興奮作用が強く，幻覚作用は弱い．MDMA は，本来，白色結晶性の粉末だが，さまざまな着色がされた錠剤の形で密売されることが多い．検出は，尿中の未変化体を対象とする．

**（4）LSD（リゼルギン酸ジエチルアミド）**　　麦角アルカロイドの成分（リゼルギン酸）から部分合成された幻覚剤であり，現在，乱用されている薬物のなかで最も強力な幻覚作用をもつ．LSD の摂取は，成分を染み込ませた吸取紙や錠剤として経口的に摂取される．摂取により色彩の変化を伴う特有の幻覚が生じる．数十 g 程度の摂取で知覚異常や幻覚をはじめ，抑うつ，統合失調症様の症状を呈する．また，摂取を中止した数週間から数カ月後に，突然，精神症状が再燃する**フラッシュバック**が出現することがある．分子中にトリプタミン骨格をもつ．生体内で代謝を受けやすいので，尿中から未変化体は検出されにくい．

### b. 大　麻

大麻草の葉の乾燥品はマリファナ，樹脂はハシッシュとよばれる．大麻は乱用薬物として世界中で最も多く乱用・使用されており，主として吸煙により摂取される．構造中に窒素を含まないので，アルカロイドではない．向精神作用の本体は，$\Delta^9$-テトラヒドロカンナビノール（$\Delta^9$-THC）である．急性中毒時には，知覚異常や空間認識障害がみられる．多量を長期間使用すると，覚醒剤やコカインより頻度は低いが，幻覚や錯乱を伴う精神障害をきたす．また，慢性中毒時には，**無動機症候群**やフラッシュバックがみられることもある．他の乱用薬物に比較すると，程度は低いものの，耐性や精神依存性も形成される．乱用の確認は，代謝物である $\Delta^9$-THC-11-oic acid を尿中から検出する．かつての大麻取締法では，規制を未成熟の茎や根など部位別に設けていたが，2023 年の 12 月 6 日に成立した"改正大麻取締法"（2023 年 12 月 13 日に公布）では，有害な成分（THC）のみを規制対象とする成分別に変更となった．今回の法改正に伴い，THC を麻薬及び向精神薬取締法上の"麻薬"と位置づけて規制することになった[*]．したがって，今後は，大麻草由来および化学合成した THC はともに"麻薬及び向精神薬取締法"の規制対象となった．

---

**デザイナードラッグ** designer drug：麻薬や覚醒剤など，既存の薬物の構造の一部を意図的に修飾した化学物質．乱用される危険ドラッグ（p.355 の側注参照）の多くが，デザイナードラッグである．

**LSD**：リゼルギン酸ジエチルアミド（lysergic acid diethylamide）の略号．

LSD

**フラッシュバック** flashback

**無動機症候群** amotivation syndrome：集中力が低下し，無気力かつ焦燥感が強くなった抑うつ状態．

[*] §5・15・4 参照.

Δ⁹-テトラヒドロカンナビオール　　　　Δ⁹-THC-11-oic acid
（Δ⁹-THC）

### c. 向精神薬（バルビツール酸およびベンゾジアゼピン誘導体）

中枢神経の抑制により睡眠作用を示す．急性中毒時には，体温低下や呼吸抑制などがみられ，過量摂取時には呼吸中枢の抑制により，昏睡から死に至ることもある．バルビツール酸誘導体（バルビタールやフェノバルビタールなど）は連用により耐性が生じやすく*，依存性も形成される．離脱時には，精神錯乱，痙攣，幻覚などが現れる．ベンゾジアゼピン誘導体は，バルビツール酸誘導体に比べて呼吸抑制作用は弱く，耐性および依存性形成能は低い．急性中毒時には，神経運動神経能が低下し，ふらつきがみられ，呼吸抑制や排尿障害などが出現することがある．抗不安薬（いわゆる精神安定剤）として継続使用時に服用を止めると，反跳性のせん妄，不安，不眠，不安，発汗，発熱，痙攣などがみられる．

\* バルビツール酸誘導体の耐性発現には，薬物代謝酵素の誘導による代謝性耐性（metabolic tolerance）と作用部位における代償的変化に基づく機能的耐性（functional tolerance）がある．バルビタールの摂取の確認は，尿中から未変化体の検出による．

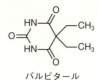

バルビタール

フェノバルビタール

アンフェタミン

メタンフェタミン

### d. 覚醒剤（アンフェタミン，メタンフェタミン）

摂取は，経鼻吸引，静脈注射，および吸煙などにより行われる．急性中毒時には，興奮を主症状とする血圧上昇，体温上昇，悪心，散瞳，痙攣などの身体症状および不安，多動，錯乱などの精神症状が起こる．これらの後に反動としての疲労感，脱力，抑うつなどの**反跳現象**が出現する．耐性や精神依存形成能は強いが，身体依存はない．連用により依存が形成されると，幻覚，妄想をきたす精神病状態になる．依存形成は，コカインよりも急速に生じる．また，少量の摂取でも精神症状が出現する**逆耐性現象**や摂取していないにもかかわらず，覚醒剤摂取時と同様な精神症状が出現するフラッシュバックがみられることがある．乱用の確認は，尿や毛髪中からの未変化体の検出による．メタンフェタミン（塩基性物質）の尿中への排泄は，尿のpHに大きく依存し，酸性尿でイオン型となり排泄されやすい．

反跳現象
rebound phenomenon

逆耐性現象 reverse tolerance phenomenon：本現象は，コカインでも生じることがある．

### e. 有機溶剤（トルエンを含むシンナーなど）

シンナーは塗料を希釈するための有機溶剤であり，その成分のトルエンと併せて，"毒物及び劇物取締法"により乱用が規制されている．トルエンを含有するシンナーがおもに吸入により乱用される．中毒時の症状として，頭痛，悪心，嘔吐などがみられ，大量を連用すると，慢性中毒では，脳器質異常，無動機症候群や幻覚や妄想を伴う精神障害をひき起こす．意識消失が生じない濃度の吸入により，判断力，時間・空間などが障害を受ける．酩酊状態の興奮期では，わずかな刺激により発作的暴力行為に及ぶことがある．

### f. その他の乱用薬物（図5・28）

(1) **カート**: エチオピアや北アフリカに自生する植物（アラビアチャノキ）で，覚醒剤類似の興奮作用をもつエフェドリン誘導体の**カチノン**が含まれる．より興奮作用の強いデザイナードラッグの 2-(メチルアミノ)-1-フェニルプロパン-1-オン（メトカチノン）や 2-エチルアミノ-1-フェニルプロパン-1-オン（エトカチノン）などがある．

カチノン *l*-cathinone

(2) **ケタミン，フェンシクリジン**: アリルシクロヘキシルアミン系の薬物（解離性麻酔薬）であるが，娯楽目的で乱用されることがある．中毒時には，幻覚，妄想などの精神作用を示す．ケタミンの方が作用時間は短い．

(3) **トリプタミン系幻覚剤**: 天然由来成分としては，中南米に生育するネムノキ科植物に含まれるジメチルトリプタミン，5-メトキシジメチルトリプタミン，5-ヒドロキシジメチルトリプタミン，およびマジックマシュルームの成分であるサイロシン（シロシン），サイロシビン（シロシビン）が知られている*．これらはセロトニンの類縁体として，セロトニン受容体に作用することで多幸感や幻覚を誘発する．また，5-メトキシ-*N,N*-ジイソプロピルトリプタミン（5-MeO-DIPT）などのデザイナードラッグも乱用される．いずれも幻覚，誇大妄想を伴う錯乱様態をひき起こす．

* サイロシンおよびサイロシビンについては§4・5・5参照．

(4) **フェネチルアミン系幻覚剤**: メキシコに生育するペヨーテの成分アルカロイドである**メスカリン**およびそのデザイナードラッグ（2C-B，2C-C，2C-I など）が乱用される．いずれも LSD 類似の幻覚作用がある．ペヨーテはメキシコなどに生育するサボテンの先端部をさし，この部分を乾燥させたものがペヨーテ・ボタンであり，経口摂取する．

メスカリン mescaline

(5) **γ-ヒドロキシ酪酸**: 抑制性の神経伝達物質，γ-アミノ酪酸（GABA）誘導

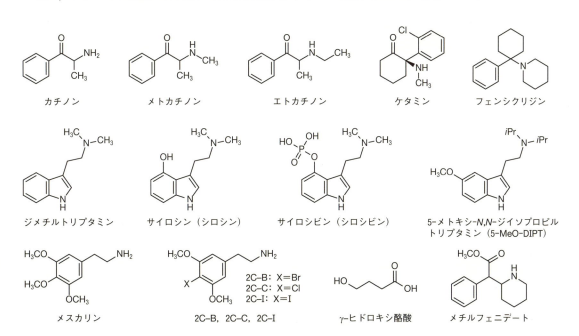

図 5・28　その他の乱用薬物

体である．作用はケタミンやアルコールと類似している．鎮静，催眠作用をもち，中毒時に振戦，痙攣，意識障害，呼吸抑制，血圧，および体温低下などがみられる．本薬物により死亡した事例の多くは，アルコールとの同時摂取で確認されている．

(6) **メチルフェニデート**：覚醒剤よりも弱い中枢神経刺激作用をもつ．医薬品としてナルコレプシーと難治性うつ病に処方されてきたが，乱用が問題となり，2007 年からは難治性うつ病が適応から外れた．現在，わが国では，メチルフェニデートを成分とした医薬品として，リタリンおよびコンサータ（商品名）が，それぞれナルコレプシー，小児の注意欠如多動性障害（ADHD）の治療薬として用いられている．

### 5・13・3 わが国における薬物乱用の動向

図 5・29(a) には，わが国におけるおもな薬物犯罪検挙者数の年次推移を示す．薬物乱用で最も検挙者数が多いのが覚醒剤である．覚醒剤の乱用は，戦後の社会的混乱期に始まり（第一次乱用期：1945〜1955 年），ヒロポン（$d$-メタンフェタミンの注射剤）がおもに静脈注射により乱用された．1951 年に覚せい剤取締法が施行された後，1954 年には 55,664 人の検挙があった．1954 年および 1960 年に取締法が改正，強化された後に乱用は急速に沈静化した．その後，高度経済成長期の 1970 年ころから覚醒剤事犯は増加に転じ，1984 年のピーク時には，検挙人員が 24,022 人となった（第二次乱用期：〜1994 年頃）．1990 年以降，覚醒剤事犯の検挙人員は 15,000 人前後で推移していたが，1995 年には増加に転

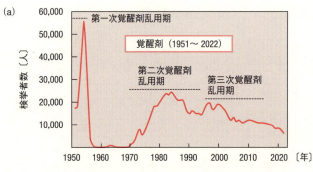

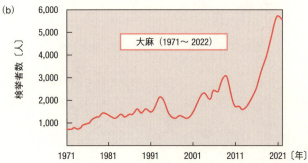

**図 5・29　覚醒剤取締法（a）および大麻取締法（b）違反の検挙人員の推移**　法務省，"令和 5 年版 犯罪白書"，4-2-1-4 図をもとに作成

じ，第三次乱用期（1997年にピーク：検挙人員19,937人）に突入したとされる．覚醒剤事犯の検挙人員は，2001年以降は徐々に減少しており，2019年には1975年以来44年ぶりに1万人を下回ったが（8730人），その乱用が大きな社会問題の一つであることには変わりない．

第一次乱用期では，多くが国内で合成された覚醒剤が使用されたが，第二次乱用期には，外国から覚醒剤が密輸された．第三次乱用期では，インターネットなどの通信手段により，日本人のみならず外国人による街頭での売買の増加とそれによる初犯の割合が増え，低年齢化など乱用が複雑化してきた．また，注射に加えて吸引（あぶり）などで摂取するようになった．

図5・29(b)に示すとおり，大麻取締法違反は，近年，覚醒剤についで検挙人員が多い．1965年以前は，わが国では大麻の乱用はほとんどみられなかったが，経済の高度成長に伴う国際化とともに事犯が年々増加し，2009年には3087人に上った．その後，減少傾向が続いたが，2020年から現在まで，5000人台で推移している．大麻取締法の改正法が2023年12月13日に公布された〔施行日は公布日から起算して1年（大麻草の栽培に関する規制は2年）を超えない範囲内において政令で定めることになっている〕．今回の法改正により，大麻（テトラヒドロカンナビノール）が麻薬となり，その使用（施用）罪が設けられた．これまでの大麻取締法は，"大麻草の栽培の規制に関する法律"となり，大麻草の栽培に関する規制のみを取扱う法律となった．そのほか，インターネットなどを利用して販売される製品（以前は合法ドラッグや脱法ハーブなどとよばれていたが，現在は，**危険ドラッグ**と呼称が統一された）による健康被害が頻発した．2007年にこれらを規制するために指定薬物制度が導入され，現在，**指定薬物**は医薬品医療機器等法により規定されている．しかし，すでに法規制されている薬物と同様な化学構造をもち，鎮静，興奮，幻覚などの作用を示すデザイナードラッグが市場に出回り問題となった．そこで，2013年に，化学構造が類似した薬物を一括して規制する包括指定が導入された．特に，ナフチルインドール誘導体（**合成カンナビノイド**）やMDMAに類似した構造をもつカチノン誘導体が多く合成された．

---

**危険ドラッグ**：麻薬，覚醒剤，大麻など法律で規制される化学物質とは構造が異なる成分を含み，規制薬物と同様でかつ強力な作用をもち，健康被害，異常行動，交通事故などをひき起こす成分を含む製品．2007年頃から乱用が激化し，脱法ドラッグ，合法ドラッグ，脱法ハーブなどの名称でよばれていたが，2014年7月に厚生労働省は警察庁とともに，これらの危険性を周知する意味で，危険ドラッグと呼称を改めた．

**指定薬物**：中枢神経系の興奮もしくは抑制または幻覚の作用（当該作用の維持または強化の作用を含む）をもつ蓋然性，かつ，ヒトの体に使用される場合に保健衛生上の危害が発生するおそれのある物として定義し，厚生労働大臣が指定する物質．

**合成カンナビノイド** synthetic cannabinoids：カンナビノイド受容体にアゴニストとして結合し，大麻成分のテトラヒドロカンナビノールと同様の作用を示す一連の合成化合物（JWH-018など）．合成カンナビノイドのなかには，テトラヒドロカンナビノールよりもカンナビノイド受容体に強い結合性を示すものが多くある．

JWH-018

5F-ADB

---

### コラム5・3　ハートショット乱用による死亡と交通事故の多発

危険ドラッグの乱用が原因とみられる死亡や交通事故が相次いで起こり，深刻な社会問題となっているなか，2014年9月中旬からの1カ月間に強力な危険ドラッグ"ハートショット"（5F-ADB, methyl($R$)-2-(1-(5-fluoropentyl)-1$H$-indazole-3-carboxamido)-3,3-dimethylbutanoate が含まれる）が原因で死亡したとみられる人が実に15人に上った（2014年10月29日付で指定薬物）．また，薬物による交通事故も相次いだ．警察庁や厚生労働省は，これら危険ドラッグを違法薬物としての法規制やインターネットによる販売監視などの取締りを強化した．危険ドラッグの検挙者数は2015年をピーク（1196人）として近年では減少傾向（2021年，145人）にあったが，2022年には279人，2023年では423人であり，増加の兆しがみられる．

356　第5章　人の健康に影響を及ぼす化学物質の管理と使用

乱用薬物に関する検挙人員は，薬物使用者全体の氷山の一角であり，実際は，検挙者をはるかに上回る乱用者が存在していると推測され，その正確な実数を確かめることは困難であるが，国立精神・神経医療研究センターよる全国住民調査により，乱用者の概数が 1995 年から求められており，2021 年調査では，生涯経験率（15 歳以上 65 歳以下の人の割合）は，覚醒剤が 0.3 ％，大麻が 1.4 ％，有機溶剤が 0.9 ％となっている．

## 5・14　代表的な中毒原因物質（乱用薬物を含む）の試験法と，解毒処置法

薬物や化学物質による急性および慢性中毒をきたした事件や事故の場合，その原因薬物の同定が診断や治療，さらには事案の解決の鍵となる．中毒原因物質の同定作業の過程が鑑定である．毒性学では，薬物や化学物質が生体に及ぼす影響を研究の対象とするが，**法中毒学**では，中毒原因物質により生じた有害事象に加え，有害事象が法的に問題となる可能性を含んだ事例を取扱う学問分野である．2020 年年 4 月 1 日に死因究明等推進基本法が施行（所管：厚生労働省）された．厚生労働省が策定した死因究明等推進計画では，薬学教育においても死因究明などに関する内容の充実を図ることが求められている．したがって，以下に示した内容は，薬学生が修得すべき重要な事項となる．

**法中毒学**
forensic toxicology

### 5・14・1　スクリーニング試験

中毒原因物質の推定や同定は，その後の解毒や治療法を正しく決定するうえできわめて重要である．中毒原因物質の分析は，**スクリーニング試験（予試験）**，確認試験，定量試験に分けられる．

**スクリーニング試験**
screening test

**予試験** characteristic test

中毒時，特定薬物の同定が困難であることも多く，患者の患者の身体的異常や臨床症状などから，特定の物質を推定し，治療を施すことがある（表 5・11）．このような考え方を**トキシドローム**とよんでいる．そのほか，有機リン系などの農薬（殺虫剤）には有機溶媒が含まれており，吐しゃ物は有機溶媒臭がする．また，除草剤のパラコート，グルホシネート，メソミル（カルバメート系）などの製品には着色物質が添加してあり，吐しゃ物が青緑色を呈する．さらに，誤って薬物を服用した場合には，患者の周囲に薬物や空き箱があることも多く，発見した周囲の状況から中毒原因物質の情報が得られる場合がある．しかし，多くの場合，状況証拠や臨床経過では中毒原因物質の範囲を狭めることは困難である．原因不明の中毒事件では，始めにスクリーニング試験を行い，特定毒物が含まれているか否かの確認をする．以下，代表的なスクリーニング試験の概要を述べる．

**トキシドローム** toxidromes: toxic と syndrome を併せた造語であり，特徴的なのな症状・バイタルサインなどの組合わせから，中毒原因物質が何であるのかを推定するという考え方．

**シェーンバイン・パーゲンステッヘル法**　Schönbein-Pagenstecher method

**青 酸** cyanide

**a. シェーンバイン・パーゲンステッヘル法**　青酸検出のスクリーニング試験である．酒石酸酸性で揮発したシアン化水素ガスが，1％硫酸銅水溶液で湿らせたグアヤク試験紙を青変させる．この反応は，試験紙上で青酸と硫酸銅が反応して発生したオゾンがグアヤク脂を酸化することに基づくと考えられている．

表 5・11　薬毒物中毒による特徴的な身体的異常・臨床症状

| 患者の身体的異常・臨床症状 | | 原因物質 |
|---|---|---|
| 眼 | 縮　瞳 | 有機リン，エタノール，バルビツール酸類，カルバメート |
| | 散　瞳 | コカイン，アトロピン，覚醒剤，シアン |
| | 視力障害 | メタノール |
| 皮　膚 | チアノーゼ（褐色） | フェナセチン，アニリン，ニトロベンゼン |
| | 紅 色（紅潮） | 一酸化炭素 |
| | 角化症，発疹 | ヒ　素 |
| 呼気臭 | アーモンド臭 | 青酸化合物 |
| | ニンニク臭 | ヒ素，有機リン（硫黄を含む） |
| | 刺激臭 | アンモニア，クロロホルム，パラコート（臭気性物質添加） |
| | 腐敗（腐卵）臭 | 硫化水素 |
| その他 | 高体温 | 覚醒剤，コカイン |
| | 低体温 | モルヒネ，大麻，アルコール |
| | 発汗，流涎（よだれ） | 有機リン，カルバメート |
| | 脱　毛 | タリウム |
| | 全身性痙攣 | ニコチン，ストリキニーネ，覚醒剤 |
| | 筋線維束性攣縮（スパズム） | 有機リン，カルバメート |
| | 代謝性アシドーシス | メタノール，青酸化合物，一酸化炭素 |
| | 尿・便失禁 | 有機リン，カルバメート |

**b. ラインシュ法**　　ヒ素検出のスクリーニング試験である．そのほか，水銀，ビスマス，アンチモンでも陽性を示す．塩酸酸性とし，あらかじめよく磨いた銅片や銅コイルを入れて加温すると，銅の表面に灰色～黒色の被覆膜が形成する．

ラインシュ法
Reinsch method

ヒ　素 arsenic

**c. 銅・ピリジン反応**　　バルビツール酸誘導体検出のスクリーニング試験である．試料に 0.5％硫酸銅水溶液および 5％ピリジン・クロロホルム溶液を加えて振とうすると，クロロホルム層が紫～赤紫色を呈する．

バルビツール酸
barbituric acid

**d. パラコートおよびジクワットの検出**　　本試験法は，ビピリジニウム系除草剤のパラコートおよびジクワットを鋭敏に検出することができる．試料を水酸化ナトリウムでアルカリ性にした後，**ハイドロサルファイトナトリウム**を加えるとき，青～青緑色（パラコート）あるいは黄緑色（ジクワット）を呈する．これは，パラコートやジクワットが 1 電子還元を受けて，安定なラジカルを形成することによる．

ハイドロサルファイトナトリウム sodium hydrosulfite：亜ジチオン酸ナトリウム $Na_2S_2O_4$

**e. シ モ ン 反 応**　　メタンフェタミン検出のスクリーニング試験である．20％炭酸ナトリウム，50％アセトアルデヒド・エタノール溶液，1％ニトロプルシドナトリウム溶液と反応して青藍色を呈する．この反応は，脂肪族第二級アミンに特異的であることから，アンフェタミンは陰性である．

シモン反応 Simon reaction

**f. デュケノア反応**　　大麻（$\Delta^9$-THC）検出のスクリーニング試験である．デュケノア試薬（アセトアルデヒドおよびバニリンを 95％エタノールに溶解したもの）を加えて撹拌後，濃塩酸とクロロホルムを添加すると桃色溶液になる．

デュケノア反応
Duquenois reaction

シグニファイ ER: トライエージ DOA は 2020 年末で販売が終了したが，現在までに複数メーカーから尿中薬物スクリーニングキットが販売されている．

**g. イムノクロマト法**　医薬品や乱用薬物に対する特異的抗体を用いて，抗原抗体反応を用いて高感度かつ簡便に検体（尿）中の薬物の有無（カットオフ濃度以上）を検査できるキットが市販されている．これまで汎用されたトライエージ DOA が 2020 年末に販売が終了した．その後，各社からさまざまな対象化合物を組合わせたキットが販売されており，その多くが金コロイド標識抗体を採用している．ここでは，**シグニファイ ER** を取上げた．シグニファイ ER は，11 種の乱用薬物・医薬品〔アンフェタミン類，バルビツール酸類，ベンゾジアゼピン類，コカイン系麻薬，大麻（テトラヒドロカンナビノール），メチレンジオキシメタンフェタミン類，モルヒネ系麻薬，オキシコドン類，フェンシクリジン類，プロポキシフェン類，三環系抗うつ剤〕，およびそれらの代謝産物の検出が可能となっている．多くの救命救急医療において，薬物中毒が疑われる患者では，機器分析に先立つスクリーニング検査として簡易キットを用いた検査が行われる．

シグニファイ ER では，尿中に薬物が存在した場合，薬物と膜上に固相化された薬物-タンパク質複合物とが金コロイド標識薬物抗体の結合部位を奪い合うことを原理としている．キットに添加された尿検体は，毛細管現象により移動し，金コロイド標識薬物抗体と金コロイド標識コントロール抗体を可動化させる．尿検体中にカットオフ値以下の濃度の薬物しか存在しない場合，金コロイド標識薬物抗体の結合部位は飽和しないため，金コロイド標識薬物抗体は薬物-タンパク質複合物と結合することで，テストライン上に目視可能な赤色のラインが形成される（陰性）．一方，カットオフ値以上の薬物が存在する場合，金コロイド標識薬物抗体の結合部位は飽和するため，本抗体は薬物-タンパク質複合物に結合できず，テストライン上に赤色のラインは形成されない（陽性）．本キットには，金コロイド標識コントロール抗体が含まれており，検出反応が正常に進行した場合，金コロイド標識コントロール抗体が固相化抗体に結合し陰性コントロールラインが赤色を呈する（図 5・30）．

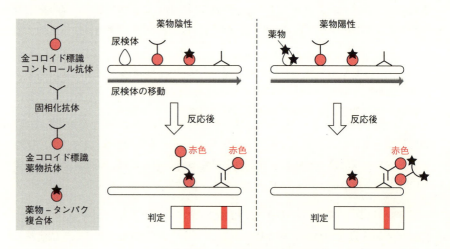

図 5・30　シグニファイ ER を用いた試験

## 5・14・2 試料の分離と分析法

**a. 試　料**　　中毒原因物質の分析において，試料として血液や尿などが一般的に用いられる．加えて，胃内容物，胃洗浄液，吐しゃ物，毛髪，爪，汗，唾液なども分析の対象となる．患者が死亡している場合には（法医学関係），上記に加えて各種臓器が分析試料となる．

**b. 分析前処理法**　　多岐にわたる試料に対応するため，これまでに各試料に応じた薬毒物の抽出法が確立されている．対象が薬毒物自体の場合などは，直接試料を分析することができる．一方，中毒患者の生体試料や溶液試料などに含まれる多くの化学物質を分析する場合には，一部を除き蒸留や抽出した後に分析試料とする．

### (1) 揮発性薬毒物:
［酸性で水蒸気蒸留される物質］
　クロロホルム，四塩化炭素，メタノール，エタノール，ホルムアルデヒド，トルエンなど．
［アルカリ性で水蒸気蒸留される物質］
　アニリン，ペチジン，アンフェタミン，ニコチンなど．

### (2) 不揮発性薬毒物: 
多くの医薬品，農薬，乱用薬物などは不揮発性の有機薬毒物である．試料の前処理には多くの方法があるが，不揮発性化合物には抽出法が用いられる．たとえば，試料にアセトンやアルコールなどを添加し，除タンパクしたり，メンブランフィルターなどでろ過したりする．最終的に，水溶液状にしたものを供する．図5・31 には，液-液抽出法を利用した薬毒物の分離の一例を示す．液-液抽出法は，試料（水溶液）と混和しない有機溶媒を駆使して，分配率の違いを利用して薬毒物を分離・抽出（分画）する方法である．本法は，たとえば，未同定薬毒物の検体の場合，対象となる物質はいずれかの分画中に存在することになる．以上の利点をもつが，液-液抽出法では，振とう時にエマルジョンが生じ，水相と有機溶媒相間の界面が明確でないことがある．固相抽出法では，充塡剤を詰めたカラム（固定相）などに，試料を流し，洗浄，目的物質を適切な移動相により溶出させるものである．

＜液-液抽出法（図5・31）を利用した各種薬毒物の分離＞
　**酸性，中性物質の薬毒物:** 検体を塩酸酸性でエーテル抽出すると，中性および酸性物質がエーテル層に抽出される．このエーテル層を5％$NaHCO_3$で逆抽出すると，水層（分画1）には強酸性物質（アセチルサリチル酸やサリチル酸など）が得られる．有機溶媒層を 0.1 mol/L NaOH で逆抽出すると，水層（分画2）に弱酸性物質（バルビツール酸類など）が抽出され，有機溶媒層（分画3）には中性物質（フェナセチンや有機リン系農薬など）が残存する．
　**塩基性，易溶性物質の薬毒物:** 塩基性物質や易溶性物質は，検体を塩酸酸性でエーテル抽出すると水層に残る．この水層を NaOH でアルカリ性とし，クロロ

ホルムで抽出すると，有機溶媒層（分画4）には一般塩基性物質（ベンゾジアゼピン，フェノチアジン，アルカロイド，覚醒剤など）が抽出される．水層をいったん塩酸酸性とした後，NaHCO₃ で飽和させアンモニア水で pH 9 とし，クロロホルム：イソプロパノール*（3：1）で抽出すると，モルヒネなどのフェノール性塩基物質が有機溶媒層（分画5）に抽出される．いずれの条件でも有機溶媒に抽出されないもの（分画6）として，スキサメトニウムやパラコートなどの第四級アンモニウム塩，配糖体，無機薬毒物などがある．

* プロパン-2-オール

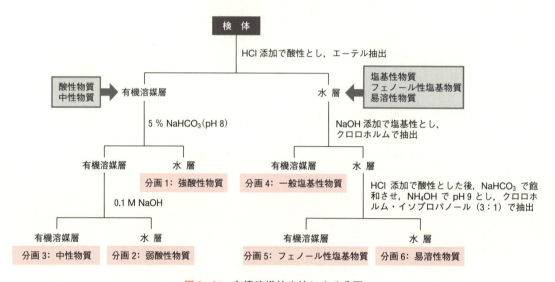

図 5・31　有機溶媒抽出法による分画

**(3) その他の薬毒物（無機薬毒物）：**
[有機物の灰化で残留する金属類]
　ヒ素，カドミウム，水銀，鉛，アンチモン，銅など．

**c. 分 離 法*** 　試料から抽出・濃縮した後，薬毒物を生体成分など他の夾雑物から分離して検出するために，種々のクロマトグラフィーが用いられる．通常，各種クロマトグラフィーで分離した後，目的に応じた検出法が選択される．

*つながり コアカリ C-2-6 分離分析法→3巻 Ⅲ. 機器分析

薄層クロマトグラフィー
thin-layer chromatography, TLC

　**薄層クロマトグラフィー（TLC）**：TLC では，試料をガラスやアルミプレート上にシリカゲルをコーティングした薄層（固定相）を用いて分離する．このような順相系の TLC が一般に用いられるが，オクタデシル基（$C_{18}$）をシリカゲルに結合した逆相系 TLC やアルミナ（酸化アルミニウム）なども用いられる．順相系の分離では，シリカゲルと試料成分の極性相互作用に基づく吸着を利用するため，展開溶媒（移動相）として低極性の有機溶媒を用いる．TLC は有機溶媒やガスなどの揮発性化合物以外の多くの有機物質に応用できる．分離が短時間でクロマトグラムの全領域が観察可能であるなどの利点がある．第三級アミンをもつアルカロイド（含窒素化合物）などでは，発色試薬により特徴的色調がみられるため（表5・12），初期スクリーニングで使用される．化合物は固有の移動度（$R_f$ 値）をもつため，標準品との展開位置の比較により同定を行う．分離の再現性が低いという欠点がある．

5・14　代表的な中毒原因物質の試験法と，解毒処置法　　361

表 5・12　代表的な TLC 発色試薬と対象化合物

| 発色試薬 | 対象化合物 |
|---|---|
| アニスアルデヒド | 有機化合物全般（特にヒドロキシ基含有物質） |
| リンモリブデン酸 | 有機化合物全般 |
| ニンヒドリン試薬 | アミン（特に第一級，第二級），アミノ酸 |
| ドラーゲンドルフ試薬 | アミン（特に第三級，第四級） |
| 2,4-ジニトロフェニルヒドラジン | アルデヒド，ケトン |
| バニリン | アルコール，フェノール |

　**ガスクロマトグラフィー（GC）**：GC の分析対象となる試料は気体および液体となる．液体試料は，試料気化室の熱で気化する成分である．各化合物を含んだ溶液試料の分析では，装置への試料導入後，試料中の化合物は溶媒とともに試料気化室内で熱気化する．GC では，移動相（キャリヤーガス）が試料気化室，カラム，そして検出器に常に流れており，キャリヤーガスが試料気化室で気化した分析対象となる成分をカラムへ運ぶ．キャリヤーガスとして窒素，ヘリウム，アルゴンなどがあるが，ヘリウムが汎用される．GC による成分の分離はカラム（固定相）の中で起こり，検出器で各化合物の量が測定できる．試料は，キャリヤーガスとともにカラムの中を移動するが，進む速さは各化合物によって異なる．したがって，各化合物は固有の保持時間（リテンションタイム：試料注入後，ピークが現れるまでの時間）を示すため，標準品と比較して特定を行う．また，質量分析（GC/MS）で得られるスペクトル情報をマススペクトルパターンと比較することで化合物を推定できる．糖や抱合体，第四級アンモニウム塩など極性のきわめて高い物質については，極性官能基をメチル化やトリメチルシリル化などにより誘導体とすることで測定できる．GC の検出器には，さまざまな種類があり，分析目的に応じて選択する（表 5・13）．

ガスクロマトグラフィー
gas chromatography, GC

表 5・13　GC の検出器と特徴

| 検出器 | 略　称 | 選択性 | 感度 | 対象化合物 |
|---|---|---|---|---|
| 熱伝導度型 | thermal conductivity detector（TCD） | － | ＋ | すべての化合物 |
| 水素炎イオン化型 | flame ionization detector（FID） | ＋ | ＋＋ | 有機化合物全般 |
| 熱イオン化型 | flame thermionic detector（FTD） | ＋＋＋ | ＋＋＋ | N，P 選択的 |
| 炎光光度型 | flame photometric detector（FPD） | ＋＋＋ | ＋＋＋ | S，P 選択的 |
| 電子捕獲型 | electron capture detector（ECD） | ＋＋＋ | ＋＋＋＋ | ハロゲン化合物，ニトロ化合物 |
| 質量分析 | mass spectrometry（MS） | ＋＋＋ | ＋＋＋＋ | すべての化合物に対して高選択的 |
| フーリエ変換赤外吸収 | fourier transform infrared（FTIR） | ＋＋＋ | ＋＋＋ | MS で難しい異性体の分析 |

　**高速液体クロマトグラフィー（HPLC）**：HPLC は，GC と同じ分離分析を行う手法であるが，溶媒に溶解する物質であればそのまま測定できる．HPLC は，移動相（溶離液）が液体である液体クロマトグラフィーである．カラム充塡剤と試料成分間の吸着・分配，親水性相互作用，疎水性相互作用，電機親和力，浸透・排除などによる相互作用を利用して各成分に分離することができる．HPLC の分離モードの中では，疎水性相互作用を利用した逆相クロマトグラフィーが汎用され，たとえば，オクタデシルシリル化シリカゲル（$C_{18}$，ODS）カラムと，メタ

高速液体クロマトグラフィー
high performance liquid
chromatography, HPLC

ノールやアセトニトリルと水（緩衝液）の混液を移動相として用いる（表5・14）．HPLC 検出器は，解析する化合物の特性や濃度に応じて，適切なものを選択する（表5・15）．たとえば，ベンゾ[a]ピレンなど多環芳香族炭化水素は蛍光検出器で高選択的・高感度に測定（励起波長 365 nm，蛍光波長 410 nm）することができる．各化合物は固有のリテンションタイムを示すため，標準品と比較して特定を行う．また，質量分析で得られるスペクトル情報をマススペクトルライブラリと比較することで化合物を推定することもできる．

表5・14 HPLC カラムの種類と特徴

| モード | カラム種（固定相） | 移動相 | 相互作用 | 特徴 |
|---|---|---|---|---|
| 順相（normal phase chromatography） | シリカゲル，アルミナなど | 有機溶媒 | 吸 着 | 脂溶性成分の分離 |
| 逆相（reversed phase chromatography） | オクタデシルシリル化（ODS）シリカゲルなど | メタノール-水 | 疎水性 | 最も汎用される方法 |
| イオン交換（ion exchange chromatography） | 陽イオンまたは陰イオン交換体 | 緩衝液 | 電気親和力 | イオン性成分の分離 |

表5・15 HPLC の検出器と特徴

| 検出器名 | 略 称 | 選択性 | 感 度 | 対象化合物 |
|---|---|---|---|---|
| 紫外可視吸光光度 | UV/VIS | + | ++ | 有機化合物全般 |
| 蛍 光 | fluorescence detector（FLD） | +++ | +++ | 蛍光化合物 |
| 電気化学 | electrochemical detector（ECD） | ++ | +++ | カテコールアミン，糖など |
| 示差屈折率 | refractive index detector（RID） | − | + | すべての物質 |
| 電気伝導度 | conductivity detector（CD） | ++ | ++ | 無機物イオン |
| 質量分析計 | mass spectrometry（MS） | +++ | ++ | 有機化合物全般 |

**金属分析:** ヒ素や水銀などの無機化合物の分析は，誘導結合プラズマ質量分析装置（ICP-MS）や原子吸光光度計（AAS）などの分析機器が用いられる．ICP-MS では，試料中の多元素の一斉分析が可能である．試料の前処理方法として，湿式灰化法や乾式灰化法がある．

### 5・14・3 代表的な中毒原因物質の試験法

ここでは，中毒治療に関わる薬剤師が知っておくべき代表的な薬毒物中毒の原因物質について，その代表的な分析法の概略を述べる*.

*試験法の詳細や実際の手順については，日本薬学会編 "薬毒物試験法と注解 2017"，東京化学同人（2017）を参照されたい．

**a. 一酸化炭素** 一酸化炭素（CO）の毒性は，CO がヘモグロビン（Hb）と結合することにより CO-Hb となり，Hb の $O_2$ の運搬能を低下させ，組織の $O_2$ 不足をきたすことがおもな原因である．また，CO が心筋ミオグロビンと結合することにより（$O_2$ に対する親和性の 23〜60 倍），心毒性を惹起することも毒性に寄与する．Hb に対する CO の親和性は，$O_2$ の約 200 倍強いため，CO 濃度が 0.1％でも重篤な中毒に陥る．

**血液中一酸化炭素の分析法（吸光光度法）:** 試料血液（全血）を用時調製した 0.1％ $Na_2CO_3$ で 200 倍に希釈し，ハイドロサルファイトナトリウムを加えて 15 分間放置する．この溶液について，538 nm の吸光度（$A_{538}$）および 555 nm の吸

光度（$A_{555}$）を測定し，これらの比（$A_{538}/A_{555}$）を測定し，別に測定した検量線からCO–Hb濃度を求める．この方法は，血液をハイドロサルファイトナトリウムで処理すると$O_2$–Hbとメトヘモグロビンはともに脱酸素Hbとなるが，CO–Hbは還元されないことを利用している．CO–Hbの吸収は538 nmと568 nmにあり，脱酸素Hbの吸収は555 nmにある．CO–Hbの存在により，538 nmの吸収が増加し，555 nmにおける吸収が低下するため，吸光度比（$A_{538}/A_{555}$）からCO–Hb量の定量ができる（図5・32）．

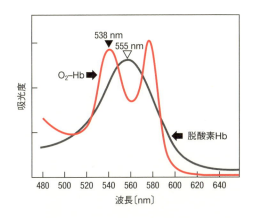

図5・32　ヘモグロビンの吸収スペクトル

**b. メタノール**　体内に吸収されたメタノールは，ホルムアルデヒド，ギ酸を経て二酸化炭素となる．しかし，ヒトではギ酸から二酸化炭素への代謝速度が遅く，ギ酸が蓄積する．したがって，メタノール中毒の本体はギ酸であると考えられる．ギ酸は網膜視神経に障害をひき起こし，失明の原因となる．

**血液・尿中のメタノール，ギ酸分析（ヘッドスペースHS法）**　血液や尿中のメタノールやギ酸の分析では，高極性カラムを装着したGC/FID（表5・13参照）を用いて測定を行う．GCへの試料の導入法には，直接法とHS法があるが，ここでは，次に示すようにHS法を用いる．メタノールの測定では，試料を密閉できるバイアル瓶に入れ，また，ギ酸分析では試料をバイアル瓶中でエステル化してギ酸メチルとし，HS（気化平衡）法によりサンプリングを行う．HS/GC/FIDでは，メタノールやギ酸のほかに，四塩化炭素やベンゼンなど，揮発性が高い薬毒物の分析ができる．

**ヘッドスペースHS法**：GC分析における試料の前処理方法の一つであり，GCに液体を注入するのではなく，気化した成分を解析する．試料が入った密閉容器を加熱し，沸点に達した物質は気化し容器の上部（気相部分：ヘッドスペース）に出てくる．加熱を継続すると気相と試料が平衡状態（試料の成分濃度とヘッドスペースの濃度が同じ）になるので，この時点でGCに試料を導入するものである．血液など複雑な成分からなる試料中に存在する揮発性成分を生体成分から分離してカラムに導入できる．

**c. モルヒネ**　モルヒネは，医療用麻薬として疼痛コントロールに使用されるが，同時にヘロイン（ジアセチルモルヒネ）の代謝物でもある．モルヒネは

摂取後，大部分がグルクロン酸抱合体（3-グルクロニドおよび6-グルクロニド）として代謝され，尿中に排泄される．したがって，尿を検体としてモルヒネの代謝物を分析する際は，尿（グルクロニド）を塩酸，あるいはβ-グルクロニダーゼで加水分解した後，遊離したモルヒネを抽出する．

**尿中モルヒネ代謝物の分析（GC/MS 法）**：有機溶媒による抽出操作は，図5・31 で示した方法（フェノール性塩基物質，分画 5）に従う．抽出液は脱水後，蒸発乾固したものを供する．これに *N,O*-ビス（トリメチルシリル）アセトアミドを加えて，3 位および 6 位のヒドロキシ基のトリメチルシリル化をすることで，検出感度が著しく上昇する．低極性カラムを装着した GC/MS で分析する．

**d. 覚醒剤**　　近年は減少傾向ではあるが，メタンフェタミンは，わが国における乱用薬物の中でも最も広範に使用されており，急性中毒事例も多く発生している．メタンフェタミン摂取後 24 時間で，尿中に 20％近くが未変化体として排泄される．そのため，覚醒剤中毒であることを証明するには，尿を検体として直接抽出してメタンフェタミンの存在を確かめる．また，メタンフェタミンの代謝物として，*p*-ヒドロキシメタンフェタミン（パラ位のヒドロキシ化）や *N*-脱メチル体のアンフェタミンがみられる．

**尿中メタンフェタミンの分析（GC/MS 法）**：急性中毒時の患者試料として，血液および尿があげられるが，長期乱用者では毛髪や爪からも検出ができる．尿からのメタンフェタミンの抽出は，図 5・31 に示した方法（一般塩基性物質，分画 4）に従う．溶媒留去後，無水トリフルオロ酢酸でトリフルオロアセチル化し，低極性カラムを装着した GC/MS で分析する．


## 5・14・4　急性薬物中毒への基本的対応

急性薬物中毒の疑いで患者が搬送されてきた場合，まず，蘇生処置・全身管理（呼吸・循環・体液代謝など）を施す．その後，中毒物質の吸収の阻害，排泄の促進を試みる．中毒原因物質が特定できれば，特異的解毒薬・拮抗薬の投与が行われる（表 5・16 参照）．


### a. 薬物中毒時におけるおもな確認項目

[確認項目（バイタル）]

- 意識レベル（傾眠，昏睡，興奮など）
- 呼吸（数，深さ，パターン）
- 脈拍（頻脈，徐脈，不整脈など）
- 体温（高体温，低体温，異常発汗）
- 血圧（高血圧，低血圧）
- 瞳孔（散大/縮瞳）
- 酸塩基平衡
- 動脈血酸素飽和度（サチュレーション：$SpO_2$）
- 痙攣

[処置] バイタルの結果に応じて，次の処置を行う．

- 気道確保（気管挿管）
- 呼吸管理（酸素吸入：パラコート中毒には禁忌）
- 循環管理（血圧異常低下に対して昇圧薬アドレナリンの投与）
- 酸塩基平衡の補正（代謝性アシドーシスに対して炭酸水素ナトリウムの投与）
- 鎮静薬（ジアゼパムなどの投与）
- 体温管理

### b. 中毒原因物質の推定

中毒原因物質は，患者が発見された周囲の状況や患者の衣服に付着していたり，吐しゃ物やその臭気から判断できることがある．また，胃洗浄液から確認できることもある．さらに，患者の病歴，発見時の状況，特徴的な身体所見をふまえて薬物を推定し，治療を開始できることがある（トキシドローム[*1]）．トキシドロームについては，現在までに，トキシドロームの世界共通の分類法はないが，おおよそ興奮性（交感神経刺激性），鎮静・催眠性（薬），麻薬，抗コリン性，コリン作動性などに分類されることが多い．ただし，患者が複数の成分を摂取しており，それらが互いに影響し合うことも想定され，そのような場合は，トキシドロームによる中毒原因物質の推定がより困難となることもある．

*1 §5·14·1 参照．

＜中毒原因物質を推測するための症状や徴候（トキシドローム）＞
- **興奮性（交感神経刺激性）トキシドローム**[*2]：発汗，精神症状，散瞳，頻脈，高血圧，痙攣，高体温など．
  [薬毒物例] MDMA，アンフェタミン，コカイン，LSD，エフェドリン，カフェイン，合成カンナビノイドなど
- **鎮静・催眠性(薬)トキシドローム**：低体温，低血圧，意識（覚醒）レベル低下，低い呼吸，低換気など．
  [薬毒物例] ベンゾジアゼピン，Z-ドラッグ，バルビツール酸類，アルコールなど
- **麻薬トキシドローム**：中枢神経抑制，呼吸抑制，縮瞳，低体温など．
  [薬毒物例] ヘロイン，フェンタニル，モルヒネ，メサドンなど
- **抗コリン性トキシドローム**：発熱，発汗減少，散瞳，乾燥（皮膚・分泌物），視力障害など．
  [薬毒物例] アトロピン，抗ヒスタミン薬，三環系抗うつ薬，カルマバゼピンなど
- **コリン作動性トキシドローム**：鼻汁・唾液分泌亢進，縮瞳，呼気延長と喘鳴，咳嗽，悪心や腹痛，排便・排尿障害など．
  [薬毒物例] 有機リン剤，カルバメート剤，ニコチンなど

*2 抗コリン性トキシドロームと症状や徴候の類似がみられるが，発汗が多いとされる．

以上に加えて，中毒原因物質を推定するヒントとして，物質特有の臭気がある．
　　[臭　気]　• 刺激臭：クロロホルム，アンモニア，ホルムアルデヒド，パラコート（臭気性物質が添加）

366　第5章　人の健康に影響を及ぼす化学物質の管理と使用

- ニンニク臭: ヒ素，黄リン
- 洋ナシ臭: 抱水クロラール
- 腐卵臭: 硫化水素
- アーモンド臭: 青酸
- 有機溶媒臭: 石油製品，有機リン系農薬・カルバメート系農薬（製剤中に有機溶媒が含有されている）

＜胃内容や尿の色調をきたす例＞

- 蛍光: 黄リン（胃内容）
- （くすんだ）黒色尿: フェノール
- 色の着いた吐しゃ物: パラコート（緑色に着色した製剤の使用時は青緑色），フルニトラゼパム（青色）

表5・16　中毒原因物質とその特異的解毒薬/拮抗薬・処置

| 中毒原因物質 | | 解毒薬/拮抗薬・処置 | 作用機序 |
|---|---|---|---|
| 一酸化炭素 | | 高気圧酸素治療 | 100％酸素を吸入させ，全身に酸素を供給することで，CO−Hb から $O_2$−Hb への回復 |
| 重金属 | 銅，水銀，鉛 | D-ペニシラミン | 可溶性キレート |
| | 水銀，ヒ素，鉛，銅，金，ビスマス，クロム，アンチモン | ジメルカプロール（BAL）（鉄，カドミウム，セレンでは用いない） | 可溶性キレート |
| | 鉛 | エデト酸二ナトリウムカルシウム（EDTA Ca・2Na） | 可溶性キレート |
| | 鉄 | デフェロキサミンメシル酸塩 | 可溶性キレート |
| | 放射性タリウム，セシウム | プルシアンブルー | 金属吸着 |
| | 超ウラン元素 | ペンテト酸塩 | 可溶性キレート |
| アニリンなどによる薬剤性メトヘモグロビン血症 | | メチルチオニニウム（メチレンブルー: 院内製剤） | メトヘモグロビン（$Fe^{3+}$）をヘモグロビン（$Fe^{2+}$）に還元 |
| 青酸 | | 亜硝酸アミル（吸入）亜硝酸ナトリウム（院内製剤） | ヘモグロビンをメトヘモグロビンにして $CN^-$ を結合 |
| | | チオ硫酸ナトリウム | $CN^-$ から $SCN^-$ に変換 |
| | | ヒドロキソコバラミン | $CN^-$ を結合（シアノコバラミンとして排泄） |
| メタノール，エチレングリコール | | エタノール，ホメピゾール | アルコール脱水素酵素の代謝拮抗 |
| | | 葉酸 | ギ酸代謝の促進（捕因子の供給） |
| 有機リン系農薬 | | プラリドキシムヨウ化物（PAM） | アセチルコリンエステラーゼの再賦活化 |
| | | アトロピン | ムスカリン性アセチルコリン受容体拮抗 |
| カルバメート系農薬 | | アトロピン | ムスカリン性アセチルコリン受容体拮抗 |
| モルヒネ | | ナロキソン，レバロルファン | オピオイド μ 受容体拮抗 |
| ベンゾジアゼピン系薬物 | | フルマゼニル | $GABA_A$ 受容体拮抗 |
| アセトアミノフェン | | N-アセチルシステイン | 直接結合，グルタチオンの供給 |

＜異常検査値を与える例＞

- 血漿コリンエステラーゼ活性低下：有機リン剤，カルバメート剤（殺虫剤）
- 代謝性アシドーシス：一酸化炭素，エチレングリコール，青酸，ホルムアルデヒド，メタノール，アセチルサリチル酸，アセタゾラミドなど
- メトヘモグロビン血症：アニリン，ニトロベンゼン，アニリン系除草剤，亜硝酸塩，サルファ剤など

#### c. 中毒原因物質の排除・排泄促進

重症度の評価を行い，必要に応じて以下の処置（全身管理以外を記載）を施す．

- 水 洗（脂溶性が高い中毒原因物質は皮膚や粘膜から容易に吸収される）
- 催 吐：咽頭後壁の刺激，トコン（吐根）シロップ．ただし，誤嚥の危険性があるため，次の場合は禁忌となる．意識障害，痙攣，腐食性毒物（強酸・強アルカリ）の誤飲，石油製品などの有機溶剤の誤飲．
- 胃洗浄・腸洗浄，下剤・吸着剤の投与（多くの有機物質では活性炭投与が有効である．ただし，腸管閉塞，消化管閉塞では禁忌）：強酸・強アルカリ，ホウ酸，フッ化物・臭化物，リチウム，カリウム，ヒ素，メタノール，エタノール，鉄，硫化鉄，エチレングリコールなどには，活性炭は無効（吸着されない）．
- 強制利尿，血液浄化（透析，吸着）：強制アルカリ化利尿が有効な薬物に，たとえば，バルビツール酸（フェノバルビタール），アセチルサリチル酸などがある．

### 5・14・5 特異的解毒薬/拮抗薬がある化学物質

中毒原因物質が特定され，その特異的解毒薬/拮抗薬や処置法が確立している場合には早期から積極的な導入を図る．表5・16には，これまでに開発・使用されてきた解毒薬/拮抗薬とそれらの作用機序を示す．

🦉 メ モ

368 第5章 人の健康に影響を及ぼす化学物質の管理と使用

## 5・15 死因究明における毒性学・法中毒学的アプローチ

**死因究明等推進基本法**

**死因究明**
death investigation

**法中毒学**
forensic toxicology

2020年から施行の**死因究明等推進基本法**には**死因究明**への薬学学修者の貢献が明示されている．それに伴い，文部科学省が薬学教育モデル・コア・カリキュラムにおいて，死因究明推進計画などをふまえた教育内容の充実を要請することにより，卒業時までに学生が身につけておくべき実践的能力の定着を図るとされていることから，今後薬学学修者は毒性学の一分野である**法中毒学**を修得することが求められるようになる．本節では死因究明における毒性学・法中毒学，社会的な影響，国内・国際的な動向の解析，関連する規制・制度，および関連法規を学ぶ．

### 5・15・1 死因究明における毒性学・法中毒学

1893年に東京帝国大学医科大学薬学科に生薬学，衛生裁判化学，薬化学の3講座が設置された．衛生裁判化学講座は東京帝国大学医科大学薬学科教授の丹波敬三が開講し，この衛生裁判化学講座が現在の法中毒学の基になっている．また，裁判医学講座は同時期に東京帝国大学医科大学法医学教室教授の片山國嘉が開講し，この裁判医学講座が改称され法医学講座となる．この当時は化学物質により人の健康が障害されるような事件や事故が発生した場合，衛生裁判化学講座がその原因となった薬物すなわち中毒原因物質を特定，中毒者の血中薬物濃度を確認する薬物検査（このような作業を鑑定という）を実施し，解剖を担当する法医学講座が連携して，薬物検査結果と解剖結果に基づく鑑定がなされ，死因の判定は大学内における医薬の分業・連携のうえで実施されていた．しかしながら，現在では衛生裁判化学は衛生化学となり，公衆衛生学領域を含めて衛生薬学となったため，薬学部が鑑定に携わることはなくなり，法医学領域の一部として法中毒学部門が薬毒物検査を実施している．しかし，2020年に死因究明等推進基本法が施行され，厚労省に死因究明推進本部および検討会が設置された．そして，厚労労働省が策定した死因究明推進計画のなかで，薬学教育において死因究明などに関する内容の充実が求められている．このような社会背景から薬学学修者に対して，毒性学の一分野である法中毒学分野でのさらなる活躍が期待されている．

### 5・15・2 死因究明等推進基本法の社会的な影響

安全で安心して暮らせる社会および生命が尊重され個人の尊厳が保持される社会の実現に寄与する目的で2020年から死因究明などに関する施策を総合的かつ計画的に推進する"死因究明等推進基本法"が施行された．この法律により，国および地方公共団体は，死因究明のための死体の科学調査（薬物および毒物にかかる検査など）の有用性に鑑み，薬物および毒物にかかる検査の実施体制の整備などの必要な施策を講じることになり，科学調査ができる体制の整備に進み始めた．加えて，死因究明に毒性学・法中毒学的アプローチできる薬学学修者育成のために文部科学省が薬学教育モデル・コア・カリキュラムにおいて，死因究明推進計画などをふまえた教育内容の充実を図ることになった．

### 5・15・3　薬物の国内・国際動向の解析

　わが国では死因究明等推進基本法施行で警察が取扱った死体の死因判定において薬物の関与があるか判定するために，覚醒剤，麻薬，大麻，睡眠薬などの薬物をどこでも誰でも簡便に判定できる DRIVEN-FLOW®，シグニファイ™ER などの簡易な薬物スクリーニング検査キットがほとんどの検視で使用されるようになった．しかしながら，これらの簡易な薬物スクリーニング検査キットは多くの医療用医薬品や OTC 医薬品の検出や定量，テトロドトキシンやトリカブトを含む自然毒等毒物の検出はできず，死因究明を目的とする検査としては不十分である．正確に死因を判定し，薬毒物が関わる犯罪などの見逃しを防止するためには，定性および定量可能な質量分析装置を用いた薬物検査を実施する必要があるが，法中毒学に関連した各機関ともに死因判定のための薬毒物検査を実施するには人材および機器が乏しい状況にある．一方で，法中毒学先進国であるスウェーデンやオーストラリアなどの法医学施設は多数の分析機器と人材を集約することで多数の試料および多種類の薬物に対応していることが知られている．死因に関与する薬物として，EU では，ヘロインとその代謝物を含むオピオイドが，他の薬物と同時に検出され，報告された薬物関連死の 74 ％に含まれていると報告されている．米国では，フェンタニルを含むオピオイドは，他の薬物と組合わされて，報告された薬物関連死の 82 ％に含まれていると報告されている．また，日本の薬物関連死は人口動態統計（2021 年）にて報告されており[*]，乱用される可能性のある興奮薬が上位である．

　さらに，上記のヘロインやフェンタニルのような麻薬以外にも実際の法中毒学の薬物検査ではさまざま薬物が検出され，投薬または薬物乱用の流行を反映していると考えられている．表 5・17 に示すように検出された薬物として高血圧症治療薬のアムロジピン，ドラッグストアで購入できる解熱鎮痛薬のアセトアミノフェンが毎年のように最上位にくる．メタンフェタミンやアンフェタミンはわが国では他の麻薬などに比べて覚醒剤乱用が多く，かつ薬物乱用のない健全な社会実現のために警察が解剖を希望するため，上位にきていると考えられる．ジフェンヒドラミンは抗ヒスタミン薬かつ睡眠改善薬で，簡単にドラッグストアで購入

[*] 下巻死亡第 1 表-2 死亡数，死因（死因基本分類）・性別（総数，ICD-10 コード A〜T）

**表 5・17　解剖で得られた心臓血より検出された薬物および代謝物トップ 10（年別）[a]**

| 2017 年 | 2019 年 | 2021 年 |
|---|---|---|
| 1. アムロジピン | 1. アセトアミノフェン | 1. アセトアミノフェン |
| 2. アセトアミノフェン | 1. アムロジピン | 2. アムロジピン |
| 3. エフェドリン | 3. クロルフェニラミン | 3. ジフェンヒドラミン |
| 4. メチルエフェドリン | 4. 7-アミノフルニトラゼパム | 4. エフェドリン |
| 4. サリチル酸 | 4. エフェドリン | 5. アンフェタミン |
| 4. クロルフェニラミン | 4. メチルエフェドリン | 5. クロルフェニラミン |
| 4. アンフェタミン | 4. サリチル酸 | 5. メタンフェタミン |
| 4. メタンフェタミン | 8. ジフェンヒドラミン | 8. 7-アミノニトラゼパム |
| 9. 7-アミノフルニトラゼパム | 8. ケトプロフェン | 9. メチルエフェドリン |
| 9. ジフェンヒドラミン | 8. メトホルミン | 10. 7-アミノフルニトラゼパム，ジヒドロコデイン |

a) 千葉大学法医学教育研究センター，"年次報告（2017，2019，2021 年）"をもとに作成．

でき、睡眠薬と思い込んで服用されることから練炭自殺した事例から検出されることが多い．薬物検査結果の統計を解析することでジフェンヒドラミンのように自殺で使用される薬物を明らかにでき、薬剤師による声かけや購入制限などで薬物による自殺を予防できる可能性がある（図5・33）.

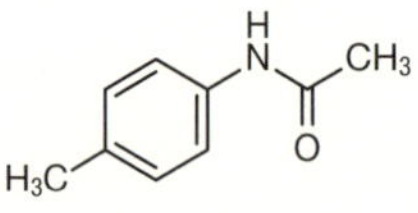

アセトアミノフェン

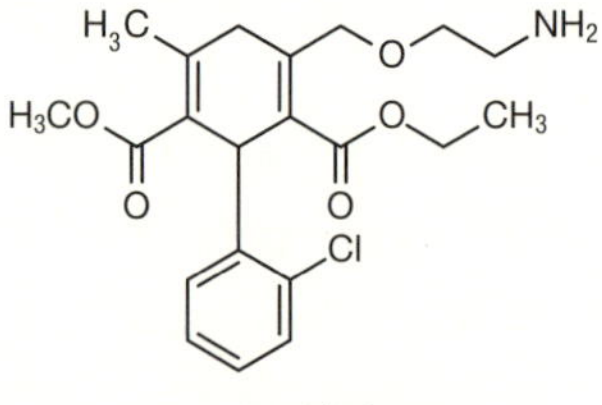

アムロジピン

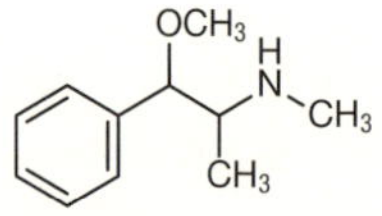

メチルエフェドリン

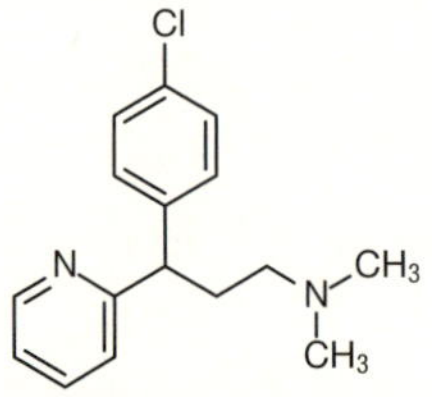

クロルフェニラミン

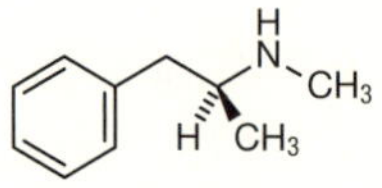

メタンフェタミン

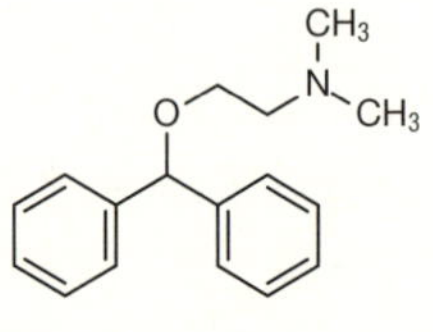

ジフェンヒドラミン

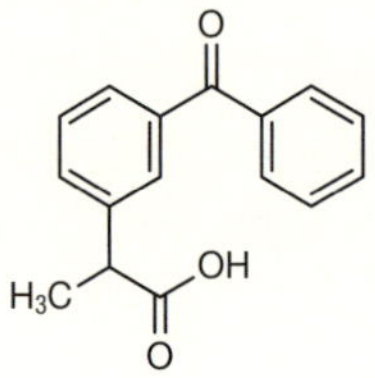

ケトプロフェン

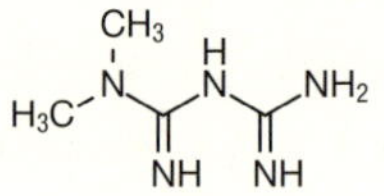

メトホルミン

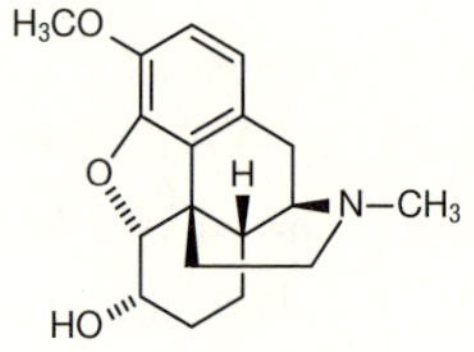

ジヒドロコデイン

**図5・33 解剖で得られた心臓血より高頻度で検出される薬物の化学構造**

### 5・15・4 乱用薬物に関する規制・制度，および関連法規

死因に関与する薬物のなかで乱用薬物は幻覚，妄想および依存といった精神症状を伴うためすでに社会的な影響を及ぼしている場合が多く，以下の規制・制度，および関連法規がある．薬物乱用のない健全な社会を実現するには必要な知識ならびに態度を身につける必要がある．薬物などによる精神的・身体的依存性と耐性を表5・18に示す．

① "覚醒剤取締法" に規定する覚醒剤および覚醒剤原料
② "麻薬及び向精神薬取締法" に規定する麻薬，大麻，麻薬原料植物，大麻草および向精神薬
③ "あへん法" に規定するけし，あへんおよびけしがら
④ "毒物及び劇物取締法施行令" に規定するトルエンならびに酢酸エチル，トルエンまたはメタノールを含有する溶剤など
⑤ "医薬品医療機器等法" に規定する厚生労働大臣の指定薬物

最近の規制・制度，および関連法規の改正として大麻草から製造された医薬品の施用等を可能とするため，および大麻の不正な投与や服用について罰則付きの

表5・18 薬物などによる精神的・身体的依存性と耐性

| 代表的な薬物など | 精神的依存性 | 身体的依存性 | 耐 性 |
|---|---|---|---|
| 大麻（マリファナ） | ＋＋＋ | ± | ＋ |
| 覚醒剤（アンフェタミン） | ＋＋＋ | － | ＋＋＋ |
| 麻薬（モルヒネ） | ＋＋＋ | ＋＋＋ | ＋＋＋ |
| コカイン | ＋＋＋ | － | ± |
| 有機溶剤（シンナー） | ＋ | ± | ＋ |
| アルコール | ＋＋ | ＋＋＋ | ＋＋ |
| ニコチン | ＋ | ＋？ | ＋＋＋ |

禁止規定を導入するため，“大麻取締法”と“麻薬向精神薬取締法”の一部が2023年12月に改正された．改正点は以下のとおりである．

**a. 大麻草から製造された医薬品の施用などを可能とするための規定の整備**
【大麻取締法，麻薬及び向精神薬取締法】　大麻から製造された医薬品の投与・服用などを禁止する規定を削除され，大麻およびその幻覚などの精神作用を示す麻薬として規制すべき成分であるTHC（テトラヒドロカンナビノール）を麻薬及び向精神薬取締法における“麻薬”としたことで，大麻草から製造された医薬品の投与・服用などが可能になる．

**b. 大麻などの施用罪の適用などに係る規定の整備**【大麻取締法，麻薬及び向精神薬取締法】

① 今までの大麻の不正な所持，譲渡，譲受，輸入などの規制・罰則に加えて（今後は大麻の不正な所持，譲渡，譲受，輸入などは麻薬及び向精神薬取締法の規制・罰則を適用），大麻などの不正な投与・服用についても，他の規制薬物と同様に，麻薬及び向精神薬取締法における“麻薬”として禁止規定および罰則（施用罪）を適用される．
② 保健衛生上の危害発生防止のため，大麻草由来製品に微量に残留するTHCの残留限度値を設ける．かつ，大麻草由来の成分のうち，化学的変化により容易に麻薬を生じうる一部の成分について麻薬とみなす．

**c. 大麻草の栽培に関する規制の見直しに係る規定の整備**【大麻取締法】
“大麻取締法”の名称を“大麻草の栽培の規制に関する法律”に改正する．

① 大麻草採取栽培者の免許を区分し，大麻草の製品の原材料として栽培する場合を第一種大麻草採取栽培者免許（都道府県知事の免許）に，医薬品の原料として栽培する場合を第二種大麻草採取栽培者免許（厚生労働大臣の免許）とする．
② 第一種大麻草採取栽培者について，THCが基準値以下の大麻草から採取した種子などを利用して栽培しなければならないなど，所要の規制を設ける．
③ 大麻草の研究栽培を行う場合は，大麻草研究栽培者免許（厚生労働大臣の免許）を要する．

CBD（カンナビジオール）は大麻由来成分であるが，抗精神作用のような有害性をもたない難治性のてんかん治療薬に用いることができるようになった．一方で，CBDを含む製品には微量にTHCが残留している可能性があるため，保険衛生上の危害発生防止の観点から，上記記載のようにTHCの残留限界値が設けられている．このような微量な成分を検出する分析法を構築したり，その数値の妥当性を検証したりすることも薬学学修者の重要な役割の一つである．

Δ⁹-テトラヒドロカンナビノール  
（Δ⁹-THC）

カンナビジオール  
（CBD）

さらにこれらの乱用薬物でなくても，ドラッグストアなどで合法的に入手した医薬品を本来の用法・用量から逸脱して，遊びや快楽を求めるために使用した場合は薬物乱用に相当する．薬物乱用は最悪の場合に死に至ることもある．したがって，医薬品が本来の用法・用量から逸脱して使用されることを避ける努力が必要である．

### コラム 5・4　死後の血中薬物濃度の変化

　死因究明における法中毒学で最も重要な検体は血液であり，薬物中毒死の判断には血中の薬物濃度が重要となってくる．しかしながら，死後は生前の薬物動態は停止しているものの，死後時間が経過した血液では生前では考えられないような濃度変化が起こっていることがある．まず，死後の代表的な濃度変化として死後の再分布があげられる．死後の再分布は薬物を高濃度含有した胃などの臓器から薬物がしみだして血液に流入することで起こる．続いて，他の死後変化として，細菌や血液中のエステラーゼによる死後分解があげられる．生前と違い血液中で細菌が繁殖し，薬物を分解する．生前より残存していた血液中のエステラーゼが死後に薬物と反応する．このように死後にはさまざまな要因によって血中濃度変化が起こり，死後直後の血中の薬物濃度がわからなくなることが一番の課題である．近年，薬学学修者により血中に豊富に存在しており，かつ誰しもが保有しているヘモグロビンとアルブミンが死後の薬物の血中濃度低下に寄与していることが報告された．薬学学修者は物理・化学・生物といった科学を横断的に学修し，薬物に精通しているため医学を専門としている法医学者と違う視点から死後変化を解明できる可能性がある．死因究明における毒性学・法中毒学的アプローチの一つとして，解明した死後変化を考慮した薬物中毒死の判断法の開発などでの薬学学修者の活躍が期待されている．

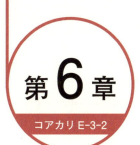

# 第6章 生活環境・自然環境の保全
コアカリ E-3-2

## コアカリの"ねらい"

"B 社会と薬学"，"C 基礎薬学"および"D 医療薬学"で学修した環境の人の健康に対する影響に関連する基礎的な知識と技能と，"E-3-1 人の健康に影響を及ぼす化学物質の管理と使用"で学修した化学物質による健康被害に関する知識と技能をもとに，環境衛生の視点から，生活環境・自然環境の適正な保全と環境汚染や生活環境の悪化による健康被害に対する防止策・対応策を学修する．

## 他領域・項目とのつながり

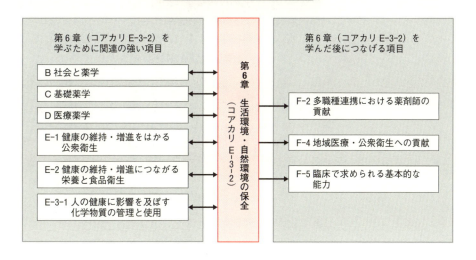

## コアカリの"学修目標"

1. 人の健康の維持・増進や生態系の維持のために，健康に影響を与える生活環境や自然環境について，関連する情報の収集・解析と評価に基づいて適正に保全することの必要性を説明する．
2. 環境汚染や生活環境の悪化による健康被害について，被害状況の把握，社会的な影響や国際的な動向の解析と関連する規制・制度や関連法規の理解のもとに，実効性のある防止策・対応策を立案する．
3. 環境汚染や環境の悪化による健康被害に対する防止策や対応策の効果を検証・評価する．

## 6・1 地球生態系内における化学物質の環境内動態

地球環境は生物と生物を取巻く環境から成り立っており，地球誕生以来，長い年月を経て進化し，育まれてきた．しかし，近年，ヒトの活動により急速に地球環境が変化し，深刻な環境問題がひき起こされ，ヒトの生命や健康への影響が懸念されている．地球環境と生態系および生態系における化学物質の環境内動態を理解することは，生態系の一部であるヒトが地球環境内で健康を維持し，生きることを考えるうえできわめて重要である．

### 6・1・1 地球環境と生態系

生態系 ecosystem

**生態系**とは，ある地域に相互作用をもちながら生息する生物が構成する生物的環境とそれを取巻く非生物的環境を含めた系のことをさす．生態系の中では，生物の相互作用や生物と環境の相互作用により，エネルギーや物質が循環している（図6・1）．

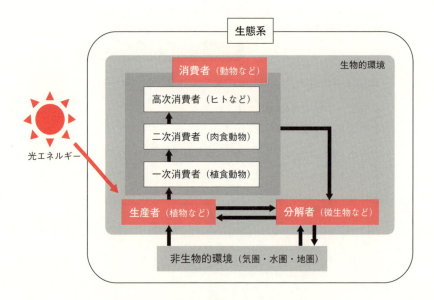

図6・1 生態系と物質・エネルギーの流れ

生物を大きく分けると**生産者，消費者，分解者**に分けることができる．生産者は，無機化合物を炭素源として生育することができる**独立栄養生物**である．光合成によって有機物を合成することができる植物や藻類などはこれにあたる．一方，ほかの生物が合成した有機物を利用する生物は，**従属栄養生物**という．消費者には，生産者を食べる一次消費者（植食動物），一次消費者を食べる二次消費者（肉食動物），さらに二次消費者を捕食する高次消費者がある．分解者は，生産者や消費者の死骸や排泄物などの有機物を無機物へ代謝分解することでエネルギーを得る生物であり，細菌や菌類がこれにあたる．

一方，生物を取巻く環境，非生物的環境には，**気圏**（大気圏），**水圏**，**地圏**（岩圏）がある．気圏は地球を覆う大気の層であり，地表に近い層から対流圏，

成層圏，中間圏，熱圏となっている．地表に接している対流圏に大半の大気成分が存在しており，対流が起こり，気象に対して影響が大きい．成層圏にはオゾン層が形成され，紫外線を吸収している．大気に最も多く含まれているのは窒素であり，乾燥空気の容積比で約80％を占め，ついで多いのは約20％を占める酸素である．水圏は海や河川，湖沼などの地表を覆う水や地下水などをさす．地球の約70％を海水が覆っている．また，地球上の水の約97％が海水であり，淡水は3％程度である．地圏は地球の中心から，中心核，マントル，地殻に分けられる．陸地の表面を覆う土壌の層は土壌圏を形成し，無機成分や生物によって生じた有機物，水や空気などが含まれている．

このような地球環境の中で，生物が生息する領域を**生物圏**という．生物圏は地圏，水圏，気圏にわたるが，その生息範囲の幅は，約20km程度である．地球の半径が約6400km，気圏が地表から約500kmまでの範囲であることを考えると，生物は地球環境のうち，きわめて薄い層の中で生息していることがわかる．

## 6・1・2　生体を構成する主要元素の循環

地球上の物質は，生物や非生物的環境内を循環している．生物は，非生物的環境や他の生物から物質を体内に取込み変換し，再び物質を非生物的環境へと排出することで生命活動を営んでいる．このように，生態系内を物質が循環しており，**物質循環**は生態系の維持において，きわめて重要である．

**a. 炭素の循環**　炭素は，有機物や無機物として生態系内を循環している．植物や藻類などの生物は，大気中の二酸化炭素を吸収し，太陽エネルギーを利用して，光合成により有機物を得る．消費者である植食動物や動物プランクトンはこれらの生産者を捕食し，肉食動物などの高次消費者は植食動物などを捕食することで，有機物を得る．消費者は，体内で有機物を代謝することでエネルギーを得る．消費者から排出される排泄物や消費者の死骸，また植物などの生産者の枯死体などに含まれる炭素は，分解者によって分解され，無機物として，非生物的環境へ戻される．炭素は，生物の呼吸によっても二酸化炭素として非生物的環境へ戻っていく（図6・1）．

大気中の二酸化炭素は，濃度依存的に海洋などに溶け込み炭酸塩となる．このように，海洋は大気の二酸化炭素濃度を調整する役割を果たす．また，土壌中には，炭素が石炭や石油などとして存在している．産業革命以降，人類は，化石燃料を大量に利用するようになった．このため，近年では大気中の二酸化炭素濃度が上昇している．海洋や生態系での吸収量を上回るヒトの活動による化石燃料の燃焼は，地球規模での炭素循環のバランスを大きく損なわせ，ヒトを含む生態系の維持において深刻な問題となっている．

**b. 窒素の循環**　大気中には窒素が豊富に存在するが，生産者である植物は，直接大気中の窒素を利用することができない．マメ科の植物の根に共生している根粒菌などの窒素固定菌や特殊な微生物は，大気中の窒素をアンモニウムイオンに変換することができる（**窒素固定**）．窒素固定によって生じたアンモニウムイオンを亜硝酸菌は亜硝酸イオンに，硝酸菌は亜硝酸イオンを硝酸イオンに変

*1 N₂O については §6·2（表6·3）参照.

富栄養化 eutrophication: §6·7参照.

*2 地球温暖化およびオゾン層破壊については §6·2参照.

換する（**硝化**）．これらのイオンは植物に取込まれてアミノ酸やタンパク質などの合成に用いられる（**窒素同化**）．さらに，生物体内でつくられた有機窒素は，排泄物や死骸として非生物的環境に放出される．放出された有機窒素は分解者によって分解され，アンモニウムイオン，亜硝酸イオン，硝酸イオンなどの無機窒素に変換される．また，脱窒菌は無機窒素を窒素($N_2$)や一酸化二窒素($N_2O$)*1 に変換し，大気中に放出する（**脱窒**）．このように，窒素も生態系内を循環している（図6·2）．

20世紀になって，窒素をアンモニアに化学的に変換することができるようになった．これにより，大量の窒素肥料が使用されるようになり，湖沼や海洋の**富栄養化**の原因になっている．

$N_2O$ は，温室効果ガスの一つであり，地球温暖化の原因となる．また，オゾン層破壊物質でもある*2．最近になり，数十年間にわたり $N_2O$ の放出量が増加し続け，そのおもな原因がヒトの活動によることが報告された．特に，農業活動における窒素肥料の使用が，排出量増加の原因として大きな割合を占めている．今後も世界的に食糧生産の需要は高いと考えられ，増加傾向が続く可能性が高い（図6·2）．

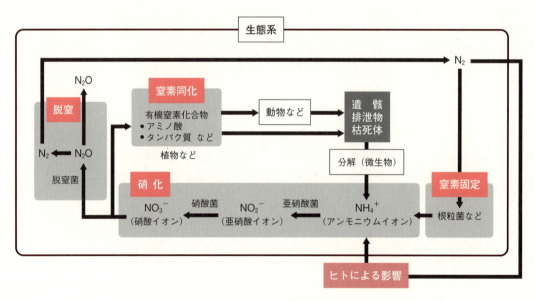

**図6·2　窒素循環**

**c. リンの循環**　リンは，核酸やリン脂質，ATPなどの成分であり，生物にとって重要な元素である．自然界において，リンは鉱石などに長い年月をかけて堆積し，貯蔵されている．これらが溶け出すことでリン酸塩となる．植物や植物プランクトンは，リン酸イオンを吸収し，生命活動に利用する．消費者はこれらの植物や植物プランクトンを食べることで，有機リンを体内に取込む．消費者の排泄物や枯死体に含まれるリンは微生物によって無機リンに変換され，一部は再び植物に利用される．しかし，大半のリンは，川から海洋に流れ，海洋から陸へ戻ることは難しい．このため，リンの循環は不完全である．また，肥料などに

利用されたリンが閉鎖水域に流れ込むと富栄養化の原因となる.

## 6・1・3 化学物質の環境内動態

元素のみならず化学物質も生態系の中を循環する. 非生物的環境に放出された化学物質は, 生物の体内に取込まれる. 近年, ヒトの活動によって大量に生産・使用された化学物質は生態系を脅かし, ヒトへの健康被害も発生している.

**a. 食物連鎖**　陸生生物では, 植食動物は生産者である植物を食べ, 植食動物は肉食動物に, 肉食動物はさらに大型肉食動物に捕食される. 水生生物では, 生産者である植物プランクトンを動物プランクトンが捕食し, 動物プランクトンは, 小型の水生生物や魚類に捕食される. これらの生物も大型魚類に捕食される. このような捕食関係のことを**食物連鎖**という. 生態系内では, 食物連鎖を通して, 栄養やエネルギーが一方向に流れていく. 食物連鎖の各段階を**栄養段階**という.

食物連鎖 food chain

各栄養段階の生物がすべて捕食されるわけではなく, 捕食によって取込まれたエネルギーも生命活動のためにすべて利用されるわけではない. このため, 下位の栄養段階の生物が合成したエネルギーの大半は失われ, その一部のみが上位の栄養段階に利用されることになる. よって, 栄養段階が上位のものほど, 利用できるエネルギーが少なくなり, 一般的には, 単位面積当たりの個体数や生物体量（バイオマス）は少なくなる. これらを図示すると形がピラミッド型になることから, **生態ピラミッド**という.

生態ピラミッド
ecological pyramid

**b. 生物濃縮**　生物が外界から取込んだ物質を環境中の濃度よりも濃く生体内に蓄積する現象を**生物濃縮**という. 生物濃縮の度合いを示す指標には**濃縮係数**がある. 濃縮係数は生物中の物質の濃度を環境中の物質濃度で除したものである. 1を超えると生物濃縮が起こっていることを示す. 脂溶性の高い物質は, 生物体内の脂質中などに蓄積され, 生物濃縮されやすい. 脂溶性の程度を示す指標として, 1-オクタノールと水の間の**分配係数**が用いられる. 分配係数と濃縮係数は正の相関を示す.

生物濃縮 bioconcentration
濃縮係数 concentration factor

物質が濃縮される経路には, **直接濃縮**と**間接濃縮**がある. 直接濃縮は, 皮膚や呼吸器を通して, 物質が環境中から直接体内に取込まれて蓄積される経路である. 一方, 間接濃縮は, 食物連鎖を通して, 生物体内に物質が濃縮する経路である. 陸生生物では間接濃縮がおもな経路であり, 水生生物では直接濃縮と間接濃縮の両方の経路によって生物濃縮が起こる. 生物濃縮されやすい化学物質は, 食物連鎖によって, 栄養段階が上位の生物体内に高濃度に蓄積される. ヒトは高次消費者であり, 栄養段階の上位に位置する. このため, 生物濃縮されやすい有害な物質が環境中に放出されると, 生物濃縮により高濃度の有害物質を体内に蓄積し, 健康への影響が問題になる.

生物に有害性を示す化学物質で, 生物濃縮されやすいものには, 有機塩素化合物であるポリ塩化ビフェニル（PCB）や農薬であるDDTなどが知られている. また, カドミウム, クロム, 鉛, 亜鉛などの重金属も魚類の体内に生物濃縮されていることが報告されている.

PCB: §5・3参照.
DDT: §5・3参照.

## コラム 6・1　化学物質の環境中での変換

生物に取込まれた化学物質が生体内で代謝により変化することを生物学的変換という．化学物質は，生物学的変換を受けると無毒になる場合も有害になる場合もある．たとえば，無機ヒ素は生物体内で有機ヒ素に変換されると毒性が低下する．一方，無機水銀は，環境中で微生物によってメチル化されると有害な**メチル水銀**に変化する．生物学的変換の一つに，有機物が微生物などによって無機化され，無害な物質にまで分解される**生分解**がある．化学物質の生分解性が高いと環境汚染が起こりにくい．また，生分解作用を利用して，環境中の汚染物質を分解し，環境を浄化する技術を**バイオレメディエーション**という．

**メチル水銀**: §5・3および§6・3参照．

**生分解** biodegradation

**バイオレメディエーション** bioremediation

## 6・2　地球環境問題ならびに地球環境の保全に関する国際的な取組み

### 6・2・1　環境保全のための国際的取組み

人間活動が盛んな現代社会では，かつてないレベルでさまざまな環境問題が発生している．環境問題は特定の地域や国に限定されて起こるものだけではなく，地域や国境をまたいで発生することも珍しくない．このような問題を解決するためには，国際的な議論と協力に基づいた多数国間で結ばれる条約の発効が必要である．

本節では，代表的な地球環境問題とそれに対応する国際的取組みについて紹介する（表6・1）．

表6・1　代表的な地球環境問題とそれに対応する国際的取組み

| 地球環境問題 | 対応する国際的取組み（略称） |
|---|---|
| 有害化学物質による汚染 | POPs 条約（ストックホルム条約）<br>水俣条約 |
| 海洋汚染 | ロンドン条約 |
| 有害廃棄物の越境移動 | バーゼル条約 |
| オゾン層の破壊 | ウィーン条約<br>モントリオール議定書<br>キガリ改正 |
| 地球温暖化 | 気候変動枠組条約<br>京都議定書<br>パリ協定 |
| 生物多様性の減少 | ラムサール条約<br>ワシントン条約<br>生物の多様性に関する条約<br>カルタヘナ議定書 |
| 酸性雨 | 長距離越境大気汚染条約<br>東アジア酸性雨モニタリングネットワーク |

## 6・2・2 有害物質に関する国際的取組み

ダイオキシン類，ポリ塩化ビフェニル（PCB），DDT などのような，① **残留性**（難分解性），② **生物蓄積性**，③ **人や生物への毒性**，④ **長距離移動性**の 4 項目が高い**残留性有機汚染物質（POPs）** の製造および使用の廃絶・制限，排出の削減，これらの物質を含む廃棄物などの適正処理などを規定するため，2001 年にストックホルムにおいて **POPs 条約（ストックホルム条約）** が採択され，2004 年に発効された（日本は 2002 年に締結）．POPs は偏西風やグラスホッパー現象\*などを通じて長距離を移動すると考えられるため，POPs の国際規制を強化し，その環境への放出を防止することが必要である．

2013 年，熊本県において，**水俣条約**が採択され，2017 年に発効された（日本は 2016 年に締結）．この条約では，**水俣病**の教訓として，水銀の採掘，貿易，利用，大気への排出や水・土壌への放出，水銀廃棄物に至るまでの包括的な規制を定めている．これにより，水銀鉱山の開発や，水銀を使用する製品の製造・輸入・輸出が禁止され，水銀を使用する製品の使用削減が求められた．

## 6・2・3 廃棄物に関する国際的取組み

人の健康に危険をもたらし，生物資源および海洋生物に害を与えるおそれのある廃棄物などの，船舶などからの投棄による海洋汚染の防止を目的として，1972 年にロンドンにおいて**ロンドン条約**が採択され，1975 年に発効された（日本は 1980 年に締結）．

1980 年代に，先進国からの廃棄物が開発途上国に放置されて環境汚染が生じるという問題が多発した．これらの廃棄物によってもたらされる危険から人の健康および環境を保護することを目的として，1989 年にスイスのバーゼルにおいて**バーゼル条約**が採択され，1992 年に発効された（日本は 1993 年に締結）．

近年，環境中に排出されたプラスチックによる環境汚染が問題となっている．プラスチックの誤飲による動物の健康被害のほか，**マイクロプラスチック**による水環境への影響も危惧されている．マイクロプラスチックとは，物理的破砕や紫外線による分解によって直径 5 mm 以下になったプラスチックのことである．また，樹脂ペレットや歯磨き粉などに含まれるスクラブ剤のように，製品段階ですでにマイクロサイズのプラスチックもあり，これらが下水を通じて環境中に排出されている．マイクロプラスチックは水生生物のえらや消化管に取込まれて障害をひき起こすだけでなく，POPs を吸着すると考えられており，食物連鎖および生物濃縮による健康影響も懸念されている．

## 6・2・4 オゾン層保護に関する国際的取組み

**オゾン層**の変化により生じる悪影響から人の健康および環境を保護することを目的に，1985 年にウィーンにおいて**ウィーン条約**が採択され，1988 年に発効された（日本は 1988 年に締結）．同条約のもと，より具体的なオゾン層保護を目的として，1987 年にモントリオールにおいて**モントリオール議定書**が採択され，1989 年に発効された（日本は 1988 年に締結）．この議定書では，オゾン層を破

---

**残留性** persistence

**生物蓄積性**
bio-accumulation

**人や生物への毒性** adverse effect

**長距離移動性** potential for long-range environmental transport

**残留性有機汚染物質**
persistent organic pollutants, POPs

**POPs 条約**：［正式名称］残留性有機汚染物質に関するストックホルム条約

\* **グラスホッパー現象**：環境中に放出された POPs が低緯度地帯では気化して大気中を移動し，高緯度地帯では凝結して降下・堆積することにより，発生源から離れた場所へ飛び飛びに長距離移動する様子をいう．

**水俣条約**：［正式名称］水銀に関する水俣条約

**水俣病** Minamata disease

**ロンドン条約**：［正式名称］廃棄物その他の物の投棄による海洋汚染の防止に関する条約

**バーゼル条約**：［正式名称］有害廃棄物の国境を越える移動及びその処分の規制に関するバーゼル条約

**マイクロプラスチック**
microplastics

**オゾン層** ozone layer

**ウィーン条約**：［正式名称］オゾン層の保護のためのウィーン条約

**モントリオール議定書**：［正式名称］オゾン層を破壊する物質に関するモントリオール議定書

380 第6章 生活環境・自然環境の保全

壊するおそれのある物質を特定し（**表6・2**），各物質の段階的な削減・全廃スケジュールを設定し，非締約国との規制物質の輸出入を禁止または制限した．また，オゾン層を破壊しないことから**代替フロン**として使用される**ハイドロフルオロカーボン（HFC）**の段階的削減スケジュールが設定された．しかし，2016年にルワンダのキガリにおいて採択された**キガリ改正（モントリオール議定書2016年改正）**（日本は2018年に締結）では，気候変動対策の観点から，高い温室効果をもつHFC 18種を規制物質として追加し，段階的に生産量および消費量を削減していくことが決定された．

**代替フロン** alternative for chlorofluorocarbon

**ハイドロフルオロカーボン** hydrofluorocarbon, HFC: ヒドロフルオロカーボンともいう．

**キガリ改正**

表6・2 モントリオール議定書およびキガリ改正で規制された特定オゾン層破壊物質とそのオゾン破壊係数

**地球温暖化係数** global warming potential, GWP

| モントリオール議定書で規制された物質 | | オゾン破壊係数[†1] | 地球温暖化係数[†2] |
|---|---|---|---|
| 特定フロン（CFC） | CFC-11（$CFCl_3$） | 1 | 6,230 |
| | CFC-12（$CF_2Cl_2$） | 1 | 12,500 |
| | CFC-113（$C_2F_3Cl_3$） | 0.8 | 6,520 |
| | CFC-114（$C_2F_4Cl_2$） | 1 | 9,430 |
| | CFC-115（$C_2F_5Cl$） | 0.6 | 9,600 |
| 特定ハロン | ハロン-1211（$CF_2BrCl$） | 3 | 1,930 |
| | ハロン-1301（$CF_3Br$） | 10 | 7,200 |
| | ハロン-2402（$C_2F_4Br_2$） | 6 | 2,170 |
| その他のCFC（10種） | | 1 | 報告なし～14,400 |
| 四塩化炭素 | | 1.1 | 2,200 |
| 1,1,1-トリクロロエタン | | 0.1 | 161 |
| 特定フロン（HCFC）（40種） | | 0.005～0.52 | 報告なし～2,300 |
| HBFC（34種） | | 0.1～14 | 報告なし～380 |
| ブロモクロロメタン | | 0.12 | 4.74 |
| 臭化メチル | | 0.6 | 2.43 |
| キガリ改正で追加された規制物質 | | | |
| 代替フロン（HFC）（18種） | | 0 | 12～14,800 |

†1 経済産業省，"オゾン層破壊係数（ODP値）一覧"（https://www.meti.go.jp/policy/chemical_management/ozone/files/ODS&ODP.pdf）より
†2 IPCC第6次報告書より

## 6・2・5 気候変動に関する国際的取組み

**太陽放射** solar radiation

**地球放射** terrestrial radiation

**温室効果ガス** greenhouse gas

**地球温暖化** global warming

　**太陽放射**によって地球を取巻く大気および地表が温められるが，一方で地球も宇宙に向けてエネルギーを放出している（**地球放射**）．このとき，地球の大気中に存在する二酸化炭素，水蒸気，メタンなどの**温室効果ガス**によって地球放射の熱が吸収され，再び地球に向けて放出されるために地球表面は温暖に保たれている．もしも温室効果ガスが存在しなかったとしたら，夜間の地表平均気温は−19℃になると言われている．しかし，近年では人為起源によって増加した温室効果ガスによる**地球温暖化**が問題となっている．

　大気中の温室効果ガスの濃度を安定化させることを目的として，1992年にリ

オ・デ・ジャネイロにおいて**気候変動枠組条約**が採択され，1994 年に発効された（日本は 1993 年に締結）．この条約では，先進国に対して温室効果ガスの削減目標が言及され，開発途上国が条約上の義務を履行するための資金協力が義務づけられた一方，開発途上国に対する温室効果ガスの削減目標は言及されなかった．

1997 年には京都において，2020 年までの枠組みとして**京都議定書**が採択され，2005 年に発効された（表 6・3）．京都議定書では，各国の温室効果ガス削減目標が決められたが，削減目標の達成には，森林や農地における二酸化炭素吸収量を活用することも認められた．また，他国が行う温室効果ガス削減プロジェクトに資金と技術を提供し，代わりに温室効果ガス排出枠を獲得したり，温室効果ガス排出枠を売買したりすることができる**京都メカニズム**とよばれる仕組みが取入れられた．

2015 年にはパリにおいて**パリ協定**が採択され，2016 年に発効された．先進国，開発途上国の区別なく，すべての国が温室効果ガス排出削減などの気候変動の取組に参加する 2020 年以降の枠組みであり，すべての国が参加するのは歴史上初めてのことである．

気候変動枠組条約：［正式名称］気候変動に関する国際連合枠組条約

京都議定書：［正式名称］気候変動に関する国際連合枠組条約の京都議定書

京都メカニズム
Kyoto mechanisms

パリ協定

表 6・3　京都議定書で削減対象となった温室効果ガス

| 温室効果ガス | 地球温暖化係数 | 地球温暖化への寄与度 |
|---|---|---|
| 二酸化炭素（$CO_2$） | 1 | 60 % |
| メタン（$CH_4$） | 28 | 20 % |
| 一酸化窒素（$N_2O$） | 265 | 6 % |
| ハイドロフルオロカーボン（HFC） | 4〜12,400 | 0.5 % 以下 |
| パーフルオロカーボン（PFC） | 6630〜11,100 | 0.5 % 以下 |
| 六フッ化硫黄（$SF_6$） | 23,500 | 0.5 % 以下 |
| 三フッ化窒素（$NF_3$） | 16,100 | 0.5 % 以下 |

## 6・2・6　生物多様性に関する国際的取組み

湿原や干潟などの湿地は多様な生物を育み，水鳥の生息地として非常に重要であり，積極的に保護していく必要性が指摘されていた．湿地には国境をまたぐものがあることや，水鳥の多くは国境に関係なく移動することから国際的な取組みが求められ，1971 年にイランのラムサールにおいて，**ラムサール条約**が採択され，1975 年に発効された（日本は 1980 年に締結）．現在は水鳥の生息地のみならず，人工の湿地や地下水系，浅海域なども含む幅広い種類の湿地を対象としている．

野生動植物の国際取引の規制を輸出国と輸入国とが協力して実施することにより，絶滅のおそれのある野生動植物の保護を図ることを目的として，1973 年にワシントン D.C. で**ワシントン条約**が採択され，1975 年に発効された（日本は 1980 年に締結）．なお，保護対象の動物種については生死を問わず，毛皮などを使用した加工品も規制の対象となる．

ラムサール条約：［正式名称］特に水鳥の生息地として国際的に重要な湿地に関する条約

ワシントン条約：［正式名称］絶滅のおそれのある野生動植物の種の国際取引に関する条約

**382** 第6章 生活環境・自然環境の保全

**生物の多様性に関する条約**

1992年に生物多様性の保全，その構成要素の持続可能な利用および遺伝資源の利用から生じる利益の公正かつ公平な配分を目的とした**生物の多様性に関する条約**がリオ・デ・ジャネイロにおいて採択され，1993年に発効された．同条約のもと，2000年にモントリオールにおいて**カルタヘナ議定書**が採択され，2003年に発効された（日本は2003年に締結）．カルタヘナ議定書では，特に，**遺伝子組換え生物**の国境を越える移動に関する適正な手続きを規定している．

**カルタヘナ議定書**：［正式名称］生物の多様性に関する条約のバイオセーフティに関するカルタヘナ議定書．§4・9参照．

**遺伝子組換え生物**
living modified organisms (LMOs), genetically modified organisms (GMOs)

**酸性雨** acid rain: pH 5.6以下の雨.

### 6・2・7 酸性雨に関する国際的取組み

**酸性雨**とは，大気汚染物質（おもに硫黄酸化物や窒素酸化物）が溶け込んで，酸性化した雨のことである．大気中の二酸化炭素が十分に溶け込んだ場合のpHが5.6であることから，それよりも低いpH 5.6以下の雨を酸性雨とよぶ．酸性雨は水環境および土壌環境に影響を及ぼすだけでなく，コンクリートや金属を侵食するため，建造物にも被害が及んでいる．

**UNECE**: United Nations Economic Commission for Europe

**長距離越境大気汚染条約**
Convention on Long-range Transboundary Air Pollution

**東アジア酸性雨モニタリングネットワーク**
Acid Deposition Monitoring Network in East Asia, EANET

1979年に国連欧州経済委員会（UNECE）により**長距離越境大気汚染条約**が採択され，1983年に発効された（日本は未締結）．この条約では加盟各国に越境大気汚染防止のための政策を求めるとともに，硫黄などの排出防止技術の開発，酸性雨影響の研究の推進，国際協力の実施，酸性雨モニタリングの実施，情報交換の推進などが規定されている．また，東アジア地域においては**東アジア酸性雨モニタリングネットワーク**（EANET）が組織され，日本をはじめとして13カ国が加盟し，2001年から本格稼働している．

### 6・2・8 持続可能な開発目標（SDGs）

**ミレニアム開発目標**
Millennium Development Goals, MDGs

**持続可能な開発目標**
Sustainable Development Goals, SDGs

2000年の国連サミットにおいて，平和と安全，開発と貧困撲滅，環境保護，人権，民主主義とよい統治，弱者の保護，アフリカの特別なニーズへの対応，国連の強化を唱えた"国連ミレニアム宣言"が採択された．これを基に，2015年までに達成すべき八つの目標（ゴール）を掲げた**ミレニアム開発目標**（MDGs）が2001年に策定された．2015年の国連サミットにおいて，MDGsの後継として，2030年までに持続可能でよりよい世界を目指す国際目標として**持続可能な開発目標**（SDGs，表6・4）が策定された．SDGsは17の持続可能な開発目標および169のターゲットから構成され，地球上の誰一人取残さないことを誓っており，開発途上国のみならず，先進国自身が取組むユニバーサル（普遍的）なものである．

表6・4 持続可能な開発目標（SDGs）

| | |
|---|---|
| 1. 貧困をなくそう | 10. 人や国の不平等をなくそう |
| 2. 飢餓をゼロに | 11. 住み続けられるまちづくりを |
| 3. すべての人に健康と福祉を | 12. つくる責任，つかう責任 |
| 4. 質の高い教育をみんなに | 13. 気候変動に具体的な対策を |
| 5. ジェンダー平等を実現しよう | 14. 海の豊かさを守ろう |
| 6. 安全な水とトイレを世界中に | 15. 陸の豊かさも守ろう |
| 7. エネルギーをみんなにそしてクリーンに | 16. 平和と公正をすべての人に |
| 8. 働きがいも経済成長も | 17. パートナーシップで目標を達成しよう |
| 9. 産業と技術革新の基盤をつくろう | |

## 6・3 わが国における典型七公害とその現状,および四大公害

### 6・3・1 公害とは

　公害とは,**環境基本法**において"環境の保全上の支障のうち,事業活動その他の人の活動に伴って生ずる相当範囲にわたる大気の汚染,水質の汚濁(水質以外の水の状態又は水底の底質が悪化することを含む),土壌の汚染,騒音,振動,地盤の沈下(鉱物の掘採のための土地の掘削によるものを除く)及び悪臭によって,人の健康又は生活環境に係る被害が生ずること"と定義されている.したがって,自然災害によってこれら被害が起こっても公害にはあたらない.

　環境基本法にあげられた**大気汚染,水質汚濁,土壌汚染,騒音,振動,地盤沈下,悪臭**を**典型七公害**とよぶ.典型七公害のうち,2022年に最も苦情件数が多かったのは騒音の19,391件(38.2%)であり,ついで大気汚染の13,694件(27.0%)である(図6・3).騒音は1977年から苦情件数1位であるが,1997～2012年の間は大気汚染の苦情件数が最多であった(図6・4).また,典型七公害以外にも,廃棄物投棄や日照,通風,電波妨害,雑草の繁茂といった苦情が寄せられており,その約半数を廃棄物投棄に関する苦情が占めている.

公 害 public nuisance
環境基本法

大気汚染 air pollution
水質汚濁 water pollution
土壌汚染 soil pollution
騒 音 noize
振 動 vibration
地盤沈下 ground subsidence
悪 臭 offensive odor
典型七公害

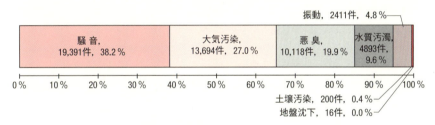

**図6・3 典型七公害の種類別公害苦情受付件数** 総務省公害等調整委員会事務局,"令和4年度公害苦情調査結果報告書"

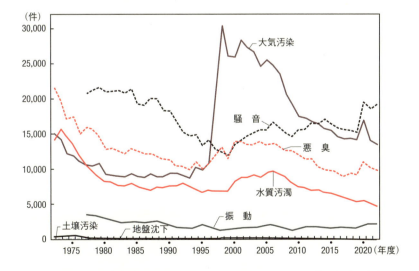

**図6・4 典型七公害の種類別公害苦情受付件数の推移** 総務省公害等調整委員会事務局,"令和4年度公害苦情調査結果報告書"

384　第6章　生活環境・自然環境の保全

## 6・3・2　公害の歴史

　　わが国の最初の公害は**足尾銅山鉱毒事件**と言われている．1879年，栃木県の渡良瀬川流域で，足尾銅山からの排水を原因とした鉱毒被害が報告された．国会議員であった田中正造を中心に救済運動が行われたが，有効な対策はほとんどとられなかった．明治時代は産業の近代化が急速に進み，殖産興業・富国強兵策に重きが置かれていたことから，環境問題やそれに続く国民の健康被害について顧みられることはなかった．その後，**別子銅山煙害事件**，**安中公害**などが発生したが，環境関連法規が整備されておらず，問題が全国的に取扱われることもなく，公害発生地域で対処するに留まっていた．

四大公害　　　　　1955年以降の高度経済成長により，都市の工業化が進み，**四大公害**をはじめとしたさまざまな公害による健康被害が全国で発生した（**表6・5**）．1967年には，公害対策の総合的推進によって国民の健康を保護し，生活環境を保全することを目的に**公害対策基本法**が制定され，事業者，国および地方公共団体の公害の防止に関する責務を明らかにし，公害の防止に関する施策の基本となる事項が定

表6・5　わが国における公害事例

|  | 公害事例 | 発生地域 | 原　因 |
|---|---|---|---|
| 1878年頃 | 足尾銅山鉱毒事件 | 栃木県渡瀬川流域 | 足尾銅山から流出した鉱毒 |
| 1893年 | 別子銅山煙害問題 | 愛媛県新居浜地区 | 亜硫酸ガス |
| 1937年 | 安中公害 | 群馬県安中地区 | カドミウム |
| 1955年 | **イタイイタイ病**公式確認 | 富山県神通川流域 | カドミウム |
| 1956年 | **水俣病**公式確認 | 熊本県水俣湾沿岸 | メチル水銀 |
| 1961年 | **四日市喘息**患者多発 | 三重県四日市市 | 硫黄酸化物 |
| 1965年 | **新潟水俣病**（第二水俣病）公式確認 | 新潟県阿賀野川流域 | メチル水銀 |
| 1969年 | 大阪国際空港騒音事件 | 大阪府大阪国際空港周辺 | 航空機による騒音 |
| 1970年 | 光化学スモッグ発生 | 東京都 | 光化学オキシダント |
| 1970年 | 田子の浦港ヘドロ公害 | 静岡県富士市田子の浦港 | 製紙事業に伴う大気汚染・騒音・ヘドロによる悪臭・水質汚濁 |
| 1972年 | 慢性ヒ素中毒症発生 | 宮崎県高千穂町土呂久地区 | 三酸化ヒ素 |
| 1973年 | 慢性ヒ素中毒症発生 | 島根県津和野町笹ヶ谷地区 | 三酸化ヒ素 |
| 1974年 | 東海道新幹線騒音・振動公害 | 愛知県名古屋市 | 新幹線による騒音・振動 |
| 1975年 | 六価クロムによる土壌汚染 | 東京都江東区 | 六価クロム |
| 1978年 | 西淀川大気汚染公害 | 大阪府西淀川区 | 複合大気汚染 |
| 1982年 | 川崎喘息被害 | 神奈川県川崎市 | 複合大気汚染 |

表6・6　公害関係14法

| |
|---|
| 公害対策基本法の一部を改正する法律 |
| 道路交通法の一部を改正する法律 |
| 騒音規制法の一部を改正する法律 |
| 廃棄物の処理及び清掃に関する法律 |
| 下水道法の一部を改正する法律 |
| 公害防止事業費事業者負担法 |
| 海洋汚染防止法 |
| 人の健康に係る公害犯罪の処罰に関する法律 |
| 農薬取締法の一部を改正する法律 |
| 農用地の土壌の汚染防止等に関する法律 |
| 水質汚濁防止法 |
| 大気汚染防止法の一部を改正する法律 |
| 自然公園法の一部を改正する法律 |
| 毒物及び劇物取締法の一部を改正する法律 |

められた．1970 年には大気汚染防止法や水質汚濁防止法などを含む**公害関係 14 法**（**表 6・6**）が成立し，公害防止や環境規制の礎となった．さらに，自然環境の適正な保全を推進することを目的に，**自然環境保全法**が 1972 年に制定された．その後，公害対策基本法と自然環境保全法が統合され，公害対策に加えて自然環境の保護や地球環境の保全を含めた**環境基本法**が 1993 年に公布された．

公害の補償に関する法律として，事業活動によって生じた相当範囲にわたる著しい大気汚染または水質汚濁によりひき起こされた疾病に罹患した者に対し，医療費，医療手当および介護手当を支給し，健康被害の救済を図ることを目的に，**公害に係る健康被害の救済に関する特別措置法**（旧 **救済法**）が 1969 年に公布された．しかしながら，この法律は行政上の救済であり，被害者の逸失利益に対する補償を求めるためには別途民事訴訟を要するという問題点があった．1971 年に環境庁（現 環境省）が発足し，1973 年，公害による健康被害者に対して民事責任を踏まえた迅速な補償等を行うため，**公害健康被害の補償等に関する法律**が公布された．同法における**公害健康被害補償制度**では，顕著な大気汚染による疾病が多発した 41 地域（四日市・川崎など）を第一種地域[*1]に，汚染原因物質との因果関係が明らかな疾病が多発した 5 地域（富山・熊本など）を第二種地域に指定し，第一種地域および第二種地域の汚染源発生施設設置者から，補償費用相当分としてそれぞれ汚染負荷量賦課金ならびに特定賦課金を徴収している．

> **公害健康被害の補償等に関する法律**
>
> [*1] 1988 年 3 月に全地域の指定が解除され，新規の患者認定は行われなくなったが，汚染負荷量賦課金の徴収および認定済患者への補償は継続している．

## 6・3・3 四大公害

**a. イタイイタイ病**　　**イタイイタイ病**は，富山県婦負郡婦中町（現 富山市）の神通川流域の住民，特に高齢経産婦を中心に発生した公害病である．神通川上流の岐阜県神岡鉱山（亜鉛鉱山）では，亜鉛，鉛，銀，石灰の採掘・精錬が行われており，神通川に排水された未処理の廃水中に含まれていた**カドミウム**による慢性中毒がイタイイタイ病の原因である．住民らは神通川の水を飲食用や生活用水として使用し，田畑に引き込んで米や野菜をつくって食べており，長期に渡ってカドミウムに曝露されていた．カドミウムはまず腎臓の近位尿細管を傷害し，**ファンコニー症候群**をひき起こす．ついで**骨軟化症**を発症させることから，患者らは容易に骨折し，全身の激痛に"痛い，痛い"と苦しんだことが病名の由来である．神通川流域の住民における健康被害は明治時代から報告されていたが，1955 年に公式確認された．1961 年には鉱山廃水に含まれるカドミウム原因説が唱えられ，1968 年，イタイイタイ病は厚生省（現 厚生労働省）により初めて認定された公害病となった．

イタイイタイ病の認定基準は，① カドミウム濃厚汚染地域に居住しカドミウムの曝露歴がある，② 尿細管障害，③ 骨粗鬆症を伴う骨軟化症，④ ②および③が先天性ではない の 4 項目すべてを満たす必要がある．2025 年 1 月現在の認定患者数は 201 名（生存者 0 名）である[*2]．富山県では，カドミウムに汚染された 1600 ha を超える農地の復元工事が 1979 年から行われ，2012 年に完了した．

> **イタイイタイ病**
> Itai-itai disease
>
> **カドミウム** cadmium：§5・3・1 a 参照．
>
> **ファンコニー症候群**
> Fanconi syndrome
>
> **骨軟化症** osteomalacia
>
> [*2] 認定患者に加え，将来的にイタイイタイ病とされることを否定しえない人として，345 名が要観察者に判定されている．

水俣病 Minamata disease

**b. 水俣病（熊本水俣病）**　　水俣病は，熊本県水俣市水俣湾周辺の住民において原因不明の病気が発生していることが 1956 年に最初に報告され，公式確認された．これは化学工場においてアセトアルデヒドを製造する際，触媒として用いた硫酸第二水銀から副生されるメチル水銀を含む廃水が水俣湾に排出されていたことが原因であった．メチル水銀は水俣湾の魚介類を汚染し，汚染された魚介類を摂取した住民らが水俣病を発症したことが明らかとなった．

メチル水銀
methylmercury：§4・6・1
および§5・3・1 b 参照.

　水俣病患者は，四肢末端の感覚障害，小脳性運動失調，両側性求心性視野狭窄，聴力障害など，ハンター・ラッセル症候群とよばれる各種症状を示す．1962 年には，脳性小児麻痺様の症状を示す胎児性水俣病患者が報告された．これは，母親が妊娠中にメチル水銀に汚染された魚介類を摂取したことにより，胎盤を介してメチル水銀曝露を受けた胎児が先天的に水俣病を発症したものである．

ハンター・ラッセル症候群
Hunter–Russel syndrome

胎児性水俣病
fetal Minamata disease

　水俣病問題の対策として，"公害健康被害の補償等に関する法律"では救済できない被害者を救うため，"水俣病被害者の救済及び水俣病問題の解決に関する特別措置法"が 2009 年に公布された．さらに，2015 年には"水銀による環境の汚染の防止に関する法律"が公布された．

　1977 年に定められた水俣病の認定基準を満たすためには，有機水銀に対する曝露歴があり，四肢末端の感覚障害に加え，視野狭窄や運動失調など 2 種類以上の症状の組合わせが必要である．2024 年 3 月末現在の認定患者数は 2284 名（熊本県 1791 名，鹿児島県 493 名）で，このうち生存者は 229 名（熊本県 170 名，鹿児島県 59 名）である．水俣湾には高濃度の水銀を含む汚泥が堆積しているため，1977 年から公害防止事業として水俣湾埋立てが行われ，1990 年に完了した．

新潟水俣病
Niigata Minamata disease

**c. 新潟水俣病（第二水俣病）**　　1965 年，新潟県阿賀野川流域の住民において水俣病と同様の症状の患者が多数発生していることが報告され，新潟水俣病の発生が明らかとなった．阿賀野川上流にある化学工場においてアセトアルデヒドが製造されており，触媒に用いた硫酸第二水銀から副生されるメチル水銀を含む廃水が阿賀野川に排出されていた．新潟水俣病も熊本県で発生した水俣病と同じく，メチル水銀に汚染された魚介類の摂取によるハンター・ラッセル症候群が主症状であった．2022 年 11 月末現在，認定患者数は 716 名（生存者 103 名）となっている．

四日市喘息
Yokkaichi asthma

硫黄酸化物 sulfer oxides:
§6・9・1 参照.

**d. 四日市喘息**　　1960 年頃から，三重県四日市市の石油コンビナートが活発に稼働するようになった．1961 年，石油コンビナート周辺の塩浜地区や風下の磯津地区の住民において，気管支喘息，慢性気管支炎などの慢性閉塞性肺疾患の症状を訴える患者が多発した．しだいに四日市市の別の地区でも多数の患者が発生し，同年に四日市喘息として公式確認された．石油コンビナートからは大量の大気汚染物質が排出されており，なかでもばい煙中に含まれる亜硫酸ガスから発生する硫黄酸化物が四日市喘息の原因となった．四日市公害裁判では，四日市石油コンビナートを形成する複数企業の共同不法行為が認められた．2018 年現在，四日市喘息の認定患者数は 2219 名となっている．

## 6・4 環境汚染（大気汚染，水質汚濁，土壌汚染など）を防止するための法規制

　ここでは，環境汚染や生活環境の悪化による健康被害に対する防止策や対応策を立案するための基盤となる環境保全に関する関連法規を学ぶ．具体的には，おもに環境基本法，大気汚染防止法，水質汚濁防止法，土壌汚染対策法，ダイオキシン類対策特別措置法について学び，理解を深める．

### 6・4・1 環境基本法

　四大公害以降，公害対策は 1967 年に制定された公害対策基本法で，自然環境保全対策は 1972 年に制定された自然環境保全法に基づき行われてきた．しかし，複雑化し，また地球規模化する現在の環境問題に対応できないことから，1993 年に公害対策基本法が廃止され，新たに**環境基本法**が制定された．なお，自然環境保全法は環境基本法の趣旨に沿って改正されている．

環境基本法

　環境基本法は，**地球環境保全**という視点を盛り込んだ環境保全に関する基本理念を定めており，全環境法令の最上位に位置するものである．また，国，地方公共団体，事業者および国民は，環境保全のための責務を果たすことが求められている．基本理念は，以下の三つである．

地球環境保全

　1）環境の恵沢の享受と継承等
　2）環境への負荷の少ない持続的発展が可能な社会の構築等
　3）国際的協調による地球環境保全の積極的推進

　また，事業者および国民の間に広く環境保全についての関心と理解を深め，積極的に環境保全に関する活動を行う意欲を高めるために 6 月 5 日を環境の日と定めている．これは，1972 年 6 月 5 日からストックホルムで開催された国連人間環境会議を記念して定められたものである．

　環境保全に関する基本的施策として，環境基本計画の策定，環境基準の設定，公害防止計画の作成，環境影響評価の推進，地球環境保全に関する国際協力の推進などを定めている．また，これらの計画や基準を実施および達成するために，個別の環境法（大気汚染防止法，水質汚濁防止法，土壌汚染対策法，悪臭防止法，騒音規制法，振動規制法など）が定められている．

### 6・4・2 環境基本計画

　**環境基本計画**は，環境保全に関する施策の基本方針を定めた計画である．1994 年に第一次計画が策定され，それ以降 6 年ごとに改定され，第六次計画が 2024 年に策定された．第一次計画では，以下の四つの長期目標が掲げられた．

環境基本計画

　1）環境への負荷の少ない循環を基調とする社会・経済システムの実現（**循環**）

循　環

　2）健全な生態系を維持・回復し，自然と人間の共生の確保（**共生**）

共　生

　3）あらゆる主体が役割分担のもとに，環境保全に関する行動に参加する社会を実現する（**参加**）

参　加

　4）地球環境を共有する各国との国際的協調のもとに，地球環境を良好な状態

**国際的取組み**

に保持するための国際的取組みを推進する（**国際的取組み**）

**地域循環共生圏**

　第六次計画においては，第五次計画で策定した，地域資源を持続可能な形で活用し，自立・分散型の社会を形成しつつ，地域間で支え合う **"地域循環共生圏"** の創造を目指す方針をさらに発展させ，地域循環共生圏の構築により，環境・経済・社会の課題を統合的に解決するような横断的な以下の六つの重点戦略が掲げられた.

1) "新たな成長"を導く持続可能な生産と消費を実現するグリーンな経済システムの構築
2) 自然資本を基盤とした国土のストックとしての価値の向上
3) 環境・経済・社会の統合的向上の実践・実装の場としての地域づくり
4) "ウェルビーイング/高い生活の質"を実感できる安全・安心，かつ，健康で心豊かな暮らしの実現
5) "新たな成長"を支える科学技術・イノベーションの開発・実証と社会実装
6) 環境を軸とした戦略的な国際協調の推進による国益と人類の福祉への貢献

### 6・4・3　環境基準

**環境基準**

**大気汚染**: §6・9および §6・10 参照.

**水質汚濁**: §6・8 参照.

**土壌汚染**

**騒音**

　**環境基準**は，人の健康の保護および生活環境の保全のうえで維持されることが望ましい基準であり，行政上の政策目標である．現在，環境基本法において**大気汚染，水質汚濁，土壌汚染，騒音**の四つについて基準値と測定法が定められている．これらの基準は，現に得られる限りの科学的知見を基礎として定められているものであり，常に新しい科学的知見の収集に努め，適切な科学的判断が加えられていかなければならないと規定されている．なお，ダイオキシン類に関する環境基準は，ダイオキシン類対策特別措置法において定められている．

### 6・4・4　大気汚染防止法

**大気汚染防止法**

　環境基本法において設定された大気汚染に関する環境基準を達成することを目標に，**大気汚染防止法**が定められ，規制が実施されている．大気汚染防止法では，工場や事業場などの固定発生源から排出または飛散する大気汚染物質や自動車排出ガスについて，物質の種類ごと，施設の種類・規模ごとに排出基準などが定められており，大気汚染物質の排出者などはこの基準を守らなければならない

**水銀に関する水俣条約**

と規定されている．なお，**水銀に関する水俣条約**の的確かつ円滑な実施を確保するために，大気汚染防止法において水銀排出施設などにおける水銀の排出が規制されている．

**VOC**: volatile organic compounds

　規制対象となる大気汚染物質は，**表6・7**に示すように，ばい煙，揮発性有機化合物（VOC），粉じん，水銀，特定物質，有害大気汚染物質，自動車排出ガスの七つに分類されている．また，都道府県および大気汚染防止法上の政令市において大気汚染状況の常時監視が行われており，住宅地などの一般的な生活空間における大気の汚染状況を把握するために設置された**一般環境大気測定局**（一般局）と道路周辺に設置され自動車走行による大気の汚染状況を把握するために設

**一般環境大気測定局**

## 6・4 環境汚染を防止するための法規制

表6・7 大気汚染防止法における大気汚染物質と規制方式 [a]

| | 物質名 | | おもな発生の形態など | 規制の概要 |
|---|---|---|---|---|
| ばい煙 | 硫黄酸化物（$SO_x$） | | ボイラー，廃棄物焼却炉などにおける燃焼や鉱石などの燃焼 | 量規制（$K$値規制），総量規制 |
| | ばいじん（すすなど） | | 同上および電気炉の使用 | 濃度規制 |
| | 有害物質 | カドミウム（Cd）カドミウム化合物 | 銅，亜鉛，鉛の精錬施設における燃焼，化学的処理 | 濃度規制 |
| | | 塩素（$Cl_2$）塩化水素（HCl） | 化学製品反応施設や廃棄物焼却炉などにおける燃焼，化学的処理 | 濃度規制 |
| | | フッ素（F）フッ化水素（HF）など | アルミニウム精錬用電解炉やガラス製造用溶融炉などにおける燃焼，化学的処理 | 濃度規制 |
| | | 鉛（Pb）鉛化合物 | 銅，亜鉛，鉛の精錬施設などにおける燃焼，化学的処理 | 濃度規制 |
| | | 窒素酸化物（$NO_x$） | ボイラーや廃棄物焼却炉などにおける燃焼，合成，分解など | 濃度規制，総量規制 |
| 揮発性有機化合物（VOC） | | | VOCを排出する次の施設 化学製品製造・塗装・接着・印刷における乾燥施設，吹付塗装施設，洗浄施設，貯蔵タンク | 濃度規制 |
| 粉じん | 一般粉じん（セメント粉，石灰粉，鉄粉など） | | ふるいや堆積場などにおける鉱石，土砂などの粉砕・選別，機械的処理，堆積 | 構造・使用・管理基準 |
| | 特定粉じん（石綿） | | 切断機などにおける石綿の粉砕，混合その他の機械的処理 | 事業場の敷地境界における濃度基準（10本/L） |
| | | | 吹き付け石綿使用建築物の解体・改造・補修作業 | 建築物解体時などの除去，囲い込み，封じ込め作業に関する基準 |
| 水　銀 | | | 水銀を排出する次の施設 石炭火力発電所，産業用石炭燃焼ボイラー，非鉄金属製造施設，廃棄物焼却設備，セメントクリンカー製造施設 | 濃度規制 |
| | | | 水銀等の排出量が多く，排出抑制をすることが適当な以下の施設（要排出抑制施設）製銑の用に供する焼結炉，製鋼の用に供する電気炉 | 自主的取組，実施状況の公表 |
| 特定物質（アンモニア，一酸化炭素，メタノールなど28物質） | | | 特定施設において故障，破損などの事故時に発生 | 事故時における措置を規定 |
| 有害大気汚染物質 | 248物質（群）（このうち優先取組物質として23物質） | | | 知見の集積など，各主体の責務を規定 |
| | 指定物質 | ベンゼン | ベンゼン乾燥施設など | 施設・規模ごとに排出抑制基準 |
| | | トリクロロエチレン | トリクロロエチレンによる洗浄施設など | 施設・規模ごとに排出抑制基準 |
| | | テトラクロロエチレン | テトラクロロエチレンによるドライクリーニング機など | 施設・規模ごとに排出抑制基準 |
| 自動車排出ガス | 一酸化炭素 炭化水素 鉛化合物 窒素酸化物 粒子状物質 | | 自動車の運行 | 許容限度 |

a) 環境省および独立行政法人環境再生保全機構の資料を改変

390　第6章　生活環境・自然環境の保全

**自動車排出ガス測定局**　置された**自動車排出ガス測定局（自排局）**がある．以下に，ばい煙および粉じんについて述べる．

**ばい煙**　　**a. ば い 煙**　ばい煙とは，物の燃焼などに伴い発生する硫黄酸化物，ばいじん（すすなど），5種類の有害物質（カドミウムおよびその化合物，塩素および塩化水素，フッ素およびフッ化水素など，鉛およびその化合物，窒素酸化物）のことである．ばい煙の排出基準は量規制，濃度規制，総量規制に大別される．

**一般排出基準**　　**一般排出基準**：ばい煙発生施設ごとに国が定める排出基準であり，これを一般排出基準という．硫黄酸化物を除き，濃度規制が行われている．硫黄酸化物の排出基準は，地域ごとの汚染状況を考慮した量規制（**K値規制**）が採用されている．この規制は，$q = K \times 10^{-3} \times H_e^2$ の式で表され，$q$ は硫黄酸化物の許容排出量〔m³/h〕である．また，$K$ は地域別に定める定数であり，この定数が小さ

**K値規制**

いほど規制は厳しくなる．$H_e$ は**有効煙突高さ**であり，煙突の高さと煙の上昇高さの和である．なお，硫黄酸化物の排出基準は，全国に適用される一般排出基準と，汚染が著しいかまたは著しくなるおそれがある地域で，新設される施設に限って適用される特別排出基準がある．

**有効煙突高さ**

**特別排出基準**　　**特別排出基準**：大気汚染の深刻な地域において，新設されるばい煙発生施設に適用され，一般排出基準より厳しい基準である．上記した硫黄酸化物のほか，ばいじんにも適用されている．

**上乗せ排出基準**　　**上乗せ排出基準**：一般排出基準や特別排出基準では大気汚染防止が不十分な地域において，都道府県が条例によって定める，より厳しい基準である．ばいじん，有害物質に適用されている．

**総量規制基準**　　**総量規制基準**：以上のような規制によっても，環境基準の達成が困難と考えられる一定地域を国が指定し，当該都道府県知事は地域全体での排出許容総量を算出し，総量削減計画を作成，その計画に基づいて大規模工場に対して**総量規制基準**に基づいた規制を実施している．この規制は，硫黄酸化物（24地域），窒素酸化物（3地域）に適用されている．また，硫黄酸化物の場合，総量規制基準の対象外となる小規模工場については，燃料使用基準が定められており，使用する重油などの燃料における硫黄含有率を都道府県知事が定めている．

**粉じん**　　**b. 粉 じ ん**　粉じんとは，物の破砕や堆積などにより発生し，または飛散する物質のことをいう．大気汚染防止法では，人の健康に被害を生じるおそれのある物質を**特定粉じん**，それ以外の粉じんを**一般粉じん**と定めており，現在，**石綿（アスベスト）**のみが特定粉じんに指定されている．なお，大気汚染防止法の一部を改正する法律が2020年6月に公布され，建築物等の解体などの工事における石綿の飛散を防止するため，すべての石綿含有建材への規制対象の拡大，都道府県等への事前調査結果の報告の義務づけおよび作業基準遵守の徹底のための直接罰の創設などの対策がいっそう強化された．

**特定粉じん**
**一般粉じん**

## 6・4・5　その他の大気環境の保全に関する法規制

　大気汚染防止法以外の大気環境の保全に関する法的規制として，積雪寒冷地域におけるスパイクタイヤを装着した自動車が道路を損傷することにより発生する

6·4 環境汚染を防止するための法規制　　391

"スパイクタイヤ粉じん"による大気汚染が生活型公害として深刻な社会問題となったことから，1990年に**スパイクタイヤ禁止法**により，スパイクタイヤの使用が規制された．また，1992年には，**自動車NO$_x$・PM法**により，首都圏（埼玉県，千葉県，東京都，神奈川県），愛知・三重圏，大阪・兵庫圏にある市区町村を窒素酸化物および粒子状物質の対策地域に指定し，窒素酸化物および粒子状物質の排出基準に適合しない車の使用が禁止されている．また，**車種規制**が採用されており，トラック・バス，ディーゼル乗用車にこの法律が適用されている．また，大気汚染防止法の自動車排出ガスの規制は新車を対象としているが，この法律では中古車も対象としているほか，規制区域外からの乗入れも禁止されている．

**スパイクタイヤ禁止法:**
［正式名称］スパイクタイヤ粉じんの発生の防止に関する法律

**自動車NO$_x$・PM法:**［正式名称］自動車から排出される窒素酸化物及び粒子状物質の特定地域における総量の削減等に関する特別措置法

**車種規制**

## 6·4·6　水質汚濁防止法

　環境基本法において設定された水質汚濁に関する環境基準を達成することを目標に，**水質汚濁防止法**が定められ，規制が実施されている．水質汚濁防止法では，人の健康を害するおそれのあるもの，または生活環境に対して害をもたらすおそれのあるものを含んだ水を流す施設を特定施設と定め，特定施設を設置する工場または事業場（特定事業場）から公共用水域に排出される水質汚濁物質について，物質の種類ごとに排水基準が定められており，水質汚濁物質の排出者などはこの基準を守らなければならないと規定されている．2021年度における特定事業場の業種別内訳は，事業場数の多い順に旅館業，自動式車両洗浄施設，畜産農業，洗濯業，豆腐・煮豆製造業，し尿処理施設，し尿浄化槽（201人以上500人以下），水産食料品製造業，酸・アルカリ表面処理施設，科学技術に関する研究・試験・検査を行う事業場となっている．

**水質汚濁防止法**

　**一般排水基準:**　水質汚濁防止法の規制対象物質は，"有害物質"（表6·8）と"その他の項目"（表6·9）が規定されており，これらは，それぞれ環境基本法の水質の環境基準における"人の健康の保護に関する環境基準"（健康項目）と"生活環境の保全に関する環境基準"（生活環境項目）に相当するものである．一般に健康項目に関する基準値は，排水後の環境中における希釈を見込んで，環境基準の10倍の濃度が設定される．また，生活環境項目は，1日当たりの平均的な排出水の量が50 m$^3$以上である特定事業場に適用されており，環境基準と同様に，生物化学的酸素要求量（BOD）は河川などの公共用水域に排出する場合，化学的酸素要求量（COD）は海域および湖沼などの公共用水域に排出する場合に適用される．窒素やリンは，環境大臣が著しく富栄養化が進んだ海域および湖沼と定めた水域から公共用水域に排出する場合に適用される．

**BOD**（biochemical oxygen demand）：§6·8·4 d参照．

**COD**（chemical oxygen demand）：§6·8·4 e参照．

　**上乗せ排水基準:**　一般排水基準だけでは水質汚濁の防止が不十分な地域において，都道府県が条例によって定める，より厳しい基準である．

**上乗せ排水基準**

　**総量規制基準:**　人口および産業の集中などにより，生活や事業活動に伴い排出された水が大量に流入する水域など，上記の基準のみによっては環境基準の達成が困難な地域（東京湾，伊勢湾，瀬戸内海）においては，CODおよび窒素，リンを対象として，これらの総量を**汚濁負荷量**（排出水の汚濁物質の濃度×排水量）に基づいて規制している．

**総量規制基準**

**汚濁負荷量**

**表6・8　水質汚濁防止法一般排水基準（有害物質：健康項目）**

| 有害物質 | 許容限度 | 有害物質 | 許容限度 |
|---|---|---|---|
| カドミウムおよびその化合物 | 0.03 mg/L | 1,1-ジクロロエチレン | 1 mg/L |
| | | シス-1,2-ジクロロエチレン | 0.4 mg/L |
| シアン化合物 | 1 mg/L | 1,1,1-トリクロロエタン | 3 mg/L |
| 有機リン化合物（パラチオン，メチルパラチオン，メチルジメトンおよびEPNに限る） | 1 mg/L | 1,1,2-トリクロロエタン | 0.06 mg/L |
| | | 1,3-ジクロロプロペン | 0.02 mg/L |
| | | チウラム | 0.06 mg/L |
| | | シマジン | 0.03 mg/L |
| 鉛およびその化合物 | 0.1 mg/L | チオベンカルブ | 0.2 mg/L |
| 六価クロム化合物 | 0.2 mg/L | ベンゼン | 0.1 mg/L |
| ヒ素およびその化合物 | 0.1 mg/L | セレンおよびその化合物 | 0.1 mg/L |
| 水銀およびアルキル水銀その他の水銀化合物 | 0.005 mg/L | ホウ素およびその化合物 | 海域以外 10 mg/L<br>海域 230 mg/L |
| アルキル水銀化合物 | 検出されないこと | | |
| ポリ塩化ビフェニル | 0.003 mg/L | フッ素およびその化合物 | 海域以外 8 mg/L<br>海域 15 mg/L |
| トリクロロエチレン | 0.1 mg/L | | |
| テトラクロロエチレン | 0.1 mg/L | アンモニア，アンモニウム化合物，亜硝酸化合物および硝酸化合物 | 100 mg/L [†] |
| ジクロロメタン | 0.2 mg/L | | |
| 四塩化炭素 | 0.02 mg/L | | |
| 1,2-ジクロロエタン | 0.04 mg/L | 1,4-ジオキサン | 0.5 mg/L |

†　アンモニア性窒素に 0.4 を乗じたもの，亜硝酸性窒素および硝酸性窒素の合計量

**表6・9　水質汚濁防止法一般排水基準（その他の項目：生活環境項目）**

| 項　目 | 許容限度 | 項　目 | 許容限度 |
|---|---|---|---|
| 水素イオン濃度（pH） | 海域以外 5.8～8.6<br>海　域 5.0～9.0 | フェノール類含有量 | 5 mg/L |
| | | 銅含有量 | 3 mg/L |
| 生物化学的酸素要求量（BOD） | 160 mg/L<br>（日間平均 120 mg/L） | 亜鉛含有量 | 2 mg/L |
| | | 溶解性鉄含有量 | 10 mg/L |
| 化学的酸素要求量（COD） | 160 mg/L<br>（日間平均 120 mg/L） | 溶解性マンガン含有量 | 10 mg/L |
| | | クロム含有量 | 2 mg/L |
| 浮遊物質量（SS） | 200 mg/L<br>（日間平均 150 mg/L） | 大腸菌数 | 日間平均<br>800 コロニー<br>形成単位 /mL |
| n-ヘキサン抽出物質含有量（鉱油類含有量） | 5 mg/L | 窒素含有量 | 120 mg/L<br>（日間平均 60 mg/L） |
| n-ヘキサン抽出物質含有量（動植物油脂類含有量） | 30 mg/L | リン含有量 | 16 mg/L<br>（日間平均 8 mg/L） |

## 6・4・7　その他の水環境の保全に関する法規制

　　水質汚濁防止法以外の水環境の保全に関する法的規制として，事業場から公共下水道や流域下水道および都市下水路へ下水を排出する場合の水質が**下水道法**に基づいて規制されている．下水道法では，特定施設を設置する工場または事業場からの排水だけではなく，特定施設を設置していない事業場についても規制が適

**下水道法**

6・4　環境汚染を防止するための法規制　　393

用される．また，下水道法では，水質汚濁防止法と同様の**下水排除基準**があり，　　下水排除基準
この基準は国が定める全国一律の基準と都道府県が条例で定める上乗せ基準がある．また，下水道に接続されていない地域で用いる一般家庭の浄化槽に対して，
し尿および生活雑排水の適正な処理を図るために**浄化槽法**が定められている．こ　　浄化槽法
の法律では，新規に浄化槽を設置する場合は，し尿と生活雑排水を処理できる**合**　　合併処理浄化槽
**併処理浄化槽**でなければならず，し尿のみを処理する**単独処理浄化槽**の新設は，　　単独処理浄化槽
原則として禁止されている．また，現在，単独処理浄化槽が設置されている家庭
においても，合併処理浄化槽への転換が強く求められている．

### 6・4・8　土壌汚染対策法

　環境基本法において設定された土壌汚染に関する環境基準を達成することを目
標に，**土壌汚染対策法**が定められ，規制が実施されている．土壌汚染対策法の目　　土壌汚染対策法
的は土壌汚染による人の健康被害を防止することにある．この目的を達成するた
めに，まず，以下の四つの場合に土壌の調査義務が生じる．

　1) 有害物質使用特定施設の使用を廃止したとき，2) 3000 m$^3$ 以上の土地を掘
削や盛土などで形状を変更する際の届出において，土壌汚染のおそれがあると都
道府県知事などが認めるとき，3) 土壌汚染により健康被害が生じるおそれがあ
ると都道府県知事などが認めるとき，4) 土地の所有者が自主的に土壌汚染の調
査を行い，汚染が判明した場合，都道府県知事などに土壌汚染に対する措置が必
要な土地であることを申請する場合である．

　これらの調査は，環境大臣または都道府県知事によって指定された調査機関
（指定調査機関）に依頼しなければならない．土壌調査の結果，土壌の汚染状態
が指定基準を超過した場合，都道府県知事は要措置区域（汚染の摂取経路があ
り，健康被害が生じるおそれがあるため，汚染の除去などの措置が必要な区域）
または形質変更時要届出区域（汚染の摂取経路がなく，健康被害が生じるおそれ
がないため，汚染の除去などの措置が不要な区域）に指定する．要措置区域に指
定された場合は，清浄な土との入替えや盛土あるいはコンクリートによる封じ込
めなどの方法がとられ，汚染の除去が行われた段階で，都道府県知事は区域の指
定を解除する．このような流れで，土壌汚染による人の健康被害の防止が行われ
ている．なお，土壌汚染対策法の指定区域の指定基準には，第一種特定有害物質
として 11 種類の揮発性有機化合物が指定されており，汚染土壌から特定有害物
質が地下水に溶出し，その地下水を飲用することによる健康被害を対象とした土
壌溶出量基準が定められている．また，第二種特定有害物質として 9 種類の重金
属などが指定されており，土壌溶出量基準に加え，特定有害物質が含まれる汚染
土壌を直接摂取することによる健康被害を対象とした土壌含有量基準も設定され
ている．さらに，第三種特定有害物質として，農薬や PCB など 5 種類が指定さ
れており，土壌溶出量基準が設定されている．

### 6・4・9　ダイオキシン類対策特別措置法

　1998 年大阪府能勢町において，廃棄物焼却施設周辺の土壌から高濃度のダイ

**第6章　生活環境・自然環境の保全**

オキシン類が検出されたことをはじめとして，全国各地で廃棄物の焼却などが原因とされる汚染が報告されるようになり，社会問題となった．このような背景もあり，ダイオキシン類が人の生命および健康に重大な影響を与えるおそれがある物質であることを考慮して，1999年に**ダイオキシン類対策特別措置法**が成立した．この法律に基づいて，ダイオキシン類に関する施策の基本とすべき基準が定められ，ダイオキシン類を人が生涯にわたって継続的に摂取したとしても健康に影響を及ぼすおそれがない1日当たりの摂取量である耐容一日摂取量（TDI）は4 pg-TEQ/kg体重と定められた．また環境基本法とは別に，ダイオキシン類による大気，公共用水域水質，公共用水域底質，地下水質，土壌に関する環境基準が定められている．2021年度のダイオキシン類に係る環境調査結果によると，大気および土壌では，すべての測定地点で環境基準を達成しているが，公共用水域水質や底質は，それぞれ27地点（地点超過率2.0％）および4地点（地点超過率0.3％）で環境基準を超過していた．また，地下水質は環境の一般的状況を調査した結果では環境基準を達成していたが，汚染の監視などを目的とする汚染井戸周辺調査および継続監視調査の結果では，3地点（地点超過率11.1％）で環境基準を超過していた．

**ダイオキシン類対策特別措置法**

## 6・5　原水から水を浄化する過程

水は人をはじめとした動植物の生命維持に必要不可欠なものであり，日常生活においても幅広く利用されている．生活用水や産業用水として利用された水は，公共用水域に最終的に排出され，再度，人が利用する各種用水の水源となる．したがって，安全な水を確保するための水源や浄化法を理解することは重要である．さらに，**地域の衛生環境**の改善は人の健康維持・増進に重要であり，原理・原則に基づいた規制・制度や関連法規の理解は，薬剤師に求められている資質・能力の一つである．

**地域の衛生環境**
つながり コアカリ B-3-1　地域の保健・医療
→ 2巻 社会と薬学

### 6・5・1　原水の種類と特徴

わが国でおもに利用される水道の原水は，地表水〔河川水（自流），湖沼水，ダム湖水〕と地下水（伏流水，井戸水）に大別される（図6・5）．2021年度の上水道における水源の割合は，ダム湖水が48.4％と最も多く利用されている．

**a. 地表水**　河川水（自流），湖沼水やダム湖水は取水が容易であり，大量に取水できることから水源としての利用が多い．地表水は，一般に溶存塩類が少なく，**軟水**である．有機物質を多く含んでおり，生物の繁殖や水質汚濁によって溶存酸素や濁度の変動が大きい．水の自浄作用を上回る汚濁物質が流入すると，水質の回復が困難になることがある．特に閉鎖系水域では，富栄養化による藻類などの異常繁殖によって異臭味の問題が発生することがある．

**b. 地下水**　地表水が地層を浸透して**帯水層**を形成し地下水となる．一般に，濁度，細菌，有機物質などが少なく，遊離炭酸を多く含み，弱酸性を示す．地質中にカルシウムやマグネシウムなどのミネラルを多く含むために**硬度**が高い．地

**軟 水** soft water：一般に総硬度50 mg/L以下の水をいう．

**硬 度** hardness：水中の$Ca^{2+}$および$Mg^{2+}$量を，これに対応する$CaCO_3$のmg/Lに換算して表したもの．深層地下水は，炭酸水素塩による一時硬度が高い傾向にある．

下水は地表水と比較し水質が良いが，近年，人為的な汚染が顕在化しているのが現状である．**伏流水**は，河川水や湖沼水が粗いろ過を受け地下に浸透した水であり，岩盤など不透水層の上層を流れる地下水の一種である．地表水に比べて水質は良いが，河川水や湖沼水の水質の影響を受けやすい．また，水道原水としての利用度が高い．

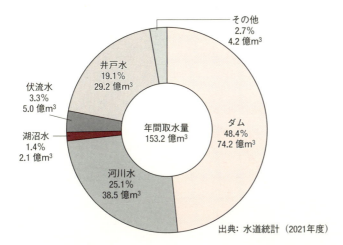

図 6・5　水道水源の種類（2021 年度，上水道＋用水供給の合計）　日本水道協会，"水道資料室"（http://www.jwwa.or.jp/shiryou/water/water.html#water01）．

## 6・5・2　水道の種類と普及

**水道**とは，"導管及びその他の工作物により，水を人の飲用に適する水として供給する施設の総体をいう．"と水道法で定義されている．また，水道水の種類は，表 6・10 に示すように分類されている．

水　道　waterworks

表 6・10　水道の種類[a]

| 種　別 | | 内　容 | 事業数 | 現在給水人口 |
|---|---|---|---|---|
| 水道事業 | | 一般の需要に応じて，水道により水を供給する事業（給水人口 100 人以下は除く） | | |
| | 上水道事業 | 給水人口が 5000 人超の水道事業 | 1299 | 1 億 2051 万人 |
| | 簡易水道事業 | 給水人口が 5000 人以下の水道事業 | 2376 | 162 万人 |
| 小　計 | | | 3675 | 1 億 2213 万人 |
| 水道用水供給事業 | | 水道事業者に対し水道用水を供給する事業 | 89 | — |
| 専用水道 | | 寄宿舎，社宅などの自家用水道等で 100 人を超える居住者に給水するものまたは 1 日最大給水量が 20 m$^3$ を超えるもの | 8172 | 40 万人 |
| 計 | | | 11936 | 1 億 2253 万人 |

a）国土交通省，"2022 年度　水道の種類"（2023 年 3 月 31 日現在）（https://www.mhlw.go.jp/content/001074040.pdf）．
（注）2022 年度は，東日本大震災および東京電力福島第一原子力発電所事故の影響で福島県の一部町村において現在給水人口データの提出ができなかった．

わが国の水道普及率は，1978 年には 90 ％を超え，2021 年で 98.2 ％を示しており，ほとんどの家庭で水道水が使用されている．水道の整備が進み，塩素消毒が導入され，水系消化器系伝染病患者数（コレラ，赤痢，腸チフス，パラチフスなど）や乳児死亡率は，急激に減少した（図 6・6）．すなわち，水道は，公衆衛生の向上に対して非常に大きな役割を果たしている．一方で，近年では人口減少に伴う水需要の減少，水道施設の老朽化などが懸念されており，水道の基盤強化を図ることが重要であると認識されている．特に，水道管路は，高度経済成長期に整備された施設の更新が十分に進んでおらず，法定耐用年数である 40 年を超過した割合が 2016 年（平成 28 年）には 14.8 ％と，近年増加傾向を示している．

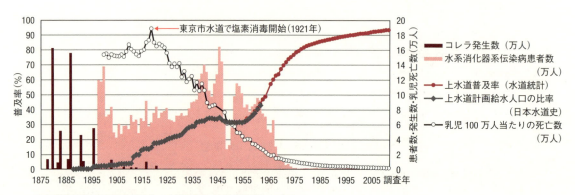

・上水道普及率は "日本水道史"，"水道統計"（厚生労働省）による
・コレラ発生数は "日本水道史" および "伝染病統計"（厚生労働省）による
・乳児死亡率は "人口動態統計"（厚生労働省）による
・水系消化器系伝染病患者数はコレラ，赤痢，腸チフス，パラチフスの患者数で "日本水道史"（1877～1896 年），"伝染病統計"（厚生労働省）（1897～1999 年）による（2000 年以降統計データなし）

図 6・6　水道普及率と水系伝染病患者および乳児死亡率　国土交通省 水管理・国土保全局水資源部，"日本の水"，p.7（2014）

### 6・5・3　水の浄化法

上水道における浄水の目的は，原水を飲用水として適合できるように処理することである．浄水方法は，急速ろ過，緩速ろ過，膜ろ過および消毒の四つに分類されており（図 6・7），いずれの処理方法においても消毒施設を設け，塩素剤による消毒を行うことが義務づけられている．基本的な浄化法として，**沈殿，ろ過，消毒**の 3 段階の工程がある．

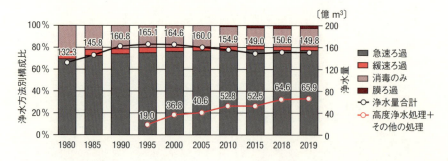

図 6・7　浄水方法別の浄水量の推移（上水道＋用水供給の合計）　日本水道協会（http://www.jwwa.or.jp/shiryou/water/water04.html）

一般的な上水道の浄化法を図6・8に示す．清澄で水質が良好な原水の場合は普通沈殿-緩速ろ過が採用され，汚濁が進行した都市近郊の河川水や湖沼水を原水とする場合は薬品凝集沈殿-急速ろ過が採用されている．

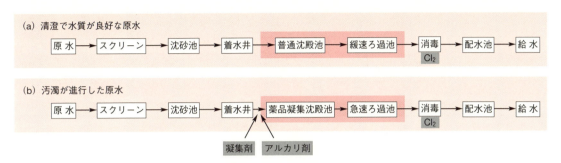

図6・8　水道における一般的な浄化法の概念

**a. 普通沈殿-緩速ろ過**　　まず，原水の大きなごみはスクリーンで除去され，次に砂などの細かい沈降物は沈砂池で沈殿除去される（図6・9）．この水を8～24時間かけて普通沈殿池に導入して比較的微細な浮遊物質を沈殿させた後，砂層と砂利層からなる緩速ろ過池に3～5 m/日のゆっくりしたろ過速度で通水させる．緩速ろ過の効果は，沈殿，ろ過，吸着などの物理化学的作用だけでなく，砂層の表面に付着した好気性微生物からなる**ろ過膜（生物膜）**による吸着と生物化学的酸化による作用がある．生物化学的作用は，有機物質の分解や吸着のほか，細菌，マンガンイオン，アンモニア，発臭物質なども取除くことができ，良質な水を得ることができる．しかし，このろ過法では，ろ過速度が遅いため，大量の水を得るためには広大なろ過面積が必要である．

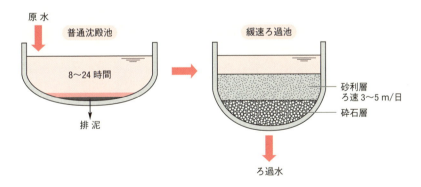

図6・9　普通沈殿-緩速ろ過システム

**b. 薬品凝集沈殿-急速ろ過**　　普通沈殿-緩速ろ過と同様にスクリーン，沈砂池を通過した原水に凝集剤を注入し，フロックを形成させ，大部分の浮遊物質を沈殿除去する．その後，上澄水を砂ろ床層と砂利層からなる急速ろ過池に120～150 m³/日の速いろ過速度で通水させる（図6・10）．薬品沈殿に使用される凝集剤としては，硫酸アルミニウム〔硫酸バンド，$Al_2(SO_4)_3 \cdot nH_2O$〕や**ポリ塩化アルミニウム**（PAC，$[Al_2(OH)_nCl_{6-n}]_m$）などが用いられる．これらの凝集剤は，

**ポリ塩化アルミニウム**
polyaluminium chloride，PAC：PACは，硫酸アルミニウムよりも適用pH範囲が広く，凝集効果が強いため，わが国の浄水施設で汎用されている．

原水中のアルカリ分と反応して、水酸化アルミニウムコロイド（水酸化アルミニウムゲル）を生成する。

$$Al_2(SO_4)_3 + 3\,Ca(CO_3)_2 \longrightarrow 2\,Al(OH)_3\downarrow + 3\,CaSO_4 + 6\,CO_2$$

水酸化アルミニウムコロイドは正（＋）の電荷をもつので、負（－）の電荷をもつ懸濁粒子を電気的に中和して、**凝集塊（フロック）** を形成する。フロックは懸濁粒子を凝集して沈殿するだけでなく、原水中の無機物質、有機物質、細菌、微生物なども吸着して沈殿除去する。なお、原水中のアルカリ分が不足する場合、炭酸ナトリウム、水酸化ナトリウム、水酸化カルシウムなどの凝集補助剤を加える。

フロック floc

薬品凝集沈殿-急速ろ過では生物化学的作用は期待できず、得られる水質は普通沈殿-緩速ろ過に比べ劣る。薬品凝集沈殿後のろ過速度は速く、大量の水の処理に広い敷地を必要としないことが特徴である。

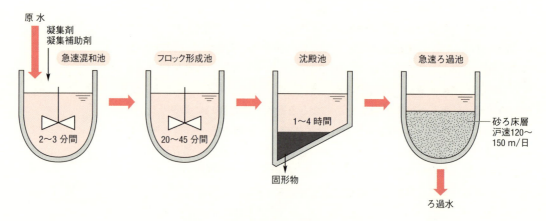

**図6・10　薬品凝集沈殿-急速ろ過システム**

エアレーション aeration

エアーストリッピング air stripping

オゾン処理 ozonation, ozonization

ジェオスミン geosmin

2-メチルイソボルネオール 2-methylisoborneol

### 6・5・4　高度浄水処理

高度浄水処理は、沈殿、ろ過、消毒などの処理によって除去できない物質を取除く目的で行われる。曝気処理、オゾンによる酸化分解処理、活性炭による吸着処理、前・中間塩素処理などがある。

**a. 曝気（エアレーション）処理**　水と空気を十分に接触（曝気）させ、揮発や酸化による沈殿を促進して溶存物質を除去する方法である。揮発性物質である臭気物質（アンモニア）や低沸点有機ハロゲン化合物（トリクロロエチレン、テトラクロロエチレン）を曝気して除去する（**エアーストリッピング法**）。また、地下水には鉄やマンガンが重炭酸塩として溶存しており、曝気処理することにより酸化し、沈殿除去することができる。

**b. オゾン処理**　オゾンは塩素よりも酸化力が強いため、塩素消毒で除去できない物質を酸化分解することができる。オゾン処理では、富栄養化によってひき起こされるカビ臭物質（ジェオスミン、2-メチルイソボルネオール）、フミ

ン質（塩素処理によって生成するトリハロメタン），カルキ臭の原因であるアンモニア態窒素などを酸化分解することができる．一方で，オゾン処理により原水中の有機物質が酸化されホルムアルデヒドや，臭化物イオンが酸化されて臭素酸イオン（$BrO_3^-$）が生成することもある．

**c. 活性炭処理**　　粉末活性炭を着水井（ちゃくすいせい）に投入することにより，トリハロメタン，フェノール類，異臭物質，着色物質，界面活性剤などを吸着除去する．また，オゾン処理と組合わせて用いられる場合もある．

**d. 前・中間塩素処理**　　沈砂池よりも前に塩素を注入する前塩素処理と，沈砂池とろ過池の中間地点で塩素を注入する中間塩素処理がある．前塩素処理は，アンモニアやアミン類を酸化することにより窒素ガスへ分解除去でき，マンガンイオンの沈殿除去にも効果的である．一方，塩素副生成物であるトリハロメタンなどが生成しやすいという欠点もある．また，中間塩素処理は，前塩素処理に比べて塩素副生成物の生成は低減できるが，沈砂池内の藻類が繁殖しやすいといった欠点がある．

## 6・5・5　消　　毒

水道原水中の細菌は，沈殿，ろ過によって大部分は取除かれるが，完全とはいえない．また，浄水後の配水池から各戸への配水過程で細菌汚染を受ける可能性があるために，処理水の消毒が必要である．水の消毒には，塩素ガス（$Cl_2$），次亜塩素酸塩類（NaClO など），**二酸化塩素**（$ClO_2$），オゾン（$O_3$）などが使用される．これらの消毒剤による殺菌力は，酸化力によるものと考えられている．特にオゾンは，塩素抵抗性を示し塩素消毒では死滅しにくいウイルスやクリプトスポリジウムなどの原虫の消毒にも有効である．また，**塩素消毒**は，① 価格が安く，② 消毒効果が高いこと，③ 大量の水の処理が可能であり，④ 残留性が高く，⑤ 容易に測定できることなどの利点がある．わが国の水道水の消毒には，水道法により酸化作用をもつ塩素消毒が義務づけられている．

> 二酸化塩素
> chlorine dioxide

> 塩素消毒
> chlorine disinfection

**a. 塩素消毒の殺菌効果**　　塩素（$Cl_2$）は水に溶けると，下式のように**次亜塩素酸**（HClO）を生じる．この反応は可逆的であり，次亜塩素酸は弱酸性であるために pH が上昇するとさらに次亜塩素酸イオン（$ClO^-$）に解離する．水道水中の $Cl_2$，HClO，$ClO^-$は，**遊離残留塩素**とよばれる．

> 次亜塩素酸
> hypochlorous acid

> 遊離残留塩素
> free residual chlorine

$$Cl_2 + H_2O \rightleftharpoons HClO + HCl$$

$$HClO \rightleftharpoons H^+ + ClO^-$$

水中における塩素の存在形態は，pH の影響を受ける（図6・11）．すなわち，pH 4 ではほとんどが HClO として存在し，pH 7.5 では HClO と $ClO^-$がほぼ1：1の割合で存在し，pH 10 以上ではほとんどが $ClO^-$として存在する．一般に，殺菌力は HClO ＞ $ClO^-$となり，安定性は $ClO^-$＞ HClO となる．すなわち，塩素消毒による殺菌効果は pH に依存し，酸性条件下では速やかに殺菌効果を示す．特に，pH 4〜5 において最大の殺菌効果を示す．一方，原水中に窒素化合物であるアンモニア，アミン，アミノ酸などが存在すると，遊離残留塩素と反応し，以下に示す**クロラミン**が生成する．

> クロラミン　chloramine

$$NH_3 + HClO \longrightarrow NH_2Cl（モノクロラミン）+ H_2O \quad pH\ 6.5～8.5$$
$$NH_2Cl + HClO \longrightarrow NHCl_2（ジクロラミン）+ H_2O \quad pH\ 5.0～6.5$$
$$NHCl_2 + HClO \longrightarrow NCl_3（トリクロラミン）+ H_2O \quad pH\ 4.4\ 以下$$

**結合残留塩素** combined residual chlorine

**全残留塩素** total residual chlorine

生成した $NH_2Cl$ や $NHCl_2$ は，**結合残留塩素**とよばれる．遊離残留塩素と結合残留塩素の合計量が**全残留塩素**である．結合残留塩素は，遊離残留塩素と比較し安定性は良いが，殺菌力は弱い．たとえば，$NH_2Cl$ によって殺菌力をもたせるためには，$ClO^-$ よりも高濃度にするか，より長い接触時間が必要となる（図 6・12）．殺菌効果は一般に，消毒剤濃度と接触時間の積値で表される（表 6・11）．

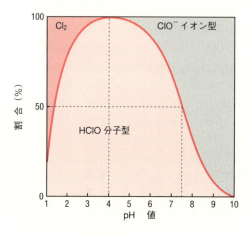

図 6・11　水中遊離有効塩素の形に対する pH の影響

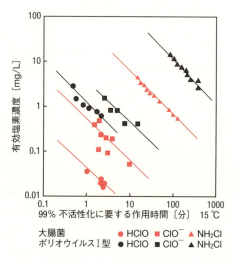

図 6・12　HClO，$ClO^-$ および $NH_2Cl$ による殺菌効果
公益社団法人 日本プールアメニティ協会，"水泳プール総合ハンドブック（第 4 版）"，p.183（2024）より改変

表 6・11　消毒剤の殺菌効果の比較 a)

| 消毒剤 | 大腸菌 pH 値 | 温度(℃) | CT 値† | ポリオウイルス I 型 pH 値 | 温度(℃) | CT 値 |
|---|---|---|---|---|---|---|
| 次亜塩素酸 | 6.0 | 5 | 0.04 | 6.0 | 0 | 1.0 |
|  |  |  |  | 6.0 | 5 | 2.0 |
|  |  |  |  | 7.0 | 0 | 1.0 |
| 次亜塩素酸イオン | 10.0 | 5 | 0.92 | 10.5 | 5 | 10.5 |
| オゾン | 6.0 | 11 | 0.031 | 7.0 | 20 | 0.005 |
|  | 7.0 | 12 | 0.002 | 7.0 | 25 | 0.42 |
| 二酸化塩素 | 6.5 | 20 | 0.18 | 7.0 | 15 | 1.32 |
|  | 6.5 | 15 | 0.38 | 7.0 | 25 | 1.90 |
|  | 7.0 | 25 | 0.28 |  |  |  |
| クロラミン |  |  |  |  |  |  |
| 　モノクロラミン | 9.0 | 15 | 64 | 9.0 | 15 | 900 |
|  | 9.0 | 25 | 40 | 9.0 | 25 | 320 |
| 　ジクロラミン | 4.5 | 15 | 5.5 | 4.5 | 15 | 5000 |

a) 関 秀行，都市有害生物管理，5(1)，p.17-23（2015）より改変
† 微生物を 99 ％不活化するのに要する消毒剤濃度と接触時間の積値〔mg 分/L〕．

**b. 塩素消毒基準**　　水道法における水道水の塩素消毒に関する基準は，水道法施行規則第 17 条により，以下のように規定されている．

"給水栓における水が，遊離残留塩素を 0.1 mg/L（結合残留塩素の場合は，0.4 mg/L）以上保持するように塩素消毒をすること．ただし，供給する水が病原生物に著しく汚染されるおそれがある場合又は病原生物に汚染されたことを疑わせるような生物若しくは物質を多量に含むおそれがある場合の給水栓における水の遊離残留塩素は，0.2 mg/L（結合残留塩素の場合は，1.5 mg/L）以上とする．"

塩素は水中のフミン質などと反応して，発がん性のあるトリハロメタンを生成することや特異的な臭気（カルキ臭）や皮膚・粘膜への刺激などがあるため，水道水の水質管理目標設定項目では，"1 mg/L 以下に維持すること"が目標値として設定されている．

また，プールの水源には水道水などが利用されている．"水泳プールに係る学校環境衛生基準"における水質検査項目の一つに遊離残留塩素があり，その基準は，0.4 mg/L 以上であること，また 1 mg/L 以下であることが望ましいと規定されている．

**c. 不連続点塩素処理（塩素注入量と残留塩素濃度との関係）**　　水に塩素を注入し一定時間放置したときの塩素注入量と残留塩素濃度との関係は，大きく Ⅰ型，Ⅱ型，Ⅲ型の 3 通りに分類することができる（**図 6・13**）．

**Ⅰ型：** 原水が純水の場合

塩素注入量に依存して，残留塩素（おもに遊離残留塩素）が直線的に増加する．

**Ⅱ型：** 原水に還元性無機物質や有機物が存在する場合

鉄(Ⅱ)塩，マンガン(Ⅱ)塩，亜硫酸塩，硫化物などの還元性無機物質は，注入した塩素と反応し（塩素を分解するため），残留塩素は増加しないが，この反応が終了後，塩素注入量に依存して，残留塩素（おもに遊離残留塩素）が直線的に増加する．

**Ⅲ型：** 原水にアンモニア，アミン，アミノ酸などが存在する場合

塩素注入量に依存して，残留塩素（おもに結合残留塩素）が増加する（反応式は "a. 塩素消毒の殺菌効果" 参照）．ある点に達すると，さらに塩素を注入することで，逆に残留塩素（おもに結合残留塩素）が減少する（図 6・13 b）．その後，再度残留塩素（おもに遊離残留塩素）が増加する．この結合残留塩素と遊離残留塩素の変曲点を**不連続点**という．不連続点での反応式は，以下のとおりである．

不連続点　break point

$$NH_2Cl + NHCl_2 \longrightarrow N_2 + 3\,HCl$$
$$2\,NH_2Cl + HClO \longrightarrow N_2 + 3\,HCl + H_2O$$
$$2\,NHCl_2 + H_2O \longrightarrow N_2 + HClO + 3\,HCl$$
$$2\,NH_3 + 3\,HClO \longrightarrow N_2 + 3\,HCl + 3\,H_2O$$

水に塩素を注入して一定時間経過後，初めて遊離残留塩素が認められるのに要する塩素注入量を**塩素要求量**という．また，初めて残留塩素（遊離残留塩素もしくは結合残留塩素）が認められるのに必要な塩素注入量を**塩素消費量**という．

**不連続点塩素処理** break point chlorination

**前塩素処理** pre-chlorination

Ⅲ型もしくはⅡ＋Ⅲ型のパターンを示す原水において，不連続点を超えて塩素を注入する処理を**不連続点塩素処理法**という．この方法では，原水中の還元性無機物質，窒素化合物，一般細菌や大腸菌を効果的に除去することができる．これは，浄水に塩素消毒を行う後塩素処理と対比して**前塩素処理**ともいわれるものである．

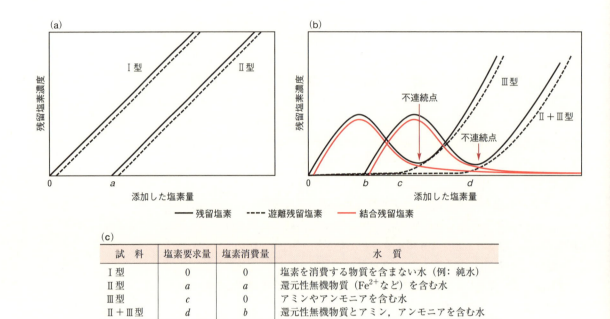

図6・13　水質が異なる水に塩素を注入したときの残留塩素のパターンと塩素要求量および塩素消費量との関係

**トリハロメタン** trihalomethane, THM

クロロホルム
ブロモジクロロメタン
ジブロモクロロメタン
ブロモホルム

**フミン質** humic substance

**クロロフェノール類** chlorophenols

**d. 塩素消毒副生成物**　浄水工程における塩素消毒の問題点として，塩素消毒副生成物を生成することや，クロラミン生成による塩素臭をもつことがあげられる．原水中に含有される種々の有機物は，塩素処理により酸化反応や塩素化反応を受け，非意図的に多様な塩素消毒副生成物を生成することがある．低沸点有機ハロゲン化合物である**トリハロメタン**は，一般式 $CHX_3$（X ＝ Cl もしくは Br）で表すことができる．クロロホルム（$CHCl_3$），ブロモジクロロメタン（$CHCl_2Br$），ジブロモクロロメタン（$CHClBr_2$），ブロモホルム（$CHBr_3$）の4種類のトリハロメタンおよびその合計濃度（総トリハロメタン濃度）は，水道水質基準（基準項目）として規制されている．クロロホルムは，変異原性，発がん性，肝・腎毒性などを有することが知られている．土壌中の腐植質に由来する**フミン質**（水溶性有機物であるフミン酸やフルボ酸）は，トリハロメタン生成の代表的な前駆物質である．また，臭素（Br）を含むトリハロメタンの生成は，原水中に微量に含有されている臭化物イオンが塩素処理によって活性ブロム（$Br_2$ または HBrO）に酸化され，これが前駆物質を臭素化するためである．**クロロフェノール類**は，フェノールを含有する原水を塩素処理することで生成し，異臭を与える．

### 6・6　水道水の水質基準のおもな項目と，その基準ならびに測定法

#### 6・6・1　水道水質基準

わが国における水道水質基準は，水道法 第 4 条に基づく水質基準に関する省令により定められている．水質項目は，以下の三つに分類されている．

**a. 水質基準項目**　水質基準項目は 51 項目あり，“ヒトの健康の保護に係る項目”と“生活利水上の支障を来すおそれのある項目および水道水の性状として基本的に求められる項目”から設定されている．前者には，病原性微生物の指標である一般細菌や大腸菌，カドミウムなどの重金属，四塩化炭素などの有機物質，メトヘモグロビン血症の原因となる亜硝酸態窒素，トリハロメタンなどの消毒副生成物の項目がある．また，2018 年 9 月に六価クロムの 1 日耐容摂取量（TDI）が 1.1 μg/kg 体重/日に設定されたことから，2020 年 4 月に六価クロム化合物（六価クロムの量として）の水道水質基準の基準値が 0.05 mg/L 以下から 0.02 mg/L 以下に改正された．一方，後者には，色・味，発泡，臭い，基本的性状に関する項目が含まれている（表 6・12）．

表 6・12　水道水質基準（基準項目）

| 番号 | 区　分 | 項　目 | 基 準 値 | 目的・意義 |
|---|---|---|---|---|
| 1 | 病原微生物の指標 | 一般細菌 | 1 mL の検水で形成される集落数が 100 以下 | 塩素消毒が有効に機能しているかの判断基準． |
| 2 | | 大腸菌 | 検出されないこと | し尿汚染の直接的な指標．糞便由来の病原微生物による汚染指標でもある． |
| 3 | 無機物質・重金属 | カドミウム及びその化合物 | カドミウムの量に関して，0.003 mg/L 以下 | 自然界に極微量存在しているが，鉱山や工場等の排水の混入による汚染を知る． |
| 4 | | 水銀及びその化合物 | 水銀の量に関して，0.0005 mg/L 以下 | 工場排水等の混入による汚染を知る． |
| 5 | | セレン及びその化合物 | セレンの量に関して，0.01 mg/L 以下 | 河川水にわずかに含まれているが，おもに工場排水等の混入による汚染を知る． |
| 6 | | 鉛及びその化合物 | 鉛の量に関して，0.01 mg/L 以下 | 工場排水等の混入による汚染を知る．水道管に鉛管を使用している場合に検出されることがある． |
| 7 | | ヒ素及びその化合物 | ヒ素の量に関して，0.01 mg/L 以下 | 鉱山排水，工場排水等の混入による汚染を知る． |
| 8 | | 六価クロム化合物 | 六価クロムの量に関して，0.02 mg/L 以下 | 工場排水等の混入による汚染を知る． |
| 9 | | 亜硝酸態窒素 | 0.04 mg/L 以下 | し尿汚染の間接的な指標．乳児にメトヘモグロビン血症を起こすことがある． |
| 10 | | シアン化物イオン及び塩化シアン | シアンの量に関して，0.01 mg/L 以下 | メッキ工場排水等の混入による汚染を知る． |
| 11 | | 硝酸態窒素及び亜硝酸態窒素 | 10 mg/L 以下 | し尿汚染の間接的な指標．窒素肥料，生活排水等からの汚染を知る．高濃度に含まれると乳児にメトヘモグロビン血症を起こすことがある． |
| 12 | | フッ素及びその化合物 | フッ素の量に関して，0.8 mg/L 以下 | おもに地質に由来するが，工場排水等の混入による汚染もある．0.8 mg/L 以下では虫歯の予防につながるが，多量に含まれていると斑状歯の原因になる． |

（つづく）

404    第6章　生活環境・自然環境の保全

表6・12　水道水質基準（基準項目）（つづき）

| 番号 | 区　分 | 項　目 | 基　準　値 | 目　的・意　義 |
|---|---|---|---|---|
| 13 | 無機物質・重金属 | ホウ素及びその化合物 | ホウ素の量に関して，1.0 mg/L 以下 | 海水から淡水化された水道水や，火山地帯などの地域で問題となる項目である． |
| 14 | 一般有機物質 | 四塩化炭素 | 0.002 mg/L 以下 | 化学工業原料，溶剤，金属類の洗浄剤，塗料，ドライクリーニング等に使用され，地下水汚染によって検出されることがある．発がん性を有するものや肝臓障害等を起こすものがある． |
| 15 | | 1,4-ジオキサン | 0.05 mg/L 以下 | |
| 16 | | cis-1,2-ジクロロエチレン及び trans-1,2-ジクロロエチレン | 0.04 mg/L 以下 | |
| 17 | | ジクロロメタン | 0.02 mg/L 以下 | |
| 18 | | テトラクロロエチレン | 0.01 mg/L 以下 | |
| 19 | | トリクロロエチレン | 0.01 mg/L 以下 | |
| 20 | | ベンゼン | 0.01 mg/L 以下 | |
| 21 | 消毒副生成物 | 塩素酸 | 0.6 mg/L 以下 | 原水中の一部の有機物質と塩素が反応して生成される． |
| 22 | | クロロ酢酸 | 0.02 mg/L 以下 | |
| 23 | | クロロホルム | 0.06 mg/L 以下 | |
| 24 | | ジクロロ酢酸 | 0.03 mg/L 以下 | |
| 25 | | ジブロモクロロメタン | 0.1 mg/L 以下 | |
| 26 | | 臭素酸 | 0.01 mg/L 以下 | オゾン処理や次亜塩素酸生成時に不純物の臭素が酸化されて生成する． |
| 27 | | 総トリハロメタン | 0.1 mg/L 以下 | クロロホルム，ジブロモクロロメタン，ブロモジクロロメタン，ブロモホルムの各濃度の合計． |
| 28 | | トリクロロ酢酸 | 0.03 mg/L 以下 | 原水中の有機物質と塩素が反応して生成する． |
| 29 | | ブロモジクロロメタン | 0.03 mg/L 以下 | |
| 30 | | ブロモホルム | 0.09 mg/L 以下 | |
| 31 | | ホルムアルデヒド | 0.08 mg/L 以下 | |
| 32 | 着　色 | 亜鉛及びその化合物 | 亜鉛の量に関して，1.0 mg/L 以下 | 鉱山排水，工場排水等の混入や亜鉛メッキ鋼管からの溶出に由来する汚染を知る．高濃度に含まれると白水の原因となる． |
| 33 | | アルミニウム及びその化合物 | アルミニウムの量に関して，0.2 mg/L 以下 | 高濃度に含まれると，水の変色を起こす場合がある． |
| 34 | | 鉄及びその化合物 | 鉄の量に関して，0.3 mg/L 以下 | 高濃度に含まれると異臭味（金気臭）や赤水の原因となる． |
| 35 | | 銅及びその化合物 | 銅の量に関して，1.0 mg/L 以下 | 銅山排水，工場排水，農薬等の混入や給水装置等に使用される銅管，真鍮器具等からの溶出に由来する汚染を知る． |
| 36 | 味 | ナトリウム及びその化合物 | ナトリウムの量に関して，200 mg/L 以下 | 工場排水の混入，あるいは海水や pH 調整等の水処理に由来して検出される．し尿の混入によっても増加する． |
| 37 | 着　色 | マンガン及びその化合物 | マンガンの量に関して，0.05 mg/L 以下 | 地殻中に広く分布しており，高濃度で含まれると黒水の原因となる． |
| 38 | | 塩化物イオン | 200 mg/L 以下 | 地質，下水，家庭排水，工場排水やし尿等の混入による汚染を知る． |
| 39 | 味 | カルシウム・マグネシウムなど（硬度） | 300 mg/L 以下 | 主として地質由来の $Ca^{2+}$ および $Mg^{2+}$ の合計量を，これに対応する炭酸カルシウム（$CaCO_3$）の量〔mg/L〕に換算して表したもの．硬度が高いと缶石発生などの利用上の問題が生じる． |
| 40 | | 蒸発残留物 | 500 mg/L 以下 | 水中に溶解または浮遊している物質の総量をいう．水の一般的性状を示す水質指標． |
| 41 | 発　泡 | 陰イオン界面活性剤 | 0.2 mg/L 以下 | 生活排水や工場排水等の混入による汚染を知る．高濃度に含まれると水の泡立ちの原因となる． |

（つづく）

**6・6 水道水の水質基準のおもな項目と，その基準ならびに測定法** 405

表 6・12 （つづき）

| 番号 | 区　分 | 項　目 | 基　準　値 | 目的・意義 |
|---|---|---|---|---|
| 42 | カビ臭 | ジェオスミン | 0.00001 mg/L 以下 | 放線菌や藍藻類が産生するカビ臭などの原因物質による汚染を知る. |
| 43 | | 2-メチルイソボルネオール | 0.00001 mg/L 以下 | |
| 44 | 発　泡 | 非イオン界面活性剤 | 0.02 mg/L 以下 | 合成洗剤等による汚染を知る. 高濃度に含まれると水の泡立ちの原因となる. |
| 45 | 臭　気 | フェノール類 | フェノールの量に換算して, 0.005 mg/L 以下 | 工場排水等の混入による汚染を知る. 微量であっても水の塩素処理過程でクロロフェノール類が生成し異臭味の原因となる. |
| 46 | 味 | 有機物 (total organic carbon, TOC) | 3 mg/L 以下 | 有機物などによる汚染の度合いを知る. 土壌由来や, し尿, 下水, 工場排水等の混入によって高い値となる. |
| 47 | | pH 値 | 5.8 以上 8.6 以下 | 酸・アルカリの液性を知る. |
| 48 | | 味 | 異常でないこと | 地質または海水, 工場排水, 化学薬品等の混入や藻類等生物の繁殖に起因する. |
| 49 | 基礎的性状 | 臭気 | 異常でないこと | 化学物質による汚染, 藻類の繁殖, 下水の混入及び地質等に起因する. |
| 50 | | 色度 | 5 度以下 | 水の着色の程度を示すもの（基準値以下であればほぼ無色）. |
| 51 | | 濁度 | 2 度以下 | 水の濁りの程度を示すもの（基準値以下であればほぼ透明）. |

**b. 水質管理目標設定項目**　水質管理目標設定項目は，水道水の安全性の確保等に万全を期すため，水質管理上留意すべき項目として 27 項目が設定されている（農薬類として 1 項目を含む）. 具体的には，1,2-ジクロロエタン，トルエン，フタル酸ジ(2-エチルヘキシル)，残留塩素など水道水中で検出の可能性がある物質である.

農薬については，浄水から評価値の 10 ％を超えて検出されるものがないことから，現在水質基準値が設定されている項目はない. 各農薬について，下記に示す総農薬方法に基づき，検出評価値が 1 を超えないこととなっている.

$$DI = \sum_i \frac{DV_i}{GV_i}$$

DI: 検出指標値，$DV_i$: 農薬の検出値，$GV_i$: 農薬の目標値

**c. 要 検 討 項 目**　毒性評価が定まらない，浄水中の存在量が不明などの理由から水質基準項目もしくは水質管理目標設定項目に分類できない項目で，46 項目が対象となっている.

## 6・6・2　飲料水等の水質に係る学校環境衛生基準

学校環境衛生基準では，飲料水に関係する検査対象を（1）水道水を水源とする飲料水（専用水道を除く），（2）専用水道に該当しない井戸水等を水源とする飲料水，（3）専用水道（水道水を水源とする場合を除く）及び専用水道に該当し

406　　第6章　生活環境・自然環境の保全

ない井戸水等を水源とする飲料水の原水の3種類に分類している．検査項目と基準は表6・13のとおりである．

表6・13　**飲料水等の水質に係る学校環境衛生基準**〔水道水を水源とする飲料水（専用水道を除く）の水質〕

| 検査項目 | 基　準 |
|---|---|
| 一般細菌 | 1 mL の検水で形成される集落（コロニー）数が100以下 |
| 大腸菌 | 検出されないこと |
| 塩化物イオン | 200 mg/L 以下 |
| 有機物〔全有機炭素（TOC）の量〕 | 3 mg/L 以下 |
| pH 値 | 5.8以上 8.6以下 |
| 味 | 異常でないこと |
| 臭　気 | 異常でないこと |
| 色　度† | 5度以下 |
| 濁　度† | 2度以下 |
| 遊離残留塩素 | 遊離残留塩素 0.1 mg/L 以上（ただし，病原生物に著しく汚染されるおそれがある場合または病原生物に汚染されたことを疑わせるような生物もしくは物質を多量に含むおそれがある場合の遊離残留塩素濃度は 0.2 mg/L 以上） |

†　色度および濁度については表6・12の番号50および51を参照．

### 6・6・3　水道水の水質試験

水道水のおもな水質試験法と測定できる項目を表6・14に示す．これらの項目は，簡易専用水道水（学校などの受水槽から配水される水道水）の飲用適否の判断などにも用いられる．

**a. 一般細菌数**　一般細菌とは，水中のすべての生菌数をさすものではなく，ある条件下で標準寒天培地を用いて培養したとき集落（コロニー）を形成しうる生菌をいう．具体的には，試料水 1 mL について標準寒天培地を用いて 36±1 ℃，24±2 時間培養したときに発生する好気性または通性嫌気性の菌集落数である．一般細菌数は，良好な水では少なく，汚染されている水ほど多い傾向があるので，水の汚染度を示す指標となる．水道水の水質基準では，"1 mL の検水で形成される集落数が 100 以下であること"とされている．

**b. 大　腸　菌**　大腸菌試験は，ふん便性の病原菌を含む汚染の指標として行われるものである．**大腸菌**は，"飲料水等の水質及び施設・設備に係る学校環境衛生基準"において，専用水道を除く水道水を水源とする飲料水と，専用水道に該当しない井戸水等を水源とする飲料水の原水の検査項目となっている．2004年の水道法の改正により，"検出されないこと（検水 100 mL 中）"と規定されている．

大腸菌は，**特定酵素基質培地法**により検出する．特定酵素基質培地法は，大腸

大腸菌 *Escherichia coli*:
ラクトースを分解してガスを産生する通性嫌気性無芽胞桿菌．

菌に特異的に存在する β-D-グルクロニダーゼと β-D-ガラクトシダーゼを検出するための特定酵素基質培地を用いて定性・定量を行う方法である．4-メチルウンベリフェリル β-D-グルクロニド（MUG）は，β-D-グルクロニダーゼにより加水分解されて 4-メチルウンベリフェロンを遊離する．これが波長 366 nm の紫外線で青白色の蛍光を発することから，この蛍光を検出することで大腸菌の有無を判定することができる（図 6・14）．一方，$o$-2-ニトロフェニル-β-D-ガラクトシド（ONPG）または 5-ブロモ-4-クロロ-3-インドリル-β-D-ガラクトシド（X-Gal）は，加水分解されることにより，それぞれ $o$-ニトロフェノール（黄色）または 5,5-ジブロモ-4,4-ジクロロインジゴ（青～青緑色）を遊離することから，これらを比色する．なお，大腸菌を検出する培地には β-グルクロニダーゼ活性を検出する MMO-MUG 培地，大腸菌群を検出する培地には β-ガラクトシダーゼを検出する TPTG 添加 ONPG-MUG 培地，XGal-MUG 培地，ピルビン酸添加 XGal-MUG 培地が使用される．

**MUG:** 4-methyleumbelliferyl-β-D-glucuronide

**ONPG:** $o$-nitrophenyl-β-D-galactoside

**X-Gal:** 5-bromo-4-chloro-3-indolyl-β-D-galactoside

**MMO-MUG:** minimum medium ONPG-4-methylumbelliferyl-β-D-glucuronide

**IPTG:** isopropyl 1-thio-β-D-galactoside

表 6・14　おもな飲料水試験法と測定できる項目

| 試　験　法 | 測定できる項目 |
| --- | --- |
| 標準寒天培地法 | 一般細菌 |
| 特定酵素基質培地法（MMO-MUG 培地，XGal-MUG 培地など） | 大腸菌 |
| 原子吸光光度法　誘導結合プラズマ（ICP）発光分光分析法　誘導結合プラズマ発光分光分析/質量分析（ICP-MS）法 | カドミウム，六価クロム，鉛，亜鉛，鉄，銅，アルミニウム，マンガンなどの金属およびヒ素，ホウ素 |
| 還元気化原子吸光光度法 | 水　銀 |
| 水素化物発生/原子吸光光度法　水素化物発生 /ICP 発光分光分析法 | ヒ　素 |
| インドフェノール法 | アンモニア態窒素 |
| イオンクロマトグラフィー法 | 亜硝酸態窒素，硝酸態窒素，シアン化物イオン，フッ化物イオン，臭素酸イオン，塩化物イオンなどの陰イオン類 |
| ピリジン・ピラゾロン法 | シアン化物イオンおよび塩化シアン |
| ランタン・アリザリンコンプレクソン法 | フッ素およびその化合物 |
| パージトラップ-ガスクロマトグラフィー/質量分析法　ヘッドスペース-ガスクロマトグラフィー/質量分析法 | トリハロメタン，四塩化炭素，トリクロロエチレンなどの揮発性有機ハロゲン化合物類 |
| エチレンジアミン四酢酸(EDTA)による滴定法 | 硬　度 |
| 4-アミノアンチピリン法　ガスクロマトグラフィー/質量分析(GC-MS)法 | フェノール類 |
| メチレンブルー法 | 陰イオン界面活性剤 |
| ジエチル-$p$-フェニレンジアミン（DPD）法 | 残留塩素 |

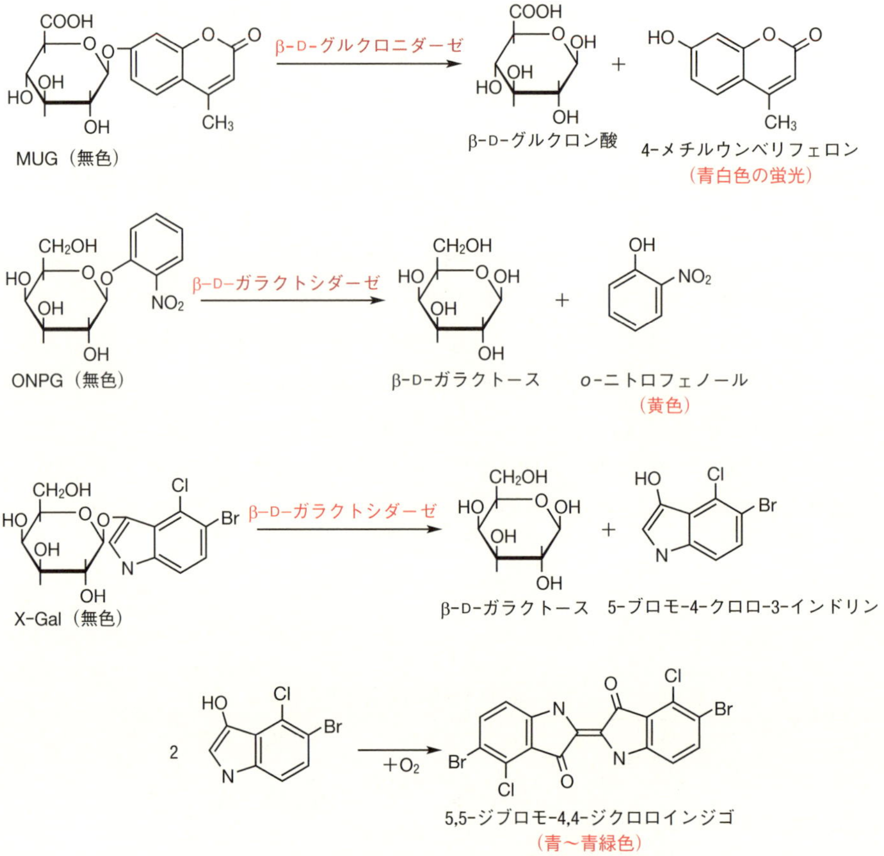

**408**　第6章　生活環境・自然環境の保全

図6・14　**特定酵素基質培地法による大腸菌同定の原理**

**c. 水銀およびヒ素**　　水銀は，通常の原子吸光光度法では感度が悪いため，還元気化原子吸光光度法によって定量される．これは，試料中の水銀化合物を塩化スズ(I)($SnCl_2$)で還元して金属水銀とし，この水銀蒸気を吸光セルに導入してフレームレス原子吸光光度法によって測定する方法である．ヒ素についても，通常の原子吸光光度法や誘導結合プラズマ発光分光分析法（ICP発光分光分析法）では感度が悪いため，還元して水素化物($AsH_3$)とした後，これを原子吸光光度法やICP発光分光分析法によって測定する．なお，水銀およびその化合物の基準値は，水銀の量に関して0.0005 mg/L以下，ヒ素およびその化合物の基準値は，ヒ素の量に関して0.01 mg/L以下と規定されている．

**ICP:** inductively coupled plasma

**d. 亜硝酸態窒素および硝酸態窒素**　　亜硝酸態窒素および硝酸態窒素は，アンモニア態窒素の酸化によって生成し，一般にし尿や下水などによる汚染の指標となる．特に，硝酸態窒素の存在は，過去のし尿汚染の指標となる．
　　亜硝酸態窒素は，ヘモグロビン($Fe^{2+}$)と結合し，メトヘモグロビン($Fe^{3+}$)に酸化することにより，メトヘモグロビン血症の原因となる．亜硝酸態窒素の試験法には，イオンクロマトグラフ法や**ジアゾ化法**がある（**図6・15**）．ジアゾ化法

では，酸性条件下，試料にスルファニルアミドを添加すると，試料中の亜硝酸イオンと反応し，ジアゾニウム塩が生成する．次に，これをナフチルエチレンジアミンと反応させ，アゾ色素を生成させ，540 nm で比色させることにより検出する．

一方，硝酸態窒素は特に乳児が摂取すると胃液の酸性度が弱いために，胃内で亜硝酸態窒素へ還元され，メトヘモグロビン血症を起こしやすい．硝酸態窒素の試験法には，イオンクロマトグラフ法や**カドミウム還元ジアゾ化法**がある．カドミウム還元ジアゾ化法では，試料中の硝酸をカドミウム・銅カラムにより還元し，亜硝酸態窒素とした後に，ジアゾ化法で定量する．なお，亜硝酸態窒素の水質基準は，0.04 mg/L 以下であり，硝酸態窒素および亜硝酸態窒素の合計値が 10 mg/L 以下であることと規定されている．

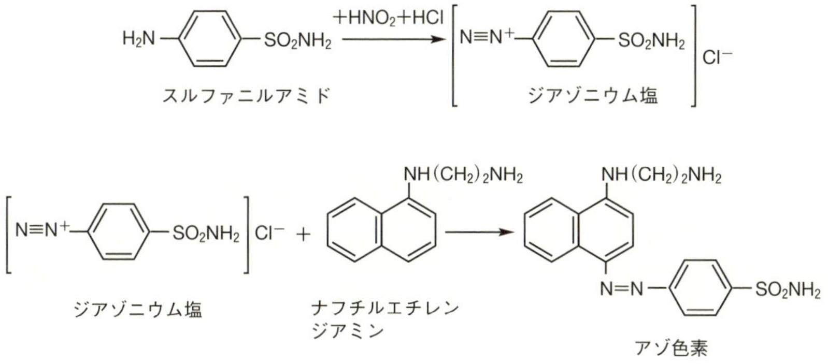

**図 6・15　ジアゾ化法の反応原理**

**e. シアン化物イオンおよび塩化シアン**　シアン化物イオン（CN$^-$）は，シトクロム $c$ オキシダーゼの作用を阻害することにより，細胞呼吸毒となる．また，その毒性は，錯塩型シアン化合物〔$K_3Fe(CN)_6$，$K_4Fe(CN)_6$ など〕と比較し，遊離型シアン化合物（KCN，NaCN など）の方がきわめて強い．シアン化物イオンおよび一部のシアン化合物は，塩素処理により**塩化シアン**（CNCl）を生成する．シアン化物イオンはアルカリ溶液中では安定ではあるが，塩化シアンは不安定である．水質基準は，シアンの量に関して，0.01 mg/L 以下と規定されている．

試料中の CN$^-$ は，HCN および CNCl は，**ピリジン-ピラゾロン法**（図 6・16）により定量できる．試料にクロラミン T を添加し，塩化シアンとした後，ピリジンと反応させ，グルタコンアルデヒドを生成させる．さらに，1-フェニル-3-メチル-5-ピラゾロンを加えることにより，グルタコンアルデヒドと縮合し青色化合物を生成するので，波長 620 nm で比色定量する．

**f. 揮発性有機化合物（トリハロメタン）**　水道水質基準においてトリハロメタンは，クロロホルム，ジブロモクロロメタン，ブロモジクロロメタン，ブロモホルムの各基準値と，それぞれの各濃度の合計である総トリハロメタンの基準値が規定されている．トリハロメタンをはじめ，四塩化炭素，トリクロロエチレン，テトラクロロエチレンなど揮発性有機化合物は，ガスクロマトグラフィー/

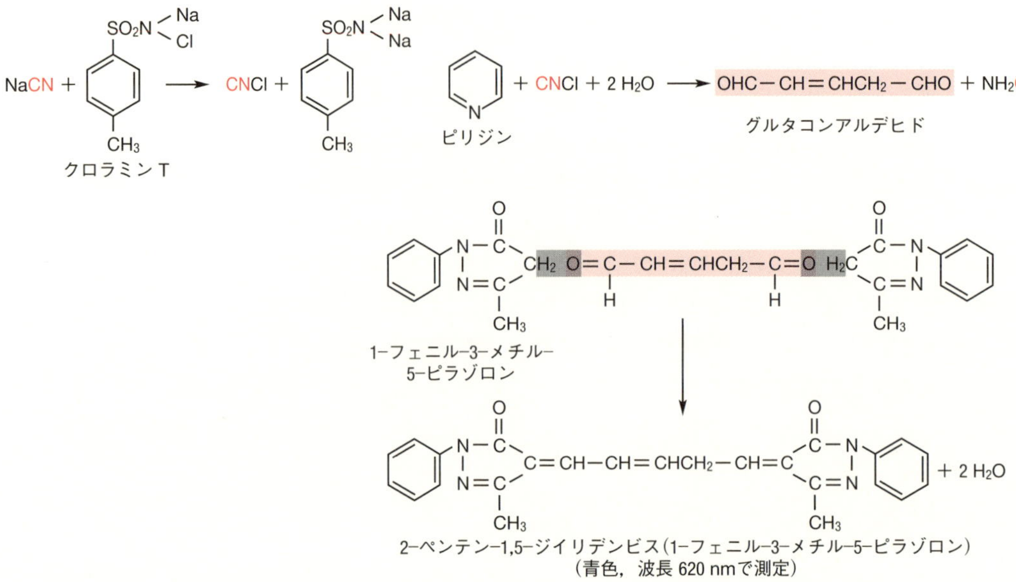

**410** 第6章 生活環境・自然環境の保全

図6·16 ピリジン-ピラゾロン法の反応原理

質量分析法（GC-MS）により定量する．具体的には，気化させた試料をパージ・トラップ-ガスクロマトグラフィー/質量分析法やヘッドスペース-ガスクロマトグラフィー/質量分析法により濃度を求める．なお，総トリハロメタンの水質基準は，0.1 mg/L 以下と規定されている．

**g. 硬　度**　硬度とは，水中のカルシウムイオンおよびマグネシウムイオンの量を，これに対応する炭酸カルシウム（$CaCO_3$）の量（mg/L）に換算して表した数値である．水質基準は，300 mg/L 以下と規定されており，1) **総硬度**，2) **永久硬度**，3) **一時硬度**，4) **カルシウム硬度**，5) **マグネシウム硬度**の5種類に分類できる．

1) **総硬度**　総硬度 ＝ 永久硬度 ＋ 一時硬度（もしくは，カルシウム硬度 ＋ マグネシウム硬度）

2) **永久硬度**　硫酸塩，硝酸塩，塩化物のように煮沸によって析出しないカルシウム塩およびマグネシウム塩による硬度

3) **一時硬度**　重炭酸塩（炭酸水素塩）のように煮沸によって析出するカルシウム塩およびマグネシウム塩による硬度

$$Ca(HCO_3)_2 \longrightarrow CaCO_3 \downarrow + CO_2 + H_2O$$
$$Mg(HCO_3)_2 \longrightarrow MgCO_3 \downarrow + CO_2 + H_2O$$
$$MgCO_3 + 2H_2O \longrightarrow Mg(OH)_2 \downarrow + CO_2 + H_2O$$

4) **カルシウム硬度**　水中のカルシウムイオン（$Ca^{2+}$）の総量によって示される硬度

5) **マグネシウム硬度**　水中のマグネシウムイオン（$Mg^{2+}$）の総量によって示される硬度

硬度は，日常生活に影響するところが大きい．ミネラルの補強ができるなどの利点はあるが，硬度の高い水は飲食物の味を損なうこと，セッケン使用時に脂肪酸のカルシウム塩の沈殿を生じて洗浄作用を失わせるなどの悪影響もある．

硬度は，フレーム-原子吸光光度法，誘導結合プラズマ（ICP）発光分光分析法，イオンクロマトグラフ法および**エチレンジアミン四酢酸（EDTA）による滴定法**により定量できる．

**EDTA:** ethylenediaminetetraacetic acid

EDTA 滴定法では，EDTA が $Ca^{2+}$ および $Mg^{2+}$ と 1：1 のモル比でキレート生成することに基づく（図 6・17）．試料に 10％ KCN を添加し，$Ca^{2+}$ および $Mg^{2+}$ 以外の金属イオン（$Cu^{2+}$, $Fe^{2+}$, $Co^{2+}$, $Ni^{2+}$, $Mn^{2+}$, $Al^{3+}$ など）をマスキングすることにより，これらの金属イオンの影響を防ぐ．次に，滴定の終末点を明瞭にするために，塩化マグネシウムおよびアンモニア緩衝液（pH 10）を添加後，**エリオクロムブラック T**（EBT）を加え試料をブドウ赤色にする．このブドウ赤色は，$Mg^{2+}$ とキレートを生成した EBT-Mg である．この試料を EDTA で滴定していくと，終末点において EDTA がすべての $Mg^{2+}$ とキレートを生成し，ブドウ赤色から青色（遊離した EBT）に変化するので総硬度が定量できる．試料の色の変化は，EDTA の方が EBT よりも $Ca^{2+}$ および $Mg^{2+}$ に対するキレート生成定数が大きいことに由来する．

**エリオクロムブラック T** eriochrome black T，EBT

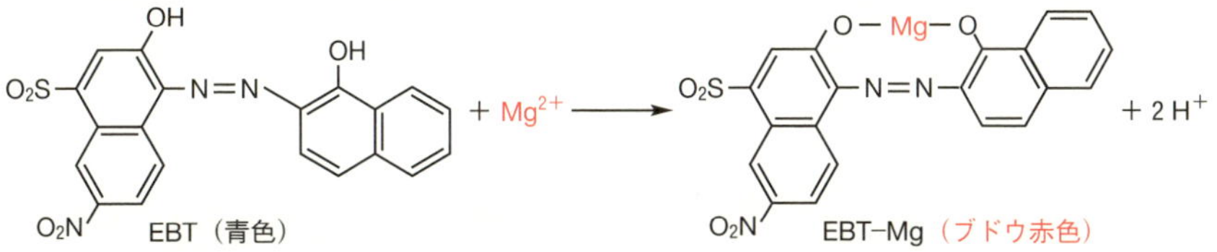


$Ca^{2+}$ ＋ EDTA ⟶ EDTA–Ca

$Mg^{2+}$ ＋ EDTA ⟶ EDTA–Mg

EBT–Mg ＋ EDTA ⟶ EDTA–Mg ＋ EBT
（ブドウ赤色）　　　　　　　　　（青色）

図 6・17　**EDTA 滴定法による総硬度定量の原理**

**h. フェノール類**　フェノール類の水質基準は，フェノールの量に換算して 0.005 mg/L 以下と規定されており，**4-アミノアンチピリン法**やガスクロマトグラフ / 質量分析（GC-MS）法により定量できる．4-アミノアンチピリン法では，フェノールと 4-アミノアンチピリンが酸化剤のフェリシアン化カリウム（$K_3[Fe(CN)_6]$）の存在下で縮合してアンチピリン色素（赤色）を生成する．この色素を吸光光度法で測定することによりフェノール類の濃度として定量することができる．

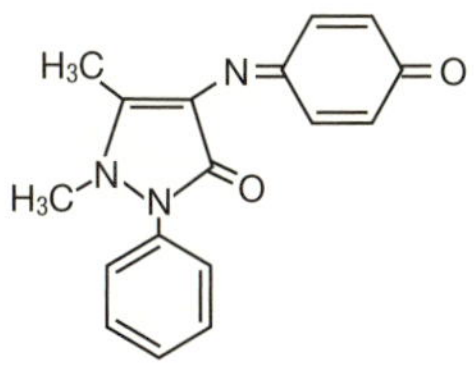


アンチピリン色素（赤色）

**全有機炭素** total organic carbon, TOC

**i. 全有機炭素量（TOC）**　水中に存在する有機物中の炭素のことで，し尿や下水などによる汚染の指標となる．水質基準は，TOC として，3 mg/L 以下と規定されている．定量は，TOC 分析計によって行われる．この測定方法は，水中の有機物を燃焼させて二酸化炭素に変え，非分散型赤外線吸収装置で定量する．

　また，水質管理目標設定項目による有機物等〔**過マンガン酸カリウム（KMnO$_4$）消費量**〕の目標値は，3 mg/L 以下と規定されている．KMnO$_4$ 消費量は，水中の有機物，鉄(II)塩，亜硝酸塩，硫化物などによって消費される KMnO$_4$ の量であり，下水，工場排水，し尿などの混入により増加する．この測定方法では，糖類やアルコール類などに比べて，タンパク質やアミノ酸などの含窒素有機化合物に対する酸化力が弱い．さらに，KMnO$_4$ 消費量の高い水を塩素処理すると，トリハロメタンが生成しやすいという特徴がある．

　KMnO$_4$ 消費量は，逆滴定法により定量できる．試料に KMnO$_4$ 処理硫酸溶液および KMnO$_4$ 溶液を添加し，煮沸処理により被酸化性物質を酸化する．その後，シュウ酸ナトリウム溶液を加え，試料の紫紅色を脱色させる．再度，KMnO$_4$ 溶液を添加し，紫紅色が消えずに残るまで滴定することにより，KMnO$_4$ 消費量を定量することができる．

**アルキルベンゼンスルホン酸塩** alkylbenzene sulfonate, ABS：アルキル基が直鎖構造をもつソフトタイプ（直鎖上アルキルベンゼンスルホン酸塩，LAS）と分岐構造をもつハードタイプ（分岐アルキルベンゼンスルホン酸塩）とがあり，LAS の方が水中微生物による β 酸化による分解を受けやすい．ABS は，単に分岐状の方をさすこともある．

**j. 陰イオン界面活性剤**　アルキルベンゼンスルホン酸塩（ABS）のような石油型（R-C$_6$H$_5$-OSO$_3^-$Na$^+$）のほかに，アルコール型（主としてドデシルアルコールの硫酸エステル：C$_{12}$H$_{25}$-OSO$_3^-$Na$^+$）のものがある．

　これら陰イオン界面活性剤は，その消費量が多いこと，下水道や河川中に排出されることにより，発泡による障害，微生物による有機物の分解阻害をひき起こすことが環境衛生上問題となっている．さらに，中性洗剤に洗浄補助剤として添加されるビルダーとしてのポリリン酸が富栄養化との関連で問題となる．

　陰イオン界面活性剤の水質基準は，0.2 mg/L 以下と規定されており，固相抽出-高速液体クロマトグラフ法もしくは**メチレンブルー法**により定量できる．メチレンブルー法は，陰イオン界面活性剤が，カチオン性物質であるメチレンブルーと複塩をつくり有機溶剤に可溶になることに基づいている．陰イオン界面活性剤の総量を求めるには，試料にメチレンブルーを添加後，生成した複塩をクロロホルムで抽出して吸光光度法で定量する．

メチレンブルー（水溶性）

**DPD**: *N, N*-diethyl-*p*-phenylenediamine

**k. 残留塩素**　残留塩素は分解しやすいので，採水後直ちに測定を行う必要がある．残留塩素の測定法として，**ジエチル-*p*-フェニレンジアミン（DPD）法**がある（図 6・18）．この測定法では，試験管にリン酸緩衝液（pH 6.5）および DPD 試薬を加え，そこに試料を加えると，DPD が残留塩素濃度に応じて酸化

されてセミキノン中間体（桃色～橙赤色）を生成し，これを比色定量する．ここで測定できるのは遊離残留塩素である．ひき続いて，この試験管にヨウ化カリウム KI（反応促進剤）を添加し，2分間放置後，比色定量することにより総残留塩素を求めることができる．なお，結合残留塩素は，総残留塩素から遊離残留塩素を差引くことで，計算式より求めることができる．

$$結合残留塩素〔mg/L〕= 総残留塩素〔mg/L〕- 遊離残留塩素〔mg/L〕$$

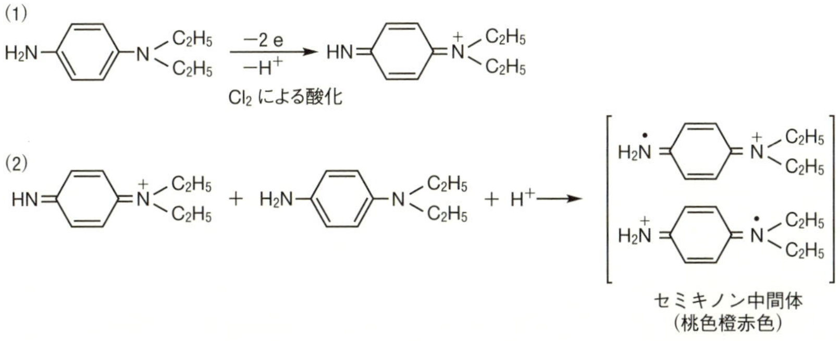

**図6・18　残留塩素とジエチル-*p*-フェニレンジアミンとの反応原理**

## 6・6・4　水泳プールに係る学校環境衛生基準

プールの原水は，飲料水の基準に適合するものが望ましく，プールの原水が水道水の場合，または井戸水，河川水，湖沼水などであっても飲料水に供している場合は問題ない．一方，飲料水に供していない井戸水，河川水，湖沼水などを用いる場合は，プール使用開始前に水質検査を実施する必要がある．水泳プールに係る学校環境衛生基準（水質）を**表6・15**に示す．

**表6・15　水泳プールに係る学校環境衛生基準（水質）**

| 検査項目 | 基　準 |
|---|---|
| 遊離残留塩素 | 0.4 mg/L 以上であること．また，1.0 mg/L 以下であることが望ましい． |
| pH 値 | 5.8 以上 8.6 以下 |
| 大腸菌 | 検出されないこと |
| 一般細菌 | 1 mL 中 200 集落（コロニー）以下 |
| 有機物等（過マンガン酸カリウム消費量） | 12 mg/L 以下 |
| 濁　度 | 2 度以下 |
| 総トリハロメタン | 0.2 mg/L 以下であることが望ましい． |
| 循環ろ過装置の処理水 | 循環ろ過装置の出口における濁度は，0.5 度以下であること．また，0.1 度以下であることが望ましい． |

414    第6章　生活環境・自然環境の保全

## 6・7　下水処理および排水処理のおもな方法

　下水道法によれば，"下水とは，生活若しくは事業（耕作の事業を除く）に起因し，若しくは付随する廃水（以下汚水という）又は雨水をいう"と定義されている．また下水道は，"下水を排除するための設けられる排水管，排水渠その他の排水施設（かんがい排水施設を除く），これに接続して下水を処理するために設けられるポンプ施設その他施設の総体をいう"*1 と定義されている．

*1 一部省略．

### 6・7・1　下水道の種類

　下水道は，汚水や雨水を集め，水質汚濁防止のためのさまざまな処理をし，河川などの環境水域へ戻すための施設であり，下水を集め排除するための管路，ポンプ施設などの排水施設と，集めた下水を処理する施設などから構成される．わが国の下水道普及率は年々増加しており，2023年3月には81.0％（福島県の一部の地域を除く*2）になっている．しかし，東京23区ではほぼ100％の普及率を占める一方で，全国平均を大きく下回る普及率の政令指定都市や，下水道の整備予定自体がない市町村も多数存在しており，上水道普及率とは対照的に地域差が非常に大きい．

*2 東日本大震災の影響により調査不能な福島県大熊町，双葉町については，調査の対象外となっている．

公共下水道
流域下水道
都市下水路

　下水道は下水道法により**公共下水道**，**流域下水道**，**都市下水路**の三つに分けられる．

　**a. 公共下水道**　主として市街地における下水を排除・処理するために，地方公共団体が設置，管理するもので，下水処理場（終末処理場）をもつもの（単独公共下水道）と下水処理場を個別にもたず流域下水道に接続するもの（流域関連公共下水道）がある．

　**b. 流域下水道**　二つ以上の市町村の区域における下水を効率よく排除・処理するために設置される下水道で，その設置，管理は都道府県が行うことが多い．具体的には，県が幹線水路と下水処理場の整備・管理を行い，市町村は枝分かれした区域内の水路の整備・管理を行っている．

　**c. 都市下水路**　主として市街地内の浸水を防ぐために設置される下水道で，雨水や雑排水の排除を目的とし設置される．

### 6・7・2　下水の集め方

合流式
分流式

　下水道において下水を集める方法には，**合流式**と**分流式**が存在する．

　**a. 合流式**　雨水と汚水を同じ下水管で集める方式で，大雨の際には処理能力を超える可能性があり，未処理の下水が河川などの公共用水域に直接放流されてしまうなどの欠点をもつ．わが国では，早くから下水道を設置している都市圏では合流式を採用しているところが多いことから，下水道法に基づき改善対策が進められている．2022年度末の合流式下水道改善率は93.0％となっている．

　**b. 分流式**　雨水と汚水を別々の下水道管で集める方式で，汚水は下水処理場に送って処理をしたのちに放流するが，雨水は処理場を経由せずに直接河川や海に放流される．この方式は，処理場の汚濁負荷量を軽減するとともに，環境

への影響も最小限に抑えることができる.

### 6・7・3　下水の性質

　下水管には台所水，洗濯水などの生活排水や水洗便所からのし尿に加え，さまざまな産業廃水が流入する．都市の家庭下水の成分は窒素化合物40％，炭素化合物50％，脂質10％で，1日1人当たり排出量は**生物化学的酸素要求量（BOD）**として50〜70 g，窒素約10 gが標準的な値とされている．下水の汚濁の指標としては，BOD，**化学的酸素要求量（COD）**，**浮遊物質（SS）**，蒸発残留物，強熱減量などが用いられる．

> **生物化学的酸素要求量**
> biochemical oxygen demand, BOD：§6・8参照.
>
> **化学的酸素要求量**
> chemical oxygen demand, COD：§6・8参照.
>
> **浮遊物質** suspended solid, SS：§6・8参照.

### 6・7・4　下　水　処　理

　**a. 下水処理の分類**　　下水処理は大別すると**予備処理，一次処理，二次処理，後処理**に分けられる．また，一部の有機物や富栄養化現象の原因となる窒素，リンなど，一次処理，二次処理では十分に除去できない汚染物質を除去する場合や処理水を再利用する場合には，二次処理後に**高度処理**が行われる．

> 予備処理
> 一次処理
> 二次処理
> 後処理
> 高度処理

　**b. 予備処理**　　おもに大型の浮遊物（ゴミ，木片，プラスチックなど）や砂利，砂などの物理的な不純物の除去を行う工程である．スクリーンで大型の浮遊物を取除き，その後，沈砂池などで砂や小石などの重い粒子を沈殿除去する．予備処理を行うことで，後続の処理工程における処理効率の向上や使用される機器の故障を防ぐことができる．また，最終的に放流される水の品質が向上するとともに，エネルギー消費や運用コストも削減できるメリットがある．

　**c. 一次処理**　　予備処理を行った汚水から，おもに細かいSSを沈殿させて除去を行う工程である．**最初沈殿池（一次沈殿池）**において，1〜3時間程度滞

> 最初沈殿池（一次沈殿池）

表6・16　**おもな下水処理工程における対象物質と処理方法**

| 処理工程 | 対象となる除去物質 | おもな施設・処理法 | | |
|---|---|---|---|---|
| 予備処理 | 大型の浮遊物，砂利，砂 | スクリーン，沈砂池 | | |
| 一次処理 | 浮遊物，有機物（SS, BOD） | 最初沈殿池 | | |
| 二次処理 | 溶解性有機物（BOD） | 好気的処理 | 浮遊生物法 | 標準活性汚泥法<br>長時間エアレーション法<br>オキシデーションディッチ法<br>など |
| | | | 生物膜法 | 散水沪床法<br>接触曝気法<br>回転円盤法（回転板接触法）<br>など |
| | | 嫌気的処理 | | 消化法（メタン発酵法） |
| 高度処理 | 浮遊物 | 凝集沈殿法 | | |
| | 有機物 | 活性炭吸着法 | | |
| | 窒　素 | 硝化脱窒法，嫌気・無酸素・好気法（$A_2O$法，リンと同時除去） | | |
| | リ　ン | 凝集沈殿法，嫌気・好気法（AO法），嫌気・無酸素好気法（$A_2O$法，窒素と同時除去） | | |

留させることで,有機性に富んだ微細浮遊物質を沈殿除去する.そのため,汚水中の有機物の一部(BODの30%程度)も一緒に除去される.

**d. 二次処理** 二次処理では,汚水中の有機物(BOD)の除去を行う.生物処理が用いられ,**好気性生物処理法**と**嫌気性生物処理法**に大別される.

**1) 好気性生物処理法**

好気性生物処理法では微生物を水中に浮遊させて用いる方法(**浮遊生物法**)と微生物を砂,砕石,板などに付着させて用いる方法(**生物膜法**)がある.わが国の終末処理場では,浮遊生物法が都市部などの大量の下水を効率的に処理するための信頼性の高い方法として広く採用されている(表6・16).好気性生物処理はpH 7～8,温度は30～40℃が適している.30℃以下では浄化能率が低下し,40℃以上では急速に活性が減退する.

**2) 浮遊生物法**

• **標準活性汚泥法**:最も一般的に用いられている二次処理方法である.活性汚泥で有機物を分解する反応槽と新たに生じた**活性汚泥**を沈殿分離するための沈殿槽からなる(図6・19).最初沈殿池から送られてきた汚水は,溶存酸素が存在する**生物反応槽(曝気槽)**の中で,6～8時間かけて好気性微生物によって水中のBOD成分(有機物)が酸化分解(資化)される.また,この際に微生物が増殖し,凝集性のあるゼラチン状の**凝集塊(フロック)**を形成する(図6・19の①).その後,**最終沈殿池(二次沈殿池)**にて曝気を止めるとフロックは急速に沈殿,分離し清澄な水が得られる(図6・19の②).沈殿したフロックの集合物が活性汚泥であり,大部分の**余剰汚泥**は汚泥処理施設で乾燥・焼却したのちに処分されるが,一部は**返送汚泥**として新しい汚水の植種用に使用される(図6・19の③).

汚水の浄化効率は活性汚泥の形成に依存するが,その形成は溶存酸素(曝気),水温,pH,栄養塩の含有量,有害物質の混入などの種種の因子の影響を受ける.活性汚泥の生成条件が悪いと,沈殿分離の際に活性汚泥が膨れて軽くなることで,水中に均一に分散しやすくなる**バルキング(膨化)**現象を起こすことがある.糸状性細菌の異常増殖などによるものが典型的な例である.生物的処理後の

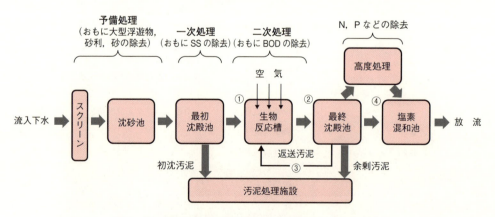

図6・19 標準活性汚泥法を用いた下水処理システムの一例

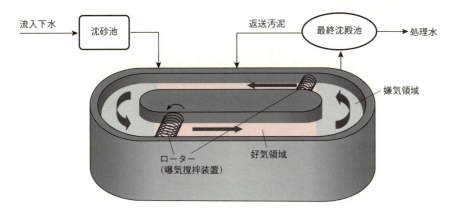

図6・20　高度処理オキシデーションディッチ法による下水処理システムの一例　曝気撹拌装置で酸素を供給して反応槽内の下水を流動させるが，この方法では曝気ゾーンが水路の一部にしかないため，反応槽内が好気領域　　　と嫌気領域　　　に分けられる．好気領域では下水中のアンモニアが硝化細菌によって酸化（硝化）されて亜硝酸や硝酸となる．嫌気領域では脱窒細菌が好気領域で生成した亜硝酸や硝酸の酸素を利用して呼吸するために，下水中のアンモニアが最終的に窒素ガスとして除かれる（脱窒）．

水を汚泥と分離できないなど，標準活性汚泥法による下水処理に悪影響を与える．

- **長時間エアレーション法**：標準活性汚泥法を改良した処理方法である．最初沈殿池を設けずに，2〜3倍に拡大した生物反応槽で微生物に長時間酸素を供給し，有機物を分解・汚泥を安定化させる．活性汚泥の自己酸化が促進するため，結果的に余剰汚泥の生成量を減少させることができる．最初沈殿池が不要で汚泥処理コストの削減や維持管理が容易であるため，特に小規模な下水処理施設で適用されている．一方で本法は，空気を送り込む送風機の稼働時間が長くなるため，エネルギー効率が悪くなるデメリットがある．

長時間エアレーション法

- **オキシデーションディッチ法**：本法は，最初沈殿池を設けずに機械式曝気装置のある水深の浅い無終端水路（循環する水路）を反応タンクとして，負荷の低い条件で活性汚泥処理を行い最終沈殿池で汚泥と処理水を分離する方法である．流入負荷の時間変動や水温低下があっても安定した有機物の除去が可能であり，汚泥発生量が標準活性汚泥法と比較して少なく，運転管理が簡便である利点を有している．また，反応槽内において，好気条件と嫌気条件を工程に組入れることで，同時に窒素除去を行う高度処理が可能である（高度処理オキシデーションディッチ法：図6・20）．一般的に広い敷地面積を要することから，わが国ではおもに地方都市の小規模な汚水処理施設で用いられている．

オキシデーションディッチ法

### 3) 生物膜法

- **散水ろ床法**：一次処理水を砕石（3.5〜10 cm 程度）などの担体で満たされた通気性のよい"ろ床"に散水して浄化する方法である．汚水がろ床を流れる過程で，担体表面に好気性微生物で形成された生物膜に接触することでBOD成分が酸化除去される（図6・21）．曝気を必要としないためエネルギー効率に優れ，活性汚泥の管理が不要であることから運転管理が容易である．一方で，臭気の発生や処理性能が安定しない，生物膜が剥離して処理水に混入するなどのデメリットもある．散水ろ床法には，標準散水ろ床法と高速散水ろ床法があり，わが国で

散水ろ床法

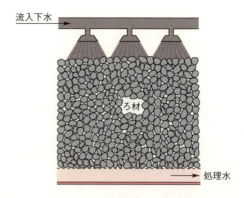

図6・21　散水ろ床法の概略図

もわずかではあるが高速散水ろ床法を導入している終末処理場がある．

回転円板法

• **回転円板法**：回転円板法では，好気性微生物により円板表面に形成された生物膜に接触させて汚水を浄化する．金属やプラスチック製の円盤を40％程度汚水に浸してゆっくりと回転させると，生物膜により汚水中の有機物が分解される（図6・22）．曝気を必要としないためエネルギー効率に優れ，活性汚泥の管理が不要であることから運転管理が容易である．一方で，臭気の発生や生物膜が剥離して処理水に混入するなどのデメリットもある．わが国でもわずかではあるが本法を導入している終末処理場がある．

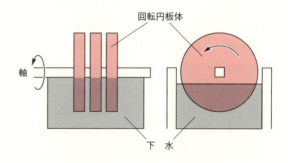

図6・22　回転円板法の概略図

### 4）嫌気性生物処理法

一般的には余剰汚泥の分解，し尿などの処理に用いられるが，有機物濃度の比較的高い汚水（BOD 10,000 mg/L 以上）にも用いられる．高分子有機物（炭水化物，脂肪）を嫌気的に分解してメタン，硫化水素，アンモニアなどを排出する方法である．好気性処理に比べ，曝気処理を必要としないため省エネルギーであることや汚泥の発生が少ないことに加え，メタン，窒素，リンなど有用物質の回収が期待できるなどの利点がある．

**e. 後処理**　後処理では，二次処理された処理水を最終沈殿池において，3～4時間程度かけ汚泥などの浮遊物を沈殿させて処理水（上澄み）を分離する（図6・19の②）．活性汚泥法の場合は，最終沈殿池で沈殿した汚泥の一部が返送汚泥として生物反応槽に送って再利用される（図6・19の③）．最終的に処理

水は，混入している大腸菌などの微生物を除去するために，必ず消毒施設において塩素処理などの消毒処理が行われた後に放流される（図6・19の④）．なお下水道法により，公共下水道または流域下水道からの放流水の水質基準は，pH 5.8以上8.6以下，大腸菌群数3,000個/cm³以下，SSが40 mg/L以下と定められているほかに，下水処理方式別にBOD量，窒素含有量，リン含有量の排出基準が定められている．

塩素処理

### f. 高度処理

#### 1) 有機物質の除去
**活性炭吸着法**や凝集沈殿法，膜ろ過法などが用いられる．

活性炭吸着法

#### 2) リンの除去
- **化学的方法**：凝集剤として塩鉄〔塩化鉄(Ⅲ)，硫酸鉄(Ⅲ)〕，アルミニウム塩（硫酸アルミニウム，ポリ塩化アルミニウム），石灰などを添加して，不溶性リン化合物にさせる凝集沈殿法がある．
- **生物学的方法**：活性汚泥中のリン蓄積細菌は，嫌気的条件下でリンを放出し，その後好気的条件下に変えると，放出した以上に過剰なリンを取込む性質をもっていることから，これを応用した**嫌気・好気法（AO法）**がリン除去の生物学的方法として用いられている．糸状性細菌によるバルキング対策にも有効である．

嫌気・好気法（AO法）

#### 3) 窒素の除去
- **物理化学的方法**：アルカリ性にして曝気するアンモニア・ストリッピング法，ゼオライトやイオン交換法（吸着）など方法がある．
- **生物学的方法**：生物学的な方法としては窒素ガスとして放出させる硝化・脱窒法（好気・嫌気法）がある．硝化細菌によってNH₃を酸化（硝化）して亜硝酸や硝酸とし，脱窒細菌で還元して窒素ガスにすることで取除く．オキシデーションディッチ法なども高度処理法の一つであるといえる．

酸化反応　$NH_4^+ + 2 O_2 \longrightarrow NO_3^- + H_2O + 2 H^+$　（好気的条件）

還元反応　$2 NO_3^- + 10 H^+ \longrightarrow N_2 + 4 H_2O + 2 OH^-$（嫌気的条件）

#### 4) リンと窒素の同時除去
- **嫌気・無酸素・好気法（A₂O法）**：原理的には脱リン反応の嫌気・好気法と脱窒素反応の硝化・脱窒法を組合わせた生物学的方法である（図6・23）．生物反応槽

嫌気・無酸素・好気法（A₂O法）

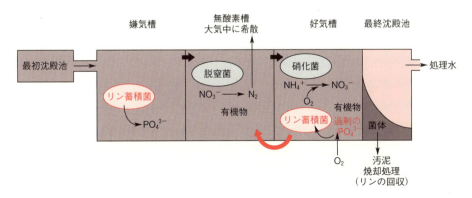

図6・23　**嫌気・無酸素・好気法（A₂O法）の概略図**

を嫌気槽，無酸素槽，好気槽に分け，汚水を好気槽と無酸素槽で循環させることで，窒素を気化させ空気中に放出させるとともに，リンを汚泥中に封じ込め余剰汚泥として引抜くことでリンおよび窒素を除去する．

### 6・7・5　有害排水処理

　工場などから排出される汚水にはしばしば有害物質が含まれているため，そのままでは下水道に排出することができないものがある．有害物を含む廃水の処理には以下のようなものがある．

#### 1) 重金属

**水酸化物沈殿法**

- **水酸化物沈殿法:** 難溶性水酸化物を形成する重金属は，アルカリ剤を添加して沈殿除去することができる．ただし，難溶性水酸化物を形成する pH の幅の狭い金属がある．pH が高いと再溶解する場合があるので，注意が必要である．（対象物質: Cu, Cd, Pb, Zn, Cr, Sn, Mn, Ni）

**硫化物凝集沈殿法**

- **硫化物凝集沈殿法:** 難溶性硫化物を形成する重金属は硫化ナトリウムを加えて沈殿除去することができる．水質基準の厳しい水銀に適用されることがあるが，発生する硫化水素の毒性，腐食性，強烈な臭気のため適用例は少ない．（対象物質: Hg, Cu, Cd, Sn, Pb）

**イオン交換法**

- **イオン交換法:** 廃水中に溶解している重金属イオンは，陽イオン交換樹脂により吸着除去することができる．しかし，濃度の濃い金属廃水には適さない．

**フェライト法**

- **フェライト法:** 鉄(II)イオンを含む水溶液にアルカリを加えて空気酸化処理を行うことによって，鉄(III)イオンとなりこれが重金属イオンと反応して，強磁性をもつ沈殿物（フェライト）を生成する．生成したフェライトを磁気的方法で分離除去する．

#### 2) 六価クロム

　毒性の強い六価クロムは硫酸鉄(II)，亜硫酸塩などの還元剤で毒性の低い三価クロムにし（第1段階反応），ついでアルカリ性にして沈殿除去する（第2段階反応）．このときの最適 pH は 8〜9 で，これよりも pH が高いと再溶解するので注意が必要である．

#### 3) ヒ素化合物

　ヒ酸，亜ヒ酸の円は毒性の強い三価のヒ素を塩素により酸化して毒性の弱い五価に変換する．その後，鉄(III)塩を加えて pH を弱アルカリ性とすることで生成する $Fe(OH)_3$ に沈殿吸着されて共沈除去できる．

#### 4) アルキル水銀

　$H_2SO_4$-$KMnO_4$ 処理（湿式灰化法）などで酸化分解して無機水銀とし，硫化物凝集沈殿法により除去する．

#### 5) シアン

**アルカリ性塩素処理法**

- **アルカリ性塩素処理法:** NaOH を添加してアルカリ性とした後に塩素を加える．ついで pH を中性にし，さらに塩素を加えると2段階反応で窒素ガスと二酸化炭素に分解する．

## 6・8 水質汚濁のおもな指標と，その基準ならびに測定法

### 6・8・1 水質汚濁の原因と影響

**水質汚濁**は水域での自浄作用の能力以上に汚濁物質が流入すると発生する．汚濁物質の発生源は大きく自然的要因と人為的要因とに分けられる．前者は流域の地質由来の重金属や温泉の酸性泉，腐葉土や植物由来の有機物，また豪雨などにより流入する汚濁物質である．後者は産業排水，生活排水，家畜糞尿，農地からの農薬，肥料の流出，大気汚染降下物，廃棄物，船舶からの重油類などが要因となる．これらの要因によって化学的，生物学的に公共用水域（河川，地下水，湖沼，海域）の水質を悪化させることを水質汚濁という．

水質汚濁の影響には，有害な汚濁物質の直接摂取や，生物濃縮により汚濁物質が蓄積した農水産物を介した間接摂取による健康影響がある．また，水質の悪化により景観が損なわれたり，悪臭や病害虫の発生が促進される環境影響もある．

また水にはさまざまな利用目的があるが，その汚濁は，水道，工業，農業，漁業などにも影響を与える．

水質汚濁

### 6・8・2 水質汚濁に関する環境基準

国民の健康を保護するとともに，生活環境を保全することを目的とした“公害対策基本法”が 1967 年に制定され，これに基づく**“環境基準”**が 1971 年に公布された．さらに，1972 年に制定された“自然環境保全法”を包含し，1993 年には新たな環境問題にも対処するため地球環境の保全に関する基本的理念を定めた**“環境基本法”**へと改定されている．

水質汚濁の環境基準はこの法律に基づいて，健康被害の原因となるおそれのある有害物質に対する“人の健康の保護に関する環境基準（健康項目）”と，利水目的に対応して水域ごとに類型を設けた“生活環境の保全に関する環境基準（生活環境項目）”が設定されている．環境基準は行政の目標としての性格をもつものであり，目標が達成できているか，各項目について定期的に測定し，水質汚濁状況の把握を行っている．環境基準は規制基準としての効力はない．

環境基準

環境基本法

**a. ヒトの健康の保護に関する環境基準（健康項目）**　全国の公共用水域（河川，湖沼，海域）における 27 項目について基準値が設定されて，すべての項目がすべての水域に対して一律に適用される．また**全シアン，アルキル水銀，PCB** の 3 項目は，定められた測定方法において“検出されないこと”となっている（**表6・17**）．

“地下水の水質汚濁に係る環境基準”では，直接，飲料水として使用される可能性も考慮して，“公共用水域の水質汚濁に係る環境基準”とは基準が少し異なっている．公共用水域の基準では 1,2-ジクロロエチレンについてシス体のみ基準が設定されているが，水道水質基準に準じて，シス体とトランス体の和として 1,2-ジクロロエチレン（0.04 mg/L 以下）となっているほか，公共用水域にはないクロロエチレン（別名塩化ビニルまたは塩化ビニルポリマー）についても基準

全シアン

アルキル水銀

**PCB**: polychlorinated biphenyl（ポリ塩化ビフェニル）

422　第6章　生活環境・自然環境の保全

表6・17　人の健康の保護に関する環境基準（公共用水域）[†]

| 項　目 | 基準値 | 項　目 | 基準値 |
|---|---|---|---|
| カドミウム | 0.003 mg/L 以下 | 1,1,2-トリクロロエタン | 0.006 mg/L 以下 |
| 全シアン | 検出されないこと | トリクロロエチレン | 0.01 mg/L 以下 |
| 鉛 | 0.01 mg/L 以下 | テトラクロロエチレン | 0.01 mg/L 以下 |
| 六価クロム | 0.02 mg/L 以下 | 1,3-ジクロロプロペン | 0.002 mg/L 以下 |
| ヒ　素 | 0.01 mg/L 以下 | チウラム | 0.006 mg/L 以下 |
| 総水銀 | 0.0005 mg/L 以下 | シマジン | 0.003 mg/L 以下 |
| アルキル水銀 | 検出されないこと | チオベンカルブ | 0.02 mg/L 以下 |
| PCB | 検出されないこと | ベンゼン | 0.01 mg/L 以下 |
| ジクロロメタン | 0.02 mg/L 以下 | セレン | 0.01 mg/L 以下 |
| 四塩化炭素 | 0.002 mg/L 以下 | 硝酸性窒素および亜硝酸性窒素 | 10 mg/L 以下 |
| 1,2-ジクロロエタン | 0.004 mg/L 以下 | フッ素 | 0.8 mg/L 以下 |
| 1,1-ジクロロエチレン | 0.1 mg/L 以下 | ホウ素 | 1 mg/L 以下 |
| シス-1,2-ジクロロエチレン | 0.04 mg/L 以下 | 1,4-ジオキサン | 0.05 mg/L 以下 |
| 1,1,1-トリクロロエタン | 1 mg/L 以下 | | |

[†] 1971 年 12 月 28 日環境庁告示第 59 号，最終改正：2023 年 3 月 13 日環境省告示第 6 号
　・基準値は年間平均値とする．ただし，全シアンに係る基準値については，最高値とする．
　・海域については，フッ素およびホウ素の基準値は適用しない．

（0.002 mg/L 以下）があり，28 項目について基準値が設定されている．

**ダイオキシン類対策特別措置法**：§6・4 参照．

　また，2000 年に **"ダイオキシン類対策特別措置法"** が施行されたことにより，公共用水域および地下水におけるダイオキシン類に関する環境基準は，"1 pg-TEQ/L 以下" と基準が設定されている．さらに環境基準項目以外に，要監視項目（公共用水域 26 項目，地下水 24 項目）が指針値として定められている．

　**b. 生活環境の保全に関する環境基準（生活環境項目）**　　12 項目が設定されているが，"人の健康の保護に関する環境基準" と異なり，利用目的，水生生物の生息状況や再生産する場の適応性などを考慮して，各公共用水域を類型に分類している．類型の指定は，水質の汚濁防止を図る必要のあるすべての公共用水域を対象として，都道府県の境界水域は環境大臣が指定し，その他の水域は都道府県知事が指定している．水道水源となっている河川や湖沼の水質汚濁は，水道水の水質にも影響するため，公共用水域の水質保全の確保は重要な課題である．したがって，このような河川および湖沼では，特定の類型が当てはめられている．また，各公共用水域における類型によって設定されている基準項目は異なるが，河川では計 8 項目，湖沼と海域では計 11 項目の環境基準値が設定されている（表6・18）．公共用水域は，利用目的や水質汚濁の状況，水質汚濁源の立地状況が水域ごとに異なるため，水質保全の目標である環境基準も，水域ごとの特性を

**富栄養化** eutrophication

考慮して設定されている．たとえば，**富栄養化**が問題となる閉鎖性水域である湖沼と海域に対しては，全窒素と全リンに関して，利用目的に応じて類型分類ごとに基準値が設定されている．

表6・18　生活環境の保全に関する環境基準における各水域の規制項目

| 水域 | pH | DO | BOD | COD | SS | 大腸菌群数 | n-ヘキサン抽出物質 | 全窒素 | 全リン | 全亜鉛 | ノニルフェノール | LAS[†] | 底層溶存酸素量 |
|---|---|---|---|---|---|---|---|---|---|---|---|---|---|
| 河川 | ○ | ○ | ○ | × | ○ | ○ | × | × | × | ○ | ○ | ○ | × |
| 湖沼 | ○ | ○ | × | ○ | ○ | ○ | × | ○ | ○ | ○ | ○ | ○ | ○ |
| 海域 | ○ | ○ | × | ○ | × | ○ | ○ | ○ | ○ | ○ | ○ | ○ | ○ |

○: 基準が設定されている． ×: 基準が設定されていない．
† LAS: 直鎖アルキルベンゼンスルホン酸およびその塩

## 6・8・3 排 出 基 準

　排水基準は水質汚濁防止法で，全国一律の基準（**一律排水基準**）が定められており，人の健康に関わる被害を生じるおそれのある物質（有害物質）を含む排水に係る項目（健康項目）と水の汚染状態を示す項目（生活環境項目）に大別される．有害物質を排出するすべての特定事業場に基準が適用され，**アルキル水銀**については"検出されないこと"とされている．人の健康に係る排水基準は，放流先の河川での希釈を想定して人の健康に係る環境基準値の 10 倍の値が示されている．生活環境項目については 15 項目の基準が設定され，1 日の平均排水量が 50 m³ 以上の特定事業場に基準が適用される．ダイオキシン類に関する水質排出基準は"ダイオキシン類対策特別措置法施行規則"に基づき，"許容限度 10 pg-TEQ/L"と定められている．また都道府県は，それぞれの地方自治体の実情に応じ，条例により一律排水基準より厳しい基準（**上乗せ基準**）を定めたり，一律排水基準ではカバーされない部分を補完するために，水質汚濁防止法で規制対象となっていない物質や業種について追加することができる（**横出し基準**）．

*一律排水基準: §6・4（表6・9および表6・10）参照.*

*アルキル水銀*

*上乗せ基準*

*横出し基準*

## 6・8・4 水質汚濁のおもな指標とその測定法

**a. 水素イオン濃度（pH）**　　環境水の pH 変化は，魚介類の生息や農作物の生育に影響を及ぼすことがある．生活環境項目では，河川，湖沼および海域に共通の項目であり，それぞれの水域の類型ごとに pH の基準が定められている．自然環境における通常の場合，淡水は pH 6.5〜7.5 の範囲にあることが多く，海水では pH 8 前後の範囲とされている．

**b. 浮遊物質（SS）**　　水に不溶で浮遊または懸濁している物質をいう．各種の無機および有機の不溶性物質，土壌粒子などがあるが，動植物プランクトンおよびその死骸なども含まれる．ガラス繊維ろ過器でろ取した残渣の乾燥重量で示す．

**c. 溶存酸素（DO）**　　水中に溶解している酸素のことを**溶存酸素（DO）**といい，mg/L の単位で表す．水に対する酸素の溶解度は，温度，圧力，塩濃度などの影響を受けるが，清浄な表流水ではほぼ飽和状態に近く，水温が 15〜20 ℃ で 7〜9 mg/L である．DO は，大気に接する水面から，もしくは葉緑体をもつ生物の光合成で生成した酸素が溶け込むことで供給されているが，藻類は光合成によって酸素を供給するので自然水域における DO は過飽和になる場合がある．

*溶存酸素*
*dissolved oxygen, DO*

一方で，水質汚濁が発生するとDOは減少する．たとえば有機汚染物質が流入すると，好気性微生物による酸化分解作用により酸素が消費されるため，消費量が供給量を上回るとDOが低下する．また鉄(II)塩，亜硝酸塩，硫化物などの無機物質の酸化によってもDOは減少する．好気性微生物による有機物の酸化分解作用は，自浄作用の一つであるが，溶存酸素が枯渇してしまうと嫌気性微生物が活性化され，メタン，アンモニア，硫化水素などの発生を伴う嫌気性分解が起こる．この状態が進むと，悪臭の原因物質の発生や有機物の不十分な分解によるヘドロの堆積が起こり，さらに水環境が悪化する．したがってDOは水質汚濁の重要な指標の一つとして用いられている．またDOは水生生物の生態と密接な関係にある（魚類生息限界5 mg/L）．

河川においては，有機汚染物質が流入するとDO値は一時的に低下するが，流下に伴い時間が経過すると，有機汚染物質の酸化分解が進んだり希釈されたりするため，微生物の活動や植物の光合成による酸素供給が増え，しだいに酸素供給量が消費量を上回るようになる．最終的にはDO値は回復して飽和状態に戻るという自浄作用が起こりやすい（図6・24）．これに対し湖沼などの閉鎖性水域では，流れが少なく汚染物質が滞留しやすいことやDOの供給が限られるため，汚染が深刻化しやすい．

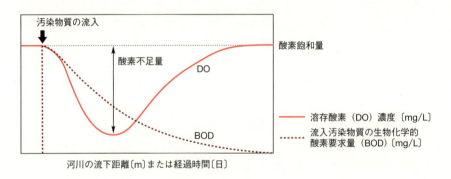

図6・24 溶存酸素垂下曲線

ウィンクラー法 Winkler method

**測定原理** DOは**ウィンクラー法**によって測定される．ウィンクラー法では，試料水を採取直後，硫酸マンガン（$MnSO_4$）とアルカリ性ヨウ化カリウム/アジ化ナトリウム（$KI/NaN_3$）溶液を加えて，水中の酸素を固定する．生成する水酸化マンガン〔$Mn(OH)_2$〕の沈殿とDOが作用して亜マンガン酸（$H_2MnO_3$）の褐色沈殿が生じる．

$$Mn(OH)_2 + (O) \longrightarrow H_2MnO_3$$

これに$H_2SO_4$を加えて酸性にすると，$H_2MnO_3$がKIを酸化して，DOと等量の$I_2$を生じる．

$$H_2MnO_3 + 2\,KI + 2\,H_2SO_4 \longrightarrow MnSO_4 + K_2SO_4 + 3\,H_2O + I_2$$

遊離した$I_2$は，デンプン溶液を指示薬として，チオ硫酸ナトリウム（$Na_2S_2O_3$）で滴定する．$NaN_3$は，試料中に存在する亜硝酸によるDOの消費を防ぐ際に加える．

**d. 生物化学的酸素要求量（BOD）**　生物化学的酸素要求量（BOD）とは，主として水中の汚染源となりうる有機汚染物質が生物化学的に酸化される際に消費する酸素量を mg/L で表したものである．通常，BOD は 20 ℃，5 日に消費される DO を測定することによって求められることから，自然の状態に近い条件で，有機汚染物質による河川水汚濁の実態を評価できる指標として，河川水では環境基準値が定められている．一方でフミン質*などの難分解性有機物は，好気性微生物による分解を受けにくいため，河川水がこのような有機物で汚染されていても BOD には反映されにくい．

　河川水における DO の消費は基本的に 2 段階で進む（図 6・25）．第一段階目は，おもに比較的酸化分解の容易な炭素化合物による消費であり，約 90％が分解されるのに 20 ℃で 12～14 日間を必要とする．また少なくとも約 70％は最初の 5 日間で分解され，この時点では測定値が安定し再現性の良い結果が得られるので，BOD の試験方法はこの 5 日間の溶存酸素の消費量を測定しており，この値は**標準 BOD** とよばれる（図 6・25）．

　第二段階は，窒素化合物の酸化（硝化）に必要とされるもので，この反応の終了には約 100 日程度の日数を要する．**硝化細菌**の働きで，この段階の初期に生じたアンモニウム塩は亜硝酸塩を経て硝酸塩まで酸化される（図 6・25）．また滞留時間が長い試料水では，微生物などが炭素化合物を優先的に利用してその含有量が少ないため，硝化反応が初期から始まり，第一段階と第二段階の区別が明確に観察されないこともある．

生物化学的酸素要求量
biochemical oxygen demand, BOD

* §6・5・5 d 参照．

標準 BOD

硝化細菌

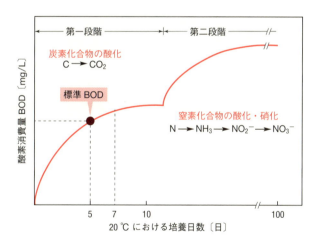

図 6・25　溶存酸素消費曲線

**測定原理**　BOD は，20 ℃，5 日間，暗所で保温して，含まれる有機物が好気性微生物により分解される際に消費される溶存酸素の減少を測定して算出する．

　一方で，無機物のなかでもアンモニアや亜硝酸などは微生物により酸化されるので，共存すると酸素を消費することから，BOD の測定値に含まれることがある．

　鉄(II)塩，マンガン(II)塩，亜硝酸塩，硫化物などの還元性無機物を含む工場排水では，短時間（0～15 分までの間）に酸素を消費することがある．このよう

**瞬時の酸素要求量**
immediate dissolved
oxygen demand, IDOD

な非生物的に消費される酸素量は，**瞬時の酸素要求量（IDOD）**といい，BODとは区別されている．人為的な汚濁のない河川のBODは，大体 1 mg/L 以下である．

また多量のBOD成分を排出する工場では，排水のBODと排水量を測定して，1日当たりに排出するBODを計算する．この発生量を**汚濁負荷量**という．また，河川や湖沼などについてはその流域から流入する汚濁物の総量を汚濁負荷量として表す．

**汚濁負荷量**

$$汚濁負荷量〔g/日〕 = BOD〔g/m^3〕 \times 水量〔m^3/日〕$$

> **例題6・1** ある工場排水の生物化学的酸素要求量（BOD）を測定するため，試料に希釈植種水を加えて 10 倍に薄めたところ，希釈 15 分後の溶存酸素は 9.0 mg/L であり，20℃で 5 日間培養した後には溶存酸素は 5.0 mg/L となった．希釈植種水は，BOD 20 mg/L の河川水を 5% 含み，植種水の希釈に用いた水の 5 日間の溶存酸素消費量は 0.2 mg/L であった．この排水の BOD〔mg/L〕を求めよ．

**解答** 工場排水を希釈植種水で 10 倍に薄めた試料中の 20℃，5 日間の溶存酸素消費量は，9.0 mg/L−5.0 mg/L ＝ 4.0 mg/L である．すなわち工場排水の BOD を $x$ mg/L，希釈植種水 20℃，5 日間の溶存酸素消費量を $y$ mg/mL とすると，

$$0.1x + 0.9y = 4.0〔mg/L〕 \qquad ①$$

問題文に"希釈植種水は，BOD 20 mg/L の河川水を 5% 含み，植種水の希釈に用いた水の 5 日間の溶存酸素消費量は 0.2 mg/L であった"とあることから，$y$ は以下の式で求められる．

$$y = 20 \times 0.05 + 0.2 \times 0.95$$
$$= 1.19〔mg/L〕$$

$y$ を式①に代入すると，$x$ を求めることができる．

$$0.1x + 0.9 \times 1.19 = 4.0$$
$$x = 29.3〔mg/L〕$$

したがって，工場排水の BOD は 29.3 mg/L となる．

**化学的酸素要求量**
chemical oxygen demand,
COD

**e. 化学的酸素要求量（COD）**　　**化学的酸素要求量（COD）**とは，水中の有機物質が，酸化剤（過マンガン酸カリウム，または二クロム酸カリウム）によって化学的に酸化されるときに消費される酸素の量を mg/L で表した値である．CODは，湖沼，海域についての環境基準項目の一つで，汚染有機物質による汚濁指標として採用されている．また海水や，微生物の増殖を妨げる有害物質が含まれる工場排水など，BODによる測定が難しい試料水でも汚濁の程度を短時間で測定することができる利点がある．ただし，有機物の種類により BOD とCODの値は異なることがあり，両者の間には必ずしも比例関係はない．海域や湖沼などの閉鎖性水域では，有機汚染物質の滞留時間が長くなると，易分解性の有機物は微生物の増殖にほとんどが利用されて BOD 値が低くなることから，COD 値が用いられている．

**測定原理**　COD の測定法には，酸化剤の種類により，二クロム酸法，酸性高温過マンガン酸法，アルカリ性過マンガン酸法がある．測定は，試料水に一定量の酸化剤を添加し，一定条件で反応させたときに消費される酸化剤の量を測定し，それを酸素量に換算して求める．使用する酸化剤の種類や反応条件が異なると得られる COD の値が異なることから，COD の値を示す際には測定方法を明示する必要がある．

**二クロム酸法**：芳香族炭化水素や環式窒素化合物などの一部を除いて，有機物はほぼ完全に近い程度まで酸化される．20 日後の BOD 値に近い値が得られることが多い．塩化物イオンの影響を受けるため，あらかじめ硫酸銀（$AgSO_4$）を添加して妨害を除く．その後，二クロム酸カリウム（$K_2Cr_2O_7$）を酸化剤として加え，硫酸酸性条件下 100 ℃，2 時間，還流・加熱して被酸化性物質を酸化分解する．試料の酸化反応は次のようになる．

二クロム酸法

$$Cr_2O_7{}^{2-} + 14\,H^+ + 6\,e^- \longrightarrow 2\,Cr^{3+} + 7\,H_2O$$

最終的には残存する二クロム酸カリウムに対して，$o$-フェナントロリンを指示薬とし，硫酸鉄(Ⅱ)アンモニウム溶液で滴定する．二クロム酸イオンは酸化力が強く，この方法で測定した COD は最も高い値が得られる．滴定反応は次のようになる．

$$Cr_2O_7{}^{2-} + 6\,Fe^{2+} + 14\,H^+ \longrightarrow 2\,Cr^{3+} + 6\,Fe^{3+} + 7\,H_2O$$

**酸性高温過マンガン酸法**：この方法では，酸化剤として過マンガン酸カリウム（$KMnO_4$）を用いる．有機物のうち糖類は過マンガン酸カリウムで比較的容易に酸化分解されるが，脂肪酸，エステル類，炭化水素，アミノ酸，ピリジンなどは分解されにくい．亜硝酸塩，鉄(Ⅱ)塩，硫化物などは酸化される．多量の塩化物イオンは一部が被酸化性物質の遊離塩素となることから，あらかじめ硝酸銀を添加して測定の妨害を防ぐ．試験は，採水後速やかに行わなければならない．日本工業規格（JIS）が採用する方法である．

酸性高温過マンガン酸法

硝酸銀を添加して塩化物イオンを沈殿除去した後に，試料水中の被酸化物を，沸騰水浴中で硫酸酸性条件下，30 分間，過マンガン酸カリウムで酸化させる．試料の酸化反応は次のようになる．

$$MnO_4{}^- + 8\,H^+ + 5\,e^- \longrightarrow Mn^{2+} + 4\,H_2O$$
$$3\,Mn^{2+} + 2\,MnO_4{}^- + 2\,H_2O \longrightarrow 5\,MnO_2 + 4\,H^+$$

その後，一定量のシュウ酸を添加して残留する過マンガン酸カリウムと反応させ，さらに残留するシュウ酸を過マンガン酸カリウムにより逆滴定を行い，滴定量を求めて算出する．滴定の終点は過マンガン酸カリウム溶液の色（微紅色）が消えずに残るときである．シュウ酸ナトリウムを加えたときの反応は次のようになる．

$$2\,MnO_4{}^- + 5\,C_2O_4{}^{2-} + 16\,H^+ \longrightarrow 2\,Mn^{2+} + 10\,CO_2 + 8\,H_2O$$
$$MnO_2 + C_2O_4{}^{2-} + 4\,H^+ \longrightarrow Mn^{2+} + 2\,CO_2 + 2\,H_2O$$

**アルカリ性過マンガン酸法**：この方法は，二クロム酸法や酸性高温過マンガン酸法と異なり，塩化物イオンの影響を受けない方法である．試料をアルカリ性にして過マンガン酸カリウムによる酸化を行うと，Ag 塩を添加しなくても塩化物イオンが $Cl_2$ に酸化されないことに起因する．

アルカリ性過マンガン酸法

428　第6章　生活環境・自然環境の保全

アルカリ性条件下で過マンガン酸カリウムを用いて試料を酸化する．試料の酸化反応は次のようになる．

$$MnO_4^- + 4H^+ + 3e^- \longrightarrow MnO_2 + 2H_2O$$

その後ヨウ化カリウム（KI）を加えて，硫酸酸性条件にして未反応の過マンガン酸カリウムでヨウ素（$I_2$）を遊離させる．

$$[O] + 2KI + H_2SO_4 \longrightarrow K_2SO_4 + H_2O + I_2$$

デンプン試液を指示薬として，遊離したヨウ素をチオ硫酸ナトリウム（$Na_2S_2O_3$）で滴定する．ヨウ素滴定の反応は次のようになる．

$$I_2 + 2S_2O_3^{2-} \longrightarrow S_4O_6^{2-} + 2I^-$$

**全有機炭素** total organic carbon, TOC

**f.　全有機炭素（TOC）**　950℃の電気炉中におかれた触媒を充塡した燃料管に試料水を注入し，燃焼の結果生じる $CO_2$ を非分散製赤外線ガス分析装置で測定して求める．この方法では，BOD で求まる生物的に酸化されうる有機物質，COD で求まる化学的に酸化されうる有機物質に加え，炭酸のような無機炭素も合わせて測定されるので，全有機炭素を求める場合には無機炭素（燃焼温度150℃）を差し引いて求める．**水道水質基準**の項目でもある．

**水道水質基準**：§6・6参照．

**n-ヘキサン抽出物質** n-hexane extracts

**g.　n-ヘキサン抽出物質（油分）**　試料水を塩酸で pH 4 以下に調整した後，n-ヘキサン層に分配・抽出した物質を 80～85℃ に加温して n-ヘキサンを留去し，後に残る不揮発性物質（油状物質）を総称して，このようによぶ．海域の環境基準の試験項目となっている．油膜の形成は，空気と水面の接触面を遮断するため，大気から海水への酸素の供給を妨げ，魚介類の呼吸を阻害する原因となる．また，水中に油分が分散した状態では，日光の入射量を減少させ，えら呼吸の妨げになるなど，水中生息生物に影響を与える可能性がある．

　比較的揮発しにくい炭化水素，鉱物油，動植物油脂，グリースなどが含まれ，低沸点の軽油類は加温の際に揮散するため測定されない．pH 4 以下にするのは，共存する微生物による分解を阻止するとともに，脂肪酸塩から脂肪酸を遊離するためである．

**全窒素**

**全リン**

**h.　全窒素および全リン**　水中に含まれる窒素化合物由来の窒素（$NO_3$ の N，$NO_2$ の N，$NH_3$ の N，有機体窒素）の総量を**全窒素**，無機リン（$PO_4^{3-}$）および有機リン化合物由来のリンの総量を**全リン**という．窒素およびリンはともに植物の増殖に欠かせない元素であるが富栄養化の要因であり，湖沼ではアオコ，沿岸海域では赤潮を発生させることから，水質汚濁の指標として用いられている．

**i.　大腸菌数**　大腸菌は，一般に人畜の腸管内に生息（糞便 1 g 中に 10～100 億個が存在）する細菌で，試料水がし尿で汚染されているか否かを判断する指標になっている．これまでは"大腸菌群"という指標で評価されていたが，大腸菌以外の自然由来の細菌も検出され，糞便汚染を的確に捉えられない場合があることが問題であった．近年，簡便な大腸菌の培養技術が確立されたことを踏まえて，2025 年 4 月から，より的確に糞便汚染を捉えることができる指標である

**"大腸菌数"** に変更することとなった.

**測定原理**　測定には，大腸菌が特異的に産生する **β-グルクロニダーゼ**を検出できる酵素基質 **5-ブロモ-4-クロロ-3-インドリル-β-D-グルクロニド (X-GLUC)** を含む特定酵素基質寒天培地を用いる．大腸菌は，培地に含まれる X-GLUC により青色に発色するが，大腸菌以外の菌群は赤色に発色する．したがって試料水を寒天培地上で培養し，形成されるコロニーの色により大腸菌と大腸菌以外の大腸菌群を明瞭に区別することができる．許容限度は，800 CFU（コロニー形成単位）/mL となっている．

**j. 全 亜 鉛**　亜鉛は従来から工場や事業所に対して排水規制が行われていたが，2003 年 11 月の"生活環境の保全に関する環境基準"の改正により，水生生物の保全に係る環境基準として **"全亜鉛"** が新たに加えられた．亜鉛は，水生生物への有害性があり，特に魚介類では淡水のイワナ類やニジマス，海域のウニ類などに，また餌生物では淡水の緑藻類やミジンコ類，海域のハプト藻などに影響を与える．淡水域（河川，湖沼）の全亜鉛の基準値は，0.03 mg/L 以下，一般海域で 0.02 mg/L 以下，海域のうち繁殖場などの特別域で 0.01 mg/L とされている．

### 6・8・5　富栄養化問題とその対策

**a. 富 栄 養 化**　湖沼，内海などの閉鎖性水域に流域から栄養塩類である窒素とリンが多量に流入し，それらの濃度が増加する現象を富栄養化という．富栄養化状態になると，水系生物のうち緑藻類，らん藻類などの植物プランクトンが光合成により栄養塩類を同化し，異常に増殖して生物生産量の多い状態となる．その結果，水域では，酸素消費量の増大に伴う酸素欠乏状態に陥るとともに，大量に発生した植物プランクトンや動物プランクトンの死骸は，細菌による分解の際に溶存酸素を消費して，魚介類の生存に影響を及ぼす．さらには魚介類のへい死，汚泥の堆積，それにつれ嫌気性微生物の増殖をきたし，著しい水質汚濁を生じる．藻類によっては，有害物質を産生し，他の生物に害を及ぼすことが知られている．

富栄養化が進行した海域では，植物プランクトンの異常発生により海面が赤色〜褐色を呈する赤潮が発生し，養殖魚介類がへい死するなど漁業に深刻な影響をもたらすことが問題となっている．

一方，淡水湖沼では藍藻類のアオコが増殖し，水面が黄緑色の華が咲いたようになり，水の華といわれている．水の華の影響には，透明度の低下，プランクトン類の死骸による悪臭，溶存酸素の減少など，水環境の悪化があり，特に水道水中の異臭味問題が生じる．カビ臭物質の代表的なものは，**ジェオスミン**と **2-メチルイソボルネオール (2-MIB)** があり，放線菌類や藍藻類の二次代謝物である．また，アオコに関連する藍藻類には肝臓に毒性を示す環状ヘプタペプチドの**ミクロシスチン**を産生するものもある．

富栄養化は，窒素が 0.2〜0.3 mg/L 以上，リンが 0.01〜0.03 mg/L 以上で発生

---

大腸菌数

β-グルクロニダーゼ

5-ブロモ-4-クロロ-3-インドリル-β-D-グルクロニド 5-bromo-4-chloro-3-indolyl-β-D-glucuronide, X-GLUC

全亜鉛

富栄養化

ジェオスミン：§6・4 参照．

2-メチルイソボルネオール 2-methylisoborneol, 2-MIB：§6・4 参照．

ミクロシスチン：§6・4 参照．

する．この抑制対策として，窒素とリンの環境基準を，湖沼では I〜V 類型（N: 0.1〜1 mg/L, P: 0.005〜0.1 mg/L），海域は I〜IV 類型（N: 0.2〜1 mg/L, P: 0.02〜0.09 mg/L）と定めている．

**b. 総量規制と富栄養化対策**　　1978 年の水質汚濁防止法などの改正により，広域的な閉鎖性水域について，水質環境基準を確保することを目途として，当該水域への汚濁負荷量を全体的に削減しようとする水質総量規制が制度化された．

この水質総量削減制度では，東京湾，伊勢湾および瀬戸内海を対象として，COD，窒素含有量，リン含有量を指定項目とした発生源（生活系，産業系，その他）別の削減目標量などが定められており，下水道整備の促進，地域の実情に応じた合併処理浄化槽，農業集落排水施設，コミュニティ・プラントなどの整備による生活排水対策，工場などに対する総量規制強化による産業排水対策が講じられている．2025 年 1 月現在においては，第 10 次水質総量削減のあり方について，環境省の中央環境審議会で議論がなされているところである．

**メ　モ**

## 6・9 おもな大気汚染物質の推移と発生源，健康影響

大気汚染には，火山の噴火や森林火災といった自然現象によるものと，人間の活動に伴う人為的なものがあり，環境汚染の観点からは人為的なものが特に問題となる．**大気汚染物質**の人為的な発生源には，工場や事業場などの移動しない**固定発生源**と自動車，飛行機，船などの移動する**移動発生源**がある．これらの発生源から大気中に直接的に排出される大気汚染物質を**一次汚染物質**とよび，代表的なものとして，二酸化硫黄，二酸化窒素，一酸化炭素などがあげられる．一方，発生源から大気中に放出された後，環境中での反応によって生成した大気汚染物質を**二次汚染物質**とよぶ．たとえば，硫黄酸化物が大気中の水分と反応して生じる**硫酸ミスト**や窒素酸化物と非メタン炭化水素が大気中で光化学反応して生じる**光化学オキシダント**は二次汚染物質である．おもな大気汚染物質について環境基準が設定されており（表6・19），**一般環境大気測定局（一般局）**や**自動車排出ガス測定局（自排局）**で常時監視が行われている．

大気汚染物質　air pollutant

一般環境大気測定局：§6・4・4 参照.

自動車排出ガス測定局：§6・4・4 参照.

表6・19　大気汚染に係る環境基準

| 環境基準 | 大気汚染物質 | 基準 | 根拠法令など |
|---|---|---|---|
| 大気汚染に係る環境基準 | 二酸化硫黄（SO$_2$） | 1時間値の1日平均値が 0.04 ppm 以下であり，かつ，1時間値が 0.1 ppm 以下であること． | 環境基本法 |
| | 二酸化窒素（NO$_2$） | 1時間値の1日平均値が 0.04 ppm から 0.06 ppm までのゾーン内またはそれ以下であること． | |
| | 一酸化炭素（CO） | 1時間値の1日平均値が 10 ppm 以下であり，かつ，1時間値の8時間平均値が 20 ppm 以下であること． | |
| | 光化学オキシダント | 1時間値が 0.06 ppm 以下であること． | |
| | 浮遊粒子状物質（SPM） | 1時間値の1日平均値が 0.10 mg/m$^3$ 以下であり，かつ，1時間値が 0.20 mg/m$^3$ 以下であること． | |
| 微小粒子状物質に係る環境基準 | 微小粒子状物質（PM$_{2.5}$） | 1年平均値が 15 μg/m$^3$ 以下であり，かつ，1日平均値が 35 μg/m$^3$ 以下であること． | |
| 有害大気汚染物質（ベンゼン等）に係る環境基準 | ベンゼン | 1年平均値が 0.003 mg/m$^3$ 以下であること． | |
| | トリクロロエチレン | 1年平均値が 0.13 mg/m$^3$ 以下であること． | |
| | テトラクロロエチレン | 1年平均値が 0.2 mg/m$^3$ 以下であること． | |
| | ジクロロメタン | 1年平均値が 0.15 mg/m$^3$ 以下であること． | |
| ダイオキシン類に係る環境基準 | ダイオキシン類 | 1年平均値が 0.6 pg-TEQ/m$^3$ 以下であること． | ダイオキシン類対策特別措置法 |

### 6・9・1　おもな大気汚染物質

**a. 硫黄酸化物**　　**硫黄酸化物**は，石炭や石油などの化石燃料に含まれる硫黄分が燃焼時に酸化されることで生成する．したがって，このような化石燃料の燃焼が行われる工場などの固定発生源がおもな発生源である．硫黄分を含む化石燃料を燃焼すると，まず**二酸化硫黄**（SO$_2$）が生成される．二酸化硫黄が大気中で紫外線の存在下で酸化されて**三酸化硫黄**（SO$_3$）が生成され，さらに三酸化硫黄が大気中の水分と反応して**硫酸ミスト**となる．

硫黄酸化物　sulfur oxides

二酸化硫黄　sulfur dioxide

硫酸ミスト sulfuric acid mist

硫黄酸化物の健康影響は，おもに呼吸器への強い刺激によるものであり，喘息様の咳や気管支炎などの症状を示す．硫酸ミストはほかの硫黄酸化物に比べて目や粘膜に対する刺激が強く，硫酸ミストが存在するとこれらの健康影響が顕著になる．硫黄酸化物は，四大公害の一つである**四日市喘息**の原因物質として知られる．また，**酸性雨**の原因物質としても重要であり，植物の葉の変色や枯死をひき起こす．

四日市喘息: §6・3参照.
酸性雨: §6・2参照.

環境基準は二酸化硫黄について規定されている．1970年代初めに0.02〜0.04 ppmであった二酸化硫黄濃度は年々低下し，著しく改善された（図6・26）．これは，重油の脱硫による燃料の低硫黄化，排煙脱硫装置[*1]の普及などによるものである．2021年度の環境基準達成率は，一般局で99.8％，自排局で100％であり，近年良好な状態が続いている（表6・20）．

*1 **排煙脱硫装置**: 排煙中の硫黄酸化物を除去するための設備．塩基性の水溶液などに接触させることで硫黄酸化物を効率的に除去することができる．

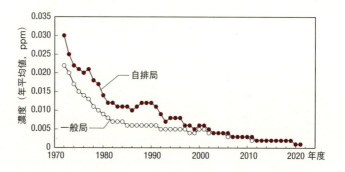

図6・26　二酸化硫黄濃度の年次推移　環境省，"令和3年度大気汚染状況報告書"をもとに作成

表6・20　二酸化硫黄の環境基準達成率の推移[a]

|  | 2017年度 | 2018年度 | 2019年度 | 2020年度 | 2021年度 |
|---|---|---|---|---|---|
| 一般局 | 99.8％ | 99.9％ | 99.8％ | 99.7％ | 99.8％ |
| 自排局 | 100％ | 100％ | 100％ | 100％ | 100％ |

a) 環境省，"令和3年度大気汚染状況報告書"をもとに作成

窒素酸化物　nitric oxides
二酸化窒素　nitric dioxide
フューエル$NO_x$　fuel $NO_x$
サーマル$NO_x$　thermal $NO_x$

**b. 窒素酸化物**　大気中の**窒素酸化物**（$NO_x$）は，**二酸化窒素**（$NO_2$）と**一酸化窒素**（NO）がおもなものである．その起源として，化石燃料中の窒素化合物が燃焼して生じる**フューエル$NO_x$**と大気中の窒素が燃焼などの高温で酸化されて生じる**サーマル$NO_x$**があり，燃焼時の生成量はフューエル$NO_x$よりサーマル$NO_x$の方が多い．燃焼時にまず一酸化窒素が生成し，これが空気中で酸化されて二酸化窒素となる．工場・事業所などの固定発生源だけでなく，自動車などの移動発生源も発生源となる．

二酸化窒素は気管支炎や肺水腫などの呼吸器疾患をひき起こすことがある．また，二酸化窒素はヘモグロビンの鉄を$Fe^{2+}$から$Fe^{3+}$へと酸化し，**メトヘモグロビン血症**の原因となる．一方，一酸化窒素はヘモグロビンへの親和性が強く[*2]，ニトロソヘモグロビンを生成することでヘモグロビンによる酸素の運搬を阻害する．

*2 一酸化窒素はヘモグロビンへの親和性が強く，ニトロソヘモグロビンを生成する．in vitroの実験では，その親和性は酸素の約30万倍高いという結果が得られている．一酸化炭素のヘモグロビンの親和性は酸素の約200〜300倍高いとされており，これと比べても非常に高い親和性をもっていることがわかる．

二酸化窒素濃度および一酸化窒素濃度の年平均値の経年変化を図6・27に示す．二酸化窒素は，一般局，自排局とも近年，緩やかな低下傾向がみられる．また，一酸化窒素も低下傾向にある．特定の地域では窒素酸化物対策として，**自動車NO$_x$・PM法**に基づく車種規制が行われている．環境基準は二酸化窒素について規定されており，2021年度の環境基準達成率は一般局，自排局とも100％である．一般局は2006年以降すべての測定局で環境基準を達成しており，自排局も近年高い達成率で推移している（表6・21）．

**自動車NO$_x$・PM法**：［正式名称］自動車から排出される窒素酸化物及び粒子状物質の特定地域における総量の削減等に関する特別措置法．§6・4参照．

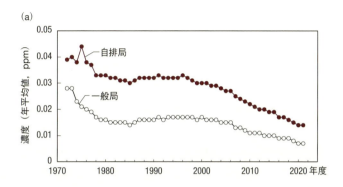

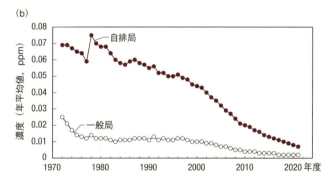

図6・27 二酸化窒素濃度（a）および一酸化窒素濃度（b）の年次推移
環境省，"令和3年度大気汚染状況報告書"をもとに作成

表6・21 二酸化窒素の環境基準達成率の推移[a]

|  | 2017年度 | 2018年度 | 2019年度 | 2020年度 | 2021年度 |
|---|---|---|---|---|---|
| 一般局 | 100％ | 100％ | 100％ | 100％ | 100％ |
| 自排局 | 99.7％ | 99.7％ | 100％ | 100％ | 100％ |

a) 環境省，"令和3年度大気汚染状況報告書"をもとに作成

**c. 一酸化炭素** **一酸化炭素**は不完全燃焼により発生する．一酸化炭素による大気汚染は，おもに自動車排出ガスによるものと考えられている．

一酸化炭素はヘモグロビンへの結合力が酸素の約200～300倍高く，ヘモグロビンと結合してカルボキシヘモグロビンを生成し，ヘモグロビンによる体内組織への酸素運搬を阻害する．

一酸化炭素
carbon monoxide

一酸化炭素濃度の年平均値の経年変化を図6・28に示す．大気汚染防止法に基づく自動車排出ガスの規制などにより大気中の一酸化炭素濃度は低下した．近年は一般局，自排局ともに横ばいで推移しており，1983年以降，すべての測定局で環境基準を達成している．

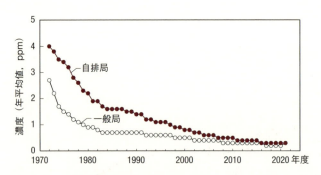

図6・28　一酸化炭素濃度の年次推移　環境省，"令和3年度大気汚染状況報告書"をもとに作成

**d. 浮遊粒子状物質，微小粒子状物質**　大気中には固体や液体の粒子状物質が存在しており，その性状や成因から表6・22のように分類される．大気中の粒子状物質のうち粒径が10 μm以上のものは，ほとんどが鼻腔や咽頭壁に沈着する．一方，粒径が10 μm以下のものは気管や肺胞に到達して沈着しやすく，健康に対する影響がより大きいと考えられる．

表6・22　浮遊粒子状物質の種類

| 分類 | 形体 | 成因 | 直径〔μm〕 | 例 |
|---|---|---|---|---|
| 粉じん | 固体 | 燃料の燃焼，無機物・有機物固体の粉砕，分散 | 1〜150 | 鉱物性粉じん |
| ヒューム | 固体 | 昇華，蒸留，燃焼で生成した気体分子が冷えてコロイド状となったもの | 0.1〜1 | 鉛ヒューム |
| ミスト | 液体 | 液体分散，液体凝縮による液滴コロイド | 0.5〜30 | 硫酸ミスト |
| 煙 | 固体・液体 | 有機物の不完全燃焼で生じた有機性微粒子 | 0.01〜0.1 | タバコの煙 |
| もや | 液体 | 気体凝縮で生じた微細液滴 | 0.1〜100 | 大気汚染のスモッグ |

**浮遊粒子状物質**（SPM）は，大気中に浮遊する粒子状物質のうち**空気動力学径**\*が10 μm以下のものである（図6・29）．**微小粒子状物質**（PM$_{2.5}$）は，大気中に浮遊する粒子状物質であって，粒径が2.5 μmの粒子を50％の割合で分離できる分粒装置を用いて，より粒径の大きい粒子を除去した後に採取される粒子状物質と定義される（図6・29）．したがって，PM$_{2.5}$は2.5 μm以下の粒子を100％含むわけではなく，また，2.5 μmを超える粒子がまったく含まれないというものでもない．粒子状物質の分類としてPM$_{10}$が用いられることがあるが，これは粒径が10 μmの粒子を50％の割合で除去した後に採取される粒子のことである．したがってSPMとPM$_{10}$は同義でなく，SPMはPM$_{6.5}$〜PM$_7$に相当する

---

浮遊粒子状物質
suspended particulate matter, SPM

\*空気動力学径
aerodynamic diameter: 空気の流れの場における挙動が比重1.0の球形粒子と同様になるような粒子の直径のこと．実際の粒子は比重や形状がまちまちであるため，たとえば空気動力学径が2.5 μmであっても実際の粒径が2.5 μmを超える粒子も含まれている．

微小粒子状物質
particulate matter, PM

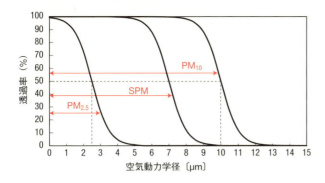

図6・29 粒子状物質の分粒装置の透過率に関する概念図

(図6・29).

　粒子状物質の発生源には，工場から排出されるばいじんや自動車排ガスなどの人為的なもののほか，黄砂や火山灰などの自然由来のものがある．発生源から直接大気中に放出される**一次粒子**と，硫黄酸化物や窒素酸化物などが大気中で粒子状物質に変化した**二次生成粒子**に分けることができる．

　SPM，$PM_{10}$，$PM_{2.5}$ といった粒子状物質の曝露が呼吸器系疾患や循環器系疾患と関連することを示す研究結果が多数報告されている．また，$PM_{2.5}$ が脳神経系の障害に関連する可能性も示されている．疫学調査では，大気中の $PM_{2.5}$ の濃度と死亡率の間に関連性があることが報告されている．

　図6・30 に示すとおり，浮遊粒子状物質濃度の年平均値は，近年，一般局，自排局共に緩やかな低下傾向がみられる．2021年度の環境基準の達成率は，一般局，自排局とも100％である（表6・23）．近年の達成率は一般局，自排局ともほぼ横ばいであり，高い水準で推移している．微小粒子状物質は，環境基準が

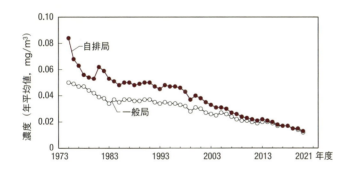

図6・30　浮遊粒子状物質の年次推移　環境省，"令和3年度大気汚染状況報告書"をもとに作成

表6・23　浮遊粒子状物質の環境基準達成率の推移[a]

|  | 2017年度 | 2018年度 | 2019年度 | 2020年度 | 2021年度 |
|---|---|---|---|---|---|
| 一般局 | 99.8％ | 99.8％ | 100％ | 99.9％ | 100％ |
| 自排局 | 100％ | 100％ | 100％ | 100％ | 100％ |

a) 環境省，"令和3年度大気汚染状況報告書"をもとに作成

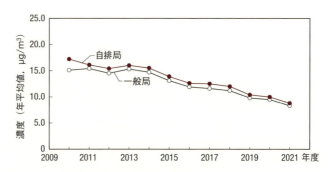

図6・31 微小粒子状物質の年次推移　環境省,"令和3年度大気汚染状況報告書"をもとに作成

表6・24　微小粒子状物質の環境基準達成率の推移[a]

|  | 2017年度 | 2018年度 | 2019年度 | 2020年度 | 2021年度 |
|---|---|---|---|---|---|
| 一般局 | 89.9% | 93.5% | 98.7% | 98.3% | 100% |
| 自排局 | 86.2% | 93.1% | 98.3% | 98.3% | 100% |

a) 環境省,"令和3年度大気汚染状況報告書"をもとに作成

設定された当初の達成率は低かった．微小粒子状物質濃度の年平均値は，図6・31に示すとおり2013年度以降緩やかな改善傾向であり，一般局，自排局とも改善している（表6・24）．2021年度の環境基準達成率は，一般局，自排局とも100%であった．

**e. 光化学オキシダント**　光化学オキシダントとは，オゾン（$O_3$）やペルオキシアシルナイトレート（PAN）などの酸化性物質の総称であり，オゾンが大部分を占める．中性ヨウ化カリウム溶液からヨウ素を遊離させる物質を**全オキシダント**とよび，全オキシダントから窒素酸化物を除いたものが光化学オキシダントである．固定発生源や移動発生源から大気中に排出された窒素酸化物と揮発性有機化合物や非メタン炭化水素が太陽光（特に紫外線）の照射を受けて光化学反応することにより二次的に生成される．

光化学オキシダントは，強い酸化力をもつことから眼や喉などの粘膜を刺激し，眼がチカチカする，喉が痛いなどの症状を起こすほか，頭痛，吐き気，息苦しいなどの症状が現れることがある．また，植物は光化学オキシダントに対する感受性が強く，被害を受けることがある．

光化学オキシダントは，日差しが強く風の弱い夏の日中に高濃度になりやすい．光化学オキシダント濃度の1時間値が0.12 ppm以上になり，その状態が継続すると認められる場合には，**大気汚染防止法**に基づいて光化学オキシダント注意報が発令される．光化学オキシダント注意報の発令は大都市やその周辺で多いが，近年は発令ののべ日数が漸減傾向にある（図6・32）．光化学オキシダントの昼間の日最高1時間値の平均値の経年変化は，図6・33に示すとおりであり，近年は一般局，自排局ともほぼ横ばいの状態である．表6・25に示すとおり，光化学オキシダントの環境基準の達成率はきわめて低い状況が続いており，2021年度の達成率は，一般局で0.2%，自排局で0%であった．

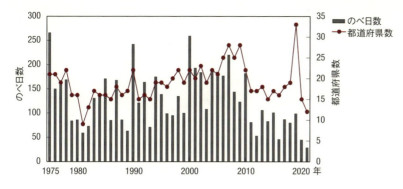

図 6・32　光化学オキシダント注意報などの発令状況　環境省，"令和 3 年度大気汚染状況報告書"をもとに作成

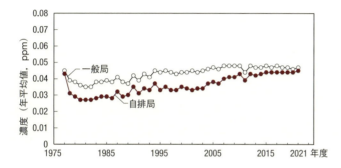

図 6・33　光化学オキシダントの年次推移　環境省，"令和 3 年度大気汚染状況報告書"をもとに作成

表 6・25　光化学オキシダントの環境基準達成率の推移[a]

|  | 2017 年度 | 2018 年度 | 2019 年度 | 2020 年度 | 2021 年度 |
|---|---|---|---|---|---|
| 一般局 | 0 % | 0.1 % | 0.2 % | 0.2 % | 0.2 % |
| 自排局 | 0 % | 0 % | 0 % | 0 % | 0 % |

a) 環境省，"令和 3 年度大気汚染状況報告書"をもとに作成

**f. 非メタン炭化水素，揮発性有機化合物**　炭化水素のうち光化学反応性がほとんどないメタンを除いたものを**非メタン炭化水素**とよぶ．非メタン炭化水素に環境基準値は設定されていないが，光化学オキシダントを環境基準以下にするための指針値として"午前 6 時から 9 時までの 3 時間平均値は 0.20 ppmC から 0.31 ppmC * の範囲にある"と示されている．図 6・34 に示すとおり，午前 6 時から 9 時における 3 時間値の年平均値は，近年，一般局，自排局ともに緩やかな低下傾向がみられる．

また，光化学オキシダントや浮遊粒子状物質を抑制するため，大気汚染防止法において，工場や事業所などの固定発生源からの**揮発性有機化合物**（VOC）の排出量について排出基準が設定されている．揮発性有機化合物は，大気中に排出，または飛散したときに気体（ガス状）で存在する有機化合物の総称である．ただし，オキシダント生成能の低いメタンやフロン類などは規制対象から除外されている．

揮発性有機化合物 volatile organic compounds, VOC

\* ppmC：炭素換算濃度を示す単位で，それぞれの化合物の濃度（ppm）を炭素数が 1 の化合物の濃度に換算したものである．濃度（ppm）に炭素数を乗じることで算出される．

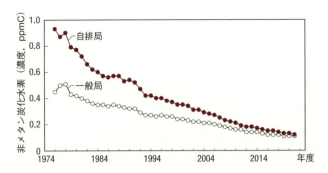

**図6・34　非メタン炭化水素の年次推移**　環境省，"令和3年度大気汚染状況報告書"をもとに作成

**有害大気汚染物質**

**g. 有害大気汚染物質**　**有害大気汚染物質**は，低濃度であっても長期的な摂取により健康影響が生ずるおそれのある物質のことであり，大気汚染防止法において"継続して摂取される場合にはヒトの健康を損なうおそれがある物質で大気汚染の原因となるもの"と定義されている．中央環境審議会答申（第9次答申，2010年10月）において，有害大気汚染物質に該当する可能性のある物質として248物質が選定され，そのうち，有害性の程度やわが国の大気環境の状況などから健康リスクがある程度高いと考えられる23物質を**優先取組物質**として選定した．これらの化合物のうち，健康被害を未然に防止するため早期に排出抑制を行わなければならない物質としてベンゼン，トリクロロエチレン，テトラクロロエチレンが指定されており，これらにジクロロメタンを加えた4物質に対して環境基準が設定されている．2021年の調査では，4物質ともすべての測定地点で環境基準の達成率は100％であった．

**優先取組物質**

## 6・9・2　逆　転　層

一般に，対流圏では大気の温度は高度の上昇に伴って低下する．100 m上昇するごとに，乾燥空気では0.98 ℃低下し（乾燥断熱減率），湿潤空気では0.4〜0.9 ℃低下する．地表付近の空気は温度が高く密度が低いのに比べ，上空の空気では温度が低く密度が高い傾向がある．このため，地表付近の空気が上昇し，対流が起こる．このような大気の状態を不安定という．一方，下層の空気に比べ，上空の空気の方が高温である状態が発生し，大気の状態が安定となることがある．このような状態の空気層を**逆転層**という．逆転層の成因には，以下のようなものがある．

**逆転層** inversion layer

　　**放射性逆転**：日没後，地表面が急速な熱放射で冷却され，地表面付近の空気の温度が上層よりも低くなることで生じる．冬の晴天の夜間で風が弱いときに発生しやすい．接地逆転ともいう．

　　**地形性逆転**：盆地などの斜面に沿って周囲から冷たい空気がゆっくり流入し，地表付近に滞留することで生じる．

　　**沈降性逆転**：高気圧圏内では，上空の空気が沈降する沈降性気流が生じる．このとき，下降した空気が断熱圧縮されることで温度が上昇し，下層の空気よりも

温度が高くなることで逆転層が生じる.

**前線性逆転**: 前線に伴い,冷気の上に暖気が入り込む,あるいは暖気の下に冷気が入り込むことによって生じる.

大気が不安定な状況では,大気の対流によって大気汚染物質が拡散される.一方,大気が安定な状況では対流が生じず,大気汚染物質は拡散されにくい.したがって,逆転層内の大気汚染物質は上空へ拡散しにくく,地表付近に滞留するため,大気汚染が生じやすくなる.

## 6・10 おもな大気汚染物質の測定法

### 6・10・1 硫黄酸化物

**a. トリエタノールアミン・パラロザニリン法**　試料大気中の$SO_2$のみを定量する手法である.吸収液(アジ化ナトリウムを含むトリエタノールアミン溶液)に試料空気を通じると,二酸化硫黄が亜硫酸イオン($SO_3^-$)として安定化される.ここにパラロザニリン・ホルムアルデヒド溶液を加えると,亜硫酸イオンがホルムアルデヒドと反応してヒドロキシメチルスルホン酸($HOCH_2SO_3H$)が生成し,これがパラロザニリンと反応して赤紫色を呈する化合物を生成する(図6・35).この生成物の560 nmにおける吸光度を測定し,二酸化硫黄濃度を評価する.

*（欄外）トリエタノールアミン・パラロザニリン法*

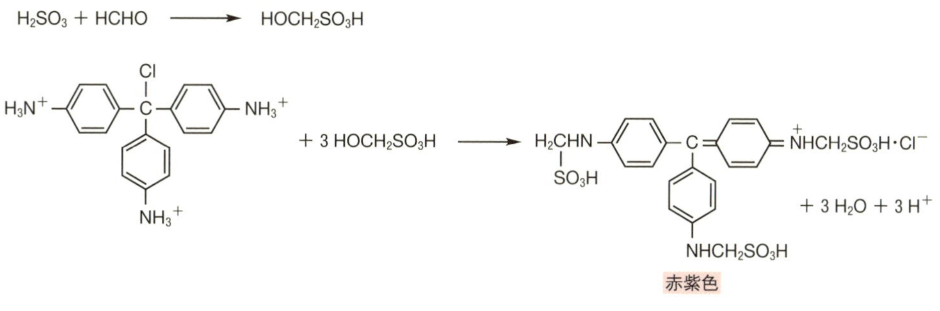

**図6・35　トリエタノールアミン・パラロザニリン法における二酸化硫黄の反応**

**b. 溶液導電率法**　微量の硫酸を含む過酸化水素水に試料大気を通じると,試料大気中の二酸化硫黄が過酸化水素水に吸収され,硫酸が生成する.また,試料大気中に共存する三酸化硫黄からも硫酸が生成する.

$$SO_2 + H_2O_2 \longrightarrow H_2SO_4$$
$$SO_3 + H_2O \longrightarrow H_2SO_4$$

生成された硫酸により導電率が増加するため,この導電率の変化から試料大気中の硫黄酸化物濃度を評価する*.

**c. 紫外線蛍光法**　二酸化硫黄を220 nm付近の紫外線により励起させ,基底状態に戻るときに放出される蛍光を測定する.

*（欄外）溶液導電率法 conductometric titration*

*（欄外）* * 溶液導電率法では,$SO_2$に加えて共存する$SO_3$も同様に反応するため,硫黄酸化物の総量を$SO_2$として測定することになる.また,吸収液に溶けて導電率に影響を及ぼす物質は,測定に影響することがある.

### 6・10・2 窒素酸化物

**a. ザルツマン法（図6・36）**　試料大気を**ザルツマン試薬**〔N-(1-ナフチル)エチレンジアミン二塩酸塩，スルファニル酸，酢酸の混液〕に通じると，二酸化窒素は酸性条件下で亜硝酸イオンを生成し，これがスルファニル酸と反応してジアゾ化スルファニル酸となる．さらに，N-(1-ナフチル)エチレンジアミンとのジアゾカップリング反応によりアゾ色素を生成し，桃紫色を呈する（図6・37）．この反応液の545 nm における吸光度を測定することで二酸化窒素濃度を求める．

ザルツマン法 Saltzman method

ザルツマン試薬 Saltzman reagents

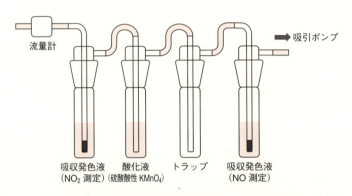

図6・36　ザルツマン法における試料大気採取装置の例

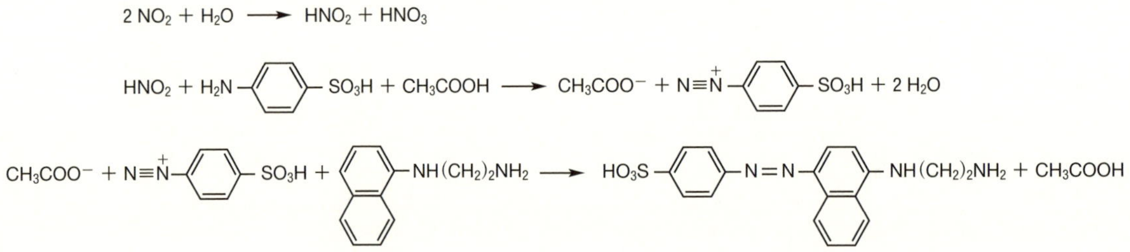

図6・37　ザルツマン法におけるジアゾカップリング反応

一酸化窒素はザルツマン試薬と直接反応しないため，硫酸酸性過マンガン酸カリウム溶液を通すことで二酸化窒素に酸化した後，同様に測定する．

**b. 化学発光法**　試料大気中の一酸化窒素にオゾンを反応させることで励起状態の $NO_2^*$ が生成し，これが基底状態に戻るときの化学発光を利用して一酸化窒素濃度を測定する*．二酸化窒素濃度は，一酸化窒素に還元した後に同様に測定し，得られた窒素酸化物濃度から上記の一酸化窒素濃度を差し引いて求める．

化学発光法 chemiluminescence test

＊ NO と反応する成分としてO₃があり，次の反応が測定に用いられる（ $NO_2^*$ は励起状態のNO₂）．

$NO + O_3 \rightarrow NO_2^* + O_2$
$NO_2^* \rightarrow NO_2 + h\nu$

### 6・10・3　一酸化炭素

異なる原子から構成される分子は，それぞれ固有の波長域の赤外線を吸収する．一酸化炭素は 4.7 μm 付近の赤外線吸収を示すため，この性質を利用して**非分散型赤外分析計**を用いて測定する．

非分散型赤外分析計
つながり コアカリ C-2 医薬品および化学物質の分析法と医療現場における分析法
→ 3巻 III. 機器分析

## 6・10・4　浮遊粒子状物質，微小粒子状物質

**a. 浮遊粒子状物質**　　大気中の粒子状物質は，ローボリュームエアーサンプラーを用いて試料大気をフィルター上に捕集し，捕集前後で増加した重量と吸引した大気量から質量濃度（μg/m$^3$）を求めることができる（**重量法**）．この際，粒径 10 μm を超える粒子を除去できる分粒装置を使用すると，捕集された粒子の重量から浮遊粒子状物質濃度を測定することができる．分粒装置として，**多段型**（重量沈降型），**インパクター方式**（慣性衝突型），**サイクロン方式**（遠心分離型）などが用いられている（図 6・38）．多段型（図 6・13 a）では，平行に置いた板の間を空気が通り抜ける間に粗大粒子が重力沈降により板上に残り，微小な粒子が通過することを利用した装置である．インパクター方式（b）では，試料大気を装置内に導入するノズルに対して直角に衝突板を配置し，気流が衝突板に当たって曲がる際に，粗大粒子が慣性力によって衝突板に捕集されて残り，微小な粒子が気流とともに分粒装置を通過することを利用している．サイクロン方式(c)では，装置内部で気流がらせん状に回転することで，遠心力によって粗大粒子が壁面に押しつけられて分粒装置の底部に捕集され，微小な粒子のみがフィルターに回収される．

大気汚染常時観測測定局で連続測定を行う場合には，**光散乱法**や **β 線吸収法**などが用いられる．光散乱法は，試料空気に光を照射したとき粒子状物質に当たって生じる散乱光を測定することにより質量濃度を間接的に測定する方法である．

重量法

光散乱法 light scattering method

β 線吸収法 β-ray absorption method

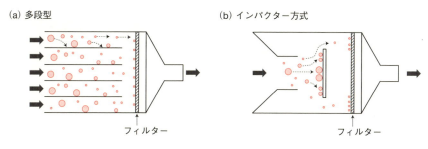

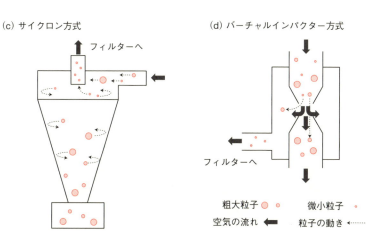

**図 6・38　分粒装置の例**

β 線吸収法は，フィルター上に捕集した粒子状物質に $^{14}C$ や $^{147}Pm$ などの密封線源から一定量の β 線を照射すると，β 線がフィルター上の粒子状物質に吸収されて透過量が減少することを利用した測定法である．

**b. 微小粒子状物質**　粒径 2.5 μm の粒子を 50 ％除去することができる分粒装置を使用し，ローボリュームエアーサンプラーによって試料大気をフィルター上に捕集すると，捕集された粒子の重量から微小粒子状物質（$PM_{2.5}$）濃度を測定することができる．分粒装置として，上述のサイクロン方式（遠心分離型），インパクター方式（慣性衝突型）や**バーチャルインパクター方式（仮想慣性衝突型**，図 6・38 d）が用いられている．バーチャルインパクター方式では，インパクター方式の衝突板の代わりに対向ノズルを設ける．噴出ノズルから放出される粒子のうち，粗大粒子は直進して対抗ノズルを通して捕集され，微小な粒子が装置を通過することを利用している．

連続測定を行う場合には，光散乱法，β 線吸収法，振動素子法などが用いられる．振動素子法では，円錐状の振動素子の先端についたフィルターカートリッジのフィルターに微小粒子状物質を捕集する．このフィルターカートリッジは，振動素子とともに固有の振動数で共振しているが，粒子が捕集されると粒子による質量増加により振動数が減少する．この振動数の変化から微小粒子状物質の質量濃度を算出する．

## 6・10・5　オキシダント

中性ヨウ化カリウム法

**a. 中性ヨウ化カリウム法**　試料大気を中性ヨウ化カリウム（KI）溶液に通じると，オゾン（$O_3$）などによって酸化され，ヨウ素（$I_2$）を遊離する．ついで，$I_2$ が過剰の KI と反応して $KI_3$ となる．

$$2 KI + O_3 + H_2O \longrightarrow 2 KOH + I_2 + O_2$$
$$KI + I_2 \longrightarrow KI_3$$

水溶性の $I_3^-$ の極大吸収波長である 352 nm における吸光度を測定することで全オキシダント濃度が求められる．中性ヨウ化カリウム法で光化学オキシダント濃度を測定する場合，測定原理から考えて試料大気中の $NO_2$ が影響すると考えられるが，通常，$NO_2$ 濃度は 0.1 ppm 以下のため影響は小さい．

紫外線吸収法

**b. 紫外線吸収法**　$O_3$ が 254 nm 付近の紫外線を吸収する性質を利用し，その吸光度を用いて $O_3$ 濃度を測定する手法である．試料大気と試料中の $O_3$ を分解した比較ガスとの吸光度差から $O_3$ 濃度を求める．

## 6・10・6　揮発性有機化合物

揮発性有機化合物（VOC）は，常温でガス状または高い蒸気圧を有し，大気や作業環境の汚染原因となる物質とされており，その多くが有害大気汚染物質に該当する可能性がある物質とされるリスト（248 物質）に含まれている．環境基準値が定められているベンゼン，トリクロロエチレン，テトラクロロエチレン，ジクロロメタンの 4 物質および指針値が定められているアクリロニトリル，塩化ビニルモノマー，クロロホルム，1,2-ジクロロエタン，1,3-ブタジエン，塩化メ

チルの 6 物質の測定には，ステンレス容器採取-**ガスクロマトグラフィー/質量分析法**（GC-MS）が用いられる．内面を不活性化処理したステンレス容器（キャニスター）に試料空気を採取する．採取した空気を低温濃縮あるいは吸着濃縮した後，ガスクロマトフィー/質量分析計に導入して定量する．

### 6・10・7　ダイオキシン類

ダイオキシン類対策特別措置法[*]において，**ダイオキシン類**とは，**ポリ塩化ジベンゾ-*p*-ジオキシン（PCDD）**，**ポリ塩化ジベンゾフラン（PCDF）**，**コプラナーポリ塩化ビフェニル（コプラナー PCB）** と定義されている．これらの物質の測定を行う場合，環境大気，焼却炉排ガス，ばいじん，焼却灰などの試料によって捕集方法や前処理方法が異なる．環境大気の測定では，ポリウレタンフォームや石英繊維ろ紙を接続したハイボリュームエアーサンプラーを用いて試料空気を採取する．ポリウレタンフォームや石英繊維ろ紙に捕集されたダイオキシン類を，有機溶媒を用いてソックスレー抽出し，粗抽出液を得る．この粗抽出液を硫酸で処理し，さらにシリカゲルクロマトグラフィーまたはアルミナカラムクロマトグラフィーで生成した後，高分解能ガスクロマトグラフィー/質量分析計で測定する．

### 6・10・8　金属成分

ローボリュームエアーサンプラーまたはハイボリュームエアーサンプラーを用いて，フィルター上に試料を採取する．このフィルターを密閉容器に入れ，フッ化水素酸および硝酸を加えて密閉し，加熱装置に入れて加圧分解する．得られた溶液をろ過し，試験溶液とする．試験溶液中の金属成分を**誘導結合プラズマ質量分析（ICP-MS）法**により測定する．ICP-MS 法は，試料溶液中の測定対象元素を誘導結合プラズマによってイオン化し，イオン化された元素の質量/電荷数の値（$m/z$）によって分離されるイオンスペクトルとその強度を用いて定性および定量する分析方法である．

## 6・11　電離放射線の健康影響

**電離放射線**（以下，放射線とする）とは，物質と相互作用した際に構成する原子を電離させる作用をもつものと定義される．放射線は，X 線やγ線のように高エネルギーを有する電磁波とα線やβ線のような粒子線に大別される．放射線に曝露すると，生体高分子や水分子が電離することで，さまざまな障害の原因となる．本節では，放射線の種類や放射線による障害と，放射線から生体を防護する方策や規制について説明する．

### 6・11・1　放射能と自然放射線

**放射能**とは（電離）放射線を放出する能力またはその強さで，不安定な原子核がほかの原子核に変化する壊変現象に伴って放射線が放出される．おもな放射線と

---

**ガスクロマトグラフィー/質量分析法**
gas chromatography-mass spectrometry, GC-MS
〔つながり〕〔コアカリ〕C-2 医薬品及び化学物質の分析法と医療現場における分析法
→ 3 巻 III. 機器分析

\* §6・4・9 参照．

**ダイオキシン類** dioxins
〔つながり〕〔コアカリ〕E-3-1 人の健康に影響を及ぼす化学物質の管理と使用→ 5 章

**誘導結合プラズマ質量分析法** inductively coupled plasma mass spectrometry, ICP-MS
〔つながり〕〔コアカリ〕C-2 医薬品及び化学物質の分析法と医療現場における分析法
→ 3 巻 III. 機器分析

**電離放射線** ionizing radiation: 電離作用をもたない放射線は非電離放射線とよばれ，単に放射線という場合は電離放射線をさす．
〔つながり〕〔コアカリ〕C-1-2 電磁波，放射線
→ 3 巻 I. 物理化学

**放射能** radioactivity
〔つながり〕〔コアカリ〕C-1-2 電磁波，放射線
→ 3 巻 I. 物理化学

444　第6章　生活環境・自然環境の保全

して，粒子線であるα線，β線および中性子線と，電磁波であるX線やγ線などがあげられる（表6・26）．放射能をもつ物質を**放射性物質**とよぶ．α線は容易に遮蔽される（皮膚の角質層を透過できない）とともに空気中の飛程が小さいため，外部被ばくの影響は無視できるが，α線を放出する放射性物質が体内に取込まれた場合，周辺の組織に強い影響を及ぼす．β線は空気中の飛程は大きくないが，体外のβ線核種との距離が近い場合，角質層を透過して皮膚や皮下組織に影響を及ぼす．γ線やX線は透過力が強く，深部の臓器や組織に到達するため，外部被ばくでも全身の組織に影響を及ぼす．

**放射性物質** radioactive material

**吸収線量** absorbed dose: 単位はGy.

**線量当量** dose equivalent: 単位はSv.

**放射線加重係数** radiation weighting factor: 放射線防護の必要性から設定された係数で，γ線を基準として，ほかの放射線の生体影響の強さの指標となる．X線・γ線・β線が1に対して，α線で20，中性子線で5〜20（エネルギーに依存する）となる．一方，放射線生物学では，放射線の生体への作用の効率の違いを定量的に表す指標として，生物学的効果比を用いる．

**等価線量** equivalent dose: 単位はSv.

**実効線量** effective dose: 放射線による各臓器または組織に対する確率的作用の大きさを表すための被ばく量の指標である．

**組織加重係数** tissue weighting factor: 人体の各組織・臓器に対する放射線の作用の強さを考慮して被ばくの影響を評価するための係数．放射線の等価線量が同じでも，その影響の強さは組織や臓器によって異なる．具体的な組織荷重係数として，生殖腺は0.08，骨髄・結腸・肺・胃・乳房は各0.12，膀胱・肝臓・食道・甲状腺は各0.04，皮膚・骨表面・脳・唾液腺は各0.01，そのほかの組織は0.12と設定されている．合計は1.00になる（ICRP: 2007年勧告）．

表6・26　放射線の種類と生物への影響の強さ[a]

| 放射線の種類 | 飛程（到達距離） | | 電離密度[†] | 透過力 |
|---|---|---|---|---|
| | 空気 | 体内 | | |
| **α 線**<br>✓ 陽子2個と中性子2個（ヘリウムの原子核）<br>✓ 荷電粒子（＋） | 数cm | 数十mm | 高 | 紙1枚で遮蔽できる |
| **β 線**<br>✓ 電子（あるいは陽電子）<br>✓ 荷電粒子（−あるいは＋） | 数m（エネルギーによる） | 数mm | 低 | アルミニウムなどの薄い金属板あるいはアクリル板で遮蔽できる |
| **γ線・X線**<br>✓ 電磁波（光子） | 数十m〜（エネルギーによる） | 数cm〜（エネルギーによる） | 低 | 鉛や鉄の厚い板による遮蔽が必要 |

a) 環境省，"放射線による健康影響等に関する統一的な基礎資料（令和4年度版）"，p.21より改変.
† 同じ電離数の場合，電離密度が高い方がより生物影響が大きい．表には記載しなかったが，中性子は電荷をもたず，核分裂により生じる中性子線は大きなエネルギー（平均して約2 MeV）をもち，水素以外の物質による遮蔽効果が小さい（中性子線はコンクリートや水などの水素を含む物質により効果的に遮蔽できる）．人体は約60％の水を含むため，生体への作用が強い（電離密度が高い）．

放射能の強さは，**ベクレル**（Bq）で表される（図6・39）．1秒間に1個の原子核が壊変する同位体の量が1 Bqと定義される．一方，放射線の強さは**グレイ**（Gy: 吸収線量）または**シーベルト**（Sv: 線量当量または実効線量）で表される（図6・39）．**吸収線量**とは，放射線に曝露された物質1 kg当たりに吸収されたエネルギー量（J）であり，放射線の種類による違いはない．一方，同じ吸収線量でも放射線（粒子または光子）のもつエネルギー量により生体影響の強さが異なるため，**線量当量**は吸収線量に**放射線加重係数**を乗じたものである．線量当量は局所の被ばく量の指標であり，臓器単位での被ばく量として**等価線量**が定義されている．さらに，**実効線量**は，各組織の感受性の違いを考慮して，等価線量に**組織加重係数**を乗じた数値の合計である．

日本における自然放射線への曝露の平均値（線量当量）は，約2.1 mSvで，約50％が食品中に含まれる放射性元素による．そのほかには，宇宙線と地表面からの自然放射線が約0.3 mSvで，大気中のラドン（$^{222}$Rn）やトロン（$^{220}$Rn）からの曝露が0.48 mSvである．このように，医療で用いられる放射線や原発事故のような人為的な要因による被ばくだけでなく，日常生活においても自然放射線

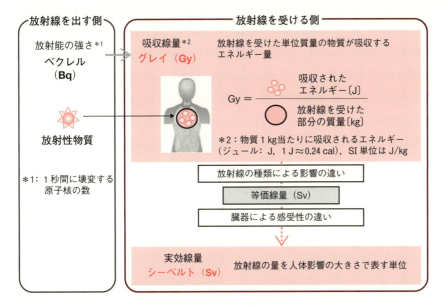

図 6・39 **放射能と放射線の測定単位** 環境省, "放射線による健康影響等に関する統一的な基礎資料（令和4年度版）", p.36

によって被ばくしている.

地殻中の天然放射性元素はウラン系列とトリウム系列とアクチニウム系列の3群の壊変系列に分類される. 放射性物質ラドン ($^{222}$Rn) は, ウラン系列のラジウム ($^{226}$Ra) から生成する. また, トロン ($^{220}$Rn) はトリウム系列のラジウム ($^{224}$Ra) から生成し, いずれも地中から放射性ガスとして大気中に放出される. 屋外のラドンあるいはトリウム ($^{232}$Th) 濃度は非常に低いが, 鉱山などの閉鎖空間ではラドンの濃度が高くなる場所がある. また, コンクリートなどの建材に

### コラム 6・2　ラドン温泉とホルミシス効果

欧米では, 室内ラドン濃度と肺がんの発生に相関が認められ, 室内ラドン濃度が 100 Bq/m$^3$ 増加するごとに, 喫煙の有無にかかわらず, 肺がんのリスクが 10〜20％程度増加することが報告されている（WHO ラドンハンドブック）. また, 鳥取県の三朝温泉は, 温泉水中のラドン濃度が高く, 周辺地域の大気中のラドンの濃度も周辺地域の約 2.4 倍であることが知られている. しかし, 三朝町の全住民をラドン温泉地域と周辺地域に分けて調査した報告では, 全国平均のがん死亡率に対して, 三朝温泉地域の男性が 0.54 倍, 女性が 0.46 倍で, 周辺地域では, 男性が 0.85 倍, 女性が 0.77 倍で, いずれも低いことが報告されている.

放射線防護の規準は, 発がんは確率的影響で閾値がないモデルにあてはめて設定されている. しかし, 三朝温泉のように, ごく低い線量の放射線の生体影響については, 未解明である. 1978 年に Thomas D. Luckey により, 低線量の放射線照射が生物の成長発育の促進や寿命の延長効果をもつとして, 放射線のホルミシス効果を提唱した. しかし, 現時点では, ホルミシス効果が得られる線量や照射条件などの国際的な合意は得られておらず, 否定的な見解も多い. 低線量の放射線の生体影響については未解明の課題となっている.

もウランやラドンが含まれており，室内のラドンの発生源の一つとなっている．ラドンは気体であるため，吸入したラドンはほとんどが呼気中に排出される．しかし，娘核種である$^{218}$Poやさらに壊変した$^{214}$Pbは固体であり，肺胞や気管支に沈着する．また，$^{218}$Poや$^{214}$Pbはα線を放出するため，肺に比較的高い線量を与える．一方，トロンとその子孫核種の吸入では，おもに$^{212}$Pbから放出されるα線による線量が高い．

日本人は欧米諸国と比較して，食品からの被ばく量が多い．特に線量が高いのは$^{210}$Pbと$^{210}$Poで，これら2種の合計で0.80 mSv/年である（食品の線量の約80％を占める）．これに続いて$^{40}$Kの線量が0.18 mSv/年と高い．魚介類には$^{210}$Poが多く含まれている．一方，カリウムは成人の体内におおよそ140 g存在し，同位体比から推定される放射能は4000 Bqである．必須元素であり，体重当たりのカリウム量は一定と考えられており，食生活による影響を受けないとされている．

## 6・11・2　人工放射線核種

核実験や原子力発電所の事故により，大量の人工放射性物質が大気中に拡散し，地球全体に広がった．人工核種による汚染が問題となっているおもな核種は表6・27の5種である．

福島原発事故（2011年）では，最も放出量が多かった核種は$^{133}$Xeで，放出量の98％以上を占めると推計されている．しかし，半減期が5.25日と短く，貴ガスであるために体内に蓄積しないことから，健康への影響は限定的である．放射能汚染の主要三核種として，$^{131}$Iと$^{134}$Csと$^{137}$Csがあげられる．

チェルノブイリ原発事故（1986年に現在のウクライナで発生）の調査結果では，事故直後の健康への影響は，おもに半減期が8日の$^{131}$Iによるもので，$^{131}$Iを摂取すると甲状腺に集積することから甲状腺がんの増加の原因と考えられている．$^{134}$Csと$^{137}$Csは体内でカリウムと類似した挙動を示すため，全身に分布してすべての組織と臓器の被ばくの原因となる．

チェルノブイリ周辺では，現在でも半減期の長い$^{90}$Srと$^{137}$Csによる土壌汚染が問題となっている．$^{90}$Srは生物学的半減期が長く，骨に蓄積すること知られている．そのため，骨髄腫や造血器の障害の原因となる．

表6・27　原発事故で放射能汚染の原因となったおもな核種[a]

| 核　種 | 放射線の種類 | 物理学的半減期 | 生物学的半減期 | 実効半減期 |
|---|---|---|---|---|
| $^{131}$I | β線，γ線 | 8.0 日 | 80 日 | 7 日 |
| $^{134}$Cs | β線，γ線 | 2.1 年 | 70～100 日 | 64～88 日 |
| $^{137}$Cs | β線，γ線 | 30. 年 | 70～100 日 | 70～99 日 |
| $^{90}$Sr | β線 | 29 年 | 50 年 | 18 年 |
| $^{239}$Pu | α線，γ線 | 約 24,000 年 | 20 年 | 20 年 |

a) 環境省 "放射線による健康影響等に関する統一的な基礎資料（令和4年度版）", p.31, 32 より改変．

### 6・11・3 放射線の医療応用

**単純X線**や**CTスキャン**などとしてX線が最も広く使用されている放射線である．日本人の医療被ばくの平均量は 3.87 mSv/年と自然放射線の約 1.9 倍で，医療被ばくの世界平均量の約 6 倍と高く，特に CT 検査の占める割合が高い．

**放射性医薬品**規準には，14 種の核種が記載されている．**シンチグラム**で血流の測定や骨イメージングや腫瘍の診断に用いられているものが多い．少ない被ばく量で検出するため，診断薬には短寿命で低エネルギーのγ線を放出する核種が用いられる（$^{67}$Ga, $^{99m}$Tc, $^{111}$In, $^{123}$I など）．また，$^{18}$F や $^{11}$C のように陽電子を放出する核種を用いた PET 検査により，各臓器のグルコース代謝の測定や腫瘍の可視化にも利用されている．

β線を放出する放射性医薬品として，$^{89}$Sr は骨に蓄積する性質を利用して骨に転移した固形がんの疼痛緩和に用いられている．また，$^{131}$I は甲状腺に取込まれることを利用して，甲状腺がんやバセドウ病の治療に用いられる．このほかに，がん細胞に特異的なモノクローナル抗体と $^{90}$Y をキレート剤によって結合させたイットリウム 90 イブリツモマブ チウキセタンが悪性リンパ腫や子宮がんや直腸がんなどの治療に用いられている．

### 6・11・4 電離放射線の生体影響

電離放射線は強いエネルギーをもっており，物質との相互作用によって原子を電離させるため，生体分子の化学反応をひき起こして障害を与える．直接，生体高分子を電離させるだけでなく，水の電離によって活性酸素種であるヒドロキシルラジカルを生成することも電離放射線の障害メカニズムの一つである．また，ヒドロキシルラジカルと酸素の反応によりペルオキシルラジカルが生成することで放射線による障害が増強される．これを**酸素効果**という．

放射線による身体への影響は，被ばくした個体に影響が現れる**身体的影響**と生殖細胞への影響が子孫に現れる**遺伝的影響**に大別される（図 6・40）．さらに，

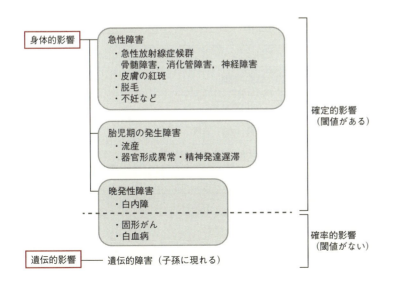

**図 6・40　放射線の生体影響の分類**
環境省，"放射線による健康影響等に関する統一的な基礎資料（令和 4 年度版）", p.84 より改変

448    第6章　生活環境・自然環境の保全

**急性障害** early injury

**晩発性障害**
late effect injury

身体的影響は，被ばく後数週間以内に影響が現れる**急性障害**と数カ月以降に現れる**晩発性障害**に分類される．また，胎児期の被ばくでは催奇形性や精神発達遅滞の原因となりうる．

放射線の直接作用あるいは間接作用によって細胞の変性や細胞死により，急性障害や胎児の発生障害および白内障などがひき起こされる．これらの障害では，被ばく線量とその影響の間に**閾値**が認められる（**表6・28**）．このような作用を**確定的作用**とよぶ．閾値以下の被ばく量では，細胞の修復メカニズムあるいは幹細胞の増殖と分化により組織や臓器の機能が回復するために影響が認められないと考えられる．また，表6・28の閾値は臓器や組織により大きく異なっており，一般に細胞増殖が盛んな臓器の放射線に対する感受性が高い（**図6・41**）．胎児期も放射線への感受性が高く，0.1 Gy 以上の被ばくにより発生障害が認められる．胎児への影響は被ばく時の妊娠時期により異なり，妊娠初期（着床前期）では流産が起こることがある．また，器官形成期や胎児前期では，それぞれ器官形

**閾　値** threshold value：表6・28の表注参照．

**確定的作用**
deterministic effect

**表6・28　γ線急性吸収線量の閾値**[a]

| 障　　害 | 臓器・組織 | 潜伏期 | 閾値[†]（Gy） |
|---|---|---|---|
| 一時的不妊 | 精　巣 | 3〜9 週 | 約 0.1 |
| 永久不妊 | 精　巣 | 3 週 | 約 6 |
|  | 卵　巣 | 1 週以内 | 約 3 |
| 造血能低下 | 骨　髄 | 3〜7 日 | 約 0.5 |
| 皮膚発赤 | 皮膚（広い範囲） | 1〜4 週 | 3〜6 以下 |
| 皮膚熱傷 | 皮膚（広い範囲） | 2〜3 週 | 5〜10 |
| 一時的脱毛 | 皮　膚 | 2〜3 週 | 約 4 |
| 白内障<br>（視力低下） | 眼 | 20 年以上 | 約 0.5 |

a）環境省，"放射線による健康影響等に関する統一的な基礎資料（令和4年度版）"，p.97 より改変
†　閾値：臨床的な異常が明らかな症状が被ばくした人の1％以上に生じる線量で，確定的影響には臓器や組織の吸収線量（Gy）を用いる（Sv は確率的影響のリスク指標として用いられる）．

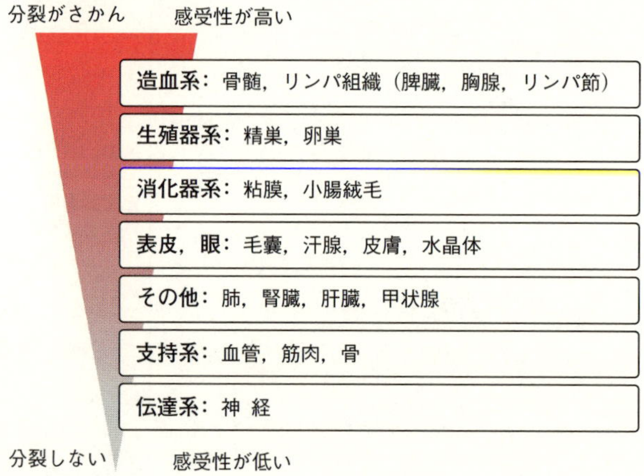

分裂がさかん　　感受性が高い

造血系：骨髄，リンパ組織（脾臓，胸腺，リンパ節）

生殖器系：精巣，卵巣

消化器系：粘膜，小腸絨毛

表皮，眼：毛囊，汗腺，皮膚，水晶体

その他：肺，腎臓，肝臓，甲状腺

支持系：血管，筋肉，骨

伝達系：神　経

分裂しない　　感受性が低い

**図6・41　急性影響における相対的な放射線感受性**　環境省，"放射線による健康影響等に関する統一的な基礎資料（令和4年度版）"，p.92

成異常（奇形）や精神発達遅滞が生じることがある．

　一方，発がん作用について，被ばく線量とDNAの損傷量が比例することから，がんの発生確率も被ばく量に比例するとの推定（LNTモデル）に基づいて，閾値がないと仮定してリスクが推定される．これを**確率的作用**とよぶ．国際放射線防護委員会（ICRP）によると，100 mSv当たり，0.5 %のがんによる死亡のリスク（確率）が増加すると推定されている．しかし，100 mSv未満の被ばく量における発がんリスクの増加分の推定は困難で，低線量の被ばくによる健康上のリスクは十分に解明されていない（表6・29）．

確率的作用
stochastic effect

表6・29　がんの相対リスク[a]

| 放射線の線量〔mSv〕 | がんの相対リスク | 生活習慣因子 | がんの相対リスク |
|---|---|---|---|
| 1000〜2000 | 1.8 | 喫煙 | 1.6 |
|  |  | 大量飲酒（450 g以上/週） | 1.6 |
| 500〜1000 | 1.4 | 大量飲酒（300〜449 g/週） | 1.4 |
|  |  | 肥満 | 1.22 |
|  |  | やせ | 1.29 |
| 200〜500 | 1.19 | 運動不足 | 1.15〜1.19 |
|  |  | 高塩分食品 | 1.11〜1.15 |
| 100〜200 | 1.08 | 野菜不足 | 1.06 |
| 100 未満 | 検出困難 |  |  |

a) 環境省，"放射線による健康影響等に関する統一的な基礎資料（令和4年度版）", p.102, 103 より改変

　遺伝的影響については，動物実験では高線量の被ばくにより，子孫の出生時に染色体異常などが認められることが報告されているが，人間では両親の放射線被ばくが子孫の遺伝病を増加させるという証拠は見つかっていない．ICRPによると，1 Gy当たりの遺伝的影響のリスクは0.2 %と推定されている．

　図6・42は原爆被爆者を対象に，臓器ごとの被ばく線量とがんの相対リスク

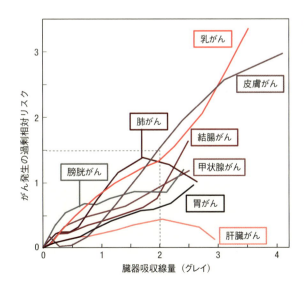

| 組　織 | 組織加重係数 $w_T$[†] |
|---|---|
| 骨髄（赤色），胃，肺，結腸，乳房 | 0.12 |
| 生殖腺 | 0.08 |
| 膀胱，食道，肝臓，甲状腺 | 0.04 |
| 骨表面，脳，唾液腺，皮膚 | 0.01 |
| 残りの組織の合計 | 0.12 |

† 放射線による影響のリスクが大きい臓器・組織ほど大きい値になる．

図6・42　**臓器別の吸収線量とがん発生の相対リスクおよび組織加重係数**　左図: Preston *et al.*, *Radiat. Res.*, **168**, 1 (2007) より作成．右図: "国際放射線防護委員会（ICRP）2007年勧告"より作成

450　第6章　生活環境・自然環境の保全

を示した結果で，乳腺や皮膚や結腸などが放射線によってがんを発症しやすい組織・臓器であることがわかる．この結果と各がんの致死性も考慮して，組織加重係数が定められている．

### 6・11・5　放 射 線 防 護

ICRP: International Commission on Radiological Protection

1928年に医療従事者の放射線障害を防ぐ目的で国際X線ラジウム防護委員会が設立され，1950年に国際放射線防護委員会（ICRP）に改組された．ICRPの放射線防護の三原則として，1）正当化，2）防護の最適化，3）線量限度の適用が掲げられている．表6・30に線量限度の値を示す．

表6・30　**ICRP により勧告されている防護の基準**[a]

| 計画被ばく状況[†1] | 職業人の線量限度 | 100 mSv/5 年 かつ 50 mSv/年 |
|---|---|---|
| | 一般公衆の線量限度 | 1 mSv/年 |
| 現存被ばく状況[†2] | 参考レベル | 1〜20 mSv/年のうち低線量域，長期目標は 1 mSv/年 |
| 緊急時被ばく状況[†3] | 参考レベル | 20〜100 mSv/年 の範囲 |

a) 環境省，"放射線による健康影響等に関する統一的な基礎資料（令和4年度版）"，p.160, 162 より改変
†1 **計画被ばく状況**: 被ばくが生じる前に防護対策を計画でき，被ばくの大きさと範囲を合理的に予測できる状況（平常など）．
†2 **現存被ばく状況**: 管理についての決定がなされる時点ですでに被ばくが発生している状況（原発事故後の回復や復旧の時期など）．
†3 **緊急時被ばく状況**: 急を要するかつ長期的な防護対策も要求されるかもしれない不測の状況（原発事故や核テロなどの非常事態）．

正当化 justification: ICRP の勧告では，行為の正当化 The justification of practice と記載されている．

防護の最適化 the optimization of protection

線量限度 dose limit

1）**正当化**とは，放射線を使う行為はもたらされる便益が放射線のリスクを上回る場合のみに認められるという原則である．

2）**防護の最適化**とは，"すべての被ばくは社会的，経済的要因を考慮に入れながら合理的に達成可能な限り低く抑えるべき"とする原則で，ALARA（as low as reasonably achievable）ともよばれる．

3）**線量限度**とは，管理の対象となるあらゆる放射線源からの被ばくの合計が，その値を超えないように管理するための基準値である．

　計画被ばく状況で定められている線量限度は，労働環境や生活環境において，自然放射線に上乗せされる人為的な要因による被ばくに対して定められたものである．線量限度は，容認できるリスクレベルに基づいて定められているが，安全と危険の境界を示す線量ではない．防護の最適化によって，可能な限り被ばくを下げる努力が求められている．なお，医療被ばくには線量限度は適用されない（医療被ばくが正当化されることが前提となっている）．日本国内では，労働安全衛生法に基づいて電離放射線障害防止規則（電離則）が定められている．

　放射線防護の最適化のためには，外部被ばくと内部被ばくに分けて対策することが必要である．外部被ばくでは，放射線源（放射性物質）と人体の間に ① 遮蔽する，② 距離を取る，③ 被ばくする時間を短くする，という原則がある．一方，内部被ばくが問題になる核種は，α線を放出する半減期が長い放射性物質である．また，化学的な物性として，取込まれやすく排泄されにくい物質や，特定

の組織に蓄積されやすい物質も，内部被ばくの線量が高くなる．

　放射性物質が体内に取込まれると，壊変によりほかの元素に変化するとともに代謝により体外に排泄される．壊変により放射能が半減するのに要する時間を**物理学的半減期**（$T_p$），代謝により放射性物質が半減する時間を**生物学的半減期**（$T_b$）という．壊変と代謝を合わせて，体内の放射能が半減する時間を**実効半減期**（$T_e$）といい，それぞれの半減期は以下のような関係にある．

$$\frac{1}{T_e} = \frac{1}{T_p} + \frac{1}{T_b}$$

　内部被ばくでは体内に取込んだ放射性物質が排泄されるまで被ばくすることになるため，1 回に摂取した放射性物質から受ける放射線の総量を推定する必要がある．**預託実効線量**は，生涯にわたって放射性物質により人体が受ける放射線の実効線量を積算して摂取した年に受けるとみなして推定される．実効半減期が比較的短いセシウムの場合，摂取後 2〜3 年で預託実効線量のほとんどの被ばくを受けるとされる．

物理学的半減期 physical half-life
生物学的半減期 biological half-life
つながり コアカリ D-4-2 薬物動態の解析
→ 4 巻 Ⅲ．薬物動態学
実効半減期 effective half-life
預託実効線量 committed effective dose

## 6・12 非電離放射線の健康影響

　単に放射線という場合は電離放射線をさすが，X線やγ線のような電離作用をもつものを除いた**電磁波**のことを**非電離放射線**という．電磁波は，電界と磁界の振動が互いに作用しながら空間を伝播していく現象として定義される．可視光線は，波長がおおむね 380 nm から 750 nm の範囲の電磁波である．光子のエネルギーは長波長の方が低く（図 6・43），紫外線よりも長波長の電磁波は電離作用をもたないため，非電離放射線に分類される．紫外線や赤外線は電離作用を示さないが，白内障などの健康影響を与えるため，適切な防護が必要である．

電磁波 electromagnetic wave
非電離放射線 non-ionizing radiation

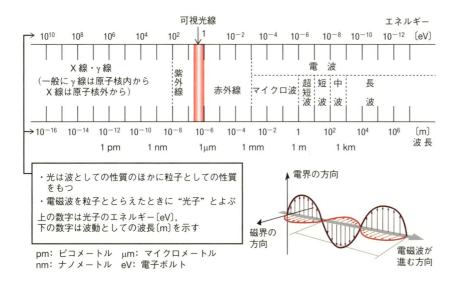

図 6・43　**電磁波の波長による分類**　環境省，"放射線による健康影響等に関する統一的な基礎資料（令和 4 年度版）"，p.17 より改変

## 6・12・1 紫 外 線

**紫外線** ultraviolet rays
つながり コアカリ C-1-2 電磁波, 放射線
→ 3巻 I. 物理化学

**核酸塩基** nucleic acid base
つながり コアカリ C-6-2 生命情報を担う遺伝子
→ 3巻 VII. 生命科学

WHO による**紫外線**の定義は，波長が 100〜400 nm の電磁波で，三つのバンドに分けられており，長波長（可視光に近い）側から UVA（315〜400 nm），UVB（280〜315 nm），UVC（100〜280 nm）とよばれる．

UVC は，**核酸塩基**の吸収極大波長（約 260 nm）を含み，三つのバンドの中で最も生体作用が強い．殺菌灯は水銀の共鳴線である 185 nm と 254 nm の紫外線を強力に放射することで，強い殺菌作用を示す．また，電気溶接（アーク放電）により UVC が放射されることから，保護具を適切に使用することが必須である．UVB は，DNA 鎖中の隣り合ったピリミジン塩基の二量体化をひき起こすことで DNA を損傷するが，電離放射線のような DNA 鎖の切断は起こさない．ピリミジン二量体には，ピリミジン塩基の 6 位と 4 位の炭素が結合した (6-4) 光産物とシクロブタン型ピリミジン二量体（5 位と 6 位の炭素で環状構造を形成）があるが，いずれも**直接修復（光回復）**あるいは**ヌクレオチド除去修復**により損傷部位の修復が行われる．また，UVB の曝露により皮膚の細胞内に**活性酸素**が生成し，障害の原因となる．UVA は核酸塩基の反応をひき起こさないが，皮膚組織内のポルフィリンなどの光増感物質に UVA が吸収されると，一重項酸素が生成し，**酸化ストレス**をひき起こす．

**直接修復（光回復）** direct repair (photorecovery)
つながり コアカリ C-6-2 生命情報を担う遺伝子
→ 3巻 VII. 生命科学

**ヌクレオチド除去修復** nucleotide excision repair
つながり コアカリ C-6-2 生命情報を担う遺伝子
→ 3巻 VII. 生命科学

**活性酸素** reactive oxygen

**酸化ストレス** oxidative stress

UVB は UVA よりも透過力が低いため，ほとんどが表皮で吸収される．相対的に高いエネルギーをもち，皮膚の炎症をひき起こして，サンバーン（赤くなる日焼け）のおもな原因になる．一方，UVA は真皮まで到達し，活性酸素の生成を介して，コラーゲンやエラスチンなどの変性を促進して，しわやたるみなどの原因となる．また，UVA および UVB ともにメラニン色素の合成を促進するためサンタン（黒くなる日焼け）のほかに，慢性的な曝露によってシミや色素沈着の原因ともなる．

**角膜炎** keratitis

**白内障** cataract

このほかに，紫外線の急性曝露による**角膜炎**や慢性的な曝露による**白内障**が健康影響としてあげられる．また，7-デヒドロコレステロールが UVB を吸収して開環反応を起こし，ビタミン $D_3$（コレカルシフェロール）が生成する．以前は日光浴が推奨されたが，現在では紫外線の日常的な曝露で十分と考えられるとともに紫外線がメラノーマなどの**皮膚がん**の原因となりうることから，食事によるビタミン D の摂取が推奨されている．

**皮膚がん** skin cancer

太陽から放射される紫外線を大気圏外で測定すると，UVA だけでなく UVB や UVC も検出される．しかし，図 6・44 に示すように地表付近では，300 nm 以下の波長の紫外線はほとんど検出されない．この波長域の紫外線は，大気中の酸素あるいはオゾンにより吸収されるとともに，大気中で散乱して減衰する．地表に届く全太陽光エネルギーに占める UVA の割合は 5〜6 % 程度で，UVB は 0.2 % 以下である．しかし，UVB は強い生物作用を有している．

太陽光の紫外線の生体作用の強さの指標として，UV インデックスが用いられる．紫外線の人体への影響度は波長によって異なるため，ブリューワー分光光度計により波長ごとの紫外線強度を測定し，この値に CIE 作用スペクトル（図 6・44 の相対影響度）を乗じて得られた値を 290 nm から 400 nm まで積分した値が紅斑紫外線量である．この値の 25 mW/cm$^2$ の倍数として表したものが UV イン

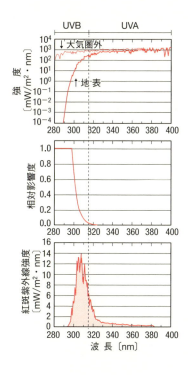

図6・44　太陽光紫外線のスペクトルと紅斑紫外線強度　気象省，"オゾン層観測報告：2010", p.38

デックスである．UVインデックスの値と必要な紫外線対策を**表6・31**に示す．皮膚がんの80％が露光部（日に当たる部位）に生じることから，紫外線が皮膚がんの主要な原因と考えられている．オゾン層が1％減少すると，地表に到達するUVBが2％増加し，特に白人種の皮膚がんのリスクが高くなることが懸念されている．

　紫外線対策の一つとして，日焼け止めの使用が推奨されている．日焼け止めの効果の指標には，SPFとPAがある．SPFはUVBに対する防御効果の目安で，日焼け止めを使用することで最小紅斑量（赤くなる日焼けを生じるまでの曝露時間）をどれくらい延ばせるか，という指標である．たとえば，最小紅斑量が15分のとき，SPF20の日焼け止めを使用すると，赤くなる日焼けを生じるまでの時間が300分になるという意味である．一方，PAはUVAを防御する強さの目安として，PA＋〜PA＋＋＋＋までの4段階に分けられている．日焼け止めは，汗などで流れることを考慮して，2〜3時間ごとに塗り直すことが推奨されている．

**SPF**: sun protection factor
**PA**: protection grade of UVA

表6・31　UVインデックスと紫外線対策 [a]

| UVインデックス | 強　度 | 対　策 |
|---|---|---|
| 0〜2 | 弱　い | 安心して戸外で過ごせる |
| 3〜5 | 中程度 | 日中はできるだけ日陰を利用する． |
| 6〜7 | 強　い | できるだけ，長袖シャツ，日焼け止めクリーム，帽子を利用する． |
| 8〜10 | 非常に強い | 日中の外出はできるだけ控える． |
| 11＋ | 極端に強い | 必ず，長袖シャツ，日焼け止めクリーム，帽子を利用する． |

a) 環境省，"太陽紫外線に関する基礎情報", p.127 より改変

454　第6章　生活環境・自然環境の保全

### 6・12・2　赤　外　線

**赤外線** infrared rays
**つながり** **コアカリ** C-1-2 電磁波，放射線
→ 3巻 I. 物理化学

　**赤外線**は，可視光よりも波長の長い電磁波で，可視光の長波長端（760〜830 nm）から 1 mm 近辺までの波長範囲で，赤外線の分類には複数の規格があるが，日本電熱協会の赤外加熱用語によれば，近赤外線（2.5 µm 以下），中赤外線（2.5〜4 µm），遠赤外線（4〜25 µm），極端遠赤外線（25 µm 以上）に分けられる．近赤外線と中赤外線はガラスを透過するが，遠赤外線と極端遠赤外線はガラスに吸収される．この波長域の光子は，電子の遷移よりもエネルギーが小さく，分子の振動や回転運動を励起する．その結果，温度の上昇をもたらす．また，すべての物体は赤外線を吸収するとともに温度に応じた波長の赤外線を放射している．吸収と放射が釣り合って温度が変化しない状態を熱平衡という．

　暖房器具などによる過度の赤外線への曝露は皮膚の火傷の原因になる．また，眼の健康影響として，長時間の曝露による網膜の火傷や慢性的な曝露で水晶体の熱変性による白内障の原因ともなる．ガラス工や製鉄作業従事者に赤外線による眼障害が多く，保護メガネなどの防護具の使用が必須である．

### 6・12・3　電　　波

**電波** radio wave
**刺激作用** stimulating effect
**熱作用** thermal effect

　周波数が 3 THz 以下（波長が約 0.1 mm 以上）の電磁波を**電波**とよぶ．電波は，情報通信や無線電力伝送などに利用されている．電波の生体作用として，**刺激作用**と**熱作用**が知られている．電磁波の周波数が 100 kHz 以下では，人体に吸収されると誘導電流を生じて，ピリピリあるいはチクチクといった感覚をひき起こす．これを（神経）刺激作用という．100 kHz 以上の周波数では，電磁波が吸収されると熱作用による温度の上昇を起こす．日本では，電波防護指針が定められており，電磁波に曝露された人体に対して刺激作用あるいは熱作用を起こさない曝露レベルとなるように基準が定められている．電磁波を放射する身近な機器として，携帯電話やワイヤレス LAN などの通信装置だけでなく，IH 調理器や電子レンジなどもあり，いずれも電波防護指針に適合するように安全基準が定められている．

**ICNIRP:** International Commission on Non-Ionizing Radiation Protection

**リスク評価**
risk assessment

　国際がん研究機関（IARC）は電磁波をグループ 2B（ヒトに対して発がんの可能性がある）に分類している．過去の疫学データに基づいた分類であるが，因果関係が明らかになったとはいえず，動物実験を含めた検証が続けられている．国際非電離放射線防護委員会（ICNIRP）は電磁波への曝露と発がんの関連について否定している．日本の電波防護指針は，上記のとおり，熱作用と刺激作用に基づいて定められていて，発がん性については考慮されていない．発がん性に関して，用量依存性を示す結果や十分な動物数を用いた信頼できる情報がなく，**リスク評価**が行えないからである．

---

### 6・13　室内環境を評価するための代表的な指標と，その基準ならびに測定法

　室内とは住宅，事務所，学校，病院，店舗，宿泊施設など人が日常生活をする空間である．ここでは，室内環境に影響を及ぼす要因と，その健康影響について学ぶ．

### 6・13・1　室内環境を評価するための代表的な指標

**a. 気温（温度）**　気温は，大気（空気）の温度のことをいい，室内におけ  ‖　気温（温度）temperature
る環境側の温熱要素（気温，気湿，気動，熱輻射）のうち体感温度に最も影響を
与える．通常，地上 1.25～2.0 m の大気の温度を摂氏〔℃〕単位で表す．建築物
環境衛生管理基準では "18 ℃以上 28 ℃以下"，学校保健安全法による学校環境
衛生基準では "18 ℃以上 28 ℃以下が望ましい"（いずれも 2022 年 4 月 1 日施
行）と定められている．測定は熱輻射や風の影響を受けずに温度の測定ができる
**アスマン通風乾湿計**（図 6・45）や，**棒状温度計**または**二重管温度計**で行う．学
校環境衛生基準では，"アスマン通風乾湿計を用いて測定する"と定められてい
たが，一部改正（2018 年 4 月 1 日）により "0.5 度目盛りの温度計を用いて測定
する"と改められた．

**b. 気湿（湿度）**　気湿は，空気中に含まれる水蒸気の量を表したものであ  ‖　気湿
る．気湿は，**絶対湿度**と**相対湿度**の 2 種の表し方があり，単に湿度というときは  ‖　湿度 humidity
相対湿度をさす場合が多い．絶対湿度は，単位体積の空気中に含まれる水蒸気の
質量〔g/m$^3$〕で表したものであり，相対湿度は，その気温において含みうる最
大水蒸気量（飽和水蒸気圧）に対する実際に含まれている水蒸気量（試料空気中
の水蒸気圧）の比（百分率 %）で表したものである．ヒトにとって快適な相対
湿度の条件は 45～70 % 程度とされているが，夏は高湿，冬は低湿である日本の
気候の特徴を考慮し，建築物環境衛生管理基準では，"40 % 以上 70 % 以下"，学
校環境衛生基準では "30 % 以上，80 % 以下であることが望ましい"と定められ
ている．気湿の測定は，アスマン通風乾湿計（図 6・45）または**アウグスト乾湿
計（簡易型乾湿計）**（図 6・46）で行い，乾球温度計および湿球温度計の差から
求めることができる．学校環境衛生基準では，"アスマン通風乾湿計を用いて測
定する"と定められていたが，一部改正（2018 年 4 月 1 日）により "0.5 度目盛
りの乾湿球温度計を用いて測定する"と改められた．

**c. カタ冷却力**　カタ冷却力とは，人体の平温（36.5 ℃）に等しいカタ  ‖　カタ冷却力 kata cooling
温度計の示度での，その周囲の空気による冷却力をいう．生体からの輻射，伝導  ‖　power
および気動による熱損失に基づくものを**乾カタ冷却力**といい，衣服が乾いた状態
での冷却力の尺度となっている．また，生体からの輻射，伝導，気動に水分の蒸
散量による熱損失に基づくものを**湿カタ冷却力**といい，衣服が汗ばんだ状態での
冷却力の尺度となっている．カタ冷却力の値が大きい場合は，一般に寒く，小さ
い場合は暑く感じられる．

　カタ冷却力は**カタ温度計**で測定するが，これには乾カタ温度計（図 6・47）と
この球部を湿ったガーゼなどで覆った湿カタ温度計がある．実際のカタ冷却力
は，カタ温度計のアルコール柱が標線 A（38 ℃，100 ℉）から標線 B（35 ℃，
95 ℉）まで下降する冷却時間（s）を求めて次式から算出する．

$$H = \frac{f}{T}$$

$H$: カタ冷却力〔mcal/cm$^2$/s〕，$f$: カタ係数〔mcal/cm$^2$〕（カタ温度計に固有の値）
$T$:　冷却時間〔s〕

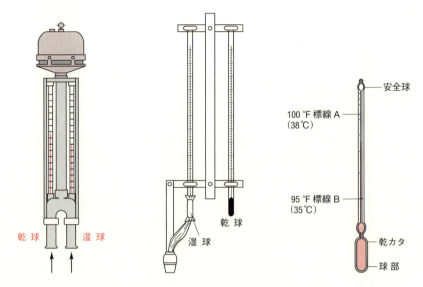

図 6・45　アスマン通風乾湿計　　図 6・46　アウグスト乾湿計　　図 6・47　カタ温度計

気　動　air movement
気　流　air current

**d．気動（気流）**　　室内の空気の流動を気動あるいは気流といい，速度〔m/s〕で表す．気動は，皮膚表面における対流による体熱放散を促すことで温度感覚に重要な効果を与え，室内の最適な気動範囲は 0.3～0.4 m/s とされている．気動の方向が一定でなく微弱なときは，カタ温度計を用いてこれを測定するが，室外などで方向性があり風速が大きいときは，熱線風速計を用いて測定することもできる．カタ温度計による気動（気流速度）$V$〔m/s〕は，乾カタ冷却力 $H$〔mcal/cm$^2$/s〕とアスマン通風乾湿計の乾球温度 $t$〔℃〕から次式を用いて求めることができる．

気動が 1 m/s 以下（$H/\theta \leq 0.60$）のとき
$$V = \left\{ \frac{(H/\theta - 0.20)}{0.40} \right\}^2$$
気動 1 m/s 以上（$H/\theta \geq 0.60$）のとき
$$V = \left\{ \frac{(H/\theta - 0.13)}{0.47} \right\}^2$$
$V$：気動〔m/s〕，$H$：カタ冷却力〔mcal/cm$^2$/s〕
$\theta$：乾カタ温度計を用いた場合 $36.5 - t$〔℃〕（$t$ ℃ は気温）

なお，学校環境衛生基準では，"カタ温度計又は微風速計を用いて測定する"と定められていたが，一部改正（2018 年 4 月 1 日）により"0.2 m/s 以上の気流を測定することができる風速計を用いて測定する"と改められた．

感覚温度
effective temperature

補正感覚温度　corrected
effective temperature

**e．感覚温度**　　感覚温度は，有効温度，体感温度あるいは実効温度とも称し，**気温**，**気湿**および**気動**の 3 要素の総合効果によるヒトに実感として感じさせる温度のことをいい，静止した（気動 0 m/s），飽和状態（気湿 100％）での空気温度として示すものである．感覚温度は，アスマン通風乾湿計の乾球温度と湿球温度および乾カタ温度計による気動の値から感覚温度図表（図 6・48）を用いて求められる．また，熱輻射を考慮に入れた感覚温度として**補正感覚温度（修正**

## コラム 6・3　　温熱指標

温熱感覚には，環境側の温熱要素とよばれる気温，湿度，気動（気流），熱輻射の4要素と，人体側の温熱要素である着衣量と代謝量の2要素が深く関わる．これらの要素を組合わせることによって，温熱感覚を簡易的な一元尺度として表現しようとしたものが温熱指標である．温熱指標には，気温と湿度を取扱った不快指数から，気温，湿度，気動を取扱った感覚温度（有効温度），気温，湿度，気動（気流），熱輻射を取扱った暑さ指数，6要素を総合的に取扱った標準新有効温度など，数多く存在する．

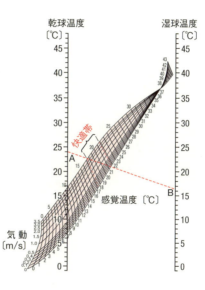

図6・48　**感覚温度図表**　乾球温度 24.0 ℃，湿球温度 16.5 ℃，気動 1.0 m/s の空気の場合，図の乾球および湿球両温度線上に与えられた温度に該当する点 A および B を結ぶ直線を引き，その直線と 1.0 m/s 気動線との交点を求めれば，感覚温度として 20 ℃ が得られる．

有効温度）がある．

**f. 暑さ指数**　暑さ指数（湿球黒球温度，WBGT）は人体と外気との熱のやりとり（熱収支）に着目した指標で，人体の熱収支に与える影響の大きい ① **湿度**，② **熱輻射**，③ **気温** の3要素を取入れた指標である．WBGT は，熱中症を予防することを目的として1954年に米国で提案された．WBGT 値の測定を行うためには，状況に応じて，**アウグスト乾湿計** および **黒球温度計** を使用し，それぞれの測定値をもとに下記の式により計算する．

**暑さ指数**

**湿球黒球温度** wet bulb globe temperature, WBGT

---

暑さ指数（WBGT）の算出式

屋外での算出式

　　　WBGT〔℃〕= 0.7 × 湿球温度 + 0.2 × 黒球温度 + 0.1 × 乾球温度

屋内での算出式

　　　WBGT〔℃〕= 0.7 × 湿球温度 + 0.3 × 黒球温度

---

**g. 熱輻射（熱放射）**　人工的熱源や壁面などの放射体から熱エネルギーが放出されることを **熱輻射（熱放射）** といい，これは輻射熱計により測定できる．熱輻射は，銅版製（0.5 mm）で直径6インチ（直径3インチの小球が使用されることもある）のつや消し黒塗りの球体にコルク栓を通して普通の温度計の球部

**熱輻射（熱放射）** thermal radiation

をその中心部に挿入した**黒球温度計**（グローブサーモメーター，図6・49）で通常測定され，黒球温度（黒球に挿入した温度計の示度）と気温との差を**実効輻射温度**として求める．

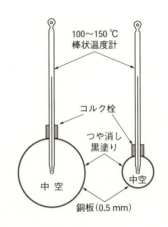

図6・49 黒球温度計
（グローブサーモメーター）

照 度 illumination level

**h. 照 度** 照度とは，ある面が光で照らされる度合い（入射光密度）のことで，光源からの距離の2乗に反比例し，単位は**ルクス**〔lx〕を用いる．学校環境衛生基準における照度の測定には，光電池照度計や光電管式照度計が使用され，教室は水平照度で，黒板は垂直照度で測定される．

換 気 ventilation

**i. 換 気** 換気は，室内の汚染物質の除去あるいは軽減，および室内の熱環境と湿度のコントロールを目的としている．換気能力は，室内で発生する汚染物質と湿気の除去，あるいはその濃度を建物の使用者が健康で快適に過ごせる許容レベルまで下げるのに十分でなければならない．

換気量は単位時間当たりに置換される空気量〔$m^3/h$〕で表し，室内空気中の汚染物質を許容濃度以下にするための換気量を**必要換気量** $V$〔$m^3/h$〕といい，次式を用いて求められる．

$$V = \frac{M \times 100}{C_s - C_o}$$

$V$：必要換気量〔$m^3/h$〕，$M$：室内で発生する汚染物質の時間当たりの量〔mg/h〕
$C_s$：室内の汚染物質の許容濃度〔$mg/m^3$〕，$C_o$：室外の汚染物質の濃度〔$mg/m^3$〕

一方，換気量を室内容積（気積）〔$m^3$〕で除した値は，室内空気が1時間当たりに置換される回数で，室内空気の**換気回数**〔回/h〕となる．

$$E = \frac{Q}{V_R}$$

$Q$：換気量〔$m^3/h$〕，$V_R$：室内容積（気積）〔mg/h〕

2003年に施行された改正建築基準法では，住宅，学校，オフィス，病院などの建築物の居室に換気回数0.5回/h以上の換気設備の設置が義務づけられた．さらに，学校環境衛生基準では，児童生徒らの呼気からの$CO_2$の発生量に注目した換気基準として$CO_2$濃度1500 ppm（0.15％）を定めた．これは，40人在室，容積180 $m^3$の教室の場合，換気回数が幼稚園・小学校においては2.2回/h

以上，中学校においては 3.2 回/h 以上，高等学校などにおいて 4.4 回/h 以上であれば満たされる値である．

## 6・13・2　室内環境と健康との関係

　日本人は 1 日のうち約 6 割の時間を室内で過ごすといわれている．気密性が高く適切に換気されていない室内では，建材や家具などから放散される化学物質によって室内空気が汚染され，また生活に伴って発生する水蒸気が結露の原因となって，カビやダニなどの微生物の繁殖を許すことになる．日々の生活の中で体内に取込まれる空気の量の多さを考えると，化学物質や微生物に絶えず曝露されて生活を送ることになり，健康に与える影響はきわめて大きいものであることが理解される．さらに，住宅内に大きな温度差のある空間が存在する場合には，その間を行き来する際に，ヒトに熱的なストレスを与えて血圧が変動し健康に影響を与えることもある．以下，室内環境要因（物理的，生物学的，化学的）とヒトの健康との関係について述べる．

## 6・13・2A　健康に影響を与える室内環境要因

### a. 物理的要因による健康影響

　**気　温**：ヒトにとって快適な気温は，冬場で 18〜22 ℃，夏場で 25〜28 ℃であるといわれている．気温 28 ℃以上では，疲労感に加え心拍数の増加や体温調節機能への負荷などを呈し，気温 18 ℃未満では，末梢血管の収縮，血圧の上昇などを呈する．さらに，16 ℃未満で高血圧症のリスクが高まることや呼吸器系疾患への抵抗力が低下するとして，世界保健機関（WHO）は，循環器系疾患の発症率を低減させるためには，住宅内の室温を 18 ℃以上に維持することを推奨している．

　**気　湿**：ヒトにとって最も快適な相対湿度の条件は 45〜70 ％程度とされているが，高湿度状態は，暑さに対する不快感を高めるだけでなく，アレルギー疾患などとの関連が指摘されるカビやダニの増殖をまねきやすくなる．WHO は，2009 年に "WHO guidelines for indoor air quality" 中で，居住者の健康（アレルギー）に高湿度状態とカビが関係していることを指摘している．一方，低湿度状態は，気道粘膜の防御機能を低下させインフルエンザなどの感染症に罹患しやすい状況にさせる．また，アトピー性皮膚炎や気管支喘息などのアレルギー性疾患などを増悪させる．

### b. 生物学的要因による健康影響

　**衛生動物**：ゴキブリ，ハエ，カ，ダニ類，ネズミ類などの衛生動物は，室内環境でヒトの健康に害を及ぼすことが知られている．なかでもダニ類は，温度 20〜30 ℃，湿度 60 ％以上でよく繁殖することから，室内空気汚染物質として問題になる．一般家庭の中でみつかるダニは約 30 種類で，特に**ヒョウダニ**の死骸などが**アレルゲン**となり気管支喘息やアレルギー性鼻炎，アトピー性皮膚炎などの原因物質の一つになっている．また，学校保健安全法による学校環境衛生基準

**衛生動物**
insanitary animal

## コラム 6・4　熱中症

　**熱中症**とは，暑さが原因となって発症する暑熱障害の総称（皮膚などの障害は除く）であり，熱失神，熱痙攣，熱疲労，熱射病に分類される．発症の原因は主として，脱水と過度の体温上昇であり，場合によっては死に至る．近年，年度ごとの死亡者数は 1000 人を超えており，死亡総数に占める 65 歳以上の高齢者の割合は，2000 年 50.2％，2010 年 79.3％，2020 年 86.1％と急増している．日本生気象学会では，WBGT を温度指標に採用した"日常生活における熱中症予防指針"を公表している（表）．

　環境省は，改正気候変動適応法の施工に伴い，2024 年 4 月 24 日から**"熱中症特別警戒アラート"**の運用を開始した．これは，熱中症による重大な健康被害が発生する場合に，危険な暑さへの注意と熱中症予防行動をよびかけるものであり，都道府県内において，すべての暑さ指数情報提供地点における翌日の最高 WBGT が，35（予測値）に達する場合に都道府県ごとに前日の午後 2 時に発表される．

表　日常生活における熱中症予防指針[a]

| WBGT による温度基準域 | 注意すべき生活活動の目安 | 注意事項 |
|---|---|---|
| 危険　31 ℃以上 | すべての生活活動で起こる危険性 | 高齢者においては安静状態でも発生する危険性が大きい．外出はなるべく避け，涼しい室内に移動する． |
| 厳重警戒　28 ℃以上 31 ℃未満 | | 外出時は炎天下を避け，室内では室温の上昇に注意する． |
| 警戒　25 ℃以上 28 ℃未満 | 中等度以上の生活活動で起こる危険性 | 運動や激しい作業をする際は定期的に十分に休息を取入れる． |
| 注意　25 ℃未満 | 強い生活活動で起こる危険性 | 一般に危険性は少ないが，激しい運動や重労働時には発生する危険性がある． |

a) 日本生気象学会，"日常生活における熱中症予防指針 Ver.4"（2022）をもとに作成

では，教室などの衛生基準は，ダニ数 100 匹/m$^2$，または同等のアレルゲン量以下となっている．

　**カビ（真菌）**：住宅の気密化と断熱化が進み，カビの増殖に適した室内環境が，通年的に生じやすくなっている．カビは，増殖する際に胞子を放出するが，それ自体がアレルゲンとなるため，アレルギー性疾患の発症や喘息患者における増悪化が懸念されている．また，カビがダニの餌になって，複合的なアレルゲンとなる可能性もあるので注意を要する．カビは，気温 25 ℃，気湿 70％以上で増殖しやすくなるが，さらに高湿度条件（気湿 75％以上）となることでその速度は急激に早まることから，適切な換気と湿度管理がアレルギー予防策として推奨されている．

　**レジオネラ属菌**：1976 年 7 月に米国フィラデルフィアで催された在郷軍人の集会において，重症の原因不明の肺炎が集団発生したことから**在郷軍人病**とよばれた．後に，その原因が空調機の循環冷却水中に大量に発生したレジオネラ・

ニューモフィラ（*Legionella pneumophila*）を代表とするレジオネラ属菌による感染であることが判明し，**レジオネラ症**と名づけられた．

レジオネラ属菌は環境中に普遍的に存在するグラム陰性桿菌である．本菌の生育に最適な温度は 36 ℃ 前後（増殖可能温度は 25〜43 ℃）であり，また，原生動物（アメーバ）に捕食されて，そこで寄生増殖すると考えられていることから，ビルなどに設置された空調施設内の循環冷却水，温泉や公共入浴施設などの循環式浴槽水，加湿器の水などが温床となり，これらを発生源とした集団感染事例が多く報告されている．レジオネラ症は**日和見感染症**であり，免疫力が低下した高齢者などに劇症型の肺炎（レジオネラ肺炎）や一過性の熱性疾患であるポンティアック熱をひき起こす．

**レジオネラ症**
legionellosis

#### c. 化学的要因による健康影響

**二酸化炭素**：大気中の二酸化炭素（$CO_2$）濃度は約 0.04 ％すなわち 400 ppm である．室内ではおもに人間の活動に伴って $CO_2$ 濃度\*が増加し，成人では安静時で 0.001〜0.013 $m^3$/h，軽作業時で 0.002〜0.022 $m^3$/h の $CO_2$ を呼気から排出する．通常，めまいや血圧上昇など，ヒトに影響を与えるまでの濃度（約 4 ％）に上昇することはないが，閉め切った室内にヒトが多数集まり，呼気由来の $CO_2$ の上昇とともに水蒸気圧が上昇して，蒸暑く感じたり，頭痛が起こったりすることがある．"建築物における衛生的環境の確保に関する法律"（建築物衛生管理法，ビル衛生管理法）の建築物環境衛生管理基準では 1,000 ppm 以下，学校環境衛生基準では 1,500 ppm 以下である．これらは健康影響に基づくものではなく，空気清浄度や換気の指標として用いられている．

**一酸化炭素**：一酸化炭素（CO）は燃料の不完全燃焼によって生じ，大気中のおもな発生源は自動車の排気ガスである．室内では，外気の影響に加えて燃焼器具の使用や喫煙によって発生する．CO は血液中のヘモグロビン（Hb）との結合力が酸素（$O_2$）の 200〜300 倍と強く，血液中の一酸化炭素ヘモグロビン（CO-Hb）濃度が 50 ％を超えると，$O_2$ の供給が半減して人体の生命維持に対してきわめて危険な状態となる．学校環境衛生基準では，一部改正（2018 年 4 月 1 日）により教室などの衛生基準は，6 ppm 以下と改められた．労働環境の許容濃度は，日本産業衛生学会（2022 年）では 50 ppm，米国産業衛生専門家会議（ACGIH，2022 年）では 25 ppm である．

**揮発性有機化合物（VOC）**：VOC とは，揮発性があり，常温・常圧で気体として存在する有機化合物の総称であるが，沸点の範囲から，高揮発性有機化合物（VVOC: very VOC，沸点 50 ℃ 未満），揮発性有機化合物（VOC，50 ℃ 以上 260 ℃ 未満），準（半）揮発性有機化合物（SVOC: semi VOC，260 ℃ 以上 400 ℃ 未満）に分類される．VOC は，室内環境を構成するあらゆる素材や日用生活用品から，常温で容易に揮散して空気中に存在するのに対し，SVOC は，おもに床や壁面，ハウスダストに吸着し，平衡状態を保ち存在する．VOC のヒトへの健康影響については，鼻・眼・喉の粘膜への刺激症状や中枢神経系への影響のほか，アレルギー有病率との関連性が報告されている．

\* 室内の $CO_2$ 濃度は，検知管法あるいは非分散型赤外線吸収法により定量できる．検知管法は $CO_2$ と反応して変色する検知剤を充填した検知管の一方から，ガス採取器で一定量の試料空気を吸引し，変色の度合いや長さによって濃度を測定する方法である．検知剤として NaOH などのアルカリ＋pH 指示薬，あるいはヒドラジン＋pH 指示薬が用いられる．非分散型赤外線吸収法は，$CO_2$ の吸収帯（4.3 $\mu$m）の赤外線エネルギーの吸収量を測ることで濃度を定量する方法で，$CO_2$ センサーを搭載したモニター表示器タイプの測定装置が用いられる．

**揮発性有機化合物** volatile organic compounds, VOC

>  **コラム6・5** 微生物由来揮発性有機化合物
>
> 　室内に生育するカビや細菌などの微生物は，増殖や代謝の過程において室内の有機物質を分解し，その生成物として，アルコール類やケトン類，カビ臭のもととなるジェオスミンなどの化合物を生成する．これらの化合物は微生物由来揮発性有機化合物（microbial volatile organic compounds: MVOC）といわれ，健康影響との関連性が疑われている．

**シックハウス症候群** sick house syndrome: シックハウス症候群は，欧米で問題となっていたシックビルディング症候群（sick building syndrome）から派生したわが国独自の用語である．基本的にはシックビルディング症候群が住宅で生じたものと考えられているが，必ずしも両者は同一視されていない．

**化学物質過敏症** chemical sensitivity

*1 シックハウス症候群と化学物質過敏症の症状は類似しているが，シックハウス症候群の原因は住居に由来し，原因となる住居を離れれば症状が消える．一方，化学物質過敏症はその住居から離れても，その後さまざまな化学物質に敏感に反応するようになる．また，シックハウス症候群は，粘膜への刺激症状や皮膚の症状が多く，それらが主体になるのに対し，化学物質過敏症は，多臓器にまたがる多彩な自覚症状を呈する．

**多種化学物質過敏状態** multiple chemical sensitivity

*2 わが国では化学物質過敏症というが，欧米では多種化学物質過敏状態と一般的によぶ場合が多い．

*3 現行の室内濃度指針値は，今後集積される新たな知見や，それらに基づく国際的なリスク評価の進捗に伴って，将来必要があれば変更されうるものである．

**総揮発性有機化合物** total volatile organic compounds, TVOC

## 6・13・2 B　シックハウス症候群と化学物質過敏症（多種化学物質過敏状態）

**シックハウス症候群**：シックハウス症候群とは，室内空気環境の悪化により，皮膚や目，喉の粘膜刺激症状や，頭痛，易疲労，めまい，嘔気・嘔吐などの不定愁訴といわれる本人にしか自覚できない症状を呈するもので，基本的にはその環境を離れるとそれら症状が改善する．シックハウス症候群の原因は化学物質だけではなく，ダニやカビなどの生物学的要因や湿度などの物理学的要因，さらにはライフスタイルなどさまざまな要因が複雑に関係していると考えられている．したがって，厚生労働省"室内空気質健康影響研究会報告書：シックハウス症候群に関する医学的治験の整理"では，シックハウス症候群は医学的に確立した単一の疾患ではなく，居住者の健康を維持するという観点から問題のある住宅においてみられる健康障害の総称を意味する用語であるとみなすことが妥当であると指摘している．

**化学物質過敏症（多種化学物質過敏状態）**：化学物質過敏症[*1]とは，初回にある程度の量の化学物質に曝露されるか，あるいは低濃度の化学物質に長期間曝露された後，同様もしくは類似の化学物質に対してきわめて微量でも起こす過敏反応をいう．この過敏反応が，最初に曝露された化学物質と異なる場合を，特に多種化学物質過敏状態[*2]という．Ⅰ型アレルギーに類似した反応と化学物質そのものによる中毒作用に関連した機序によって，神経系が過敏になっていると考えられているが詳細は不明である．化学物質過敏症は，頭痛，筋肉痛（筋肉の不快感），倦怠感，疲労感，関節痛，咽頭痛，微熱，下痢，腹痛，便秘，羞明・一過性暗点，うつ状態，不眠，皮膚炎（かゆみ），感覚異常，月経過多など多臓器にまたがる多彩な自覚症状を呈することを特徴とする．

表6・32に厚生労働省の"室内空気質健康影響研究会"が2004年に報告しているシックハウス症候群と化学物質過敏症に関する医学的知見の整理を示す．

**シックハウス症候群対策**：室内空気中の揮発性有機化合物はシックハウス症候群の主たる要因の一つであり，厚生労働省は1997～2002年にホルムアルデヒドなど13物質に**室内濃度指針値**[*3]を，また未知の影響が多いVOC量を全体として規制するために，**総揮発性有機化合物**（TVOC）として暫定目標値を設定した．2019年4月には，最新の国内外の評価機関における評価結果を考慮して，既存3物質（キシレン，フタル酸ジ-2-エチルヘキシル，フタル酸ジ-$n$-ブチル）の濃度指針が改正・強化された（表6・32）．室内濃度指針値は"公衆衛生の観点から，化学物質の不必要な曝露を低減し，それらが健康影響の危惧を起こすことなく安全かつ適正に使用されることを目的として，シックハウス対策に取組む

6・13 室内環境を評価するための代表的な指標と，その基準ならびに測定法　463

表6・32　シックハウス症候群と化学物質過敏症 [a]

| シックハウス症候群 | 化学物質過敏症 |
|---|---|
| ① 医学的に確立した単位の疾患ではなく，居住に由来するさまざまな健康障害の総称を意味する用語. <br>② おもな症状: 皮膚や眼，咽頭などの皮膚・粘膜刺激症状，全身倦怠感，頭痛・頭重などの不定愁訴. <br>③ 発症関連因子: ホルムアルデヒドなど化学物質，カビ，ダニなど. <br>④ 室内濃度指針値は，必ずしもシックハウス症候群を直ちにひき起こす閾値ではないため，診断に際しては総合的な検討が必要. | ① 微量化学物質に反応し，非アレルギー性の過敏状態の発現により，精神・身体症状を示すとされるもの. <br>② その病態や発症機序について，未解明な部分が多い. <br>③ 診断を受けた症例には，中毒やアレルギーといった既存の疾病による患者が含まれている. <br>④ 病態解明を進めるとともに，感度や特異性に優れた臨床検査方法および診断基準が開発されることが必要. |

a) 厚生労働省，“室内空気質健康影響研究会報告書 2004: シックハウス症候群に関する医学的知見の整理”をもとに作成

にあたって参考となる濃度”であり，現状で入手可能な毒性に関する科学的知見に基づき，ヒトが指針値以下の濃度でその化学物質に一生涯曝露されても，健康に有害な影響はないとして算出された値である．これによって指針値を超えない室内環境の住宅や建物を提供することが考慮されるようになったが，これら指針値がシックハウス症候群の基準として用いられているわけではなく，指針値と症状から直にシックハウス症候群であると判断される医学的な関係を示す根拠には至っていない．

　表6・33 に示す VOC のうち，**ホルムアルデヒドとクロルピリホス**（有機リン系のシロアリ駆除剤）は，2003 年 7 月に施行された“改正建築基準法”により，この指針値以下にするよう規制対象となっている．ホルムアルデヒドは，これを発散する建築材料の内装使用面積の制限がなされ，クロルピリホスは居室をもつ建築物への使用が禁止されている．

## 6・13・2C　受 動 喫 煙

　**受動喫煙**: たばこの煙は，喫煙者がたばこから吸い込む“**主流煙**”，たばこの先端から発生する“**副流煙**”，喫煙者の体内に一定程度取込まれる主流煙の一部が呼気に混じって排出される“**呼出煙**”の三つに分類され，受動喫煙は副流煙と呼出煙によって生じる．限られた空間で長時間過ごす家庭では，受動喫煙にさらされる時間が長くなり，また，発がん性物質などの有害物質の多くは，主流煙の数倍から数十倍も副流煙に多量に含まれることから，非喫煙者に対する健康面での悪影響が問題となる．実際に受動喫煙により，非喫煙者の血中にニコチンが検出されるようになり，受動喫煙と因果関係があると推定する科学的証拠が十分な疾患として，肺がん，虚血性心疾患および脳卒中などが，母子においては，小児の喘息の既往と乳幼児突然死症候群（SIDS）があげられている．こうしたことから WHO は，2003 年に採択された“たばこの規制に関する世界保健機関枠組条約（たばこ規制枠組条約: WHO Framework Convention on Tobacco Control, WHO FCTC)”を通じて国際的対応としてたばこ使用を減らす取組みを実施しており，わが国も 2004 年にこれを批准している．

**464　第6章　生活環境・自然環境の保全**

表 6・33　室内空気汚染物質の室内濃度指針値[a]

| 揮発性有機化合物 | おもな用途 | 毒性指標 | 室内濃度指針値[a] |
|---|---|---|---|
| ホルムアルデヒド | 接着剤，防腐剤 | ヒト吸入曝露における鼻咽頭粘膜への刺激 | $100\,\mu g/m^3$　(0.08 ppm) |
| アセトアルデヒド | 接着剤，防腐剤 | ラットの経気道曝露における鼻腔嗅覚上皮への影響 | $48\,\mu g/m^3$　(0.03 ppm) |
| トルエン | 塗料用溶剤 | ヒト吸入曝露における神経行動機能および生殖発生への影響 | $260\,\mu g/m^3$　(0.07 ppm) |
| キシレン | 塗料用溶剤 | ヒトにおける長期間職業曝露による中枢神経系への影響 | $200\,\mu g/m^3$　(0.05 ppm) |
| スチレン | プラスチック・ゴム合成原料 | ラット吸入曝露における脳や肝臓への影響 | $220\,\mu g/m^3$　(0.05 ppm) |
| エチルベンゼン | 塗料用溶剤 | マウスおよびラット吸入曝露における肝臓および腎臓への影響 | $3800\,\mu g/m^3$　(0.88 ppm) |
| パラジクロロベンゼン | 防臭剤，防虫剤 | ビーグル犬経口曝露における肝臓および腎臓などへの影響 | $240\,\mu g/m^3$　(0.04 ppm) |
| クロルピリホス | 防シロアリ剤 | 母ラット経口曝露における新生児の神経発達への影響および新生児脳への形態学的影響 | $1\,\mu g/m^3$　(0.07 ppb)<br>ただし，小児の場合は，<br>$0.1\,\mu g/m^3$　(0.007 ppb) |
| ダイアジノン | 殺虫剤 | ラット吸入曝露における血漿および赤血球コリンエステラーゼ活性への影響 | $0.29\,\mu g/m^3$　(0.02 ppb) |
| フェノブカルブ | 殺虫剤 | ラットの経口曝露におけるコリンエステラーゼ活性などへの影響 | $33\,\mu g/m^3$　(3.8 ppb) |
| フタル酸ジ-2-エチルヘキシル | 可塑剤 | ラットの雄生殖器系への影響 | $100\,\mu g/m^3$　(6.3 ppb) |
| フタル酸ジ-$n$-ブチル | 可塑剤 | ラットの生殖・発生毒性についての影響 | $17\,\mu g/m^3$　(1.5 ppb) |
| テトラデカン | 塗料用溶剤 | $C_8$–$C_{16}$混合物のラット経口曝露における肝臓への影響 | $330\,\mu g/m^3$　(0.04 ppm) |
| 総揮発性有機化合物量（TVOC） | | 国内の室内 VOC 実態調査の結果から，合理的に達成可能な限り低い範囲で決定 | 暫定目標値<br>$400\,\mu g/m^3$ |

a) 厚生労働省，"室内空気中化学物質の室内濃度指針値について（2019 年 1 月 17 日薬生発 0117 第 1 号）"厚生労働省医薬・生活衛生局長通知をもとに作成

　　　　　**受動喫煙防止対策：** わが国では，2003 年に施行された**健康増進法**により，多数の者が利用する施設を管理する者，これらを利用する者について，受動喫煙を防止するために必要な措置を講じる努力義務を定め，受動喫煙防止の取組みを推進し一定の成果をあげてきた．その一方で，依然として多くの非喫煙者が受動喫煙の機会を有している状況にあることから，健康増進法の一部を改正する法律（2018 年法律第 78 号：**改正健康増進法**）が 2018 年 7 月に成立した．

　　この改正法では，① 望まない受動喫煙をなくすこと，② 受動喫煙による健康影響が大きい子どもや患者などに特に配慮すること，③ 施設の類型・場所ごとに対策を実施することの三つの基本的な考え方を示している．また，改正法では，一定の場所を除いて禁煙とすることが法律上の義務として明記された．この義務に違反した場合は，最初，都道府県知事などによる指導を促し，指導に従わなければ，義務違反の内容に応じて勧告・命令などを行い，改善がみられない場合に限って，罰則（過料）を適用することとなっている．改正法は，規制の内容に応じて段階的に施行されてきたが，2020 年 4 月 1 日に全面施行となった．

## 6・14 環境汚染や生活環境の悪化が健康に及ぼす影響とリスクコミュニケーション

ヒトは，取巻く物理的および化学的環境の変化に対して安定な恒常状態（**ホメオスタシス**）を維持しようとする機能をもっているため，生命が保持されている．また，ヒトは生体防御機能により，外部環境からの各種因子による影響を最小限にしようとする働きがある．たとえば，気温が高くなると，体内における熱産生が低くなり，発汗して体温を一定に保とうとする機構が働く．また，生体異物を摂取すると，代謝や解毒機構が働く．

**ホメオスタシス**
homeostasis

### 6・14・1 環境汚染や生活環境の悪化が健康に及ぼす影響

近年，花粉，**PM$_{2.5}$**（微小粒子状物質）および**黄砂**粒子などによる健康影響が懸念されており，これらの物質は大気中に浮遊するため除去することが難しく，日常的に曝露されるため，国民の健康に影響することで問題となる．

**PM$_{2.5}$** particulate matter 2.5

**黄 砂** yellow sand

わが国の**花粉症**は，1960 年代にブタクサ，スギおよびイネ科植物が原因となる症例が報告されている．花粉症の原因となる植物としては，スギおよびヒノキであり，スギが最も多い．スギは全都道府県に分布しており，多くは植林された人工林である．花粉症の症状には，くしゃみ，鼻水，鼻づまり，目のかゆみおよび流涙などの即時型アレルギーによるものが多く，日常生活に影響し，社会的な経済損失が大きいことで問題となっている．松原 篤ら[*]による鼻アレルギーの全国疫学調査 2019（1998 年，2008 年との比較）において，わが国の花粉症の有病率は，19.6 ％（1998 年），29.8 ％（2008 年）および 42.5 ％（2019 年）と著しく増加傾向にあり，低年齢化も進んでいると報告されている．

**花粉症** pollinosis
つながり コアカリ D-2-10 免疫・炎症・アレルギー系の疾患と治療薬，
つながり コアカリ D-2-12 呼吸器系の疾患と治療薬
→ 4巻 I. 薬理・病態

[*] 松原 篤ら，日本耳鼻咽喉科学会会報，**123**, 6, 485-490 (2020).

飛散する花粉から身を守るためには，外出する際のマスクやメガネの着用，外出から帰った後のうがいや洗顔などは効果があるといわれている．特に，スギ花粉が飛散しやすい春先に窓やドアを全開にすると大量の花粉が室内に入るため，室内換気には注意する必要がある．

**黄砂現象**とは，東アジアのゴビ砂漠，タクラマカン砂漠および黄土高原などから強風により黄砂粒子が数千 m の高度まで吹き上げられ大気中に浮遊し，数 µm 以下の粒径が上空の偏西風により運ばれて降下することをいう．黄砂粒子は，わが国をはじめとする広い範囲に降下し，北米やグリーンランドまで運ばれることもあり，地球全体の気候や海洋の生態系に影響を与える可能性がある．また，黄砂には石英などの造岩鉱物や雲母，カオリナイトなどの粘土鉱物が多く含まれているが，それらにはアンモニウムイオン，硫酸イオンおよび硝酸イオンなどが含有されており，大気中で人為的に発生した大気汚染物質を取込んでいる可能性もある．黄砂は，ほぼ年間を通してわが国に飛来しているが，特に 3〜5 月にピークとなり，大気が黄褐色になることがある．わが国の黄砂情報は，気象庁と環境省から広く情報提供されている．

**黄砂現象** yellow sand phenomenon

黄砂による健康障害を防止するためには，黄砂飛来予測を把握し，不要不急の外出を控えることや呼吸器系への負担が長時間続く激しい運動を控えることによ

り低減することが期待できる．また，不織布マスクを着用することにより，吸入防止効果が期待できる．室内環境において換気は重要であるが，黄砂が飛来時には，窓の開閉や換気は最小限にすることが望ましい．

生態系を構成している水圏，地圏および気圏の環境は，ヒトの健康と密接な関りがある．これまでに人為的または自然（非人為的）による環境汚染がヒトの健康障害の原因となった事例が報告されている．つまり，地球全体において環境汚染や生活環境の悪化防止を図っていくことが重要であり，さまざまな条約が締結されている．現代社会においてわれわれは，種々の製品を製造し，多種類の化学物質を利用している．しかし，化学物質による健康障害を防止するためには，それらの毒性評価が重要であり，化審法*が制定されている．また，環境への排出量を把握するために化管法*が制定されており，移動量が透明化されている．

*化審法および化管法については§5・11参照．

## 6・14・2　リスクコミュニケーション

環境アセスメント
environmental assessment

環境アセスメント（環境影響評価）とは，開発事業の内容を決めるにあたって，それが環境にどのような影響を及ぼすかについて，あらかじめ事業者自らが調査・予測・評価を行い，その結果を公表して一般の人々，地方自治体などから意見を聴き，それらを踏まえて環境の保全の観点からよりよい事業計画を作り上げていこうとする制度である（図6・50）．わが国では，1997年に**環境影響評価法**が制定，1999年に施行され，2013年に改正"環境影響評価法"が施行された．環境アセスメントは，国民など，都道府県知事・市町村長，事業者および国などが相互に意見や助言などを行い進められる．ここで事業者は，予測・評価をするために必要な地域の環境情報を収集するための調査（調査），事業を実施した結果，環境がどのように変化するのかを予測（予測），および事業を行った場合の環境への影響について検討（評価）しなければならない．また，環境影響評価法に基づく環境アセスメントの対象となる事業には，道路，ダム，鉄道，空港および発電所など13種類あるが，再生可能エネルギーである太陽電池発電所は，全国的に導入が進む一方で，土砂流出や景観への影響および反射光による生活環境への影響などの問題から，対象事業に追加されている．

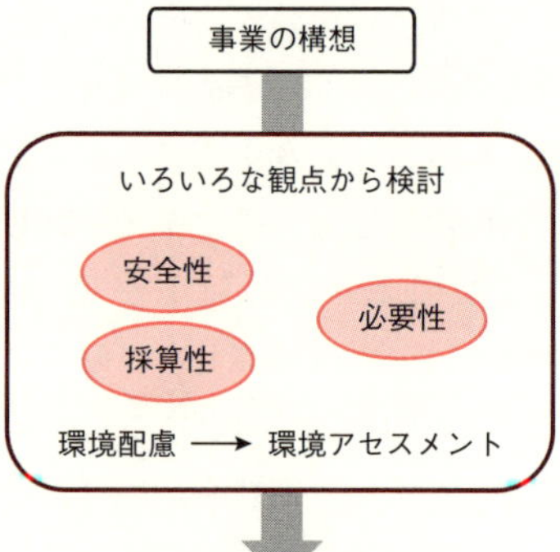

環境影響評価法

環境のリスクコミュニケーションには多くの課題があり，**PRTR**制度のデータや**IARC**による発がん性評価などのデータなどが用いられており，国民，地方自治体，事業者および国などが相互に環境リスクに関する議論をすることが重要である．

**PRTR** pollutant release and transfer register：§5・11参照．

**IARC**: International Agency for Research on Cancer

図6・50　環境アセスメントとは

# 索　　　引

## A～Z

ADI → 許容一日摂取量
ADL → 日常生活動作
ADME　288
AGE（advanced glycation end）　227
AI → 目安量
AIDS　103
AIDS → 後天性免疫不全症候群
ALARA　450
ALT → アラニンアミノトランスフェ
　　　　　ラーゼ
AO　法　419
$A_2O$ 法　419
AST → アスパラギン酸アミノトラン
　　　　　スフェラーゼ
$\alpha$-アミラーゼ　154
$\alpha$　線　444
$\alpha$-トコフェロール　229
$\alpha$-リノレン酸　145
A 類疾病　123

$\gamma$-BHC → $\gamma$-ベンゼンヘキサクロリド
BMD → ベンチマークドーズ
BMI → 体格指数
BMR → 基礎代謝量
BOD → 生物化学的酸素要求量
BSE → ウシ海綿状脳症
B 型肝炎ウイルス　61
B 型肝炎ワクチン　131
$\beta$-カロテン　148, 172
$\beta$-グルコシダーゼ　258, 293
$\beta$ 酸化　160
$\beta$　線　444
B 類疾病　123

$Ca^{2+}$ チャネル　167
*Candida albicans*　85
CCP → 重要管理点
CIE 作用スペクトル　452
CJD → クロイツフェルト・ヤコブ病
CKD → 慢性腎臓病

$Cl^-/HCO_3^-$ 対向輸送体　167
CMV → サイトメガロウイルス
CoA → 補酵素 A
COD → 化学的酸素要求量
CODEX 委員会　279
COPD → 慢性閉塞性肺疾患
$CoQ_{10}$ → コエンザイム $Q_{10}$
COVID-19 → 新型コロナウイルス感
　　　　　　　　染症
CRBSI → カテーテル関連血流感染症
CRE → カルバペネム耐性腸内細菌
CT スキャン　447
Ct　値　115
CVC → 中心静脈カテーテル
C 型肝炎ウイルス　61

2,4-D → 2,4-ジクロロフェノキシ酢酸
DDT → *p*, *p'*-ジクロロジフェニルトリ
　　　　　クロロエタン
DES　251
DHA → ドコサヘキサエン酸
DO → 溶存酸素
DPD → ジエチル-*p*-フェニレンジア
　　　　　ミン

EANET → 東アジア酸性雨モニタリン
　　　　　　　グネットワーク
EBS → Event-Based Surveillance
$ED_{50}$（50 % 有効量）　325
EDTA → エチレンジアミン四酢酸
EHE → ヒトの推定曝露量
EHEC → 腸管出血性大腸菌
ELISA 法　114
EPA → エイコサペンタエン酸
EVD → エボラウイルス病
Event-Based Surveillance　107

FAD → フラビンアデニンジヌクレオ
　　　　　チド
FAO/WHO 合同食品添加物専門家会議
　　　　　　　　248
FMN → フラビンモノヌクレオチド

GABA → $\gamma$-アミノ酪酸

GC → ガスクロマトグラフィー
GC-MS → ガスクロマトグラフィー /
　　　　　　質量分析法
GHS → 化学品の分類および表示に関
　　　　　する世界調和システム
GLP → 優良試験所規範
Glu-P-1　259
Glu-P-2　259
GLUT2 → グルコーストランスポー
　　　　　　　ター 2 型
GLUT5 → グルコーストランスポー
　　　　　　　ター 5 型
GMP　234
GM 食品　273
GPX → グルタチオンペルオキシダーゼ
GSH → グルタチオン
$\gamma$-アミノ酪酸　150
$\gamma$-アミノ酪酸受容体　307
$\gamma$-カルボキシ化　149, 186
$\gamma$-グルタミルカルボキシラーゼ　149
$\gamma$-ヒドロキシ酪酸　353

$H^+$-ペプチド共輸送体　163
$H_2O_2$ → 過酸化水素
HA（危害要因分析）　233
HA（赤血球凝集素）　93
HACCP　231, 233, 279
HbA1c　227
HCH（ヘキサクロロシクロヘキサン）　93
HDL → 高密度リポタンパク質
HDL コレステロール　61
HDL 受容体　160
HFC → ハイドロフルオロカーボン
HIV → ヒト免疫不全ウイルス
4-HNE → 4-ヒドロキシ-2-ノネナール
HPLC → 高速液体クロマトグラ
　　　　　フィー
HPV → ヒトパピローマウイルス
HPV ワクチン　130
HQ → ハザード比
HSV → 単純ヘルペスウイルス
HT-2 トキシン　256

IARC　257, 455, 466

IBS → Indicator-Based Surveillance
ICC → 院内感染対策委員会
ICD → 疾病及び関連保健問題の国際
　　　　　　　　　　　　　　統計分類
ICH → 日米 EU 医薬品規制調和国際
　　　　　　　　　　　　　　　　会議
ICP-MS → 誘導結合プラズマ質量分
　　　　　　　　　　　　　　析法
ICRP → 国際放射線防護委員会
ICT → 感染制御チーム
IDL → 中間密度リポタンパク質
IDOD → 瞬時の酸素要求量
IED → 免疫賦活経腸栄養剤
IgE 抗体　234
Indicator-Based Surveillance　107
IP ハンドリング　275
IQ　259

JAS 法　277, 280
JECFA　248

$K$ 値規制　390

LCAT → レシチンコレステロールア
　　　　　　シルトランスフェラーゼ
LD$_{50}$（50%致死量）　322, 325
LDL → 低密度リポタンパク質
LDL コレステロール　61
LDL 受容体　160
LOAEL → 最小毒性量
LSD　351

MAO → モノアミンオキシダーゼ
MDGs → ミレニアム開発目標
MDMA　351
MDRA → 多剤耐性アシネトバクター
MDRP → 多剤耐性緑膿菌
MERS → 中東呼吸器症候群
METs → メッツ値
MG　252
2-MIB → 2-メチルイソボルネオール
MOE → 曝露マージン
mRNA ワクチン　91,126
MRSA → メチシリン耐性黄色ブドウ
　　　　　　　　　　　　　　球菌
MVOC → 微生物由来揮発性有機化合物

$N^5$-メチル THF → 5-メチルテトラヒ
　　　　　　　　　　　　ドロ葉酸
NA → ノイラミニダーゼ
Na$^+$/H$^+$ 対向輸送体　167
Na$^+$-アミノ酸共輸送体　163
Na$^+$-グルコース共輸送体　155
NAD(P)H-キノンレダクターゼ　292
NAD$^+$ → ニコチンアミドアデニンジ
　　　　　　　　　　ヌクレオチド

NADP$^+$ → ニコチンアミドアデニンジ
　　　　　　　　　ヌクレオチドリン酸
NADPH-P450 レダクターゼ　292
NADPH オキシダーゼ　316
NADPH 酸化酵素　316
NCDs → 非感染性疾患
NDMA　259
NOAEL → 無毒性量
NOEL → 無影響量
NPRQ → 非タンパク質呼吸商
NST → 栄養サポートチーム

O$_2^-$・→ スーパーオキシドアニオン
$^1$O$_2$ → 一重項酸素
ODA → 客観的栄養評価
OECD → 経済協力開発機構
・OH → ヒドロキシルラジカル
8-OHdG → 8-ヒドロキシ-2′-デオキ
　　　　　　　　　　シグアノシン

PAH　258
2-PAM　304
PCB → ポリ塩化ビフェニル
PCB 特別措置法　333, 347
PCB 廃棄物の適正な処理の推進に関
　　　する特別措置法　347
PCDD → ポリ塩化ジベンゾ-$p$-ジオキ
　　　　　　　　　　　シン
PCDF → ポリ塩化ジベンゾフラン
PCP → ペンタクロロフェノール
PEM → タンパク質・エネルギー低栄
　　　　　　　　　　　養状態
PFAS → 有機フッ素化合物
PFOA → ペルフルオロオクタン酸
PFOS → ペルフルオロオクタンスル
　　　　　　　　　　ホン酸
pH　231
　──の低下　232
PICC → 末梢挿入式中心静脈カテー
　　　　　　　　　　　　テル
PM$_{2.5}$　465
PMI → 50 歳以上死亡割合
Pneumocystis jirovecii　86
POCT → 臨床現場即時検査
POPs → 残留性有機汚染物質
POPs 条約　343, 379
PPN → 末梢静脈栄養法
PRTR 制度　346, 466
PTWI → 耐容一週間摂取量
PVC → 末梢静脈カテーテル

QOL → 生活の質

ROS → 活性酸素種
RQ → 呼吸商
RTP　193

SARS → 重症急性呼吸器症候群
SDGs → 持続可能な開発目標
SDS（安全性データシート）　320
SDS 制度　346
SFTS → 重症熱性血小板減少症候群
SGA → 主観的包括的評価
SGLT1 → Na$^+$-グルコース共輸送体
SO$_2$　270
SOD → スーパーオキシドジスムターゼ
SOP → 標準操作手順書
SS → 浮遊物質
STI → 性感染症
Stop TB Partnership　104

2,4,5-T → 2,4,5-トリクロロフェノキ
　　　　　　　　　　　シ酢酸
T-2 トキシン　255
TBA 値 → チオバルビツール酸試験値
TBT → トリブチルスズ
TCA 回路　156, 161
2,3,7,8-TCDD → 2,3,7,8-テトラクロロ
　　　　　　　ジベンゾ-$p$-ジオキシン
TD$_{50}$（50%毒性量）　325
TDI　252
TDI → 耐容一日摂取量
TEQ　252
$\Delta^9$-THC　351
TLC → 薄層クロマトグラフィー
TLV（作業環境許容濃度）　70
TOC → 全有機炭素量
Total Health Promotion（THP）
　　　　　　　　　　　　　　71
Toxoplasma gondii　86
TPN → 中心静脈栄養法
TPT → トリフェニルスズ
Trp-P-1　259
Trp-P-2　259
TVOC → 総揮発性有機化合物

UV インデックス　452
UVA　452
UVB　452
UVC　452

VDT（visual display terminal）
　　　　　　　　　　　　　　69
VLDL → 超低密度リポタンパク質
VOC → 揮発性有機化合物
VSD → 実質安全量
VZV → 水痘・帯状疱疹ウイルス

WBGT → 湿球黒球温度
WHO → 世界保健機関

X-GLUC → 5-ブロモ-4-クロロ-3-イ
　　　　　　ンドリル-β-D-グルクロニド

索　引　469

## あ

アウグスト乾湿計　455
アウトブレイク　107
亜　鉛　153, 189
亜急性毒性試験　322
悪　臭　383
悪性新生物　49
アグマチン　222
アクリルアミド　226, 260, 298
アコニチン　245
足尾銅山鉱毒事件　384
亜硝酸アミル　367
亜硝酸態窒素　408
亜硝酸ナトリウム　268, 367
有症状期　108
アシル CoA　160
アシルカルニチン　160
アシルキャリヤータンパク質　150
アスコルビン酸　151, 185, 265, 317
アスタキサンチン　172
アスパラギン酸アミノトランスフェ
　　　　　　ラーゼ　165
アスパルテーム　268
アスベスト　298, 309, 390
アスペルギルス症　85
アスマン通風乾湿計　455
アセタミプリド　306
アセチルコリンエステラーゼ　304
N-アセチルシステイン　367
アセチル抱合　293
アセトアミノフェン　296
アセトアルデヒド　464
アセト酢酸　161
アセトン　162
アセトン臭　162
アゾ色素　409
暑さ指数　457
アデノシルコバラミン　150
アトウォーター係数　173, 174
後処理　415, 418
アドレナリン　157
アトロピン　367
アナフィラキシー　234
アナフィラキシーショック　127, 234
アニサキス　240
アニリン　299
アビジン　150
アフラトキシン　254
あへん法　370
アヘン類　349
アボパルシン　251
アポリポタンパク質　159

アマニタトキシン　244
アミグダリン　246
4-アミノアンチピリン法　411
アミノカルボニル反応　260
アミノ基転移反応　165
アミノ酸　146
アミノ酸代謝異常症　47
アミノ酸プール　147, 164
アミノペプチダーゼ　162
γ-アミノ酪酸　150, 307
α-アミラーゼ　154
アミロース　154
アミロプシン　154
アミロペクチン　154
アラキドン酸　145
アラニン　165
アラニンアミノトランスフェラーゼ
　　　　　　　　　　　165
亜硫酸塩類　265
アルカリ性塩素処理法　420
アルカリ性過マンガン酸法　427
アルカリホスファターゼ　153
アルギニン分解酵素　153
アルキル水銀　422, 423
アルキルベンゼンスルホン酸塩　412
アルギン酸　170
アルコールデヒドロゲナーゼ　291
アルセノシュガー　249, 302
アルセノベタイン　249, 302
アルデヒドデヒドロゲナーゼ　291
アルドリン　307
α　線　444
アルブミン　158
アレルギー反応　234
アレルギー様食中毒　222
アレルゲン　234, 281
アレルゲン性試験　323
安全係数　272, 328
安全性審査　275
安全性データシート　79, 320
安定型処分場　335
安定剤　270
アントシアニン　172
アンフェタミン　352
アンモニア態窒素　399, 408

## い

硫黄酸化物　386, 431, 439
イオンクロマトグラフ法　408
イオン交換法　420
医学的判断を行う責任者　127
閾　値　326, 448
維持液　196

石　綿　390
イソマルターゼ　154
イソマルトース　154
イソロイシン　147
依存症　349
イタイイタイ病　248, 385
一次汚染物質　431
一次機能　168, 202
一時硬度　395, 410
一次消費者　374
一次処理　415
一次沈殿池　415
一次発がん物質　311
一重項酸素　315
一次予防　7, 8, 49, 277
一次粒子　435
一律排水基準　423
一類感染症　97, 98
1歳平均余命　41
一酸化炭素　298, 308, 362, 433, 461
一酸化窒素　432
一種病原体　100
一般環境大気測定局　388, 431
一般局　388, 431
一般毒性試験　322
一般廃棄物　331
一般排出基準　390
一般排水基準　391
遺伝子組換え作物　273
遺伝子組換え食品　273, 278, 279
遺伝子検査　115
遺伝的影響　447, 449
遺伝毒性試験　324
遺伝毒性発がん物質　311
移動発生源　431
イニシエーション　310
イニシエーター　310
イヌリン　170
イミダクロプリド　306
イムノクロマト法　114
医薬品医療機器等法
　　　　　　197, 278, 349, 370
医薬品副作用被害救済制度　126
医療関連感染　87
医療廃棄物　333
イルジン S　244
胃　瘻　194
因果関係　21
飲食物感染　118
インスリン　155, 157
インテグラーゼ　91
院内感染　84, 87, 120
院内感染対策委員会　120
インフルエンザ　93
インフルエンザ A/H1N1pdm 亜型　94
インフルエンザウイルス　93

## う，え

ウイルス性食中毒　236, 240
ウィルソン病　189
ウィンクラー法　424
ウィーン条約　379
ウインドウ期　115
ウェルシュ菌　238
ウェルニッケ脳症　183
ウシ海綿状脳症　92
後ろ向き研究　12
上乗せ基準　423
上乗せ排出基準　390
上乗せ排水基準　391
運営管理責任者　127
運動神経変性　186

エアーストリッピング法　398
エアレーション　398
エアロゾル感染　118
永久硬度　410
エイコサペンタエン酸　173
AIDS → 後天性免疫不全症候群
衛生委員会　73
衛生動物　459
衛生薬学　4
エイムス試験　313
栄養アセスメント　191
栄養管理　191
栄養管理計画　191
栄養機能食品　202, 206
栄養機能表示　206
栄養サポートチーム　191
栄養スクリーニング　191
栄養スクリーニングツール　191, 192
栄養素　144
栄養段階　377
栄養投与法　193
栄養必要量　191
栄養評価　191
栄養輸液　195
栄養療法　193
液-液抽出法　359
疫　学　10
疫学研究　213
疫学の三要因　10
易感染性宿主　84
エキソ型　163
エコチル調査　338
SDS制度　346
エステル型コレステロール　159
エタノール　296
エチレングリコール　297

エチレンジアミン四酢酸　411
エチレンジアミン四酢酸による滴定法
　　411
X　線　444
HT-2トキシン　256
エデト酸二ナトリウムカルシウム
　　367
$Na^+/H^+$対向輸送体　167
NADPHオキシダーゼ　316
NAD(P)H-キノンレダクターゼ　292
NADPH酸化酵素　316
NADPH-P450レダクターゼ　292
エネルギー　181
エネルギー換算係数　174
エネルギー産生栄養素　144, 213
エネルギー消費量　177
エネルギー摂取量　173
エネルギー代謝　173
エポキシドヒドロラーゼ　293
エボラウイルス病　91
エボラ出血熱　91
MDMA　351
エラスターゼ　162
エリオクロムブラックT　411
エリソルビン酸　265
LSD　351
エルゴカルシフェロール　148
エルゴステロール　145, 148
遠位尿細管障害　297
塩化シアン　409
塩化水銀(II)　74
塩基対置換変異　313
えん下困難者用食品　203
塩　素　152
塩素消毒　396, 398, 399
塩素消費量　401
塩素要求量　401
エンテロキナーゼ　163
エンド型　163
エンドサイトーシス　288
エンドリン　307
エンベロープ　91

## お

黄色ブドウ球菌　239
横断研究　12
オカダ酸　243
オキシデーションディッチ法　417
1-オクタノール　377
オクラトキシン　255
オーシスト　86
オステオカルシン　149
オゾン　436

オゾン処理　398
オゾン層　375, 379
オゾン層の保護のためのウィーン条約
　　379
オゾン層を破壊する物質に関するモン
　　トリオール議定書　379
汚濁負荷量　426
オッズ比　13
オーバードーズ問題　349
オフターゲット効果　274
オルニチン回路　164
温室効果ガス　380
温暖化　381
温　度　231, 455
　　──の低下　232
温熱指標　457

## か

外因性感染　84
壊血病　185
開始反応　228
改正健康増進法　464
回転円板法　418
解糖系　155
貝　毒　243
介入研究　11, 18
外部被ばく　450
化学的酸素要求量　415, 426
化学的試験　224
化学発光法　440
化学品の分類および表示に関する世界
　　調和システム　80, 320
化学物質　339
化学物質過敏症　462
化学物質管理者　73
化学物質の審査及び製造等の規制に関
　　する法律（化審法）　308, 343
化学物質排出把握管理促進法（化管法）
　　346
化管法　346
核酸増幅検査　115
核酸ワクチン　121
覚醒剤　350, 352, 364
覚醒剤取締法　370
確定人口　24
確定的作用　448
角膜炎　452
確率的作用　449
過酸化水素　315
過酸化物価　230
過重労働　71
過剰症（ビタミン）　183
過剰症（ミネラル）　187

索　引　471

カシン・ベック病　190
化審法　343
ガスクロマトグラフィー　361
ガスクロマトグラフィー / 質量分析法
　　　　　409, 443
ガスリー法　46
カゼインカルシウム　152
下腿周囲長　193
カタ温度計　455
ガダベリン　222
カタラーゼ　317
カタ冷却力　455
カチノン　353
学校医　74
学校環境衛生活動　77
学校環境衛生基準　75
学校歯科医　74
学校保健　74
学校保健安全法　74, 75, 118
学校保健安全法施行規則　75
学校三師　74
学校薬剤師　74
活性型ビタミン D　149
活性酸素　299, 309, 314, 315
活性酸素種　315
活性炭処理　399
合併処理浄化槽　393
褐　変　222, 225
カテーテル関連血流感染症　195
家電リサイクル法　337
カート　353
カドミウム　248, 297, 299, 300, 385
カドミウム還元ジアゾ化法　409
加　熱　232
カネミ油症事件　252, 308, 343
カビ　460
花粉症　465
過マンガン酸カリウム消費量　412
ガラクトース　144
ガラクトース血症　47
カラメル化反応　226
カリウム　152, 167, 188
加リン酸分解　157
カルシウム　152, 167, 188
カルシウム結合タンパク質　167
カルシウム硬度　410
カルタヘナ議定書　382
カルタヘナ法　275
カルバペネム耐性腸内細菌　88
カルバペネム耐性腸内細菌感染症　88
カルバメート系殺虫剤　298, 305
カルバリル　305
γ-カルボキシ化　149, 186
カルボキシペプチダーゼ　153, 162
カルボニル価　230
カロテノイド　148

カロテノイド類　172
β-カロテン　148, 172
がん　49
簡易型乾湿計　455
簡易生命表　41
感覚（官能）的試験　224
感覚温度　457
感覚温度図表　457, 458
換　気　458
換気回数　458
環境アセスメント　466
環境影響評価　466
環境基準　388, 422
環境基本計画　387
環境基本法　383, 387, 422
管腔内消化　154
完結出生児数　34
がん原遺伝子　311
還元気化原子吸光光度法　408
がん原性試験　313, 323
感　作　234
観察研究　11
監視化学物質　344
カンジダ症　84
患者背景　112
間接濃縮　377
感染型　237
感染経路　117
感染源　116
感染症　4, 69
感染症疫学　107
感染症サーベイランス　107
感染症発生動向調査　96, 107
感染症法　95
感染症法に基づくおもな措置　101
感染制御　135
感染制御チーム　120, 135
感染性廃棄物　333
完全生命表　41
感　度　112
感染成立の三要因　116
感染毒素型　239
肝　臓　295
緩速ろ過　397
寒　天　170
感　度　112
カンピロバクター・ジェジュニ / コリ
　　　　　238
γ-アミノ酪酸受容体　307
γ　線　444
甘味料　268
がん抑制遺伝子　311
管理型処分場　335
管理濃度　70
肝リパーゼ　160
含リンアミノ酸系除草薬　306

き

気　温　455
危害要因分析　233
規格基準型　204, 206
キガリ改正　380
気　圏　374
危険ドラッグ　355
気候変動に関する国際連合枠組条約
　　　　　381
気候変動に関する国際連合枠組条約の
　　　　　京都議定書　381
気候変動枠組条約　381
キサンチンオキシダーゼ　153
ギ酸分析　363
気　湿　455
基質レベルのリン酸化　156
記述疫学　11, 108
寄生虫による食中毒　240
基礎代謝　177
基礎代謝量　178
期待死亡数　36
キチン　170
喫　煙　61
拮抗薬　367
キット製剤　195
気　動　456
キトサン　171
機能障害防止　9
機能性食品　168
機能性表示食品　202, 206
キノコ毒　244
揮発性塩基窒素　223
揮発性有機化合物　409, 437, 442, 461
キモトリプシノーゲン　162
キモトリプシン　162
逆耐性現象　352
逆転写酵素　91
逆転層　438
客観的栄養評価　193
キャリア　116
旧救済法　385
究極発がん物質　311
吸光光度法　362
吸　収　153, 288
95％信頼区間　18
吸収線量　444
急性障害　448
急性毒性試験　322
急速ろ過　397
経管栄養法　194
経産道感染　132
凝集塊　398, 416

凝集沈殿　397
狭心症　54
京都議定書　381
京都メカニズム　381
経肺吸収　289
経母乳感染疾患　134
莢膜　85
業務上疾病　67
寄与危険度　15, 17
局所刺激性試験　324
虚血性心疾患　54
虚血性病変　53
巨赤芽球性貧血　184
許容一日摂取量　272, 278, 328
許容濃度　70
ギラン・バレー症候群　238
気流　456
キロミクロン　146, 159
キロミクロンレムナント　159
近位尿細管障害　297
禁煙　60
菌交代現象　89
金属中毒　69
金属封鎖型の酸化防止剤　233
金属分析　362

## く

グアーガム　170
空気感染　118
空気動力学径　434
空腸瘻　194
クエン酸回路　156, 161
ククルビタシンC　246
クドア　241
熊本水俣病　386
くも膜下出血　53
グラスホッパー現象　379
クラック　350
グラム染色　114
グリコーゲン　157
グリコーゲン合成経路　157
α1→4グリコシド結合　154
α1→6グリコシド結合　154
グリコヘモグロビン　227
グリシン抱合　293
グリセロール3-リン酸シャトル　156
グリホサート　306
グリーン購入法　337
グルカゴン　157
β-グルクロニダーゼ　407, 429
グルクロン酸抱合　293, 295
グルコアミラーゼ　154
β-グルコシダーゼ　258, 293
グルコシルセラミド　173

グルコース　144
$Na^+$-グルコース共輸送体　155
グルコーストランスポーター2型
　　155
グルコーストランスポーター5型
　　155
グルコマンナン　170
グルタチオン　314, 317
グルタチオンペルオキシダーゼ
　　190, 317
γ-グルタミルカルボキシラーゼ　149
グルタミン　165
グルタミン酸デヒドロゲナーゼ　164
グルタミン抱合　293
グルホシネート　306
くる病　186
グレイ　444
クレチン症　48, 189
クロイツフェルト・ヤコブ病　92
黒球温度計　458
クロチアニジン　306
グローバルヘルス・アーキテクチャー
　　106
クロム　153, 190, 303
クロラミン　399
クロルピリホス　250, 251, 304, 463
クロロゲン酸　172
クロロフェノール類　402

## け

経管栄養法　193
経気道曝露　464
経口摂取　193
経口曝露　464
警告表示　282
経済協力開発機構　320
経腸栄養剤　194
経腸栄養法　193
系統的レビュー　22
経鼻栄養法　193
経皮吸収　289
劇物　350
下水道　414
下水道法　392
下水排除基準　393
ケタミン　353
$K$値規制　390
血圧　219
血液　299
血液感染　118
血液検査値　193
血液脳関門　290
結核　94, 104
結核菌　94

血管迷走神経反射　128
結合残留塩素　400
結合水　231
血中コレステロール　220
欠乏症（ビタミン）　183
欠乏症（ミネラル）　187
ケトアシドーシス　162, 182
ケト原性アミノ酸　165
ケトン体　162, 182
ゲノム編集食品　274
ゲル化剤　270
ケルセチン　172
減圧症　69
検疫　117, 280
検疫感染症　98
検疫法　117
（限界）デキストリン　154
嫌気・好気法　419
嫌気・無酸素・好気法　419
嫌気性生物処理法　418
嫌気的代謝　156
健康　5
健康管理　71
健康指標　23
健康寿命　6, 65
健康障害非発現量　212
健康食品　198
健康水準　23
健康増進　8
健康増進法　67, 202, 208, 279, 280, 464
健康日本21　64
健康日本21（第三次）　180
原子吸光光度法　408
顕性感染　84
建設リサイクル法　337

## こ

抗ウイルス治療　134
公害　383
公害健康被害の補償等に関する法律
　　385
公害対策基本法　384
公害に係る健康被害の救済に関する特
　　別措置法　385
高カルシウム血症　188
高カロリー輸液　195
高カロリー輸液キット製剤　196
後期疾病段階　8
好気性生物処理法　416
好気性微生物　397
好気的代謝　156
公共下水道　414
抗菌薬適正使用　135
抗菌薬　137

索　引　473

抗菌薬適正使用支援チーム　138
合計特殊出生率　23, 32
高血圧　52, 61, 188
高血圧治療ガイドライン　52
高血糖　181
抗原検査　114
抗原性試験　323
黄砂現象　465
交差反応　235
抗酸化作用　151
抗酸化システム　314, 316
抗酸化物質　172
高次消費者　374
公衆衛生　4
甲状腺腫　189
甲状腺ホルモン　153
合成カンナビノイド　355
向精神薬　350, 352
高速液体クロマトグラフィー　361
酵素前駆体　162
抗　体　115
抗体検査　114
後天性免疫不全症候群　91, 103
硬　度　394, 410
高病原性鳥インフルエンザ　94
高密度リポタンパク質　159
交絡因子　20
高齢化社会　27
高齢社会　27
高齢者の医療の確保に関する法律
　　　　　　　　　　　　　　56, 62
コエンザイム Q$_{10}$　173, 318
コカイン　350
小型家電リサイクル法　337
呼気ガス分析法　176
CoQ$_{10}$　318
呼吸器　298
呼吸鎖電子伝達系　156, 161
呼吸商　176
国際がん研究機関　257
国際感染症　106
国際放射線防護委員会　450
国際連合食糧農業機関　174
克山病　153, 190
国勢調査　24
国民健康・栄養調査　67, 216
国立健康・栄養研究所の推定式　179
50 歳以上死亡割合　38
五大栄養素　144
骨粗鬆症　57, 208
骨軟化症　186, 385
固定発生源　431
コデイン　350
CODEX 委員会　279
こども家庭庁　48
ゴニオトキシン　243

コバラミン　150
コバルト　153, 168, 190
コプラナー PCB　308
コプラナーポリ塩化ビフェニル
　　　　　　　　　　　　308, 443
個別許可型　204
コホート研究　12, 15, 18
コラーゲン　151
糊　料　270
五類感染症　97, 98
コルヒチン　245
コレカルシフェロール　148
コレステロール　145
コレステロールエステル　159
コレラ　396
コロナウイルス　89
コンドーム　132
コンポーネントワクチン　121
根粒菌　375

さ

サイカシン　245, 257
催奇形性試験　323
細菌性食中毒　236, 237
再興感染症　84, 89
最終沈殿池　416
最小毒性量　212, 322
最小発育阻止濃度　140
最初沈殿池　415
再生産率　31
再生資源利用促進法　337
再生不良性貧血　299
最大無毒性量　326
最低健康障害発現量　212
サイトメガロウイルス　86, 132
サイトメガロウイルス感染症　86
細胞間隙輸送　167
サイロシビン　245
サイロシン　245
サキシトキシン　243, 298
作業環境管理　70
作業管理　71
作業関連疾患　68
サッカリン　268
殺菌料　270
殺虫剤　250, 303
サーマル NO$_x$　432
サルコシスティス・フェアリー　241
サルコペニア　58, 181
ザルツマン試薬　440
ザルツマン法　440
サルモネラ属菌　237
3R 原則　322
β 酸化　160

酸　価　229
酸　化　417
酸化還元酵素　316
酸化ストレス　314, 316, 318
酸化ストレスマーカー　318
酸型保存料　264
酸化的脱アミノ反応　164
酸化的リン酸化　156
酸化防止剤　265
産業医　73
産業廃棄物　331
三酸化硫黄　431
三次機能　168, 202
三種病原体　100
参照体重　178
三次予防　7, 9
散水ろ床　417
酸性雨　382, 432
酸性高温過マンガン酸法　427
酸素効果　447
三大栄養素　144
三大生活習慣病　38, 49
酸　敗　222, 227
産婦健康診査　46
サンプリングバイアス　19
残留塩素　399
残留性有機汚染物質　342, 343
残留性有機汚染物質に関するストック
　　　　　　　　　ホルム条約　379
残留農薬　250, 279
三類感染症　97, 98

し

CIE 作用スペクトル　452
次亜塩素酸　399
次亜塩素酸イオン　399
ジアゾ化法　408
シアノコバラミン　150
シアル酸　93
シアン化合物　298, 309
シアン化水素　309
死因究明等推進基本法　356, 368, 369
死因分類　38
死因別死亡率　23, 38
ジェオスミン　398, 429
Ca$^{2+}$ チャネル　167
ジエチルスチルベストロール
　　　　　　　　　　　　251, 299
ジエチル-$p$-フェニレンジアミン　412
ジエチル-$p$-フェニレンジアミン法
　　　　　　　　　　　　　　412
GM 食品　273
Cl$^-$/HCO$_3^-$ 対向輸送体　167
四塩化炭素　296

シェーンバイン・バーゲンステッヘル法
356
塩漬け　232
紫外線　452
紫外線吸収法　442
紫外線蛍光法　439
シガテラ毒　242
シガトキシン　243
糸球体障害　297
シグニファイ ER　358
ジクロルボス　304
1,2-ジクロロエタン　405
1,2-ジクロロエチレン　422
$p,p'$-ジクロロジフェニルトリクロロ
エタン　299, 307
2,4-ジクロロフェノキシ酢酸　251, 307
ジクワット　306, 357
刺激作用　454
死　産　43
死産率　23, 43
脂　質　144, 145
脂質異常症　61, 181
歯周病　57
自浄作用　394
システマティックレビュー　22
シスト　86
自然環境保全法　385
自然乾燥法　232
自然死産　43
自然増減　31
自然毒　241
自然放射線　444
持続可能な開発目標　382
四大公害　383, 384
市中感染　84
湿球黒球温度　457
シックハウス症候群　462
シックビルディング症候群　462
実効線量　444
実効半減期　451
実効輻射温度　458
実質安全量　329
実践的義務　282
湿　度　455
室内濃度指針値　462
疾病及び関連保健問題の国際統計分類
38
疾病前段階　7
疾病統計　23
疾病リスク低減表示　204
質量分析法　114
指定感染症　97, 99
CT スキャン　447
指定薬物　355
自動酸化　228
自動車 $NO_x$・PM 法　391, 433

自動車から排出される窒素酸化物及び
粒子状物質の特定地域における総量
の削減等に関する特別措置法　391
自動車排出ガス測定局　389, 431
自動車リサイクル法　337
シトクロム P450　291, 296
シトステロール　145
ジノテフラン　306
ジノフィシストキシン　243
自排局　389, 431
地盤沈下　383
ジペプチダーゼ　162
シーベルト　444
脂肪酸　158
脂肪酸代謝異常症　47
死亡率　23, 34
ジメチルアミン　224
ジメチルアルシン酸　302
$N$-ジメチルニトロソアミン　259
ジメルカプロール　367
シモン反応　357
弱毒化ワクチン　121
車種規制　391
JAS 法　277, 280
遮断型処分場　335
重金属　300, 314
重合カテキン　172
シュウ酸　152
周産期　44
周産期死亡率　23, 44
重症急性呼吸器症候群　89
重症熱性血小板減少症候群　91
重症複合免疫不全症　48
自由水　231
従属栄養生物　374
従属人口　27
従属人口指数　27
終末糖化産物　227
重要管理点　233, 279
重量法　441
主観的包括的評価　192
手指衛生　135
出血性病変　53
出生数　31
出生率　23, 31
出版バイアス　19, 20
受動喫煙　60, 463
受動喫煙防止　67
受動免疫　119
受動輸送　288
授乳時感染　132
主流煙　463
受療率　23
循環型社会形成推進基本法　337
循環器疾患　52
循環血流量　289

純再生産率　23, 32
瞬時の酸素要求量　426
純水の最大水蒸気圧（$P_0$）　231
硝　化　376, 417, 425
消　化　153
生涯未婚率　34
消化管吸収　288
消化管瘻　194
硝化細菌　417, 425
浄化槽法　393
消化態栄養剤　194
使用基準　262
小球性貧血　189
条件付き（特定保健用食品）　204
硝酸態窒素　408, 409
脂溶性酸化防止剤　265
脂溶性ビタミン　147, 185
照　度　458
消　毒　397, 399
消費期限　278
消費者　374
消費者庁　202
情報バイアス　19, 20
賞味期限　278
静脈栄養法　194
将来推計人口　28
症例対照研究　12, 18
上腕筋囲　193
上腕三頭筋皮下脂肪厚　193
上腕周囲長　193
職業がん　69
職業性アレルギー　69
職業性疾病　79
職業病　67, 69
食経験　198, 200
食事摂取基準　208
食事摂取基準の活用法　214
食事調査　214
食事評価　214
食事誘発性熱産生　177
食生活　60
食中毒　236
職場のあんぜんサイト　82
食品安全委員会　278
食品安全基本法　275, 277
食品衛生監視員　280
食品衛生管理者　280
食品衛生法
197, 202, 274, 276, 278, 279
食品汚染　246
食品添加物　233, 261, 278, 281
食品添加物公定書　262, 278
食品表示法　203, 206, 235, 277, 280
食品リサイクル法　337
食品を入れた密閉容器の蒸気圧（$P$）
231

索　引　475

植物ステロール　145
植物性自然毒　241
植物性油脂　145
食物アレルギー　234
食物繊維　168
食物繊維総量　174
食物連鎖　377
食薬区分　197, 207
食薬区分リスト　199
自律的管理　71
飼料安全法　275
シロシビン　245
シロシン　245
新型インフルエンザ　93
新型インフルエンザ等感染症　97, 99
新型コロナウイルス感染症　90, 105
新感染症　97, 99
真　菌　460
心筋梗塞　54, 181
神　経　298
神経細胞　298
人権尊重　96
新興感染症　84, 89, 90, 96
人工乾燥法　232
人工死産　43
人口静態統計　23
人口増減率　24
人口置換水準　32
人口統計　23
人口動態統計　23, 31
人工濃厚流動食　194
人口ピラミッド　25
人工放射性物質　446
人獣共通感染症　106
新生児　44
新生児死亡率　44
新生児マススクリーニング　46
新生児メレナ　149
腎　臓　297
身体依存　349
身体活動　60, 173, 177
身体活動レベル　177
身体的影響　447
シンチグラム　447
振　動　383
振動障害　69
シンナー　352
じん肺症　69
信頼性保証部門　320
心理的義務　282

す

水　銀　297, 301
水銀に関する水俣条約　379, 388

推計人口　24
水　圏　374
水酸化アルミニウムコロイド　398
水質汚濁　383, 388, 394, 422
水質汚濁防止法　348, 391, 430
水質試験　406
推奨量　209, 211
推奨量算定係数　212
垂直感染　117
推定エネルギー必要量　180
推定平均必要量　209, 210
水　道　395
水痘・帯状疱疹ウイルス　86
水道水質基準　403, 422, 428
水　分　231
水分活性（$A_W$）　231
水平感染　117
水溶性酸化防止剤　265
水溶性食物繊維　168
水溶性ビタミン　147, 149, 182
頭蓋内出血　187
スクラーゼ　155
スクリーニング　112
スクリーニング試験　356
スクロース　154
健やか親子21　48
ス　ズ　303
スタトール　224
ステアリン酸　145
ステリグマトシスチン　254
ストレスチェック制度　71
ストレッカー分解　226
スパイク　91
スパイクタイヤ禁止法　391
スーパーオキシドアニオン　306, 315
スーパーオキシドジスムターゼ
　　　　　　　　　　　　　153, 316
スマート・ライフ・プロジェクト　79
スルファニルアミド　409

せ, そ

ゼアラレノン　256
成育基本法　49
生活習慣病　5, 49, 78, 181
生活の質　6
性感染症　129, 130
　──の発生状況・予防対策　130
　──のリスクコミュニケーション
　　　　　　　　　　　　　　　129
青　酸　356
生産者　374
生産年齢人口　25
生産年齢人口割合　26
青酸配糖体　246

生殖器　299
生殖毒性試験　323
生殖能力の低下　189
精神依存　349
成人病　49
製造基準　262
成層圏　375
生態学的研究　12
生態系　374
生体内毒素型　237
生態ピラミッド　377
生体利用エネルギー量　173
正当化　450
制度的義務　282
生物化学的酸素要求量　415, 425
生物学的半減期　451
生物圏　375
生物体量　377
生物的環境　374
生物濃縮　377
生物の多様性に関する条約　382
生物の多様性に関する条約のバイオ
　　セーフティに関するカルタヘナ
　　　　　　　　　　　議定書　382
生物反応槽　416
生物膜　397
成分栄養剤　194
成分規格　262
生命表　40
生理活性アミン　166
世界三大感染症　103
世界保健機関　5, 89
赤外線　454
脊髄性筋萎縮症　48
セサミン　173
セサモリン　173
世代間隔　108
積極的支援　62
積極的症例探索　108
赤血球凝集素　93
節　酒　60
接触感染　118
絶対湿度　455
絶滅のおそれのある野生動植物の種の
　　　　国際取引に関する条約　381
セルロース　170
セルロプラスミン　153
セレウス菌　239
セレノシステイン　153, 168
セレノメチオニン　153, 168
セレン　153, 168, 190
0歳平均余命　23
全亜鉛　429
専医リスト　199
全オキシダント　436
前期疾病段階　8

476 索引

全残留塩素 400
全シアン 422
全数把握 99, 100
選択バイアス 19
全窒素 428
前・中間塩素処理 399
先天性 CMV 感染症 134
先天性甲状腺機能低下症 48
先天性代謝異常 46
先天性トキソプラズマ症 86
先天性風疹症候群 48
先天性副腎過形成症 48
潜伏感染 84
潜伏期 108
全有機炭素 428
全有機炭素量 412
全粒子ワクチン 121
線量限度 450
線量当量 444
全リン 428

騒音 383, 388
騒音性難聴 69
総括安全衛生管理者 73
早期新生児 44
早期新生児死亡率 44
早期治療 8
早期発見 8
総揮発性有機化合物 462
総硬度 410
総再生産率 23, 32
相対危険度 15, 16
相対湿度 455
増粘剤 270
総量規制基準 390, 391
促進拡散 155
測定バイアス 19
粗再生産率 32
組織加重係数 444
粗死亡率 23, 34
ソテツ 257
ソラニン 246

た

第一次ベビーブーム 26
第 1 類医薬品 115
第一種指定化学物質 346
第一種特定化学物質 344
耐塩性 239
ダイオキシン類 308, 443
ダイオキシン類対策特別措置法
　　　　336, 347, 393, 394, 422
体格指数 177, 181, 191, 208
大気汚染 383, 388

大気汚染物質 431
大気汚染防止法 348, 388, 436
大気圏 374
胎児性水俣病 386
代謝 144, 153, 290
代謝的活性化 291
帯状疱疹 86
帯水層 394
大豆イソフラボン 172
耐性 349
耐性菌 137
代替フロン 380
大腸菌 238, 406
大腸菌数 429
胎内 CMV 母子感染 134
胎内感染 132
胎内感染疾患 133
第二次ベビーブーム 26
第二種指定化学物質 347
第二種特定化学物質 344
胎盤形成不全 186
大麻 350, 351
耐容一日摂取量 252, 328
耐容一週間摂取量 248
耐容上限量 209, 212
太陽放射 380
対流圏 374
タウリン抱合 293
多価不飽和脂肪酸 227
多環芳香族炭化水素 258
濁度 394
ダグラスバッグ 176
多剤耐性アシネトバクター 88
多剤耐性アシネトバクター感染症
　　　　　　　　　　　　　　88
多剤耐性緑膿菌 87
多剤耐性緑膿菌感染症 87
多剤排出ポンプ 88
多種化学物質過敏状態 462
脱アミノ反応 223, 224
脱炭酸反応 222, 224
脱窒 376, 417
脱窒細菌 417
多量ミネラル 152
単糖 144
単回投与毒性試験 322
短鎖脂肪酸 146
胆汁酸 158
胆汁排泄 295
単純 X 線 447
単純拡散 158
単純ヘルペスウイルス 85
単純ヘルペスウイルス感染症 85
タンデムマス法 47
単独処理浄化槽 393
タンニン 152

タンパク質 144, 146
タンパク質・エネルギー低栄養状態
　　　　　　　　　　　182, 219
タンパク質結合 290

ち, つ

チアミン 149
チアミン二リン酸 149
地域循環共生圏 388
チェルノブイリ原発事故 446
チオバルビツール酸試験値 230
地下水 394
地球温暖化 380
地球温暖化係数 380
地球放射 380
治験 18
地圏 374
窒素固定 375
窒素酸化物 432, 440
窒素出納 147
窒素同化 376
窒素平衡 147
地表水 394
チモーゲン 162
茶カテキン 172
着色料 266
チャコニン 246
注意喚起表示 206
中間密度リポタンパク質 159
中鎖脂肪酸 47, 146
中心静脈栄養法 195
中心静脈栄養輸液 196
中心静脈カテーテル 195
中性子線 444
中性脂肪 145, 158
中性ヨウ化カリウム法 442
中東呼吸器症候群 90
中毒原因物質 356, 359, 362
腸管出血性大腸菌 92, 238
腸管出血性大腸菌感染症 92
腸管組織侵入性大腸菌 238
腸管病原性大腸菌 238
長距離越境大気汚染条約 382
超高齢社会 27
長鎖脂肪酸 146
長時間エアレーション法 417
超低密度リポタンパク質 159
腸内ビブリオ 238
直接濃縮 377
直接発がん物質 311
チラミン 222
沈殿 396

通院者率 23

索　引　477

## て，と

低栄養　219
低カリウム血症　188
低カルシウム血症　188
定期検査　76
定期接種　122, 123
低血糖　181
TCA回路　156
停止反応　229
低出生体重児　45
T-2トキシン　255
定点把握　98, 100
ディフィシル菌　89
ディフィシル菌感染症　89
低密度リポタンパク質　159
ディルドリン　307
デオキシニバレノール　255
適正体重の維持　60
デザイナードラッグ　351, 355
鉄　152, 167, 189
鉄芽球性貧血　299
鉄欠乏性貧血　189
テトラクロロエチレン　409
2,3,7,8-テトラクロロジベンゾ-*p*-ジオ
　　　　　　　　　　　　キシン　252
Δ⁹-テトラヒドロカンナビノール　351
テトロドトキシン　241, 298
7-デヒドロコレステロール　148
デュケノア反応　357
デング熱　94
典型七公害　383
電磁波　451
天然濃厚流動食　194
天然放射性元素　445
電　波　454
デンプン　144
電離則　450
電離放射線　443, 447
電離放射線障害防止規則　450

銅　153, 189
糖アルコール　174
等価線量　444
糖化ヘモグロビン　227
動機づけ支援　62
凍結乾燥法　232
糖原性アミノ酸　165
糖　質　144
糖新生　157
糖代謝異常症　47
糖漬け　232
銅トランスポーター1　168
糖尿病　55, 61, 62, 181, 219

銅・ピリジン反応　357
動物ステロール　145
動物性自然毒　241
動物性油脂　145
動物由来感染症　98
動物用医薬品　251
ドウモイ酸　243
トキシドローム　356, 365
トキソイド　121
トキソプラズマ症　86
特異的解毒薬　367
特異的予防　8
特異度　112
特殊毒性試験　323
毒性等価換算濃度　252
毒素型　237
毒素原性大腸菌　238
特定化学物質障害予防規則　72
特定化学物質の環境への排出量の把握
　　等及び管理の改善の促進に関する
　　　　　　　　　　　　法律　346
特定健康診査　62
特定健康診査・特定保健指導　56
特定原材料　235
特定健診　62
特定酵素基質　429
特定酵素基質培地法　406
特定第一種指定化学物質　346
特定病原体　100
特定粉じん　390
特定保健指導　62
特定保健用食品　202～204, 278
特に水鳥の生息地として国際的に重要
　　　　　な湿地に関する条約　381
毒物及び劇物取締法　344
毒物及び劇物取締法施行令　370
特別管理一般廃棄物　332
特別管理産業廃棄物　332
特別管理産業廃棄物管理責任者　332
特別排出基準　390
特別用途食品　202, 203
特別用途表示　67
トクホ → 特定保健用食品
独立栄養生物　374
ドコサヘキサエン酸　173
トコトリエノール　149
トコフェロール　149, 229
都市下水路　414
土壌汚染　383, 388
土壌汚染対策法　393
特化則　72
突発性乳児ビタミンK欠乏症　149
都道府県別人口　30
ドーパミン　151
塗抹検査　114
トランスサイレチン　193

トランス脂肪酸　214
トランスフェリン　193
トランスポーター　288
トリアシルグリセロール　145, 158
トリエタノールアミン・パラロザニリ
　　　　　　　　　　　　ン法　439
トリカブト　245
トリクロロエチレン　409
トリコテセン類　255
トリハロメタン　399, 402
トリフェニルスズ　250
トリプシノーゲン　162
トリプシン　162
トリプタミン　222
トリプタミン系幻覚剤　353
トリブチルスズ　250, 303
トリメチルアミン　224
ドリン剤　307
トルエン　352, 405
トレハラーゼ　155
トレハロース　155

## な 行

ナイアシン　150, 184
内因子　151
内因性感染　84
内臓脂肪症候群　55
内部被ばく　450
内分泌撹乱作用　250
内分泌撹乱物質　256
ナトリウム　152, 167, 188
ナトリウム依存性リン酸トランスポー
　　　　　　　　　　　　ター　167
ナフチルエチレンジアミン　409
生分解　378
鉛　250, 297, 301
生ワクチン　121
ナロキソン　367
難消化性オリゴ糖　170
難消化性炭水化物　170
難消化性デキストリン　170
軟　水　394

新潟水俣病　386
2価金属トランスポーター1　168
2×2分割表　14
二クロム酸法　427
二形性真菌　85
ニコチンアミドアデニンジヌクレオチ
　　　　　　　　　　　　ド　150
ニコチンアミドアデニンジヌクレオチ
　　　　　　　　　　ドリン酸　150
ニコチン酸　150
二酸化硫黄　270, 431

二酸化塩素　399
二酸化ケイ素　298
二酸化炭素　461
二酸化窒素　432
二次汚染物質　431
二次機能　168, 202
二次消費者　374
二次処理　416
二次生成粒子　435
二次沈殿池　416
二次発がん物質　311
21 世紀における国民健康づくり運動　64
二重標識水法　176
二種病原体　100
二次予防　7, 8, 49
日常生活動作　9, 58
日米 EU 医薬品規制調和国際会議　320
ニトロベンゼン　299
ニバレノール　255
日本食品標準成分表 2020 年版（八訂）　174
日本人の食事摂取基準　208
乳酸菌　173
乳酸発酵　156
乳児健康診査　46
乳児死亡率　23, 44
乳汁排泄　295
乳児用調製粉乳　203
ニューモシスチス肺炎　86
尿　352
尿検査値　193
尿　素　164
尿素回路　164
尿中排泄　294
二類感染症　97, 98
任意接種　122
妊産婦　43
妊産婦・授乳婦用粉乳　203
妊産婦死亡率　43
認知症　6, 54
妊婦健康診査　46

ネオニコチノイド系殺虫剤　306
ネクローシス　296
熱作用　454
熱中症　69, 460
熱中症特別警戒アラート　460
熱中症予防指針　460, 461
熱輻射　457
熱放射　457
熱量素　174
年少人口指数　27
年少人口割合　26
年齢 3 区分別人口　26
年齢調整死亡率　23, 35

ノイラミニダーゼ　93
脳血管疾患　53
脳梗塞　53
濃縮係数　377
脳出血　53
脳卒中　53
能動免疫　119
能動輸送　155
農　薬　303
ノニルフェノール　299
ノルアドレナリン　151
ノロウイルス　240

## は

バイアス　19
ばい煙　390
肺炎球菌　85
肺炎球菌感染症　85
排煙脱硫装置　432
バイオハザードマーク　334
バイオフィルム　88
バイオマス　377
バイオレメディエーション　378
媒介動物感染　118
媒介物感染　118
倍加年数　27
廃棄物処理法　331, 335
廃棄物その他の物の投棄による海洋汚染の防止に関する条約　379
排　泄　294
バイタル　364
ハイドロサルファイトナトリウム　357
ハイドロフルオロカーボン　380
培養検査　114
ハイリスクアプローチ　9
薄層クロマトグラフィー　360
白内障　452, 454
白ろう病　69
曝露評価　340
曝露マージン　341
HACCP　279
ハザード　340
ハザード比　341
ハザードピクトグラム　81
バーゼル条約　336, 379
バーゼル法　336
発がん性化学物質　310
発がん性試験　313, 323
発がん性物質　257
発がん前駆物質　311
発がん多段階説　310
発がん二段階説　310

発がん物質　60
発がんプロモーター　310
曝気処理　398
曝気槽　416
発　酵　222
発症間隔　108
発症割合　110
発色剤　268
パツリン　255
ハートショット　355
ハーバー・バイス反応　315
ハプテン　323
パブリックコメント　282, 284
パラコート　299, 306, 357
パラチオン　304
パリ協定　381
ハリス・ベネディクトの推定式　179
パリトキシン　243
バリン　147
バルキング　416
バルビツール酸　357
バルビツール酸誘導体　352
パルミチン酸　145
ハロタン　296
半固形状流動食　194
晩婚化　34
晩産化　34
半消化態栄養剤　194
半数致死量　322
ハンター・ラッセル症候群　247, 298, 301, 386
反跳現象　352
パントテン酸　150, 184
IP ハンドリング　275
晩発性障害　448
反復投与毒性試験　322

## ひ

PRTR 制度　346, 466
非医リスト　199
PM$_{2.5}$　465
ビオチン　150, 184
東アジア酸性雨モニタリングネットワーク　382
B 型肝炎ウイルス　61, 130
B 型肝炎母子感染防止事業　48
B 型肝炎ワクチン　131
光化学オキシダント　431, 436
光散乱法　441
非感染性疾患　7, 49, 59
非感染性廃棄物　333
B 細胞欠損症　48
非酸型保存料　264

PCB 特別措置法　333, 347
PCB 廃棄物の適正な処理の推進に関
　　　　　する特別措置法　347
微小粒子状物質　434, 442
ヒスタミン　222, 243
ビスフェノール A　299
微生物学的試験　224
微生物検査　112
非生物的環境　374
微生物由来揮発性有機化合物　462
ヒ　素　249, 302
ヒ素ミルク事件　276
ビタミン　144, 147
ビタミン A　147, 185
ビタミン $B_1$　149, 183
ビタミン $B_2$　150, 183
ビタミン $B_3$　150
ビタミン $B_5$　150
ビタミン $B_6$　150, 183
ビタミン $B_7$　150
ビタミン $B_9$　150
ビタミン $B_{12}$　150, 153, 167, 168, 183
ビタミン C
　　　　　151, 167, 172, 185, 265, 317
ビタミン D　148, 167, 186
ビタミン $D_2$　148
ビタミン $D_3$　148
ビタミン E　149, 172, 186, 229, 318
ビタミン K　149, 186
ビタミン K 依存性凝固因子　149
非タンパク質カロリー/窒素比　196
非タンパク質呼吸商　177
必須アミノ酸　147
必須脂肪酸　145
必要換気量　458
非電離放射線　451
ヒト T 細胞白血病ウイルス　61
人年法　15
ヒトの推定曝露量　340
ヒトパピローマウイルス　130
ヒト免疫不全ウイルス　91
4-ヒドロキシ-2-ノネナール
　　　　　227〜229, 319
ヒドロキシ化反応　151
8-ヒドロキシ-2′-デオキシグアノシン
　　　　　319
ヒドロキシプロリン　151
3-ヒドロキシ酪酸　161
γ-ヒドロキシ酪酸　353
ヒドロキシルラジカル　315
ヒドロキソコバラミン　150, 367
丙　午　33
被ばく　444
ビピリジニウム系除草剤　306
皮膚がん　452
非分散型赤外線吸収装置　412

非分散型赤外分析計　440
非ヘム鉄　152
飛沫感染　118
肥　満　61, 181
肥満者　219
非メタン炭化水素　437
ビューラー試験　323
病原性大腸菌　238
病原体　84, 116
病原微生物　84
表示基準　262
病者用食品　203
標準 BOD　425
標準活性汚泥法　416
標準死亡比率　37
標準操作手順書　319
標準予防策　135
病態別経腸栄養剤　194
漂白剤　270
日和見感染　84, 120
ピリジン-ピラゾロン法　409
ピリドキサミン　150
ピリドキサール　150
ピリドキサール 5′-リン酸　150
ピリドキシン　150
ピリミジン二量体　452
ピリミホスメチル　251
微量ミネラル　152
B 類疾病　123
ピロフェオフォルビド　244
ヒロポン　354
貧　血　183, 185, 187


## ふ

ファゼオルナチン　246
ファロトキシン　244
ファンコニー症候群　385
ファンネルプロット　20
フィチン酸　152
フィロキノン　149
富栄養化　376, 394, 398, 422, 429
フェオフォルビド　244
フェニトロチオン　304
フェニルケトン尿症　47, 269
フェネチルアミン　222
フェネチルアミン系幻覚剤　353
フェノキシ酢酸系除草剤　307
フェノバルビタール　352
フェノブカルブ　305
フェノール類　411
フェライト法　420
フェリチン　152
フェリ鉄　152

フェロ鉄　152
フェロトーシス　315
フェンシクリジン　353
フェントン反応　228, 315
フォレストプロット　22
不確実係数　328
不確実係数積　341
不確実性因子　212
不活化ワクチン　121
複合曝露　330
フグ毒　241
副反応　125, 128
副流煙　463
伏流水　395
不顕性感染　84, 112
防かび剤　264
プタキロシド　246, 258
フタル酸ジ(2-エチルヘキシル)　405
ブチアリン　154
普通沈殿　397
復帰突然変異試験　313
物質循環　375
物理学的半減期　451
プテロイルグルタミン酸　150, 185
プトレッシン　222
腐　敗　222
腐敗アミン　166, 222
腐敗細菌　222
不飽和脂肪酸　145
フミン質　398, 402, 425
フモニシン　256
浮遊物質　397, 415, 423
浮遊粒子状物質　434, 441
フューエル $NO_x$　432
不溶性食物繊維　168
フラッシュバック　351
フラビンアデニンジヌクレオチド
　　　　　150
フラビンモノオキシゲナーゼ　291
フラビンモノヌクレオチド　150
ブラリドキシムヨウ化物　367
フラン　261
プリオン病　92
プール　413
フルクトース　144
フレイル　58, 181, 208
ブレベトキシン　243
フレームシフト変異　313
不連続抗原変異　93
不連続点　401
不連続点塩素処理　401
不連続点塩素処理法　402
プロエラスターゼ　162
プロカルボキシペプチダーゼ　162
プログレッション　311
フロック　398, 416

480　　索　　　引

プロトロンビン　149
プロビタミン D　148
プロビット　326
5-ブロモ-4-クロロ-3-インドリル-β-
　　　　　　　D-グルクロニド　429
プロモーション　310
プロモーター　310
分解者　374
分枝アミノ酸　147
粉じん　390
分生子　85
分析疫学　11, 12, 111
分粒装置　441
分配係数　377
分　布　289
分別生産流通管理　275
分娩時感染　132
分娩時感染疾患　133

へ

平均寿命　5, 23, 41
平均余命　40
閉鎖性水域　422
ヘキサクロロシクロヘキサン　307
ヘキサクロロ-1,3-ブタジエン　297
n-ヘキサン抽出物質　428
ベクターワクチン　121
ペクチン　169
ベクレル　444
ベースライン　107
経胎盤感染　132
ペタシテニン　246
β　線　444
β 線吸収法　441
ヘッドスペース HS 法　363
ヘテロサイクリックアミン　259
D-ペニシラミン　367
紅斑紫外線量　452
ペプシン　162
ヘミセルロース　170
ヘムトランスポーター 1　167
ヘモグロビン　152, 461
ヘモクロマトーシス　189
ヘモジデリン　152
ペラグラ　183
ペラグラ皮膚炎　184
ヘリコバクター・ピロリ　61
ペルオキシアシルナイトレート　436
ペルフルオロオクタン酸　309
ペルフルオロオクタンスルホン酸　309
ヘロイン　350
ベロ毒素　92
変異型クロイツフェルト・ヤコブ病
　　　　　　　　　　　　　92

変異原性試験　313, 324
変　質　222
ベンゼン　299
γ-ベンゼンヘキサクロリド　251
返送汚泥　416
ベンゾ [α] ピレン　258
ペンタクロロフェノール　307
ベンチマークドーズ　326, 327
変　敗　222, 227

ほ

膨　化　416
抱　合　293
芳香族炭化水素受容体　308
抱合反応　293
防護の最適化　450
放射性同位体　447
放射性物質　443
放射線防護　450
放射能　444
報酬効果　349
法中毒学　356
飽和脂肪酸　145
保健管理　74
保健機能食品　202, 281
保健機能食品制度　202
保健機能成分　205
保健教育　74
補酵素 A　150
母子感染　48, 92, 117, 131
母子健康手帳　46
ポジティブリスト方式　279
母子保健　43
母子保健法　43
ポストハーベスト農薬　264
ホスホパンテテイン　150
補正感覚温度　457
保存基準　262
保存料　263
POPs 条約　343, 379
ボツリヌス菌　239
ボツリヌストキシン　298
ポピュレーションアプローチ　8, 9
ホモシスチン尿症　47
ホモシステイン血症　184
ポリ塩化アルミニウム　397
ポリ塩化ジベンゾ-p-ジオキシン
　　　　　　　　252, 308, 443
ポリ塩化ジベンゾフラン
　　　　　　　　252, 308, 443
ポリ塩化ビフェニル
　　　　　　252, 308, 343, 422
ポリフェノール　318
ポリフェノールオキシターゼ　225

ポリフェノール類　172
ホルミシス効果　445
ホルムアルデヒド　463
ポロ塩化ジベンゾフラン　252
本態性高血圧症　52
ポンティアック熱　461
ボンブ熱量計　173

ま　行

マイクロプラスチック　379
マイコトキシン　253
前塩素処理　402
前向き研究　12
マキシミゼーション試験　323
膜消化　154
膜透過　288
マグネシウム　152, 188
マグネシウム硬度　410
マススクリーニング　46
マスト細胞　234
末梢静脈栄養法　195
末梢静脈栄養輸液　195
末梢静脈カテーテル　195
末梢挿入式中心静脈カテーテル
　　　　　　　　　　　　　195
マッチング　13
マニフェスト　332
マニフェスト制度　336
麻　薬　349, 350
麻薬及び向精神薬取締法　370
マラカイトグリーン　252
マラチオン　304
マラリア　105
マルターゼ　154, 155
マルトース　154
マルトトリオース　154
マロンジアルデヒド　227〜229
マンガン　153, 168, 190
マンガン-スーパーオキシドジスム
　　　　　　　　　　ターゼ　153
慢性腎臓病　56
慢性毒性試験　322
慢性閉塞性肺疾患　56

ミオグロビン　152
味覚障害　189
ミクロシスチン　429
未婚率の上昇　34
水酸化物沈殿法　420
ミセル　158
水俣条約　379
水俣病　247, 385
ミネラル　144, 152, 187
ミレニアム開発目標　382

索引 481

無影響量 322, 326
無機質 144, 152
無作為化比較試験 19
ムシモール 245
無承認無許可医薬品 197
ムスカリジン 245
ムスカリン 244
無動機症候群 351
無毒性量 212, 272, 322, 326, 340

メイラード反応 157, 225, 260
メソミル 305
メタアナリシス 22
メタ解析 22
メタノール 363
メタボリックシンドローム 55, 181
メタミドホス 251
メタロチオネイン 248, 314
メタンフェタミン 352
メチオニンシンターゼ 151
メチシリン耐性黄色ブドウ球菌 87
メチシリン耐性黄色ブドウ球菌感染症 87
2-メチルイソボルネオール 398, 429
4-メチルウンベリフェロン 407
メチルコバラミン 150
メチル水銀 247, 298, 301, 378, 386
5-メチルテトラヒドロ葉酸 150
メチルフェニデート 354
メチル抱合 293
メチルマロニル CoA ムターゼ 151
3,4-メチレンジオキシアンフェタミン 351
メチレンブルー法 412
メッツ値 180
メトヘモグロビン 408
メトヘモグロビン血症 299, 408, 432
メナキノン 149
メープルシロップ尿症 47
目安量 209, 212
メラニン色素 452
メラノイジン 225
免疫学的検査 114
免疫グロブリン 115
免疫賦活経腸栄養剤 194
メンケス病 189
メンタルワークロード 69

毛髪 352
目標量 209, 213
2-モノアシルグリセロール 158
モノアミンオキシダーゼ 153, 223
モノグリセリド 158
モリブデン 153, 190
モリブドプテリン 153
モルヒネ 349, 363

モントリオール議定書 379
モントリオール議定書 2016 年改正 380

や 行

薬剤師法 4
薬剤性アナフィラキシー 128
薬剤耐性 137
薬剤耐性菌 84
薬物代謝 296
薬物代謝酵素 290
薬物乱用 349
やせの者 219
夜盲症 186

有害金属 247
有害性評価 340
有害大気汚染物質 438
有害廃棄物の国境を越える移動及びその処分の規制に関するバーゼル条約 379
有害排水処理 420
有機塩素系化合物 252
有機塩素系農薬 307
有機酸 174
有機酸代謝異常症 47
有機スズ化合物 250
有機則 72
有機フッ素化合物 309, 348
有機溶剤 352
有機溶剤中毒 69
有機溶剤中毒予防規則 72
有機リン系殺虫剤 298, 304
有効煙突高さ 390
優先取組物質 438
優先評価化学物質 344
有訴者率 23
誘導結合プラズマ質量分析法 443
誘導結合プラズマ発光分光分析法 408
有毒ガス 308
有毒ガス中毒 69
有病率 12, 23
遊離残留塩素 399
遊離糖類 144
優良試験所規範 319
油脂の変質試験 229
ユニバーサル・ヘルス・カバレッジ 106
輸入感染症 98
UV インデックス 453

要因対照研究 12
溶液導電率法 439
要介護状態 6, 58

容器包装リサイクル法 337
溶血性貧血 299
葉酸 150, 167, 185
ヨウ素 153, 189
ヨウ素価 229
溶存酸素 394, 423
用量－反応曲線 325
横出し基準 423
予試験 356
余剰汚泥 416
預託実効線量 451
四日市喘息 386, 432
予備処理 415
予防医学 7
予防接種 120
予防接種健康被害救済制度 126
予防接種実施計画 127
予防接種スケジュール 124
予防接種不適当者 125
予防接種法 120
予防接種要注意者 125
四種病原体 100
四大公害 383, 384
四分割表 14
四類感染症 97, 98
46 通知 198

ら 行

ラインシュ法 357
ラクターゼ 155
ラクトース 154
ラジカル捕捉型の酸化防止剤 233
ラドン 445
ラムサール条約 381
ランダム化比較試験 19

リアルタイム PCR 法 115
罹患率 14, 23
リグニン 170
2,4,5-トリクロロフェノキシ酢酸 307
リコピン 172
リコペン 172
リコリン 245
リシン 166
リスク 340
リスクアセスメント 82, 281
リスクアナリシス 276
リスク因子 60
リスク管理 281
リスクコミュニケーション 78, 135, 276, 281, 342
リスク認知 283
リスク評価 278, 281, 340
リスク分析 276, 278, 281

リスクマネジメント　281
リスクメッセージ　282
リステリア属菌　232
離脱症状　349
リナマリン　246
リノール酸　145
α-リノレン酸　145
リパーゼ　158
リハビリテーション　9
リフィーディング症候群　182
リポタンパク質　159
リポタンパク質リパーゼ　159
リボフラビン　150
流域下水道　414
硫化水素　224, 298, 308
硫化物凝集沈殿法　420
硫酸アルミニウム　397
硫酸抱合　293
硫酸ミスト　431
利用可能炭水化物　174
量反応関係　21
リ　ン　152, 167, 188
リンゴ酸-アスパラギン酸シャトル
　　　　　　　　　　　　　156
臨時接種　122, 123

臨床研究　18
臨床現場即時検査　115
リンパ節反応　323
倫理的義務　282

累積罹患率　15, 110
ルクス　458
ルテイン　173

レイノー症候群　69
レジオネラ症　461
レジオネラ属菌　461
レシチンコレステロールアシルトラン
　　　　　　　　スフェラーゼ　160
レチナール　147
レチノイドX受容体　303
レチノイン酸　147
レチノール　147
レチノール結合タンパク　193
レトロウイルス　91
レプリカーゼ　126
レプリコン・ワクチン　126
レムナント受容体　159
連鎖反応　228
連続抗原変異　93

ロイシン　147, 166
労働安全衛生法　67, 70
労働衛生管理　70
労働災害　67, 79
老年化指数　27
老年症候群　57
老年人口指数　27
老年人口割合　27
ろ　過　397
ろ過膜　397
ロコモティブシンドローム　57, 181
ロタウイルス　240
ロダネーゼ　294
ロドプシン　148, 186
ロンドン条約　379

**わ**

ワクチン　121, 123
ワクチン接種　127
ワシントン条約　381
ワラビ　258
ワルファリン　187
ワンヘルス　106

第 1 版 第 1 刷　2025 年 4 月 11 日　発行

新スタンダード薬学シリーズ　第 5 巻
衛 生 薬 学

ⓒ 2025

| 編　集 | 新 ス タ 薬 シ リ ー ズ 編 集 委 員 会 |
|---|---|
| 発行者 | 石　田　勝　彦 |
| 発　行 | 株式会社 東京化学同人 |

東京都文京区千石 3-36-7（〒112-0011）
電話 03-3946-5311・FAX 03-3946-5317
URL：https://www.tkd-pbl.com/

印刷・製本　日本ハイコム株式会社

ISBN978-4-8079-1746-4　Printed in Japan
無断転載および複製物（コピー，電子デー
タなど）の無断配布，配信を禁じます.

# 「医療人としての薬剤師」の養成に資する新たな教科書シリーズ

## 新モデル・コア・カリキュラム（2022年度改訂）に準拠

# 新スタンダード薬学シリーズ

## 全7巻 21冊　B5判　2色刷

### ―― 新スタ薬シリーズ編集委員会 ――

総 監 修　市 川 　厚

編集顧問　井 上 圭 三・本 間 　浩

企画委員　赤 池 昭 紀・伊 藤 　喬・入 江 徹 美・太 田 　茂
　　　　　奥 　直 人・亀 井 美 和 子・小 佐 野 博 史・鈴 木 　匡
　　　　　中 村 明 弘・平 井 み ど り・平 田 收 正

◆ 新コアカリ策定に関わった先生方を中心に各巻を編集

◆ 基礎・医療・臨床各領域の連携・つながりがわかる
　薬剤師の業務や実践能力の礎となる「基礎薬学」の知識や技能が，薬学の他領域や臨床分野と互いにどう連携し，つながっているのかを学習者が俯瞰的に理解できるように構成・執筆されている

◆ 厳選した内容
　各巻とも記載内容は厳選されており，各大学で教員が必要に応じて補足したり，フレキシブルにそれぞれの教え方で活用できる教科書になっている

最新情報はこちら→

### ―― 全巻一覧 ――

予定税込価格

**1** モデル・コア・カリキュラムで
　学ぶ薬学　　　2970 円

**2** 社 会 と 薬 学　　　5720 円

**3** 基 礎 薬 学
　Ⅰ. 物 理 化 学　　　5720 円
　Ⅱ. 分 析 化 学　　　4400 円
　Ⅲ. 機 器 分 析　　　5060 円
　Ⅳ. 有 機 化 学　　　6160 円
　Ⅴ. 医 薬 品 化 学　　　5720 円
　Ⅵ. 生薬学・天然物化学・漢方療法
　　　　　　　　　　　5280 円
　Ⅶ. 生 命 科 学　　　5280 円
　Ⅷ. 微 生 物 学・免 疫 学　　　5390 円
　Ⅸ. 解 剖 生 理 学　　　4180 円

**4** 医 療 薬 学
　Ⅰ. 薬 理・病 態
　Ⅱ. 医 薬 品 情 報 学
　Ⅲ. 薬 物 動 態 学
　Ⅳ-A. 製 剤 学
　Ⅳ-B. 調 剤 学

**5** 衛 生 薬 学　　　6600 円

**6** 薬 学 情 報 科 学
　Ⅰ. デ ー タ サ イ エ ン ス 基 礎
　　　　　　　　　　　3740 円
　Ⅱ. デ ー タ サ イ エ ン ス 応 用

**7** 臨 床 薬 学　Ⅰ・Ⅱ

**電子版** 教科書採用に限り電子版対応可.
詳細は東京化学同人営業部まで.

※ 書名・予定税込価格は変更になる場合がございます.
価格の記載のないものは随時刊行いたします.

2025 年 3 月現在（定価は 10％税込）